普通高等教育案例版系列教材

供临床、预防、基础、口腔、麻醉、影像、药学、检验、护理、法医等专业使用

药　理

案例版

第 3 版

主　　编　吴基良　姚继红

副 主 编　闵　清　云　宇　王垣芳　付　惠　千永日　胡长平

编　　委　（以姓氏笔画为序）

千永日	延边大学	王文雅	南方医科大学
王垣芳	滨州医学院	王　蕾	昆明医科大学
云　宇	昆明医科大学	付　惠	牡丹江医学院
包金风	内蒙古医科大学	吕　莉	大连医科大学
吕雄文	安徽医科大学	吕慧芬	湖北民族大学
刘　波	江西中医药大学	刘春娜	锦州医科大学
孙鹏远	大连医科大学	李睿明	浙江工业职业技术学院
杨建宇	昆明医科大学	杨　俊	武汉生物工程学院
肖军花	华中科技大学	吴基良	湖北科技学院
何　治	三峡大学	余　薇	湖北科技学院
闵　清	湖北科技学院	宋丽华	长治医学院
张又枝	湖北科技学院	张丹参	河北科技大学
张进华	福建医科大学	张　琦	杭州医学院
欧阳昌汉	湖北科技学院	罗　超	绍兴文理学院
周俊俊	大连医科大学	郑　敏	湖北科技学院
宛　蕾	贵州医科大学	胡长平	中南大学
姚继红	大连医科大学	鄢友娥	武汉大学
蔡　飞	湖北科技学院	谭　艳	湖北医药学院
潘德顺	广东药科大学		

科 学 出 版 社

北　京

郑 重 声 明

为顺应教学改革潮流和改进现有的教学模式,适应目前高等医学院校的教育现状,提高医学教育质量,培养具有创新精神和创新能力的医学人才,科学出版社在充分调研的基础上,首创案例与教学内容相结合的编写形式,组织编写了案例版系列教材。案例教学在医学教育中,是培养高素质、创新型和实用型医学人才的有效途径。

案例版教材版权所有,其内容和引用案例的编写模式受法律保护,一切抄袭、模仿和盗版等侵权行为及不正当竞争行为,将被追究法律责任。

图书在版编目(CIP)数据

药理学/吴基良,姚继红主编. —3版. —北京:科学出版社,2020.8
ISBN 978-7-03-065180-8

Ⅰ.①药… Ⅱ.①吴…②姚… Ⅲ.①药理学-医学院校-教材 Ⅳ.①R96

中国版本图书馆CIP数据核字(2020)第085583号

责任编辑:王 颖/责任校对:贾娜娜
责任印制:赵 博/封面设计:范 唯

科学出版社 出版
北京东黄城根北街16号
邮政编码:100717
http://www.sciencep.com
天津市新科印刷有限公司印刷
科学出版社发行 各地新华书店经销
*
2007年8月第 一 版 开本:850×1168 1/16
2020年8月第 三 版 印张:27
2025年3月第三十二次印刷 字数:875 000

定价:95.00元

前　言

　　《药理学》（案例版）第 1 版和第 2 版分别于 2007 年 8 月和 2012 年 1 月出版，自发行以来，一直为医学、药学等各院校专业选用，受到广大师生的欢迎，并得到了同行的好评。为适应健康中国战略，紧跟教育部一流本科专业建设"双万计划"的步伐，根据新形势下药理学教学改革的特点，科学出版社邀请来自二十多所院校的三十多位编委对案例版《药理学》第 2 版进行修订。本次修订突出"三基"（基础理论、基本知识、基本技能）、"五性"（思想性、科学性、先进性、启发性、适用性）和"三特定"（特定的对象、特定的要求、特定的限制）的特点，注重创新能力和实践能力的培养，力求反映药理学知识的更新变化，体现药理学教学方法和手段的改进。编写内容紧密结合临床案例，在保留药理学教学大纲规定理论知识的基础上，增加典型的临床真实案例或问题，紧跟硕士研究生入学考试、国家执业药师资格考试和国家执业医师资格考试案例分析的命题方向。

　　《药理学》（案例版，第 3 版）在章节次序和内容上与第 2 版相同，包括 8 篇 50 章。与第 2 版教材相比，第 3 版教材具有以下几个特点：①为满足培养符合社会复合型、实践型医学和药学等人才的需求，充分结合临床，更新临床标准案例。②与时俱进，反映当今药物新理论并列出新药物。③删繁就简，图文并茂，力求篇幅适中。④配套思维导图版复习考试指南、数字化的教学资源，如 PPT 课件、微课视频和每章的英文总结，适合学生拓展性自主学习，并体现了双语教学的特点。

　　在对《药理学》（案例版，第 2 版）进行修订前，我们收集并整理了使用本教材的多所院校的教师和学生的意见和建议，在此向关心和帮助本教材修订工作的同行和广大师生表示衷心感谢。本教材的出版得到了各参编单位的大力支持，各位编委在修订过程中尽职尽责，在此表示由衷感谢。在本教材的校订过程中，科学出版社、湖北科技学院药学院药理学教研室及大连医科大学的老师们做了大量的编校和协助工作，在此一并致谢。同时，我们也真诚地感谢多位教授在本教材第 1 版和第 2 版编写时给予的帮助和支持。

　　限于我们的学识和编写水平，本教材难免存在不足之处，欢迎各位读者批评指正。

吴基良　姚继红

2019 年 12 月

目　录

第一篇 总 论

第一章 绪 论

问题：
1. 何谓药理学？为什么医学生必须学习药理学？
2. 如何理解药理学是一门桥梁学科？
3. 药物是如何被研究发现的？药物成为药品必须经过哪些研究过程？

一、药理学的性质与任务

药理学（pharmacology）是研究药物与机体（包括病原体）之间的相互作用及其作用规律的科学。

药品（medicine）是将药物（天然药、化学药和生物药等）制成一定的剂型，投放市场进行交易，并规定有适应证或功能主治、用法和用量的一种特殊商品。

药物（drug）是指能够影响机体器官生理功能和（或）细胞代谢活动，用于预防、诊断、治疗疾病和计划生育等方面的物质。

毒物（poison）是指对机体能产生毒害作用、损害机体健康的化学物质。一般来说，药物对用药者有益，安全范围较大，使用剂量过大时对机体可能有毒性作用；毒物的安全范围小，在使用较小剂量时即对机体有明显的毒性作用，针对特定情况使用特定剂量的某些毒物时，也可能会产生治疗作用。因此，药物和毒物之间并无明确界限。

药物按管理可分为特殊药物和普通药物。特殊药物是指由国家药品行政管理部门指定单位生产、管理、经营的药物，以及特定层次的医生使用的药物，这类药物包括麻醉性药品、精神药品、剧毒药品、放射性药品；其他药物为普通药物。按药物的使用分为处方药（prescription drug，Rx）与非处方药（nonprescription drug）。处方药是指必须凭执业医师和执业助理医师处方方可购买、调配和使用的药品；非处方药在国外又称为"柜台药"（over the counter drug，OTC），OTC 已成为全球非处方药的标识。OTC 是指由国家药品监督管理部门公布的，不需要凭执业医师和执业助理医师处方，消费者可以自行判断、购买和使用的药品。

药理学的研究内容包括以下几方面：①药物效应动力学（pharmacodynamics），简称药效学，主要研究药物对机体的作用，包括药物的药理作用、作用机制、临床应用和不良反应（adverse reaction）等。②药物代谢动力学（pharmacokinetics），简称药动学，主要研究机体对药物的作用，包括药物在体内的吸收（absorption）、分布（distribution）、代谢（metabolism）和排泄（excretion）过程，特别是血药浓度随时间变化的规律等。

药理学的学科任务包括以下几方面：①阐明药物与机体相互作用的基本规律和原理，作为临床药物治疗学的基础，指导临床合理用药，使药物发挥最佳疗效，减少不良反应。②研究开发新药，发现药物新用途，推动医药学的发展。③为探索生命科学提供重要的科学依据和研究方法，促进生命科学的发展。

二、药理学发展简史

药理学的发展是与药物的发现、发展紧密联系在一起的，没有药物就没有药理学。远古时代的人们为了生存，从生产、生活经验中认识到某些天然物质可以治疗疾病与伤痛，因此古代药物都来源于植物、动物和矿物等天然物质。我国是一个古老的药物大国，世界上最早的医学理论和药典都出自中国，中国对世界药学的历史性贡献是无与伦比的。早在公元 1 世纪前后，我国就出现了药物学著作《神农本草经》，全书收载药物 365 种，其中不少药物沿用至今，如大黄导泻、麻黄平喘、海藻治瘿、楝实祛虫、柳皮退热、常山截疟等。《神农本草经》被历代学者不断修订和增补，于唐

1

代（公元 659 年）出版的《新修本草》是我国第一部由政府颁发的药典，也是世界上第一部由政府颁发的药典，收载天然药物 844 种，比西方最早的《纽伦堡药典》早 800 多年。明代伟大的药物学家李时珍历时 27 年，编写了一部闻名于世的药物学巨著《本草纲目》（公元 1578 年），全书 52 卷，约 190 万字，收载药物 1892 种，方剂 11 000 余条，附图 1100 余幅，在国际上有七种文字译本流传。此外，埃及的《埃伯斯医药籍》、希腊医生狄奥斯库编著的《古代药物学》和古罗马医生盖林编著的《药物学》等都在药理学的发展中做出巨大贡献。

18 世纪，生理学和化学的发展为现代药理学的兴起奠定了基础。意大利生理学家 F. Fontana（1720—1805 年）通过动物实验对千余种药物进行了毒性测试，得出了天然药物都有其活性成分，并可选择作用于机体某个部位而引起典型反应的客观结论。这一结论之后被德国化学家 F. W. Serturner（1783—1841 年）首先从罂粟中分离提纯吗啡（morphine）所证实。

19 世纪初叶，有机化学的发展为药理学研究提供了条件，人们不断从植物中提取出活性成分，得到纯度较高的药物，如依米丁、奎宁、士的宁、可卡因等。1878 年，英国生理学家 J. N. Langley 根据阿托品与毛果芸香碱对猫唾液分泌影响的研究，提出了受体（receptor）概念，为受体学说的建立奠定了基础。药理学作为一门独立的学科出现始于德国 R. Buchheim 教授（1820—1879 年），他建立了第一个药理实验室，写出了第一本药理学教科书，也是世界上第一位药理学教授。其学生 O. Schmiedeberg（1838—1921 年）继续发展了药理学，开始研究药物的化学结构和有效性之间的关系。

20 世纪，随着化学制药技术的发展和药物构效关系（structure activity relationship，SAR）逐渐被阐明，药理学的研究进入了一个新的阶段。人工合成的化合物和化学修饰天然有效成分的产物被视为发展新药的重要来源。例如，1909 年，德国微生物学家 P. Ehrlich 从近千种有机砷化合物中筛选出对治疗梅毒有效的新胂凡纳明。1935 年，他的同胞 Domagk 发现磺胺类可以治疗细菌感染。1940 年，英国微生物学家 H. W. Florey 在 A. Flemimng 研究的基础上，从青霉菌培养液中分离出青霉素。20 世纪 30 ～ 50 年代是新药发明的鼎盛时期，许多抗生素、抗菌药、抗疟药、抗组胺药、镇痛药、抗高血压药、抗精神失常药、抗癌药、激素类药物及维生素类药物纷纷问世，开创了用化学药物治疗疾病的新纪元，是药理学发展史上一个新的里程碑。

20 世纪 50 年代，分子生物学的迅猛发展为药理学的研究提供了全新的视野和方法。自 1953 年发现 DNA 双螺旋结构以来，许多生物大分子物质的结构和功能被世人所认识，加深了人们对生命本质及药物分子与生物大分子之间相互作用规律的认识，促使药理学的研究从宏观进入微观，从系统、器官水平深入到分子水平，再次引发一场以基因工程药物为标志的制药工业革命。基因工程药物的原理为先确定对某种疾病有预防和治疗作用的蛋白质，然后将控制该蛋白质合成过程的基因（目的基因）提取出来，经过一系列基因操作，最后将该基因放入可以大量生产的受体细胞中，这些受体细胞包括细菌、酵母菌、动物或动物细胞、植物或植物细胞。受体细胞在不断繁殖的过程中，大规模生产具有预防和治疗这些疾病的蛋白质，即基因工程药物，简称基因药物。若目的基因直接在人体组织靶细胞内表达，就成为基因治疗。基因工程药物包括细胞因子、重组蛋白质药物、抗体、疫苗和寡核苷酸药物等，主要用于防治肿瘤、传染病、哮喘、糖尿病、遗传病、心脑血管病、类风湿关节炎等疑难病症。全球开发的第一个基因工程药物——重组人胰岛素于 1982 年投入市场，在临床上开始被广泛应用。

随着生理学、生物化学、细胞生物学、分子生物学等学科的发展及单克隆技术、基因重组技术的出现，药理学已经从单一学科发展成与众多学科，如生药学、植物化学、药物化学、药物分析、药剂学、药物治疗学及毒理学等密切相关的综合学科。在与其他学科共同发展、相互渗透、分化融合的过程中，药理学从实验药理学发展到器官药理学，然后进一步发展到分子药理学；并出现了许多药理学分支，如临床药理学（clinical pharmacology）、生化药理学（biochemical pharmacology）、分子药理学（molecular pharmacology）、免疫药理学（immunopharmacology）、心血管药理学（cardiovascular pharmacology）、神经药理学（neuropharmacology）、遗传药理学（pharmacogenetics）等。

20 世纪 20 年代，各医学院校相继开设实验药理学课程。1926 年，包含药理学专业委员会的中国生理学会成立，这些标志着我国现代药理学的形成。张昌绍（1906—1967 年）教授是中国现代药理学的奠基人。我国药理学工作者在现代药理学研究中也做出了应有的贡献，特别是在中药药理研究中做了大量的工作，如青蒿素的抗疟研究、喜树碱和紫杉的抗癌研究、羊角拗苷和黄夹苷的强心研究、罗通定的镇痛研究等。药学家屠呦呦（生于 1930 年），于 1971 年首先从黄花蒿中发现抗疟有效提取物，1972 年又分离出新型结构的抗疟有效成分青蒿素，在全世界尤其在发展中国家，这一医学发展史上的重大发现每年可挽救数以百万计疟疾患者的生命。2011 年 9 月，屠呦呦因此获得被誉为诺贝尔奖"风向标"的拉斯克医学奖。2015 年 10 月，屠呦呦、William C. Campbell 和 Satoshi Omura 共同获得诺贝尔生理学或医学奖，这是中国生物医学界迄今为止获得的最高奖项。

可以预期，随着科学技术的发展，药理学在防治疾病、维护人类健康的过程中将发挥越来越重要的作用。

三、药理学的研究方法

药理学是一门注重实践的学科，它充分利用相关学科的理论和技术来研究药物的作用及作用机制。根据药理学发展的不同阶段，药理学实验方法可分为以下几种：①实验药理学方法，对象是整体动物，研究药物的药效。②器官药理学方法，对象是器官或组织，研究药物的作用部位。③分子药理学方法，在细胞水平、分子水平，研究药物的作用机制和机体对药物的处置。前者也称为在体（in vivo）实验，后两者称为离体（in vitro）实验。根据实验研究对象的不同，药理学的实验方法可分为以下几种：①实验药理学方法，以清醒或麻醉的健康动物的正常器官、组织、细胞、亚细胞、受体分子和离子通道等为实验对象，进行药效学和药动学的研究。实验药理学方法对于分析药物作用、作用机制及药动学的过程具有重要意义。②实验治疗学方法，以病理模型动物或组织器官为实验对象，观察药物治疗作用。实验治疗学方法既可在整体进行，又可用培养细菌、寄生虫及肿瘤细胞等方法在体外进行。③临床药理学方法，以健康志愿者或患者为对象，研究药效学、药动学，并对药物的疗效和安全性进行评价等。根据实验研究方法的不同，药理学实验方法可分为以下几种：①形态学方法，包括解剖、组织切片、各种光镜、电子显微镜、组织化学、放射自显影等技术。②功能学方法，用实验仪器记录生命现象，包括电生理学技术、血流动力学测定技术、行为学测定方法等。③生物学方法，应用生物化学、分子生物学、免疫学和生物学等的理论和技术测定药物对机体分子水平的改变，包括酶法、电泳法、蛋白层析法、放射免疫法、酶联免疫法、荧光免疫法、核素示踪法、基因重组技术、克隆技术、PCR、转基因技术、蛋白质表达技术等。④分析化学方法，包括光学分析法、色谱分析法、质谱分析法等。

四、药理学在新药研究与开发中的地位

新药是指化学结构、药品组分或药理作用不同于现在药品的药物。《中华人民共和国药品管理法》规定"新药指未曾在中国境内上市销售的药品"；"已生产过的药品若改变剂型、改变给药途径、改变制造工艺或增加新的适应证，亦属新药范围"。新药的研究与开发是一个非常严格而复杂的过程，是一项科技含量高、投资多、周期长、风险大、效益高的系统工程，对发展国民经济和保障人民身体健康具有重要意义。

一种新药从发现到应用于临床，一般要经过创新和开发两个阶段。在创新阶段，首先要从大量化学合成物或天然物质分离提纯产物中，通过有效而可靠的病理模型筛选出有效成分，从而发现有开发价值的化合物，称之为先导化合物（lead compound）。在开发阶段，则严格按照国家关于《药品注册管理办法》的有关规定对先导化合物进行系统研究，这一研究过程包括工艺学研究、制剂研究、质量控制、药效学评价、安全性评价、临床试验等。新药研究大致可分为临床前研究、临床研究和上市后药物监测（post-marketing surveillance）3 个阶段。临床前研究主要由药学研究和药理学研究两部分组成，前者包括药物制备工艺路线、理化性质及质量控制标准等，后者以实验动物为研究对象，研究药物的药效学、药动学及毒理学。临床前研究是新药从实验研究过渡到临床应用必不可少的阶段，人和动物对药物的反应性存在明显的种属差异，因此以动物为研究对象得出的结论最终必须依靠以人为研究对象的临床药理研究才能对药物的疗效和不良反应做出准确而科学的评价。新药的临床研究一般分为以下 4 期。①Ⅰ期临床试验：是在 20～30 例健康成年志愿者身上进行初步的临床药理学及人体安全性评价试验，观察人体对于新药的耐受程度和药动学，为制订给药方案提供依据。②Ⅱ期临床试验：治疗作用初步评价阶段。为随机双盲对照临床试验，观察病例不少于 100 例，其目的是初步评价药物对目标适应证患者的治疗作用和安全性，也为Ⅲ期临床试验研究设计和给药剂量方案的确定提供依据。③Ⅲ期临床试验：治疗作用确证阶段。其目的是进一步验证药物对目标适应证患者的治疗作用和安全性，评价利益与风险关系，最终为药物注册申请的审查提供充分的依据。试验一般采用多中心的，具有足够样本量（目标适应证病例数不少于 300 例）的随机盲法对照临床

试验。新药通过Ⅲ期临床试验后，方能被批准生产、上市。④Ⅳ期临床试验：也称为上市后药物监测或售后调研，属新药上市后应用研究阶段。其目的是考察在广泛使用条件下的药物的疗效和不良反应，评价在普通或者特殊人群中使用的利益与风险关系及是否需要改进给药剂量等。药物临床试验还包括生物等效性试验，是指用生物利用度（bioavailability，F）研究的方法，以药动学参数为指标，比较同一种药物相同或者不同剂型的制剂在相同的试验条件下，其活性成分吸收程度和速度有无统计学差异的人体试验。

五、药理学的特点

从药理学的发展史中我们不难发现，药理学是以生理学为基础，借鉴有机化学、药物化学、生物化学、病理学、病理生理学、微生物学、免疫学、分子生物学等学科的理论与技术发展而形成的一门综合性学科。因此，学好药理学必须具备坚实的基础医学和化学等方面的基础知识，否则难以理解药物作用和作用机制。药理学是一门桥梁性学科，其以基础医学为理论基础，通过研究药物的作用规律、开发新药等方面的工作为临床实践服务，从而架起了基础医学与临床医学之间的桥梁。另外，药理学既是医学学科中必不可少的主干课程，又是药学学科的主干课程，故其架起了医学和药学之间的桥梁。也因为药理学是研究药物的一门学科，同时其也架起了传统医学（民族医学）和现代医学（西医）之间的桥梁。学习药理学的目的主要是掌握药物作用的基本规律及临床用药的基本规律，充分发挥药物的治疗效果，尽量避免药物的不良反应，以达到正确、有效、安全治疗疾病的目的，所以说药理学是一门应用性学科。新药的发现是通过实验研究得出的结论，可以说药理学也是一门实验性学科。结合药理学特点，我们在学习药理学时应注意以下6点。

1. 紧密联系基础医学理论 药理学涉及的知识范围很广，其基本理论与生理学、生物化学、微生物学、病理学有极其密切的联系。因此，在学习每一类药物之前，有针对性地复习和联系相关的基础医学知识，对理解和记忆药物的药理作用、作用机制有事半功倍的效果，如学习抗心律失常药前要理解心肌电生理知识，学习强心苷前复习心功能不全的病理生理知识等。

2. 掌握药物的共性与个性 药理学涉及药物品种繁多，单个记忆比较困难。因此，在学习中应注重药物按药理作用的分类，通过代表药物的学习，掌握每类药物作用的共同规律，采用比较和分析的方法，区分各种药物在体内过程、作用强度、用途、不良反应或用药方法等方面的特性，达到概念清晰、记忆牢固和正确选用的目的。

3. 掌握药理学的内在规律 药理学各论中对代表药物的阐述一般都有药理作用、作用机制、临床应用、不良反应、药物相互作用与禁忌证。

4. 注意药物的两重性 药物作用于人体，不仅会产生对机体有益的防治作用，而且会产生对机体有害的不良反应。当药物的用量过大、用时过久或机体对药物敏感性增强时，任何有效的药物也就成为有害的毒物。因此在学习中应全面掌握药物的治疗作用和不良反应，用以权衡给药后的利与害，确定给药的必要性，用什么药，如何用药，从而预防或减轻药物对机体的损害。

5. 重视药理学实验 药理学属于实验性学科。所有药物作用及其作用机制的结论都是从实验中得来的，并在临床医疗实践中得到证实。药理学实验是药理学教学的重要组成部分，对学好药理学理论有重要作用。因为药理学内容繁多、抽象，不同种类药物之间没有很多的内在联系，这就要求我们在学好理论的同时，通过药理学实验使一些概念、规律和结论更加形象化，有些临床难以观察到的现象也可以通过动物实验观察。综合性和设计性实验也有助于培养动手能力，提高创新能力，以及观察问题、分析问题和解决问题的能力。

6. 紧密联系临床 学习药理学的一个重要目的是防治疾病，如果对疾病没有一个大致的了解，就无从理解药物的临床应用，本教材每章中列入的典型案例或问题即是对临床病例的提前介入，可引导读者深入学习。

学习方法因人而异，需要自己去总结，但也有一些共性方面的经验。每一门学科总能找出其特点及内在规律，一定要在理解的基础上学习记忆，切忌死记硬背，在全面了解的基础上，从粗到细，分类归纳。就药理学学习而言，应重点抓代表药，找共性，抓比较，找个性，如药物的作用联系其用途，药物的体内过程联系其用法，药物的不良反应联系其禁忌证及其注意事项。

（吴基良）

第二章　药物效应动力学

问题：
1. 什么是药物作用、药理效应？药理效应选择性与药物作用特异性的关系是什么？
2. 药理效应与疗效、副作用之间的关系是什么？
3. 从药物的量效曲线可获得哪些重要信息？
4. 治疗指数和安全范围的概念是什么？
5. 药物作用机制有哪些类型？
6. 反映激动药内在活性和亲和力的参数有哪些？

药物效应动力学（pharmacodynamics，简称药效学）研究药物对机体的作用、作用规律及作用机制。药效学的研究为临床合理用药和新药研究提供依据。同时，研究药物分子机制也可促进生命科学的发展。

第一节　药物作用的基本概念

一、药物作用与药理效应

药物引起的机体生理生化功能或形态的变化称为药理效应（pharmacological effect），而产生药理效应之前，药物与机体细胞上的靶位结合时引起的初始反应称为药物作用（drug action）。药物作用是指药物对机体的初始作用，是动因。药理效应是药物作用的结果，是机体反应的表现。由于二者意义相近，使用时通常两词通用。

（一）兴奋作用和抑制作用

在药物作用下，机体原有功能提高或增强称为兴奋作用（excitation），如肾上腺素的升高血压作用、呋塞米的增加尿量作用等；功能降低或减弱称为抑制作用（inhibition），如阿司匹林的解热作用和地西泮的中枢抑制作用等。

（二）局部作用和全身作用

局部作用（local action）是指药物吸收入血液前在给药部位所产生的作用，如局部麻醉药（local anesthetics，以下简称局麻药）的局部麻醉作用，口服硫酸镁的导泻和利胆作用。全身作用（general action）是指药物吸收进入血液后分布到作用部位所产生的作用，如注射硫酸镁后的抗惊厥作用和降压作用。

（三）药物作用的特异性和选择性

多数药物发挥作用是通过与作用部位的靶位结合后产生的，这种结合要求药物和靶点的化学结构有严格的对应关系，这种对应关系的专一性决定了药物的作用具有特异性（specificity）。例如，阿托品特异性地阻断 M 受体，而对其他受体无明显作用。药物作用特异性的物质基础是药物的化学结构。药物作用的选择性（selectivity）是指在全身用药的情况下，药物对机体器官系统作用的有无或作用强弱的差异。药物选择性高，作用范围窄，临床应用少，副作用也少；药物选择性低，作用范围广，临床应用多，副作用也多。药物选择性的产生基础与药物在体内的分布不均匀、机体组织细胞和结构不同及生化功能存在差异等因素有关。药物作用特异性强并不一定意味着选择性高，即二者不一定平行。例如，阿托品特异性地阻断 M 受体，但其药理效应选择性并不高，对心脏、血管、平滑肌、腺体及中枢神经系统（central nervous system，CNS）都有影响。药物作用的选择性是在一定剂量下产生的，任何药物剂量过大都可引起广泛的作用。

二、治疗作用与不良反应

（一）治疗作用

凡符合用药目的，具有防治疾病效果的作用称为治疗作用，又称治疗效果，简称疗效（therapeutic effect）。根据治疗目的和效果，治疗作用又可分为以下几种。

1. 对因治疗（etiological treatment）　用药目的在于消除原发致病因子，彻底治愈疾病，如呼吸道细菌感染用抗生素治疗。

2. 对症治疗（symptomatic treatment）　用药目的在于缓解疾病症状，如高热时应用解热镇痛药治疗，以解除发热给患者带来的痛苦。

对因治疗和对症治疗都很重要，要同时兼顾。根据病情的发展和症状的严重程度，有时以对因治疗为主，有时以对症治疗为主。对症治疗不能根除病因，但对病因未明暂时无法根治的疾病却是必不可少的。在临床实践中，应坚持"急则治其标，缓则治其本，标本俱急，标本同治"的原则。

3. 替代治疗（replacement therapy）　又称补充治疗（supplementary therapy），用药的目的在于补充营养性物质或内源性生物活性物质的不足，如甲状腺功能低下者补充甲状腺素的治疗方式。替代治疗既不同于对因治疗，又不同于对症治疗。

（二）不良反应

凡不符合用药目的，并给患者带来不适或痛苦的反应统称为不良反应。不良反应主要有以下几类。

1. 副作用（side effect）　治疗剂量下出现的与治疗目的无关的作用。副作用具有下列特点：①是药物固有的作用；②是在治疗剂量下出现的，此不同于毒性反应；③副作用与治疗作用可因治疗目的不同而相互转化；④一般反应较轻，并可预知。副作用的产生与药物选择性低有关，药物选择性越低，副作用越多。例如，阿托品具有松弛内脏平滑肌、抑制腺体分泌等作用，当临床用于解除胃肠痉挛时，可出现口干等副作用。

2. 毒性反应（toxic reaction）　是指剂量过大或用药时间过长，药物在体内蓄积过多而发生的危害性反应，一般比较严重。有时用药剂量不大，但机体对药物过于敏感也会出现毒性反应。绝大多数药物都有一定的毒性。毒性反应包括急性毒性反应（acute toxicity）、慢性毒性反应（chronic toxicity）和特殊毒性反应。急性毒性反应是短期大量应用发生的，多损害循环、呼吸及神经系统功能，常用药物的半数致死量（LD_{50}）来表示。慢性毒性反应是指长期用药时，药物在体内蓄积而逐渐发生的，常损害肝、肾、骨髓和内分泌系统等的功能，可用长期毒性试验来判断。特殊毒性反应是长期用药后细胞的遗传基因发生改变所引起的反应，包括致癌（carcinogenesis）反应、致畸（teratogenesis）反应和致突变（mutagenesis）反应，简称"三致"。

3. 停药反应（withdrawal reaction）　是指患者长期应用某种药物，突然停药后病情恶化的现象，又称回跃反应（rebound reaction）。例如，长期服用可乐定的高血压患者突然停药，可出现血压急剧升高；癫痫患者长期服用苯妥英钠，突然停用时，可诱发更严重的癫痫发作。

4. 变态反应（allergic reaction）　是药物引起的免疫反应，反应性质与药物原有药理效应无关，其临床表现包括免疫学中的各种类型，发生反应与否与所用药物剂量无关，且事先无法预知。药物本身、药物的代谢产物、制剂中的杂质或辅料均可成为过敏原。大分子多肽或蛋白质类药物直接具有抗原性。非肽类药物可作为半抗原与机体蛋白质结合形成完全抗原，经过接触 10 日左右的敏感化过程而发生反应，也称过敏反应（hypersensitive reaction）。变态反应常见于过敏体质患者，反应的严重程度个体差异很大，从轻微的皮疹、发热到造血系统功能抑制、肝肾功能损害、休克等，如磺胺药引起的皮疹、青霉素引起的过敏性休克。

5. 特异质反应（idiosyncratic reaction）　与变态反应不同，其是指少数患者由于遗传因素对某些药物的反应性发生了改变。一般是由于基因缺陷引起的异常药效学和药动学过程。特异质反应表现为对药物的反应特别敏感或者是对大剂量药物极不敏感。例如，患者红细胞葡萄糖 -6- 磷酸脱氢酶（G-6P-D）缺损者服用伯氨喹（primaquine）后，可发生严重的溶血性贫血，维生素 K 环氧化物还原酶变异者对华法林的抗凝血作用耐受，这些都是遗传因素决定的异常。

6. 依赖性（dependence）　是由药物与机体相互作用造成的一种精神状态，有时也包括身体状态，表现出一种强迫性的或定期用该药的行为和其他反应，具体见第四章。

7. 后遗效应（residual effect）　是指停药后血药浓度下降至阈剂量（threshold dose）以下时所残存的药理效应，如服用巴比妥类催眠药后，次晨出现的乏力、困倦等现象；长期服用肾上腺皮质激素后肾上腺皮质功能低下，数月内难以恢复等。

三、药物剂量与效应关系

药理效应的强弱与其剂量大小或浓度高低间的依赖关系即剂量-效应关系（dose-effect relationship），

简称量效关系。以药物效应强度为纵坐标，药物剂量或浓度为横坐标，得到的曲线即量效曲线（dose-effect curve）。药理效应按性质可以分为量反应（quantitative response）和质反应（qualitative response，all-or-none response），因此量效曲线又可分为量反应量效曲线和质反应量效曲线。

（一）量反应量效曲线

量反应是指药理效应可用连续性数量值表示的反应。可用具体数量或最大反应的百分率表示，如血压的升降、平滑肌的舒缩强度、心率或尿量的变化等。如果横坐标为药物的普通剂量（在体实验）或浓度（离体实验），以效应强度为纵坐标作图，量效曲线呈直方双曲线（rectangular hyperbola）（图 2-1A）；如果横坐标改为对数剂量，量效曲线呈对称"S"形曲线（图 2-1B）。

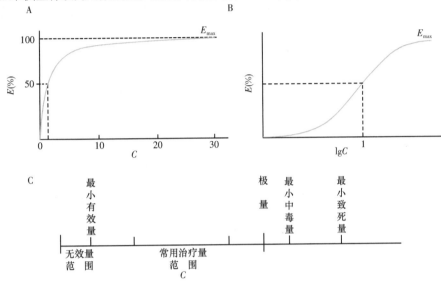

图 2-1　量反应的量效曲线

A. 横坐标为普通剂量的药物量效曲线；B. 横坐标为对数剂量的药物量效曲线；C. 药物随剂量增加的效应关系

对量反应的量效曲线进行分析可以获得用于衡量药理作用的几个参数。

1. 最小有效量（minimal effective dose）或最低有效浓度（minimal effective concentration） 指引起药理效应的最小剂量或最小药物浓度，亦称阈剂量（threshold dose）或阈浓度（threshold concentration）。

2. 最大效应（maximal effect，E_{max}）或效能（efficacy） 随着药物剂量或浓度的增加，效应也相应增强，当剂量增加到一定程度时，再增加药物剂量或浓度而其效应不再继续增强。这一药理效应的极限称为最大效应或效能。

3. 效价强度（potency） 用于作用性质相同的药物之间的等效剂量的比较，达到相同的药理效应时所需要药物剂量的多少反映药物效价强度的大小。常用 50% E_{max} 所对应的剂量表示。引起相同效应所需的剂量越大，则效价强度越小。药物的最大效应与效价强度从不同角度反映了药物作用的强度，常用于同类药物间作用强度的比较，二者并不完全平行，在临床上具有不同的意义。例如，利尿药以每日排钠量为效应指标进行比较，氢氯噻嗪的效价强度大于呋塞米，而后者的最大效应大于前者（图 2-2）。一般而言，药物的最大效应更具有实际意义。

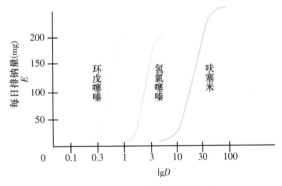

图 2-2　3 种药物的效能与效价比较

4. 斜率（slope） 是指量效曲线中段（50% E_{max}）的曲线坡度。斜率大，说明药物剂量的微小变化即可引起效应的明显改变，提示药效较剧烈；斜率小，提示药效相对较温和。斜率的大小是确定临床用药剂量范围的依据之一。

（二）质反应量效曲线

质反应是指药物的效应表现为反应性质的变化，即全或无，阳性或阴性，常用阳性反应的频数或阳性反应率表示，如有效与无效、死亡与存活、惊厥与不惊厥等。横坐标用剂量表示，若纵坐标是累加阳性反应频数（发生阳性反应的个数相加）或累积阳性反应率，质反应量效曲线呈"S"形曲线（图 2-3a）；若纵坐标改用阳性反应发生频率，质反应量效曲线呈常态分布型，是频数分布曲线（图 2-3b）。

从质反应的量效曲线也可以获得以下用于衡量药理作用的几个参数。

半数有效量（median effective dose，ED_{50}），即能引起 50% 的个体出现阳性反应的药物剂量（图 2-4c）；如效应为死亡，即引起 50% 的实验动物出现死亡反应的药物剂量，则称为半数致死量（median lethal dose，LD_{50}）（图 2-4d）。一般常用 LD_{50} 间接反映药物的安全性，LD_{50} 大小与药物的安全性成正比，LD_{50} 越大，药物的毒性相对越小，越安全。药物的 LD_{50}/ED_{50} 称为治疗指数（therapeutic index，TI），常用以表示药物的安全性，治疗指数大的药物较治疗指数小的药物相对安全。但如果药物的量效曲线与其剂量毒性曲线之间有重叠，如曲线 c 和曲线 d 的首尾有重叠（图 2-4），此时治疗指数不能完全表示药物的安全性；如果两药的 ED_{50} 相等或者 LD_{50} 也相等，此时治疗指数也不能完全表示药物的安全性，如图 2-5 所示。为此，有人把 5% 致死量（LD_5）与 95% 有效量（ED_{95}）的比值定为安全系数；把 1% 致死量（LD_1）与 99% 有效量（ED_{99}）之间的距离定为安全范围，衡量药物的安全性。

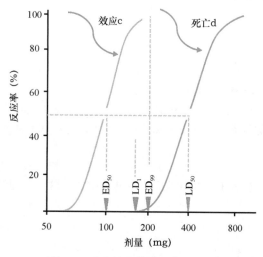

图 2-3　质反应量效曲线
a. 累积量效曲线；b. 频数分布曲线

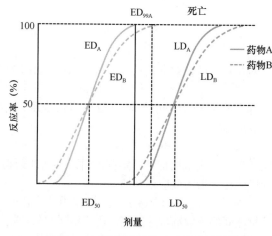

图 2-4　药物效应曲线和毒性曲线　　　　图 2-5　两种药物的效应曲线和毒性曲线

在药物治疗人体疾病的过程中，难以精确计算出药物的治疗指数来衡量药物的安全性。此时治疗窗（therapeutic window）则是反映药物安全性的另一参数，即治疗浓度的范围，其值介于最小有效浓度和最小中毒浓度之间（图 2-1），是根据药物的药效及毒性的量效曲线提出的量化安全性指标。窗口的大小即治疗浓度的范围，该范围的高低限比值如超过 5，则该药的安全性较大。

四、药物结构与效应关系

药物的结构与药理活性或毒性之间的关系称为构效关系。药物结构的改变，包括其基本骨架、侧链基团、立体异构（手性药物）和几何异构（顺式或反式）等的改变均可影响药物的理化性质，进而影响药物的体内过程、药效乃至毒性。构效关系是药理学的重要概念，对于深入认识药物的作用机制，比较同类新、老药物的结构及效应的发展趋势；对于新药研制，定向设计药物结构；对于从本质上学习、掌握药物作用和指导临床合理用药都有重要意义。

构效关系的阐明始于磺胺药的发现和后续研究工作。为了定向研制更好的药物，大量的磺胺结构类似物被合成和进行对比实验，人们从而认识到分子结构与药理活性之间的关系存在内在规律性，并开始对药物的构效关系有了初步的认识。随后，出现了定量的构效关系（quantitative structure-activity relationship，QSAR）研究，即运用数学方法计算一系列类似化合物的生物学活性与化学结构之间的关系，通过回归分析推算未知化合物的生物效应，找出最佳化合物应具备的化学结构，从而设计新药的分子结构。近年来，人们注意到分子空间构象的三维定量构效关系（3 dimension quantitative structure-activity relationship，3D-QSAR），目前已应用高性能计算机辅助进行 3D-QSAR 的研究，即所谓的计算机辅助药物设计，极大地提高了药物研发的效率。随着对受体结构信息和药物三维结构认识的不断深入，通过分析药物分子三维结构与受体作用的相互关系，可更加深入地揭示药物与受体相互作用的机制。

第二节 药物的作用机制

药物作用的主要机制可以概括为两个方面，即非受体途径和受体途径。

一、非受体途径

1. 非特异性作用 其特点是药物发挥作用的面广，无特异性靶点，如抗酸药通过中和胃酸而治疗胃酸过多或溃疡病；静脉注射甘露醇升高血浆渗透压而使组织脱水，用于治疗脑水肿；口服硫酸镁所引起的导泻作用；口服碳酸氢钠促进巴比妥类等酸性药的排泄；用二巯丙醇等络合剂解救重金属中毒的作用等。

2. 影响细胞的代谢过程 有些药物本身就是机体生化过程所需要的物质，应用后可以治疗相应物质缺乏症，如铁剂可治疗缺铁性贫血，胰岛素可治疗糖尿病（diabetes mellitus，DM）。有些药物化学结构与机体的正常代谢物质相似，可参与代谢过程，产生非正常代谢产物，不仅不能产生相应的生理效应，而且还会干扰机体的某些生化过程而发挥药理作用，称为抗代谢药。例如，5-氟尿嘧啶结构与尿嘧啶相似，掺入癌细胞 DNA 及 RNA 分子中可干扰蛋白质合成而发挥抗癌作用；磺胺药通过抑制细菌的二氢叶酸合成酶干扰细菌的叶酸代谢，产生抗菌作用。有些药物直接作用于控制蛋白质合成及细胞分裂的生命物质——核酸（DNA 及 RNA）而发挥药理作用，如利福平、喹诺酮类；抗肿瘤药通过干扰细胞核酸合成、破坏 DNA 结构和功能或者嵌入 DNA 中抑制 RNA 合成等环节呈现抗癌作用。

3. 影响体内生理活性物质的合成、转运及释放 有些药物可通过影响体内的生物活性物质的合成或释放而发挥药理作用，如麻黄碱可促进去甲肾上腺素的释放；利血平可耗竭肾上腺素能神经末梢内递质；双香豆素可抑制凝血因子的合成；阿司匹林可抑制前列腺素的合成；瑞格列奈可促进胰岛 B 细胞释放胰岛素；大剂量碘或碘化物可抑制甲状腺素释放。

4. 影响酶的活性 机体内许多生化反应都依赖酶的活性，很多药物通过改变酶活性作为其药理作用的靶点。例如，新斯的明抑制胆碱酯酶，使乙酰胆碱水解破坏减少；卡托普利抑制血管紧张素 I 转化酶，减少血管紧张素 II 的生成；奥美拉唑抑制胃黏膜 H^+-K^+-ATP 酶，减少 H^+ 的分泌；长期用药可抑制或诱导肝脏细胞色素 P450（cytochrome P450，CYP450，简称 P450）酶活性，对药物代谢及其效应产生影响。

5. 影响生物膜及离子通道 生物膜具有选择性转运物质的功能，有些药物能通过改变生物膜的性质而发挥作用。例如，某些抗心律失常药可阻滞心肌细胞膜的钠通道，降低其自律性和传导性；钙通道阻滞药阻滞细胞外 Ca^{2+} 内流而呈现多种生物活性；利尿药抑制肾小管上皮细胞对 Na^+、Cl^- 的吸收而产生利尿作用；两性霉素 B 可与真菌细胞膜中固醇类物质结合而增加细胞膜的通透性，使膜内离子外漏而杀灭真菌。

6. 影响免疫功能 某些药物本身就是免疫系统中的抗体（如人免疫球蛋白）或抗原（如疫苗），可直接或间接增强机体的免疫功能；环孢素可抑制机体的免疫功能，可用于器官移植后的排异反应。

7. 基因治疗 详见第五十章。

二、受体途径

大多数药物是通过和生物机体的大分子成分的相互作用进而产生药理学作用的。这些相互作用改变了相关大分子的功能，从而引起生物化学和生理学变化，导致药物的特异性效应。这些和药物发生相互作用的大分子即是受体（详见本章第三节）。因此，受体是大多数药物的作用靶点，它与药物的相互作用是大多数药物产生药理效应的机制。

第三节 药物与受体

受体的概念是 Ehrlich 和 Langley 于 19 世纪末和 20 世纪初在实验室研究的基础上提出的。当时，Ehrlich 发现一系列合成有机化合物的抗寄生虫作用和引起的毒性反应有高度的特异性。Langley 根据阿托品和毛果芸香碱对猫唾液分泌具有拮抗作用这一现象，提出在神经末梢或腺细胞中可能存在一种能与药物结合的物质。1905年，他在观察烟碱与箭毒对骨骼肌的兴奋和抑制作用时，认为这两种药既不影响神经传导，也不作用于骨骼肌细胞，而是作用于神经与效应器之间的某种物质，并将这种物质称为接受物质（receptive substance）。1908年Ehrlich首先提出受体的概念，指出药物必须与受体进行可逆性或非可逆性结合，方可产生作用。同时他提出受体应具有两个基本特点：其一是特异性识别与之相结合的配体（ligand）或药物的能力；其二是药物－受体复合物可引起生物效应，即类似锁与钥匙的特异性关系。此后，许多学者对受体进行了大量研究，提出了药物与受体相互作用的几种假说，如占领学说（occupation theory）、速率学说（rate theory）、二态模型学说（two model theory）等。近20年来，越来越多的受体蛋白被分离纯化和分子克隆，受体的结构和功能被阐明，促进了生命科学和医药学的发展。

一、受体的概念和特性

受体是位于细胞膜或细胞内，能与相应的配体分子特异结合、传递信息、引起生物效应的生物大分子。而与相应受体特异结合的物质称为配体，包括内源性神经递质、激素、自体生物活性物质（autacoid）、药物等，也称第一信使。受体均有相应的内源性配体。受体一般由一个或数个亚基组成，其分子上的某些立体构型具有高度选择性，能准确识别和结合配体，该部位称为结合位点（binding site）或受点（receptor site）。

受体具有以下几个特性。①灵敏性（sensitivity）：受体只需与很低浓度的配体结合就能产生显著的效应。②特异性（specificity）：引起某一类型受体兴奋反应的配体的化学结构非常相似，但不同光学异构体的反应可以完全不同。同一类型的激动药（agonist）与同一类型的受体结合时产生的效应类似。③饱和性（saturability）：受体是大分子的蛋白质，数量有限，药物浓度过大时，药物与受体结合就会饱和，并达到最大效应。由于受体具有饱和性，作用于同一受体的配体之间存在竞争现象。④可逆性（reversibility）：配体既可以与受体特异性结合，又可以从配体－受体复合物上解离，因此配体与受体的结合是可逆的。⑤多样性（multiple-variation）：同一受体可广泛存在于不同的细胞而产生不同效应，受体多样性是受体亚型分类的基础。

受体的特性并不是固定不变的，受生理、病理及药理因素的影响，经常处于动态变化之中，以维持机体内环境的稳定。受体特性的变化主要体现在数量（相对密度）和敏感性两方面（详见本节"六、受体的调节"）。

二、受体与药物间的相互作用

（一）经典的"占领学说"

Clark于1926年、Gaddum于1937年分别提出"占领学说"，该学说认为受体只有与药物结合才能被激活并产生效应，药理效应的强度与药物占领受体数目成正比，药物占领受体数目取决于药物结合受体的能力和受体周围的药物浓度，当受体全部被占领时出现最大效应。1954年，Ariens对占领学说进行了修正，认为药物的效应不但与药物占领受体数目有关，也与药物占领受体后产生效应的能力有关。

药物与受体结合产生效应有以下两个参数。①亲和力（affinity）：表示药物与受体结合的能力，可用一定效应（50% E_{max}）所需药物的浓度表示，亲和力与效价强度概念一致。②内在活性（intrinsic activity，α）：是指药物与受体结合后产生效应的能力，用最大效应表示，内在活性与效能概念一致。药物与受体结合产生效应不仅需要亲和力，而且还需要有内在活性。

（二）受体药物反应动力学（占领学说）

药物与受体的相互作用服从于质量作用定律，见式（2-1）。

$$D+R \underset{k_2}{\overset{k_1}{\rightleftharpoons}} DR \longrightarrow E \tag{2-1}$$

式中，D为药物；R为受体；DR为药物－受体复合物；E为效应。

$$K_D = \frac{k_1}{k_2} = \frac{[D][R]}{DR} \tag{2-2}$$

式中，K_D是解离常数。

设受体总数为R_T，R_T应为游离受体（R）与结合型受体（DR）之和，即R_T=[R]+[DR]，代入式（2-2），则

$$K_D = \frac{[D]([R_T]-[DR])}{DR} \tag{2-3}$$

经推导得

$$\frac{[DR]}{[R_T]} = \frac{[D]}{K_D+[D]} \tag{2-4}$$

根据占领学说的观点，受体只有与药物结合才能被激活并产生效应，而效应的强度与被占领的受体数目成正比，全部受体被占领时出现最大效应。由式（2-4）可得

$$\frac{E}{E_{max}} = \frac{[DR]}{[R_T]} = \frac{[D]}{K_D+[D]} \tag{2-5}$$

当 $[D] \gg K_D$ 时，$\dfrac{[DR]}{[R_T]} = 100\%$，达最大效应，即 $[DR]_{max} = [R_T]$

当 $\dfrac{[DR]}{[R_T]} = 50\%$ 时，即 50% 受体与药物结合时，$K_D = [D]$

式中，K_D 表示药物与受体的亲和力，单位为摩尔，其意义是引起最大效应 50% 时（即 50% 受体被占领）所需的药物剂量。K_D 越大，药物与受体的亲和力越小，即二者成反比。将药物 – 受体复合物的解离常数 K_D 的负对数（$-\lg K_D$）称为亲和力指数（pD_2），其值与亲和力成正比。

药物与受体结合产生效应不仅要有亲和力，而且还要有内在活性，后者决定药物与受体结合时产生效应大小的性质，可用 α 表示，通常 $0 \leq \alpha \leq 1$。故式（2-5）应加这一参数。

$$\frac{E}{E_{max}} = \alpha \frac{[DR]}{[R_T]} \tag{2-6}$$

当几种药物与受体亲和力相等时，其效应强度取决于内在活性高低；当几种药物内在活性相等时，则效应强度取决于与受体亲和力大小（图 2-6）。

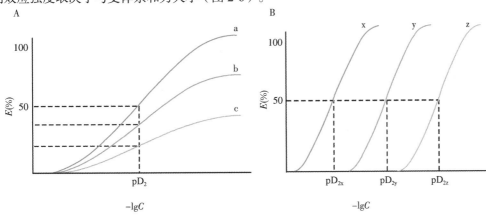

图 2-6　3 种激动药与受体亲和力及内在活性的比较

A. 亲和力：a=b=c；内在活性：a＞b＞c。B. 亲和力：x＞y＞z；内在活性：x=y=z

（三）速率学说

速率学说认为，药物发挥作用最重要的因素是药物分子与受体结合或分离的速率，即药物分子与受体碰撞的频率。药物作用的效应与其占领受体的速率成正比，效应的产生是一个药物分子和受体碰撞时产生一定量的刺激，并传递到效应器的结果，而与其占领受体的数量无关。

（四）二态模型学说

二态模型学说认为，受体蛋白的构象有活化状态（active，R_a）和静息状态（inactive，R_i）两种，二者可以互相转变，处于动态平衡。药物可与活化状态和静息状态受体结合，其选择性取决于药物与受体的亲和力。激动药与活化状态的受体亲和力大，结合后可产生药理效应；拮抗药与静息状态的受体亲和力大，结合后不产生药理效应。当激动药与拮抗药同时存在时，二者竞争受体，其效应取决于激动药 – 活化状态受体复合物与拮抗药 – 静息状态受体复合物的比例。部分激动药与活化状态的受体和静息状态的受体都有亲和力，均可有一定程度的结合，因此药理效应较弱。另有些药物（如苯二氮䓬类）对静息状态受体的亲和力大于活化状态，药物与受体结合后引起与激动药相反的效应，称为反向激动药（inverse agonists）。

三、受体激动药与拮抗药

与受体结合的药物都有较强的亲和力，根据药物的内在活性，可把作用于受体的药物分为激动药（agonist）和拮抗药（antagonist）两类。

（一）激动药

激动药是指对受体既有亲和力又有内在活性的药物，它们能与受体结合，激动受体而产生效应。根据药物内在活性的大小，激动药又可分为完全激动药（full agonist）和部分激动药（partial agonist）。完全激动药对受体具有较强的亲和力和内在活性（$\alpha=1$）；部分激动药对受体有较强的亲和力，但内在活性较弱（$\alpha=0 \sim 1$），单独应用时产生较弱的激动效应，与激动药并用时可拮抗激动药的部分效应，即表现出部分拮抗作用，如镇痛药吗啡为阿片受体完全激动药，而喷他佐辛则为阿片受体部分激动药。

（二）拮抗药

拮抗药是指对受体只有亲和力而无内在活性（$\alpha=0$）的药物，它们能与受体结合，因缺乏内在活性本身不产生作用，但占据受体，妨碍内源性配体或激动药与受体结合产生效应，从而拮抗激动药的效应，如纳洛酮为阿片受体拮抗药，与吗啡并用可拮抗吗啡的药理作用。少数拮抗药以拮抗作用为主，同时尚有较弱的内在活性（$\alpha<1$），故有较弱的激动受体作用，则为部分拮抗药，如氧烯洛尔为 β 受体的部分拮抗药。

根据拮抗药与受体结合是否具有可逆性而将其分为竞争性拮抗药（competitive antagonist）和非竞争性拮抗药（noncompetitive antagonist）。竞争性拮抗药能与激动药互相竞争相同受体，降低激动药对受体的亲和力，而不降低其内在活性。此结合过程是可逆的，二者合用时的效应取决于各自药物的浓度和亲和力大小，如阿托品为乙酰胆碱（ACh）的竞争性拮抗药。当竞争性拮抗药存在时，由于与激动药竞争受体结合部位，可使激动剂的量效曲线平行右移而最大效应不变（图2-7A）。竞争性拮抗药的作用强度可用拮抗参数（pA_2）表示，pA_2 越大，拮抗作用越强。pA_2 是指当激动药与拮抗药合用时，使 2 倍浓度激动药仅产生原浓度（未加入拮抗药时的浓度）激动药的效应所需拮抗药摩尔浓度的负对数值。pA_2 还可用以判断激动药的性质，如两种激动药被同一拮抗药拮抗，且二者 pA_2 相近，则说明上述两种激动药是作用于同一受体。

非竞争性拮抗药与激动药并用时，可使激动药对受体的亲和力和内在活性均降低，在量效曲线上表现为使激动药的量效曲线右移而最大效应也降低（图2-7B）。非竞争性拮抗药的作用强度可用非竞争性拮抗药的拮抗参数（pA_2'）表示。pA_2' 是指使激动药的最大效应降低一半时所需非竞争性拮抗药摩尔浓度的负对数值。

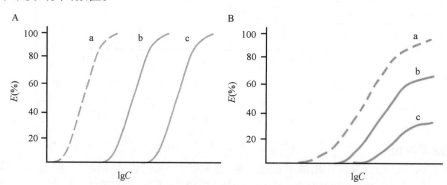

图 2-7　激动药合并使用竞争性拮抗药（A）和非竞争性拮抗药（B）

a. 激动药；b. 激动药＋小剂量拮抗药；c. 激动药＋较大剂量拮抗药

占领学说强调受体必须与药物结合才能被激活并产生效应，而效应的强度与药物占领的受体数量成正比，全部受体被占领时产生最大效应。但有实验证明，一些活性高的药物只需与一部分受体结合就能产生最大效应，在产生最大效应时，常有 95% ～ 99% 的受体未被占领，剩余未结合的受体称为储备受体（spare receptor），拮抗药必须完全占领储备受体后才能发挥其拮抗效应。

四、受体的类型

根据受体蛋白结构、信号转导过程、效应性质、受体位置等特点，受体可分为以下 4 类。

（一）G 蛋白耦联受体

G 蛋白耦联受体（G protein-coupled receptor）是一类由 GTP 结合调节蛋白（简称 G 蛋白，G-protein）组成的受体超家族，可将配体的信号通过第二信使 cAMP、肌醇三磷酸（IP$_3$）、二酰甘油（DAG）及 Ca^{2+} 传送至细胞内，产生生物效应。目前已发现 40 余种神经递质或激素受体通过 G 蛋白耦联受体产生作用。

G 蛋白耦联受体结构非常相似，均为单一肽链形成 7 个 α 螺旋（又称跨膜区段结构）往返穿透细胞膜，形成 3 个细胞外环和 3 个细胞内环。N 端在细胞外，具有糖基化位点，C 端在细胞内。这两段肽链氨基酸组成在各种受体中差异很大，与其识别配体及转导信息的多样性有关。胞内部分有 G 蛋白结合区。G 蛋白是由 α、β、γ 3 种亚基组成的三聚体，静息状态时与 GDP 结合。当受体激活时 GDP-αβγ 复合物在 Mg^{2+} 参与下，GDP 与细胞质中 GTP 交换，GTP-α 亚基与 β、γ 亚基分离并激活效应器蛋白，同时配体受体分离，α 亚基本身具有 GTP 酶活性，促使 GTP 水解为 GDP，再与 β、γ 亚基形成 G 蛋白三聚体，恢复原来的静息状态。

G 蛋白主要有 4 种类型，兴奋型 G 蛋白（stimulatory G protein，G$_s$）、抑制型 G 蛋白（inhibitory G protein，G$_i$）、转导素（transducin，G$_t$）及其他类型 G 蛋白（other G protein，G$_o$）。G$_s$ 介导激活腺苷酸环化酶，使细胞内第二信使 cAMP 增加；G$_i$ 介导抑制腺苷酸环化酶，使细胞内第二信使 cAMP 减少。G$_o$ 在脑内含量最多，参与钙通道及钾通道的调节。此外，还发现有磷脂酶 C 型 G 蛋白（PI-PLC G protein，G$_p$），其可介导激活磷脂酰肌醇特异性磷脂酶 C。每一种受体对一种或几种 G 蛋白具有不同的特异性，一个受体可激活多个 G 蛋白，一个 G 蛋白可以转导多个信号给效应器（effector），调节许多细胞的功能。

（二）配体门控离子通道受体

离子通道按生理功能分类，可分为配体门控离子通道（ligand-gated ion channel）及电压门控离子通道（voltage-gated ion channel）。配体门控离子通道受体由配体结合部位和离子通道两部分构成，当配体与其结合后，受体蛋白构象变化使离子通道开放或关闭，改变细胞膜内外两侧离子流动状态，从而传递信息。例如，N 受体与激动药 ACh 结合后，受体激动，介导离子通道开放，细胞外阳离子内流，引起突触后膜电位的变化。γ-氨基丁酸（gamma-amino-butyric acid，GABA）A 型受体调控氯通道而介导中枢抑制作用，甘氨酸受体也调控氯通道而介导对神经元的抑制作用，谷氨酸受体主要调控钠通道、钾通道的开放，介导兴奋性突触后电位。

（三）酪氨酸激酶受体

胰岛素及某些生长因子的受体本身具有酪氨酸蛋白激酶的活性，称为酪氨酸激酶受体（tyrosine kinase receptor）。这一类受体由 3 个部分构成，位于细胞外侧与配体结合的部位，与之相连的是一段跨膜结构，细胞内侧为酪氨酸激酶活性部位，含有可被磷酸化的酪氨酸残基。当配体与这一类受体结合后，受体构象改变，酪氨酸残基被磷酸化，激活酪氨酸蛋白激酶，诱发一系列细胞内信息传递，产生细胞生长分化等效应。

（四）细胞内受体

甾体激素、甲状腺激素、维生素 D 及维生素 A 受体是可溶性的 DNA 结合蛋白，其作用是调节某些特殊基因的转录。甾体激素受体存在于细胞质内，与相应的甾体激素结合形成复合物，以二聚体的形式进入细胞核发挥作用。甲状腺激素受体存在于细胞核内，功能与甾体激素大致相同。细胞核激素受体（cell nuclear hormone receptor）本质上属于转录因子（transcription factor），激素是这种转录因子的调控物。

五、细胞内信号转导途径

细胞外的信息分子，如神经递质、激素、自体生物活性物质及细胞因子等，特异地与细胞表面的受体结合，刺激细胞产生胞内调节信号，并传递到细胞特定的反应系统而产生应答，这一过程称为跨膜信号转导。经受体转导的跨膜信息传递机制包括受体识别、信号转导和效应 3 个主要过程。细胞外的信息分子称为第一信使（first messenger），第一信使物质大多数不能进入细胞内，而是与靶细胞膜表面的特异受体结合，激活受体而引起细胞某些生物学特性的改变，如膜对某些离子的通透性改变及膜上某些酶活性的改变，从而调节细胞功能。

第二信使（second messenger）为第一信使作用于靶细胞后在细胞内产生的信息分子，是胞外信息与胞内效应之间的中介物。第二信使将获得的信息增强、分化、整合并传递给效应器才能发挥其特定的生理功能或药理效应。

1. 环腺苷酸（cyclic adenylic acid，cAMP） 是三磷酸腺苷（adenosine triphosphate，ATP）在腺苷酸环化酶催化下产生的，可被磷酸二酯酶（phosphodiesterase，PDE）水解为 $5'$-AMP 而灭活。β受体、D_1 受体、H_2 受体等激动药通过 G_s 作用使腺苷酸环化酶活化，水解 ATP 而使细胞内 cAMP 增加。α受体、D_2 受体、M_2 受体、阿片受体等激动药通过 G_i 作用使腺苷酸环化酶抑制，减少细胞内 cAMP。cAMP 激活依赖 cAMP 的蛋白激酶 A（protein kinase A，PKA），在 ATP 存在下，激活的蛋白激酶 A 使许多蛋白质特定的氨基酸残基磷酸化，从而改变其活性，产生某种生物效应。

2. 环鸟苷酸（cyclic guanylic acid，cGMP） 是 GTP 在鸟苷酸环化酶（guanylate cyclase，GC）催化下产生的，也被 PDE 水解为 $5'$-GMP 而灭活。cGMP 可激活蛋白激酶 C（protein kinase C，PKC），一般情况下产生与 cAMP 相反的作用。

3. 肌醇磷脂（lipositol phospholipid） 细胞膜肌醇磷脂的水解是另一类重要的受体信号转导系统。$α_1$、H_1、S_2、M_1、M_3 等受体激动药与其受体结合后，通过 G 蛋白介导激活磷脂酶 C（phospholipase C，PLC），磷脂酶 C 使磷脂酰肌醇 -4,5- 双磷酸（PIP_2）水解为 DAG 及 IP_3。DAG 激活细胞膜上的 PKC，使许多靶蛋白磷酸化而产生效应，如腺体分泌、血小板聚集、中性粒细胞活化，以及细胞生长、代谢、分化等效应。IP_3 能促进细胞内钙池释放 Ca^{2+}，也有多种重要的生理意义。

4. Ca^{2+} 细胞内 Ca^{2+} 对细胞功能有着重要的调节作用，如肌肉收缩、腺体分泌、白细胞及血小板活化等。细胞内的 Ca^{2+} 来自细胞外和细胞内，前者经细胞膜的钙通道流入，受膜电位、受体、G 蛋白、蛋白激酶 A 等调控，后者来源于肌质网钙池的释放，受 IP_3 调控。细胞内的 Ca^{2+} 可激活 PKC，与 DAG 有协同作用，共同促进其他信息传递蛋白及效应蛋白活化。很多药物通过影响细胞内 Ca^{2+} 而发挥其药理效应。

第三信使是指负责细胞核内外信息传递的物质，包括生长因子、转化因子等。它们传导蛋白及某些癌基因产物，参与基因调控、细胞增殖和分化及肿瘤的形成等过程。

六、受体的调节

受体数量及反应性受生理、病理或药物等因素影响，产生受体数量或反应性变化。受体数量减少或反应性减弱称为受体下调（down-regulation）；受体数量增加或反应性增强称为受体上调（up-regulation）。受体周围的生物活性物质浓度高或长期受激动药作用时可使受体数量减少，引起向下调节，表现为该受体对激动药的敏感性降低，出现脱敏或耐受性（tolerance）。这是药物发生耐受性的主要机制，如长期应用β受体激动药治疗哮喘，患者出现耐受现象。受体长期受拮抗药作用时，可使其数目增加，引起向上调节，表现为该受体对该生物活性物质的敏感性增高，出现超敏或高敏性，突然停药可出现戒断症状或"反跳"现象。例如，高血压患者长期应用β受体拮抗药普萘洛尔，突然停药可引起反跳现象，这是由β受体的敏感性升高所致。

（吴基良）

第三章 药物代谢动力学

案例 3-1

某催眠药的半衰期 $t_{1/2}$ 为 4h，当血药浓度为 2μg/ml 时患者醒来，此药的 V_d=2.5L/kg。问题：患者体重为 60kg，需要睡眠 8h，如何确认给药剂量？

问题：

1. 首过效应及意义是什么？

2. 什么是开放性一室模型和二室模型？

3. 药物消除半衰期和生物利用度的概念及意义是什么？

4. 什么是一级动力学和零级动力学？

药物代谢动力学（pharmacokinetics）简称药动学，是研究药物吸收、分布、代谢和排泄的过程，并运用数学原理和方法阐述药物在体内量变规律的一门学科。药物必须在其作用部位达到一定的有效浓度才有药理作用并产生相应的效应。药物的浓度会因药物的吸收、分布、代谢和排泄的影响而不断变化，而药动学就是研究药物在体内转运和转化的速度变化规律及影响因素（图 3-1）。

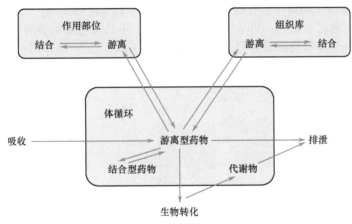

图 3-1 药物体内过程的动态变化

第一节 药物分子的跨膜转运

药物在体内吸收、分布、代谢和排泄过程中，需要通过各种细胞膜多次进行转运，这个过程即为药物跨膜转运（drug transport）。

药物分子通过细胞膜的方式有滤过（filtration）[水溶性扩散（aqueous filtration）]、单纯扩散（simple diffusion）[脂溶性扩散（lipid diffusion）]和载体转运（carrier transport）[包括主动转运（active transport）和易化扩散（facilitated diffusion）]（图 3-2）。其中，滤过、单纯扩散和易化扩散又称为被动转运（passive transport）。

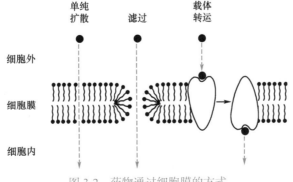

图 3-2 药物通过细胞膜的方式

被动转运又称非载体转运（non-carrier transport），是指药物依赖膜两侧的浓度差，从浓度高的一侧向浓度低的一侧进行的扩散性转运，又称下山转运或顺浓度梯度转运。这类转运一般不消耗能量，也无饱和性。以被动转运方式转运的各药物之间一般无竞争性抑制现象。当膜的两侧药物浓度达到平衡状态时，则净转运基本为零。大多数药物的转运方式属于被动转运。

一、滤　过

滤过又称水溶性扩散（aqueous filtration），是指直径小于膜孔的水溶性药物借助膜两侧的流体静压和渗透压差被水携带到低压一侧的过程。水分子虽然是极性分子，但其分子极小，又不带电荷，所以细胞膜对其高度通透，而水的大量流动可以将药物分子带过去。大多数毛细血管上皮细胞间的孔隙极大（直径达40Å以上），这种转运是药物通过多数毛细胞血管内膜的主要机制。但如果药物分子量过大则此种转运方式受限，而在某些特殊组织（如脑组织），其细胞间隙非常"紧密"，药物不能以滤过方式进入组织内。

二、单纯扩散

单纯扩散又称脂溶性扩散，绝大多数药物按此种方式通过生物膜。非极性药物分子以其所具有的脂溶性溶解于细胞膜的脂质层，顺浓度差通过细胞膜的过程称为单纯扩散。其通过速度与膜两侧药物浓度差及药物脂溶性成正比。由于药物必须先溶于体液才能到达细胞膜，水溶性太低也不利于其通过细胞膜，故药物在具备脂溶性的同时，需具有一定的水溶性才能迅速通过细胞膜。

多数药物属弱酸性或弱碱性化合物，在体液内均有不同程度的解离。分子状态（非解离型）药物疏水而亲脂，易通过细胞膜；离子状态药物极性高，不易通过细胞膜的脂质层。因此体液 pH 的改变对弱酸或弱碱性药物跨膜转运的速度有明显影响（图 3-3），其作用和影响可用 Handerson-Hasselbalch 公式计算。

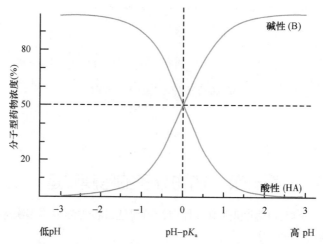

图 3-3　体液 pH 对弱酸性或弱碱性药物解离的影响

弱碱性药物	弱酸性药物

$$AH^+ \underset{}{\overset{K_a}{\rightleftharpoons}} H^+ + A \qquad\qquad HB \underset{}{\overset{K_a}{\rightleftharpoons}} H^+ + B^-$$

$$K_a = \frac{[H^+][A]}{[AH^+]} \qquad\qquad K_a = \frac{[H^+][B^-]}{[HB]}$$

$$pK_a = pH - \lg\frac{[A]}{[AH^+]} \qquad\qquad pK_a = pH - \lg\frac{[B^-]}{[HB]}$$

$$pK_a - pH = \lg\frac{[AH^+]}{[A]} \qquad\qquad pH - pK_a = \lg\frac{[B^-]}{[HB]}$$

$$10^{pK_a - pH} = \frac{[AH^+]}{[A]} = \frac{[离子型]}{[非离子型]} \qquad\qquad 10^{pH - pK_a} = \frac{[B^-]}{[HB]} = \frac{[离子型]}{[非离子型]}$$

$$若 pH = pK_a，则 [A] = [AH^+] \qquad\qquad 若 pH = pK_a，则 [HB] = [B^-]$$

式中，pK_a 为解离常数的负对数值，是弱酸性或弱碱性药物在 50% 解离时溶液的 pH。根据药物的 pK_a 和环境 pH 的梯度，可计算简单扩散达动态平衡时解离型和非解离型药物的比值。在生理 pH 范围内，弱酸性或弱碱性药物多数呈非解离型，被动扩散快。弱酸性药物在酸性环境中，解离型少，易透过细胞膜；在碱性环境中，则解离型多，不容易透过细胞膜。与之相反，弱碱性药物在酸性环境中，解离型多，不易透过细胞膜。在碱性环境中，则解离型少，易透过细胞膜。胃液 pH 变化范围为 1.5～7，尿液为 5.5～8，这种大的 pH 变化对某些药物可能产生显著的临床意义。例如，苯巴比妥的清除在碱性尿内比在酸性尿内快 7 倍。

三、载体转运

许多细胞膜上具有特殊的跨膜整合蛋白，控制体内重要的内源性生理物质，如糖、氨基酸、神经递质、金属离子和药物进出细胞。跨膜蛋白在细胞膜内的一侧与内源性物质或药物结合后，发生构型改变，转运到细胞膜的另一侧将结合的内源性物质或药物释出，此种转运方式称为载体转运。载体转运对转运物质有选择性和饱和性，结构相似的药物或内源物质可竞争同一载体，并可产生竞争性抑制。

载体转运通常发生在肾小管、胆道、血脑屏障（blood-brain barrier）和胃肠道的药物转运过程中。P 糖蛋白（P-glycoprotein，P-gp）是一重要的主动转运载体，在许多药物的吸收、分布和消除中发挥重要的作用。载体转运主要有主动转运和易化扩散两种方式。

1. 主动转运　是药物需要载体和能量的一种跨膜运动，不依赖于膜两侧的药物浓度差。通过主动转运方式转运的药物可从低浓度一侧向高浓度一侧转运（称上山转运或逆流转运），使药物在某一组织或器官聚集。这种转运对体内代谢物质和神经递质的转运及通过干扰这些物质而产生药理作用的药物有重要意义。

2. 易化扩散　这种载体转运方式是一种被动转运，是一种不需要能量，不能逆电化学差的转运。维生素 B_{12} 经胃肠道的吸收、葡萄糖进入红细胞、氨甲蝶呤进入白细胞等都是以易化扩散的方式转运。

第二节　药物的体内过程

药物的体内过程又称药物处置（drug disposition），包括吸收、分布、代谢和排泄，简称ADME系统。

一、吸　　收

吸收是指药物自用药部位向血液循环中转运的过程。多数药物吸收属被动转运，极少数药物吸收为主动转运或其他方式。药物只有吸收后才能发挥全身作用。药物吸收的速度和程度受多种因素的影响，其中给药途径的影响较为重要。

（一）口服

口服是最常用的给药途径，给药方便，且大多数药物能充分吸收。药物的理化性质（如脂溶性、解离度）、剂型（药物粒径大小、赋形剂种类等）等因素均可影响药物的吸收。胃肠道的 pH 影响胃肠道中非解离药物的药量。弱酸性药物易从胃吸收，弱碱性药物则易在小肠吸收。大多数药物在肠道吸收，这是由肠道吸收面积大、肠蠕动较胃快、血流量大及药物在肠中溶解度较好等原因所致。另外服药时饮水量多少、是否空腹等均会影响药物的吸收。

首过效应（first-pass effect），也称首过消除（first pass elimination），是指从胃肠道吸收入门静脉系统的药物在到达全身血液循环前必先通过肝脏，由于肝脏对其代谢能力很强或由于胆汁排泄的量大，使进入全身血循环内的有效药物量明显减少的一种现象。首过效应明显的药物不适宜口服给药，如硝酸甘油（nitroglycerin）。

（二）注射给药

注射给药的主要给药途径为静脉内、肌内和皮下注射。注射给药一般可产生全身作用。注射后药物吸收迅速、完全。肌肉内的血流量较皮下组织丰富，因此通常肌内注射比皮下注射吸收迅速。动脉内和鞘内注射为特殊给药途径，可在特定的靶器官产生较高的药物浓度。

（三）吸入给药

吸入给药是指一些气体和挥发性药物经过呼吸道直接进入肺泡，如吸入性麻醉药等。由于肺泡表面积很大，肺血流量丰富，药物可迅速吸收，直接进入血液循环，不经过肝脏的首过效应。

（四）局部给药

局部给药的目的是在皮肤、眼、鼻、咽喉和阴道等部位产生局部作用。经皮给药是指药物涂抹于皮肤表面，经完整皮肤吸收的一种给药方式，可发挥局部作用，也可发挥全身作用。直肠给药也是一种局部给药方式，直肠给药吸收途径大部分不经过肝门静脉，可以避免药物对上消化道的刺激并在一定上程度避免首过效应。

二、分　布

药物吸收后从血液循环到达机体各个部位和组织的过程称为分布。药物在体内的分布受多种因素影响，包括药物的脂溶性、毛细血管通透性、器官和组织的血流量、血浆蛋白结合率、药物与组织蛋白亲和力、体液 pH 和药物解离度、体内屏障作用等。

（一）血浆蛋白结合率

大多数药物在血浆中可与血浆蛋白结合形成结合型药物（bound drug），未被结合的药物称为游离型药物（free drug）。通常只有游离型药物才能跨膜转运并发挥药理活性。与药物结合的血浆蛋白以白蛋白为主，也有少量 α 球蛋白和 β 球蛋白。结合型药物不能跨膜转运，是药物在血液中的一种暂时储存形式。药物与血浆蛋白结合是可逆的，当血浆中游离型的药物浓度随分布、消除而降低时，结合型药物可释出游离药物。因此药物与血浆蛋白的结合影响药物在体内的分布、转运速度、作用强度及消除速率。

药物与血浆蛋白结合的特异性低，因此与同一类蛋白结合且结合率高的不同药物先后或同时服用时，可发生竞争性置换的相互作用。例如，抗凝血药华法林 99% 与血浆蛋白结合，当与保泰松（phenylbutazone）合用时，结合型的华法林被置换出来，使其血浆游离药物浓度显著增加，抗凝作用增强，可导致严重的出血。药物与内源性化合物也可在血浆蛋白结合部位产生竞争性置换作用。例如，非结合型胆红素可被磺胺类或其他有机阴离子从与白蛋白的结合物中置换出来，增加新生儿发生胆红素脑病的危险。

然而在血浆蛋白结合部位的药物相互作用并非都有临床意义。通常对于只有血浆蛋白结合率高、分布容积小、消除慢及治疗指数低的药物，这种相互作用才有临床意义。

（二）器官和组织的血流量

人体各组织器官的血流量分布不均一，药物由血液流向器官组织的分布速度主要决定于该组织器官的血流量和细胞膜的通透性。药物吸收后，在肝、肾、脑、肺等血流丰富的器官药物分布较快，随后还可再分布（redistribution）。再分布主要发生于快速静脉注射或吸入作用于脑或心血管系统的高度脂溶性药物。例如，静脉注射麻醉药硫喷妥钠（thiopental sodium），首先分布于血流量大的脑组织发挥作用，随后由于其脂溶性高向血流量少的脂肪组织转移，导致患者迅速苏醒。

（三）药物与组织亲和力

由于药物与某些组织细胞成分具有特殊的亲和力，使这些组织中药物浓度高于血浆游离药物浓度，导致药物的分布具有一定的选择性，如碘主要集中在甲状腺、钙沉积于骨骼、氯喹在肝脏分布浓度高等。药物和组织的结合是药物在体内的一种储存方式，如硫喷妥钠再分布到脂肪组织，故脂肪组织是脂溶性药物的巨大储存库。有的药物与组织可发生不可逆结合而引起毒性反应。例如，四环素与钙的络合物沉积于骨骼及牙齿中，导致小儿生长抑制、牙齿变黄或畸形。

（四）体液 pH 和药物解离度

在生理情况下细胞内液 pH 约为 7.0，细胞外液 pH 约为 7.4。弱酸性药物在较碱性的细胞外液中解离多，因而细胞外液浓度高于细胞内液。血液 pH 升高可使弱酸性药物由细胞内向细胞外转运，血液 pH 降低则使弱酸性药物向细胞内转移，弱碱性药物则相反。例如，口服碳酸氢钠碱化血液和尿液，可促进巴比妥类弱酸性药物由脑细胞内向血浆转运，同时可减少巴比妥类弱酸性药物在肾小管的重吸收，加速药物从尿中排出，从而抢救巴比妥类药物中毒。

（五）体内屏障作用

1.血脑屏障（blood-brain barrier） 是选择性阻止药物由血入脑的屏障总称，包括血液-脑组织、血液-脑脊液和脑脊液-脑组织 3 种。脑组织内的毛细血管内皮细胞连接紧密，间隙较小，且毛细血管外表面几乎均为星形胶质细胞包围。此种屏障能阻碍许多大分子、水溶性或解离型药物通过，只有脂溶性高的药物才能以单纯扩散的方式通过血脑屏障。但脑膜炎症时，血脑屏障的通透性增加。例如，在脑膜炎患者体内，血脑屏障对青霉素的通透性增加，青霉素在脑脊液中可达到有效治疗浓度。药物也可通过特异的摄取转运蛋白进入中枢神经系统。

2. 胎盘屏障（placental barrier）　指胎盘绒毛与子宫血窦间的屏障。由于胎盘对药物的通透性与一般的毛细血管无明显差异，几乎所有的药物都可穿透胎盘进入胎儿体内，只是速度和程度不同。胎儿血液和组织内的药物浓度一般和孕妇的药物血浆浓度相似。因此，孕妇应禁用对胎儿有毒性、可引起畸形的药物，其他药物应用也要十分审慎。

3. 血眼屏障（blood-eye barrier）　指血液与眼球内组织液间的屏障，包括血液和房水、血液和视网膜、血液和玻璃体屏障等。脂溶性或小分子药物较易通过血眼屏障。全身给药时，血眼屏障使药物在眼球内较难达到有效浓度，故作用于眼的药物多局部应用，包括局部滴眼、眼周边注射（如结膜下注射、球后注射等）。

三、代　　谢

（一）药物的代谢

药物作为一种异物进入体内后，在机体的影响下药物发生化学结构的改变，即药物的代谢，或称生物转化（biotransformation），又称药物转化（transformation）。代谢使少数无活性或活性较低的药物转化成有活性或活性强的代谢物，称为活化（activation）。大多数药物由活性原形转化成无活性的代谢产物，称为灭活（inactivation）。代谢是药物自机体消除的主要方式之一。

（二）药物代谢部位

体内各组织均有不同程度代谢药物的能力，代谢通常是酶的作用，其所涉及的酶主要存在于肝脏，肝脏是最主要的药物代谢器官。此外，胃肠道、肺、皮肤、肾也可产生有意义的药物代谢作用。

体内药物代谢可不经酶促自动发生，但绝大多数药物是通过特异性细胞酶催化。在亚细胞水平，这些酶可位于内质网、线粒体、胞质液、溶酶体、核膜和质膜上。大部分药物代谢发生在内质网和细胞液中。内质网中存在的药物代谢酶经常归类为微粒体酶。

（三）药物代谢步骤

药物代谢步骤分为两相：Ⅰ相反应（phase Ⅰ reactions）有氧化（oxidation）、还原（reduction）及水解反应（hydrolysis）等；Ⅱ相反应（phase Ⅱ reactions）主要是结合反应。Ⅰ相反应通过引入或脱去功能基团（—OH，—NH$_2$，—SH）使原形药生成极性高的代谢产物。代谢产物多无活性，但也有一些代谢产物仍然具有活性。前体药物（简称前药）本身无活性，在体内常通过酶键的水解迅速转化成有活性的代谢物。在Ⅱ相反应中，药物分子结构中暴露出的极性基团与体内的内源性物质如葡糖醛酸、硫酸、甘氨酸、谷胱甘肽等以共价键结合，使药物分子形成易溶于水的极性高的代谢产物，迅速排出体外。一般经Ⅱ相反应生成的结合物为极性分子，易由肾脏排泄，且多无活性。但吗啡与葡糖醛酸结合的代谢物是一个活性产物，其比母体化合物具有更强的镇痛作用。

（四）药物代谢酶

药物在体内的代谢有赖于酶的催化。体内有两类催化酶：专一性酶和非专一性酶。专一性酶只能催化一些特定的药物或物质，如乙酰胆碱酯酶、单胺氧化酶等。非专一性酶是指可以催化多种药物代谢的酶系统（包括Ⅰ相代谢酶系统 P450、环氧化物水合酶、水解酶、黄素单加氧酶等）和Ⅱ相代谢酶系统（葡糖醛酸转移酶、谷胱甘肽硫转移酶、硫转移酶等）。在肝脏的药物代谢酶中，P450最重要（因其与 CO 结合后吸收光谱在 450nm 处而命名）。

P450 结构与血红蛋白相似，有以 Fe^{2+} 为中心的血红素。P450 主要存在于肝内质网上，微粒体为肝细胞匀浆超速离心内质网碎片形成的颗粒，P450 又称为肝微粒体酶或肝药酶。其参与内源性物质和包括药物、环境化合物在内的外源性物质的代谢。

P450 参与药物代谢的总反应式可用式（3-1）表达：

$$DH+NADPH \cdot H^+ + O_2 \longrightarrow DOH + H_2O + NADP^+ \tag{3-1}$$

式中，DH 为原形药物；DOH 为代谢产物。其反应见图 3-4：含 Fe^{3+} 的 P450 和药物分子结合，接受从 NADPH-P450 还原酶传递来的一个电子，使 Fe^{3+} 转变为 Fe^{2+}；然后与一分子氧、一个质子、第二个电子（来自 NADPH-P450 还原酶或细胞色素 b5）结合，形成 Fe^{2+}OOH·DH 复合物，其与另一个质子结合，产生水和铁氧复合物（FeO）$^{3+}$，与氢原子（来自 DH）分离，形成一对短暂的自由基，氧化型药物从复合物中释放，使 P450 酶再生。

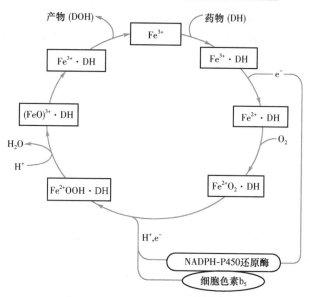

图 3-4　P450 氧化药物的过程

P450 酶系是一个基因超家族，根据这些基因所编码蛋白质的相似程度分为基因家族和基因亚家族。氨基酸序列有 40% 以上相同者划为同一家族，同一家族内氨基酸序列相同达 55% 以上者为一亚家族。以 "CYP" 命名 P450 同工酶，其后的阿拉伯数字表示家族，其后的大写英文字母代表亚家族，最后的阿拉伯数字代表不同的酶。例如，CYP2 家族有几个亚家族，如 CYP2C、CYP2D、CYP2E。在人类肝脏中主要与药物代谢相关的 P450 为 CYP3 和 CYP2C，约 1/3 的药物被 CYP3A4 所代谢（表3-1）。不同的 CYP 可催化同一底物，同一底物可被不同的 CYP 代谢。了解每个 CYP 所催化的底物，对临床合理用药及阐明代谢环节产生的药物相互作用具有重要意义。

表 3-1　常见的 CYP 代谢药物、诱导剂及抑制剂

CYP 同工酶	代谢药物	诱导剂	抑制剂
CYP1A2	对乙酰氨基酚、茶碱、地西泮、咖啡因等	苯巴比妥、奥美拉唑、胰岛素	西咪替丁
CYP2A6	香豆素、烟碱等	苯妥因、利福平	利托那韦
CYP2C9	甲苯磺丁脲、苯妥英钠、布洛芬、华法林等	卡马西平、利福平、苯巴比妥	胺碘酮、氟康唑
CYP2C19	地西泮、甲苯磺丁脲、氯沙坦、美芬妥英等	巴比妥类、利福平	西咪替丁、奥美拉唑
CYP2D6	可待因、三环类抗抑郁药等	地塞米松、利福平	胺碘酮、氯丙嗪
CYP2E1	对乙酰氨基酚、茶碱、氟烷等	异烟肼、乙醇	双硫仑
CYP3A4	黄体酮、可待因、地西泮、硝苯地平、地高辛等	巴比妥类、地塞米松、利福平	西咪替丁、胺碘酮、酮康唑

（五）药物代谢酶的诱导与抑制

药物代谢酶的诱导：药物等外源性化学异物可使 P450 的合成增加或活性增强，使 P450 代谢能力增强，这种现象称为药酶诱导。具有药酶诱导作用的药物如苯巴比妥、苯妥英钠、利福平、保泰松等称为药酶诱导药。药酶诱导可引起合用的底物药物代谢速率加快，药物血药浓度降低，药效减弱。有些药物本就是所诱导的药物代谢酶的底物，因此反复应用后，药物代谢酶的活性增高，其自身代谢也加快，导致自身耐受。

药物代谢酶的抑制：药物等外源性化学异物使 P450 的合成减少或活性降低，导致 P450 代谢能力减弱，这种现象称为药酶抑制。具有药酶抑制作用的药物如酮康唑、氯霉素、去甲替林等称为药酶抑制药。药酶抑制可引起药物代谢速率减慢，药物血药浓度升高，药理作用增强或延长，甚至导致毒性反应。

酶的诱导与抑制可以影响药物自身及其他合用药物的代谢，从而影响药物的相互作用，在临床联合用药时需注意。

四、排　　泄

排泄是指药物的原形或其代谢产物通过排泄器官或分泌器官排出体外的过程。药物和代谢产物

主要经尿排泄，也有部分药物随胆汁经肠道排泄。挥发性药物主要由肺经呼吸道排出。汗液排泄和乳汁排泄也是药物的排泄途径。药物在排泄器官的浓度较高，可用于治疗排泄器官疾病。例如，链霉素（streptomycin）注射后其尿液浓度是血浆的 100 倍左右，可治疗泌尿系统感染。

（一）肾脏排泄

肾脏为最重要的药物排泄器官。肾排泄药物和代谢物包括以下 3 个过程：肾小球滤过、肾小管主动分泌及肾小管被动再吸收。

1. 肾小球滤过　肾小球毛细血管膜孔较大，除与血浆蛋白结合的药物外，游离型药物及其代谢产物均可经肾小球滤过。其滤过速度受肾小球滤过率和药物分子量的影响。

2. 肾小管主动分泌　近曲小管细胞可以采用主动分泌方式将药物从血浆分泌入肾小管内。除了特异性转运机制分泌葡萄糖、氨基酸外，肾小管细胞具有两种非特异性转运机制，分别分泌阴离子（酸性药物离子）和阳离子（碱性药物离子）。经同一机制分泌的药物可竞争转运载体发生竞争性抑制，一般分泌速度较慢的药物可更有效地抑制分泌速度较快的药物。例如，丙磺舒（probenecid）可竞争性地抑制青霉素（penicillin）的排泄。

3. 肾小管被动再吸收　肾脏在远曲小管主要以被动扩散方式对肾小管内药物进行重吸收。脂溶性高、非解离型的弱酸性药物和弱碱性药物及其代谢产物经肾小管上皮细胞被动重吸收进入血液。药物的被动重吸收是 pH 依赖性的，尿液 pH 改变，可改变药物的解离度，从而改变药物的重吸收。当 pH 增加时，尿液碱性增加，弱酸性药物解离程度增加，脂溶性减小，重吸收减少。弱碱性药物则相反。例如，苯巴比妥、阿司匹林等弱酸性药物中毒时，应用碳酸氢钠碱化尿液使药物重吸收减少，增加排泄从而解毒。而应用抗菌药治疗泌尿系统感染时可通过改变尿液的 pH 增加药物在肾小管中的浓度，以增强其疗效。

肾功能受损时，以肾脏排泄为主要消除途径的药物消除速度减慢，因而给药量应相应减少，以避免药物蓄积。例如，新生儿肾功能与其体表面积相比是低下的，但出生后数月即可迅速发育成熟。而到老年期通常存在不同程度的肾功能障碍或低下，故此时应相应减少药物剂量或延长给药间隔。不以肾脏排泄为主要消除途径的药物则无须减量。

（二）胆汁排泄

某些药物经肝脏代谢生成极性高的水溶性代谢产物后，经胆汁转运到十二指肠，随后由粪便排出体外。经胆汁排入肠腔的药物部分再经小肠上皮细胞吸收经肝脏进入血液循环，此种肝脏、胆汁、小肠间的循环称为肝肠循环（hepato-enteral circulation）。较大药量反复进行肝肠循环可延长药物的半衰期（half life, $t_{1/2}$）及作用维持时间。而中断其肝肠循环，则可缩短 $t_{1/2}$ 和作用时间。强心苷中毒后，口服考来烯胺（cholestyramine）可在肠内与强心苷形成络合物，中断其肝肠循环，加快自粪便的排泄，用于中毒解救。肝胆系统感染时可应用从胆汁分泌多的药物，如红霉素（erythromycin）、利福平等，在胆道形成较高的浓度，有利于感染的治疗。

（三）肠道排泄

经肠道排泄的药物主要来自以下途径：口服后肠道未被吸收的部分；随胆汁排泄到肠道的部分；自肠黏膜分泌到肠道的部分。

（四）其他途径的排泄

药物可通过汗液、唾液、乳汁、泪液及其他体液排泄。药物从这些途径的排泄主要取决于其离子化程度，脂溶型易通过腺体的上皮细胞扩散，且也是 pH 依赖的。乳汁的 pH 略低于血浆，所以弱碱性药物易通过乳汁排泄，进而影响哺乳。某些药物在唾液中的浓度与其血浆中的浓度平行。因此，在血药浓度监测难以采到血液时，唾液是很有用的生物体液。尽管药物自头发和皮肤的排泄在量上并不重要，但测定这些组织中药物的敏感方法有一定的法医学意义。

第三节　药物转运的速率过程

一、体内药物量变化的时间过程

（一）单次给药的浓度 - 时间曲线

单剂量口服给药后不同时间的血浆药物浓度变化称为浓度 - 时间曲线（图 3-5）。曲线由迅速上升的以吸收为主的吸收相和缓慢下降的以消除为主的消除相两部分构成。口服给药的浓度 - 时间曲线最高点称为药峰浓度（peak concentration, C_{max}）。达到 C_{max} 的时间称为药峰时间（peak time,

T_{max}）。浓度 – 时间曲线下的面积称为曲线下面积（area under curve，AUC），AUC 大小可反映药物进入血循环的总量，它是计算生物利用度的重要参数。

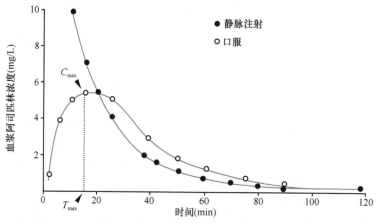

图 3-5　同一患者分别口服和静脉注射阿司匹林 650mg 后的浓度 – 时间曲线

（二）多次给药的稳态血药浓度

临床治疗中，大多数药物采用多次给药（multiple dose），而口服多次给药最常用。遵循一级动力学规律消除的药物，其体内药物总量随多次给药逐步增多，当从体内消除的药量和进入体内的药量相等时，体内药物总量不再增加，达到稳定状态，此时的血浆药物浓度即为稳态血药浓度（steady state concentration，C_{ss}）（图 3-6）。

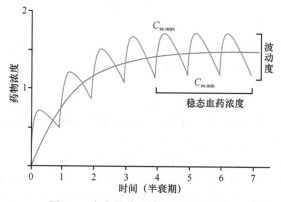

图 3-6　多次给药的浓度 – 时间曲线

多次给药后药物达稳态血药浓度的时间取决于药物的 $t_{1/2}$。在剂量和给药间隔时间不变时，药物经 4 ～ 5 个 $t_{1/2}$ 分别达到稳态血药浓度的 94% 和 97%。提高给药频率或增加给药剂量均不能改变达到稳态血药浓度的时间，而只能改变体内药物总量（增加稳态血药浓度水平）或稳态血药浓度峰值（steady state maximum concentration，$C_{ss.max}$）与稳态血药浓度谷值（steady state minimal concentration，$C_{ss.min}$）之差。而每次给药之间药物浓度的明显波动是不利的。如药物吸收和分布十分迅速，则各剂量间药物浓度的波动完全由药物 $t_{1/2}$ 控制。若一个药物相对安全，可耐受浓度是治疗所需浓度的多倍，则可应用最大剂量的策略，给药间隔也远长于 $t_{1/2}$。

口服间歇给药时，根据给药剂量（D）、生物利用度（F）及给药间隔时间（τ），计算平均稳态血药浓度（C_{ss}）如式（3-2）所示。

$$C_{ss}=\frac{F \cdot D}{CL \cdot \tau}$$

（3-2）

（三）负荷剂量和维持剂量给药方案

临床通常采用多次间歇给药或持续静脉滴注，使稳态血浆药物浓度维持在治疗浓度范围。由于维持量给药通常需要 4 ～ 5 个 $t_{1/2}$ 才可达到稳态治疗浓度，增加剂量或缩短间隔时间都不能提前达到稳态，只能提高药物浓度。因此如果患者急需达到稳态治疗浓度以迅速控制病情时，可在开始时使用较大的剂量，即负荷剂量（loading dose）。遵循一级动力学规律消除的药物，如可在第 1 次用药时给予维持量的 2 倍（即首剂加倍），然后再给予维持剂量，则在第一个 $t_{1/2}$ 即可达到坪值浓度。

二、房室模型

药物进入机体后，其吸收、分布、代谢、排泄等过程同时进行，因此药物在体内的量随时间而不断变化。药动学的房室模型与生理学的体液房室概念不同，其不是实质的房室而是为了使复杂的生物系统简化，近而定量地分析药物在体内的动态过程。它是一种数学上的抽象概念，不代表具体的解剖部位。

房室概念将机体视为一个系统，系统内按动力学特点分为若干房室，若某些部位的转运速率相同，均视为同一室。多数情况下药物可进、出房室，故称为开放性房室系统。一般分为一室开放模型（one-compartment open model）和二室开放模型（two-compartment open model）（图 3-7）。

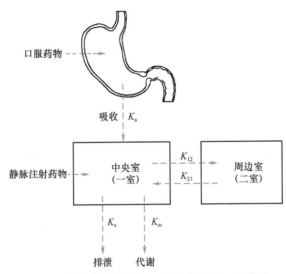

图 3-7　药物静脉注射和口服给药后的二室模型

K_a 为吸收速率常数；K_{12}，K_{21} 为药物按一级动力学由一室向二室（K_{12}）和由二室向一室（K_{21}）转运的速率常数；K_m，K_e 分别为代谢和排泄速率常数

1. 一室开放模型　简称一室模型。将机体视为一个均匀的整体，用药后药物进入血液循环瞬间分布到全身体液及各组织器官，迅速达到动态平衡，此谓一室开放模型。血药浓度衰减速率始终一致，浓度－时间曲线上表现为一直线。

2. 二室开放模型　简称二室模型。多数情况下，药物在某些部位的药物浓度可与血液中浓度迅速达到平衡，而在另一些部位的转运有一些延后，但彼此的速率过程近似，迅速和血液浓度达到平衡的部位称为中央室（血流丰富的组织，如肾、脑、心脏、肝等），随后达到平衡的部位（血流分布较少的组织，如肌肉、皮肤、脂肪等）称为周边室，此谓二室开放模型。

属于二室模型的药物在一次快速静脉注射后，若将其血浆药物浓度的对数值对时间作图，可见各实验点所成曲线由两段不同直线构成，即其浓度－时间曲线呈双指数衰减（图 3-8）。前一段直线主要反映药物分布过程，称分布相或 α 相，此期血浆药物浓度迅速下降。后一段直线主要反映消除过程，称消除相或 β 相，此期血浆药物浓度缓慢下降。

若转运到周边室的速率过程仍有较明显的快慢差别，就是三室模型。

机体并无实际存在的房室解剖学空间，房室模型也不是特定的药学指标，且多种因素如采血时间、药物浓度分析方法等影响房室的判定，因此也采用非房室模型法（non-compartmental method）进行药动学计算。

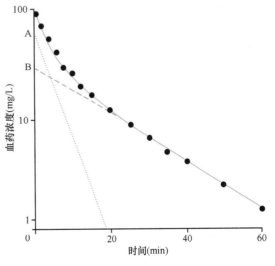

图 3-8　静脉注射药物二室模型的浓度－时间曲线

三、药物消除动力学

（一）一级消除动力学

一级消除动力学（first-order elimination kinetics）是体内药物在单位时间内消除的药物百分率不变，即单位时间内消除的药量与血浆药物浓度成正比，血浆药物浓度高，单位时间内消除的药物多；血浆药物浓度降低，单位时间内消除的药物相应减少。一级动力学消除的浓度－时间曲线在坐标图上呈曲线，在半对数坐标图上则为直线，呈指数衰减（图3-9），故一级动力学也称线性动力学（linear kinetics）。

反映药物消除动力学的数学方程为 $dC/dt = -k_eC^n$，如按一级动力学消除（$n=1$），数学方程则为 $dC/dt = -k_eC^1$ 或 $dC/dt = -k_eC$，其中 dC/dt 表示药物消除速率，C 为药物浓度，k_e 为消除速率常数（elimination rate constant），反映体内药物的代谢及排泄速率，负值表示药物经消除而减少，t 为时间。积分后得血药浓度时间方程：$C_t = C_0e^{-k_et}$。C_0 为初始血药浓度，C_t 为经 t 时间时的血药浓度。若上式中 t 以 $t_{1/2}$ 的倍数表示，令 $t = n \cdot t_{1/2}$，则 $C_t = C_0e^{-k_ent1/2} = C_0(1/2)^n$。

如此类推体内药量（D）随时间变化的方程为 $D_t = D_0e^{-k_ent1/2} = D_0(1/2)^n$。

案例 3-1 分析讨论

根据公式 $D_t = D_0e^{-k_ent1/2} = D_0(1/2)^n$ 计算该患者醒来时药量：

$D = C_t \times V_d = 2 \times 2.5 \times 60 \times 1000 = 300\,000\,(\mu g) = 0.3\,(g)$

而 $n = 8 \div 4 = 2$，令 $t = n \cdot t_{1/2} = 1.2\,(g)$

则 $D_0 = \dfrac{D}{(1/2)^2} = \dfrac{0.3}{(1/2)^2} = 1.2\,(g)$，即使该患者睡眠时间达 8h 的给药剂量为 1.2g。

（二）零级消除动力学

零级消除动力学（zero-order elimination kinetics）是指药物在体内以恒定的速率消除，即不论血浆药物浓度高低，单位时间内消除的药量不变。在半对数坐标图上，其浓度－时间曲线的下降部分呈曲线（图3-9），又称非线性动力学（nonlinear kinetics）。由药物在体内的消除能力达到饱和所致。零级动力学的计算公式为 $dC/dt = -k_eC^n$，$n=0$，方程 $dC/dt = -k_0C^0$，最后零级动力学的计算公式：$dC/dt = -k_0$，其中 k_0 是零级消除速率常数（zero elimination rate constant），经积分得 $C_t = -k_0t + C_0$，是一直线方程，表明体内药物消除速度和初始浓度无关。

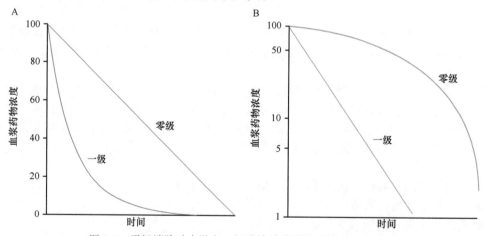

图3-9 零级消除动力学和一级消除动力学的浓度－时间曲线

A. 常规坐标图；B. 半对数坐标图

（三）米氏动力学

一些药物在体内表现为混合消除动力学，即低浓度时是一级动力学；高浓度时是零级动力学，因消除能力饱和，单位时间内消除的药物量不变，如苯妥英、水杨酸、茶碱等。混合消除动力学可用米氏方程（Michaelis-Menten equation）表述：

$$dC/dt = -V_{max}C/(K_m + C)$$

式中，V_{max} 是最大消除速率；K_m 为米氏常数，表示50%最大消除速率时的药物浓度；C 是药物浓度。当 $K_m \gg C$ 时，即体内药物消除能力远大于药量时，C 可忽略不计，此时 $dC/dt = -V_{max}C/K_m$，呈一级动力学消除。当 $C \gg K_m$ 时，K_m 可忽略不计，此时 $dC/dt = -V_{max}$，表明体内消除药物的能力达饱和，机体以最大能力消除药物，呈零级消除动力学。理解米氏动力学对于指导临床用药意义重大。例如，阿司匹林剂量由 0.3g 增加到 3g 时，其 $t_{1/2}$ 由 0.25h 增加到 20h。

四、药动学的重要参数及其意义

（一）半衰期

半衰期($t_{1/2}$)是指药物血浆浓度下降一半所需的时间。其长短可反映体内药物消除速度。

大多数药物按一级动力学消除，其 $t_{1/2}$ 为一常数，可从消除速率常数 k_e 计算：$t_{1/2} = 0.693/k_e$。如将血药浓度的对数值对时间作图，可得一下行直线，即指数衰减曲线（图 3-10）。

按一级动力学消除的药物一次用药后经 5 个 $t_{1/2}$ 后药物消除约 97%，药物从体内基本消除。同样，若按固定剂量、固定间隔时间给药或恒速静脉滴注，经 4～5 个 $t_{1/2}$ 基本可达稳态血药浓度（表 3-2）。因此可根据 $t_{1/2}$ 预计连续给药后达到稳态血药浓度的时间和停药后药物从体内消除所需要的时间（图 3-11）。

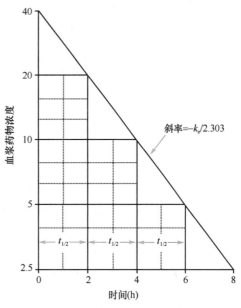

图 3-10　药物 $t_{1/2}$ 与指数衰减曲线

表 3-2　药物体内蓄积和 $t_{1/2}$ 关系

$t_{1/2}$ 数	一次用药经清除后药物在体内的存留量	多次用药后药物在体内的蓄积量
1	$100\% \times \dfrac{1}{2}$	50%
2	$100\% \times \left(\dfrac{1}{2}\right)^2 - 25\%$	75%
3	$100\% \times \left(\dfrac{1}{2}\right)^3 - 12.5\%$	87.5%
4	$100\% \times \left(\dfrac{1}{2}\right)^4 - 6.25\%$	93.75%
5	$100\% \times \left(\dfrac{1}{2}\right)^5 - 3.125\%$	96.875%
6	$100\% \times \left(\dfrac{1}{2}\right)^6 - 1.56\%$	98.44%
7	$100\% \times \left(\dfrac{1}{2}\right)^7 - 0.78\%$	99.22%

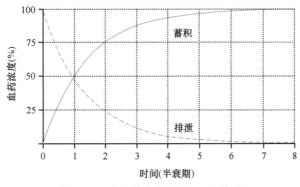

图 3-11　药物体内蓄积和 $t_{1/2}$ 的关系

按零级动力学消除药物，其 $t_{1/2} = 0.5 \cdot C_0/k_0$；表明零级动力学的 $t_{1/2}$ 和血浆药物初始浓度成正比，即给药剂量越大，$t_{1/2}$ 越长。

$t_{1/2}$ 的临床意义：$t_{1/2}$ 是反映药物消除的快慢及预测药物达到稳态血药浓度的时间；$t_{1/2}$ 是临床制

订和调整给药方案的重要依据之一。

（二）清除率

清除率（clearance，CL）是在单位时间内机体消除器官清除药物的血浆容积，即单位时间内有多少毫升血浆中所含药物被机体清除，其是肝脏、肾脏和其他所有消除器官清除药物的总和，故称为总体清除率（total body clearance），由于总体清除率多根据血浆药物浓度计算，也称血浆清除率（plasma clearance）。在设计一个合理的长期给药方案时，清除率是首先考虑的参数，清除率以单位时间的容积（ml/min 或 L/h）表示。

清除率等于表观分布容积（apparent volume of distribution，V_d）乘以消除速率常数 k_e：$CL=V_d k_e$

也可用实际吸收的药量（A）与浓度 – 时间曲线下的面积比计算：$CL=A/AUC_{0\to\infty}$

清除率的概念在临床药动学中有重要的应用价值。药物以一级消除动力学消除时，单位时间内消除恒定百分率的药物，因此消除率是一个恒定的量。但当体内药物消除能力达到饱和而按零级动力学方式消除时，每单位时间内清除的药物量恒定不变，而清除率是可变的。

若仅计算某一器官在单位时间内可将多少容积血浆中的药物清除，则称为该器官清除率，如肝清除率（CL_H）、肾清除率（CL_R）。主要经肝清除的药物如氯丙嗪、地尔硫䓬、丙米嗪、利多卡因、吗啡、普萘洛尔等。经肾清除的药物肾清除率最终表现于尿中，由于肾病引起的药动学性质改变也可用清除率加以解释。

（三）表观分布容积

当血浆和组织内药物分布达到平衡后，体内药物按此时的血浆药物浓度在体内分布时所需体液容积称表观分布容积（V_d）。

$$V_d = A/C_0$$

式中，A 为体内药物总量；C_0 为血浆和组织内药物达平衡时的血浆药物浓度。

药物在体内的分布并不均匀，因此 V_d 并不是一个真正的容积空间，它只是当药物在体内所有部分都按血浆药物浓度均匀分布时所需的容积，故称表观分布容积。V_d 也是药动学的重要参数之一。

V_d 有以下几方面的意义。①根据药物的 V_d，计算产生期望药物浓度所需的药物剂量。②根据 V_d 大小，估计药物的分布范围。例如，体重 70kg 的正常人，有血液 5L，细胞间液 14L，细胞内液 28L，总体液量约为 42L，V_d 为 5L 时，表示药物主要分布于血浆，如肝素（heparin）、华法林；如 V_d 为 10～20L 时，表示药物分布于细胞外液；V_d 为 40L 时则表示药物分布于全身体液；若 $V_d >$ 100L 时表示药物可能在特定组织或器官中蓄积，如碘主要分布于甲状腺，地高辛主要分布于肌肉和脂肪组织。③分布容积因年龄、性别、疾病等发生变异，进而改变血药浓度，影响药物的疗效。体内水增加导致水溶性药物血药浓度下降；肥胖者与老年人脂肪比例增加，脂溶性药物 V_d 增大，血药浓度下降；循环衰竭时药物分布受限，血药浓度升高；低蛋白血症患者血浆中结合型比例下降，V_d 增大；合并应用两种药物，若发生竞争血浆蛋白结合时，被置换的药物 V_d 增大，游离药物浓度增加。④V_d 可用于静脉恒速滴注药物首次负荷量的计算。⑤V_d 的变异可影响药物的排泄快慢，改变血浆 $t_{1/2}$。V_d 越小，药物排泄越快，体内存留时间越短。

（四）生物利用度

经血管外给药后，其中能被吸收进入全身血液循环内药物的百分率称为生物利用度。

生物利用度是评价药物制剂质量的重要指标，也是选择给药途径的重要依据。生物利用度可分为绝对生物利用度和相对生物利用度。在药动学研究中，进入体循环的药量常难以直接测定，一般用 AUC 反映体内药物的相对量。AUC 指由坐标轴与浓度 – 时间曲线围成的面积。静脉注射后的生物利用度为 100%，血管外给药受一些因素的影响，生物利用度小于 100%。如以血管外给药（如口服）的 AUC 和静脉注射的 AUC 比较，则可得该药的绝对生物利用度：

绝对生物利用度（F）=（$AUC_{血管外给药}/AUC_{静脉给药}$）×100%

如果将同一血管外给药途径的某种药物制剂（如不同剂型、不同药厂生产的相同剂型、同一药厂生产的同一品种的不同批号等）的 AUC 与相同的标准制剂进行比较，则可得相对生物利用度：

相对生物利用度（F）=（$AUC_{受试制剂}/AUC_{标准制剂}$）×100%

相对生物利用度可反映药物制剂的质量，受制剂因素如药物理化性质（粒径大小、表面积、溶解度、溶解速度等）、赋形剂的性质和种类、制剂工艺、药物剂型等影响。

（赵　妍　姚继红）

第四章　影响药物疗效的因素

问题：
1. 影响药物效应的因素有哪些？
2. 什么是药物相互作用？主要表现在哪些方面？
3. 何谓耐受性和耐药性？
4. 何谓药物依赖性和停药综合征？

药物在机体内产生的效应主要受药物和机体两方面因素的影响。药物因素包括药物制剂、给药途径、药物的质量、药物的相互作用（drug interaction）。机体因素包括患者的生理因素、精神因素、病理因素等。这些因素导致的可能是药动学差异（pharmacokinetic variation），也可表现为药效学差异（pharmacodynamic variation）。这两方面的变异均可导致药物反应个体差异（interindividual variation）。药物反应的个体差异多数情况下表现为药物作用强度的差异，少数情况下表现为药物作用性质的差异。在临床用药时，应熟悉各种因素对药物作用的影响，根据个体的情况选择合适的药物和剂量，做到用药个体化。

第一节　药物方面的因素

一、药物制剂和给药途径

药物可制成不同途径给药的多种剂型，如片剂、胶囊、口服液供口服给药，水剂、乳剂、油剂采用注射给药，还有控制释放速度的控释剂。通常注射药物比口服吸收快，到达作用部位的时间短，故起效快，作用显著。注射剂中的水溶性制剂比油溶剂和混悬剂吸收快、起效快。口服制剂中的溶液剂比片剂、胶囊容易吸收。缓释制剂（sustained-release preparation）利用无药理活性的基质或包衣阻止药物迅速溶出以达到非恒速缓慢释放的效果。控释制剂（controlled-release preparation）可以控制药物按零级动力学恒速或近恒速释放，以保持恒速吸收。其作用更为持久和温和。起效速率一般规律：静脉注射＞吸入＞肌内注射＞皮下注射＞口服＞皮肤贴剂。

同一药物由于剂型不同、给药途径不同，所引起的药物效应也会不同。例如，硫酸镁（magnesium sulfate）内服可以导泻和利胆；注射则产生止痉、镇静和降低颅内压的作用。

二、药品的质量

药物的制备工艺和原辅料的不同也可显著影响药物的吸收及生物利用度。例如，不同药厂生产的相同剂量的地高辛片，口服后其血浆药物浓度可相差7倍。

生物利用度是评价药品质量的标准之一，使用质量好的合格药品可取得预期的治疗效果，而应用假劣药品则难获得理想的治疗效应，甚至引起严重不良反应，危及患者生命安全。假劣药品是指药品所含成分与其含量不符合国家药品标准的药品、超过有效期的药品及其他不符合标准规定的药品。我国实行国家基本药物制度，国家基本药物是指疗效确切、不良反应清楚、价格合理、适合国情、临床必不可少的药品。

三、药物的相互作用

两种或以上药物同时或先后序贯应用时，药物之间有时可相互影响和干扰，从而改变药物的体内过程及机体对药物的反应性，导致药物的药理效应或毒性发生变化的现象称为药物的相互作用。药物的相互作用主要包括以下3个方面。

1. 药效学方面的相互作用　是指药物在体液中的浓度不受影响，但药理作用发生改变。同时（或前后）应用两种或多种药物，使原有的药效增强，称为协同作用（synergism），如磺胺类药物与甲氧苄啶合用，抗菌作用增强；使原有的药效减弱，称为拮抗作用（antagonism），如噻嗪类利尿药可升高血糖，当与甲苯磺丁脲合用时，甲苯磺丁脲的降血糖效果减弱。药物的协同和拮抗发生的机制包括以下几点。①生理性协同或拮抗，如饮用酒精、咖啡、茶后，加重或削弱镇静催眠药的中枢抑制作用。抗凝药华法林和抗血小板药阿司匹林合用可引起出血。②受体水平协同或拮抗，如 β 受体拮抗药通过竞争同一受体拮抗 β 受体激动药的作用。③干扰神经递质转运，单胺氧化酶抑制药（monoamine oxidase inhibitor，MAOI）通过抑制去甲肾上腺素（NA）失活提高肾上腺素能神经末梢 NA 的储存量，从而增强那些通过促进 NA 释放而发挥作用的药物的效应。临床可利用药物间协同作用联合应用药物，以增加疗效或利用拮抗作用减少不良反应。不恰当的联合用药可使疗效降低或出现毒性反应。

2. 药动学方面的相互作用 是指通过影响药物的吸收、分布、代谢和排泄，改变药物在作用部位的浓度，进而影响药物作用。例如，抑制胃排空的药物阿托品或阿片类麻醉药可延缓合并用药的吸收。血浆蛋白结合率高的药物可被同时应用的另一种血浆蛋白结合率高的药物置换，导致被置换药物的分布加快，作用部位药物浓度增高，毒性反应或临床效应增强。P450 诱导剂和抑制剂影响药物代谢。丙磺舒抑制青霉素从肾小管分泌，延缓青霉素的排泄。

3. 药剂学方面的配伍禁忌（incompatibility） 两种或以上药物在体外相互混合时，所起的物理、化学的变化可影响药物的治疗效应和安全性，称为药物的配伍禁忌。在静脉给药时，数种药品能否混合极为重要。

药物相互作用对于那些药效曲线陡直或治疗指数低的药物，如抗凝血药、抗心律失常药、抗癫痫药、锂和抗肿瘤药、免疫抑制药，具有重要的临床意义。

第二节 机体方面的因素

一、生理因素

（一）年龄因素

年龄是影响药物作用的一个重要因素，特别是小儿和老年人，他们对某些药物的反应与成年人明显不同，大部分药物在新生儿和老年人中都会有更强烈、更持久的作用。

小儿全身各器官正处于发育阶段，肝、肾、中枢神经系统未充分发育，肝代谢、肾排泄能力较弱，当药物使用不当或剂量过大时易发生中毒反应。例如，氯霉素主要在肝脏代谢，新生儿肝脏葡糖醛酸结合能力尚未发育，使用不当可引起灰婴综合征。小儿血脑屏障和脑组织发育不完善，对作用于中枢神经系统的药物（如中枢抑制药和中枢兴奋药）特别敏感。小儿体液所占体重比例较大，水盐的调节能力较差，对影响水盐代谢的药物如利尿药非常敏感，易引起水电解质紊乱。另外，有些药物对小儿的发育有较大影响，如四环素影响钙代谢，引起牙齿黄染和骨骼发育停滞。除了某些特定剂量的药物，一般小儿的给药剂量按照体重或体表面积计算。

老年人肝肾等生理性功能减退，影响药动学。药物 $t_{1/2}$ 延长，可导致血药浓度过高或作用持续时间过久，继而发生不良反应。所以老年人用药量一般低于青壮年人群，60 岁以上的老年人用药一般按照成人剂量酌减 1/4。老年人记忆力减退，依从性较差，且多需服用多种药物，发生药物相互作用的可能性相应增加，所以老年人用药种类宜少。

（二）性别因素

女性体重一般低于男性，在使用治疗指数低的药物时，为维持相同效应，女性可能需要较小剂量。女性较男性有较高比例的脂肪和较低比例的水，也可影响药物的分布和作用。女性用药时应考虑药物对"三期"（月经期、妊娠期、哺乳期）的影响。月经期服用抗凝药会导致盆腔充血，月经量增多。月经期和妊娠期服用泻药等刺激性药物，可能引起月经过多、流产、早产。多数药物可通过胎盘屏障由母体进入胎儿体内，即使对母体产生很轻微的不良反应，都可能影响胚胎或胎儿的发育，因此妊娠期服用药物应审慎。20 世纪 50 年代末到 60 年代初，在西欧因孕妇服用沙利度胺（又称反应停）而生产了一万余例海豹畸形婴儿。在分娩过程中对母体使用的药物也可能对新生儿产生持久的作用，因为新生儿不仅自身对药物的代谢和排泄功能不全，而且也会因切断和母体的循环联系而不能利用母体内消除药物的机制。对于哺乳期的妇女，有些药物可通过乳汁分泌，从而被乳儿摄入体内引起药物反应。

二、精神因素

患者的心理因素可影响药物疗效。安慰剂（placebo）一般指由本身没有特殊药理活性的中性物质如乳糖、淀粉等制成的外形似药的制剂。广义上讲，安慰剂还包括那些本身没有特殊作用的医疗措施如假手术等。安慰剂产生的效应称为安慰剂效应。安慰剂对有心理因素参与控制的自主神经系统功能（如血压、心率、胃分泌、呕吐、性功能等）影响较大，对一些慢性病如高血压、心绞痛、神经症等产生一定疗效。安慰剂效应是导致药物治疗产生效果的重要影响因素之一，在评价药物的临床疗效时，应考虑安慰剂效应的影响。

三、病理因素

疾病的严重程度或合并其他疾病可影响药动学和药效应学。小肠疾病、胰腺疾病、心力衰竭等可引起小肠黏膜水肿，使药物吸收不完全。肝肾功能不全可导致药物消除减慢，药物体内蓄积，从而产生过强的作用或毒性反应。体温过低（老年人更易发生）可显著降低许多药物的消除。患有肾病综合征时因伴有蛋白尿、水肿和血浆白蛋白降低，不仅会因肠道黏膜水肿而影响药物吸收，而且会因为药物与血浆蛋白结合率降低而影响药物的分布，还可使作用于肾小管上皮细胞离子转运机制的利尿药（如呋塞米）与肾小管液中的白蛋白结合而致利尿效应降低。甲状腺功能低下时对哌替啶（pethidine）的敏感性增高。中枢神经受抑制时，可耐受较大剂量的中枢兴奋药。

四、遗传因素

遗传因素通过影响药物代谢和效应导致个体间药物效应差异。基因是决定药物代谢酶、药物转运蛋白和受体活性及功能表达的结构基础，是药物代谢与反应的决定因素，其突变可引起所编码的药物代谢酶、转运蛋白和受体蛋白的氨基酸序列和功能的异常，成为产生药物效应个体差异和种族差异的主要原因。很多特异质反应可从遗传因素得到解释，研究遗传因素对药物反应影响的学科称为遗传药理学（genetic pharmacology）。

（一）遗传多态性

药物转运蛋白、药物代谢酶和受体的遗传多态性（genetic polymorphism）是导致药物反应个体和群体差异的重要原因。遗传多态性是一种孟德尔单基因性状，单核苷酸多态性（single nucleotide polymorphism，SNP）占所有已知多态性的 90% 以上。SNP 指同一人群的不同个体在同一基因位点由单个核苷酸变异引起的多种基因型，不同的基因型决定相应表型。

P450 酶系中的 CYP2C9、CYP2C19、CYP2D6 和 N-乙酰基转移酶（N-acetyltransferase，NAT）等是具有遗传多态性的常见药物代谢酶。CYP2D6，又称异喹胍氧化代谢酶，可介导 50 多种药物的氧化代谢，包括常用的抗心律失常药、抗糖尿病药和抗精神病药等。CYP2D6 基因的核苷酸变异有的产生多拷贝 CYP2D6，导致酶活性升高，成为"超快代谢者（ultra-rapid metabolizer）"；有的导致 CYP2D6 酶活性降低或缺失，成为"慢代谢者（poor metabolizer，PM）"。而不含核苷酸变异的酶活性正常，为"强代谢者（extensive metabolizer，EM）"。CYP2C19 即 S-美芬妥因氧化酶，其活性在人群中呈二态分布，有 EM 和 PM 两种表型之分。NAT 是参与 II 相乙酰化反应的代谢酶。人群中 NAT 的活性呈多态分布，因而有慢型、快型和中间型乙酰化代谢者。NAT 遗传多态性影响乙酰化代谢药物（如异烟肼、肼屈嗪、柳氮磺吡啶、氨苯砜和普鲁卡因胺等）的血药浓度而影响其疗效和不良反应。服用同等剂量的异烟肼，快乙酰化型血药浓度较低、$t_{1/2}$ 较短，不良反应多发性外周神经炎的发生率也低。

编码药物受体的很多基因也存在遗传多态性，由此导致药物治疗效应发生改变。例如，β 受体的多态性可改变 β 受体对激动药的敏感性，从而影响这类药在哮喘患者中的治疗作用。血管紧张素 II 的 1 型（AT_1）受体基因多态性引起血管对缩血管药 NA 的反应性改变，也影响血管紧张素转换酶抑制药（angiotensin converting enzyme inhibitors，ACEI）培哚普利（perindopril）的作用。

（二）药物反应的种族差异

种族因素包含遗传和环境两个方面。不同种族具有不同的遗传背景（如不同的基因型及相同基因型的不同分布频率），长期生活在不同的地理环境中，具有不同的文化背景、食物来源和习惯，对药物代谢酶的活性和作用靶点的敏感性都有显著影响，导致一些药物的代谢和反应存在种族差异（racial/ethnic difference），如普萘洛尔在黄色人种中产生的 β 受体拮抗和降压作用比在白色人种中产生的作用强，而白色人种对该药的代谢清除率比黄色人种低。但是，与种族之间的药物代谢及反应差异相比，同一种族内的个体差异更为显著和重要。

（三）特异质反应

特异质反应是一种性质异常的药物反应，通常是有害的，甚至是致命的，常与剂量无关，即使很小剂量也会发生。这种反应只在极少数患者中出现，如氯霉素导致的再生障碍性贫血发生率约为 1/50 000。

特异质反应通常与遗传变异有关。例如，伯氨喹、氨苯砜、多柔比星和一些磺胺类药物，甚至新鲜蚕豆在极少数患者中引起的溶血并导致严重贫血，就是因为这些个体缺乏 G-6-PD。G-6-PD 缺乏是一种性连锁隐性遗传。这种酶对于维持红细胞内还原型谷胱甘肽的含量是必不可少的，而谷胱甘肽又是防止溶血所必需的。伯氨喹等能在正常红细胞中损害谷胱甘肽而使之减少，但是只有在 G-6-PD 缺乏的红细胞中才能导致溶血。

少数经过致敏的患者对某种药物产生由免疫反应异常所引起的特殊变态反应，亦称过敏反应，如青霉素引起过敏性休克。

五、时间因素

机体的某些生理活动以一定时间周期进行节律性调节。时辰药理学（chronopharmacology）主要研究药物作用与体内昼夜节律的关系。血浆中皮质激素的自然峰值发生在早晨 7：00 ～ 8：00。肾上腺皮质激素宜每日清晨单次给药，可减轻外源性激素对肾上腺皮质功能的抑制作用。胰岛素对正常人或糖尿病患者的降糖作用都有昼夜节律，即上午（峰值时间为 10：00）的作用较下午强。血压在早晨几个小时内最低，应用某些降压药时，上午易出现直立性低血压。胃酸分泌量从中午开始升高，夜间 20：00 急剧升高，22：00 达到峰值。抑制胃酸分泌的药物在疾病的急性期可早晚各服用一次，缓解后，宜每晚服用一次。排泄速度也有昼夜节律，如水杨酸钠在上午给药排泄最慢，下午给药排泄最快。因此，根据人体正常生理性波动的特点选择最佳给药时间，可避免药物影响生理节律，从而减少不良反应和耐受性的发生。

不同类型的肿瘤对化学药物有特定的时间敏感性，即在一日中的某一时刻相同剂量的药物可以杀灭的肿瘤细胞要比其他时刻更多。另外，正常人体组织对化学药物毒性的耐受程度也存在着时间差异性。因此，掌握和利用肿瘤与机体对药物反应的时间规律，有利于获得最优化的治疗方案，使抗癌药物发挥最大的治疗作用，也可使其对正常组织的损伤程度减到最小。

六、长期用药引起的机体反应性变化

（一）耐受性和耐药性

耐受性指机体在连续多次用药反应性降低，要达到原来反应必须增加剂量。耐受性在停药后可消失，再次连续用药又可发生。短时间内在应用很少几个剂量后就产生称快速耐受性，如麻黄碱、垂体后叶素等连续多次应用后，会迅速产生耐受性。若在长期用药后产生耐受性则称为慢速耐受性或后天耐受性，如苯巴比妥。第一次用药出现耐受为先天耐受性。胰岛素既可产生快速耐受性又可产生慢速耐受性。交叉耐受性（cross tolerance）是指对一种药物产生耐受性后，应用同一类药物（即使是第一次使用）时也会出现耐受性。耐药性（drug resistance）是指病原体或肿瘤细胞对反复应用的化学治疗（chemotherapy，以下简称化疗）药物的敏感性降低，也称抗药性。其是因为长期反复应用抗菌药，特别是剂量不足时，病原体产生了使抗菌药物失活的酶、改变了膜通透性或改变了靶结构和代谢过程，引起耐药菌株的产生。滥用抗菌药是病原体产生耐药性的重要原因。

（二）依赖性和戒断症状（停药综合征）

依赖性是在长期应用某种药物后，机体对这种药物产生了生理性的或是精神性的依赖和需求，分为生理依赖性（physiological dependence）和精神依赖性（psychological dependence）两种。生理依赖性也称躯体依赖性（physical dependence），具有耐受性证据或戒断症状。精神依赖性是指需要药物缓解精神紧张和情绪障碍，但无耐受性和戒断症状的一种依赖性。产生精神依赖性的患者停药后只表现出主观上的不适，没有客观上的体征表现，又称为习惯性（habituation）。若患者对药物不仅产生精神依赖性，还产生生理依赖性，一旦停药后患者表现出精神和躯体生理功能紊乱的戒断症状（withdrawal symptom），则称为成瘾性（addiction）。药物滥用（drug abuse），尤其是兴奋剂或麻醉药（narcotics）的滥用是引起依赖性并具有社会意义的重要问题。

接受药物治疗的患者在长期反复用药后，机体对药物的敏感性增强，突然停药可发生戒断症状或称停药综合征（withdrawal syndrome，也称戒断综合征）。例如，高血压患者长期应用 β 受体拮抗药，在突然停药后出现血压及心率反跳性升高等戒断症状。目前认为是 β 受体上调引起机体对内源性递质敏感性升高所致，因此必须逐渐减量停药。耐受性、依赖性、停药综合征都是一种生物学现象，是药物应用的自然结果。其可出现在动物试验中，也可出现在患者中。它不只是发生在药物滥用的个体，即使应用正确的药物和剂量，也同样可以出现耐受性、依赖性和戒断症状。

第三节 合理用药原则

合理用药是指在用药物治疗疾病时，对症开药，供药适时，价格低廉，配药准确，以及剂量、用药间隔和时间都正确无误，药品必须有效，质量合格，安全无害。临床医生应做到合理用药，必须掌握药理学的基本知识，同时掌握用药的基本原则。合理用药的基本原则主要有以下几点。

（一）明确诊断和药物的适应证，选择最佳药物

（1）对因对症治疗结合。

（2）了解影响药物作用的各种因素，避免不良反应。

（3）联合用药：在采用两种或以上药物联合治疗疾病时，既要考虑治疗上是否需要，又要考虑药物间的相互作用，最好做到治疗作用相互协同，不良反应相互拮抗。

（二）制订最佳给药方案

根据病情选用适宜的药物，采用适当的剂型、剂量、给药途径和疗程。

1.剂型 同一药物不同剂型的药动学、药物稳定性各有特点。

2.剂量 由于个体差异或对药物的敏感性不同，不同患者对相同剂量的反应可能不同，因此需要注意剂量个体化。

3.给药途径 危重急症采用起效快的注射剂；舌下给药可以减少药物被消化酶破坏，避免首过效应；挥发性药物和气体药物采用吸入法给药。

4.给药间隔时间、疗程及用药时间 根据药物 $t_{1/2}$ 调整给药间隔。个别药物如洋地黄类强心苷有特殊的给药时间。抗菌药由于有抗菌后遗效应，应结合药动学和药效学制订给药间隔。给药疗程应根据不同疾病和病情而定。用药时间需考虑药物发生作用时间、患者耐受力及昼夜节律的影响。

（姚继红）

第二篇　作用于外周神经系统的药物

第五章　传出神经系统药理概论

第一节　概　　述

传出神经系统（efferent nervous system）按解剖学可以分为自主神经系统（autonomic nervous system）和运动神经系统（motor nervous system）两大类。前者也称植物神经系统（vegetative nervous system），包括交感神经系统和副交感神经系统两部分，其解剖学特点是从中枢发出后，都要经过神经节（ganglion）更换神经元，然后到达所支配的器官，即效应器。因此，自主神经有节前纤维和节后纤维之分。自主神经系统主要支配心脏、平滑肌和腺体等效应器的活动。运动神经自中枢发出后，中途不更换神经元，直接到达骨骼肌终板，故其纤维无节前纤维和节后纤维之分（图5-1）。

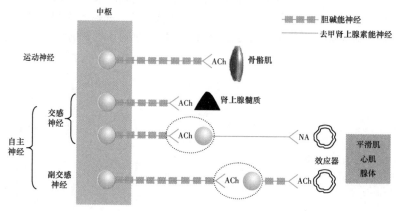

图 5-1　传出神经系统

神经末梢释放出的化学传递物质，称为递质（transmitter）。根据传出神经末梢释放递质的不同，可将其分为胆碱能神经（cholinergic nerve）和去甲肾上腺素能神经（noradrenergic nerve）。胆碱能神经能合成、释放 ACh，包括以下几种：①交感神经和副交感神经的节前纤维。②全部副交感神经的节后纤维。③所有的运动神经。④极少数交感神经的节后纤维，如支配汗腺的分泌神经和骨骼肌的血管舒张神经。能合成及释放 NA 的神经称为去甲肾上腺素能神经或肾上腺素能神经，几乎所有交感神经的节后纤维都属于此类神经。此外，除上述两种经典的传出神经外，在某些效应器组织中还存在着其他神经，如肾及肠系膜血管存在多巴胺能神经（dopaminergic nerve），其神经末梢释放多巴胺（dopamine，DA），能使肾血管和肠系膜血管扩张；在胃肠神经系统（enteric nervous system）中，除有胆碱能神经和去甲肾上腺素能神经外，还存在嘌呤能神经和肽能神经等，这些神经末梢能释放肽类及嘌呤类等递质，如血管活性肠肽（vasoactive intestinal peptide，VIP）、缩胆囊肽（cholecystokinin）、神经肽 Y（neuropeptide Y，NPY）、铃蟾肽（bombesin）和阿片肽等，它们可能对神经末梢 ACh 和 NA 的释放发挥调质作用。

第二节　传出神经系统的递质和受体

作用于传出神经系统的药物主要通过在突触部位影响递质的合成、储存、释放和代谢等环节，或通过直接影响受体的功能而发挥拟似或拮抗传出神经系统功能的作用。因此，学习传出神经系统药理学，首先要熟悉在信息传递过程中起重要作用的递质和受体。

一、传出神经系统的递质

（一）递质学说的发展

1921 年德国科学家 Loewi 通过动物实验证明了递质的存在。实验是用两个离体蛙心进行的，当刺激甲蛙心的迷走交感神经干以引起迷走神经兴奋时，甲蛙心受到抑制，这时将甲蛙心的灌注液注入乙蛙心，则乙蛙心也表现出抑制。这说明当甲蛙心迷走神经兴奋时，必定释出了一种抑制性物质，才能使乙蛙心也受到抑制。后来 Dale 证明这种物质就是 ACh。此后相继发现神经节中的节前纤维末梢和运动神经末梢兴奋时都能释放 ACh。20 世纪 40 年代，von Euler 的工作证明了交感神经节后纤维的神经递质是 NA。至此，传出神经系统的化学传递学说才得以完善。

（二）传出神经突触的超微结构

神经末梢与下一级神经元的接头或神经元与效应器之间的接头都称为突触（synapse），突触中神经末梢与效应器细胞或次一级神经元间有 15～1000nm 的间隙，称为突触间隙（synaptic cleft）。传出神经末梢邻近间隙的细胞膜称为突触前膜（presynaptic membrane），效应器或次一级神经元邻近间隙的细胞膜称为突触后膜（postsynaptic membrane）。在运动神经末梢内靠近突触前膜处，聚集着很多直径为 20～50nm 的囊泡（vesicle），囊泡内含有大量递质 ACh。在运动神经与骨骼肌的接头（也称终板）处存在突触间隙，这个间隙为 15～20nm；终板的突触后膜有许多皱褶，其中聚集着胆碱酯酶，能迅速水解突触前膜已释放的 ACh。

交感神经末梢分成许多细微的神经纤维分支，分布于平滑肌细胞之间。这些细微神经纤维都有稀疏串珠状的膨胀部分，称为膨体（varicosity）。一个神经元约有 3 万个膨体，一个膨体中约含有 1000 个囊泡。囊泡在递质的合成、转运和储存中占有重要地位。交感神经末梢囊泡内含有高浓度的 NA，而运动神经末梢囊泡内则含有大量的 ACh。

（三）传出神经递质的生物合成、储存、释放和失活

1. 递质的生物合成与储存　NA 的生物合成在去甲肾上腺素能神经细胞体内和轴突中进行，不过在细胞体和轴突中 NA 含量较少，越靠近神经末梢，含量越多，末梢内的含量为细胞体内的 3～300 倍。NA 合成的基本原料是来自血液的酪氨酸，进入神经元的酪氨酸在酪氨酸羟化酶（tyrosine hydroxylase，TH 酶）催化下生成多巴（DOPA），再经多巴脱羧酶催化生成 DA，后者进入囊泡中，在囊泡内经 DA β- 羟化酶的催化，形成 NA。NA 形成后，与 ATP 和嗜铬颗粒蛋白结合，储存于囊泡中，使之避免被胞质液中的 MAO 破坏。在上述参与 NA 生物合成的酶中，其中 TH 酶的活性较低，反应速度慢，底物要求专一，当细胞质中 DA 或游离的 NA 浓度增高时，对该酶有反馈性抑制作用，反应速度减慢；反之，当细胞质中 DA 或 NA 浓度降低时，对该酶的抑制作用减弱，反应速度加速，故 TH 酶为此过程的限速酶（图 5-2），是调节 NA 生物合成的重要环节。

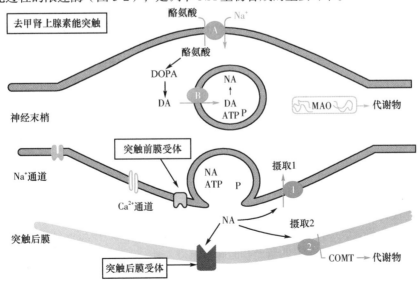

图 5-2　去甲肾上腺素的生物合成与释放

A. 酪氨酸主动转运机制（Na⁺ 依赖性转运体）；B. 囊泡单胺转运体；1. 去甲肾上腺素转运体；2. 神经元外转运体

ACh 主要在胆碱能神经末梢合成，与其合成有关的酶和辅酶有胆碱乙酰化酶（choline acetylase）和乙酰辅酶 A（acetyl coenzyme A）。前者在细胞体内形成并沿轴突转运至末梢，后者则在末梢线

粒体内合成，须先与草酰乙酸反应生成柠檬酸盐，才能穿过线粒体膜进入胞质液中，然后在柠檬酸裂解酶的催化下再形成乙酰辅酶 A。胆碱乙酰化酶和乙酰辅酶 A 在细胞质内促进胆碱形成 ACh。ACh 合成后即进入囊泡并与 ATP 和囊泡蛋白共同储存于囊泡中（图 5-3）。

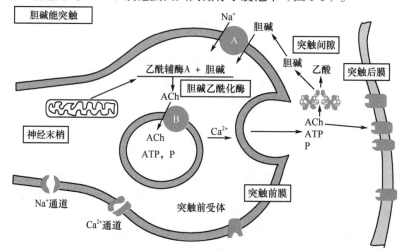

图 5-3　ACh 的生物合成与释放

A. 胆碱主动转运机制（Na^+ 依赖性转运体）；B. 囊泡相关转运体

2. 递质的释放

（1）胞裂外排（exocytosis）：当神经冲动到达末梢时，Ca^{2+} 内流，促使靠近突触前膜的一些囊泡的囊泡膜与突触前膜融合，然后形成裂孔，通过裂孔将囊泡内的递质 NA（或 ACh）、ATP 和蛋白质等排出至突触间隙，排出后的递质立即与其突触后膜（或）前膜受体结合，产生效应，这种排出方式称为胞裂外排。

（2）量子化释放（quantal release）：该学说认为，囊泡为运动神经末梢释放 ACh 的单元，静息时不断地有少数囊泡释放 ACh，因此可出现小终板电位，但由于电位幅度极小（0.3 ～ 3.0mV，平均为 0.5mV），不会引起动作电位和效应。而每一个囊泡的 ACh 释放量就是一个"量子"，当神经冲动到达时，可有上百个囊泡同时外排，才引起动作电位和效应。

（3）其他释放机制：静止时，交感神经末梢可有微量的 NA 不断地从囊泡内溢出，但由于溢出量少，到达突触间隙的递质浓度远低于产生效应的阈值。此外，有些药物如酪胺、麻黄碱、苯丙胺和胍乙啶等可被去甲肾上腺素能神经末梢摄取，并进入囊泡储存，同时将囊泡内与蛋白质结合的NA 置换出来，由于置换出的 NA 量远大于溢流量，故可产生一定的效应。

3. 递质的失活　NA 主要靠突触前膜将其摄入神经末梢内而使其作用消失，这种摄取称为摄取 1（uptake 1），也称神经摄取（neuronal uptake）。现知这种摄取是通过位于神经末梢突触前膜上被称为转运体（transporter）的特殊蛋白进行的，为一种主动转运机制，能逆浓度梯度摄取内源性及外源性NA，其摄取量为释放量的 75% ～ 95%。摄取入神经末梢的 NA 进一步被摄入囊泡储存起来，所以摄取 1 也称为储存型摄取；部分未进入囊泡的 NA 可被细胞质中线粒体膜上的 MAO 破坏。此外，许多非神经组织如心肌、平滑肌等也能摄取 NA，称为摄取 2（uptake 2），也称非神经摄取（non-neuronal uptake）。被非神经组织摄入的 NA 很快被细胞内的儿茶酚氧位甲基转移酶（catechol-O-methyltransferase，COMT）和 MAO 破坏，因此摄取 2 可称为代谢型摄取（图 5-2）。此外，尚有小部分 NA 释放后从突触间隙扩散到血液中，最后被肝、肾等存在的 COMT 和 MAO 破坏。ACh 的失活主要是被突触间隙中的 AChE 水解。AChE 在神经细胞体内合成，沿轴突转运到神经末梢。在运动神经末梢，AChE 集中分布在运动终板，存在于突触前后膜、突触间隙、皱褶中（图 5-3）。AChE 作用效率极高，一般在ACh 释放后数毫秒内将其破坏；每 1 分子 AChE 在 1min 内能水解 10^5 个 ACh 分子。释放后的 ACh 立即被水解，不被突触前膜摄取，但其水解产物胆碱可被摄入神经末梢，作为合成 ACh 的原料。

二、传出神经系统的受体

（一）传出神经系统受体命名

受体的命名常根据能与之选择性结合的递质或药物而定。能与 ACh 结合的受体称为胆碱受体（cholinoceptor）。在早期的研究中，发现位于副交感神经节后纤维所支配的效应器细胞膜的胆碱受体对以毒蕈碱（muscarine）为代表的拟胆碱药较为敏感，故将这类受体称为毒蕈碱型受体（muscarinic acetylcholine receptor，M 受体）；位于神经节细胞膜和神经肌肉接头的胆碱受体对烟碱（nicotine）比较敏感，故将其称为烟碱型受体（nicotine receptor，N 受体）；能与 NA 或肾上腺素结合的受体称为肾上腺素受体（adrenoceptor）；能与 DA 结合的受体称为 DA 受体。

（二）传出神经系统的受体分型

1. 胆碱受体分型

（1）M 受体亚型：近年应用分子克隆技术共发现了 5 种不同基因编码的 M 受体亚型。不同组织中存在着不同的 M 受体亚型，根据其对配体的相对亲和力的不同，将 5 种受体确定为不同亚型，即 M_1 受体、M_2 受体、M_3 受体、M_4 受体和 M_5 受体（表 5-1）。5 种受体亚型均被发现存在于中枢神经系统中。

表 5-1　M 受体亚型和分布

分型	组织分布
M_1	胃壁细胞、自主神经节和中枢神经系统
M_2	心脏、脑、自主神经节和平滑肌
M_3	外分泌腺、平滑肌、血管内皮、脑和自主神经节
M_4	中枢神经系统
M_5	中枢神经系统

（2）N 受体亚型：N 受体根据其分布部位不同可分为：①神经肌肉接头 N 受体，即 N_M（nicotinic muscle）受体（又称 N_2 受体）；②神经节和中枢 N 受体，即 N_N（nicotinic neuronal）受体（又称 N_1 受体）。

2. 肾上腺素受体分型　肾上腺素受体可分为 α 肾上腺素受体（α 受体）和 β 肾上腺素受体（β 受体）。α 受体可分为 α_1 和 α_2 两种亚型。凡能被去氧肾上腺素或甲氧明激动，而被哌唑嗪拮抗的 α 受体统称为 α_1 受体。凡能被可乐定激动，被育亨宾拮抗的 α 受体统称为 α_2 受体。β 受体可分为 β_1、β_2 和 β_3 3 种亚型（表 5-2）。

表 5-2　肾上腺素受体亚型和分布

分型	组织分布
α_1	血管平滑肌、瞳孔开大肌、尿道平滑肌、肝脏、胃肠及膀胱括约肌
α_2	血管平滑肌、血小板、脂肪细胞及神经末梢
β_1	心脏、肾小球旁细胞
β_2	支气管和血管平滑肌、骨骼肌
β_3	脂肪细胞

3. DA 受体分型　DA 受体可分为 DA_1（D_1）和 DA_2（D_2）受体，前者存在于中枢、肾和肠系膜血管等处，后者存在于脑和外周神经末梢等处。

三、传出神经系统效应的分子机制

神经递质或激动药与受体结合后，可触发一系列瀑布式的生化过程，最终导致效应的产生，这一过程称为受体激动 – 效应耦联（receptor-effect coupling）。现主要介绍与传出神经系统受体有关的受体 – 离子通道耦联与受体 –G 蛋白耦联。

（一）受体 – 离子通道耦联

以 N 受体为代表的配体门控受体，其受体本身就是离子通道，故称为配体门控离子通道。每个 N 受体是由 2 个 α 亚基和 β、γ、δ 亚基共同组成的五聚体（图 5-4），并形成中间带孔的跨细胞膜通道。α 亚基上有 ACh 作用的位点，直接操纵离子（如 Na^+）通道的开关，因此这一耦联称为受体 – 离子通道耦联。当动作电位到达神经末梢时，突触前膜去极化而引起胞裂外排，释放 ACh 可与神经肌肉接头 N 受体结合，促使离子通道开放，胞外 Na^+、Ca^{2+} 进入胞内，可产生局部去极化，即终板电位。

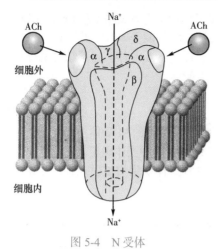

图 5-4 N 受体

当终板电位超过肌纤维扩布性去极化阈值时，膜上电压门控离子通道开放，此时大量 Na^+、Ca^{2+} 进入细胞内，产生动作电位，导致肌肉收缩。

5 个亚基约含 450 个氨基酸，此 5 个肽链形成一个跨膜环，2 个 α 亚基各有一个 ACh 结合位点，二者都结合 1 分子 ACh 后，钠通道即开放，细胞除极兴奋。

（二）受体 –G 蛋白耦联

肾上腺素受体和 M 受体属于 G 蛋白耦联受体，现已知 G 蛋白耦联受体一级结构的特点是都有 7 个跨膜区段，以 β_2 受体为例，每个跨膜区段有 20 余个氨基酸残基组成的亲脂性螺旋结构，其伸出细胞膜外的 N 端较短，伸入细胞内的 C 端较长。G 蛋白耦联受体是通过腺苷酸环化酶或磷脂酶 C 而产生效应的（图 5-5）。

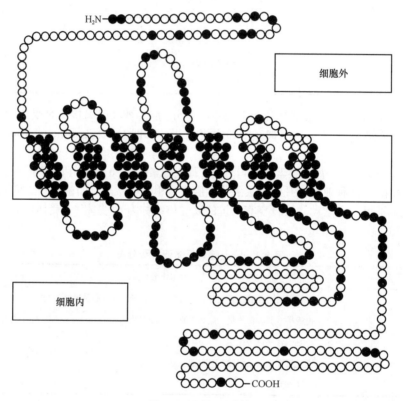

图 5-5 人体 β_1 受体

含 477 氨基酸，肽链跨膜 7 次，N 端在细胞外，C 端在细胞内。黑实心圆是人体 β_1、β_2 受体所共有的氨基酸，在跨膜区较多

第三节 传出神经系统的生理功能

传出神经系统药物种类繁多，但它们药理作用的共性为拟似或拮抗传出神经的生理功能。因此，熟悉两大类传出神经的生理功能对掌握传出神经系统药物的药理作用至关重要。

机体多数器官都接受上述两大类传出神经的双重支配，而这两类神经兴奋时所产生的效应又往往相互拮抗。但在中枢神经系统的调节下，它们的功能既是对立的，又是统一的。去甲肾上腺素能神经兴奋时，可见心脏兴奋、皮肤黏膜和内脏血管收缩、血压升高、支气管和胃肠道平滑肌抑制、瞳孔扩大等生理功能。这些功能变化有利于机体适应环境的变化。胆碱能神经兴奋时，节前与节后纤维的功能有所不同。当节后纤维兴奋时，基本上表现为与上述去甲肾上腺素能神经兴奋相反的作用，有利于机体进行休整和积蓄能量；当节前纤维兴奋时，可引起神经节兴奋和肾上腺髓质分泌增加而产生类似于去甲肾上腺素能神经兴奋的结果。传出神经系统作用部位及其功能见表 5-3。

表 5-3 传出神经系统受体和效应

器官/组织	肾上腺素能神经兴奋		胆碱能神经兴奋	
	效应	受体	效应	受体
眼睛				
开大肌	收缩（扩瞳）	α_1	—	—
括约肌	—	—	收缩（缩瞳）	M_3
睫状肌	舒张（远视）	β_2	收缩（近视）	M_3
心脏				
窦房结	心率加速	β_1，β_2	减慢	M_2
心肌	收缩加强	β_1，β_2	略减弱	M_2
传导系统	传导加速	β_1，β_2	减慢	M_2
血管				
皮肤、黏膜、内脏	收缩	α_1，α_2	—	—
	舒张（血管内脏）	β_2		
骨骼肌	收缩；舒张	α_1，β_2	—	—
冠状动脉	收缩；舒张	α_1，α_2，β_2	—	—
胃肠道				
平滑肌	舒张	α_1，α_2，β_2	收缩	M_3
括约肌	收缩	α_1	舒张	M_3
膀胱				
平滑肌	舒张	β_2	收缩	M_3
括约肌	收缩	α_1	舒张	M_3
腺体				
汗腺	分泌增加	α_1	增加	
唾液腺	分泌增加	α	增加	M
胃肠道	淀粉酶增加	β_2	增加	M_1
呼吸道	减少；增加	α_1，β_2	增加	M
骨骼肌	收缩	β_2	收缩	N_M
肾上腺髓质	—	—	肾上腺素和 NA 分泌	N_N

第四节 传出神经系统药物的基本作用及其分类

一、传出神经系统药物的基本作用

（一）直接作用于受体

许多传出神经系统药物通过直接与受体结合而产生作用，如果结合后产生与递质相似的作用，则称为激动药；如果结合后不产生或较少产生拟似递质的作用，相反却能妨碍递质与受体的结合，从而阻断冲动的传递，产生与递质相反的作用，则称为阻断药（blocker），相对于激动药而言可称为拮抗药。

（二）影响递质

1. 影响递质的生物合成 密胆碱（hemicholine）能影响 ACh 的合成，α-甲基酪氨酸（α-methyl-tyrosine）能抑制 NA 合成，但二者均无临床应用价值。而卡比多巴（carbidopa）和苄丝肼（benserazide）能抑制多巴脱羧酶从而妨碍多巴形成 DA，与左旋多巴（levodopa，*L*-Dopa）合用可减少 DA 在外周的合成，提高其疗效，减少不良反应。

2. 影响递质的代谢 ACh 的灭活主要是被 AChE 水解，抗胆碱酯酶药通过抑制 AChE 影响 ACh 的水解，发挥拟胆碱作用。NA 作用的消失主要依赖于突触前膜的摄取 1 而完成，因此能够抑制摄取 1 的药物可能会产生拟肾上腺素作用。虽然神经末梢内 NA 可被 MAO 破坏，但这不是 NA 作用消失的主要原因。因此，MAO 抑制药并不能成为理想的外周肾上腺素受体激动药。

3.影响递质的释放和储存 有些作用于传出神经系统的药物除直接作用于受体外，尚可通过促进递质的释放而发挥递质样作用，如麻黄碱能促进 NA 的释放而发挥拟肾上腺素作用。药物也可以通过影响递质在神经末梢的储存而发挥作用。例如，抗高血压药利血平抑制神经末梢囊泡对 NA 的摄取，使囊泡内 NA 逐渐减少以至耗竭，从而表现为拮抗去甲肾上腺素能神经的作用，最终导致血压下降。

二、传出神经系统药物的分类

传出神经系统药物按其作用性质可分为拟似药和拮抗药两类。按其对不同类型受体的选择性可分为受体激动药和受体拮抗药两类（表 5-4）。

表 5-4 传出神经系统药物的分类

激动药	拮抗药
（一）胆碱受体激动药	（一）胆碱受体拮抗药
1. M、N 受体激动药（卡巴胆碱）	1. M 受体拮抗药
2. M 受体激动药（毛果芸香碱）	（1）非选择性 M 受体拮抗药（阿托品）
3. N 受体激动药（烟碱）	（2）M_1 受体拮抗药（哌仑西平）
（二）抗胆碱酯酶药（新斯的明）	2. N 受体拮抗药
（三）肾上腺素受体激动药	（1）N_N 受体拮抗药（六甲双铵）
1. α 受体激动药	（2）N_M 受体拮抗药（琥珀胆碱）
（1）α_1、α_2 受体激动药（去甲肾上腺素）	（二）胆碱酯酶活化药（碘解磷定）
（2）α_1 受体激动药（去氧肾上腺素）	（三）肾上腺素受体拮抗药
（3）α_2 受体激动药（可乐定）	1. α 受体拮抗药
2. α、β 受体激动药（肾上腺素）	（1）α_1、α_2 受体拮抗药
3. β 受体激动药	① 短效类（酚妥拉明）
（1）β_1、β_2 受体激动药（异丙肾上腺素）	② 长效类（酚苄明）
（2）β_1 受体激动药（多巴酚丁胺）	（2）α_1 受体拮抗药（哌唑嗪）
（3）β_2 受体激动药（沙丁胺醇）	（3）α_2 受体拮抗药（育亨宾）
	2. β 受体拮抗药
	（1）β_1、β_2 受体拮抗药（普萘洛尔）
	（2）β_1 受体拮抗药（美托洛尔、醋丁洛尔）
	（3）α_1、β_2 受体拮抗药（拉贝洛尔）

（孙鹏远）

第六章 胆碱受体激动药

胆碱受体激动药（cholinoceptor agonist）是一类通过激动胆碱受体而发挥与乙酰胆碱（acetylcholine，ACh）作用相似或部分相似的药物，亦称为拟胆碱药（cholinomimetic drug）。按其作用机制的不同，可分为直接作用于胆碱受体的拟胆碱药（受体激动药）和通过抑制胆碱酯酶（acetylcholinesterase，AChE）活性而间接发挥作用的拟胆碱药（抗胆碱酯酶药）。ACh 是中枢和外周神经系统的内源性神经递质，能激动 M 受体和 N 受体而产生效应。M 受体属于 G 蛋白耦联受体，主要分布于副交感神经节后纤维所支配的效应器；N 受体属于配体门控受体，主要分布于神经肌肉接头（N_M 受体）和自主神经节（N_N 受体）。根据对胆碱受体亚型选择性的不同，胆碱受体激动药可分以下几种：① M、N 受体激动药，如 ACh；② M 受体激动药，如毛果芸香碱；③ N 受体激动药，如烟碱。

第一节 M、N 受体激动药

本类药物包括 ACh 和几种合成的胆碱酯类药物。它们既能作用于节后胆碱能神经支配效应器上的 M 受体，又能作用于神经节 N_N 受体及骨骼肌上的 N_M 受体。激动 M 受体所产生的药理作用称为 M 样作用(毒蕈碱样作用)；激动 N 受体所产生的药理作用称为 N 样作用(烟碱样作用)。

一、乙酰胆碱

ACh 是胆碱能神经递质，具有很强的生物活性。但其化学性质不够稳定，遇水易分解，在组织中的 AChE 作用下水解更快，从而迅速失去活性。

【药理作用】

1. 心血管系统 ACh 对心血管系统有以下几方面作用。

（1）舒张血管：静脉注射小剂量 ACh 几乎可使全身血管扩张，产生一过性血压下降，伴有反射性心率加快。ACh 的血管舒张作用是通过血管内皮细胞释放内皮细胞源性血管舒张因子（endothelium-derived relaxing factor，EDRF）即一氧化氮（nitric oxide，NO）所介导的。目前已发现，皮肤、内脏等血管内皮细胞上有 M_3 受体存在，ACh 可以激动此受体，使内皮细胞释放 NO，NO 扩散至邻近平滑肌细胞，导致平滑肌松弛，血管舒张。

（2）减慢心率即负性频率作用（negative chronotropic effect）：ACh 能降低窦房结舒张期自动去极化，使复极化电流增加，因而延长动作电位达阈值的时间，使心率减慢。

（3）减慢窦房结和房室结传导即负性传导作用（negative dromotropic effect）：ACh 延长房室结和窦房结的不应期，使传导减慢。

（4）减弱心肌收缩力即负性肌力作用（negative inotropic effect）：胆碱能神经兴奋对心脏所产生的抑制作用是其对心脏直接作用和对去甲肾上腺素能神经抑制的结果。胆碱能神经主要分布于心房肌、窦房结、房室结、浦肯野纤维等，而在心室肌少有分布，因此 ACh 对心脏的直接作用主要在心房，而其对心室的作用则主要通过影响去甲肾上腺素能神经而产生。由于迷走神经末梢与交感神经末梢紧密相邻，由迷走神经末梢释放的 ACh 可以激动交感神经末梢突触前膜 M 受体，从而抑制交感神经递质 NA 的释放，使去甲肾上腺素能神经对心室肌的兴奋作用减弱。

2. 消化系统　迷走神经兴奋可以使胃肠道平滑肌张力、振幅和蠕动频率加快，腺体分泌增多，出现恶心、呕吐、嗳气、小肠痉挛和排便等症状。药用的外源性 ACh 有较弱的渗透性及快速被血浆假性 AChE（丁酰胆碱酯酶）水解的特性，故其对胃肠的作用并不十分明显。

3. 泌尿系统　ACh 可使输尿管平滑肌收缩、蠕动增加，膀胱逼尿肌收缩，排空压力增加，膀胱容积减少，此时膀胱三角区和外括约肌舒张，使膀胱排空。因以上理由，药用的外源性 ACh 对泌尿道的上述作用不明显。

4. 腺体　ACh 可使泪腺、气管和支气管腺体、唾液腺、汗腺及消化道腺体分泌增加。

5. 其他　ACh 对支气管平滑肌、瞳孔括约肌和睫状肌有兴奋作用。同时，ACh 剂量较大时，还能激动自主神经节、肾上腺髓质与骨骼肌上的 N 受体。

虽然中枢神经系统内有胆碱受体存在，但由于 ACh 脂溶性较差，不易透过血脑屏障，因此外周给药时很少产生中枢作用。

【临床应用】　ACh 本身虽无临床实用价值，但其是胆碱能神经递质和 M 受体激动药的典型药物，因此可作为药理学研究工具药使用。

二、其他几种 M、N 受体激动药

除了 ACh 外，这类药物还包括几种合成的胆碱受体激动药，如卡巴胆碱（carbachol，氨甲酰胆碱）及醋甲胆碱（methacholine）等，它们与 ACh 的特点比较见表 6-1。

表 6-1　几种 M、N 受体激动药作用的比较

名称	对 AChE 敏感性	毒蕈碱样作用				阿托品拮抗作用	烟碱样作用
		心血管	胃肠道	泌尿道	眼		
ACh	+++	++	++	++	+	+++	++
醋甲胆碱	+	+++	++	++	+	+++	+
卡巴胆碱	–	+	+++	+++	++	+	+++

第二节　M 受体激动药

本类药物主要包括天然生物碱毛果芸香碱、毒蕈碱和槟榔碱，以及合成的生物碱（如氧化震颤素）等。

毛果芸香碱

毛果芸香碱（匹鲁卡品，pilocarpine）是从毛果芸香碱属植物叶中提取出的生物碱。1874 年，巴西的 Coutinhou 证实咀嚼毛果芸香属植物叶能使唾液分泌增加，1875 年提取该生物碱。后来 Weber 观察了其对瞳孔、汗腺和唾液腺的作用。本品水溶液稳定，易于保存，现已能够人工合成。

【药理作用与机制】　能直接激动 M 受体，产生 M 样作用，尤其对眼和腺体的作用最为明显。

1. 眼　毛果芸香碱溶液滴眼，能产生缩瞳、降低眼压和调节痉挛等作用。

（1）缩瞳：虹膜内有两种平滑肌，一种是瞳孔括约肌，受胆碱能神经（动眼神经）支配，兴奋时能使括约肌向眼球中心收缩，瞳孔缩小；另一种是瞳孔开大肌，受去甲肾上腺素能神经支配，兴奋时能使瞳孔开大肌向外周收缩，瞳孔扩大。毛果芸香碱能够激动瞳孔括约肌上的 M 受体，引起括约肌收缩，使瞳孔缩小。

（2）降低眼压：房水是由睫状体上皮细胞分泌及后房血管渗出而产生的，经瞳孔流入前房，到达前房角间隙，主要经小梁网（滤帘）流入巩膜静脉窦，然后进入血液循环（图 6-1）。

案例 6-1 分析讨论

　　患者使用毛果芸香碱滴眼，通过药物缩瞳作用使虹膜根部变薄，前房角间隙扩大，使房水易于通过小梁网及巩膜静脉窦而进入体循环，从而迅速降低眼压，使症状得到缓解。

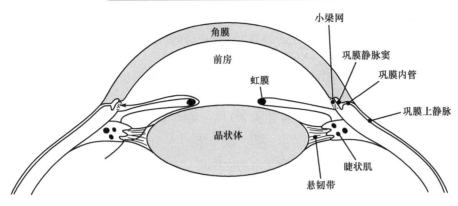

图 6-1　房水循环示意图（箭头方向示房水回流的方向）

（3）调节痉挛：通过晶状体聚焦，适合于视近物的过程，称为眼睛的调节作用。眼睛的调节主要取决于晶状体的曲度变化，晶状体因自身弹性而变凸，但悬韧带可使晶状体保持扁平。悬韧带受睫状肌的控制，睫状肌有环状和辐射状两种平滑肌，但以受胆碱能神经（动眼神经）支配的环状肌为主。毛果芸香碱激动睫状肌环状肌上的 M 受体，使之向眼球中心方向收缩，悬韧带松弛，晶状体变凸，屈光度增加，使眼调节适合于近视，故看近物清楚，视远物模糊不清，这种作用称为调节痉挛（图 6-2）。

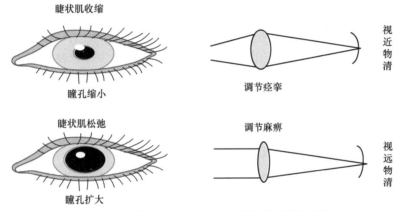

图 6-2　M 受体激动药和 M 受体拮抗药对眼的作用
上图：M 受体激动药的作用；下图：M 受体拮抗药的作用

2. 腺体　毛果芸香碱能激动腺体上 M 受体，使汗腺、唾液腺分泌明显增加。此外，泪腺、胃腺、胰腺、小肠腺体和呼吸道黏膜腺体的分泌均可增加。

3. 平滑肌　毛果芸香碱除了可以引起眼内瞳孔括约肌和睫状肌收缩外，还可使肠道平滑肌、支气管平滑肌、膀胱、胆囊和胆道平滑肌的兴奋性增加。

【临床应用】　主要用于眼科，滴眼后易透过角膜进入眼房，作用迅速而温和。一般滴眼 10min 后即出现作用，30min 后达高峰，降低眼压作用可维持 4 ～ 8h，调节痉挛作用在 2h 左右消失。通常使用 1% ～ 2% 毛果芸香碱溶液，每 3 ～ 5min 滴眼一次，当眼压下降、瞳孔缩小时，要根据眼压情况调整滴眼次数。滴眼后，应压迫内眦 1 ～ 2min，避免药液流入鼻腔被吸收而引起不良反应。

案例 6-1 分析讨论
　　患者由于使用毛果芸香碱滴眼过频，用量较大，且没有压迫内眦，药物通过鼻腔吸收过多，因而出现了类似毒蕈碱中毒的症状。

1. 青光眼　为常见的眼科疾病，该疾病的主要特征是眼压升高，可引起头痛、视力减退，严重者可导致失明。闭角型青光眼（充血性青光眼）患者前房角狭窄，房水回流受阻，眼压升高。毛果芸香碱对此型青光眼疗效较好，用药后前房角间隙扩大，房水回流通畅，眼压迅速降低，从而消除或缓解各种症状。开角型青光眼（慢性单纯性青光眼）的前房角不狭窄，其发病是由于小梁网本身及巩膜静脉窦发生变性或硬化，致使房水循环产生障碍，从而引起眼压升高。毛果芸香碱可能是通过扩张巩膜静脉窦周围小血管收缩睫状肌，引起小梁网结构改变而促进房水回流来缓解开角型青光眼，但其治疗效果较差。

2. 虹膜炎　与扩瞳药阿托品交替应用，以防止虹膜与晶状体粘连。

3. 口腔干燥　毛果芸香碱口服可用于颈部放射治疗后的口腔干燥，但在增加唾液分泌的同时，汗液也会明显增加。

【不良反应】　毛果芸香碱局部应用副作用较小，应用过量可出现类似毒蕈碱中毒的症状，即相当于副交感神经系统过度兴奋的症状，表现为流涎、流泪、多汗、恶心、腹痛、腹泻、胸闷、呼吸困难等，可使用足量阿托品并采用对症和支持疗法，如维持患者血压和人工呼吸等。

毒　蕈　碱

毒蕈碱（muscarine）是由捕蝇蕈分离提取的生物碱。

毒蕈碱为经典 M 受体激动药，其效应与节后胆碱能神经兴奋症状相似。我国民间因食用野生蕈而中毒的病例时有发生。毒蕈碱最初是从捕蝇蕈中提取，但其含毒蕈碱量很低（约 3%），不至于引起毒蕈碱中毒。而丝盖伞属 *Inocybe*（Fr.）Fr. 和杯伞属 *Clitocybe* S.L. 中含有较高的毒蕈碱成分，一般食用这些菌属后 30～60min 出现毒蕈碱中毒症状，表现为流涎、流泪、恶心、呕吐、头痛、视觉障碍、腹部绞痛、腹泻、支气管痉挛、心动过缓、血压下降和休克等，可使用阿托品（每隔 30min 肌内注射 1～2mg）或支持疗法进行解救。

第三节　N 受体激动药

N 受体有 N_N 和 N_M 两种亚型。N_N 受体分布于交感神经节、副交感神经节和肾上腺髓质；N_M 受体分布于骨骼肌。N 受体激动药有天然生物碱烟碱（nicotine）和洛贝林（lobeline）、合成化合物四甲铵（tetra-methylammonium, TMA）和二甲基苯哌嗪（1,1-dimethyl-4-phenyl piperazinium, DMPP）等。洛贝林是从山梗菜中提取的生物碱，作用弱于烟碱，临床主要作为兴奋延髓呼吸中枢的药物。

烟碱由烟草（*Nicotiana tobacum*）中提取，可兴奋 N_N 受体和神经肌肉接头处的 N_M 受体，其对神经节的 N_N 受体作用呈双相性，即开始使用时可短暂兴奋神经节 N_N 受体，随后可持续抑制神经节 N_N 受体，最终的效应是烟碱的兴奋作用与抑制作用的总和。烟碱对神经肌肉接头 N_M 受体的作用与其对神经节 N_N 受体的作用类似，因烟碱的作用复杂，故无临床实用价值，仅具毒理学意义。

烟草中含有多种有害物质，长期吸烟与多种疾病，如癌症、冠心病、溃疡病、中枢神经系统疾病和呼吸系统疾病的发生关系密切。此外，吸烟者的烟雾中也含有烟碱和其他致病物质，易被他人吸入，危害他人健康。

（孙鹏远）

第七章 抗胆碱酯酶药和胆碱酯酶活化药

第一节 胆碱酯酶

胆碱酯酶是一类糖蛋白，以多种同工酶形式存在于体内。一般可分为乙酰胆碱酯酶（acetylcholines terase，AChE，又称真性胆碱酯酶）和丁酰胆碱酯酶（butyrylcholinesterase，BChE，又称假性胆碱酯酶），AChE 主要存在于胆碱能神经末梢突触间隙，特别是在运动神经终板突触后膜的皱褶中聚集较多，也存在于胆碱能神经元内和红细胞中。AChE 特异性较高，可水解 ACh 生成胆碱和乙酸，终止 ACh 的作用；AChE 活性极高，一个酶分子可在 1min 内水解 10^5 分子的 ACh。BChE 广泛存在于神经胶质细胞、血浆、肝脏、肾脏及肠道中，对 ACh 的特异性较低，可水解其他胆碱酯类，如琥珀胆碱。因此，本教材所提及胆碱酯酶主要是指 AChE。

AChE 蛋白分子表面活性中心有两个能与 ACh 结合的部位，即带负电荷的阴离子部位和酯解部位。阴离子部位含有一个谷氨酸残基，酯解部位则含有一个由丝氨酸的羟基构成的酸性作用点和一个由组氨酸咪唑环构成的碱性作用点，二者通过氢键结合，增强了丝氨酸羟基的亲核活性，使其易与 ACh 结合。

AChE 水解 ACh 的过程可分为以下 3 个步骤。① ACh 分子中带正电荷的季铵阳离子，以静电引力与 AChE 的阴离子部位相结合，而 ACh 分子中的羰基碳与 AChE 酯解部位的丝氨酸的羟基以共价键形式结合，形成 ACh 与 AChE 的复合物。② ACh 与 AChE 的复合物裂解，生成乙酰化 AChE，同时释放出胆碱。③乙酰化 AChE 迅速水解，分离出乙酸，使 AChE 的活性恢复（图 7-1）。

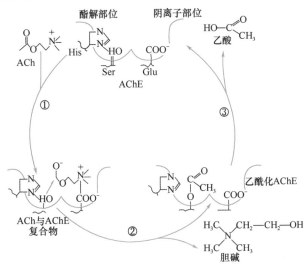

图 7-1　AChE 水解 ACh 过程示意图

Glu. 谷氨酸；Ser. 丝氨酸；His. 组氨酸

第二节 抗胆碱酯酶药

案例 7-1

　　患者，女，46 岁。复视，眼睑下垂，进行性加重 2 年。因易疲乏、肢体无力、晨轻暮重、活动后加重、休息后减轻 3 个月入院。体格检查：反复闭目致闭目无力，凝视一个方向稍疲劳时出现复视，反复咀嚼感觉明显无力，令患者紧握检查者双手时感到渐渐无力，下蹲 5 次后起立困难。辅助检查：肌疲劳试验阳性和依酚氯铵试验阳性。诊断：重症肌无力。治疗：甲泼尼龙静脉滴注每日 500mg，减量后口服泼尼松片，同时服用溴吡斯的明片 60mg/ 次，4 次/ 日，分别于三餐前和21：00 服用，各症状基本改善后出院。

问题：

1. 重症肌无力诊断及治疗分别使用依酚氯铵和溴吡斯的明的依据是什么？
2. 抗胆碱酯酶药用药注意事项及禁忌证。

抗胆碱酯酶药（anticholinesterase agents）又称 AChE 抑制药，可与 AChE 结合，但结合较牢固，形成的复合物水解较慢，使 AChE 活性受到抑制，从而导致胆碱能神经末梢释放的 ACh 不能被水解而堆积，产生拟胆碱 M 样和 N 样作用。根据抗胆碱酯酶药与 AChE 结合形成复合物后解离速度的快慢，可将其分为易逆性抗胆碱酯酶药和难逆性抗胆碱酯酶药。

一、易逆性抗胆碱酯酶药

常用的易逆性抗胆碱酯酶药主要有新斯的明、毒扁豆碱、溴吡斯的明、依酚氯铵、安贝氯铵、加兰他敏等。此外，选择性中枢抗胆碱酯酶药，如多奈哌齐等，主要用于阿尔茨海默病（Alzheimer's disease，AD）的治疗。

（一）易逆性抗胆碱酯酶药一般特性

【药理作用】

1. 骨骼肌神经肌肉接头　大多数强效抗胆碱酯酶药对骨骼肌的主要作用是通过其抑制神经肌肉接头处 AChE 所致，但也有一定的直接激动骨骼肌运动终板上的 N_2 受体及促进运动神经末梢释放 ACh 作用（如新斯的明）。

2. 平滑肌　不同药物对胃肠平滑肌作用不同。新斯的明可促进胃平滑肌收缩及增加胃酸分泌，促进肠道平滑肌的活动，加快肠内容物的排出；引起支气管平滑肌收缩，诱发加重支气管哮喘（以下简称哮喘）；引起输尿管平滑肌收缩，使蠕动增加。

3. 眼　本类药物结膜用药时可产生结膜充血，虹膜括约肌收缩，瞳孔缩小可致针尖样大小，但对光反射一般不消失；睫状肌收缩，调节痉挛，使视力调节在近视状态。调节障碍的持续时间通常比缩瞳持续时间短。上述作用可促使眼内房水回流，降低眼压。

4. 腺体　由于汗腺、唾液腺、泪腺、支气管腺体、胃腺、肠道腺体及胰腺等均受胆碱能神经节后纤维支配，故低剂量的抗胆碱酯酶药即可增强神经冲动所致的腺体分泌，使上述腺体的分泌作用增加。

5. 心血管系统　本类药物对心血管的作用较复杂，主要表现为心率减慢、心排血量下降，故大剂量可引起血压下降，此作用是神经节和节后纤维作用的综合结果，也与药物作用于延髓血管运动中枢有关。

6. 中枢作用　抗胆碱酯酶药对中枢各部位均有一定的兴奋作用，而在高剂量时常引起抑制或麻痹。

【临床应用】

1. 重症肌无力（myasthenia gravis）　是一种神经肌肉接头处信息传递障碍性疾病，属自身免疫性疾病。患者血清中存在抗胆碱受体的抗体，侵犯和破坏骨骼肌运动终板上的 N_2 受体，使受体数目减少，由此造成神经肌肉间信息传递功能障碍，受累骨骼肌极易疲劳。临床表现为短时间内重复运动后，出现进行性肌无力症状，可口服给药。严重者可出现重症肌无力危象，表现为突然出现呼吸肌麻痹症状，如极度呼吸困难、严重缺氧、窒息、呼吸衰竭，甚至死亡。新斯的明、吡斯的明和安贝氯铵用于重症肌无力的治疗，常用来控制疾病症状。依酚氯铵用于重症肌无力的诊断试验。

2. 腹气胀和尿潴留　以新斯的明疗效较好，适用于手术后腹气胀和尿潴留。主要用甲硫酸新斯的明皮下注射或口服溴化新斯的明。

3. 青光眼　以毒扁豆碱、地美溴铵较为多用，滴眼后可使虹膜括约肌收缩，瞳孔缩小，促使房水回流，降低眼压。多用于开角型青光眼的长期治疗。

4. 非去极化型肌松药（nondepolarizing muscular relaxants）过量时解救　主要用新斯的明、加兰他敏和依酚氯铵治疗。毒扁豆碱常用于对 M 受体拮抗药如阿托品等药物中毒的解救，其易进入中枢神经系统，可拮抗中枢和外周的 M 受体兴奋作用。

5. AD　是一种以进行性认知障碍和记忆力减退为主的中枢神经系统退行性疾病。研究表明，该病与中枢神经元突触损害及突触中 ACh 降低有关，但其发病机制尚未完全阐明。目前研究用增加中枢神经系统内胆碱能神经递质的方法治疗，中枢抗胆碱酯酶药效果相对肯定。

用于 AD 治疗的第一代抗胆碱酯酶药他克林（tacrine）由美国食品药品监督管理局（Food and Drug Administration，FDA）于 1993 年批准用于治疗轻、中度 AD，但由于该药肝脏毒性发生率较高，因而其应用受限；用于 AD 治疗的第二代抗胆碱酯酶药有多奈哌齐、加兰他敏、利斯的明（rivastigmine）。美曲磷脂（metrifonate，敌百虫）是第一个抗胆碱酯酶药，原用作杀虫剂，现可用于治疗 AD。石杉碱甲（huperzine A）是我国学者于 1982 年从中药千层塔中分离得到的一种新生物碱，目前也可用于 AD 的治疗。

（二）常用易逆性抗胆碱酯酶药

新 斯 的 明

新斯的明（neostigmine）为人工合成品，属季铵类化合物。

【体内过程】 口服后吸收少而不规则，血浆蛋白结合率为 15%～25%，生物利用度仅 1%～2%。肌内注射给药后，血浆 $t_{1/2}$ 约 1h。在血浆中被 AChE 水解，亦可在肝脏代谢。以原形药物及其代谢产物经尿排泄。不易透过血脑屏障。

【药理作用】 新斯的明可与 AChE 结合形成二甲氨基甲酰化胆碱酯酶，使 AChE 暂时失去活性，导致 ACh 堆积，胆碱能神经突触间隙 ACh 浓度增高，从而激动 M、N 受体。本药作用具有选择性，对心血管、腺体、眼和支气管平滑肌兴奋作用较弱；对胃肠和膀胱平滑肌有较强的兴奋作用；对骨骼肌的兴奋作用最强。对骨骼肌选择性作用的机制有以下几方面：①抑制 AChE 而发挥完全拟胆碱作用；②直接激动骨骼肌运动终板上的 N_2 受体；③促进运动神经末梢释放 ACh。

【临床应用】

1. 重症肌无力 由于新斯的明对骨骼肌具有选择性作用，皮下注射或肌内注射给药 15min 左右可使肌无力症状迅速改善，维持 2～4h。

2. 术后腹气胀和尿潴留 本药能兴奋胃肠平滑肌及膀胱逼尿肌，促进排气和排尿，适用于手术后腹气胀和尿潴留。

3. 阵发性室上性心动过速 当采用压迫眼球或颈动脉窦等兴奋迷走神经措施无效时，可通过新斯的明的拟胆碱作用减慢心率。

4. 肌肉松弛药中毒解救 适用于非去极化型肌松药，如筒箭毒碱过量中毒的解救。

【不良反应】 治疗量时不良反应较小。过量可产生恶心、呕吐、腹痛、心动过缓、肌束颤动等。中毒量可致"胆碱能危象"，表现为大汗淋漓、大小便失禁、心动过速及心律失常，还可见肌痉挛；由于肌细胞膜过度去极化，可阻断神经肌肉传导，加重肌无力症状。氨基糖苷类抗生素等能抑制神经肌肉接头功能，可减弱新斯的明的作用。禁用于机械性肠梗阻、尿路梗阻、肌麻痹及哮喘患者。

毒 扁 豆 碱

毒扁豆碱（physostigmine，依色林，eserine）为叔胺类化合物，是从西非毒扁豆（physostigma venosum）的种子中提取的一种生物碱，现已能人工合成。具有与新斯的明相似的可逆性抑制 AChE 作用，吸收后在外周能产生完全拟胆碱作用，但无直接兴奋 M、N 受体的作用。可透过血脑屏障，产生中枢神经系统作用。主要用于眼科治疗青光眼，滴眼后 5min 可使瞳孔缩小、眼压降低，一次用药作用可维持 1～2 日。与毛果芸香碱相比，本品起效快、作用强而持久，但刺激性较大，长期给药时，患者不易耐受。因收缩睫状肌作用较强，可致头痛、调节痉挛等，但调节痉挛现象消失较快。滴眼时应压迫内眦，避免药液流入鼻腔后吸收中毒。大剂量中毒时可致呼吸麻痹。

溴 吡 斯 的 明

溴吡斯的明（pyridostigmine）作用与新斯的明相似，特点为起效缓慢、作用弱而持久、不良反应较少。主要用于治疗重症肌无力，也可用于手术后腹气胀和尿潴留的治疗。不良反应与新斯的明相似，但 M 受体效应较弱。禁忌证同新斯的明。

依 酚 氯 铵

依酚氯铵（edrophonium chloride）抗胆碱酯酶作用明显减弱，但对骨骼肌仍有较强的兴奋作用，本品显效较快，用药后可立即改善症状，肌肉收缩力增强，但维持时间很短，5～15min 后作用消失，故不宜作为治疗用药，常用于重症肌无力的诊断和胆碱能危象肌无力的鉴别诊断。

安 贝 氯 铵

安贝氯铵（ambenonium，酶抑宁）作用同新斯的明，特点为作用强而持久，可口服给药。主要用于重症肌无力，尤其适用于不能耐受新斯的明的患者。

加兰他敏

加兰他敏（galanthamine）作用同新斯的明，但作用较弱，可透过血脑屏障。对重症肌无力疗效不如新斯的明，主要用于脊髓灰质炎后遗症的治疗。

多奈哌齐

多奈哌齐（donepezil）为中枢可逆性 AChE 抑制剂，可增加中枢受体部位 ACh 的浓度，从而改善 AD 患者的认知功能。对外周的 AChE 抑制作用较弱，故其外周作用不明显，不良反应少。口服吸收迅速、良好，生物利用度为 100%，T_{max} 为 3～4h，$t_{1/2}$ 长，约为 70h，血浆蛋白结合率约为 95%，易透过血脑屏障。用于轻、中度 AD 的对症治疗，可改善患者的认知功能和整体的临床症状。不良反应主要是恶心、呕吐、腹痛、腹泻等。

其他的抗胆碱酯酶药还有地美溴铵、依斯的明、依舍立定、他克林、利斯的明、美曲磷脂和石杉碱甲。这些药物的药理作用及应用见表 7-1。

表 7-1　其他抗胆碱酯酶药

药名	药理作用	用途和用法	不良反应
地美溴铵（demecarium bromide）	作用时间较长	无晶状体畸形的开角型青光眼及其他药物无效的患者，滴眼	鼻黏膜吸收后 M 样副作用
溴吡斯的明（distigmine bromide）	作用类似于新斯的明，作用较持久	防治术后小肠弛缓、尿潴留及神经源性膀胱弛缓症，口服	同新斯的明
依斯的明（eptastigmine）	与新斯的明相似，但作用时间较长	AD，口服	同新斯的明
依舍立定（eseridine）	与新斯的明相似	AD 和消化不良，口服	同新斯的明
他克林（tacrine）	易进入中枢，提高 AD 患者的认知能力和自理能力	主要用于轻、中度 AD 的对症治疗，口服	肝脏毒性（氨基转移酶升高），胃肠反应
利斯的明（rivastigmine）	作用与多奈哌齐相似	主要用于轻、中度 AD 的对症治疗，口服	与多奈哌齐相似
石杉碱甲（huperzine A）	改善记忆和认知能力	主要用于老年性记忆功能减退，口服	头晕、多汗及胃肠反应
美曲磷脂（metrifonate）	改善 AD 患者的行为和认知功能	用于轻、中度 AD 的对症治疗	少而轻，偶有腹泻、腿痉挛、鼻炎

案例 7-1 分析讨论

1. 重症肌无力与胆碱能危象均可表现为肌无力症状。依酚氯铵抗胆碱酯酶作用弱，显效较快，作用时间短，可作为重症肌无力的诊断和胆碱能危象肌无力的鉴别诊断，但不宜作为治疗用药。而溴吡斯的明的作用与新斯的明相似，特点为起效缓慢，作用弱而持久，不良反应较少，故治疗重症肌无力用药选择溴吡斯的明。

2. 抗胆碱酯酶制剂应用时，要从小剂量开始，用药间隔时间尽可能延长，如果剂量不足可以缓慢加量，如果发生毒性反应如呕吐、腹痛等，可以用阿托品拮抗。如果发现肌无力加重、瞳孔缩小、流涎、出汗或大小便失禁，这些为胆碱能危象的表现，是由抗胆碱酯酶药物过量引起的，要立即停止服用，确保呼吸道畅通，积极做好抢救准备。氨基糖苷类抗生素等能抑制神经肌肉接头功能，可减弱新斯的明的作用。禁用于机械性肠梗阻、尿路梗阻、肌麻痹及支气管哮喘患者。

二、难逆性抗胆碱酯酶药

案例 7-2

患者，男，30 岁，农民。5h 前出现轻微腹痛，并逐渐加剧，呼吸急促，肌肉颤动，后出现昏迷，随急诊入院。家属回忆，该患者上午给棉田喷农药时，不慎被大量"内吸磷"浸透衣服，未及时更换。入院时，患者面色苍白青紫，呼吸急促，口吐白沫，两眼上翻，牙关紧闭，间停呼吸，全身颤抖，并出现呼吸衰竭、昏迷症状。体格检查：患者大汗淋漓，流涎；反复呕吐，呕吐物有特殊蒜臭气味，四肢厥冷，大小便失禁，瞳孔缩小，瞳孔直径 1～2mm，对光反射迟钝，呼吸困难，听诊肺部闻及湿啰音；心率快，血压基本正常；四肢及面部肌纤维颤动，语言不清，精神恍惚，烦躁不安，无抽搐。辅助检查：血常规正常。胆碱酯酶活性30%。诊断：急性有机磷酸酯类杀虫剂中毒（重度中毒）。治疗：立即放置通气导管，然后用2%碳酸氢钠溶液清洗皮肤，同时立即静脉注射阿托品10mg，氯解磷定1g溶入30ml生理盐水中缓慢静脉注射；以后每15min给阿托品2mg静脉注射，并随时清理患者口鼻内分泌物。共应用16mg后达阿托品化，患者症状逐渐改善，呼吸道分泌物减少，心率加快，瞳孔由1mm渐渐增大至4mm，皮肤由潮湿变为干爽，面部潮红，四肢转暖。此后，阿托品改为2mg皮下注射，30min一次；随患者症状好转，阿托品用量逐渐递减，给药间隔时间逐渐延长。2h后重复给药0.5g，36h共用阿托品48mg。患者苏醒，自觉口渴主动要求饮水，呼吸道无分泌物，脉搏90次/分，呼吸22次/分。暂停阿托品注射，静脉注射50%葡萄糖40ml，0.9%生理盐水60ml补液1次。以后根据胆碱酯酶检查结果调整剂量。

问题：

1. 有机磷酸酯类的毒理、中毒表现是什么？
2. 有机磷酸酯类中毒时解救的原则是什么？
3. 有机磷中毒时为什么要用大剂量阿托品？什么是阿托品化？

难逆性抗胆碱酯酶药主要为有机磷酸酯类（organophosphate），具有毒理学意义。

有机磷酸酯类

有机磷酸酯类与AChE结合牢固，难以裂解，AChE持久被抑制，故称难逆性抗胆碱酯酶药。主要作为农业和环境卫生杀虫剂，包括内吸磷（systox，E1059）、对硫磷（parathion，1605）、甲拌磷（3911）、敌敌畏（dichlorphos，DDVP）、美曲磷脂、乐果（rogor）、马拉硫磷（malathion）等农业杀虫剂，以及沙林（sarin）、梭曼（soman）和塔崩（tabun）等化学战毒气。此类药物对人畜均有强烈毒性，且极易引起中毒，与胆碱酯酶结合时间稍久，酶活性便难以恢复。仅少数作为缩瞳药治疗青光眼，如乙硫磷（echothiophate）和异氟磷（isoflurophate）。

有机磷酸酯类按其毒性分以下3大类。①剧毒类：对硫磷、内吸磷、甲拌磷。②强毒类：甲基对硫磷（parathion-methyl，甲基1605）、敌敌畏等。③低毒类：马拉硫磷、乐果、美曲磷脂。世界卫生组织（WHO）文件曾认为杀虫剂中毒已成为一个全球性的问题。职业性中毒最常见途径为经皮肤或呼吸道吸入，非职业性中毒则大多由口摄入，经黏膜及皮肤吸收，也有二次中毒，可为单独、家庭或集体中毒。

【中毒机制】　有机磷酸酯类进入机体后，其中亲电子的磷原子与AChE酯解部位丝氨酸羟基上具有亲核性的氧原子形成共价键，生成难以水解的磷酰化胆碱酯酶，AChE活性被抑制，失去水解ACh的能力，从而导致胆碱能神经末梢正常释放的ACh在体内大量堆积，引起一系列中毒症状。如果中毒时间较长，或未及时应用胆碱酯酶活化药，则磷酰化胆碱酯酶的磷酰化基团上的烷氧基发生断裂，生成更为稳定的单烷氧基磷酰化胆碱酯酶，这种现象称为"老化"。此时即使应用胆碱酯酶活化药，也不能使酶的活性恢复，必须待新生胆碱酯酶形成才能恢复水解ACh的活性，此过程约需数周时间。

【中毒症状】　由于ACh的体内作用极其广泛，故中毒症状表现多样化，主要为M样和N样症状，即为急性胆碱能危象（acute cholinergic crisis）。中毒反应发病时间与有机磷酸酯种类、剂量和吸收途径密切相关。经皮肤吸收中毒，一般在接触2～6h后发病，口服中毒在10～120min内出现症状。一旦中毒症状出现后，病情迅速发展。有机磷酸酯类中毒分为急性中毒和慢性中毒两种。

1. 急性中毒　轻度中毒者以M样症状为主，中度中毒者可同时出现M样和N样症状；严重中毒者除M样和N样症状外，还可出现明显的中枢神经系统症状。

（1）M样症状：出现最早，主要是胆碱能神经末梢所支配的效应器兴奋所致。①眼：瞳孔括约肌和睫状肌收缩，导致瞳孔缩小，视物模糊。②腺体：唾液腺、汗腺、支气管腺体分泌增多，出现流涎、大汗淋漓和通气障碍。③呼吸系统：支气管平滑肌痉挛，出现呼吸困难，严重者出现肺水肿。④消化系统：胃肠平滑肌兴奋和毒物直接刺激胃黏膜，可引起恶心、呕吐、腹痛、腹泻、大便失禁。⑤泌尿系统：膀胱逼尿肌收缩，引起小便失禁。⑥心血管系统：心率减慢、血管扩张、血压下降。

（2）N样症状：是ACh在交感和副交感神经节及神经肌肉接头处过度蓄积和刺激所致。交感和副交感神经节N_1受体激动，在平滑肌、眼睛、腺体的表现似M样症状，在心血管方面由于交感神经的支配占优势，引起血压增高、心率加快甚至引起心律失常。骨骼肌运动终板 N_2 受体激动，表现为肌束颤动，常先从眼睑、颜面等处的小肌肉开始，逐渐发展至全身，继而转为肌无力，甚至出现肌麻痹。

（3）中枢神经系统症状：中枢神经系统胆碱酯酶被抑制，使 ACh 积聚，激动脑内胆碱受体，引起一系列中枢神经系统症状。其中枢症状错综复杂，一般表现为先兴奋后抑制。中枢兴奋症状主要表现有失眠、躁动、不安、幻觉、谵妄，甚至抽搐、惊厥。中枢抑制症状主要表现有头晕、乏力、嗜睡、共济失调、意识模糊、反射消失，甚至昏迷。严重中毒晚期可出现心血管运动中枢和呼吸中枢抑制，甚至导致循环衰竭和呼吸停止。急性有机磷酸酯类中毒死亡可发生在 5min ～ 24h，取决于摄入体内的毒物种类、数量、途径及其他因素等，死亡的主要原因为呼吸衰竭及继发性心血管功能障碍。

2. 慢性中毒 多发生于从事有机磷酸酯类生产的工人或长期接触有机磷酸酯类的人员，其突出表现为血浆 AChE 活性持续下降，而临床症状不明显。主要症状有头痛、头晕、视物模糊、记忆力减退、思想不集中、腹胀、多汗、失眠、乏力等，类似于神经衰弱综合征。偶见肌束颤动和瞳孔缩小等。慢性中毒用阿托品、胆碱酯酶活化药治疗效果差，主要采取对症治疗和预防措施，如避免与有机磷酸酯类长期接触、加强劳动保护等。

3. 迟发性神经损害 部分有机磷酸酯类严重中毒者，在急性中毒症状消失后数周乃至月余可发生迟发性神经损害，主要累及肢体末端，由于神经轴突的脱髓鞘变性，可出现进行性上肢或下肢麻痹，其产生机制不明。

4. 中间型综合征 在急性中毒症状缓解后和迟发性神经病发病前，一般在急性中毒后 24 ～ 96h 突然发生死亡，称中间型综合征。其发病机制与 AChE 受到长期抑制、影响神经 – 肌肉接头处突触后的功能有关。死亡发生前可出现颈、上肢和呼吸肌麻痹。累及脑神经者可出现眼睑下垂、眼睛外展障碍和面瘫。

【中毒诊断及预防】

1. 诊断 严重急性中毒的诊断主要是根据毒物接触史和临床体征，轻度中毒或中度中毒的诊断需测定红细胞和血浆中的 AChE 活性。AChE 活性在正常人群中差异极大，但有机磷酸酯类中毒者在症状未出现前 AChE 的活性已明显降低。

2. 预防 按照预防为主的方针，严格执行农药生产及管理制度，并加强农药生产及使用人员的劳动保护措施及安全知识教育。

【急性中毒的解救原则】

1. 清除毒物 发现中毒时，应立即将患者移出中毒环境，去除污染的衣物。经皮肤吸收者，应用温水或肥皂水清洗染毒皮肤；对经口中毒者，一般可用 2% 碳酸氢钠或 1% 盐水反复洗胃，然后再用硫酸镁导泻。美曲磷脂口服中毒时，不能用碱性溶液洗胃，因在碱性环境中美曲磷脂可转变成敌敌畏而增加毒性。眼部染毒，可用 2% 碳酸氢钠溶液或生理盐水冲洗。

2. 对症治疗 维持患者的呼吸功能，采取吸氧、人工呼吸、补液等；维持患者的循环功能，使用升压药抗休克；地西泮抗惊厥，对昏迷的患者预防感染等。此外，须及早、反复注射阿托品以缓解中毒症状，剂量视病情轻重而定。

阿托品（atropine）：为治疗急性有机磷酸酯类中毒特效、高效解毒药物。能迅速解除有机磷酸酯类中毒的 M 样症状，使瞳孔扩大、平滑肌松弛；抑制多种腺体分泌、加快心率等；也能解除一部分中枢神经系统中毒症状，使昏迷患者苏醒。此外，大剂量阿托品还具神经节阻滞作用，从而对抗有机磷酸酯类的兴奋神经节的作用。但阿托品对 N_2 受体无效，故对肌束颤动、肌无力症状无改善；阿托品须及早、足量、反复地使用。开始时可用阿托品 2 ～ 10mg 静脉注射，亦可肌内注射。然后视情况，可每隔 10 ～ 30min 注射 2mg，直至 M 受体兴奋症状消失或出现阿托品轻度中毒症状（阿托品化）。阿托品第 1 日用量超过 200mg，即达到阿托品化，并维持 48h。对中度或重度中毒患者，必须采用阿托品与胆碱酯酶活化药联合应用的治疗措施。但在两药合用的患者，当 AChE 复活后，机体对阿托品的敏感性增加，易发生阿托品中毒。因此，两药合用时应适当减少阿托品的剂量。

3. 应用胆碱酯酶活化药 应及时、足量使用胆碱酯酶活化药以恢复胆碱酯酶的活性。详见本章第三节。

4. 慢性中毒的治疗 对慢性中毒者，目前尚无特殊治疗方法，使用阿托品和胆碱酯酶活化药物的疗效并不理想。对生产工人或经常接触者，当血中胆碱酯酶活性下降至 50% 以下时，应暂时脱离与有机磷酸酯类的接触，以免产生急性中毒。

第三节　胆碱酯酶活化药

胆碱酯酶活化药（cholinesterase reactivators）是一类能使被有机磷酸酯类抑制的 AChE 恢复活性的药物。这些药物都是肟类（＝NOH）化合物，它不但能使单独应用阿托品所不能控制的有机磷酸酯类严重中毒病例得到解救，而且也可显著缩短其一般中毒的病程。常用药物有氯解磷定（pralidoxime chloride）和碘解磷定（pralidoxime iodide，PAM，派姆）等。

氯 解 磷 定

【体内过程】　氯解磷定水溶性高，溶液较稳定，肌内注射易吸收，也可皮下、静脉注射，迅速分布至全身，作用极快。在肝内代谢，肾排泄较快，体内无积蓄作用，不良反应小。$t_{1/2} < 1h$，临床需多次重复给药。

【药理作用】　有机磷酸酯类与胆碱酯酶结合形成磷酰化胆碱酯酶，使酶活性受抑制，失去水解 ACh 的能力，导致体内 ACh 堆积，产生中毒症状。氯解磷定复活 AChE 的机制有如下几方面。①恢复 AChE 活性：氯解磷定通过静电引力与磷酰化 AChE 分子中的阴离子部位相结合，形成氯解磷定和磷酰化 AChE 复合物，继而复合物裂解形成磷酰化氯解磷定和游离的 AChE，酶活性恢复，无毒的磷酰化氯解磷定从肾脏排出。②直接结合毒物：氯解磷定直接与体内游离的有机磷酸酯类结合，形成磷酰化氯解磷定，从而阻止游离的有机磷酸酯类进一步与 AChE 结合。③结合 AChE：氯解磷定还可直接与 AChE 结合，从而减少有机磷酸酯类与 AChE 的结合。

【临床应用】　由于氯解磷定不能直接对抗体内积聚的 ACh 的作用，故应与阿托品合用于中度和重度有机磷酸酯类中毒的解救。氯解磷定明显减轻 N 样症状，其酶复活作用在神经肌肉接头处最明显，可迅速制止肌束震颤，对自主神经系统功能恢复较差，对中枢神经系统的中毒症状也有一定的改善作用。但对 M 样症状影响较小，且对体内堆积的 ACh 无直接对抗作用，故应与阿托品联合应用，及时控制症状。对已"老化"的磷酰化胆碱酯酶无效或效差，因此，用药的原则应为及早、反复、适量。该药解毒效果因有机磷酸酯类不同而异，对内吸磷、马拉硫磷和对硫磷中毒的疗效较好；对美曲磷脂、敌敌畏中毒疗效稍差；对乐果中毒无效，因乐果中毒时所形成的磷酰化胆碱酯酶比较稳定，几乎是不可逆的，且乐果乳剂中含有苯，常同时伴有苯中毒，故抢救乐果中毒应以阿托品为主。

【不良反应】　治疗量的氯解磷定毒性较小，肌内注射局部有轻微疼痛。静脉注射速度过快（每分钟超过 500mg）时，由于药物本身的神经肌肉阻断作用和抑制 AChE 的作用，可产生轻度乏力、头痛、眩晕、视物模糊、复视、恶心、呕吐和心率加快等症状。剂量过大（> 8g/d）时因氯解磷定本身也可抑制胆碱酯酶而加重有机磷酸酯类的中毒，产生神经肌肉阻滞作用，甚至导致呼吸抑制。

碘 解 磷 定

碘解磷定为最早应用的胆碱酯酶活化药，水溶性较低，水溶液不稳定，在碱性液体中易被破坏，久置可释放出碘而失效。药理作用和临床应用与氯解磷定相似，因含碘，局部刺激性大，药液漏出可致剧痛，仅能静脉给药，不良反应较多，可致腮腺肿大，故目前已较少应用。对碘过敏患者禁用。

> **案例 7-2 分析讨论**
>
> 患者有与有机磷酸酯类接触史，临床症状与有机磷酸酯类中毒相似，体检与辅助检查均符合有机磷酸酯类中毒（重度中毒）。因此，治疗原则除采用一般治疗措施外，选用阿托品和胆碱酯酶复活剂氯解磷定联合治疗。本案例给药达阿托品化。阿托品化的指标如下：瞳孔较前散大；口干；皮肤干燥；颜面潮红；肺部啰音减少或消失；心率加快等。判定阿托品化时应考虑下述特殊情况：如眼部受染，注射足量阿托品后，瞳孔仍然小；而晚期严重中毒患者，由于缺氧瞳孔反而散大；如并发肺炎，肺部啰音可不消失；晚期昏迷患者颜面可不出现潮红；有些患者中毒后心率很快，应用足量阿托品后，心率反而减慢。

（张丹参）

第八章 胆碱受体拮抗药

案例8-1

患者，男性，17岁，因晚餐摄入大量的生冷食品，约3h后出现上腹疼痛，持续数分钟或数十分钟不等，恶心、呕吐胃内容物3次，量中。体检：上腹轻压痛、无肌紧张和反跳痛，肠鸣音亢进。初步诊断：急性胃炎。治疗：给予阿托品止痛。

问题：

1. 阿托品缓解上腹部疼痛的作用机制是什么？
2. 阿托品有哪些药理作用和临床应用？

胆碱受体拮抗药（cholinoceptor blocker）是一类能与胆碱受体结合而不产生或较少产生拟胆碱作用，却能妨碍ACh或胆碱受体激动药与胆碱受体结合，从而产生抗胆碱作用的药物。按其对M受体和N受体选择性的不同，可分为M受体拮抗药和N受体拮抗药。N受体拮抗药又分为神经节阻滞药（neuroganglion blockers，又称为 N_N 受体拮抗药）、肌肉松弛药（muscular relaxants，又称为 N_M 受体拮抗药）。

第一节 M受体拮抗药

M受体拮抗药又称为平滑肌解痉药，能阻断ACh或胆碱受体激动药与M受体的结合，发挥抗M样作用，表现为平滑肌松弛、腺体分泌抑制、瞳孔扩大和心率增快等。本类药物均为竞争性拮抗药，以阿托品为代表，分为阿托品和阿托品类生物碱及阿托品的合成代用品。

一、阿托品和阿托品类生物碱

（一）来源与化学

表8-1 阿托品类生物碱及其来源

植物名称	主要生物碱
颠茄（Atropa belladonna）	莨菪碱
曼陀罗（Datura stramonium）	莨菪碱
洋金花（Datura metel）	东莨菪碱
天仙子（Hyoscyamus niger）	莨菪碱
山莨菪（Anisodus tanguticaus）	山莨菪碱

这类药物是托品酸和有机碱结合而成的有机酯类，包括阿托品、东莨菪碱、山莨菪碱（又称654-2）和樟柳碱等。多从茄科植物中提取，其来源见表8-1。天然存在于植物中的是不稳定的左旋莨菪碱，在提取过程中可得到稳定的消旋莨菪碱（dl-hyoscyamine），即为阿托品。东莨菪碱为左旋体，其作用较右旋体强许多倍，结构中6、7位碳原子上有氧桥（图8-1），其中枢镇静作用加强，为本类中枢镇静作用最强的药物。阿托品和山莨菪碱无氧桥存在，中枢作用弱。

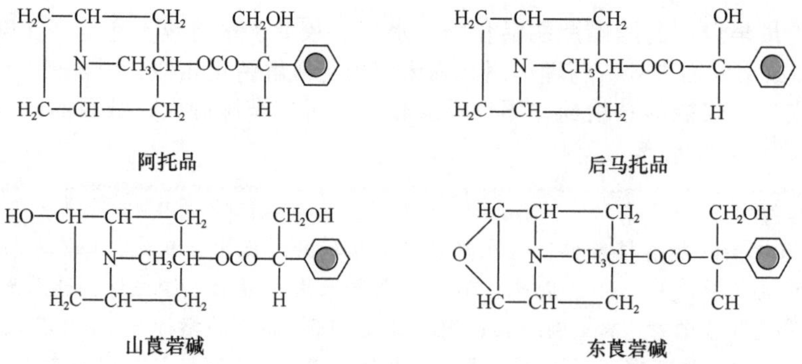

阿托品

后马托品

山莨菪碱

东莨菪碱

图8-1 阿托品类生物碱的化学结构

（二）体内过程

天然生物碱和大多数的叔胺类M受体拮抗药极易由肠道吸收，并可透过眼结膜。阿托品口服吸收迅速，1h后血药浓度达峰值，生物利用度为50%，阿托品亦可经黏膜吸收，但皮肤吸收差。相反，季胺类M受体拮抗药肠道吸收差，口服吸收量仅为用药量的10%～30%。阿托品和其他叔胺类M

受体拮抗药吸收后可迅速且广泛分布于全身组织，可透过血脑屏障，也能通过胎盘进入胎儿循环；尤其是东莨菪碱，可迅速、完全地进入中枢神经系统，其中枢作用强于其他药物。而季胺类药物较难通过血脑屏障，中枢作用较弱。阿托品可在体内迅速消除，其 $t_{1/2}$ 为 2～4h，其中有 50%～60% 的药物以原形经尿排泄，其余水解物和葡糖醛酸结合的代谢产物从尿排出。阿托品用药后，对副交感神经功能的拮抗作用可维持 3～4h，但对眼（虹膜和睫状肌）的作用可持续 72h 或更久，这与药物通过房水消除较慢有关。

阿　托　品

【药理作用】　阿托品（atropine）是 M 受体的竞争性拮抗药，竞争性阻断 ACh 或胆碱受体激动药与 M 受体的结合，发挥抗 M 样作用。阿托品对 M 受体有较高的选择性，但大剂量时对神经节 N_N 受体亦有阻断作用。阿托品对 M 胆碱受体亚型选择性低，对 M_1 受体、M_2 受体、M_3 受体均有阻断作用。阿托品作用广泛，不同器官对其敏感性亦不同，随剂量增加可依次出现腺体分泌减少，瞳孔扩大和调节麻痹，膀胱和胃肠道平滑肌兴奋性降低，心率加快；中毒量则出现中枢作用。阿托品的药理作用与剂量关系见表 8-2。

表 8-2　阿托品的药理作用与剂量关系

剂量（mg）	作用
0.5	轻度心率减慢、轻度口干、汗腺分泌减少
1.0	口干、口渴感，心率加快（有时心率可先减慢），轻度扩瞳
2.0	心率明显加快，心悸，明显口干、扩瞳、调节麻痹
5.0	上述所有症状加重，说话和吞咽困难，不安、疲劳、头痛，皮肤干燥、发热，排尿困难，肠蠕动减少
10.0	上述所有症状加重，脉细速，瞳孔极度扩大，极度视物模糊，皮肤红、热、干，运动失调，不安、激动、幻觉、谵妄和昏迷

1. 腺体　阿托品阻断 M 受体，从而抑制腺体分泌。唾液腺（其分泌为 M_3 受体支配）、汗腺对阿托品最敏感，治疗量（0.3～0.5mg）即可明显地抑制唾液腺及汗腺分泌而引起口干和皮肤干燥，大剂量时还可因抑制出汗而升高体温；在婴儿和儿童，中等剂量的阿托品就可引起"阿托品热"，阿托品中毒的婴儿体温可高达 43℃。同时泪腺和呼吸道腺体分泌也减少；较大剂量虽可抑制胃液的分泌，但对胃酸分泌的影响较小，因胃酸分泌还受组胺、胃泌素等体液因素的调节。

2. 眼　阿托品对眼的作用与毛果芸香碱相反（图 8-2）。无论局部滴眼或全身给药，由于阿托品可阻断瞳孔括约肌与睫状肌上的 M 受体，使瞳孔括约肌与睫状肌松弛，出现扩瞳、眼压升高和调节麻痹（mydriasis and cycloplegia）作用。

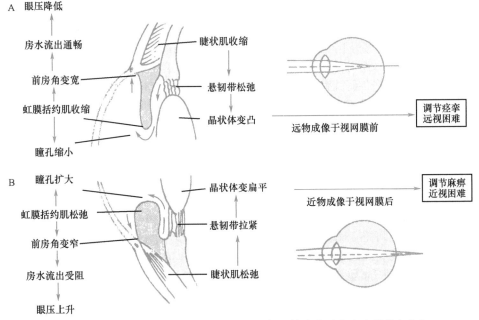

图 8-2　拟胆碱药与抗胆碱药对眼睛作用的比较（箭头表示房水流通的方向）
A. 拟胆碱药的作用；B. 抗胆碱药的作用

（1）扩瞳：阿托品能阻断瞳孔括约肌上的 M 受体，使去甲肾上腺素能神经支配的瞳孔开大肌功能占优势，使瞳孔扩大。

（2）眼压升高：由于瞳孔扩大，虹膜退向四周外缘，前房角间隙变窄，阻碍房水回流入巩膜静脉窦，使房水积聚而造成眼压升高。因此，青光眼患者禁用。

（3）调节麻痹：阿托品阻断睫状肌的 M 受体，使睫状肌松弛而退向外缘，悬韧带拉紧，晶状体变为扁平，屈光度降低，不能将近距离的物体清晰地成像于视网膜上，看近物模糊不清，只适合看远物，这一作用称为调节麻痹。

3. 平滑肌　阿托品能松弛许多内脏平滑肌。其作用强度与平滑肌的功能状态有关，即对正常活动的平滑肌影响较小，而对过度活动或痉挛的内脏平滑肌松弛作用较显著。另外，阿托品的解痉作用随器官的不同而有差异，抑制胃肠道平滑肌痉挛的作用最明显，其缓解胃肠绞痛疗效最好；对输尿管和膀胱逼尿肌的解痉作用次之，其作用可能涉及许多 M 受体亚型，其中 M_2 受体可能最为重要，M_3 受体可能与膀胱逼尿肌收缩有关；对胆道平滑肌的解痉作用最弱，胆绞痛疗效较差；而对人子宫平滑肌无明显作用。

4. 心血管系统

（1）心脏：①心率，治疗剂量（0.4～0.6mg）的阿托品在部分患者可见心率短暂性轻度减慢，一般每分钟可减少 4～8 次。这种心率减慢并不伴有血压与心排血量的变化。研究发现，选择性 M_1 受体拮抗药哌仑西平也有减慢心率作用，如先用哌仑西平后再用阿托品，则阿托品减慢心率作用消失，提示阿托品的减慢心率作用是由于它阻断了副交感神经节后纤维上的 M_1 受体（突触前膜 M_1 受体），从而减少了突触中 ACh 对递质释放的抑制作用。而较大剂量（1～2mg）时，由于阿托品阻断窦房结的 M_2 受体，因而解除迷走神经对心脏的抑制作用，可使心率加快，其加快心率的程度取决于迷走神经张力，在迷走神经张力高的青壮年，心率加快明显，而阿托品对运动状态、婴幼儿和老年人的心率影响较小。②房室传导，阿托品能拮抗迷走神经过度兴奋所致的传导阻滞和心律失常。阿托品可缩短房室结的有效不应期，从而增加心房扑动或心房颤动患者的心室率。

（2）血管和血压：治疗剂量的阿托品对血管和血压无显著影响，主要原因为大多数血管缺少胆碱能神经支配。大剂量的阿托品可引起皮肤血管扩张，表现为皮肤潮红、温热，尤以面颊部较为显著。在病理情况下，当微循环小血管痉挛时，大剂量阿托品有明显的解痉作用，可以改善微循环，恢复重要器官的血流供应，缓解组织缺氧状态。阿托品扩血管的机制未明，但与其抗 M 胆碱作用无关。其扩血管作用机制可能是阿托品所引起体温升高后的代偿性散热反应，也可能是阿托品的直接扩血管作用。

5. 中枢神经系统　治疗量（0.5～1.0mg）阿托品可轻度地兴奋迷走神经中枢，使呼吸速率加快；较大治疗剂量（1～2mg）可轻度兴奋延髓和大脑；2～5mg 时，中枢兴奋作用明显增强，可出现焦躁不安、多言、谵妄等症状；中毒剂量（10mg 以上）常产生幻觉、定向障碍、运动失调和惊厥等。有时可由兴奋转入抑制，出现昏迷、呼吸麻痹而死亡。

【临床应用】

1. 解除平滑肌痉挛　适用于缓解各种内脏绞痛，对胃肠绞痛及膀胱刺激症状如尿频、尿急等疗效较好。对胆绞痛、肾绞痛疗效较差，故常与镇痛药哌替啶合用，以增强疗效。另外利用阿托品松弛膀胱逼尿肌的作用可增加膀胱容量，减少排尿次数，用于治疗儿童遗尿症。

2. 抑制腺体分泌　用于全身麻醉前给药，可减少唾液腺和呼吸道腺体的分泌，防止分泌物阻塞呼吸道发生吸入性肺炎。也可用于严重盗汗（如肺结核）和流涎症（如金属中毒和帕金森病）。

3. 眼科

（1）虹膜睫状肌炎：常用 0.5%～1% 阿托品溶液滴眼治疗虹膜睫状肌炎，利用其松弛虹膜括约肌及睫状肌的作用，使炎症组织得到充分休息，以利于消炎和止痛。由于瞳孔扩大，还可与缩瞳药毛果芸香碱交替使用，以预防虹膜和晶状体粘连及发生瞳孔闭锁。

（2）验光配镜：阿托品滴眼可使睫状肌松弛，具有调节麻痹作用，晶状体固定，以便准确地测定晶状体的屈光度。但阿托品对眼作用持续时间较长，现已少用，已被作用时间较短的后马托品取代。目前儿童验光时仍用之，因儿童的睫状肌调节功能较强，须用阿托品发挥其充分的调节麻痹作用。

（3）检查眼底：阿托品滴眼的扩瞳作用可用于检查眼底。现已被作用时间较短的后马托品取代。

4. 治疗缓慢型心律失常　用于迷走神经过度兴奋所致的窦性心动过缓、窦房阻滞、房室传导阻滞等缓慢型心律失常。在急性心肌梗死时，常伴有窦性或房室结性心动过缓、房室传导阻滞，阿托品可使心率恢复正常，改善患者临床症状。但应注意阿托品用量过大可使心率加快，心肌耗氧量增加，引发心室颤动的危险。

5. 抗休克 常用于治疗严重感染所引起的感染中毒性休克。大剂量阿托品可解除小动脉痉挛，扩张外周血管，改善微循环，增加重要器官的血流灌注，若同时补充血容量，则更利于休克的治疗。但对休克伴有高热或心率过快者，不宜使用阿托品。由于阿托品用药剂量过大时中枢兴奋等副作用较多，故目前多用山莨菪碱取代。

6. 解救有机磷酸酯类中毒 可解除有机磷酸酯类中毒时的 M 样中毒症状。与胆碱酯酶活化药合用可发挥挽救生命的疗效（参见第七章）。

案例 8-1 分析讨论

1. 阿托品阻断胃肠道平滑肌的 M 受体，松弛胃肠道平滑肌，解除平滑肌痉挛，从而缓解疼痛。

2. 药理作用有以下几点：①抑制腺体分泌。②眼（扩瞳、升眼内压、调节麻痹）。③解除内脏平滑肌痉挛。④心脏（心率、传导加快）。⑤血管与血压（扩血管、抗休克）。⑥中枢神经系统（较大剂量先兴奋后抑制）。

临床应用有以下几方面：①解除平滑肌痉挛（内脏绞痛）。②虹膜睫状体炎、眼底检查、验光配镜（限于儿童）。③抑制腺体分泌（全麻前给药、严重盗汗、流涎）。④缓慢型心律失常。⑤抗休克（感染性休克）。⑥有机磷酸酯类中毒解救。

【不良反应】 由于阿托品选择性不高，作用广泛，当利用某一作用时，其他作用就成了副作用。治疗量下常见的副作用有口干、视物模糊、心动过速、皮肤潮红等。上述症状在停药后可消失，故无须特殊处理。这些情况应预先告诉患者，以免造成不安。随剂量加大，其不良反应可逐渐加重，出现高热、呼吸加快、烦躁不安、幻觉等中枢中毒症状，严重者可由中枢先兴奋转入抑制，出现昏迷及呼吸麻痹。阿托品的最低致死量成人为 80～130mg，儿童约为 10mg。中毒的解救主要是对症处理，可采取洗胃导泻等措施，以促进毒物排出，可用毛果芸香碱、新斯的明等拟胆碱药对抗阿托品类的外周作用。中枢兴奋症状可用地西泮或短效巴比妥类治疗，但剂量不宜过大，避免与阿托品的中枢抑制作用产生协同（表 8-3）。

表 8-3 阿托品作用、用途及不良反应

作用	用途	不良反应
解除平滑肌痉挛（如膀胱逼尿肌）	内脏绞痛	尿潴留
抑制腺体（汗腺、唾液腺）分泌	全麻前给药，严重盗汗、流涎	口干，皮肤干燥，体温升高
扩瞳，调节麻痹	虹膜睫状肌炎、验光配镜（儿童）	视物模糊、远视，青光眼禁用
解除迷走神经对心脏的抑制	缓慢型心律失常、抗休克	心率加快、心悸
中枢先兴奋，后抑制	有机磷酸酯类中毒时改善中枢症状	烦躁、昏迷

【禁忌证】 青光眼和前列腺增生者禁用（后者是因为阿托品能使尿道括约肌收缩而加重排尿困难），心肌梗死、心动过速患者及老年人慎用。

山莨菪碱

山莨菪碱（anisodamine）是我国从茄科植物山莨菪中提取的一种左旋生物碱，简称 654，其人工合成的为消旋品，称 654-2。

本品具有明显的外周抗胆碱作用。抑制腺体分泌及散瞳的作用仅为阿托品的 1/20～1/10；对抗 ACh 所致的平滑肌痉挛和抑制心血管的作用与阿托品相似而稍弱。解除小血管痉挛、改善微循环的作用较强。不易通过血脑屏障，故中枢兴奋作用较弱。另外，山莨菪碱还可抑制血栓素 A_2（TXA_2）的合成，因而具有抑制血小板和粒细胞聚集，保护血小板功能及增加肺循环的血流速度，减轻支气管黏膜水肿，增加 cAMP/cGMP 而发挥平喘的作用。

本品因脂溶性低口服吸收较差，一般采用注射给药。和阿托品相比，其毒性较低，解痉作用的选择性相对较高，可替代阿托品用于严重感染所致的感染中毒性休克及内脏平滑肌绞痛。也可用于弥散性血管内凝血（disseminate intravascular coagulation，DIC）、血栓性静脉炎、冠状动脉疾病及哮喘持续状态的治疗。不良反应和禁忌证与阿托品相似。

东莨菪碱

东莨菪碱（scopolamine）是从茄科植物洋金花、莨菪等植物中提取的一种左旋生物碱。对中枢神经的抑制作用较强，在治疗剂量即可引起中枢神经系统抑制，小剂量镇静，较大剂量催眠，表现

笔记栏

为困倦、遗忘、疲乏、少梦、快速眼动睡眠（rapid eye moment sleep，REMS）时相缩短等，此外尚有欣快作用，因此易造成药物滥用。个别患者，尤其是伴有严重疼痛者，大剂量东莨菪碱可产生激动、不安、幻觉或谵妄等类似阿托品的中枢兴奋症状。兴奋过后患者即进入睡眠状态。东莨菪碱外周作用与阿托品相似，但抑制腺体分泌的作用较阿托品强，扩瞳及调节麻痹的作用较阿托品稍弱，而对心血管系统及胃肠道平滑肌作用较弱（表8-4）。

表8-4　常用阿托品类生物碱的药理作用

药物	药理作用			临床应用
	解痉	抑制腺体分泌、扩瞳	中枢	
阿托品	+++	++	++	内脏绞痛，眼科、麻醉前给药，抗休克，抗缓慢型心律失常，解救有机磷酸酯类中毒
山莨菪碱	++	+	−	感染中毒性休克、内脏绞痛、血管神经性头痛、眩晕
东莨菪碱	+	+++	+++	麻醉前给药，防晕止吐

注：−、+、++、+++ 分别表示无作用、作用弱、作用中等、作用强。

东莨菪碱主要用于麻醉前给药，因其不仅能抑制腺体分泌，而且具有中枢抑制作用，因此优于阿托品。可用于晕动病治疗，防晕机制可能与其抑制前庭神经内耳功能或大脑皮质功能，以及抑制胃肠道运动有关，与 H_1 受体拮抗药苯海拉明合用能增加疗效。本品以预防给药效果较好，若已出现晕动病的症状如恶心、呕吐等再用药时则疗效差。也可用于妊娠呕吐及放射病呕吐。此外，东莨菪碱对PD也有一定疗效，可改善患者的流涎、震颤和肌肉强直等症状，可能与其中枢抗胆碱作用有关。我国中药麻醉的主药洋金花，其主要成分即为东莨菪碱，因此可用东莨菪碱来代替洋金花进行中药麻醉。

二、阿托品的合成代用品

阿托品的副作用较多，用于眼科作用时间太持久，影响了正常视力的恢复；用于解痉时其选择性差。为克服阿托品类不良反应较多的缺点，提高其疗效，人们通过药物化学结构的修饰，合成了一些选择性较高、副作用较小的合成代用品。主要为3类：合成扩瞳药、合成解痉药和选择性 M 受体拮抗药（表8-5、表8-6）。

表8-5　阿托品类生物碱对眼作用的比较

药物	浓度（%）	扩瞳作用		调节麻痹作用	
		高峰（min）	消退（d）	高峰（h）	消退（d）
硫酸阿托品	1.0	30～40	7～10	1～3	7～12
后马托品	1.0～2.0	40～60	1～2	0.5～1	1～2
尤卡托品	2.0～5.0	30	1/12～1/4	无作用	
环喷托酯	0.5～1.0	30～50	1	1	0.25～1
托吡卡胺	0.5～1.0	20～40	0.25	0.5	0.5＜0.25

（一）合成扩瞳药

临床常用的合成扩瞳药有后马托品（homatropine）、尤卡托品（eucatropine）、环喷托酯（cyclopentolate）、托吡卡胺（tropicamide）。均为短效 M 受体拮抗药。其扩瞳作用维持时间较短，适用于检查眼底和验光配镜。

（二）合成解痉药

1. 季胺类解痉药　此类解痉药与阿托品类的叔胺类解痉药比较，有以下特点：①脂溶性低，口服吸收差。②不易通过血脑屏障，中枢神经系统作用少。③对胃肠道解痉作用较强，并有不同程度的神经节阻断作用，可致直立性低血压、阳痿等不良反应；中毒量可出现箭毒样神经肌肉阻断作用，引起呼吸麻痹。

2. 叔胺类解痉药　叔胺类的阿托品及颠茄制剂是缓解消化性溃疡症状的重要药物，能解除胃肠平滑肌的痉挛，从而消除绞痛。但是常产生口干、视物模糊等副作用。现有的阿托品代用品的作用性质、副作用、禁忌证与阿托品相似，仅有量上的差别。

本类药物均含叔胺基团，有以下特点：①脂溶性高，口服易吸收。②易通过血脑屏障，故有中枢作用。③具有阿托品样胃肠解痉作用，还可抑制胃酸分泌。

（三）选择性 M 受体拮抗药

详见作用于消化系统的药物（第三十章）。

表 8-6 合成解痉药和选择性 M 受体拮抗药

分类	药物	药理作用	临床应用	不良反应
季胺类	溴甲阿托品（atropine methobromide, 胃疡平）	解除胃肠道痉挛及抑制胃酸分泌的作用较强	胃及十二指肠溃疡、胃酸过多、胃炎、痉挛性大肠炎	较少，敏感者可见口干、排尿困难、便秘
	溴丙胺太林（propantheline, 普鲁本辛）	对胃肠道 M 受体选择性较高，抑制胃肠道平滑肌的作用较强而持久，抑制腺体分泌，不易通过血脑屏障，中枢作用弱	胃及十二指肠溃疡、胃肠痉挛、胃炎、胰腺炎、多汗症、妊娠呕吐	口干、视物模糊、排尿困难、心悸、便秘、头痛等
叔胺类	地美戊胺（dimevamide, 胃胺、胃安）	强度与阿托品相似，作用快，易透过血脑屏障	胃溃疡、胃酸过多、急性胃炎、幽门痉挛等	口干、视物模糊
	贝那替嗪（beactyzine, 胃复康）	除上述作用外，尚具安定作用	伴有焦虑症的溃疡患者	
M₁ 受体拮抗药	哌仑西平（pirenzepine, 吡疡平）	选择性阻断胃壁细胞上的 M_1 受体，抑制胃酸分泌	胃及十二指肠溃疡、急性胃黏膜出血及胃泌素瘤	青光眼及前列腺增生患者慎用

第二节　N 受体拮抗药

一、神经节阻滞药

（一）药理作用和机制

神经节阻滞药又称 N_N 受体拮抗药，能选择性地与神经节的 N_N 受体结合，竞争性地阻断 ACh 与受体结合，使 ACh 不能引起神经节细胞去极化，从而阻断了神经冲动在神经节中的传递。

这类药物对交感神经节和副交感神经节都有阻断作用，因此其综合效应常视两类神经对该器官支配以何者占优势而定。例如，交感神经对血管支配占优势，则用药后对血管主要为扩张作用，尤其对小动脉，使血管床血流量增加，加之静脉也扩张，回心血量减少及心排血量降低。结果使血压明显下降，尤其以坐位或立位时血压下降显著。又如，在胃肠道、眼、膀胱等平滑肌和腺体则以副交感神经占优势，因此用药后常出现便秘、扩瞳、口干、尿潴留等。

（二）临床应用

神经节阻滞药可用于麻醉时控制血压，以减少手术区出血。也可用于主动脉瘤手术，用以降压和控制因手术剥离而撕拉组织所造成的交感神经反射，使患者血压不致明显升高。偶用于其他降压药无效的急进型高血压脑病和高血压危象患者。除美卡拉明（mecamylamine，美加明）和樟磺咪芬（trimetaphan camsilate）外，其他药物已基本不用。

二、肌肉松弛药

肌肉松弛药是一类作用于神经肌肉接头后膜的 N_M 受体，产生神经肌肉阻滞的药物，故亦称为神经肌肉阻滞药（neuromuscular blocking agents）。根据它们的作用方式和特点可分为两类，即去极化型肌松药（depolarizing muscular relaxants）和非去极化型肌松药（nondepolarizing muscular relaxants）。

（一）去极化型肌松药

这类药物与神经肌肉接头后膜的 N_M 受体结合，产生与 ACh 相似但较持久的去极化作用，在去极化开始时骨骼肌可有短暂的肌束颤动，而后即长期处于不应期状态，经过一段时间后，运动终板的极化状态虽可以恢复，但仍不能对 ACh 起反应，只有在药物的作用完全消失后，对 ACh 的敏感性才能逐渐恢复。此时神经肌肉的阻滞方式已由去极化（第 1 相）转变为非去极化（第 2 相），此二相作用的结果使神经肌肉的化学传递出现较短时间的阻断，从而使骨骼肌松弛。药物使骨骼肌松弛的特点有以下几个方面：①最初可出现短时肌束颤动，与药物对不同部位的骨骼肌去极化出现的时间先后不同有关。②连续用药可产生快速耐受性。③抗胆碱酯酶药不仅不能拮抗其肌松作用，而且能加强之。④治疗剂量并无神经节阻断作用。

目前临床应用的去极化型肌松药只有琥珀胆碱。

琥珀胆碱

琥珀胆碱（suxamethonium）又称司可林（scoline），由琥珀酸和两个分子的胆碱组成。

【体内过程】　琥珀胆碱进入体内后即可被血液和肝脏中的假性胆碱酯酶迅速水解为琥珀酰单胆碱，肌肉松弛作用明显减弱，然后可进一步水解为琥珀酸和胆碱，肌肉松弛作用完全消失。约2%药物以原形经肾排泄，其余以代谢产物的形式从尿液中排出。

【药理作用】　静脉注射10～30mg琥珀胆碱后，即可见短暂的肌束颤动，尤以胸腹部肌肉明显。1min后即转为松弛，通常从颈部肌肉开始，逐渐波及肩胛、腹部和四肢。2min时作用达高峰，5min内作用消失。肌松部位以颈部和四肢肌肉最明显，面、舌、咽喉和咀嚼肌次之，呼吸肌无力作用不明显，肺通气量仅降低25%（图8-3）。

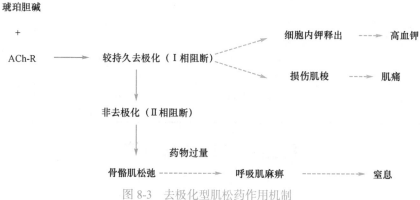

图8-3　去极化型肌松药作用机制

【临床应用】　静脉注射作用快而短暂，对喉肌的麻痹作用强，故适用于气管内插管、气管镜、食管镜检查等短时操作。静脉滴注也可用于较长时间的手术。本药可引起强烈的窒息感，故对清醒患者禁用，可先用硫喷妥钠行静脉麻醉后，再给琥珀胆碱。成人短时外科手术，常用剂量为静脉注射0.2～1.0mg/kg，为延长肌肉松弛时间，可用5%葡萄糖配制为0.1%的溶液静脉滴注，速度为每分钟20～40μg/kg，可维持肌肉松弛作用。由于该药个体差异较大，必须根据患者的反应情况控制滴速，以达到满意的肌肉松弛效果。

【不良反应】

1.窒息　过量可致呼吸肌麻痹，严重窒息可见于遗传性胆碱酯酶活性低下者，用时需备有人工呼吸机。

2.肌束颤动　其主要危害是损伤肌梭，引起肌肉酸痛甚至形态和结构的改变。此反应一般3～5日可自愈。

3.血钾升高　由于肌肉持久性去极化而释放 K^+，使血钾升高。故在烧伤、广泛软组织损伤、偏瘫及脑血管意外等疾病存在时，应禁用本药，以免产生高钾血症性心脏停搏。

4.其他　尚有增加腺体分泌、促进组胺释放等作用。特异质反应尚可表现为恶性高热。

【药物相互作用】　本品在碱性溶液中可分解，故不宜与硫喷妥钠混合使用。凡可降低假性胆碱酯酶活性的药物都可使其作用增加，如胆碱酯酶抑制剂、环磷酰胺、氮芥等抗肿瘤药、普鲁卡因、可卡因等局麻药。有的氨基糖苷类抗生素如卡那霉素及多黏菌素B也有肌肉松弛作用，与琥珀胆碱合用时易致呼吸麻痹，应注意。

（二）非去极化型肌松药

该类药物又称竞争型肌松药（competitive muscular relaxants）。这类药物能与ACh神经肌肉接头的 N_M 受体结合，而本身并不激动受体，从而竞争性阻断ACh的去极化作用，使骨骼肌松弛。

本类药物特点有如下几方面：①骨骼肌松弛前无肌束颤动。②肌肉松弛作用可被同类药物增强。③抗胆碱酯酶药可拮抗其肌肉松弛作用，故过量时可用适量的新斯的明解救。④兼有程度不等的神经节阻断作用和释放组胺作用。⑤吸入性全麻药和氨基糖苷类抗生素能延长和增强此类药物的作用。

本类药物多为天然生物碱及其类似物，按其化学结构可分为苄基异喹啉类（benzylisoquinolines）和类固醇铵类（ammomosteroids）。苄基异喹啉类主要有筒箭毒碱、阿曲库铵、多库铵和咪库铵等药物；类固醇铵类主要包括潘库铵、哌库铵、罗库铵和维库铵等药物。由于体内过程不同，它们在起效时间和维持时间上存在差异，筒箭毒碱为经典药物，但其作用时间较长，用药后作用不易逆转，副作用多，目前临床已少用。

筒箭毒碱

筒箭毒碱（tubocurarine）是从美洲生产的植物浸膏箭毒（curare）中提出的生物碱，右旋体具有药理活性。口服难吸收，静脉注射后 3 ～ 6min 起效，头颈部小肌肉首先受累；然后波及四肢、颈部和躯干的其他肌肉；继之因肋间肌松弛出现腹式呼吸，如剂量加大，最终可致膈肌麻痹，患者呼吸停止。由于筒箭毒碱的作用维持时间较短，如及时进行人工呼吸，应用新斯的明，可挽救生命。肌肉松弛恢复时，其次序与肌肉松弛时相反，即膈肌麻痹恢复最快。

应用药物微离子透入法和单通道膜片钳技术有助于阐明本药作用机制，即药物与神经肌肉接头的突触后膜 N_2 受体结合后，可竞争性阻断 ACh 作用，肌细胞对神经末梢释放的 ACh 不敏感，但终极区及肌细胞膜对 K^+ 的去极化仍保持敏感状态，此时如直接电刺激肌纤维也有反应。在筒箭毒碱作用下，突触后终板电位幅度可减少 70% 之多，此时不能触发肌肉的动作电位，其单通道开放频率减少。以上资料提示筒箭毒碱具有竞争性阻断药的药理特性。此外，本药可促进体内组胺的释放，并具有神经节阻断作用，故可造成血压下降。因此，本品在临床上已较少应用。

其 他 药 物

这些药物目前已基本上取代了传统的筒箭毒碱，用作麻醉辅助药，详见表 8-7。琥珀胆碱和筒箭毒碱的主要区别见表 8-8。

表 8-7 非去极化型肌松药分类及其特点比较

药物	分类	药理特性	起效时间（min）	持续时间（min）	消除方式
筒箭毒碱（tubocurarine）	天然生物碱（环苄基异喹啉）	长效竞争性肌松药	3 ～ 6	80 ～ 120	肾脏消除、肝脏清除
阿曲库铵（atracurium）	苄基异喹啉	中效竞争性肌松药	2 ～ 4	30 ～ 40	霍夫曼消除（Hofmann elimination）、血浆胆碱酯酶水解
多库铵（doxacurium）	苄基异喹啉	长效竞争性肌松药	4 ～ 6	90 ～ 120	肾脏消除、肝脏代谢和清除
米库氯铵（mivacurium chloride）	苄基异喹啉	短效竞争性肌松药	2 ～ 4	12 ～ 18	血浆胆碱酯酶水解
泮库溴铵（pancuronium bromide）	类固醇铵	长效竞争性肌松药	4 ～ 6	120 ～ 160	肾脏消除、肝脏代谢和清除
哌库溴铵（pipecuronium bromide）	类固醇铵	长效竞争性肌松药	2 ～ 4	80 ～ 120	肾脏消除、肝脏代谢和清除
罗库溴铵（rocuronium bromide）	类固醇铵	中效竞争性肌松药	1 ～ 2	30 ～ 40	肾脏消除、肝脏清除
维库溴铵（vecuronium bromide）	类固醇铵	中效竞争性肌松药	2 ～ 4	30 ～ 40	肾脏消除、肝脏代谢和清除

表 8-8 琥珀胆碱和筒箭毒碱的主要区别

	琥珀胆碱	筒箭毒碱
作用机制	持续兴奋 N_M 受体	竞争性阻断 N_M 受体
临床应用	气管插管，食管镜、气管镜短时检查，静脉滴注也可用于较长手术	主要用于较长时间的手术
作用时间	静脉注射作用仅持续 5min	静脉注射作用可持续 20 ～ 40min
不良反应	血钾过高、肌肉酸痛	有神经节阻断和促组胺释放作用：心率减慢、血压下降、支气管痉挛等
中毒解救	不能用新斯的明	可用新斯的明

（宛 蕾）

第九章 肾上腺素受体激动药

案例 9-1

　　患者，女，31 岁。无青霉素过敏史。患者 1 日前因"感冒"自行煎服中药，约 10min 后面部出现皮疹，全身不适，当即晕厥，呼之不应，无四肢抽搐及大小便失禁。被家属急送医院，途中神志转清，急诊入院查体：神志清，脉搏 102 次/分，呼吸 20 次/分，血压 68/48mmHg，体温 37.2℃，双侧瞳孔等大同圆，直径约 2.0cm，对光反射正常，面部、颈部散在粉红色皮疹，形状不规则，大小不等，突出皮肤，无水疱，压之褪色，浅表淋巴结未见肿大，两肺呼吸音清，未闻及干、湿啰音，心界不大，心率 102 次/分，律齐，未闻及杂音。腹部未见异常体征，神经病理征未引出。初步诊断：药物过敏，过敏性休克。治疗：立即给予肾上腺素、地塞米松及补液。患者血压逐渐上升，皮疹消退。

问题：

　　1. 为何选用肾上腺素进行治疗？

　　2. 在处理该患者时为什么同时选用肾上腺素、地塞米松？

　　肾上腺素受体激动药（adrenoceptor agonists）是指一类化学结构及药理作用和肾上腺素、去甲肾上腺素相似，能与肾上腺素受体结合并激动受体产生肾上腺素样作用的胺类药物，其作用与兴奋交感神经的效应相似，故又称拟肾上腺素药（adrenomimetic drugs）、拟交感胺类（sympathomimetic amines）。交感神经在体内能调节很多器官的功能活动，如对某些类型平滑肌（如皮肤、肾和黏膜的血管平滑肌）和腺体细胞（如唾液腺和汗腺）有外周兴奋作用，对某些类型平滑肌（如肠壁、支气管和骨骼肌血管平滑肌）有外周抑制作用；兴奋心脏，增加心率和心肌收缩力；代谢作用，如增强肝糖原、肌糖原的分解，促进脂肪组织中游离脂肪酸的释放；内分泌作用，如调节胰岛素、肾和垂体激素的分泌；中枢神经系统作用，如兴奋呼吸，有些药物还能提高觉醒、加强精神活动等；作用于突触前作用，可影响神经递质如去甲肾上腺素和 ACh 的释放，对心血管系统功能的调节作用尤为重要，因此这一类药物有着广泛的药理效应和临床应用价值。

第一节 构效关系和分类

一、构效关系

　　肾上腺素受体激动药的基本化学结构是 β- 苯乙胺（图 9-1），苯环上 α 与 β 碳原子和侧链末端氨基均可以被取代，衍化出一大类具有拟交感活性的药物。去甲肾上腺素、肾上腺素、异丙肾上腺素、多巴胺、多巴酚丁胺及少数其他药物所含苯环的 3、4 位碳上均有—OH 取代，由于邻 – 二羟基苯称为儿茶酚，所以有此结构的拟交感胺类可统称为儿茶酚胺类（catecholamines，CA）。

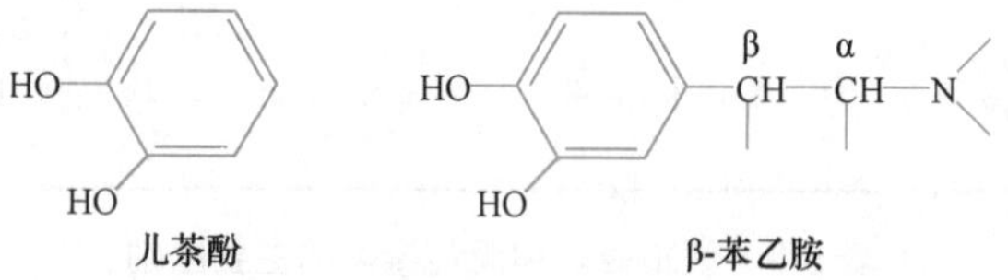

儿茶酚　　　　　β-苯乙胺

图 9-1　儿茶酚及 β- 苯乙胺的结构

　　（1）氨基上氢原子被取代：氨基上氢被烷基取代可增加对 β 受体的活性。例如，去甲肾上腺素氨基末端的氢被甲基取代则为肾上腺素，可增强 β_1 受体活性，如被异丙基取代则为异丙肾上腺素，可增强 β_1、β_2 受体活性。取代基团从甲基到叔丁基，α 受体的作用逐渐减弱，β 受体作用却逐渐加强。但 NA 除外，虽然氨基上的氢被甲基取代，但其苯环上缺少 4 位碳羟基，因而为选择性 α 受体激动药。

　　（2）苯环上的取代基：肾上腺素、去甲肾上腺素、异丙肾上腺素和多巴胺等在苯环第 3、4 位碳上都有羟基。外周作用强而中枢作用弱，作用时间短。如果去掉一个羟基氢而由甲基取代，其外周作用将减弱，而作用时间延长。如将两个羟基都去掉，则外周作用减弱，中枢作用加强，如麻黄碱。

　　（3）烷胺侧链 α 碳原子上的氢如被甲基取代：可阻碍 MAO 的氧化，作用时间延长。易被神经

58

末梢所摄入，在神经元内存留时间长，从而发挥促进递质释放的作用，如间羟胺和麻黄碱。

（4）烷胺侧链 α 碳原子上的氢如被羟氧基取代：可直接激活肾上腺素受体，也可增加神经递质在突触小泡的储存时间。

（5）烷胺侧链 β 碳原子上有—OH 取代后：中枢作用减弱，α 和 β 受体激动作用增强，如麻黄碱虽然中枢作用弱于甲基苯丙胺，但扩张支气管、升高血压和加快心率的作用较强（表9-1）。

表 9-1　肾上腺素受体激动药的化学结构、分类和受体选择性

药物及分类	苯环上的取代基	β 碳原子上的取代基	α 碳原子上的取代基	氨基上的取代基	受体选择性
α、β 受体激动药					
肾上腺素	3-OH，4-OH	—OH	—H	—CH$_3$	α、β
多巴胺	3-OH，4-OH	—H	—H	—H	α、β$_1$、D$_1$
麻黄碱		—OH	—CH$_3$	—CH$_3$	α、β
α 受体激动药					
α$_1$、α$_2$ 受体激动药					
去甲肾上腺素	3-OH，4-OH	—OH	—H	—H	α$_1$、α$_2$、β$_1$
间羟胺	3-OH	—OH	—CH$_3$	—H	α$_1$、α$_2$、β$_1$、β$_2$
α$_1$ 受体激动药					
去氧肾上腺素	3-OH	—H	—H	—CH$_3$	α$_1$
甲氧明	2-OCH$_3$，5-OCH$_3$	—H	—CH$_3$	—H	α$_1$
β 受体激动药					
β$_1$、β$_2$ 受体激动药					
异丙肾上腺素	3-OH，4-OH	—OH	—H	—CH（CH$_3$）$_2$	β$_1$、β$_2$
β$_1$ 受体激动药					
多巴酚丁胺	3-OH，4-OH	—H	—H	①	β$_1$、β$_2$、α
β$_2$ 受体激动药					
沙丁胺醇	3-CH$_2$OH，4-OH	—OH	—H	—C（CH$_3$）$_3$	β$_2$
特布他林	3-OH，5-OH	—OH	—H	—C（CH$_3$）$_3$	β$_2$

① —CH—（CH$_2$）$_2$—〈苯环〉—OH。
　　|
　　CH$_3$

二、分　　类

按肾上腺素受体激动药对肾上腺素受体亚型选择性的不同，可将其分为三大类（表9-1、表9-2）：①α、β 受体激动药（α，β adrenoceptor agonists）。②α 受体激动药（α adrenoceptor agonists）。③β 受体激动药（β adrenoceptor agonists）。

表 9-2　肾上腺素受体激动药基本作用的比较

药物	分类	对不同肾上腺素受体作用的比较			作用方式	
		α 受体	β$_1$ 受体	β$_2$ 受体	直接作用于受体	释放递质
肾上腺素	α、β	++++	+++	+++	+	−
多巴胺	α、β	+	++	±	+	
麻黄碱	α、β	++	++	++	+	
去甲肾上腺素	α	+++	++	±	+	

续表

药物	分类	对不同肾上腺素受体作用的比较			作用方式	
		α受体	β₁受体	β₂受体	直接作用于受体	释放递质
间羟胺	α	++	+	+	+	+
去氧肾上腺素	α	++	±	±	+	±
甲氧明	α	++	-	-	+	-
异丙肾上腺素	β	-	+++	+++	+	-
多巴酚丁胺	β	+	++	+	+	±

第二节　α、β 受体激动药

肾上腺素

肾上腺素（adrenaline，epinephrine，AD）是由肾上腺髓质嗜铬细胞合成分泌的激素。药用肾上腺素是从家畜肾上腺提取或人工合成的，常用其盐酸盐。理化性质与去甲肾上腺素相似，性质极其不稳定，遇光易分解，在中性尤其是碱性溶液中迅速氧化变色而失效。

【体内过程】　在碱性肠液及肠黏膜和肝内破坏，故口服无效。皮下注射因能收缩血管而吸收缓慢。肌内注射较皮下给药吸收更快。对于重症患者，必须采用静脉内给药。肾上腺素在体内的摄取与代谢途径与去甲肾上腺素相似，迅速被组织摄取或由 COMT 及 MAO 破坏，其代谢产物香草扁桃酸（vanillyl mandelic acid，VMA）大部分由尿排出，仅少量原形药物由尿排出。一般作用持续时间：肌内注射作用维持 10～30min，皮下注射作用维持 1h 左右，静脉注射仅数分钟。肾上腺素可通过胎盘，不易通过血脑屏障。

【药理作用】　肾上腺素主要激动 α 和 β 受体，产生较强的 α 和 β 受体作用，主要作用部位为心脏、血管及其他平滑肌。

1. 心脏　存在 β₁、β₂ 和 α 受体，其中以 β₁ 受体为主。肾上腺素可直接作用于心肌、窦房结和传导系统的 β₁ 受体，加强心肌收缩性，提高心率，加快传导，提高心肌的兴奋性。由于心肌收缩性增加、心率加快，故心排血量增加。另外又能舒张冠状血管，改善心肌的血液供应，作用迅速，故肾上腺素为强效心脏兴奋药。其不利的一面是会提高心肌代谢，使心肌氧耗量增加，加上心肌兴奋性提高，如剂量较大或静脉注射过快可兴奋异位节律点，引起心律失常，如室性心动过速、心室颤动等。

2. 血管　肾上腺素可激动血管平滑肌上的 α 受体，使血管收缩；激动 β₂ 受体，使血管舒张。肾上腺素对不同部位血管的作用差异与体内各部位血管的肾上腺素受体的种类和密度各不相同有关。在小动脉及毛细血管前括约肌肾上腺素受体密度高、作用较强，而静脉和大动脉的肾上腺素受体密度低、作用较弱。皮肤、黏膜、腹腔内脏血管以 α 受体占优势，血管呈收缩反应，故皮肤、黏膜、肾脏等血流量显著减少；在骨骼肌、肝脏血管平滑肌上，β₂ 受体占优势，故小剂量肾上腺素往往使这些血管舒张。肾上腺素也能舒张冠状血管，增加冠状血管血流量，其原因除了激动冠脉 β₂ 受体外，还与心脏兴奋使心肌代谢产物腺苷增加，以及血压升高提高冠状血管的灌注压有关。小剂量肾上腺素可使肺血管舒张，大剂量使其收缩，中毒量可引起致死性肺水肿。对脑部小动脉无显著作用。

3. 血压　肾上腺素对血压的影响因剂量及给药途径而异。治疗量（0.5～1.0mg）或慢速静脉滴注（10～30μg/min）时，由于心脏兴奋，心排血量增加，故收缩压升高；β₂ 受体对低剂量肾上腺素更敏感，故骨骼肌血管舒张作用抵消或超过了皮肤、黏膜血管收缩作用的影响，舒张压不变或下降，脉压增大，此时身体各部位血液重新分布，更适于紧急状态下机体能量供应的需要。较大剂量或快速静脉滴注时，血管 α 受体兴奋占优势，血管收缩，外周阻力增加，收缩压和舒张压均升高。肾上腺素典型血压改变多为双相反应，即给药后血压立即上升，而后出现微弱的降压反应（图 9-2）。如事先给予酚妥拉明等 α 受体拮抗药后再使用肾上腺素，血压不仅不升高反而呈现明显的降压反应，这种现象称为肾上腺素升压作用的翻转（图 9-3）。这是因为 α 受体被阻断后，β₂ 受体的扩血管作用占优势而充分显现出来。

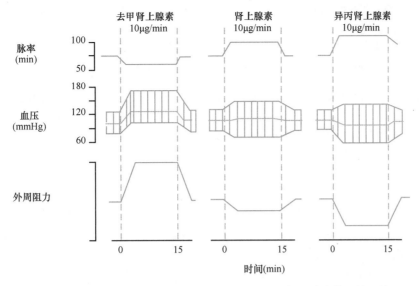

图 9-2 静脉注射去甲肾上腺素、肾上腺素、异丙肾上腺素作用的比较

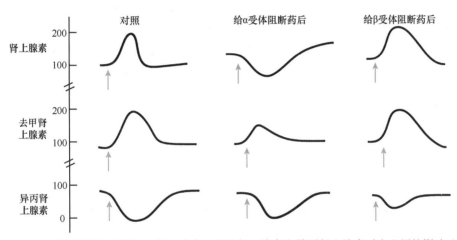

图 9-3 给予肾上腺素受体拮抗药后，肾上腺素、去甲肾上腺素和异丙肾上腺素对人血压的影响（mmHg）

↑ . 给予药物

4. 平滑肌 肾上腺素对平滑肌的作用取决于组织和器官上肾上腺素受体的类型。激动支气管平滑肌的 β_2 受体，发挥强大舒张作用，当支气管处于痉挛状态时，作用更明显，此外肾上腺素能抑制肥大细胞释放过敏性物质如组胺等，还可激动支气管黏膜血管的 α 受体，使其收缩，降低毛细血管的通透性，有利于消除支气管黏膜水肿。松弛胃肠道平滑肌，使自发性收缩频率和幅度减小；在妊娠末期和临产前使用可抑制子宫平滑肌张力和收缩；肾上腺素能激动膀胱逼尿肌 β_2 受体而松弛膀胱，同时激动膀胱括约肌和三角肌 α 受体，使其收缩，因此引起排尿困难和尿潴留。

5. 代谢 能提高机体代谢，在治疗剂量下可使耗氧量升高 20% ～ 30%。肾上腺素激动 β_2、α 受体，促进肝糖原分解，抑制胰岛素分泌，降低外周组织对葡萄糖的摄取，使血糖升高。肾上腺素还能激活甘油三酯酶加速脂肪分解，使血液中游离脂肪酸升高，可能与激动 β_1、β_3 受体有关。

6. 中枢神经系统 肾上腺素不易通过血脑屏障，故在治疗量对中枢神经系统无明显影响，仅在大剂量时可能出现中枢兴奋症状。

【临床应用】

1. 心搏骤停 用于溺水、麻醉和手术意外、药物中毒、传染病和房室传导阻滞等所致的心搏骤停。一般在心肺复苏的同时采用静脉注射给药，也可经气管给药，在无其他给药途径实施或开胸心脏按压时才能采用心室内注射。对电击或卤素类全身麻醉药如氟烷等意外所致的心搏骤停，应在使用肾上腺素的同时配合心脏除颤器或利多卡因等进行抢救。

2. 过敏性疾病

（1）过敏性休克：肾上腺素为首选药物。肾上腺素能激动 α 受体，收缩小动脉和毛细血管前

笔记栏

括约肌，降低毛细血管的通透性，升高血压；激动 β_1 和 β_2 受体，改善心功能，减少过敏性介质释放，舒张支气管、减轻支气管黏膜水肿，改善通气，逆转休克病理过程，迅速解除症状。一般皮下或肌内注射，也可缓慢静脉滴注。但必须控制滴速和用量，以免引起血压骤升和心律失常等不良反应。

> **案例 9-1 分析讨论**
>
> 　　1. 肾上腺素是治疗过敏性休克的首选药物，案例中患者服用自制中药致过敏性休克，因此选用肾上腺素进行治疗。肾上腺素能激动 α 受体，收缩小动脉和毛细血管前括约肌，降低毛细血管的通透性，升高血压；激动 β_1 和 β_2 受体，改善心功能，减少过敏性介质释放，舒张支气管、减轻支气管黏膜水肿，改善通气，逆转休克病理过程，迅速解除症状。
>
> 　　2. 治疗过敏性休克首选肾上腺素，其能有效升压、抑制过敏介质释放、缓解呼吸困难。糖皮质激素类药物地塞米松具有抗过敏及抗炎作用，并无升压作用。肾上腺素合用地塞米松能协同抗过敏，迅速有效缓解呼吸困难，提高疗效。

　　（2）哮喘：控制哮喘的急性发作，肾上腺素能激动 β_2 受体，激活腺苷酸环化酶，使 cAMP 升高，扩张支气管。皮下或肌内注射能于数分钟内起效。

　　（3）血管神经性水肿及血清病：肾上腺素可迅速减轻血管神经性水肿、血清病、荨麻疹、花粉症等变态反应性疾病的症状。

　　3. 与局麻药配伍　肾上腺素加入局麻药注射液中可延缓局麻药的吸收，延长局部麻醉时间，减少毒副作用。一般局麻药中肾上腺素的浓度为 1 : 250 000，一次用量不要超过 0.3mg。

　　4. 局部止血　当鼻黏膜和牙龈出血时，可用浸有 0.1% 盐酸肾上腺素的纱布或棉球压迫出血处，可收缩黏膜血管而止血。

　　【不良反应】　治疗量有时可见恐惧、焦虑、面色苍白、心悸、眩晕、头痛、震颤、呼吸困难、短时的血乳酸或血糖升高等。用量过大或皮下注射误入血管内，或静脉注射过快，可致心律失常、心绞痛或血压骤升，严重时可引起脑出血。还可导致肺水肿。

　　【禁忌证】　禁用于有高血压、器质性心脏病、冠状动脉病变、心肌梗死、甲状腺功能亢进患者。老年人、糖尿病患者应慎用。

多 巴 胺

　　多巴胺（dopamine，DA）为合成去甲肾上腺素的前体，属儿茶酚胺类，是下丘脑和脑垂体中的一种中枢神经递质。药用的是人工合成品。

　　【体内过程】　口服易在肠和肝中破坏而失活。主要采用静脉滴注给药，静脉滴入后在体内分布广泛，不易通过血脑屏障，故外源性 DA 没有中枢作用。在体内迅速经 MAO 和 COMT 催化而代谢，代谢产物 3,4- 二羟苯乙酸和 3- 甲氧四羟苯乙酸由尿排出。$t_{1/2}$ 极短，仅约 2min。

　　【药理作用】　DA 主要激动 β_1 受体、DA 受体（D_1）和 α 受体，对 β_2 受体几乎无作用。

　　1. 心血管系统　血管平滑肌上除分布有 α、β_2 受体外，也有 D_1 受体。D_1 受体兴奋时，血管扩张。DA 的受体激动作用与剂量或浓度有关。小剂量[2μg/（kg·min）]时，主要作用于肾、肠系膜和冠脉的 DA 受体，使血管扩张，增加肾和肠系膜的血流量，改善冠脉血流及耗氧；剂量略大［（5 ～ 10）μg/（kg·min）]时，能显著激动心脏 β_1 受体及间接促使 NA 自储藏部位释放，对心肌产生正性应力作用，使心肌收缩力及心搏量增加，最终使心排血量增加、收缩压升高，舒张压无变化或有轻度升高，脉压可能增大。这可能是心排血量增加，而肾和肠系膜动脉阻力下降，其他血管阻力基本不变使总外周阻力变化不大的结果。大剂量［20μg/（kg·min）]DA 可激动血管 α 受体，导致血管收缩，引起外周阻力增加，血压上升。

　　2. 肾脏　DA 在低剂量时作用于 DA 受体，使肾血管扩张，肾血流量和肾小球滤过率增加，尿量及钠排泄量增加；当剂量过大时，由于 α 受体作用和 β_1 受体作用引起的肾素分泌增加，使肾血管明显收缩，肾血流量和尿量减少。

　　【临床应用】　可用于某些类型休克的治疗，如心源性、感染中毒性及低血容量性休克等，对伴有心收缩性减弱及尿量减少而血容量已补足的休克患者疗效较好。此外，DA 与利尿药合用于治疗急性肾衰竭。也可用于治疗强心苷和利尿药治疗无效的急性心力衰竭。

　　【不良反应】　一般较轻。如剂量过大或滴注过快可出现恶心、呕吐、心动过速、心绞痛、心律失常、头痛、高血压及肾血管收缩导致的肾功能下降等。给药时如有大量药物漏出血管外可能导致局部组织坏死或坏疽；一旦发生，应减慢滴注速度或停药，必要时给予 α 受体拮抗药。

【禁忌证】 嗜铬细胞瘤禁用。室性心律失常、血管闭塞性疾病、心肌梗死、动脉硬化及高血压慎用。

麻 黄 碱

麻黄碱（ephedrine）又称麻黄素，是一种从中草药麻黄中提取的生物碱。现已人工合成。

【体内过程】 口服易吸收，也可皮下或肌内注射给药。吸收后小部分脱胺氧化，约79%以原形经肾脏排出，代谢和排泄缓慢，作用时间长，一次给药作用可维持3～6h。可通过血脑屏障，中枢作用明显。

【药理作用】 麻黄碱能直接作用于α、β两种受体，发挥拟肾上腺素作用，也能促使肾上腺素能神经末梢释放递质，间接地发挥拟肾上腺素作用。与肾上腺素比较，麻黄碱的特点是性质稳定，口服有效，作用弱而持久，中枢兴奋作用较显著，易产生快速耐受性。

1. 对心血管系统的影响

（1）对心脏的作用：麻黄碱对心脏有兴奋作用，使心肌收缩力增强，心排血量增加。在整体情况下由于血压升高，可反射性减慢心率，这一作用抵消了它直接加速心率的作用。

（2）对血管的作用：麻黄碱使冠状动脉、脑、肌肉血管扩张，血流量增加；使肾、脾等内脏和皮肤、黏膜血管收缩，血流量降低。

（3）对血压的影响：麻黄碱常引起收缩压和舒张压上升，脉压增大。其升压作用缓慢而持久。

2. 对平滑肌的影响 麻黄碱对支气管平滑肌的松弛作用较肾上腺素弱，起效缓慢，但作用持久。也能使膀胱三角肌和括约肌的张力增加，使排尿次数减少，可引起尿潴留，对儿童遗尿症有效。

3. 对中枢神经系统的作用 麻黄碱能透过血脑屏障，较易引起中枢神经兴奋，出现精神兴奋、不安、失眠、肌震颤等。

4. 快速耐受性 短期内反复使用麻黄碱、间羟胺等药物，其作用可逐渐减弱，称为快速耐受（tachyphylaxis），也称脱敏（desensitization），停药数小时后可以恢复。麻黄碱产生快速耐受的机制可能与递质消耗及麻黄碱与受体的亲和力降低有关。

【临床应用】

1. 低血压 防治某些低血压状态，如腰麻和硬膜外麻醉时所引起的低血压。

2. 鼻塞 消除鼻腔黏膜充血引起的鼻塞，可用0.5%～1.0%溶液滴鼻消除黏膜肿胀，作用时间长，无继发性血管扩张现象。

3. 哮喘 用于预防或缓解哮喘发作，轻症效果好，对于重症急性发作效果较差。

4. 变态反应 缓解荨麻疹和血管神经性水肿等变态反应的皮肤黏膜症状。

【不良反应】 有时引起焦虑不安、失眠、震颤、心悸、头痛、眩晕、恶心、呕吐、食欲缺乏、血压升高、尿闭、出汗及皮疹等。对前列腺增生患者可引起排尿困难。短期内反复给药可出现快速耐受。禁忌证同肾上腺素。

第三节 α受体激动药

案例 9-2

患者，女，56岁。发现尿路结石10年，未予特殊治疗，否认其他病史。5日前无明显诱因出现左侧腰痛，较剧烈，有恶心、呕吐，无发热，就诊于当地医院，诊断为"左尿路结石"，2日前行碎石治疗，术后仍感腰痛，予以哌替啶后好转，后渐出现发热，体温达40℃，伴明显寒战，有恶心、呕吐，神志清，精神烦躁，对症处理后无明显好转，10h前突发呼吸困难，急诊入院。神志清，精神欠佳，储氧面罩给氧下呼吸较平稳，查体：血压70/50mmHg，呼吸频率27次/分，血氧饱和度100%，脉搏108次/分，体温39.1℃。双侧瞳孔正常，浅表淋巴结无肿大，左肺呼吸音粗，右肺呼吸音低，未闻及明显干、湿啰音。心界不大，心率108次/分，律齐，未闻杂音。腹部未及明显阳性体征，神经病理征未引出。化验及特殊检查：血小板103×10⁹/L，白细胞1.5×10⁹/L；镜下白细胞++++；尿蛋白0.3g/L；谷丙转氨酶53U/L；谷草转氨酶88U/L；pH7.26；乳酸（急诊）2.2mmol/L；胸部CT示两肺少许炎症，左上肺陈旧性肺结核；腹部B超示左输尿管下段结石伴左肾轻度积水，右肾囊肿。初步诊断：尿路感染，脓毒性休克，左肾尿路结石，左侧肾盂及输尿管上段积水。治疗：予以美罗培南抗感染、去甲肾上腺素升压、补液等处理，据病情的变化调整治疗方案。

一、α_1、α_2 受体激动药

去甲肾上腺素

　　去甲肾上腺素（noradrenaline，NA）是去甲肾上腺素能神经末梢释放的主要递质，也可由肾上腺髓质少量分泌，占成人肾上腺髓质中儿茶酚胺含量的 10%～20%。药用的 NA 为人工合成的左旋体，化学性质不稳定，见光易分解失效，在中性或碱性溶液中易氧化、变色、失活，故禁与碱性药物配伍。在酸性溶液中较稳定，常用其重酒石酸盐。

　　【体内过程】　口服因收缩胃黏膜血管而极少被吸收，在肠内又易被碱性肠液破坏，故口服无效。皮下或肌内注射时，因血管剧烈收缩而吸收差，且易发生局部组织坏死。静脉注射由于在体内迅速被组织摄取，作用仅能维持几分钟，故临床上一般采用静脉滴注给药。NA 极性较高，不易通过血脑屏障，无中枢作用。内源性和外源性 NA 大部分被去甲肾上腺素能神经末梢摄取后，进入囊泡储存（摄取 1）。也可在被非神经细胞（如血管、小肠平滑肌和心肌）摄取后，大多数被 COMT 和 MAO 代谢而失活（摄取 2）。代谢产物以 VMA 为主（90%），少量为原形 NA（4%～16%）、结合型间甲 NA 和间甲 NA。

　　【药理作用】　激动 α 受体作用强大，对 α_1 和 α_2 受体无选择性，对心脏 β_1 受体作用较弱，对 β_2 受体几乎无影响（表 9-2）。主要作用部位为心脏和血管。

　　1. 收缩血管　激动血管的 α_1 受体，使血管收缩，特别是小动脉和小静脉几乎全部收缩。对各器官血管收缩程度与该部位受体分布密度和 NA 剂量有关。皮肤、黏膜血管收缩最明显，其次是肾血管；对脑、肝、肠系膜甚至骨骼肌的血管也有收缩作用。但使冠脉血管舒张，血流量增加，这主要是由心脏兴奋，心肌的代谢产物（如腺苷）增加，从而舒张血管所致。另外，亦与血压升高，提高冠脉灌注压有关。

　　2. 兴奋心脏　激动心脏的 β_1 受体，但作用弱于肾上腺素，使心肌收缩性加强，心率加快，传导加速，心排血量增加。在整体情况下，由于血压升高而反射性兴奋迷走神经，使心率减慢。由于血管的强烈收缩，总外周阻力增加而心排血量不变或有所降低。剂量过大、静脉注射过快时能使心脏自律性提高而出现心律失常，但较肾上腺素少见。

　　3. 血压　小剂量滴注时由于心脏兴奋，收缩压升高，此时血管收缩作用尚不明显，故舒张压升高较弱而脉压增大（图 9-2）。较大剂量时，血管强烈收缩，舒张压显著升高，脉压变小。

　　4. 其他　对机体代谢的影响较弱，只有在大剂量时才出现血糖升高现象。对其他平滑肌作用较弱，但可使孕妇子宫收缩频率增加。

　　【临床应用】

　　1. 抗休克　NA 在休克治疗中已不占主要地位，仅限于血容量充足下的某些休克类型，如早期神经源性休克等，以保证重要器官血供。但不宜长时间用，以免加重微循环障碍。

　　2. 上消化道出血　将 1～3mg NA 稀释后口服，使食管和胃血管收缩，产生局部止血作用。

　　3. 药物中毒低血压　对于中枢抑制药中毒引起的低血压，用 NA 静脉滴注可使血压上升接近正常水平。特别是在氯丙嗪（α 受体拮抗药）中毒血压过低时，宜选用 NA。

　　【不良反应】

　　1. 局部组织缺血坏死　静脉滴注时间过长、浓度过高或药液外漏时，可使注射部位局部血管剧烈收缩，甚至缺血坏死。可局部热敷，并用 α 受体拮抗药酚妥拉明做局部浸润注射，使血管扩张、止痛，预防组织坏死，同时要更换注射部位。

　　2. 急性肾衰竭　滴注时间过长或剂量过大可使肾脏血管剧烈收缩，产生少尿、无尿及急性肾衰竭，故用药期间尿量应保持在 25ml/h 以上，否则应立即减量或停药，必要时用甘露醇等脱水药利尿。

　　3. 其他　过量时可出现严重头痛及高血压等。故全身使用 NA 期间必须仔细监测血压变化。长期静脉滴注后突然停药可引起反跳性血压突然下降，故应在逐渐减小剂量或减慢滴注速度后再停药。

　　【禁忌证】　高血压、动脉硬化症、器质性心脏病患者、无尿患者，严重微循环障碍的患者与孕妇禁用。

【药物相互作用】　碱性药物可破坏本品，故忌与碱性药物配伍；不可与氯仿、环丙烷、氟烷、恩氟烷等麻醉药同时使用，以免引起心律失常。不宜与三环类抗抑郁药、单胺氧化酶抑制药同时使用，因可导致严重持续高血压与心律失常。

> 案例9-2分析讨论
> 　　1. NA 的药理作用有收缩血管、兴奋心脏、升高血压、促进代谢和兴奋平滑肌等；用途包括抗休克、低血压、上消化道出血。
> 　　2. NA 抗休克治疗时应注意监测尿量以防发生急性肾衰竭，无尿患者禁用；预防局部组织缺血坏死；监测血压以防过量，停药时逐渐减量防止出现反跳性血压骤降。

间 羟 胺

间羟胺（metaraminol）又名阿拉明（aramine），为人工合成品，性质较稳定。主要作用于 α 受体，对 $β_1$ 受体作用较弱。间羟胺可促进去甲肾上腺素神经末梢释放 NA 而间接地发挥作用。间羟胺收缩血管、升高血压的作用比 NA 弱、缓慢而较持久，注射后 10min 起效，作用可维持 1h。间羟胺对心脏兴奋作用较弱，略增加心肌收缩性，升压后反射作用使心率减慢，对正常人心排血量的影响不明显，对休克患者则可增加心排血量。对肾脏血管的收缩作用也较弱，但仍能显著减少肾脏血流量。由于间羟胺升压作用可靠，维持时间较长，较少引起心悸和少尿等不良反应，还可肌内注射，故临床上可作为 NA 的代用品，用于各种早期休克及其他低血压状态。短期连续使用可产生快速耐受，突然停药可发生低血压的反跳，禁忌证同 NA。

二、α₁ 受体激动药

去氧肾上腺素

去氧肾上腺素（phenylephrine，苯肾上腺素；neosynephrine，新福林）是人工合成品。

【体内过程】　在胃肠道和肝脏被单胺氧化酶降解，不宜口服。皮下或肌内注射 10～15min 起效，作用持续时间：皮下注射 50～60min，肌内注射 30～120min，静脉给药 15～20min。

【药理作用】　作用机制与 NA 相似但较弱，主要激动 $α_1$ 受体，基本没有 β 样作用。可使血管收缩（尤其是皮肤、黏膜、内脏等处），外周阻力增加，使血压升高。因血压升高反射地增加迷走神经活性，使心率减慢。去氧肾上腺素可使肾、内脏、皮肤与肢体血流减少，但冠状动脉血流增加。去氧肾上腺素还能激动瞳孔开大肌 $α_1$ 受体，使开大肌收缩而散瞳。与阿托品相比，其作用较弱，起效快而维持时间短。但一般不引起眼压升高（老年人前房角狭窄者可能引起眼压升高）和调节麻痹。

【临床应用】　用于治疗休克和麻醉时低血压，也可用于治疗室上性心动过速。用其 1.0%～2.5% 溶液滴眼，在眼底检查时作为快速短效的散瞳药。

【不良反应】　偶有头晕、四肢发冷、呕吐、反射性心动过缓，大剂量可致心律失常。严重高血压、冠心病、甲状腺功能亢进、糖尿病患者及妊娠晚期或分娩期禁用，老年人慎用。

【药物相互作用】　与胍乙啶、单胺氧化酶抑制药、催产素、三环类抗抑郁药并用，可增强本药的升压作用。

甲 氧 明

甲氧明（methoxamine）为人工合成品，选择性激动 $α_1$ 受体，血管收缩作用较强，对心脏无直接作用，但由于血压升高，可反射性地引起心率减慢。几乎无 β 受体激动作用，也不引起中枢兴奋。常用于外科手术，以维持或恢复动脉压，尤其适用于脊髓麻醉造成的血压降低。还可用于大出血、创伤及外科手术引起的低血压，心肌梗死所致的休克及室上性心动过速。大剂量偶有持续性及过度血压升高，且伴有头痛、心动过速、毛发竖直、恶心、呕吐等。甲状腺功能亢进、严重高血压等患者禁用。

三、α₂ 受体激动药

羟 甲 唑 啉

羟甲唑啉（oxymetazoline）为外周突触后膜 $α_2$ 受体激动药。具有迅速收缩鼻黏膜血管的作用，从而改善鼻塞症状。常用浓度为 5%，起效迅速（5～10min），作用持久，约 6h。主要外用于滴鼻治疗鼻黏膜充血和鼻炎。也可滴眼治疗眼结膜充血。但不宜大量长期连续应用，连续使用时间不宜超过7日。偶有局部刺激症状，儿童大剂量使用可出现中枢神经系统抑制。有冠心病、高血压、甲状腺功能亢进、糖尿病等重度器质性和代谢性疾病的患者慎用。

可乐定、甲基多巴等为中枢性 α_2 受体激动药，详见抗高血压药章节（第二十五章）。

第四节　β 受体激动药

案例 9-3

　　患者，女，58岁。患者在2年前无明显诱因而反复出现活动后气促，无胸闷、胸痛及头晕、头痛，无黑矇、晕厥，未予治疗。8个月前开始反复出现晕厥，多由蹲位转为站立位时或体力劳动时发生，发作前有头晕、黑矇，无四肢抽搐、大小便失禁，约持续2min后神志转清。近2周来发作频繁，4日前门诊收入院。查体：心率45次/分，体温36.8℃，脉搏44次/分，呼吸频率16次/分，血压140/80mmHg。颈软，甲状腺未触及肿大，两肺呼吸音清，未闻及干、湿啰音，心率44次/分，律齐，腹部未及异常体征。双下肢无水肿，足背动脉搏动好，神经病理征未引出。心电图示三度房室传导阻滞。初步诊断：三度房室传导阻滞。治疗：立即给予异丙肾上腺素维持心率，必要时安装临时起搏器。

问题：

　　1. 哪些药物可以治疗房室传导阻滞？

　　2. 异丙肾上腺素为什么能治疗房室传导阻滞？

一、β₁、β₂ 受体激动药

异丙肾上腺素

异丙肾上腺素（isoprenaline）是人工合成品，常用其盐酸盐，化学结构是去甲肾上腺素氨基上的一个氢原子被异丙基所取代，是经典的 β_1、β_2 受体激动药。

【体内过程】　口服易被破坏，舌下含化或气雾吸入均能迅速吸收，吸收后主要在肝及其他组织中被 COMT 代谢灭活，MAO 对其作用弱，也较少被去甲肾上腺素能神经所摄取，因此作用维持时间较去甲肾上腺素、肾上腺素略长。

【药理作用】　对 β 受体有很强的激动作用，对 β_1 和 β_2 受体选择性很低，对 α 受体几乎无作用。

1. 对心脏的作用　作用于心脏 β_1 受体，使心肌收缩力增强，心率加快，传导加速，心排血量和心耗氧量增加。与肾上腺素相比，异丙肾上腺素加快心率、加速传导的作用较强，并对正位起搏点的兴奋作用强，而对异位起搏点兴奋作用较弱，故虽过量也导致心律失常，但较肾上腺素少见。

2. 对血管和血压的影响　作用于血管平滑肌 β_2 受体，使骨骼肌血管明显舒张，肾血管和肠系膜血管舒张作用较弱，对冠状血管也有舒张作用，血管总外周阻力降低。小剂量静脉滴注由于心脏兴奋和外周血管舒张，导致收缩压增高、舒张压降低、脉压增大。但如以较大剂量静脉注射给药，则可引起舒张压明显下降，降低了冠状血管的灌注压，冠脉有效血流量不增加。

3. 对支气管平滑肌的作用　激动支气管平滑肌 β_2 受体，使支气管平滑肌松弛，也可抑制组胺等过敏物质释放，但对支气管黏膜的血管无收缩作用，故消除黏膜水肿的作用不如肾上腺素。久用可产生耐受性。

4. 其他　促进脂肪和糖原分解，增加组织的耗氧量，与肾上腺素相比，其升高血中游离脂肪酸的作用相似，而升高血糖作用较弱。不易通过血脑屏障，中枢兴奋作用弱。

【临床应用】

1. 哮喘　用于控制哮喘急性发作，经气雾吸入给药，作用快而强，但持续时间短。

2. 心搏骤停　用于心室自身节律缓慢、高度房室传导阻滞或窦房结功能衰竭而并发的心搏骤停，常与去甲肾上腺素或间羟胺合用做心室内注射。

3. 房室传导阻滞　用于中、重度房室传导阻滞。治疗二度房室传导阻滞，一般舌下含药；严重时静脉滴注给药，根据心率调整滴数。

4. 休克　用于心源性和感染中毒性休克，对中心静脉压高、心排血量低者，应在补足血容量的基础上再用本药。

案例 9-3 分析讨论

1. 可用于治疗房室传导阻滞的药物有阿托品、异丙肾上腺素等。M 受体拮抗药阿托品可解除迷走神经对心脏的抑制作用而用于治疗一、二度房室传导阻滞；β 受体激动药异丙肾上腺素因可激动心脏 β_1 受体，使传导加速而用于治疗二、三度房室传导阻滞。

2. 异丙肾上腺素为 β 受体激动药，通过激动心脏 β_1 受体加速房室传导，因此可治疗房室传导阻滞。治疗二度房室传导阻滞，一般舌下含服给药；严重时静脉滴注给药，根据心率调整滴数。

【不良反应】　常见的不良反应有心悸、头晕、心动过速、头痛、皮肤潮红等。用药过程中应注意控制心率。对哮喘患者，因用气雾剂剂量不易控制，如剂量过大可致心肌耗氧量增加，易引起心律失常，甚至产生心动过速及心室颤动。长期使用可产生耐受性，停药 7～10 日后耐受性可消失。禁用于冠心病、心肌炎、心肌梗死和甲状腺功能亢进等患者。

二、β_1 受体激动药

多巴酚丁胺

多巴酚丁胺（dobutamine）化学结构与多巴胺相似，临床用含有右旋多巴酚丁胺和左旋多巴酚丁胺的消旋体。前者阻断 α_1 受体，后者激动 α_1 受体。二者都激动 β 受体，但前者激动 β 受体的作用为后者的 10 倍，消旋多巴酚丁胺的作用是二者的综合表现。由于其对 β_1 受体的激动作用强于 β_2 受体，故此药属于 β_1 受体激动药。

与异丙肾上腺素相比，多巴酚丁胺正性肌力作用比正性频率作用显著，对心率影响不大。对肾及肠系膜等血管无直接扩张作用，药物引起的肾血流量增加和尿量的增加继发于心排血量增多。缺血性心脏病患者用药后，缺血区冠状动脉的血流量增加，这是由心肌收缩性和室内压降低所致。严重心力衰竭患者用药后，心脏、肾功能改善，心排血量增加。

多巴酚丁胺口服无效，血浆 $t_{1/2}$ 为 2min，应用时必须持续静脉滴注给药，可于连续用药 24～26h 出现耐受性。

临床用于治疗心脏手术后、心肌梗死或中毒性休克并发心力衰竭患者。剂量过大或静脉滴注速度过快可使心率加快，引起心律失常，应减量或暂停用药。禁用于心房颤动及梗阻性肥厚型心肌病患者。

三、β_2 受体激动药

本类药物有沙丁胺醇（salbutamol）、特布他林（terbutaline）、奥西那林（metaproterenol）等。它们主要作用于 β_2 受体，对支气管平滑肌有强而持久的舒张作用，而对心脏的效应较小。作为支气管扩张药主要用于治疗哮喘和支气管痉挛（详见第二十九章）。

（吕　莉）

第十章 肾上腺素受体拮抗药

肾上腺素受体拮抗药（adrenoceptor blocking drug）能与肾上腺素受体结合，但药物本身没有内在活性，从而产生抗去甲肾上腺素能神经递质或肾上腺素受体激动药的作用。这类药物按其对 α 和 β 肾上腺素受体选择性的不同，分为 α 受体拮抗药、β 受体拮抗药及 α、β 受体拮抗药三大类。

第一节 α 受体拮抗药

α 受体拮抗药能选择性地与 α 肾上腺素受体结合，其本身不激动或较弱激动肾上腺素受体，却能妨碍去甲肾上腺素能神经递质及肾上腺素受体激动药与 α 受体的结合，从而产生抗肾上腺素作用。其药理作用如下所示。

1.血管 由于阻断 α_1 受体可抑制内源性儿茶酚胺引起的血管收缩反应，使外周血管阻力降低，血压下降。降低血压的作用强度与给予拮抗药时交感神经系统的活性有关。对血压正常者仰卧位时的血压影响较小，直立时因为拮抗了代偿性血管收缩，可引起血压明显降低。

本类药物阻断 α_1 受体也能抑制外源性儿茶酚胺收缩血管、升高血压的作用，能将肾上腺素的升压作用翻转为降压，这个现象称为"肾上腺素作用的翻转（adrenaline reversal）"（表 10-1），这是因为 α 受体拮抗药选择性地阻断了与血管收缩有关的 α 受体，与血管舒张有关的 β 受体未被阻断，而使血管舒张作用得以充分地表现出来。对于主要作用于血管 α 受体的去甲肾上腺素，本类药物只能取消或减弱其升压效应而无"翻转作用"，对于主要作用于 β 受体的异丙肾上腺素的降压作用则无影响（表 10-1）。

表 10-1 给予肾上腺素受体拮抗药前后儿茶酚胺对犬血压的作用

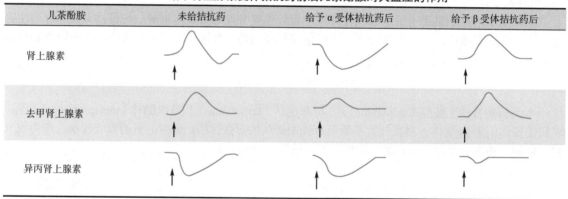

儿茶酚胺	未给拮抗药	给予 α 受体拮抗药后	给予 β 受体拮抗药后
肾上腺素			
去甲肾上腺素			
异丙肾上腺素			

2.心脏 有心脏兴奋作用，使心肌收缩力增强，心率加快，心排血量增加。这种兴奋作用除了由血管扩张、血压下降，反射性兴奋交感神经引起外，还可能是阻断神经末梢突触前膜 α_2 受体，从而促进去甲肾上腺素释放，激动心脏 β_1 受体的结果。

3.其他部位的平滑肌 α_1 受体拮抗药能阻断膀胱、尿道及前列腺组织上的 α_1 受体，抑制其括约肌的收缩，从而降低括约肌张力，减少阻力。

根据其对 α_1、α_2 受体的选择性不同，可分为非选择性 α 受体拮抗药（α_1、α_2 受体拮抗药）、选择性 α_1 受体拮抗药和选择性 α_2 受体拮抗药三类。

一、α_1、α_2 受体拮抗药

案例 10-1

一位嗜铬细胞瘤患者，血压 250/150mmHg（33.3/20.0kPa），静脉注射酚妥拉明治疗，由于速度过快，患者血压降至 65/40mmHg（8.7/5.3kPa）。

问题：

1.酚妥拉明降低血压的机制是什么？

2.对于该患者此时可给予什么药物升高血压？

此类药物对 α_1、α_2 受体具有相似的亲和力，可阻断 α_1、α_2 受体。根据药物作用及维持时间不同，又可将其分为短效类及长效类 α 受体拮抗药。短效类药物为咪唑啉（imidazoline）的衍生物，它们与 α 受体结合较疏松，容易解离；同时由于阻断突触前膜 α_2 受体，使去甲肾上腺素释放增加，竞争与 α 受体结合，故作用维持时间短。属于竞争性 α 受体拮抗药，常用的药物有酚妥拉明、妥拉唑啉。长效类药物的化学结构为氯化烷基胺，与 α 受体结合牢固，作用维持时间长，属于非竞争性 α 受体拮抗药，常用的药物有酚苄明。

酚 妥 拉 明

【体内过程】 酚妥拉明（phentolamine）又名立其丁（regitine），口服生物利用度低，仅为注射给药的20%。口服后30min血药浓度达峰值，作用维持时间为 3～6h；肌内注射作用维持 30～45min。大多以无活性的代谢物从尿液排泄。

【药理作用】 对血管平滑肌 α 受体的阻断作用和直接舒张血管作用，使血管扩张，降低肺动脉压和外周血管阻力，血压下降。兴奋心脏，增强心肌收缩力，加快心率，增加心排血量。对静脉和小静脉的 α_1 受体阻断作用比对小动脉的作用强，直立时外周静脉淤血增多，易引起直立性低血压。偶可致心律失常。此外有拟胆碱作用，使胃肠平滑肌兴奋；还有组胺样作用，使胃酸分泌增加，引起皮肤潮红等。

【临床应用】

1. 肾上腺嗜铬细胞瘤的诊断、治疗和术前用药 因瘤细胞分泌大量肾上腺素及去甲肾上腺素而引起高血压，酚妥拉明阻断 α_1 受体，产生迅速而强大的降压作用，降低肾上腺嗜铬细胞瘤所致的血压升高。注意做诊断试验时曾有致死的报道，故应特别慎重。

2. 预防和治疗因静脉滴注去甲肾上腺素外漏引起的局部皮肤缺血坏死 可用本品做皮下浸润注射。也用于肾上腺素等拟交感胺类药过量所致的高血压。

3. 外周血管痉挛性疾病 如肢端动脉痉挛性疾病（雷诺病）、手足发绀和血栓闭塞性脉管炎等。

4. 休克 本药能舒张小动脉和小静脉，降低外周阻力和肺循环阻力，此外还能增加心肌收缩力，增加心排血量，从而改善休克状态时的内脏血液灌注，解除微循环障碍，防止肺水肿的发生，用于外周血管阻力高、心排血量低的休克治疗，但给药前必须补足血容量。临床上主张合用去甲肾上腺素，目的是对抗去甲肾上腺素的 α 受体的血管收缩作用，保留其 β_1 受体的加强心肌收缩力的作用。

5. 顽固性充血性心力衰竭 心力衰竭时，因心排血量不足，交感张力增加，外周阻力增大，肺充血和肺动脉压力升高，易产生肺水肿。应用酚妥拉明可扩张血管、降低外用阻力；明显降低心脏后负荷、左室舒张末压与肺动脉压，心排血量增加，心力衰竭得以减轻。

6. 其他 酚妥拉明口服或阴茎海绵体内注射用于诊断或治疗阳痿。

【不良反应】 常见的反应有直立性低血压和反射性兴奋心脏引起的不良反应，静脉给药过快可引起心率加快、心律失常和心绞痛，因此应采用缓慢注射或静脉滴注。口服可有胃肠道反应，可出现腹痛、腹泻、呕吐，诱发溃疡病。

酚 苄 明

酚苄明又称苯苄胺（dibenzyline），是人工合成品。

【体内过程】 起效慢，作用强大持久，口服吸收20%～30%，因刺激性强，不做肌内或皮下注射，仅做静脉注射。静脉注射酚苄明后，其分子中的氯乙胺基须环化形成乙撑亚胺基，才能与 α 受体牢固结合，阻断 α 受体，故起效慢，1h 后可达最大效应，但作用强大。本品的脂溶性高，大剂量用药可积蓄于脂肪组织中，然后缓慢释放，故作用持久。主要经肝代谢，经肾及胆汁排泄。一次用药，12h 排泄50%，24h 排泄80%，作用可维持 3～4 日，一周后尚有少量残留于体内。

【药理作用】 能扩张血管，降低外周阻力和增加心排血量，加快心率。对于血压正常者，静卧时的降压作用不明显，但当直立时因为拮抗了代偿性血管收缩，可引起血压明显降低。由于血压降低反射性兴奋交感神经，加上阻断突触前膜 α_2 受体作用和对摄取1、摄取2的抑制作用，可使心率加快。在高浓度应用时，还具有抗 5-羟色胺（5-HT）及抗组胺作用。

【临床应用】 主要用于治疗嗜铬细胞瘤和良性前列腺增生引起的排尿困难。

【不良反应】 常见的有直立性低血压、心悸、鼻塞、嗜睡、疲乏等，口服可致恶心、呕吐。

二、α₁ 受体拮抗药

此类药物对动脉和静脉的 α₁ 受体有较高的选择性阻断作用,可使外周血管阻力降低,血压下降。对突触前膜上 α₂ 受体无明显作用,因此在拮抗去甲肾上腺素和肾上腺素升压作用的同时,无促进神经末梢释放去甲肾上腺素的作用,无明显加快心率作用,也不增加肾素的分泌,代表药物有哌唑嗪(prazosin)。临床常用的本类药物还有特拉唑嗪(terazosin)、多沙唑嗪(doxazosin)等。主要用于原发性高血压、慢性充血性心力衰竭和良性前列腺增生的治疗。

三、α₂ 受体拮抗药

育亨宾(yohimbine)能选择性地阻断 α₂ 受体,可促进去甲肾上腺素能神经末梢释放去甲肾上腺素,增加交感神经张力,导致血压升高、心率加快。主要作为实验工具药。

第二节　β 受体拮抗药

β 受体拮抗药能选择性地与 β 肾上腺素受体结合,竞争性阻断去甲肾上腺素能神经递质或肾上腺素受体激动药与 β 受体的结合,从而拮抗其 β 型拟肾上腺素作用。β 受体拮抗药与激动药呈典型的竞争性拮抗,使激动药的量效曲线平行右移(图 10-1)。

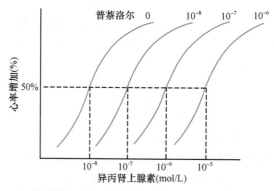

图 10-1　普萘洛尔竞争性拮抗异丙肾上腺素加快心率的作用

一、β 受体拮抗药的共性

β 受体拮抗药可根据其选择性分为非选择性的(β₁、β₂ 受体拮抗药)和选择性的(β₁ 受体拮抗药)两类。本类药物中有些除具有 β 受体阻断作用外,还具有一定的内在拟交感活性,因此上述两类药物又可分为有内在拟交感活性及无内在拟交感活性两类(表 10-2)。

表 10-2　β 受体拮抗药分类和药理学特性

| 药物名称 | β 受体阻断作用 | | 内在拟交感活性 | 膜稳定作用 | 脂溶性($\lg K_p$) | 口服生物利用度(%) | 血浆 $t_{1/2}$(h) | 首过效应(%) | 主要消除器官 |
	β₁	β₂							
非选择性 β 受体拮抗药									
普萘洛尔	+		0	++	3.65	−25	2～5	60～70	肝
索他洛尔	+	+	0	0	−	−95	10～20	−	肾
噻吗洛尔	+	+	0	0	2.1	−50	3～5	25～30	肝
吲哚洛尔	+	+	++	±	1.75	−75	3～4	10～13	肝、肾
选择性 β₁ 受体拮抗药									
美托洛尔	+	−	0	±	2.15	−40	3～4	50～60	肝
阿替洛尔	+	−	0	0	0.23	−50	5～8	0～10	肾
艾司洛尔	+					0.13		−	在红细胞中分解
α、β 受体拮抗药									
拉贝洛尔				±		−20	4～6	60	肝

【体内过程】　β受体拮抗药口服后在小肠吸收，但由于受脂溶性高低的影响及通过肝脏时的首过效应，其生物利用度差异较大。本类药物主要经肝代谢、经肾排泄。脂溶性高的药物主要在肝脏代谢，少量以原形从尿液排泄，脂溶性小的药物主要以原形从肾脏排泄。本类药物的 $t_{1/2}$ 多数在 3 ～ 6h，纳多洛尔的 $t_{1/2}$ 可达 10 ～ 20h，属长效 β 受体拮抗药。

【药理作用】

1. β 受体阻断作用

（1）心脏：对心脏的作用是这类药物的主要作用。对处于静息状态的正常心脏几乎没有影响，但当心脏交感神经支配占优势时（如运动或病理情况），阻断心脏 β_1 受体作用明显，产生负性频率和负性肌力作用，使心率减慢，延缓心房和房室结的传导，延长心电图（electrocardiogram，ECG）的 P-R 间期，减弱心肌收缩力，减少心排血量，降低心肌耗氧量。

（2）血管：短期给予非选择性 β 受体拮抗药，阻断 β_2 受体介导的舒血管作用，加上心脏功能受到抑制，反射地兴奋交感神经，可导致血管收缩和外周阻力增加，冠状动脉、肝脏、肾脏和骨骼肌等器官组织血流量减少。β 受体拮抗药对正常人血压的影响不明显，但长期使用 β 受体拮抗药可降低高血压患者的外周血管阻力，其调节机制复杂，详见第二十五章。

（3）支气管平滑肌：阻断支气管 β_2 受体，使支气管平滑肌收缩而增加呼吸道阻力。这一作用对正常人影响较小，但对哮喘或慢性阻塞性肺疾病患者，则可导致致命性的支气管收缩。选择性 β_1 受体拮抗药的支气管平滑肌收缩作用较弱。

（4）代谢：阻断 β 受体，抑制交感神经兴奋所引起的脂肪分解。长期应用不具有内在拟交感活性的 β 受体拮抗药可增加血浆甘油三酯浓度，降低高密度脂蛋白（HDL），而具有内在拟交感活性者对血脂影响较小或无影响。β 受体拮抗药对糖代谢的影响不明确，与 α 受体拮抗药合用时可拮抗肾上腺素的升高血糖作用。普萘洛尔并不影响正常人的血糖水平，也不影响胰岛素的释放，但能延缓使用胰岛素后低血糖反应的恢复，这可能是其抑制了低血糖引起儿茶酚胺释放所致的糖原分解，故易掩盖使用胰岛素的糖尿病患者的低血糖反应，如心动过速等，应提高警惕。

（5）肾素：阻断肾小球旁细胞的 β_1 受体而抑制肾素的释放，这可能是其降低血压作用的原因之一。

2. 内在拟交感活性　有些 β 受体拮抗药与 β 受体结合后，既有阻断 β 受体的作用，又有微弱的激动 β 受体的作用，称为内在拟交感活性。由于激动作用较弱，一般被其 β 受体阻断作用所掩盖而不表现出来。但体内去甲肾上腺素减少时或预先给予利血平以耗竭体内儿茶酚胺时，药物的 β 受体阻断作用无从发挥，如再给予具有内在拟交感活性的 β 受体拮抗药，其激动 β 受体的作用便可表现出来，可致心率加快、心排血量增加等。内在拟交感活性较强的药物在临床应用时，其抑制心肌收缩力、减慢心率和收缩支气管的作用要比无内在拟交感活性的药物弱。

3. 膜稳定作用　大剂量应用药物时，有些 β 受体拮抗药具有局部麻醉作用和奎尼丁样作用，这两种作用均与其降低细胞膜对离子的通透性有关，故称为膜稳定作用。这一作用与 β 受体的阻断作用无关。产生膜稳定作用的血药浓度比临床治疗时的血药浓度高出几十倍，故认为在治疗量时，膜稳定作用与治疗作用无关。

4. 其他　普萘洛尔有抗血小板聚集作用；β 受体拮抗药尚有降低眼压作用，这可能是由减少房水的形成所致。

【临床应用】

1. 心律失常　阻断心脏 β_1 受体，减慢心率和传导，对多种原因引起的快速型心律失常（如窦性心动过速、全身麻醉药或肾上腺素受体激动药引起的心律失常等）有效，对交感神经兴奋引起的心律失常疗效较佳。

2. 高血压　β 受体拮抗药是治疗高血压的常用抗高血压药物，可有效控制原发性高血压，可单独应用，也可与其他降压药联合使用。

3. 心绞痛和心肌梗死　阻断心脏 β_1 受体，降低心肌耗氧量，增加缺血区供血，对心绞痛有良好的疗效。心肌梗死患者早期应用可降低心肌梗死的复发率和猝死率。

4. 充血性心力衰竭　在心肌状况严重恶化之前早期应用，对扩张型心肌病所致的心力衰竭治疗作用明显。

5. 甲状腺功能亢进　普萘洛尔用于治疗甲状腺功能亢进（甲亢）。β 受体拮抗药可降低机体对儿茶酚胺的敏感性，降低交感神经活性，而且抑制甲状腺素（T_4）转变为三碘甲状腺原氨酸（T_3），因而能有效控制甲亢的症状，如激动不安、心动过速和心律失常等，能降低基础代谢率。

6. 青光眼　噻吗洛尔等局部应用可降低房水生成速率，降低眼压，常用于青光眼的治疗。与毛果芸香碱相比，其具有不影响瞳孔和视力的优点。

7. 其他　普萘洛尔适用于偏头痛、减轻肌震颤等，也用于嗜铬细胞瘤和肥厚型心肌病。

【不良反应】　常见不良反应有头晕、失眠等中枢神经系统症状和恶心、呕吐、轻度腹泻等消化道系统症状。偶见过敏性皮疹和血小板减少等。如应用不当可引起严重的不良反应。

1. 心血管反应　对心脏的 β_1 受体有阻断作用，可出现心脏功能抑制，特别是心功能不全、窦性心动过缓和房室传导阻滞的患者，由于其心脏活动中交感神经占优势，故对本类药物敏感性增高，引起或加重心力衰竭。具有内在拟交感活性的 β 受体拮抗药较少引起心动过缓、心功能抑制。对血管平滑肌 β_2 受体的阻断作用可使外周血管收缩甚至痉挛，可使外周血管疾病的症状进一步加重，导致四肢发冷、皮肤苍白或发绀，出现雷诺病或间歇性跛行，甚至可引起脚趾溃烂和坏死。

2. 诱发或加重哮喘　由于对支气管平滑肌 β_2 受体的阻断作用，非选择性 β 受体拮抗药可使呼吸道阻力增加，诱发或加重哮喘；选择性 β_1 受体拮抗药及具有内在拟交感活性的药物一般不引起上述不良反应，但这类药物的选择性往往是相对的，故对哮喘的患者仍应慎用。

3. 反跳现象　长期应用无内在拟交感活性的 β 受体拮抗药后突然停药可引起原来病情加重，如心绞痛加剧，甚至引起心肌梗死或猝死、血压升高、严重心律失常等。其机制与受体向上调节有关。因此长期用药者在病情控制后应逐渐减量直至停药。

4. 其他　偶见皮肤黏膜眼综合征，个别患者有幻觉、失眠和抑郁症状。糖尿病患者使用胰岛素的同时应用 β 受体拮抗药，可加强降血糖作用，并易掩盖降血糖药引起的低血糖症（如心动过速等）而出现严重后果，应提高警惕。

【禁忌证】　禁用于窦性心动过缓、重度房室传导阻滞和哮喘的患者。慎用于严重左心功能不全、心肌梗死及肝功能不良患者。

二、常用 β 受体拮抗药

（一）β_1 和 β_2 受体拮抗药

普 萘 洛 尔

普萘洛尔（propranolol，心得安）是最早应用于临床的 β 受体拮抗药，有旋光性，仅左旋体有阻断 β 受体的作用。

【体内过程】　口服吸收完全，但首过效应率为 60%～70%，生物利用度仅为 30%，血浆蛋白结合率大于 90%，血浆药物 T_{max} 为 1～3h，$t_{1/2}$ 为 2～5h。老年人肝功能减退，$t_{1/2}$ 可延长。长期给药或大剂量时，肝脏的消除功能饱和，生物利用度可提高。易于通过血脑屏障和胎盘屏障，也可通过乳汁分泌。代谢产物 90% 以上从肾排泄。该药个体差异大，不同个体口服相同剂量的普萘洛尔，血浆药物浓度相差可达 25 倍，故用药剂量应个体化。

【药理作用】　普萘洛尔具有较强的 β 受体阻断作用，对 β_1 和 β_2 受体的选择性很低，没有内在拟交感活性。用药后心率减慢，心收缩力减弱和心排血量减少，冠脉血流量下降，心肌耗氧量明显减少，对高血压患者可使血压降低，支气管阻力也有一定程度的增高。临床主要用于治疗心律失常、心绞痛、高血压、甲状腺功能亢进等。

【不良反应】　应用本品可出现眩晕、神志模糊（尤见于老年人）、精神抑郁、反应迟钝等中枢神经系统不良反应，支气管痉挛及呼吸困难、充血性心力衰竭较少见，偶尔可见发热和咽痛（粒细胞缺乏）、皮疹（变态反应）、出血倾向（血小板减少）。

【禁忌证】　哮喘、心源性休克、心脏传导阻滞（二、三度房室传导阻滞）、重度或急性心力衰竭、窦性心动过缓。

索 他 洛 尔

索他洛尔（sotalol）又称甲磺胺心定，本品兼有 β 受体阻断作用和延长心肌动作电位时程电生理活性作用。小剂量时表现为 β 受体阻断作用，可延长窦房结周期和房室结不应期，减慢房室传导；较大剂量时，可延长心房、心室动作电位时程和有效不应期。本品口服吸收完全，生物利用度高，

$t_{1/2}$ 长，血浆蛋白结合率低，且首过效应率低，80% ～ 90% 以原形从尿液排泄。临床用于各种心律失常，包括室性心律失常、室上性心律失常，以及心房颤动、心房扑动转复律后正常窦性节律的维持治疗，也可用于高血压及心绞痛。

吲哚洛尔

吲哚洛尔（pindolol，心得静），本品生物利用度高，作用类似普萘洛尔，但强度是普萘洛尔的 6 ～ 15 倍，有较强的内在拟交感活性，主要表现在激动 β_2 受体方面，激动血管平滑肌 β_2 受体，使血管扩张，且减慢心率及减少心排血量的作用较弱，因此，对心脏储备力降低或易出现心动过缓的高血压患者，使用该类药物较好。

（二）β_1 肾上腺素受体拮抗药

美托洛尔

美托洛尔（metoprolol，美多心安）口服几乎完全吸收，有首过效应，生物利用度仅为 40% ～ 75%。食物可增加其吸收，血药浓度为空腹时的一倍。血浆 C_{max} 的个体差异很大（可达 17 倍），可能与体内的代谢受遗传因素影响有关，快代谢型者 $t_{1/2}$ 为 3 ～ 4h；慢代谢型者 $t_{1/2}$ 可达 7 ～ 55h。肝脏代谢，仅 10% 以原形从尿液排泄。美托洛尔有较弱的膜稳定作用，但无内在拟交感活性。对 β_1 受体有较高的选择性，但较大剂量时对血管及支气管平滑肌 β_2 受体也有作用。临床可用于治疗心律失常、心绞痛、高血压、心肌梗死、甲状腺功能亢进及嗜铬细胞瘤等。

阿替洛尔

阿替洛尔（atenolol，氨酰心安）无膜稳定作用及内在拟交感活性，对 β_1 受体有较高选择性，而对支气管及血管的 β_2 受体影响甚小。临床应用与美托洛尔相似。

艾司洛尔

艾司洛尔（esmolol）是一种作用时间很短的 β_1 受体拮抗药，$t_{1/2}$ 约 8min。紧急情况下可静脉给药。

第三节　α、β 受体拮抗药

本类药物对 α、β 受体的阻断作用选择性不强，但对 β 受体的阻断作用强于 α 受体的阻断作用。临床主要用于高血压的治疗。

拉贝洛尔

拉贝洛尔（labetalol，柳胺苄心定）口服吸收迅速，生物利用度 20% ～ 40%，血浆蛋白的结合率为 50%，99% 在肝脏代谢，只有少量以原形从肾脏排出。$t_{1/2}$ 为 4 ～ 6h。

【药理作用】　拉贝洛尔是相对较新的 α、β 受体拮抗药的代表，在化学结构上有两个化学中心，有 4 种立体异构体，即 R,R- 拉贝洛尔、R,S- 拉贝洛尔、S,R- 拉贝洛尔及 S,S- 拉贝洛尔。每一种异构体可显示不同的活性，阻断受体的选择性各不相同，R,R- 型主要阻断 β 受体，对 β_2 受体具有某些内在拟交感活性，可引起血管舒张；S,R- 型几乎没有 β 受体阻断作用，对 α 受体的阻断作用最强；R,S- 型几乎没有 α、β 受体阻断作用；S,S- 型缺乏 β 受体阻断作用。临床应用的拉贝洛尔为上述 4 种异构体的消旋混合物，所以兼有 α、β 受体的阻断作用，其对 β 受体的阻断作用为对 α 受体阻断作用的 5 ～ 10 倍。有较弱的膜稳定作用及内在拟交感活性。本品多用于中度和重度的高血压、心绞痛，静脉注射可用于高血压危象，它与单纯 β 受体拮抗药相比能降低卧位血压和外周阻力，一般不降低心排血量，降低血压时也很少引起心率加快。本品对支气管平滑肌收缩作用不强，但对哮喘患者仍不利。

【不良反应】　常见的不良反应有直立性低血压、眩晕、乏力、幻觉、胃肠道障碍等，本品致支气管平滑肌收缩的作用虽不强，但对哮喘患者仍可致支气管痉挛。哮喘及心功能不全者禁用。儿童、孕妇及脑出血患者忌用静脉注射。

卡维地洛

卡维地洛（carvedilol）为非选择性 β 受体和 α_1 受体拮抗药，还具有抗氧化作用，抑制氧自由基引起的脂质过氧化和平滑肌增生。口服首过效应明显，生物利用度 22%，血浆蛋白结合率为

95%，经肝脏代谢消除，$t_{1/2}$ 为 6 ～ 8h。降压作用迅速且维持时间长。临床用于治疗高血压和充血性心力衰竭。

> **案例 10-1 分析讨论**
>
> 1.酚妥拉明阻断血管平滑肌 α 受体，使血管扩张，降低外周血管阻力，血压下降。
>
> 2.酚妥拉明过量引起的低血压可以应用去甲肾上腺素进行救治。因去甲肾上腺素选择性激动血管平滑肌 α 受体，使血管收缩，对抗酚妥拉明的扩血管作用。

（云 宇）

第十一章　局部麻醉药

案例 11-1

患者，女，52 岁，因在单位走道不慎滑倒致左下肢腓骨骨折，需行左下肢腓骨内固定术手术。麻醉医生行腰部硬膜外麻醉，于 T_{12}～L_1 处穿刺置管后推注含 1：200 000 肾上腺素的 1.6% 利多卡因和 0.16% 丁卡因混合局麻药 15ml，15min 后患者出现烦躁、不安，伴轻微呼吸困难，面色、口唇稍苍白，查体：心率 140 次 / 分，血压 80/55mmHg，脉搏细速，诊断为局麻药轻度中毒。经吸氧并给予地塞米松 10mg、地西泮 10mg 静脉输注治疗后 15min，患者中毒症状明显好转，回抽无血液回流，再推 5ml 局麻药无上述症状出现，在辅助使用镇静催眠药的情况下，麻醉平面适当，术中再推注局麻药 2 次，每次 20ml 局麻药液，2h 后顺利完成外科手术，经随访患者情况稳定，无异常。

问题：

1. 简述局麻药的作用机制及影响局麻药作用的因素。在局麻药中加入肾上腺素的目的是什么？

2. 分析局麻药毒性反应发生的主要原因、对机体的影响及中毒表现。如何预防和治疗局麻药吸收中毒？

3. 除以上局麻药以外，硬膜外麻醉还可以选择使用哪些局麻药？简述联合使用局麻药的药理基础。

麻醉药（anesthetic）是指作用于外周或中枢神经系统，产生局部或全身麻醉作用的药物。按作用部位及作用特点分为局部麻醉药和全身麻醉药两类。

局部麻醉药（local anesthetic）简称局麻药，是一类局部使用于神经末梢或神经干的周围，能可逆地阻滞神经冲动的发生和传递，在意识清醒的条件下使神经支配的部位出现暂时性感觉丧失的药物。局麻作用消失后，神经功能可完全恢复，对其他组织几乎没有损伤性影响。

局麻药被吸收或被直接注入血液循环时可产生全身作用。血药浓度达一定水平时，可影响中枢神经系统、心血管系统及其他器官功能。

目前临床上常用的局麻药有 6 种，根据其化学结构可分为酰胺类和酯类两类，最常用的是酰胺类。

第一节　概　述

一、来源、构效关系和分类

1860 年从南美洲古柯树叶中提取的可卡因是第一个临床应用的局麻药。1884 年，Koller 在眼科成功地应用可卡因做表面麻醉，但具有很强的成瘾性。1885 年，Corning 首先对犬施行硬膜外阻滞。1898 年，Bier 首先将可卡因注入患者的蛛网膜下隙。1905 年，Einhorn 合成酯类局麻药普鲁卡因，由于其毒性小，效果确切，至今仍不失为安全有效的局麻药。1943 年，Lofgren 和 Lundguist 合成了酰胺类局麻药利多卡因，因其对黏膜的穿透力强，在组织内弥散较快较广，成为当今普遍应用的局麻药之一。其后又相继合成辛可卡因、丁卡因、甲哌卡因、布比卡因和罗哌卡因等许多各具特点的局麻药，更使局部麻醉及镇痛治疗的疗效大为提高。

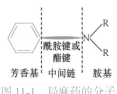

图 11-1　局麻药的分子基本结构

局麻药分子由 3 部分组成：芳香基、中间链和胺基（图 11-1）。

局麻药局部麻醉强度及持续时间与其化学结构有密切的关系。首先，根据中间链结构的不同，局麻药可以分为两大类：①中间链为酯键（—COO—）者构成酯类局麻药，常用药物有普鲁卡因、氯普鲁卡因和丁卡因；②中间链为酰胺键（—CONH—）者构成酰胺类局麻药，常用药物为利多卡因、甲哌卡因、布比卡因、丙胺卡因、依替卡因和罗哌卡因等。也可根据局麻药作用时效的长短分为 3 类：短效局麻药，有普鲁卡因、氯普鲁卡因；中效局麻药，有利多卡因、甲哌卡因和丙胺卡因；长效局麻药，有丁卡因、布比卡因、依替卡因和罗哌卡因等。

芳香基团为苯环，包括苯甲胺和苯胺，是局麻药分子亲脂疏水性的主要结构，主要决定药物的脂溶性，并决定药物穿透力的强弱。中间链长 6～8Å，由酯键或酰胺键组成，主要是决定局麻药的代谢途径并影响作用强度,在一定范围内链长者麻醉强度将增加。胺基大多数为叔胺,少数是仲胺。胺基团决定局麻药的亲水疏脂性,主要影响药物分子的解离度。苯环上、胺基氮上的氢或胺基上的R被不同的烃所取代可产生一系列的局麻药。

局麻药的分子结构决定其理化性质和药理特性。例如,将丁基加到普鲁卡因苯环上的胺基基团上可转变成丁卡因,结果脂溶性增加100多倍,蛋白结合率增加10多倍,麻醉强度和作用时间也有所增加。再如,依替卡因的中间链比利多卡因多一个乙基侧链,并以丙基取代利多卡因胺基上的乙基,结果脂溶性和麻醉强度都明显高于利多卡因。将甲哌卡因氨基上的甲基改为丁基,则成为布比卡因,后者的脂溶性和蛋白结合率都比前者明显增加,随之局麻作用增强、时效延长。罗哌卡因与布比卡因的结构较为相似,罗哌卡因胺基氮上的取代基团是丙基,布比卡因的则是丁基,其作用强度较罗哌卡因稍强(图11-2)。脂溶性的大小与局麻作用的强度相关,在酰胺类中,甲哌卡因和丙胺卡因的脂溶性最低,其麻醉作用强度也最弱,依替卡因恰与此相反。蛋白结合率可影响药物作用的时效,蛋白结合率低的普鲁卡因的神经阻滞时间较依替卡因显著缩短。总的说来,酰胺类局麻药起效快,弥散广,阻滞明显,时效长,临床应用比酯类局麻药广泛(表11-1)。

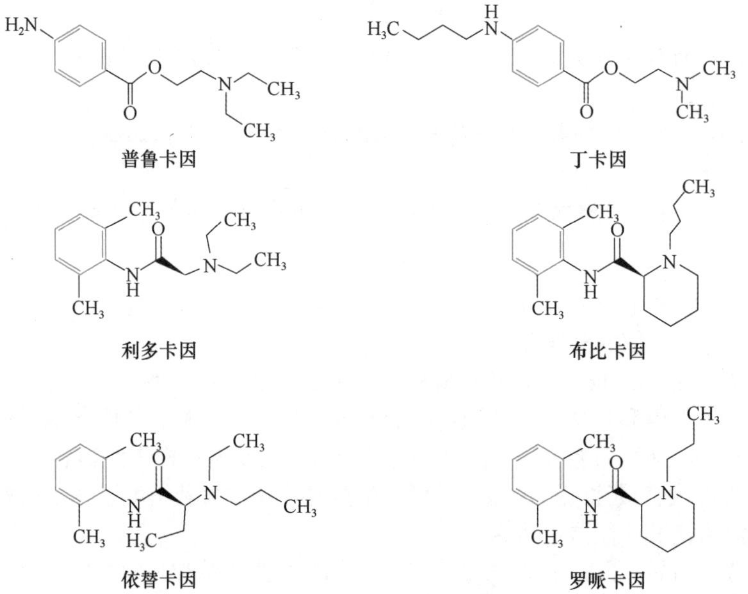

图 11-2　常用局麻药的分子结构

表 11-1　常用局麻药的理化性质及作用强度

局麻药	pK_a	脂溶性	蛋白结合率(%)	强度	起效时间(min)	持续时间*(h)	极量(mg)
酯类							
普鲁卡因	8.9	0.6	6	1	1～3	0.75～1	1000
氯普鲁卡因	9.1	0.4	4	1	3～5	0.5～0.75	1000
丁卡因	8.5	80	76	8	5～10	2～3	100
酰胺类							
利多卡因	7.9	2.9	70	2	1～3	2～3	500
甲哌卡因	7.6	1.0	77	2	1～3	1～2	500
丙胺卡因	7.9	0.9	55	2	1～3	1.5～3	500
布比卡因	8.1	28	96	6	5～10	1～2	150
依替卡因	7.9	141	94	8	5～15	4～8	100
罗哌卡因	8.0	26	97	5	8～12	3～4	180

*持续时间为局部浸润注射后的持续时间。

二、体内过程

(一)吸收

局麻药血药浓度受药物脂溶性、剂量大小、注药部位、是否加用血管收缩药等的影响。于不同部位注射局麻药后，血药浓度由高到低依次为肋间＞骶管＞硬膜外隙＞蛛网膜下隙＞皮下浸润。不同部位用药时，局麻药的吸收速度与用药部位血流灌注充足与否有关。多数局麻药液中加入血管收缩药可降低吸收速率。食管和胃黏膜对局麻药的吸收作用不明显。

（二）分布

局麻药吸收后，随着血液循环迅速分布到全身。局麻药的分布取决于各药理化性质、各组织器官的血流量等因素。

（三）代谢与排泄

酯类局麻药主要通过假性胆碱酯酶水解，有小部分局麻药以原形排出。不同药物水解速率不同，氯普鲁卡因最快，普鲁卡因居中，丁卡因最慢。假性胆碱酯酶主要存在于血浆中，肝细胞含量亦高，脑脊液中甚微。酰胺类局麻药主要通过肝微粒体酶、酰胺酶分解。经过 N- 脱烃后脱氨基等步骤生成 2,6- 二甲代苯酸。该类药物在肝内代谢的速率各不相同，代谢产物主要经肾排出，仅有不到 5% 以原形从尿排出。利多卡因还有小部分通过胆汁排泄。

三、局麻药作用机制

局麻药对任何神经（外周神经或中枢神经、传入神经或传出神经、有鞘神经或无鞘末梢神经）都有阻滞作用，使兴奋阈升高，动作电位幅度降低，抑制动作电位 0 相去极化的速度，减慢传导速度，直至神经细胞完全丧失兴奋性和传导性。此时神经细胞膜仍能保持正常的跨膜静息电位，但对任何刺激均不引起去极化。

一般认为，局麻药能阻止产生动作电位所必需的 Na^+ 内流，因而引起局部麻醉作用。过去有人认为，局麻药主要是对细胞膜磷脂直接作用，从而间接影响钠通道。如通过干扰 Ca^{2+} 和膜上磷脂结合（钙离子学说），或引起细胞膜膨胀而增加体积（膜膨胀学说），从而阻断和破坏钠通道。近年来认为，局麻药是通过对细胞膜电压门控性钠通道的直接作用而抑制钠离子内流，阻断动作电位的产生。进一步研究发现局麻药主要是封闭钠通道的内口，而非膜表面的外口，且与内口处的特殊受体相结合，引起钠通道蛋白质构象变化，增加钠通道的失活闸门关闭的频率，阻滞钠内流，抑制细胞产生兴奋和传导兴奋，从而产生局麻作用。

局麻药分子在体液中存在两种形式：未解离的碱基和解离的阳离子，二者在阻滞神经传导功能的过程中都是必需的。碱基具有脂溶性，能穿透神经鞘膜或神经膜而进入细胞内，碱基浓度越高，穿透膜的能力越强。细胞内的 pH 较膜外低，在细胞内，部分碱基变成解离的阳离子。只有阳离子才能与膜内的受体相结合，使钠通道关闭，阻滞 Na^+ 内流，从而阻滞神经兴奋的产生及传导功能（图 11-3）。

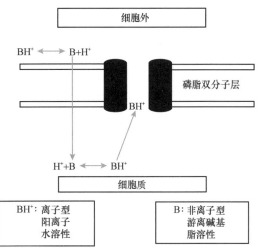

图 11-3　局麻药作用机制示意图

四、药理作用

（一）局部麻醉作用

局麻药作用于神经组织，对神经冲动的产生和传导有阻滞作用。阻滞的程度与局麻药的剂量、浓度及神经纤维的种类等因素有关。局麻药必须与神经组织直接接触后才能发生作用。欲获得满意的神经阻滞，应具备以下 3 个条件：①局麻药必须达到足够的浓度。②必须有足够的时间使局麻药分子充分作用于神经膜上的受体。③有足够长的神经轴与局麻药接触，局麻药应至少接触 1cm 的神经轴，以保证神经传导的阻滞，因为有鞘神经纤维的冲动能跳越 $2 \sim 3$ 个 Ranvier 结，约 1cm。局麻药浓度自低而高，其可麻醉神经，痛觉最先消失，然后依次为温觉、触觉和深部感觉，最后才是运动功能。较高浓度的局麻药对任何神经，包括外周神经、中枢神经、自主神经和运动神经都有阻滞作用，甚至对非神经组织，如心血管细胞、平滑肌和骨骼肌细胞均有抑制作用。一般来说，无髓鞘较细的神经（自主神经、感觉神经）容易被局麻药阻滞，而有髓鞘较粗的神经（运动神经）的阻滞则需要更高浓度的局麻药及更长的时间。

（二）吸收作用

局麻药从给药部位吸收后能引起全身效应。最明显的是中枢神经系统和心血管系统的反应，特别是剂量过大、浓度过高或误将药物注入血管时易出现毒性反应。

1. 局麻药对中枢神经系统的影响 局麻药对中枢神经系统既有抑制作用又有兴奋作用,即先兴奋后抑制。多数的局麻药初期表现为兴奋、烦躁、震颤、寒战,甚至惊厥等。如吸收量过大,最后出现中枢神经系统普遍抑制,患者进入昏迷、呼吸麻痹,甚至因呼吸衰竭而死亡。先兴奋后抑制的现象是由于中枢抑制性神经元比兴奋性神经元对局麻药更敏感,前者首先被局麻药抑制,引起脱抑制而出现兴奋现象,然后,随着药物对神经细胞抑制的进一步加强,才出现普遍抑制。局麻药引起的惊厥是由边缘系统兴奋性扩散所致,地西泮则能抑制边缘系统,可较好地对抗局麻药中毒引起的惊厥。缓慢静脉输注普鲁卡因之后,亦能进入浅麻醉状态而无任何兴奋表现。

2. 局麻药对心血管系统的影响 局麻药对心血管系统的直接作用是抑制,表现为降低心肌兴奋性、收缩力、减慢传导、延长不应期和松弛血管平滑肌等。局麻药可通过对心血管中枢的作用而间接影响心血管系统。研究表明,非心脏毒性剂量的局麻药都有不同程度的抗心律失常作用,如利多卡因常用于抗室性心律失常。在中毒剂量时,局麻药明显降低浦肯野纤维和心肌的最大去极化速率,降低心肌动作电位 0 相的幅度和传导速度,而静息膜电位无明显变化。随着用量增加,心室传导时间延长,心电图表现为 P-R 间期延长,QRS 波群增宽,最终则抑制窦房结起搏功能,引起窦性心动过缓和窦性停搏。

局麻药的直接负性肌力作用与血药浓度有关,不同局麻药的作用程度也很不相同。低浓度时,对心肌收缩力、舒张期容积、心室内压和心排血量均无明显影响;达中毒浓度时,则对心肌有直接的抑制作用,表现为心肌收缩力降低,舒张期容积增加,室内压力下降和心排血量降低,血压下降。

与中枢神经系统对局麻药的反应相比,心血管系统具有更大的耐受性。动物实验表明,引起心血管毒性的局麻药用量为引起中枢神经毒性的 3 倍以上。因此,临床所见局麻药毒性反应以中枢神经系统的症状较多,也较早出现。

五、影响局麻药作用的因素

（一）剂量

剂量的大小可影响局麻药的起效快慢、麻醉深度和持续时间的长短。增加药物浓度和剂量都可增加药物总量,一般情况下,剂量越大,局麻作用的起效越快,强度越大,持续时间越长。但临床常采用增加浓度的方法以达到适当的阻滞区域。神经阻滞和硬膜外阻滞常认为扩大容积比增加剂量更为安全有效。然而,剂量的增加往往可以导致毒性反应的发生,应避免片面追求麻醉效果而忽略过量引起的不良反应。

（二）加入血管收缩药

局麻药溶液中加入适量肾上腺素的目的有以下几方面:①减慢局麻药从作用部位的吸收,延长局麻药的有效时限。②降低血内局麻药的浓度,减少全身毒性反应的发生。局部浸润、周围神经阻滞,加入肾上腺素的浓度以 1 : 200 000(mg/ml)为宜。若增大肾上腺素的浓度,不仅不会增加效果,甚至会引起出汗、心动过速等交感神经兴奋的反应。肾上腺素延长局麻药的时效与所用局麻药的种类、浓度及注射部位有关。在局部浸润麻醉和周围神经阻滞时,肾上腺素可显著延长所有局麻药的作用时间,也可延缓局麻药在硬膜外隙的吸收。但肢端手术(手指、足趾、阴茎等)时不宜加用肾上腺素,以免引起肢端组织的缺血性坏死。高血压、脑动脉硬化症、器质性心脏病和甲状腺功能亢进等患者禁用。

（三）局部 pH

局麻药多为弱碱性叔胺或仲胺,这些胺基不溶于水且不稳定,多与酸结合而形成可溶于水的盐。药物在机体内的体液中解离为带电荷的、可溶于水的阳离子（BH^+）和不带电荷的、可溶于脂的碱基（B）,根据 Handerson-Hasselbalch 公式,弱碱性局麻药的解离反应式为

$$10^{pK_a-pH} = \frac{[BH^+](\text{阳离子})}{[B](\text{碱基})} \tag{11-1}$$

式中,K_a 为解离常数;[ ] 表示浓度。K_a 多以负对数表示,K_a 的负对数记为 pK_a。$[H^+]$ 负对数记为 pH。由公式可见,[阳离子] 与 [碱基] 二者的比例取决于局麻药本身的 pK_a 与内环境的 pH 值。pK_a 为各局麻药所固有,因此,内环境 pH 的变化可显著地改变 [碱基]/[阳离子] 的比值。

大多数局麻药的 pK_a 为 7.5 ～ 9.0。从式（11-1）可见,酸性条件下存在较高浓度的阳离子。碱性条件下存在较高浓度的碱基。从理论上讲,局麻药分子透过神经膜的数量取决于碱基的浓度。pH 升高,碱基浓度增加,增强局麻药通透神经膜的能力。只有当局麻药穿透神经膜后,阳离子才能与其受体

相结合并阻滞神经冲动的传导。因此，临床上可遇到局部 pH 降低时局麻药作用较差的现象，尤以作用较弱的局麻药明显。适当碱化局麻药溶液可明显缩短起效时间，增强阻滞作用，延长作用时间。临床上麻醉酸中毒患者、封闭法治疗损伤患者、炎症患者可以考虑适当碱化局麻药，以提高麻醉效果。

（四）局麻药联合应用

混合应用局麻药旨在利用不同药物的优缺点相互补偿，以期获得较好的临床效果。一般以起效较快的短效局麻药与起效慢的长效局麻药合用，同时降低浓度，减少了局麻药中毒的可能性。临床上多采用注药先后顺序联合法，即先注入显效快的药物，再在适当时机投入长效药物，如过去常将利多卡因与丁卡因合用于硬膜外阻滞。

> **案例 11-1 分析讨论**
>
> 局麻药均以分子形式通过神经细胞膜，之后又以离子形式与细胞膜钠通道的内侧位点结合，致使钠通道关闭，从而抑制神经细胞的去极化及动作电位的传导，影响神经细胞的兴奋，产生局部麻醉作用。其麻醉作用往往受局麻药剂量、药液的 pH、是否使用血管收缩药和局麻药联合使用的影响。局麻药溶液中加入适量肾上腺素，有如下几个目的：①减慢局麻药从作用部位的吸收，延长局麻药有效时限。②降低血内局麻药的浓度，减少全身的不良反应。

六、不良反应

（一）毒性反应

血液中局麻药的浓度过高，可引起毒性反应，临床主要表现为中枢神经系统毒性和心血管功能不全。

毒性反应发生的主要原因是局麻药误入血管内或剂量过大。因此，预防局麻药毒性反应的关键在于防止或尽量减少局麻药吸收入血和提高机体的耐受力。其措施包括如下几点：①使用局麻药的安全剂量。②在局麻药液中加入血管收缩药，延缓吸收。③注射药时注意回吸，避免血管内意外给药。④警惕毒性反应先兆，如突然入睡、多语、惊恐、肌肉抽搐等。⑤麻醉前尽量纠正患者的病理状态，如高热、低血容量、心力衰竭、贫血及酸中毒等，术中避免缺氧和 CO_2 蓄积。

毒性反应的治疗包括以下几点：①首先应停止继续给药，保持患者呼吸道通畅，给氧。②如遇患者极其紧张甚至烦躁，可静脉注射地西泮 0.1 ～ 0.3mg/kg。③如发生惊厥，除吸氧或人工呼吸外，应及时控制惊厥的发作。给氧后即给以短效肌松药、气管内插管、人工通气。④应注意循环系统的稳定和监测患者体温，因严重而长时间惊厥所致缺氧可引起中枢性高热，后者已提示有缺氧性脑损伤。发生低血压应及时有效地做对症处理，一般先静脉注射麻黄碱 10 ～ 30mg，如疗效不佳，改用多巴胺 20 ～ 40mg 或间羟胺 0.5 ～ 5.0mg。

（二）高敏反应

高敏反应指患者接受小剂量（不到一次允许的最大剂量的 1/3 ～ 2/3）局麻药，可突然发生晕厥、呼吸抑制甚至循环衰竭等毒性反应的先兆。高敏反应一般归因于个体差异。但即使是同一患者，处于不同的病理生理状态及受外周环境的影响时亦可出现，脱水、酸碱平衡失调、感染或室温过高等都是促成高敏反应的因素。

（三）特异质反应

特异质反应指患者接受极小剂量的局麻药即可引起严重毒性反应。特异质反应极其罕见，可能与遗传因素相关。但与变态反应不同，没有一个致敏的过程。凡对某种药物有特异反应者，不应再使用此药，亦应避免使用同类局麻药。

> **案例 11-1 分析讨论**
>
> （1）局麻药毒性反应发生的主要原因可能有如下几点：①局麻药误入血管。②局麻药剂量过大。③某些病理状态致患者对局麻药的耐受力降低或对局麻药敏感。
>
> （2）局麻药吸收中毒后对机体的作用及临床表现为如下几方面：①对中枢神经系统的影响：局麻药对中枢神经系统既有抑制作用也有兴奋作用。早期表现为兴奋、震颤、寒战甚至惊厥等；最后出现中枢神经系统的普遍抑制。②对心血管系统的影响：降低心脏可兴奋细胞的自律性和传导性，中毒时产生负性肌力作用，可表现为窦性心动过缓、房室传导阻滞，甚至心脏停搏；心肌收缩力减弱、心输出量减少、舒张期容积增加。
>
> （3）局麻药中毒的预防主要有如下几方面：①使用局麻药的安全剂量。②在局麻药液中加入血管收缩药，延缓吸收。③注药时注意回吸，避免血管内意外给药。④警惕毒性反应先兆，

笔记栏

如突然入睡、多语、惊恐、肌肉抽搐等。⑤麻醉前尽量纠正患者的病理状态，如高热、低血容量、心力衰竭、贫血及酸中毒等，术中避免缺氧和CO_2蓄积。毒性反应的治疗包括以下几方面：①首先应停止继续给药，保持患者呼吸道通畅，给氧。②如遇患者极其紧张甚至烦躁，静脉注射地西泮 $0.1 \sim 0.3mg/kg$。③如惊厥发生，除吸氧或人工呼吸外，应及时控制惊厥的发作。给氧后即给以短效肌松药、气管内插管、人工通气。④应注意循环系统的稳定和监测患者体温。⑤发生低血压应及时有效地做对症处理，一般先静脉注射麻黄碱 $10 \sim 30mg$，如疗效不佳，改用多巴胺 $20 \sim 40mg$ 或间羟胺 $0.5 \sim 5.0mg$。

（四）变态反应

变态反应又称过敏反应，属于抗原 – 抗体反应。轻者仅见皮肤斑疹或血管神经性水肿，重者表现为呼吸道黏膜水肿、支气管痉挛、呼吸困难，甚至发生肺水肿及循环衰竭，可危及生命。合成的局麻药是低分子量物质，并不足以成为抗原或半抗原，但当它或它的降解产物和血浆蛋白等物质结合，即可转变为变态原，这在酯类局麻药较多见。酰胺类局麻药则很少发生。

局麻药皮试假阳性者达 40%，因此不能仅以皮试为据。如遇患者主诉有局麻药过敏史，应首先与毒性反应或血管收缩药的反应相鉴别。同类局麻药，由于结构相似而可能出现交叉变态反应，故对酯类局麻药过敏者可改用酰胺类局麻药。一旦发生变态反应，应立即停药，吸氧，补液，并首选肾上腺素治疗，也可选用糖皮质激素（10mg 地塞米松）或抗组胺药（如氯苯那敏）抢救。

（五）局部组织损伤

在正常情况下，临床常用剂量和浓度的局麻药对周围神经和脊髓并无毒性作用。动物研究表明，普鲁卡因、可卡因和辛可卡因产生不可逆性神经传导阻滞作用的浓度远超过临床所用的浓度。因而认为，临床常用的局麻药对正常神经组织几乎没有刺激作用和毒性。然而麻药的神经毒性并发症仍不宜忽视。一般局麻药的实用浓度比理论上最低麻醉浓度要大 7 倍左右，若在神经或神经束内直接注射局麻药，由于浓度过高或与神经接触的时间过长，则可引起功能和结构的改变。尤其是在某些特定的条件下，如原有神经系统疾病、脊髓外伤或炎症等，神经细胞对麻醉药比较敏感，容易诱发或加重神经并发症。

七、临床应用

（一）表面麻醉

表面麻醉（surface anesthesia）是指将穿透力强的局麻药使用于黏膜表面，使其穿透黏膜面阻滞其浅表的神经末梢以产生黏膜麻醉。主要适用于眼、耳鼻喉、口腔、气管、尿道和肛门等浅表部位的手术或内镜的检查。常用 1% 的丁卡因制剂或 2% 的利多卡因制剂，由于黏膜供血丰富，局麻药可被迅速吸收而易中毒，故应限制局麻药的使用量，可分次使用，以减少每次的使用量。一般使用剂量为浸润麻醉最大剂量的 $1/4 \sim 1/2$。

（二）局部浸润麻醉

局部浸润麻醉（infiltration anesthesia）是指将局麻药注射在手术部位的各层组织内，使神经末梢发生传导阻滞的麻醉。主要适用于体表手术、有创性检查的麻醉。常用 2% 的利多卡因制剂或 1% 的普鲁卡因制剂。浸润麻醉注药时，应将使用量的药物短时内加压注入，使局麻药在组织内产生水压作用并能与神经末梢广泛而均匀地接触，从而增强局麻效果。每次注药前均要回抽检查有没有回血，避免针头误入血管。药液中很少加入肾上腺素，以避免因注射部位血管剧烈收缩导致局部组织坏死。由于用药量大，需注意局麻药中毒反应。

（三）神经干及神经丛阻滞麻醉

神经干及神经丛阻滞麻醉（nerve trunk and plexus block anesthesia）是指将局麻药注射至神经干（丛、节）旁，暂时阻断神经的传导功能，使该神经支配区域产生麻醉作用的麻醉。适用范围广，主要用于颈肩部、四肢或躯干的手术，单一神经或神经丛支配区域，一次阻滞能够满足手术需要，也常作为其他手术的补充。大多数局麻药均可以使用，如 2% 的利多卡因制剂、2% 的普鲁卡因制剂、0.5% 的丁卡因制剂、0.75% 的布比卡因制剂及 1% 的罗哌卡因制剂，也可考虑混合用药以缩短起效时间，延长局麻时间。由于神经干（丛）阻滞为盲探性操作，故要求患者清醒合作，通过患者的感受进行调整，力求操作准确。但若穿刺点附近有感染、肿瘤或畸形，则需要变换穿刺点。根据穿刺点的不同，神经阻滞可分为颈神经丛阻滞、臂神经丛阻滞和肋间神经阻滞等多个部位的阻滞。

（四）椎管内麻醉

椎管内麻醉（intraspinal anesthesia）是一种特殊部位的局麻方法，将局麻药注入椎管的蛛网膜下隙或硬膜外腔，让脊神经根受到阻滞，从而使该神经根支配的相应区域产生麻醉作用，统称为椎管内麻醉。根据注入位置不同，可分为蛛网膜下隙麻醉（又称脊麻或腰麻）、硬膜外阻滞麻醉、腰硬联合麻醉和骶管阻滞麻醉。适用于各种腹部、腰部、盆腔、下肢及会阴部位的手术，还可用于术后镇痛。大多数局麻药均可用于椎管内麻醉，如 2% 的利多卡因制剂、0.75% 的布比卡因制剂、1% 的罗哌卡因制剂、1% 的普鲁卡因制剂及 0.2% 的丁卡因制剂。椎管内麻醉由于首先麻醉交感神经，常导致患者血压下降，可以静脉注射 30mg 的麻黄碱注射液升压。椎管内麻醉是盲探性的局麻方法，需要专门的穿刺技能，以避免损伤脊髓和误将药物注入血管。

第二节　常用局麻药

一、酯类局麻药

普鲁卡因

普鲁卡因（procaine，奴佛卡因）为短效局麻药。其盐酸盐水溶液不稳定，受热、曝光或久储后氧化呈淡黄色。深黄色的药液局麻效应下降。普鲁卡因至今仍为临床普遍应用，主要是其性能稳定、毒性最小，为最常用的局部浸润麻醉药。注射后起效时间为 1～3min，作用时间为 45～60min；pK_a 为 8.9，在生理 pH 范围内呈高度解离状态。

因局麻作用较弱，扩散与穿透力差，起效慢，作用时间短，普鲁卡因不适用于表面麻醉。主要用于浸润麻醉、神经干阻滞、硬膜外阻滞、蛛网膜下隙麻醉等。静脉注射小剂量普鲁卡因 [< 0.2mg/（kg·min）] 对中枢神经系统具有镇静和提高痛阈的作用，应用于全身麻醉和急性疼痛的镇痛。临床研究表明，以 1mg/（kg·min）的速度静脉输注 30min 后，血液中普鲁卡因浓度达稳定状态，并能降低恩氟醚的最低肺泡有效浓度（minimum alveolar concentration，MAC）约 39.3%，相当于吸入 40% 氧化亚氮。所以可与静脉全麻药、吸入全麻药或镇痛药合用，施行普鲁卡因复合麻醉。

普鲁卡因在体内主要由血浆假性胆碱酯酶水解，代谢速度很快，$t_{1/2}$ 很短（约 10min），代谢产物多由肾排泄。偶见普鲁卡因过敏性休克。

氯普鲁卡因

氯普鲁卡因（chloroprocaine）是普鲁卡因的氯化同类物，为短效局麻药，作用与普鲁卡因相似。氯普鲁卡因的全身毒性低于其他所有的局麻药，因为它很快被血浆假性胆碱酯酶水解，这就缩短了它的血浆 $t_{1/2}$。表面麻醉无效，常用于局部浸润麻醉、神经干阻滞和硬膜外麻醉。

丁　卡　因

丁卡因（tetracaine，地卡因，dicaine）为长效局麻药。麻醉强度为普鲁卡因的 10 倍，毒性为普鲁卡因的 10～12 倍。毒性反应率比普鲁卡因高。起效时间 10～15min，持续 2～3h。脂溶性高，穿透性较强，表面麻醉效果较好，与神经组织结合快而牢固。主要由血浆假性胆碱酯酶水解，代谢速度慢。代谢产物由肾排泄，仅极少量以原形随尿排出。可用于表面麻醉、浸润麻醉、神经阻滞、硬膜外阻滞和蛛网膜下隙麻醉。丁卡因毒性大，麻醉指数小，应严格掌握剂量，不单独用于浸润麻醉。只要无禁忌，均应加入肾上腺素以延缓药物的吸收。

二、酰胺类局麻药

利多卡因

利多卡因（lidocaine）为中效局麻药。盐酸盐水溶液稳定，长时间储存不分解，不变质。具有起效快、穿透性强、弥散广、无明显扩张血管作用的特点。其毒性随药物浓度增加而增大，血药浓度较低时，患者表现为镇静，痛阈提高。因而静脉输注可用于全身麻醉。与普鲁卡因相比，其毒性在 0.5% 浓度时与普鲁卡因相似，1% 浓度时比普鲁卡因大 40%，2% 浓度时则为普鲁卡因的 2 倍。

利多卡因局部给药后 1h 内可有 80%～90% 进入血液循环，与血浆蛋白结合。进入体内的利多卡因，72% 在肝内转化和降解，代谢产物经肾排出。仅有 3%～5% 以原形从尿排出。还可有 3% 左右由胆汁排泄。

本药可用于表面麻醉、浸润麻醉、神经干阻滞和硬膜外阻滞等。由于弥散广，脊神经阻滞范围不易控制，一般少用或不用于蛛网膜下隙麻醉。

利多卡因有显著的抗心律失常作用，临床上常用于室性心律失常的治疗。

布 比 卡 因

布比卡因（bupivacaine）为长效局麻药，其盐酸盐水溶液稳定。麻醉作用比利多卡因强 3 ～ 4 倍，作用时效与丁卡因相似或更长些，如硬膜外一次量可维持 1.5h。而起效时间较短，为 3 ～ 5min。对运动神经能阻滞与药物浓度有关，浓度为 0.125% ～ 0.5% 时对感觉神经阻滞良好；浓度为 0.75% 时可产生较好的运动神经阻滞效果。主要在肝内代谢。大部分药物经代谢后由肾排泄，仅少量以原形随尿排出。常用局麻药中，布比卡因对心脏的毒性最大，用量偏大时可致血压下降，脉搏缓慢，一旦发生心搏骤停，复苏困难。毒性与丁卡因相当或稍弱，比甲哌卡因大 3 ～ 4 倍。血药浓度超过 1.2 ～ 5.0μg/ml 出现毒性反应。

可用于硬膜外阻滞和蛛网膜下隙麻醉，低浓度布比卡因（0.125% ～ 0.25%）可用于局部浸润麻醉和神经阻滞，可作为术后镇痛用药。

依 替 卡 因

依替卡因（etidocaine）为长效局麻药。起效快，麻醉强度为利多卡因的 2 ～ 3 倍。对感觉和运动神经阻滞都较好。因此主要用于需肌松的手术麻醉，而在分娩镇痛或术后镇痛方面应用有限。局部和全身的毒性较大，皮下注射的毒性为利多卡因的 2 倍，静脉注射的毒性可增至 4 倍。

罗 哌 卡 因

罗哌卡因（ropivacaine）为新型的长效局麻药。其神经阻滞作用和镇痛作用比布比卡因强，对感觉纤维的阻滞优于运动纤维，术后运动阻滞迅速消失。罗哌卡因的中枢神经系统毒性、心脏毒性均比布比卡因小，麻醉和镇痛效果确切，作用时间长。罗哌卡因用于急性疼痛，如分娩及术后镇痛及硬膜外阻滞和神经阻滞等。

临床使用的局麻药还有甲哌卡因（mepivacaine）和丙胺卡因（prilocaine）等。

案例 11-1 分析讨论

还可以选择罗哌卡因、依替卡因、布比卡因，甚至用普鲁卡因、氯普鲁卡因等局麻药。
联合应用局麻药旨在利用不同药物的优缺点相互补偿，以期获得较好的临床效果。一般以起效较快的短效局麻药与起效慢的长效局麻药合用。临床上多采用注药先后顺序联合法，即先注入显效快的药物，再在适当时机注入长效药物。

（杨建宇）

第三篇 作用于中枢神经系统的药物

第十二章 中枢神经系统的药理学概论

人体神经系统由中枢神经系统和外周神经系统（peripheral nervous system，PNS）组成，中枢神经系统的结构和功能远较外周神经系统复杂，中枢神经系含有大量神经元（neuron），神经元间有多种形式的突触联系，并由多种神经递质传递信息，通过使相应的受体、离子通道的激活和逐级放大的细胞内信号转导途径相耦联而介导复杂的调节功能。一些作用于中枢神经系统的药物被用于临床，用作镇痛、退热、改善睡眠、抑制食欲、治疗某些中枢性退行性疾病，以及治疗焦虑、抑郁或精神分裂症等。另一些，如烟、酒、毒品的中枢作用被滥用可产生依赖性，引发严重的社会问题。药物的中枢作用也可成为药物治疗的不良反应，如呼吸抑制、谵妄、抑郁等。鉴于中枢神经系统的复杂性，至今很多中枢神经系统的生理功能和病理生理机制仍不清楚，有待不断探索。本章内容主要是介绍与药物作用有关的中枢神经系统解剖、生理、生化、细胞和分子生物学的基础知识，这将有助于学习作用于中枢神经系统的药物。

第一节 中枢神经系统的细胞学基础

一、神经元

神经元是神经系统的结构和功能单位，它能接受刺激和传导神经冲动。神经元还具有分泌细胞的功能，可以合成和释放生物活性物质。人脑内的神经元总数为 $10^{10} \sim 10^{12}$ 个，支持和供给营养的胶质细胞比神经元多 $10 \sim 50$ 倍。神经元受到损伤时不能再生，缺氧数分钟即可引起死亡。每个神经元都是由胞体和由胞体延伸出来的突起构成。突起又分为轴突（axon）和树突（dendrite）两种。胞体是神经元的营养和代谢中心，含有一个大的圆形或卵圆形核，以及用于合成细胞生命活动所需物质的细胞器，如粗面内质网、高尔基体、线粒体、溶酶体等。神经元胞质中尚含有内涵物，包括一些致密小体和色素颗粒，如脂褐素。内涵物出现于成人期，且随着年龄的增长而增加。每个神经元有一个或多个树突，如树枝状，许多神经元树突表面发出多种形状的细小突起，称为树突棘（dendritic spine），神经元胞体内的多数细胞器也可伸入到树突中。树突的功能主要是接受刺激，树突棘对神经元的兴奋具有积极的调整作用。一般神经元只有一个轴突，通常由胞体发出，也可自树突干的基部发出，长短不一，长者可达 1m 以上，短的仅有几微米。轴突一般较树突细长，表面光滑无棘状突起，轴突的主要功能是传导神经冲动。神经元的细胞骨架与其他细胞一样，由丝状结构组成，包括微管、微丝和神经丝。由丝状结构构成的框架主要用来支持延长神经元突起、调节神经元的形状，也参与神经元内物质的运输。在病理状态下（如慢性铝中毒脑病、老年痴呆症），受累神经元微管可出现异常磷酸化，与神经原纤维缠结的形成有关。

二、神经胶质细胞

神经胶质细胞（neuroglia）按形态可分为星状胶质细胞（astrocyte）、少突胶质细胞（oligodendrocyte）和小胶质细胞（microglia），它们起源于中胚层。中枢神经系统内神经元间的空隙几乎全由胶质细胞填充，因此几乎不存在细胞间隙。胶质细胞主要起支持和绝缘作用，还有维持神经组织内环境稳定作用。另外，其在中枢神经系统发育过程中具有引导神经元走向的作用。突触周围的胶质细胞能摄取递质，参与递质的灭活过程（如兴奋性递质谷氨酸的再摄取），可防止递质弥散。胶质细胞还参与修补过程。近期的研究资料表明，神经胶质细胞与中枢神经系统的生理调节功能及一些精神疾病（如帕金森病、脑卒中、精神分裂症、药物成瘾等）的发生、发展密切相关，是研制神经保护药的重要生物靶标。

三、突触与信息传递

神经元的主要功能是传递信息。神经元与神经元之间或神经元与效应细胞之间传递信息的部位称为突触（synapse）。神经元突触是神经元之间的交接点，也是一种细胞连接方式，最常见的是一个神经元的轴突末梢与另一个神经元的树突、树突棘或胞体连接，分别形成轴－树突触、轴－棘突触或轴－体突触。根据传递的方式及结构特点，突触可分为电突触（electric synapse）、化学突触（chemical synapse）和混合性突触。因为哺乳动物神经系统绝大多数的突触为化学突触，而且对药物敏感，此处仅讨论化学突触。

电镜下，突触由突触前成分（presynaptic element）、突触后成分（postsynaptic element）和突触间隙（synaptic cleft）3部分构成。突触前、后成分彼此相对的胞膜分别称为突触前膜和突触后膜。突触前成分内含许多突触小泡（synaptic vesicle），还有少量线粒体、微丝和微管等。突触小泡含神经递质，突触小泡表面附有一种蛋白质，称突触素（synapsin）。突触前膜胞质面附着有排列规则的致密突起，其性质为蛋白质。致密突起间的空隙可容纳突触小泡。突触后膜中有特异性的神经递质的受体及离子通道。

当神经冲动沿轴膜传导到轴突终末时，可引起突触前膜上的钙通道开放，Ca^{2+}由细胞外进入突触前成分内，在ATP的参与下，使突触素发生磷酸化。磷酸化的突触素降低了它与突触小泡的亲和力而与小泡分离，致使突触小泡脱离细胞骨架，移至突触前膜并与之融合，通过胞裂外排作用释放小泡内容物到突触间隙。突触后膜中的受体与特异性神经递质结合后，膜内离子通道开放，改变突触后膜两侧的离子分布，使突触后神经元（或效应细胞）出现兴奋性或抑制性突触后电位，从而完成突触间的信息传递。使突触后膜发生兴奋的突触称为兴奋性突触，使突触后膜发生抑制的突触称为抑制性突触。突触的兴奋或抑制取决于神经递质及其受体的种类。

一方面，被释放的神经递质需要迅速消除终止其作用，以保证突触的传递效率；另一方面，又需要回收突触小泡蛋白，通过神经末梢细胞膜的内吞合成新的囊泡，形成囊泡的再循环，准备新一轮递质的合成、储存和释放。突触间隙递质的消除主要是通过突触前膜和神经胶质细胞的摄取（如单胺类递质）或酶解作用（如ACh）而实现的。

突触传递的过程主要包括神经递质的合成和储存、突触前膜去极化和胞外钙内流触发神经递质的释放、神经递质与突触后受体结合引起突触后生物学效应、释放后的递质消除及囊泡的再循环。神经递质的释放受到突触前膜受体的反馈调控，通过改变进入末梢的Ca^{2+}量或改变末梢对Ca^{2+}的敏感性等均能调节递质的释放。

过去认为突触传递是单向的，信息只从突触前传递到突触后。目前有证据表明，神经系统内存在交互突触，信息既可以从突触前传递到突触后，又可从突触后传递到突触前。越来越多的资料表明，腺苷、ATP、NO、花生四烯酸、血小板活化因子等均可作为逆行信使分子，即作为突触后神经元对突触前传递信息的应答，逆行弥散至突触前神经元调节突触前神经元的活动及递质的合成与释放。

四、离子通道

神经元细胞膜上有些蛋白质大分子贯穿细胞膜。阴离子如Cl^-，阳离子如K^+、Na^+、Ca^{2+}等可通过这些蛋白质大分子进出神经元，当周围环境发生变化时，这些蛋白质大分子的结构可发生可逆性变化，使离子通透性发生改变，称门控（gate）。目前已知神经系统有75种离子通道是门控方式，离子通道基本上分为以下4类：①非门控被动离子通道（non-gated passive ion channel），其离子通透性持续开放。②电压门控通道（voltage-gated channel），通道的开闭受神经元电位的影响。③化学门控或受体门控通道（chemically-gated channel or receptor-operated channel），通道的开闭受神经元膜上受体功能变化的影响，如药物、神经递质作用于受体，导致通道的开闭。④离子门控通道（ion-gated channel），通道的开闭受神经元细胞内外离子浓度变化的影响。一般来讲，离子门控通道对膜电位变化和受体调节敏感，化学门控通道也对膜电位变化敏感。

第二节　中枢神经系统递质及其受体

神经系统通过化学物质作媒介进行信息传递的过程称为化学传递。近年不断发现突触前膜去极化时，有神经活性物质从末梢释放。其中既包括经典的小分子神经递质，如ACh、NE、DA等，也包括日益增多的神经肽类物质，如P物质（substance P，SP）、阿片肽类等。由此出现了神经递质（neurotransmitter）、神经调质（neuromodulator）、神经激素（neurohormone）和神经媒介因子（neurotransmitter factor）等概念。神经递质是指神经末梢释放的，作用于突触后膜受体，导致离子通道开放并形成兴奋性突触后电位或抑制性突触后电位的化学物质，其特点是传递信息快、作用强、选择性高。神经调质也由神经元释放，其本身不具有递质活性，大多需与 G 蛋白耦联的受体结合后诱发缓慢的突触前或突触后电位。不直接引起突触后生物学效应，但能调制神经递质在突触前的释放及突触后细胞的兴奋性，调制突触后细胞对递质的反应。神经调质的作用慢而持久，但范围较广。近年来日益受到重视的 NO、AA 也是重要的神经调质，可由神经组织或非神经组织生成。神经激素也是神经末梢释放的化学物质，主要是神经肽类。神经激素释放后进入血液循环，到达远隔的靶器官发挥作用。神经媒介因子是与突触后反应有关的递质，具有代表性的有 cAMP、环鸟腺苷（cGMP）、Ca^{2+}、1,4,5-三磷酸肌醇 IP_3、二酰甘油等。一般来说，氨基酸类是递质，ACh 和单胺类既是递质又是调质，主要视作用于何处的受体而定；而肽类少数是递质，多数是调质或神经激素。另外，一些由非神经元释放的神经营养因子（neurotrophic factors），如神经生长因子（nerve growth factor，NGF）、脑衍生神经营养因子（brain-derived neurotrophic factor，BDNF）、神经生成因子（neurogenic factor）、表皮生长因子（epidermal growth factor，EGF）、成纤维细胞生长因子（fibroblast growth factor）、胰岛素样生长因子（insulin-like growth factor）、血小板衍生生长因子（platelet-derived growth factor，PDGF）等主要通过作用于与酪氨酸蛋白激酶耦联的受体而调节基因表达、控制神经元的生长和表型特征。

中枢神经递质应具备以下几项基本条件：①在神经元中合成。②当神经元发生兴奋并进行信息传递时，神经递质便从神经元轴突末端的囊泡内释放出来，进入突触间隙。③神经递质作用于突触后膜的特殊受体，产生突触后电位而发挥生理作用。④存在该递质的失活酶或其他失活方式（如重摄取），以实现突触传递的灵活性。⑤用适当的方法使递质直接作用于突触后膜，能引起与刺激神经相同的效应。⑥有特异的受体激动剂或拮抗药，能拟似或拮抗其生理效应。

一、乙 酰 胆 碱

乙酰胆碱（acetylcholine，ACh）是第一个被发现的脑内神经递质，是运动神经、自主神经系统中的节前纤维和副交感神经节后纤维的兴奋性递质。中枢神经系统中的许多神经元之间也以 ACh 联系。以 ACh 为递质的神经总称为胆碱能神经。胆碱能神经末梢释放 ACh，它与人体自主神经系统的调节、肌肉运动、大脑意识与思维、学习与记忆等都有广泛的联系。

（一）中枢乙酰胆碱能通路

脑区 ACh 最富集的部位分别是纹状体和脊髓腹角。大脑皮质的 ACh（E_1）由传入通路的神经末梢释放，主要存在于突触小体内，纹状体的 ACh（E_2）由内在神经元释入，于突触小体及细胞质均匀分布，脊髓腹角（E_3）由运动神经侧支末梢释入，主要存在于细胞质中。脑中的 ACh 通路主要有纹状体内在神经元的 ACh 通路；从下橄榄巨细胞核（inferior live nucleus basalis magnocellular，BM）向大脑皮质、视丘及杏仁核投射；从中隔（medial septum，MS）及对角带（diagonal band，DB）向海马投射；从巨细胞视前核（magnocellular preoptic nucleus，MPO）向嗅球（olfactory bulb，OB）投射。

（二）中枢 ACh 受体

中枢胆碱受体是存在于突触后膜的结合蛋白，ACh 能改变其构象，打开通道，允许 K^+ 或 Na^+ 通过神经细胞膜。按不同激动药和阻断药效应，中枢 ACh 受体分为毒蕈碱受体（M 受体）和烟碱受体（N 受体）两类，脑内的 M 受体或 N 受体的药理特性与外周相似。ACh 与 M 受体关系密切，激活这一受体可引起两种不同的细胞内信号系统的活动。M 受体根据与不同的选择性 M 受体拮抗药的亲和力的差别，分为 5 种亚型（$M_1 \sim M_5$），M 受体属 G 蛋白耦联受体，由单一肽链组成，含有 7 个跨膜区段。其中 M_1、M_3 和 M_5 通过 G 蛋白和磷脂酶 C 与膜磷脂酰肌醇水解耦联，IP_3 和 DG 是它们的第二信使分子；M_2 和 M_4 亚型受体亦通过 G 蛋白抑制腺苷酸环化酶而降低胞内 cAMP 或作用于离子通道。在不同组织细胞，M_2 和 M_4 受体与 G 蛋白可耦联不同的第二信使系统，引起生物学效应。阿托品、东莨菪碱等常用的 M 受体拮抗药与上述亚型受体均有相似的亲和力。

N 受体在脑内的分布低于 10%。有关脑内 N 受体的药理特性和功能目前所知甚少。直至最近，采用基因克隆与重组等分子生物学技术，脑内 N 受体的研究才有了较大的进展。中枢 N 受体属于配体门控受体离子通道的大家族。受体被激动后可开放受体离子通道。增加对 Na^+、K^+ 和 Ca^{2+} 的通透性，引起膜去极化，产生突触后兴奋效应。

（三）中枢 ACh 的功能

中枢 ACh 主要涉及觉醒、学习、记忆和运动调节。脑干的上行激动系统包含胆碱能纤维，该系统的激活在学习、记忆、惊厥和注意力等许多行为范围内起着重要作用。脑内 ACh 水平的平衡调节对维持上述脑高级功能的正常运转至关重要。学习、记忆功能障碍是老年痴呆症的突出症状。病理研究显示梅奈特（meynert）基底核胆碱能神经元明显减少，神经元丢失的程度与学习记忆障碍的程度密切相关。目前临床使用的治疗老年痴呆症药物大多是中枢拟胆碱药。

纹状体是人类调节锥体外系运动的最高级中枢。ACh 与多巴胺两系统功能间的平衡失调则会导致严重的神经系统疾病，如多巴胺系统功能低下使 ACh 系统功能相对过强，可出现帕金森病的症状；相反，则出现亨廷顿（Huntington）病的症状。治疗前者可使用 M 受体拮抗药，治疗后者可使用 M 受体激动药。

M 受体在配体的作用下首先与 G 蛋白结合，诱导一系列生化反应，再经过第二信使或直接调节细胞膜上的离子孔道功能状态，导致一系列反应。M_2 受体与 G 蛋白结合后，抑制细胞内的腺苷酸环化酶，细胞内 cAMP 含量下降，导致蛋白激酶 A 活性下降，从而使心肌细胞膜上的 Ca^{2+} 传导下降，造成心肌细胞膜超极化或使平滑肌细胞膜 K^+ 传导下降，造成平滑肌细胞膜去极化。M_2 受体与 G 蛋白结合后，激活磷脂酶 A_2（PLA_2），导致细胞膜上 K^+ 传导增加。M_1 或 M_3 受体与卵蛋白结合后，激活磷脂酶 C，分解成磷酸肌醇生成二酰甘油和 IP_3，起着第二信使的作用。

二、γ- 氨基丁酸

γ- 氨基丁酸（GABA）是中枢神经系统内最重要的抑制性神经递质，放射自显影研究显示，哺乳动物脑内有 20% ～ 40% 的突触以 GABA 为神经递质。脑内 GABA 的含量是单胺类神经递质的 200 ～ 1000 倍。脑内的 GABA 通过限速酶——谷氨酸脱羧酶（glutamic acid decarboxylase，GAD）由谷氨酸合成，需维生素 B 作辅助因子。GABA 是抑制性反馈通路局部介体的内在神经元的主要介质。

（一）GABA 能神经通路

多数 GABA 能神经元属于中间神经元，但有的脑区内或脑区间还存在 GABA 能投射神经元的轴突终扣，与其他非 GABA 能神经元终末围绕、穿插，起突触后抑制性调控作用。部分 GABA 能神经元终扣与突触前终末形成轴 – 轴突触，产生突触前抑制作用。即突触释放 GABA 后，有 3 种命运：被突触后神经元氧化脱氨；被突触周围的星形胶质细胞摄取；被突触前膜重新摄取。目前仅发现两条长轴突投射的 GABA 能通路：①小脑 – 前庭外侧核通路，从小脑浦肯野细胞投射到小脑深部核团及脑干的前庭核；②从纹状体投射到中脑黑质。黑质是脑内 GABA 浓度最高的脑区。

（二）GABA 受体

GABA 受体现分为 $GABA_A$、$GABA_B$、$GABA_C$ 3 型。$GABA_A$ 受体和 $GABA_C$ 受体都是由 GABA 门控的氯通道。$GABA_B$ 受体是 G 蛋白耦联受体。

1. $GABA_A$ 受体　是镇静催眠药的作用靶点。$GABA_A$ 受体由 5 个不同的亚基（α、β、γ、δ 和 ρ）组成，每个亚基都是一条多肽链，含有 4 个跨膜区，5 个亚基围绕组成中空的氯通道。在 β 亚基上有 GABA 的结合点，在其他部位也存在一些调节 $GABA_A$ 受体氯通道的位点，这些调节点包括苯二氮䓬类（benzodiazepine，BZ）、巴比妥类、印防己毒素等离子通道阻滞药、类固醇和兴奋剂的结合点。上述药物与相应的位点结合可引起 $GABA_A$ 受体构象改变，影响与 GABA 的亲和力和氯通道的氯电导，其中以苯二氮䓬类节点最引人瞩目。苯二氮䓬类位点在 α 亚基上，苯二氮䓬类位点的激动药如地西泮、氯硝西泮，反相激动药如 β- 咔啉（β-carboline）和拮抗药氟马西尼等均可与 α 亚基结合，氟马西尼可拮抗苯二氮䓬类激动药和反相激动药的作用。苯二氮䓬类激动药与 α 亚基结合后可增强受体与 GABA 的亲和力，增加氯通道的开放频率，增强 GABA 能神经元的传递作用，产生抗焦虑、镇静催眠、抗惊厥等作用。反相激动药与苯二氮䓬类结合位点结合则产生拮抗 GABA 的作用，可诱发焦虑、惊厥，苯巴比妥类及印防己毒素等主要作用在氯通道，分别发挥延长氯通道开启时间及阻塞离子通道作用。

2. $GABA_B$ 受体和 $GABA_C$ 受体　GABA 作用于 $GABA_B$ 受体，产生缓慢而持续较久的突触反应。$GABA_B$ 受体属 G 蛋白耦联受体家族。该受体激动后通过 G 蛋白及第二信使系统如 cAMP 或 IP_3 介导钾通道开放或钙通道关闭，但不影响 Cl^- 通透性。在突触后，钾通道开放可诱导缓慢的 IPSP，而不是 $GABA_A$ 受体诱导的快速抑制性突触后电位。$GABA_B$ 受体主要分布在突触前末梢，通过关闭钙通道可负反馈调节神经递质的释放。因此，突触前或突触后的 $GABA_B$ 受体均介导抑制性效应。$GABA_B$ 受体是临床上治疗癫痫、肌强直和精神病等许多疾病时药物作用的靶点。$GABA_C$ 受体主要分布在视网膜，受体本身也是氯通道，激活可引起 Cl^- 内流，产生快速的抑制性突触后电位。苯二氮䓬类和巴比妥类对 $GABA_C$ 受体无变构调节作用，印防己毒素却可阻断 $GABA_C$ 受体的氯通道。

GABA 通过激活不同的 GABA 亚型受体而产生突触前或突触后抑制效应。苯二氮䓬类和巴比妥类药物通过加强中枢 GABA 能系统功能，产生镇静、抗焦虑、抗惊厥等作用。近期的研究发现，GABA 在癫痫、老年痴呆症、帕金森病和亨廷顿病的发病机制中也具有重要作用。此外，GABA 也参与疼痛、神经内分泌和摄食行为的调节。

三、兴奋性氨基酸

谷氨酸（glutamate，Glu）是哺乳动物中枢神经系统内含量最高的兴奋性氨基酸，是体内物质代谢的中间产物，也是合成 GABA 的前体物质。脑内 50% 以上的突触以谷氨酸为递质。除谷氨酸外，天冬氨酸也可以发挥相似的作用。目前认为谷氨酰胺酶水解谷胺酰胺生成谷氨酸可能是合成谷氨酸递质的途径。作为递质的谷氨酸可储存突触小泡内，也可存在于末梢的细胞质中。

谷氨酸或天冬氨酸被释放后，与不同的兴奋性氨基酸受体结合，诱发突触后神经元兴奋，产生兴奋性突触后电位。根据激动剂选择性的不同，可将谷氨酸受体分为 3 类：能被 N-甲基-D-天冬氨酸（N-methyl-D-aspartate，NMDA）选择性激活的 NMDA 受体；能被 α-氨基羧甲基恶唑丙酸（AMPA）激活的 AMPA 受体；对海人藻酸（kainic acid，KA）敏感的 KA 受体。这三类受体均属配体门控离子通道受体。20 世纪 80 年代中期发现另一类与 G 蛋白耦联的谷氨酸受体，被激活后影响磷脂酰肌醇代谢或腺苷酸环化酶活性，导致突触后第二信使如 IP_3、DG、cAMP 浓度的变化，故称为亲代谢型谷氨酸受体。

（一）NMDA 受体

NMDA 受体在脑内广泛分布，在海马及大脑皮质分布最密集。NMDA 受体已经成为多种神经精神疾病治疗药物研制的重要靶标。NMDA 受体激动时，其耦联的阳离子通道开放，除 Na^+、K^+ 可以通过以外，还允许 Ca^{2+} 通过，高钙电导是 NMDA 受体特点之一，也与谷氨酸兴奋性神经毒性、长时程增强（long term potentiation，LTP）、记忆学习行为密切相关。

（二）非 NMDA 受体

非 NMDA 受体包括 AMPA 受体及 KA 受体，也是化学门控离子通道受体。受体兴奋时离子通道开启仅允许 Na^+、K^+ 单价阳离子进出，细胞外 Na^+ 内流引起突触后膜去极化，诱发快速的兴奋性突触后电位，参与兴奋性突触的传递。非 NMDA 受体与 NMDA 受体在突触传递及谷氨酸的兴奋神经毒性作用中有协同作用。AMPA 受体在脑内的分布与 NMDA 受体几乎平行，提示这两种受体在突触传递过程中的协同关系。目前仍未找到理想的激动药或阻断药区分 AMPA 受体及 KA 受体。

（三）代谢型谷氨酸受体

代谢型谷氨酸受体（metabotropicGlutamate receptor，mGluR）通过 G 蛋白与不同的第二信使系统耦联，改变第二信使的胞内浓度，触发较缓慢的生物学效应。目前已克隆出 8 种 mGluRs（$mGluR_1 \sim mGluR_8$）。根据一级结构的相似性、耦联的信号转导途径及药理学特性的差异，将 8 种 mGluRs 亚型分为 3 组：第 1 组包括 $mGluR_1$ 和 $mGluR_5$，通过 G 蛋白激活磷脂酶 C，促进磷脂酰肌醇水解，使 IP_3 及 DG 升高，导致钾通道关闭，使膜去极化，产生兴奋效应，与分布在同一神经元上的 NMDA 受体和非 NMDA 受体有协同作用；第 2 组包括 $mGluR_2$ 和 $mGluR_3$，受体激活后通过 G_i 蛋白耦联腺苷酸环化酶，使胞内 cAMP 下降而介导生物学效应；第 3 组包括 $mGluR_4$ 和 $mGluR_6$、$mGluR_7$、$mGluR_8$，这组受体也通过 G_i 蛋白与腺苷酸环化酶耦联。第 2 组和第 3 组 mGluRs 可分布在谷氨酸能神经末梢上，作为自身受体，对神经递质释放产生负反馈调节作用。mGluRs 自身受体的作用可拮抗谷氨酸的兴奋性神经毒性，产生保护神经元的作用。在海马 CA_3 区，长时程增强的形成依赖 mGluRs 功能的表达。

兴奋性氨基酸通过上述受体的介导，不但参与快速的兴奋性突触传导，而且在学习、记忆、神经元的可塑性、神经系统发育及一些疾病发病机制中（如缺血性脑病、低血糖脑损害、癫痫、脑外伤和老年性中枢退行性疾病等）发挥重要作用。有关谷氨酸受体的研究已经成为当今神经科学研究的前沿领域，多亚型的谷氨酸受体为寻找高效、安全的新药提供了有益的靶标。

四、去甲肾上腺素

脑内去甲肾上腺素（noradrenaline，NA；norepincphrine，NE）能神经元胞体分布相对集中在脑桥及延髓，尤其密集在蓝斑核，从蓝斑核向前脑方向发出 3 束投射纤维，分别是中央被盖束、中央灰质背纵束和腹侧被盖 G 内侧前脑束。3 束纤维主要同侧上行支配大脑皮质各区、边缘系统（包括扣带回、杏仁核，海马、下丘脑和中脑被盖等核团）、丘脑和上丘、下丘、蓝斑核，另发出投射纤维到小脑，终止于小脑皮质和中央核群。蓝斑核下行去甲肾上腺素能纤维投射到延髓及脊髓。除蓝斑核外，脑桥延脑外侧大脑脚被盖网状结构中较松散地聚集着一些去甲肾上腺素能神经元核团，它们发出的投射纤维混合在蓝斑核的上述投射束，投射到不同脑区。基底前脑和隔区的去甲肾上腺素能纤维主要来源于这些非蓝斑核去甲肾上腺素能神经元。

NA 受体：脑内 NA 受体也存在 α_1、α_2 和 β 受体亚型，它们又各有 3 种亚型 α_1（A、B、D）、α_2（A、B、C）和 β（1、2、3）。α_1 受体通过 $G_q/11$ 蛋白与磷脂肌醇耦联。α_2 受体及 α 受体分别通过 G_i 和 G_s 与腺苷酸环化酶耦联。刺激上述 NA 能投射通路。常见的效应主要是 α 受体激活，突触后 cAMP 升高，诱发膜超极化，抑制自发放电。

五、多巴胺

多巴胺（dopamine，DA）也是脑内重要的神经递质。DA 神经元在中枢神经系统的分布相对集中，投射通路较清晰，支配范围较局限，在大脑的运动控制、情感思维和神经内分泌方面发挥重要的生理作用，与帕金森病、精神分裂症、药物依赖及成瘾的发生和发展密切相关。

（一）中枢神经系统 DA 通路

中枢神经系统 DA 通道可分为 4 个系统：①黑质 – 纹状体 DA 能系统，为第三附属纹状体系统，其主要作用是调控姿势反射和运动性活动。由于黑质致密区（A_9）的 DA 神经元退变，导致 PD。反之，此系统功能亢进，则出现亨廷顿病。②中脑 – 边缘 DA 能系统，又称第二系统，主要来自中脑被盖后区（A_{10}）细胞群，主要支配伏隔核和嗅结节。③中脑 – 皮质 DA 通路，其胞体主要位于顶盖腹侧区，支配大脑皮质的一些区域，如额叶、扣带回和梨区皮质。中脑 – 边缘 DA 通路主要调控情绪反应。中脑 – 皮质 DA 通路主要参与认知、意识活动功能。④结节 – 漏斗 DA 能系统，主要由来自弓状核（A_{12}）细胞群的纤维构成，主要调控垂体激素的分泌。

（二）DA 受体

脑内 DA 受体分为 D_1 和 D_2 两种受体亚型，D_1 受体的作用与 G_s 耦联，DARPP-32（dopamine and adenosine-3',5'-monophosphate-regulate protein）是突触后 D_1 受体的标志物，动物的理毛行为是 D_1 的特有功能，甲状旁腺和眼眶小梁网络和睫状肌只有 D_1 受体。D_2 受体的作用与 G_i 耦联，在突触前 DA 自身受体和垂体催乳素（prolactin，PRL）分泌细胞属于 D_2 受体型，所以自身受体的负反馈作用和血浆催乳素浓度变化均属 D_2 专一性功能。有很多生理功能是由 D_1 和 D_2 受体协同完成的。D_1 受体接受感觉信息，为 D_2 受体做出生理反应提供基础；Na^+,K^+-ATP 酶活力也由 D_1 和 D_2 受体调控。在黑质致密区和腹侧被盖区内，胞体和树突上的自身 D_2 受体可调控 DA 神经元放电活动；在纹状体和伏隔核的突触前 D_2 受体自身受体则通过负反馈机制调控 TH 酶活力，影响 DA 的生物合成和释放。D_2 受体激动剂抑制放电活动、TH 酶活力和 DA 释放，可被 D_2 受体拮抗药翻转。帕金森病是黑质 DA 神经元退变的结果，常用 D_2 激动剂治疗；精神分裂症时脑内 D_2 受体功能增强，而 D_1 受体密度下降，常用 D_2 受体拮抗药治疗。近年来，探索 DA 突触前自身受体的激动剂、激动和拮抗兼容剂和 D_1 受体拮抗药作为安定剂用于治疗精神分裂症。

六、5- 羟色胺

（一）中枢 5- 羟色胺能神经元通路

脑内 5- 羟色胺（5-hydroxytryptamine，5-HT）能神经元胞体主要集中于中脑下部、脑桥上部和延髓的中缝核。5- 羟色胺能神经纤维在中枢神经系统中的走向分为上行与下行两大部分。其通路基本上和去甲肾上腺素能纤维相似。

1. 上行纤维　5- 羟色胺能神经元的胞体主要集中于脑干上段嵴系核群的背内侧核，它们所发出的轴索不交叉，沿内侧前脑束上行，分布于间脑、纹状体、边缘系统等较古老的结构，部分纤维可抵达大脑皮质。

2. 下行纤维　下行 5- 羟色胺能神经元主要集中于脑干尾端的中缝核，分别起源于中缝大核、苍白核及中缝隐核（B_1、B_2 和 B_3），其纤维下降到脊髓，在脊髓汇集成两束。下行纤维以脊髓颈膨大、腰膨大部分较密集，尤以腰骶部最为丰富。

（二）5- 羟色胺受体

5- 羟色胺受体（serotonin receptor，5-HTR）兼具神经递质与血管活性物质两重功能。分子生物学和药理学研究发现 5-HTR 有 7 种类型，即 5-HT$_1$R ～ 5-HT$_7$R。依据它们氨基酸顺序的同源性与第二信使耦联状况，这些受体又可被分为不同的亚型，如 5-HT$_1$R 可细分为 5-HT$_{1A}$R、5-HT$_{1B}$R、5-HT$_{1C}$R、5-HT$_{1D}$R、5-HT$_{1E}$R 和 5-HT$_{1F}$R 6 种。目前已克隆出 14 种不同哺乳动物的 5-HTR 亚型，除 5-HT$_3$R 属配体闸门离子通道外，其余所有的 5-HTR 都与 G 蛋白相互作用。下面重点介绍几种 5-HTR。

1. 5-HT$_{1A}$ 受体　它通过 G 蛋白耦联抑制腺苷酸环化酶活性，即通过激活磷脂酶 C 促进磷酸肌醇水解而转导信息，启动神经细胞反应。5-HT$_{1A}$R 参与多种精神活动的调节，与焦虑、酒精依赖、冲动行为、精神分裂症相关。5-HT$_{1A}$R 的特异性激动剂为 8- 羟四氢萘。

2. 5-HT$_{1B}$ 受体　也称其为 5-HT$_{1D}$R，是位于突触前的自身受体。据报道它与偏头痛、对酒精的敏感性及伴发的冲动行为有关，但与酒精依赖无关。

3. 5-HT$_2$ 受体　5-HT$_2$R 分为 5-HT$_{2A}$R 和 5-HT$_{2B}$R 两种。5-HT$_{2B}$R 与神经、精神的关系不大，据报道人类 5-HT 行为综合征与 5-HT$_{2A}$R 相关，并产生幻觉，5-HT$_{2A}$R 与自杀、抑郁及精神分裂症的关系尚未取得统一意见。5-HT$_2$R 信息转导是激活磷脂酶 C 产生磷酸肌醇的第二信息而启动神经细胞反应。它还具有参与神经内分泌的功能，如促进 β– 内啡肽、皮质酮和黄体激素的释放、强化学习与记忆过程等精神活动。

4. 5-HT$_3$ 受体　5-HT$_3$R 是 5-HTR 中唯一属于离子通道耦联受体家族的受体。通过膜去极化启动细胞反应，在脑内分布十分广泛。研究发现 5-HT$_3$R 可对焦虑、细胞毒药物引起的呕吐及多种精神障碍产生广泛影响，作用于中枢的 5-HT$_3$R 拮抗药能治疗精神疾病，并有抗焦虑作用。

5. 5-HT$_5$ 受体　5-HT$_5$R 又分为 5-HT$_{5A}$R 和 5-HT$_{5B}$R，二者同源性很高，药理特性也十分相似。对 5-HT 的亲和力不高，但对麦角胺类药物有高度亲和力。

6. 5-HT$_6$ 受体　它与兴奋性 G 蛋白耦联激活 AC 而启动细胞反应，其药理特性与其他 5-HTR 明显不同，它与甲硫替平（methiothepin）、氯氮平、阿莫西平、氯米帕明有高度亲和力，但与 5-HT、甲硫精（methysergide）的亲和力不高。因此有人认为 5-HT$_6$R 与这些药物的作用机制有关，选择性作用于 5-HT$_6$R 的药物可能会成为开发新型抗精神疾病药物的另一途径。换言之，中枢 5-HT 功能不足是情绪紊乱的体质因素，至于究竟发展成躁狂症还是抑郁症，则与 5-HTR 不同亚型的密度有关。

七、组　　胺

中枢神经系统内存在组胺（histamine）能神经元，组胺能神经元大多数位于下丘脑后部的结节乳头核，这些组胺能神经元和其他胺能系统神经元一样，可发出上行或下行通路遍布中枢神经系统内。组胺拮抗药可能产生中枢作用，因此认为组胺能系统可能有调节觉醒、体温、激素分泌和血管动力学的作用。组胺受体有 3 种亚型，H$_1$ 受体、H$_2$ 受体和 H$_3$ 受体。H$_1$ 受体和 H$_2$ 受体是 G 蛋白耦联受体，前者通过 G$_q$ 耦联磷脂酶 C 促进磷脂肌醇代谢，增加 IP$_3$ 和 DG；后者与 Cs 结合耦联腺苷酸环化酶，升高 cAMP；H$_3$ 受体位于突触前，是一种自身受体，也与 G 蛋白耦联。它在大脑皮质及基底神经节有高密度分布。组胺可通过与突触前 H$_3$ 受体结合减少 Ca^{2+} 进入突触前神经末梢，从而抑制组胺释放。脂溶性好的 H$_1$ 受体拮抗药在临床上常产生镇静作用。脑内存在组胺能网状结构上行投射纤维，二者结合提示 H$_1$ 受体可能与觉醒有关。随着 H$_2$ 受体选择性阻断药西咪替丁治疗溃疡病的应用，目前已推出系列 H$_2$ 受体拮抗药，能进入中枢的选择性 H$_2$ 受体拮抗药只有佐兰替丁（zolantidine）。

八、神　经　肽

神经肽的定义是一系列、两个或更多氨基酸被肽链连接，其与别的蛋白质的差别仅在于氨基酸链的长度。神经肽与经典递质的生成有显著不同，即不是在神经末梢合成，而是在胞体核糖体合成前体大分子，然后由酶切等反应后加工形成有活性的神经肽。它们在脑中起神经递质或神经调质的作用，参与脑和外周所有的神经系统活动。它们的受体不仅存在于突触后膜，而且可能存在于突触前膜，以负反馈的方式调节自身的分泌。它们的含量很低，但是生理功能十分复杂，主要是对其他神经递质的功能起调节和修正作用。

与经典递质相似，各种神经肽都有各自的受体及不同的受体亚型。几乎所有的神经肽受体都属 G 蛋白耦联受体家族，具有这个家族分子生物学的共同特点。

神经肽类能神经元可分为 4 类：内源性阿片样（吗啡样）肽能神经元系统，如内啡肽、脑啡肽、强啡肽等；神经激素肽类能神经元系统，如抗利尿激素、生长抑素、催产素等；脑肠肽类能神经元系统，如神经降压素、P物质、胆囊收缩素、血管活性肠多肽等；其他肽类能神经元系统，如血管紧张素Ⅱ、降钙素、缓激肽等。

第三节　中枢神经系统药物作用的靶点及药理学特点

中枢神经系统功能虽然复杂，但就其功能水平而言，不外乎兴奋和抑制。因此，可以将作用于中枢神经系统的药物分为两大类，即中枢兴奋药和中枢抑制药。中枢神经兴奋时，其兴奋性自弱到强表现为欣快、失眠、不安、幻觉、妄想、躁狂、惊厥等；中枢神经抑制则表现为镇静、抑郁、睡眠、昏迷等。进化程度高的脑组织对药物的敏感性高，大脑皮质的抑制功能又比兴奋功能敏感，易受药物的影响。延髓的生命中枢则较稳定，只有在极度抑制状态时才出现血压下降及呼吸停止。药物可对中枢某种特殊功能产生选择性作用，如镇痛、抗精神病及解热等。

不同的中枢神经系统药物的作用机制各异，但与作用于传出神经系统的药物一样，几乎所有的中枢神经系统药物都以神经元传递信息的突触作为它们的靶点，通过影响神经元间信息传递，包括定向突触传递和非定向突触传递，改变中枢神经系统的功能，产生药理作用。这些影响神经元信息传递的药物常可分为作用于突触前和突触后的药物。

作用于突触前的药物通过改变突触前神经元的神经递质合成、储存、释放、递质的重摄取和代谢影响突触的传递，作用在突触后的药物主要是通过直接激动或阻断受体、改变离子通道的通透性、干扰正常的跨膜信号转导等产生药理作用。因此研究药物对递质和受体的影响是阐明中枢药物作用复杂性的关键环节，而对细胞内信使和离子通道及其基因调控的研究则可更进一步阐明药物作用的本质。近年来，随着对跨膜信号转导研究的深入，人们发现中枢神经系统药物除了可以作用在突触传递的不同环节外，有些药物也能影响神经元内信号转导通路。

作用于中枢神经系统的药物作用方式与作用于传出神经的药物相似，也可按其对递质和受体的作用进行分类，见表12-1。

表 12-1　作用于中枢神经系统的药物分类

作用靶点	作用机制	代表性药物	主要药理作用或应用
ACh 受体	激动 M_1 受体	毛果芸香碱	觉醒
	阻断 M_1 受体	哌仑西平、东莨菪碱	中枢抑制、抗帕金森病
	激动 M_2 受体	6-β-乙酰氧基去甲托烷	中枢抑制
	阻断 M_2 受体	阿托品	中枢兴奋
	激动 N 受体	烟碱	惊厥
	抑制胆碱酯酶	毒扁豆碱、他可林	催醒、抗老年痴呆症
去甲肾上腺素受体	促进 NA 释放	麻黄碱、苯丙胺	中枢兴奋
	抑制 NA 释放	锂盐	抗躁狂
	抑制 NA 摄取	可卡因、丙米嗪	欣快、抗抑郁
	抑制 NA 灭活	单胺氧化酶抑制药	抗抑郁
	耗竭 NA 储存	利血平	安定、抑郁
	激动 α 受体	去甲肾上腺素	兴奋
	激动 $α_2$ 受体	可乐定	降血压、镇静
	阻断 $α_2$ 受体	育亨宾	升血压、兴奋
	阻断 β 受体	普萘洛尔	降血压、噩梦、幻觉
DA 受体	激动 DA 受体	阿扑吗啡	催吐
	阻断 DA 受体	氯丙嗪、氯氮平	安定、抗精神病、镇吐
	合成 DA	左旋多巴	抗帕金森病
5-HT 受体	激动 5-HT 受体	麦角酰二乙胺	精神紊乱、幻觉、欣快
	阻断 5-HT 受体	二甲麦角新碱	中枢抑制

续表

作用靶点	作用机制	代表性药物	主要药理作用或应用
GABA 受体	激动 GABA 受体	蝇蕈醇	精神紊乱、抑制兴奋、阵挛抽搐
	阻断 GABA 受体	荷包牡丹碱	抗焦虑、抗镇静、催眠、抗惊厥
	增强 GABA 作用	苯二氮䓬类	
Gly 受体	阻断 Gly 受体	士的宁	兴奋、强直惊厥
H 受体	阻断 H_1 受体	苯海拉明	抑制、抗晕动、抗过敏
	阻断 H_2 受体	西咪替丁	精神紊乱
阿片受体	激动阿片受体	阿片类（吗啡、哌替啶）	镇痛、镇静、呼吸抑制
	阻断阿片受体	纳洛酮	吗啡中毒
细胞膜	稳定	乙醚等	全身麻醉

（潘德顺）

第十三章　全身麻醉药

问题：

　　1. 吸入麻醉药和静脉麻醉药各有哪些作用特点？二者之间有何异同点？

　　2. 什么是复合麻醉？临床上如何应用？

　　全身麻醉药（general anesthetic）简称全麻药，是一类作用于中枢神经系统，能可逆地引起不同程度的感觉和意识丧失、骨骼肌松弛，从而实施外科手术的药物。全身麻醉药分为吸入性麻醉药（inhalation anesthetics）和静脉麻醉药（intravenous anaesthetic）。

第一节　吸入性麻醉药

一、概　述

　　吸入性麻醉药是一类挥发性的液体或气体，主要通过呼吸道吸入而达到麻醉效果。麻醉的深度可通过调节进入肺中的气体药物浓度进行调控，并可持续维持，从而满足外科手术的需要。

　　【体内过程】　吸入性麻醉药脂溶性较高，容易透过细胞膜，经肺泡膜扩散吸收入血，并随血液循环通过血脑屏障进入中枢神经系统（脑组织）。进入中枢神经系统药物的浓度越高，麻醉效果越明显。

　　吸入性麻醉药进入血液循环的速率主要受吸入药物浓度和肺通气量的影响。吸入药物浓度是指吸入性麻醉药在吸入的混合气体中的浓度，吸入浓度越高，进入肺泡的速度越快，肺泡气浓度升高越快，血中麻醉药的分压上升越快。在一个大气压下，使50%的人或动物对伤害性刺激不再产生体动反应（逃避反射）时的呼气末潮气（相当于肺泡气）内麻醉药浓度称为MAC。MAC越小，麻醉作用越强。其个体差异、种属差异都较小。

　　在正常通气的情况下，决定麻醉药物进入血液的速度有3个：麻醉药在血液中的溶解度、心排血量和肺泡–静脉血麻醉药的分压差。麻醉药在血中的溶解度常以血气分配系数表示，指在正常体温条件下吸入麻醉药在血和气两相中达到动态平衡的浓度比值。血气分配系数越大，表示麻醉药在血中的溶解度越大，麻醉诱导期较长。相反血气分配系数小的麻醉药，则起效快，诱导期短。麻醉药通过血液输送离开肺，故心排血量越大，麻醉药进入血液的速度越快。肺泡与静脉血间的麻醉药分压差越大，麻醉药进入血液的速度越快。

　　麻醉药物从血液进入组织的速度受以下因素的影响：麻醉药在组织中的溶解度、组织或器官血流量、组织容积及动脉血与组织中麻醉药的分压。麻醉药在组织中的溶解度可用组织血分配系数表示，此概念与血气分配系数相似。组织血分配系数越大，组织内分压上升越慢；反之则上升快。麻醉药通过血液进入组织，故血流量越大，组织的摄取越快，组织内麻醉药分压升高越快。麻醉药从动脉血扩散到组织内的速度与二者之间的分压差成正比。

　　麻醉药物多以原形从肺呼出，少部分经代谢而排泄。当停止吸入麻醉药时，静脉血不断把组织中的麻醉药转运至肺泡，并从肺排出体外，此过程与麻醉诱导期相反。在肺及血流丰富的组织中，麻醉药分压下降快，在脂肪中分压下降最慢，脂溶性高、血气、组织血气分配系数大的麻醉药，其肺泡内浓度下降缓慢，清醒也慢；反之，肺泡内浓度下降快，患者清醒也快。增加通气量可以加速吸入麻醉药从肺排泄，故麻醉过深时，加大通气量可加速排出。

　　【药理作用】　吸入性麻醉药能阻断中枢神经系统内神经细胞的突触传递，对中枢神经系统具有抑制作用，可导致意识和感觉消失，其作用强度与吸入麻醉药的浓度特别是进入中枢神经系统的药物浓度有关。含氟吸入性麻醉药能抑制心肌收缩力、降低心肌耗氧量，可扩张外周血管、降低血压及减少内脏血流量。吸入性麻醉药能扩张支气管并降低呼吸中枢对CO_2的敏感性，降低潮气量，降低每分通气量，增加呼吸频率。部分吸入性麻醉药还具有骨骼肌和子宫平滑肌松弛作用。

　　【作用机制】　有关吸入性麻醉药作用机制的学说很多，脂溶性学说至今仍是各种学说的基础。现有的吸入性麻醉药有较高的脂溶性，能与神经细胞膜的脂质成分发生物理性结合，从而干扰细胞功能引起麻醉,且脂溶性越高,麻醉作用越强。另外,临界容积学说是在脂溶性学说的基础上补充而提出的,该学说认为麻醉药分子进入神经细胞膜的脂质后,可引起细胞膜体积膨胀,当超过临界容积后,就压缩镶嵌在脂质中的蛋白质,导致钠通道、钾通道、ACh 受体和酶发生构型和功能改变,从而影响突触传递,进而广泛抑制神经冲动的传递,引起全身麻醉。

二、常用药物

乙醚

乙醚(ether)是无色透明易挥发的液体,有刺激性气味,易燃易爆。乙醚麻醉作用强,并有镇痛、肌松作用,对循环系统作用较复杂。对呼吸抑制轻,肝、肾毒性小。易引起恶心、呕吐,可升高血糖。但因其易燃易爆、诱导与苏醒均缓慢、刺激性大等缺点,现已少用。

氟烷

氟烷(halothane)为无色透明液体,无刺激性,不燃不爆。化学性质不稳定,应存于褐色瓶中。诱导、苏醒较迅速,镇痛、肌松作用差。氟烷对循环系统有明显抑制作用,能增强心肌对儿茶酚胺的敏感性,易致心律失常;对呼吸有显著抑制作用;反复应用可能引起肝损伤。一般只用于浅麻醉或复合麻醉。

恩氟烷

恩氟烷(enflurane,安氟醚)为无色透明液体,无明显刺激味,不燃不爆,化学性质稳定。血气分配系数为 1.8。麻醉效能高,强度中等。诱导、苏醒迅速。恩氟烷对中枢神经系统的抑制与剂量相关,浅麻醉时,脑电图呈高幅慢波,深麻醉时可发展为爆发性抑制。肌松作用强于氟烷,与非去极化肌松药有协同作用。对循环系统有抑制作用,其程度与吸入浓度有关,血压下降与麻醉深度呈平行关系;对呼吸有明显抑制作用,不增加呼吸道分泌,可扩张支气管,较少引起咳嗽、喉痉挛;抑制胃肠道蠕动和腺体分泌,麻醉后恶心、呕吐少;松弛子宫平滑肌,深麻醉时可增加分娩和剖宫产的出血。临床适应证很广,可用于各种年龄、各部位的大小手术,是目前较为常用的吸入性麻醉药。

异氟烷

异氟烷(isoflurane,异氟醚)是恩氟烷的同分异构体,稳定性好,有轻度刺激性,在体内代谢率低,毒性小,全麻效能高。有一定的镇痛作用,肌松作用与恩氟烷相似;异氟烷可引起血压降低,对呼吸的抑制比恩氟烷轻;深麻醉时抑制子宫平滑肌;对肝、肾无明显损害,毒性低于恩氟烷。异氟烷可用于各种年龄、各个部位及各种疾病的手术。

氧化亚氮

氧化亚氮(nitrous oxide,N_2O)又称为笑气,是目前临床主要使用的气体吸入麻醉药,有甜味,无刺激性,无燃烧性,化学性质稳定。可增强交感神经系统活性,镇痛作用强,肌松作用差,可扩张脑血管而增高颅内压。氧化亚氮全麻效能低、肌松作用差,主要与含氟麻醉药、静脉麻醉药、麻醉性镇痛药或肌肉松弛药合用,方可达到满意的麻醉效果。

七氟烷

七氟烷(sevoflurane,七氟醚)结构与异氟烷相似,为无色透明液体,不燃不爆。全麻效能高,诱导、苏醒迅速。有一定肌松作用,对循环系统有剂量依赖性抑制作用,对呼吸的抑制作用在停药后消失较快,可减少肝血流量。适用于各年龄、各部位的大小手术。

地氟烷

地氟烷(desflurane,地氟醚)有刺激性气味,化学性质非常稳定。全麻效能低,诱导、苏醒非常迅速。肌松作用比其他含氟麻醉药强,对心血管功能影响小,抑制呼吸呈剂量依赖性。抗生物降解能力强,体内代谢率极低,故肝、肾毒性极低。该药合成困难,价格昂贵,再加上其效能低,用药量大,限制了在临床的推广使用。

常用吸入麻醉药的主要特点见表 13-1。

笔记栏

表 13-1　常用吸入麻醉药比较

项目	恩氟烷	异氟烷	氧化亚氮	七氟烷	地氟烷
气味	无明显刺激	有刺激	甜、舒适	香、无刺激	有刺激
化学性质	稳定	稳定	稳定	不够稳定	稳定
血气分配系数	1.8	1.4	0.47	0.69	0.42
脑血分配系数	1.4	1.6	1.1	1.7	1.3
MAC（吸 O_2）	1.68	1.15	1.05	1.71	7.25
诱导期	快	快	快	快	快
镇痛作用	中等	中等	强	暂缺	暂缺
肌松作用	好	好	差	好	显著
血压	下降	下降明显	升高	下降	轻度下降
呼吸抑制	明显	比恩氟烷轻	轻微	剂量依赖性	剂量依赖性

第二节　静脉麻醉药

静脉注射引起麻醉的药物称为静脉麻醉药，与吸入麻醉药相比，具有以下几方面优点：①使用方便，不需要特殊设备。②不刺激呼吸道。③无燃烧爆炸危险。④不污染手术室空气。⑤起效快。其主要缺点有以下几方面：①麻醉作用不完善，无肌松作用。②消除有赖于肺外器官，多有蓄积作用，全麻深度不易控制。③全麻分期不明显。

硫 喷 妥 钠

【体内过程】　硫喷妥钠（thiopental sodium）属超速效巴比妥类，脂溶性很高，静脉注射后很快进入脑组织，30s 内即达峰浓度，5min 后脑内浓度即降至 C_{max} 的 50%，20min 时进一步降至 10% 左右，30min 时已下降至 96%，故单次静脉注射后患者迅速苏醒。硫喷妥钠最早分布到骨骼肌，再到脂肪的分布过程发生缓慢，如果剂量过大或多次注射，脂肪将成为药物的储存场所。当血浆内药物浓度降低时，药物再从脂肪组织中缓慢释放出来，从脂肪组织向脑内分布，使苏醒后又有很长时间的睡眠。因此，肥胖患者的硫喷妥钠用量应以除去脂肪的体重计算。

【药理作用】　硫喷妥钠作用迅速、短暂。可降低大脑皮质兴奋性，抑制网状结构上行激活系统，小剂量引起镇静、嗜睡，稍大剂量（3 ~ 5mg/kg）可迅速使意识消失。无镇痛作用，无肌松作用。可使脑血管收缩，脑血流量减少，颅内压降低。抑制延髓血管活动中枢和降低中枢性交感神经活性，使血管扩张，从而降低血压。抑制延髓呼吸中枢而产生明显的呼吸抑制作用。可减少肝肾血流，尿量减少。可降低眼压，对眼科手术有利。不升高血糖。

【临床应用】　主要用于诱导麻醉，诱导平稳而迅速，对呼吸和循环系统有明显的抑制，故剂量与给药速度应严格控制。此外，可用于控制惊厥发作。

【不良反应】

1.抑制呼吸、循环　剂量稍大或静脉注射速度过快时，可使呼吸变快变浅、血压下降乃至呼吸、循环衰竭。

2.诱发喉痉挛　浅麻醉时明显抑制交感神经，使迷走神经功能相对增强，可导致喉及支气管痉挛，注射阿托品可预防其发生。

3.刺激性　pH 10.5 ~ 11.0，刺激性强，可引起注射部位疼痛和静脉炎，漏于血管外可出现组织坏死。误入动脉内可引起动脉强烈收缩，肢体和指端剧痛，动脉搏动消失，如处理不及时，可造成肢体坏死。一旦发生，应立即由原动脉注射普鲁卡因、罂粟碱等血管扩张药，解除动脉痉挛，改善血液循环。

4.诱发卟啉症患者急性发作　刺激 δ- 氨基乙酰丙酸（saminolerulinic acid，ALA）合成酶的活性，ALA 是卟啉原前驱物质，从而使卟胆原和尿卟啉原产生增多。

【禁忌证】　禁用于难以保持呼吸道通畅的患者、严重失代偿的心脏病患者及其他心血管功能不稳定者。哮喘及呼吸道梗阻者禁用。卟啉症患者禁用。

【药物相互作用】　硫喷妥钠与氯胺酮、泮库溴胺、哌替啶、麻黄碱、普鲁卡因、苯海拉明、吗啡及噻嗪类等相混合就会出现沉淀。与琥珀胆碱混合就会水解、沉淀而失效。术前用降压药的患者选用本品要防止低血压。与静脉全麻药、吸入全麻药、麻醉性镇痛药等合用可产生相加或协同作用，可减少单独用药量的一半。与氯胺酮合用，常见低血压、呼吸慢而浅。

氯 胺 酮

【体内过程】 氯胺酮（ketamine）的脂溶性为硫喷妥钠的 5～10 倍，易于透过血脑屏障，脑内浓度迅速增加，而后迅速再分布到其他组织。氯胺酮主要经肝微粒体酶转化为去甲氯胺酮，其麻醉效价相当于原药的 1/5～1/3，其 $t_{1/2}$ 更长。口服氯胺酮的生物利用度低，由于去甲氯胺酮也有一定的作用，故可作为小儿麻醉前用药。

【药理作用】 氯胺酮是唯一具有显著镇痛作用的静脉麻醉药。选择性抑制丘脑内侧核，阻断脊髓网状结构束的上行通路，同时还激动中枢和脊髓的阿片受体。静脉注射后表现为意识丧失，痛感失觉，记忆丧失，对环境刺激无反应，似木僵状态，同时患者睁眼、角膜反射、对光反射、咳嗽反射存在，肌张力增加，这种抑制与兴奋并存的麻醉状态以往被称为分离麻醉。单独给予 2mg/kg 时麻醉维持时间为 10～15min，镇痛作用持续约 40min，记忆丧失持续 2h 左右。氯胺酮使交感神经活性增加，对心血管系统有轻度兴奋作用。对呼吸抑制较轻，但用量过大，速度快或配伍用麻醉性镇痛药，则可引起明显呼吸抑制。对肝、肾无明显影响。可使眼压增高，使代谢和内分泌增强，血糖、儿茶酚胺、皮质醇升高。

【临床应用】 主要用于麻醉诱导和维持，还可用于术前用药和小儿镇静用药。由于对循环和呼吸影响小，故适用于重症患者并存呼吸或心血管系统疾病的手术。

【不良反应】

1. 血压升高，眼压升高，颅内压升高 高血压、动脉硬化、肺动脉高压、颅内压增高、青光眼者禁用或慎用。

2. 精神症状 苏醒期可出现幻觉、呓语、躁动及噩梦，苯二氮䓬类可减轻之。

3. 依赖性 氯胺酮连续使用可引起耐受性和依赖性，应严格管理。

丙 泊 酚

丙泊酚（propofol，异丙酚）为新型的快效静脉麻醉药，呈油状，难溶于水，现以 10%（W/V）豆油、1.2% 卵磷脂和 2.25% 甘油作溶媒的 1% 乳剂使用。使用前振荡混匀，不可与其他药物混合静脉注射。起效迅速，诱导平稳，苏醒快而完全、无宿醉现象。镇痛、肌松作用弱，需与镇痛药或肌肉松弛药合用。对呼吸、循环有明显抑制作用。降低眼压作用明显大于硫喷妥钠，尤其是已有眼压增高的患者降压效果更明显。麻醉深度容易调节，恶心、呕吐少见。用于麻醉诱导、镇静及麻醉维持。可引起注射部位疼痛和静脉炎。

依 托 咪 酯

依托咪酯（etomidate，乙咪酯）是速效、短效、强效的新型静脉麻醉药，静脉注射后 30s 内意识消失，作用强度是硫喷妥钠的 12 倍。降低颅内压，无明显镇痛、肌松作用。对心血管影响小、轻度扩张冠状动脉。对呼吸有抑制作用，但比硫喷妥钠轻。可降低眼压，对内眼手术有利。可用于麻醉诱导（适用于不宜使用硫喷妥钠者）、短小手术和麻醉维持，尤其适用于心血管手术的麻醉。依托咪酯有较强的局部刺激性；诱导期可出现震颤、肌阵挛、肌强直等不协调动作；抑制肾上腺皮质功能；术后恶心、呕吐发生率约为 30%。

羟 丁 酸 钠

羟丁酸钠（sodium oxybate，γ-OH）安全范围大，是毒性最低的静脉麻醉药。可引起近似生理性睡眠，无明显镇痛，但可增强其他药物的镇痛作用。无肌松作用。适用于儿童、老年人或不宜用硫喷妥钠的危重患者做静脉诱导麻醉。主要不良反应是锥体外系症状、拟胆碱作用和低血钾。禁用于有癫痫史、低钾血症、房室传导完全阻滞、哮喘、严重高血压患者。

常用静脉麻醉药的主要特点见表 13-2。

表 13-2 常用静脉麻醉药的作用比较

药物	麻醉作用	镇痛	肌张力	颅内压	循环	呼吸
硫喷妥钠	快、中、短	0	0	－	－－	－－

续表

药物	麻醉作用	镇痛	肌张力	颅内压	循环	呼吸
氯胺酮	稍慢、短	+++	+	+	+	—
丙泊酚	快、中、短	+	−	+	− −	− −
依托咪酯	快、强、短	0	−	−	−	−
羟丁酸钠	慢、弱、长	0	0	−	0～+	0～−

注：+表示兴奋、增高、增强；+、+++分别表示弱、强；−表示抑制、降低、减弱，— —表示中等；0表示无明显影响。

第三节　复合麻醉

复合麻醉是指同时或先后应用两种以上麻醉药物或其他辅助药物，以达到满意的术中和术后镇痛及完善的手术条件。手术对全身麻醉的基本要求是意识消失、镇痛、肌肉松弛和合理控制应激反应。现有的任何麻醉药单独使用均难以完全满足手术的要求，故除少数小手术外，常采用复合麻醉。复合麻醉常用药物见表13-3。

表13-3　复合麻醉常用药物

用药目的	常用药物
镇静、解除精神紧张	巴比妥类、苯二氮䓬类
短暂性记忆障碍	苯二氮䓬类、氯胺酮、东莨菪碱
基础麻醉	硫喷妥钠、水合氯醛
诱导麻醉	硫喷妥钠、依托咪酯、丙泊酚、氧化亚氮
镇痛	阿片类如吗啡、哌替啶、美沙酮、芬太尼
骨骼肌松弛	去极化、非去极化肌松药
抑制迷走神经	阿托品、东莨菪碱
降温	氯丙嗪
安定、止吐	氟哌利多
控制性降压	硝普钠、硝酸甘油、钙通道阻滞药、腺苷

（蔡　飞）

第十四章 镇静催眠药

案例 14-1

患者，男，2岁6个月。因顽皮吞5角硬币2枚3h，腹部透视见上腹部硬币2枚，拟配合胃镜取异物。手术过程：患儿禁食禁水，术前10min口服利多卡因及西甲硅油胶浆做黏膜表面麻醉并消除上消化道气泡。操作前5～10min缓慢静脉注射地西泮0.3～0.5mg/kg，以全身松弛、手自然下垂、无力回缩为标准判断地西泮用量适宜度。再以超细型小儿电子胃镜进行上消化道取异物操作。

问题：

1. 对该患儿配合胃镜取异物操作前为何要给予地西泮？

2. 该患儿给予地西泮后可能存在何种风险？为了防范该风险，操作室内应备好哪些急救药品（物品）？

镇静催眠药（sedative-hypnotic）是一类中枢神经系统抑制药。小剂量缓和激动，消除烦躁、恢复平静情绪，产生镇静作用；大剂量促进和维持近似生理睡眠，产生催眠作用。而作为一类典型的中枢神经系统抑制药，随着剂量的进一步增大，中枢抑制作用进一步加深，有些镇静催眠药尚可产生抗惊厥和麻醉作用；过量则能导致中毒，严重者可致呼吸麻痹乃至死亡。

生理睡眠可分为快速眼动睡眠（rapid eye movement sleep，REMS）和非快速眼动睡眠（non-rapid eye movement sleep，NREMS）。NREMS又分为1期、2期、3期、4期，其中3期、4期合称为慢波睡眠（slow wave sleep，SWS）期。正常情况下，REMS和NREMS保持一定的比例，梦境多发生在REMS期内，而夜惊、夜游症多发生在NREMS的SWS期内。若用药物缩短REMS时间，停药后可引起REMS的反跳性延长，患者可出现焦虑、多梦，为消除这些副作用，患者常继续服用镇静催眠药，从而对该药产生耐受性、依赖性。

临床常用的镇静催眠药可分为4类：苯二氮䓬类、巴比妥类、新一代非苯二氮䓬类及其他类。其中苯二氮䓬类具有良好抗焦虑及催眠作用且安全范围大，故目前在临床上得到广泛使用。

第一节 苯二氮䓬类

苯二氮䓬类是20世纪60年代后问世的一类具有镇静、催眠及抗焦虑等作用的药物，均为1,4-苯并二氮䓬的衍生物（图14-1、图14-2）。在苯二氮䓬的 R_1、R_2、R_3 及 R_7 的侧链中代入不同基团，可得到一系列的苯二氮䓬类药物（表14-1），各药的药理作用相似，但选择性各不相同，药动学上也各有差异。

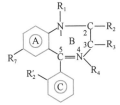

图 14-1 苯二氮䓬类药物的母核结构

图 14-2 苯二氮䓬类药物的化学结构

A. 三唑仑；B. 艾司唑仑；C. 咪达唑仑

表 14-1 苯二氮䓬类药物的化学结构

药名	国际非专利药名（INN）	R_1	R_2	R_3	R_7	R_2'
地西泮	diazepam	—CH₃	=O	—H	—Cl	—H
氯氮䓬	chlordiazepoxide	(—)	—	—H	—Cl	—H
奥沙西泮	oxazepam	—H	=O	—OH	—Cl	II
劳拉西泮	lorazepam	—H	=O	—OH	—Cl	—Cl

续表

药名	国际非专利药名（INN）	R_1	R_2	R_3	R_7	R_2'
氟西泮	flurazepam	—CH$_2$CH$_2$N（C$_2$H$_5$）$_2$	==O	—H	—Cl	—F
硝西泮	nitrazepam	—H	==O	—H	—NO$_2$	—H
氯硝西泮	clonazepam	—H	==O	—H	—NO$_2$	—Cl
三唑仑	triazolam	连接成三氮唑环		—H	—Cl	—Cl
艾司唑仑	estazolam	连接成三氮唑环		—H	—Cl	—H
咪达唑仑	midazolam	连接成咪唑环		—H	—Cl	—F

【体内过程】　苯二氮䓬类药物脂溶性很高，口服吸收完全，迅速向组织中分布并在脂肪组织中蓄积。肌内注射易沉淀、吸收慢且不规则，紧急时应静脉注射。静脉注射时首先分布至脑和其他血流丰富的组织和器官。脑脊液中药物浓度约与血浆游离药物浓度相等。随后进行再分布而蓄积于脂肪和肌肉组织中。其分布容积很大，在老年患者中更大。苯二氮䓬类血浆蛋白结合率较高，其中地西泮的血浆蛋白结合率高达99%。此类药物主要在 P450 作用下进行代谢，一些活性代谢产物的 $t_{1/2}$ 远比其母体药物长，如氟西泮 $t_{1/2}$ 为 2～3h，其主要活性代谢产物去烷基氟西泮的 $t_{1/2}$ 却为 50h，故药物本身 $t_{1/2}$ 与作用持续时间并不平行。

根据作用时间长短不同，苯二氮䓬类可分为以下几类。

1. 短效类　作用时间 3～8h，如三唑仑、奥沙西泮、咪达唑仑等。

2. 中效类　作用时间 10～20h，如艾司唑仑、阿普唑仑（alprazolam）、劳拉西泮（lorazepam）等。

3. 长效类　作用时间 24h 以上，如地西泮、氟西泮、夸西泮（quazepam）等。

长效药物连续使用易蓄积。苯二氮䓬类代谢产物最终与葡糖醛酸结合后经肾排泄。地西泮可通过胎盘，亦可自乳汁排出，临床应用于新生儿可出现肌无力、低血压、低体温及轻度呼吸抑制，乳儿可出现倦怠和体重减轻，故产前及哺乳期妇女禁用。药动学参数见表 14-2。

表 14-2　常用苯二氮䓬类的药动学

药名	口服 T_{max}（h）	生物利用度（%）	血浆蛋白结合率（%）	分布容积（L/kg）	$t_{1/2}$（h）	CL（ml/min）
地西泮	0.5～1.5	90～100	98	1.1	30～60	26
硝西泮	1～3	60～90	87	2.5	25～40	65
氟西泮	—	—	95	22	75	4.5
氟硝西泮	1～2	80～90	80	5	20～30	250
氯硝西泮	2～4	80～100	50	3.2	24～36	75
咪达唑仑	0.5～1	30～40	98	0.8～1.6	2～3	400

【作用机制】　目前认为，苯二氮䓬类的中枢作用机制主要与加强中枢抑制性神经递质 GABA 功能，作用于脑内不同部位的 GABA$_A$ 受体有关。GABA$_A$ 受体在神经系统分布广泛，包括大脑皮质、边缘系统、脑干核团、脊髓等部位。GABA$_A$ 受体是一个大分子复合体，为配体–门控性氯通道（图 14-3）。氯通道周围有 GABA、巴比妥、印防己毒素、类固醇和苯二氮䓬 5 个结合位点（binding sites）。GABA$_A$ 受体由异质性多亚基组成，迄今有 8 个亚基族共 19 种亚基在 GABA$_A$ 受体中被识别出来，包括 α_1～α_6、β_1～β_3、γ_1～γ_3、δ、θ、ε、ρ_1～ρ_3 和 π，而最典型的 GABA$_A$ 受体结构是由 5 个异质性多肽亚基（两个 α、两个 β 和一个 γ）组成的五边形寡聚体。GABA 作用于 GABA$_A$ 受体，使细胞膜对 Cl$^-$ 通透性增加，Cl$^-$ 大量进入细胞膜内引起膜超极化，使神经兴奋性降低。苯二氮䓬类药与苯二氮䓬位点结合后，改变了 GABA

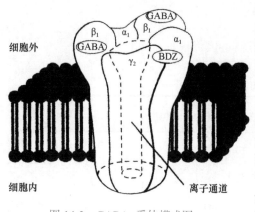

图 14-3　GABA$_A$ 受体模式图

调控蛋白的构象，促进 GABA 与 GABA$_A$ 受体结合，通过增加氯通道开放的频率，增加 Cl⁻ 内流，加强了 GABA 对神经系统的抑制效应。

【药理作用与临床应用】

1. 抗焦虑 焦虑是多种精神病的常见症状，也是一种以焦虑为特征的神经症，患者多有恐惧、紧张、忧虑、失眠并伴有心悸、出汗、震颤等症状。一般认为苯二氮䓬类抗焦虑作用部位主要在边缘系统，在小剂量下能够作用于杏仁核和海马内的 GABA$_A$ 受体，抑制神经元电活动的发放和传递，对各种原因引起的焦虑均有显著疗效，为抗焦虑首选药。

2. 镇静催眠 随着使用剂量增大，苯二氮䓬类有镇静及催眠作用，临床上用于失眠、麻醉前给药、心脏电击复律或内镜检查前给药。短效苯二氮䓬类作用迅速而短暂，主要用于入睡困难者，特别是白天需要头脑高度清醒的失眠患者；中效苯二氮䓬类主要用于以睡眠不实、多醒为主，兼有入睡困难的患者；长效类主要用于睡眠易醒不实或早醒患者，但不宜连续使用。

苯二氮䓬类用于麻醉前给药、心脏电击复律或内镜检查前给药时，除可使患者充分镇静外，尚有致短暂顺行性遗忘的效应，可避免患者对操作过程留下不良记忆。

一般认为，苯二氮䓬类的镇静催眠作用是其与脑干核内的受体作用的结果。其催眠作用主要通过延长 NREMS 的第 2 期，明显缩短 SWS，而对 REMS 的影响不明显，加大剂量也不引起全身麻醉。与其他类药比较有以下优点。①安全范围较大，对呼吸影响小。②对 REM 的影响较小，停药后反跳性较轻，可缩短 NREMS 第 4 期，可减少夜惊或夜游症。③对 P450 无明显诱导作用，不影响其他药物的代谢。④连续用药依赖性较轻。⑤有特异性拮抗药。目前此类药物已取代了巴比妥类，成为临床最常用的镇静催眠药。

3. 抗惊厥、抗癫痫 苯二氮䓬类均具有抗惊厥作用，临床可用于辅助治疗破伤风、子痫、小儿高热惊厥及药物中毒性惊厥。地西泮具有抑制癫痫病灶异常放电扩散的作用，地西泮静脉注射是治疗癫痫持续状态的首选药。

4. 中枢性肌松弛 可缓解动物的去大脑僵直，也可减轻人类大脑损伤所致的肌僵直，有较强的肌松弛作用。在小剂量时抑制脑干网状结构下行系统对 γ 神经元的易化作用；较大剂量时增强脊髓神经元的突触前抑制，抑制多突触反射，引起肌松弛。可用于治疗脑血管意外、脊髓损伤等引起的中枢性肌强直，缓解局部关节病变、腰肌劳损及内镜检查所致的肌痉挛。

目前已在临床应用的苯二氮䓬类药物有 20 多种，其抗焦虑、镇静催眠、抗惊厥抗癫痫、肌肉松弛作用各有侧重。常用苯二氮䓬类药物的特点见表 14-3。

表 14-3 常用苯二氮䓬类镇静催眠药物特点比较

分类	药名	残余作用	记忆影响	依赖性	主要特点
长效	地西泮（diazepam）	+	+	+	抗焦虑、镇静催眠、抗惊厥、麻醉前给药等
中效	氟硝西泮（flunitrazepam）	+	+	++	抗惊厥、抗癫痫作用佳
	硝西泮（nitrazepam）	+	+	+	催眠作用显著、抗惊厥作用较佳
	艾司唑仑（estazolam）	+	−	+	镇静催眠、抗焦虑强，宿醉少，常麻醉前给药
短效	三唑仑（triazolam）	+	+	++	催眠作用强而短，宿醉反应少、依赖性较强
	咪达唑仑（midazolam）	−	+	++	水溶性，作用强而短

【不良反应】 苯二氮䓬类安全范围大，毒性小。催眠剂量下可致日间困倦、头晕、乏力、淡漠及记忆力下降、影响精细技巧动作和驾驶安全等；大剂量可致嗜睡、共济失调、言语含混不清甚至引起昏迷及呼吸循环抑制。呼吸循环抑制在静脉注射速度过快、饮酒或同时应用其他中枢抑制药时尤易发生，故宜缓慢静脉注射，用药期间避免饮酒及合用药。一旦发生急性中毒，除对症治疗外，可采用特效拮抗药氟马西尼救治。

长期服用苯二氮䓬类会产生耐受性及依赖性，突然停药可出现戒断症状，表现为焦虑、兴奋、心动过速、呕吐、出汗、震颤甚至惊厥。故本药宜短期或间断性用药，尽可能应用最低剂量，停药时逐渐减少剂量，以避免出现戒断症状。

反跳性失眠是当突然中断苯二氮䓬类时，引起比治疗前还要严重的失眠，一般仅持续一晚。高剂量应用中、短效类撤除时更易发生，长效类血药浓度下降缓慢，不易发生。苯二氮䓬类使用持续时间不一定与反跳有关。此外，苯二氮䓬类可通过胎盘屏障，有致畸性。

案例 14-1 分析讨论

小儿在胃镜检查时往往不合作，体位难以固定；再加上小儿消化道管腔较小，蠕动较快，脏器娇嫩，在胃镜检查时容易因咽喉部敏感而出现强烈的恶心、呕吐而发生窒息、呼吸抑制、上消化道黏膜损伤甚至穿孔等并发症。操作前给予地西泮，能够产生确切的镇静作用，有效舒缓患儿的紧张、焦虑、恐惧情绪。此外，其顺行性遗忘作用可消除痛苦回忆，减轻幼儿的心理创伤，其骨骼肌松弛作用还可进一步增加患儿依从性，使胃镜操作者能更好地进行镜下操作，降低并发症的发生，保证操作顺利进行。对于该患儿要注意防止地西泮急性中毒引起呼吸循环抑制的风险。因此，操作室内应备好苯二氮䓬类药物的拮抗药氟马西尼，备好供氧装置、气管插管等器械和急救药物用品。操作后患儿需在胃镜室观察 30min，注意生命指征和血氧等变化。

案例 14-2

王某，女，50 岁，患有失眠症 2 年，早晨丈夫唤其不醒送入院。据说发病前晚曾与家人发生争执，心情不好。家中一直备有艾司唑仑安眠药，发病前刚又从医院开了 20 片，发现药袋中药物已经没了。患者表现为嗜睡、头晕、言语含糊不清、意识模糊、共济失调，血压 90/60mmHg，呼吸表浅。诊断：苯二氮䓬类药物中毒。治疗：立即采取吸氧、洗胃和口服硫酸钠导泻；间羟胺 10mg 加于5% 葡萄糖生理盐水 500ml 中静脉滴注，呋塞米 20mg 稀释后缓慢静脉注射等，除采取其他常规的药物中毒解救措施之外，应用氟马西尼 0.2mg 缓慢静脉注射，每隔 20min 重复给药 1 次，总共给药 5 次。患者意识清醒，呼吸、血压及精神状态恢复正常。

问题：
1. 苯二氮䓬类药物中毒的诊断依据是什么？
2. 氟马西尼为什么可以拮抗苯二氮䓬类中毒？

【中毒及解救】 虽然苯二氮䓬类安全范围大，毒性小，但是静脉注射速度过快、剂量过大、饮酒或同时应用其他中枢抑制药也可能导致中毒。

1. 中毒表现

（1）中枢神经系统

1）轻度中毒：头胀、眩晕、头痛、语言迟钝、动作不协调、嗜睡等。

2）重度中毒：有一段兴奋期，患者可发生狂躁，幻觉，惊厥，瞳孔散大（有时缩小），肌肉松弛，角膜、咽、腱反射消失，昏迷逐渐加深。

（2）呼吸系统

1）轻度中毒：一般呼吸正常或稍减缓。

2）重度中毒：呼吸减慢、变浅不规则或成潮式呼吸，严重时可引起呼吸衰竭。

（3）循环系统：皮肤发绀，湿冷，脉搏快而薄弱，少尿或无尿，血压下降甚至休克。

（4）黄疸及肝损伤。

2. 中毒解救措施

（1）清除毒物

1）洗胃：立即用（1∶5000）～（1∶4000）高锰酸钾溶液或生理盐水、温水反复洗胃，总洗胃液量 10 000ml 左右。

2）快速输液。

3）利尿脱水：可加速毒物排泄。一般用 20% 甘露醇或 25% 山梨醇 250ml 静脉注射或快速滴注，8～12h 一次。对合并颅内高压者尤为适合，亦可间断静脉注射呋塞米 20～40mg。

4）导泻：用 50% 硫酸钠 60ml 导泻（忌用硫酸镁，因镁离子吸收可加重中枢神经系统的抑制），也可灌入 20% 药用炭悬液。

5）血液净化：血液透析是有效方法，对服药剂量大、昏迷程度深、洗胃不彻底的病例更应尽早实施，有条件可行血液灌流，如患者不宜搬动也可用腹膜透析。

（2）维持呼吸与循环功能：保持呼吸道通畅，常规吸氧。静脉补液维持水、电解质及酸碱平衡，循环不稳定可使用血管活性药物。呼吸衰竭可气管插管及机械通气。

（3）中枢兴奋药的使用：对深度昏迷、呼吸浅或不规则者，可考虑选用下列药物。

1）贝美格：50mg 稀释于葡萄糖液 20ml 中，3～5min 静脉注射或静脉注射后改用 200～300mg 稀释于 5% 葡萄糖液 250ml 缓慢静脉滴注，如出现恶心、呕吐、肌肉颤抖等中毒症状，需减量或停药。

2）尼可刹米：0.375～0.75g/h，静脉注射，直至出现角膜反射与肌肉颤抖。

3）哌甲酯：30～50mg，肌内注射或静脉注射，每0.5～1h可重复使用，直至苏醒。青光眼禁用，高血压及孕妇慎用。

中枢兴奋药剂量过大可引起惊厥或出现心律失常，加重呼吸、循环衰竭，凡遇肌张力及反射恢复或出现肌肉震颤等情况均应减量或停药。

（4）特效解毒药：氟马西尼（flumazenil）。

氟马西尼为咪唑并苯二氮䓬化合物，能与苯二氮䓬特异位点结合，为苯二氮䓬受体拮抗药。在健康人试验中亦已证明静脉注射或口服氟马西尼能拮抗地西泮、氟硝西泮和咪达唑仑等的多种药理作用。但对巴比妥类和三环类过量引起的中枢抑制无对抗作用。

氟马西尼主要用于苯二氮䓬类过量的诊断和治疗，能有效地催醒患者和改善中毒所致的呼吸及循环抑制。如对累积剂量达5mg而不起反应，则说明该患者的抑制状态并非由苯二氮䓬类所引起。本药还用于改善酒精性肝硬化患者的记忆缺失等症状。

本品用于苯二氮䓬类过量中毒：开始以0.1～0.2mg静脉注射，每60s重复1次，直到清醒再以静脉滴注维持，维持量为0.1～0.4mg/h。总量不超过2mg。

（5）防止并发症：肺部感染者应用青霉素，出现皮疹时应用抗组胺药物，休克者给予抗休克处理，并维持水、电解质平衡。

案例14-2分析讨论

患者王某服用过量艾司唑仑，出现中枢神经系统的嗜睡、头晕、言语含糊不清、意识模糊、共济失调症状；有呼吸表浅的呼吸系统表现；且有血压降低（90/60mmHg）的循环系统表现，为典型的苯二氮䓬类药物中毒。氟马西尼是咪唑并苯二氮䓬化合物，与苯二氮䓬类竞争结合位点，从而表现为拮抗苯二氮䓬类药物的作用，用于解救苯二氮䓬类过量中毒。

【禁忌证】　6个月以下的婴儿及重症肌无力患者禁用。老年患者，肝、肾、呼吸功能不全者，驾驶员，高空作业和机器操作者及孕妇和哺乳期妇女慎用。

【药物相互作用】　与其他中枢抑制药、乙醇合用，可增强中枢抑制作用，加重嗜睡、昏睡、呼吸抑制、昏迷，严重者可致死。如临床需合用时宜降低剂量，并密切监护患者。应用P450诱导剂可显著缩短$t_{1/2}$，清除率增加；应用P450抑制药可抑制肝脏代谢，导致清除率降低，延长$t_{1/2}$。

第二节　巴比妥类

巴比妥类是一类弱酸性药物，为巴比妥酸的衍生物。巴比妥类作为传统催眠药，因具有较多缺点，镇静催眠等用途已日渐减少使用，目前临床主要用于抗惊厥、抗癫痫和麻醉。

按作用时间长短与药物的性质将巴比妥类药物分为以下4类。①长效类：如苯巴比妥（phenobarbital，鲁米那，luminal）。②中效类：戊巴比妥（pentobarbital）、异戊巴比妥（amobarbital，阿米妥，amytal）。③短效类：司可巴比妥（secobarbital）。④超短效类：硫喷妥钠。常用巴比妥类药物见表14-4。

表14-4　巴比妥类药物作用及应用的比较

分类	药名	显效时间	作用时间（h）	$t_{1/2}$（h）	依赖性	应用
长效	苯巴比妥	0.5～1h	6～8	24～140	++	抗惊厥、抗癫痫
中效	戊巴比妥	0.25～0.5h	3～6	15～48	++	抗惊厥、催眠
	异戊巴比妥	0.25～0.5h	3～6	8～42	++	镇静催眠
短效	司可巴比妥	0.25h	2～3	19～34	++	抗惊厥、镇静催眠
超短效	硫喷妥钠	静脉注射30s内	0.25～4	3～8	+	静脉麻醉

【体内过程】　巴比妥类药物口服或肌内注射均易吸收，并迅速分布于全身组织、体液，也易通过胎盘进入胎儿循环。各药进入脑组织的速度与药物的脂溶性成正比，如硫喷妥钠脂溶性高，极易通过血脑屏障，故静脉注射后立即奏效，但因该药迅速自脑组织再分布至外周脂肪组织中，故仅维持15min左右；而脂溶性低的苯巴比妥即使静脉注射，也需30min起效。巴比妥类药物的血浆蛋

白结合率各不相同，与其脂溶性密切相关，脂溶性高者结合率高，反之则低。药物在体内的消除方式有两种，即经肝脏代谢和经肾脏排出。苯巴比妥在肝内经微粒体酶代谢侧链氧化，再与葡糖醛酸结合，主要以原形自肾脏排泄而消除，故作用持续时间长。尿液 pH 对苯巴比妥的排泄影响较大。碱化尿液时，该药解离增多，肾小管再吸收减少，排出增加。因此，在苯巴比妥中毒时，可用碳酸氢钠碱化尿液以促进药物的排泄。

【药理作用与临床应用】 巴比妥类对中枢神经系统表现为普遍性的抑制作用，随着剂量的增加，其中枢抑制作用由弱到强，相继呈现镇静、催眠、抗惊厥及抗癫痫、麻醉等作用。大剂量对心血管系统有明显的抑制作用。过量可致呼吸中枢麻痹而死亡。

1. 镇静、催眠 小剂量巴比妥类药物可引起安静，缓解焦虑、烦躁不安状态；中等剂量可催眠，即缩短入睡时间，减少觉醒次数和延长睡眠时间。不同药物起效时间和持续时间不同。巴比妥类药物可缩短 REMS。改变正常睡眠的模式，引起非生理性睡眠。久用停药后，REMS 时相可"反跳性"显著延长，伴有多梦，引起睡眠障碍，导致患者不愿停药，这可能是产生精神依赖和躯体依赖的重要因素之一。由于易产生耐受性和依赖性，引起严重的戒断症状；诱导 P450 的活性，影响其他药物的肝脏代谢；不良反应较多，过量可产生严重毒性，巴比妥类药物已不作镇静催眠药物常规使用。

巴比妥类药物在非麻醉剂量下主要抑制多突触反应，减弱易化，增强抑制。其中枢作用与其激活 GABA$_A$ 受体有关。在无 GABA 时，巴比妥类能模拟 GABA 的作用，增加 Cl$^-$ 的通透性，使细胞膜超极化。与苯二氮䓬类药物增加氯通道的开放频率不同，巴比妥类主要延长氯通道的开放时间，引起超极化，产生中枢抑制作用。

2. 抗惊厥、抗癫痫 大于催眠剂量的巴比妥类可保护动物耐受 10 倍致死量的士的宁及戊四氮而免于惊厥致死。临床应用于小儿高热、破伤风、子痫、脑炎及中枢兴奋药引起的惊厥。苯巴比妥有较强的抗癫痫作用，临床用于癫痫大发作、癫病持续状态的治疗。

3. 麻醉及麻醉前给药 巴比妥类的麻醉剂量与中毒量接近，除超短效巴比妥类硫喷妥钠静脉注射用于麻醉诱导外，其他长效及中效巴比妥类药物仅用作麻醉前给药，以消除患者手术前紧张情绪（效果不及地西泮）或动物麻醉。

【不良反应】

1. 后遗效应 服用催眠剂量的巴比妥类后，次晨可出现头晕、困倦、嗜睡、精神不振及定向障碍等，亦称宿醉（hangover）。这可能是由巴比妥类消除缓慢，作用延缓至次日所致。驾驶员或从事高空作业的人员服用巴比妥类后应警惕后遗效应。

2. 耐受性 短期内反复服用巴比妥类可产生耐受性，表现为药效逐渐降低，需加大剂量才能维持原来的作用。耐受性产生的主要原因可能是神经组织对巴比妥类产生适应性和诱导 P450 加速自身代谢。

3. 依赖性 连续服用巴比妥类可使患者产生对该药的依赖性，一旦突然停药，可在停药后 12 ～ 16h 出现严重的戒断症状，表现为兴奋、失眠、焦虑、震颤、肌痉挛甚至惊厥。因此，对巴比妥类药物必须严格控制，避免长期使用。

4. 对呼吸系统的影响 中等治疗量可引起呼吸抑制。若静脉注射过量、速度过快，会对呼吸中枢有明显抑制作用，抑制程度与剂量成正比，呼吸深度抑制是巴比妥类药物中毒致死的主要原因。

5. 其他 少数人可见皮疹、血管神经性水肿，偶见剥脱性皮炎。巴比妥类可透过胎盘和乳汁，故分娩期和哺乳期妇女慎用。

【中毒解救】 无特效解毒剂，关键在于维持呼吸、循环和泌尿系统功能。基本措施同苯二氮䓬类药物中毒的解救相同，但可用 5% 碳酸氢钠 200ml 静脉滴注，碱化血液与尿液，减少药物在肾小管的重吸收，促进药物排泄。

第三节 新一代非苯二氮䓬类催眠药

20 世纪 80 年代后期，人们开发了新一代非苯二氮䓬类催眠药。此类药物口服吸收良好，0.5h 达血液浓度高峰，药物代谢排泄快，$t_{1/2}$ 为 3 ～ 6h，经肾脏代谢。本类药物治疗指数高，安全性高。基本不改变正常的生理睡眠结构，不产生耐受性、依赖性。不良反应与患者的个体敏感性有关，偶尔有思睡、头昏、口苦、恶心和健忘等。这类较安全的催眠药包括唑吡坦、扎来普隆、佐匹克隆等。唑吡坦是首先面市的该类药物。由法国合成实验室（Sythelabo）公司研制开发，1988 年在法国上市，商品名思诺思（stilnox），中文译为舒睡晨爽。

唑吡坦

唑吡坦（zolpidem），亦称为思诺思，为非苯二氮䓬类镇静剂，属咪唑吡啶类。药理作用类似于苯二氮䓬类，但抗焦虑、抗惊厥和中枢性肌肉松弛作用很弱，仅用于镇静和催眠。唑吡坦作用快，起效迅速，有很强的睡眠诱导作用。$t_{1/2}$ 为 2.4h，作用可维持 6h。

催眠作用与选择性地作用于苯二氮䓬类受体 -GABA$_A$ 受体 α_1 亚基有关。临床研究表明，唑吡坦可保持正常的睡眠结构。对 NREM 睡眠和 REM 睡眠结构无明显影响，能显著缩短入睡时间，同时能减少夜间觉醒次数，增加总睡眠时间，改善睡眠质量，次晨无明显后遗作用。极少产生宿醉现象，也不影响次晨的精神活动和动作的灵敏度。对入睡困难、易醒、多梦等症状有肯定的疗效。久服无成瘾性，停药后很少产生反跳性失眠，重复应用极少积聚，使用较为安全。因此上市后得到广泛认同，已成为治疗失眠症的标准药物，有逐步取代苯二氮䓬类药物的趋势。美国精神障碍诊断和统计手册第 4 版（DSM–Ⅳ）提到唑吡坦可作为原发性失眠的首选药物。

不良反应与个体敏感性有关。偶有眩晕、疲倦、恶心、呕吐、头痛。有用药过程中出现神经病学或精神病学反应的报道，特别是幻视、谵妄、抑郁、健忘及睡行症。三环类抗抑郁药和乙醇与本品合用时可加重不良反应。酒精依赖者可增加其药物依赖的可能性。本品不主张长期使用，15 岁以下儿童、孕妇、哺乳期妇女不宜服用。过量中毒应采取洗胃、心肺监测、对症处理、支持疗法等，苯二氮䓬类拮抗药可能有短暂的逆转作用。

扎来普隆

扎来普隆（zaleplon）是一种新型吡唑并嘧啶结构的非苯二氮䓬类镇静催眠药，作用于 γ- 氨基丁酸 - 苯二氮䓬（GABA-BZ）受体，调节 GABA-BZ 受体氯通道复合物，产生拟苯二氮䓬镇静、抗焦虑和抗惊厥作用，但与苯二氮䓬类药物相比副作用较轻。

临床适用于入睡困难的失眠症的短期治疗。临床研究结果显示扎来普隆能缩短入睡时间，但还未表明其能增加睡眠时间和减少清醒次数。

口服，一次 5 ～ 10mg（0.5 ～ 1 片），睡前服用或入睡困难时服用。服用扎来普隆后，可能会出现较轻的头痛、嗜睡、眩晕、口干、出汗及厌食、腹痛、恶心呕吐、乏力、记忆困难、多梦、情绪低落、震颤、站立不稳、复视、其他视力问题、精神错乱等不良反应。体重较轻的患者，老年患者，糖尿病患者和轻、中度肝功能不全的患者，推荐剂量为一次 5mg（半片）。每晚只服用一次。持续用药时间限制在 7 ～ 10 日。如果服药 7 ～ 10 日后失眠仍未减轻，医生应对患者失眠的病因重新进行评估。

佐匹克隆

佐匹克隆（zopiclone）为吡咯酮类镇静催眠药，有催眠、镇静、抗焦虑、肌松和抗惊厥等作用，作用较快。可用于各种因素引起的失眠症的治疗，包括时差、工作导致失眠及手术前焦虑导致失眠等，特别是暂时性入睡困难和早醒的患者。由于对呼吸系统的抑制作用极小，因而不影响次晨的精神活动和动作的灵敏性。还可用于麻醉前给药。

不良反应和注意：可能有白天瞌睡，口苦，口干，肌张力减低，酒醉感。本品不推荐用于孕妇及哺乳期妇女；肌无力需在医学监护下使用本品；服用本品时应避免饮酒；肝功能不全者使用本品需适量。对本品过敏者、呼吸代偿功能不全者、幼儿患者禁用。

第四节 其他镇静催眠药

水合氯醛

水合氯醛（chloral hydrate）口服后吸收快，催眠作用较强且确切，入睡快（约 15min），持续6 ～ 8h。催眠作用温和，不缩短 REMS，无宿醉效应。可用于顽固性失眠或对其他催眠药效果不佳的患者。大剂量有抗惊厥作用，可用于小儿高热、子痫及破伤风的惊厥。安全范围较小，应慎用。

不良反应类似巴比妥类。具有较强的黏膜刺激性，易引起恶心、呕吐及上腹部不适等，不宜用于胃炎及消化性溃疡患者。大剂量能抑制心肌收缩，缩短心肌不应期，过量对心、肝、肾实质脏器有损害。一般以 10% 溶液口服，也可直肠给药，可减少刺激性。久用可产生耐受性和成瘾性，戒断

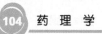

症状较严重，应防止滥用。

丁 螺 环 酮

丁螺环酮（buspirone）属于氮杂螺环癸烷二酮化合物，在化学结构上与其他精神药物无任何相关性。口服吸收快而完全，0.5～1h达血浓度高峰，$t_{1/2}$为2.6h。血浆蛋白结合率为95%。大部分在肝内代谢，其代谢产物为5-羟基丁螺环酮和1-（2-嘧啶基）-哌嗪，仍有一定生物活性。口服后，约60%由肾脏排泄，40%由粪便排出。肝硬化时，由于首过效应降低，可使血药浓度增高，药物清除率明显降低，肾功能障碍时清除率轻度减低。在老年患者中药动学无特殊变化。

与苯二氮䓬类不同，丁螺环酮无镇静、肌松弛和抗惊厥作用，是一类新型的抗焦虑药，具有显著的抗焦虑作用。研究表明，中枢5-HT是参与焦虑紊乱的重要递质，可抑制中枢5-HT$_{1A}$递质，具有抗焦虑效应。丁螺环酮为5-HT$_1$受体的部分激动剂，有较高的选择性，其抗焦虑作用可能与其激动中枢5-HT神经元的5-HT$_{1A}$受体，从而抑制5-HT神经递质的转换、降低5-HT神经系统的功能有关。此外，对中枢DA受体和α$_2$受体的拮抗作用可能参与其抗焦虑作用机制。适用于急、慢性焦虑状态，如焦虑性激动、内心不安和紧张状态。不良反应有头晕、头痛及胃肠功能紊乱等，无明显的生理依赖性和成瘾性。

褪黑素及褪黑素受体激动剂

褪黑素（melatonin，MT）是松果体分泌的主要激素，化学名称为N-乙酰-5-甲氧色胺。正常人服用MT后，入睡时间缩短，睡眠质量改善，睡眠中觉醒次数明显减少，而且睡眠结构调整（浅睡阶段缩短，深睡阶段延长）。MT适用于睡眠节律障碍，包括夜班作业或越洋旅行引起的时差症状和睡眠时相延迟综合征，不推荐作为催眠药物来使用。

雷美替胺（ramelteon）为特异性MT受体激动药，美国FDA已批准其用于入睡困难的治疗。

（王文雅）

第十五章　抗癫痫药与抗惊厥药

案例 15-1

患者，男，18 岁。大一学生，平素身体健康，2 年前发生交通意外，有脑部外伤史。两日前在父母陪同下前往当地人民医院门诊神经外科复查，在候诊室候诊时，患者突然毫无征兆地尖叫一声，随后摔倒在地，头向后仰，意识丧失，双眼上翻，瞳孔散大，面色发绀，口吐白沫，全身肌肉强直收缩，上肢屈曲，下肢伸直，大小便失禁。2min 后清醒，瞳孔由大变正常，自述对发病期间发生的事情无记忆。查体：体温 36.5℃，心率 85 次/分，呼吸 20 次/分，血压 127/90mmHg。神志清，颈软，瞳孔等大等圆，对光反射存在，心肺、肝、脾及四肢无异常。神经系统检查未见异常。脑电图检查呈异常波形改变。诊断：癫痫大发作。

问题：

1. 癫痫大发作应选择何种药物进行治疗？
2. 抗癫痫药应用必须遵循的原则有哪些？
3. 不同类型的癫痫应选用何种抗癫痫药？其药理作用和作用机制是什么？

第一节　概　述

癫痫是由多种原因引起大脑局部病灶神经元兴奋性过高导致的阵发性异常高频放电，并向周围正常脑组织扩散，而导致运动、感觉、意识或精神等脑功能失常的一种间歇性无预兆性发作的慢性神经症状，有突然、短暂和反复发作的特点。临床常见癫痫根据发作时的临床表现可分为局限性发作和全身性发作两大类，见表 15-1。目前，癫痫的治疗尚无有效的预防及根治措施，主要是对症治疗及处理。

表 15-1　癫痫发作类型及常用药物

发作类型	临床特征	常用药物
局限性发作		
单纯性局限性发作	发作时局部肌肉抽搐或感觉异常，持续 20 ~ 60s，无意识障碍	卡马西平、苯妥英钠、苯巴比妥、扑米酮、丙戊酸钠、伊来西胺
复杂性局限性发作（精神运动性）	发作时有意识障碍，常伴无意识的活动，如唇抽动、摇头等。每次发作持续 0.5 ~ 2min	卡马西平、苯妥英钠、苯巴比妥、扑米酮、丙戊酸钠
继发性全身性发作	上述两种局限性发作可发展为伴有意识丧失的强直 - 阵挛发作和全身肌肉处于强直收缩状态，持续 1 ~ 2min	卡马西平、苯妥英钠、苯巴比妥、扑米酮、丙戊酸钠
全身性发作		
强直 - 阵挛发作（大发作）	突然意识丧失伴有强烈的强直性痉挛后转为阵挛性抽搐，继之较长时间的中枢抑制，而后恢复	卡马西平、苯妥英钠、苯巴比妥、扑米酮、伊来西胺、丙戊酸钠
失神性发作（小发作）	短暂的意识突然丧失，常伴有对称的阵挛性活动。脑电图呈 3Hz/s 高幅左右相称的同步化棘波，每次发作持续约 30s，清醒后对发作无记忆	乙琥胺、氯硝西泮、丙戊酸钠、三甲双酮
非典型失神发作	与典型的失神发作相比，发作和停止过程较慢，脑电图呈多样化	乙琥胺、氯硝西泮、丙戊酸钠、三甲双酮
肌阵挛性发作	肢体部分肌群或全身部分肌群发生短暂的休克样抽动，脑电图伴有短暂暴发的多棘波	丙戊酸钠、氯硝西泮
癫痫持续状态	癫痫状态持续大于 5min 或连续两次或多次发作，发作期间无意识恢复，严重者可致死	地西泮、苯妥英钠、氯硝西泮

抗癫痫药主要通过抑制病灶区神经元的异常过度放电或阻止异常放电向周围正常组织扩散而控制癫痫的发作。其机制主要涉及以下两个方面。一是改变细胞膜对各种离子的通透性，如使电压激活钠通道失活，限制神经元的持续重复放电；对 K^+、Ca^{2+} 等其他离子通道的干扰作用也参与其中。

二是增强 GABA 介导的抑制性突触的传递功能，影响突触前、后膜的动作电位。

常用的抗癫痫药根据化学结构可分为以下 6 类。①乙内酰脲类：如苯妥英钠等。②巴比妥类：如苯巴比妥、扑米酮等。③亚胺芪类：如卡马西平等。④琥珀酰亚胺类：如乙琥胺等。⑤侧链脂肪酸类：如丙戊酸钠等。⑥苯二氮䓬类：如硝西泮、氯硝西泮、地西泮等。最近研究发现的药物有加巴喷丁、拉莫三嗪、左乙拉西坦、托吡酯等。

第二节　常用抗癫痫药

苯 妥 英 钠

苯妥英钠（phenytoin sodium）又称大仑丁（dilantin）。

【体内过程】　苯妥英钠呈碱性，刺激性大，不宜肌内注射。口服吸收缓慢而不规则，每日给药 0.3 ～ 0.6g，连续服药，须经 6 ～ 10 日才能达到有效血药浓度（10 ～ 20mg/ml）。血浆蛋白结合率为 85% ～ 90%，容易分布于脑组织。主要在肝内经 P450 代谢为羟基苯基衍生物而失活，5% 以原形由尿排出。$t_{1/2}$ 与血浆药物浓度密切相关，血药浓度低于 10mg/ml 时，按一级动力学消除，$t_{1/2}$ 约为 20h；超过此浓度时，按零级动力学消除，$t_{1/2}$ 可长达 20 ～ 60h，且血药浓度与剂量不成比例地迅速升高，此可能与羟化反应已饱和有关。羟化代谢能力受遗传因素影响明显，个体差异大，应用时应注意剂量个体化，最好在血药浓度监控下给药。

【药理作用及机制】　苯妥英钠抗癫痫作用机制较为复杂，它不能抑制癫痫病灶的异常放电，但可阻止异常放电向周围正常脑组织扩散。其抗癫痫作用机制主要包括以下几方面原因。

1. 膜稳定作用　苯妥英钠的膜稳定作用是其抗癫痫、抗心律失常和治疗神经痛的药理学基础，产生膜稳定作用的机制包括以下几方面。

（1）阻滞电压依赖性钠通道：降低细胞膜对 Na^+ 的通透性，抑制 Na^+ 的内流，使钠依赖性动作电位不能形成。这是苯妥英钠抗惊厥的主要机制。

（2）阻滞电压依赖性钙通道：治疗浓度的苯妥英钠能选择性阻滞 L 型和 N 型钙通道，但对哺乳动物丘脑神经元的 T 型钙通道无阻滞作用，这可能是其治疗小发作无效的原因。

苯妥英钠对 Na^+、Ca^{2+} 的通道的阻滞作用具有明显的应用依赖性，即钠通道、钙通道开放越频繁，其阻滞通道的作用越强，故其对高频异常放电的神经元抑制作用明显，对正常的低频放电无影响。

（3）对钙调素激酶系统的影响：Ca^{2+} 通过 Ca^{2+} – 受体蛋白 – 钙调素及其耦联的激酶系统介导发挥第二信使作用。苯妥英钠可显著抑制钙调素激酶活性，使突触传递功能减弱：抑制突触前膜的磷酸化，使 Ca^{2+} 依赖性递质释放过程受阻，谷氨酸等兴奋性神经递质的释放减少；抑制突触后膜的磷酸化，可减弱递质与受体结合后引起的去极化反应，与对钙通道的阻滞作用一起，共同产生稳定细胞膜的作用。

2. 抑制突触传递的强直后增强　强直后增强（posttetanic potentiation，PTP）是指反复高频电刺激突触前神经纤维后引起突触传递易化，再给予强直刺激，使突触后纤维的反应较未给强直性刺激前增强的现象。PTP 在癫痫病灶异常放电的扩散过程中起易化作用，治疗浓度的苯妥英钠可通过抑制 PTP 的形成而抑制异常放电的扩散。

3. 增强 GABA 能神经元的抑制作用　较高浓度苯妥英钠可抑制神经末梢对 GABA 的摄取和诱导 GABA 受体增生。

4. 其他作用　较高浓度的苯妥英钠还能抑制 K^+ 外流、并使 Cl^- 内流增加，细胞膜呈现超极化，从而抑制异常高频放电。

【临床应用】

1. 抗癫痫　苯妥英钠是治疗癫痫大发作和单纯性局限性发作的首选药，对复杂性局限性发作也有效，缓慢静脉注射可有效缓解癫痫持续状态。对小发作和肌阵挛性发作无效，甚至可使小发作恶化。

2. 治疗外周神经痛　使三叉神经痛、舌咽神经痛和坐骨神经痛等疼痛减轻，发作次数减少甚至消失。

3. 抗快速型心律失常　主要用于室性心律失常，为治疗强心苷过量中毒引起室性心律失常治疗的首选药（详见第二十一章）。

4. 治疗高血压　机制不清，可能与其中枢抑制作用有关。可用于轻症高血压，疗效与利尿药、甲基多巴等相似。加之苯妥英钠有升高血清高密度脂蛋白作用，对高血压合并动脉粥样硬化的癫痫患者尤为适用。

此外，有报道认为苯妥英钠对慢性支气管炎、顽固性呃逆、焦虑性神经衰弱、青光眼等有一定治疗价值。

【不良反应】

1. 局部刺激　苯妥英钠为强碱性（pH 为 10.4），对胃黏膜有刺激性，口服可致食欲减退、恶心、呕吐、腹痛甚至胃炎等，饭后服用可减轻。长期使用可引起牙龈增生，多见于儿童和青少年，发生率约 20%，是药物从唾液排出刺激胶原代谢改变引起的结缔组织增生。注意口腔卫生、经常按摩牙龈可以减轻，一般停药 3～6 个月以上可自行消退。

2. 神经系统反应　偶见眩晕、精神紧张和头痛。严重反应为小脑综合征（复视、眼球震颤、手颤和共济失调），可能为剂量过大引起，减量或停药即可消失。此外，尚有瞳孔散大、眼肌麻痹、腱反射亢进和精神行为异常等。长期服用时，约 30% 患者出现外周神经炎，但症状不明显，不影响用药。

3. 对造血系统的影响　常见巨幼红细胞贫血，主要是由久服苯妥英钠导致叶酸吸收和代谢障碍，造成叶酸缺乏而引起，可用甲酰四氢叶酸加维生素 B_{12} 治疗。偶见中性粒细胞和血小板减少。

4. 变态反应　少数患者出现皮疹、皮肤瘙痒、药热，偶见肝坏死。用药期间应定期检查血常规和肝功能，如有异常，立即停药。

5. 其他　妊娠初期服用可致畸胎（如小头症、腭裂等）；诱导 P450，使维生素 D 代谢加快而导致低血钙；久服骤停可使癫痫加重，甚至诱发癫痫持续状态；静脉注射过快可导致心肌抑制、血压下降和心律失常，宜在心电监护下进行。

【药物相互作用】　保泰松、磺胺类、阿司匹林和苯二氮䓬类可与苯妥英钠竞争血浆蛋白结合部位，使苯二氮䓬类等游离型血药浓度增加。氯霉素、异烟肼通过抑制 P450 可使苯妥英钠血药浓度升高。苯妥英钠被 P450 代谢，同时又是 P450 诱导剂，可加速多种药物代谢而降低疗效，如皮质类固醇、避孕药、奎尼丁、多西环素、口服抗凝药、水杨酸类、茶碱等。

苯巴比妥

苯巴比妥（phenobarbital），又称鲁米那（luminal），用于治疗癫痫已有 80 多年的历史。因其起效快、疗效好、毒性相对较低、价格便宜，至今仍在临床广泛应用。

【药理作用】　苯巴比妥为广谱抗癫痫药，但相对无选择性。其抗癫痫作用较强，既能抑制病灶神经元的异常放电，又能抑制异常放电的扩散。其抗癫痫作用机制与以下几个作用有关。①对异常神经元的直接抑制作用：是其抗癫痫作用的主要机制。电生理和癫痫动物模型研究发现，苯巴比妥不仅能升高癫痫病灶周围正常细胞的兴奋阈值，也能降低病灶细胞的兴奋性，提高其发作阈值，从而抑制癫痫样放电。②增强 GABA 能神经元的抑制效应：苯巴比妥与突触后膜上的 GABA 苯二氮䓬大分子受体的一个变构调节单位结合，增加 GABA 介导的 Cl^- 内流，导致膜超极化，降低膜兴奋性。③阻滞电压依赖性钙通道：苯巴比妥较高浓度时能以电压依赖性方式阻滞 N 型和 L 型钙通道，抑制突触前膜 Ca^{2+} 摄取，减少 Ca^{2+} 依赖性的神经递质的释放；同时对突触后膜的抑制作用使兴奋性递质引起的反应减弱。

【临床应用】　对大多数惊厥动物模型有效。主要用于治疗强直 - 阵挛发作及癫痫持续状态，疗效较好；对单纯性局限性发作及精神运动性发作也有效；对复杂性局限性发作及失神性发作效果不如卡马西平；对小发作和婴儿痉挛效果差。但因中枢抑制作用明显而很少作为首选药，在控制癫痫持续状态时，目前倾向于静注戊巴比妥钠。

【不良反应】　常见嗜睡、精神萎靡、眩晕、共济失调等，偶见巨幼红细胞贫血、白细胞减少和血小板减少。

扑米酮

扑米酮（primidone）又称为去氧苯巴比妥、扑痫酮、麦苏林（mysolin）。在体内代谢成苯巴比妥和苯乙基丙二酰胺，二者均有抗癫痫作用，扑米酮本身也有独立的抗癫痫作用。药理作用近似苯巴比妥，为广谱抗癫痫药。除对小发作无效外，对其他类型的癫痫均有不同程度的疗效，主要用于大发作、单纯性及复合性局限性发作，与苯妥英钠和卡马西平合用有协同作用。扑米酮与苯巴比妥相比并无特殊优点，且价格较贵，故仅用于其他药物不能控制的患者。不良反应与苯巴比妥相似。

卡 马 西 平

卡马西平（carbamazepine）又称酰胺咪嗪，最早用于治疗三叉神经痛。

【体内过程】　卡马西平口服吸收慢而不规则，生物利用度为70%～80%，一次口服4～8h后，血药浓度可达高峰。血浆蛋白结合率为70%～80%，在脑、肝、肾分布最多，经肝脏代谢生成的10,11-环氧卡马西平仍有抗癫痫作用，长期服药可因自身诱导而使清除率明显增加。

【药理作用】

1. 抗癫痫　卡马西平是一种安全、强效、广谱的抗癫痫药，对多种癫痫动物模型有对抗作用，为单纯性局限性发作和大发作的首选药物之一，对复合性局限性发作和小发作有较好治疗作用，对癫痫并发的精神症状亦有效。卡马西平可抑制癫痫病灶内高频放电向外周神经元的扩散，但对病灶内高频放电的形成抑制作用轻。抗癫痫作用机制与苯妥英钠相似，主要是阻滞神经细胞膜钠通道和钙通道，减少Na^+、Ca^{2+}内流，抑制高频放电和突触传递。

2. 抗外周神经痛　对三叉神经痛和舌咽神经痛疗效较苯妥英钠好。

3. 抗躁狂抑郁　对躁狂症、抑郁症治疗效果明显，可减轻或消除精神分裂症的狂躁、妄想症状，对锂盐无效的躁狂抑郁症有效。其机制可能与卡马西平阻断腺苷受体及抑制去甲肾上腺素的重摄取有关。

4. 抗心律失常　有轻度延长房室传导、降低4相自动除极电位、延长浦肯野纤维动作电位时间及奎尼丁样膜稳定作用，故能消除室性及室上性期前收缩。

5. 抗利尿作用　机制不清，可能与促进抗利尿激素分泌有关。

【不良反应】　常见的不良反应有头昏、眩晕、视物模糊、恶心、呕吐和共济失调，也可引起精神行为异常。大剂量可致甲状腺功能减低、房室传导阻滞，应控制剂量。偶见骨髓抑制、肝损伤和变态反应，应立即停药。

丙 戊 酸 钠

丙戊酸钠（valproate sodium），新型广谱抗癫痫药，癫痫治疗的常用药物之一。

【体内过程】　丙戊酸钠口服吸收迅速而完全，生物利用度在80%以上。主要分布于细胞外液中，脑及脑脊液中浓度较血浆中水平低，吸收入血后，大部分与血浆蛋白结合，血浆蛋白结合率约90%，$t_{1/2}$为8～15h。主要在肝内代谢，代谢产物与葡糖醛酸结合后，经肾脏排出。

【药理作用】　丙戊酸钠不抑制癫痫病灶放电，但能阻止病灶异常放电的扩散。其抗癫痫作用与调节脑内GABA的代谢有关，可增强谷氨酸脱羧酶的活性，使GABA生成增加；抑制GABA氨基转移酶和琥珀酸半醛脱氢酶活性，降低GABA的分解，从而增加脑内抑制性神经递质GABA的含量，并能提高突触后膜对GABA的反应性，降低神经元的兴奋性而控制发作。此外，丙戊酸钠还能阻滞钠通道，减弱T型Ca^{2+}电流，抑制起源于丘脑的3Hz/s异常放电。

【临床用途】　丙戊酸钠为广谱抗癫痫药，对各型癫痫都有一定疗效。对大发作疗效不及苯妥英钠、苯巴比妥。对小发作疗效优于乙琥胺，但因其肝脏毒性不作首选药物。对复杂性部分性发作疗效与卡马西平相似，对典型小发作疗效不及氯硝西泮。为大发作合并小发作时的首选药物，对其他药物不能控制的顽固性癫痫可能有效。

【不良反应】　常见胃肠道反应，有厌食、恶心、呕吐等，饭后服用可减轻。长期服用有致胰腺炎的危险。神经系统不良反应发生率较低，有嗜睡、乏力、精神不振、视物模糊、不安和震颤等。严重毒性为多发性肝损伤，40%的用药患者在最初几个月内出现无症状性肝功能异常，主要表现为谷草转氨酶升高，12岁以下儿童多药合用易引起致死性肝损伤。

【药物相互作用】　本药可抑制苯妥英钠、苯巴比妥、扑米酮、氯硝西泮和乙琥胺的代谢，血药浓度增高，易发生蓄积中毒，故合用时宜调整剂量。而苯妥英钠、苯巴比妥、扑米酮和卡马西平则能降低丙戊酸钠的血药浓度和抗癫痫作用。

苯 二 氮 䓬 类

用于抗癫痫的苯二氮䓬类药物主要是能生成活性代谢产物的长效类，如地西泮、硝西泮、氯硝西泮、氯巴占（clobazam）等。

地西泮静脉注射为控制癫痫持续状态的首选药，具有快速、有效、安全等特点，但剂量过大或静脉注射过快可引起呼吸抑制。

硝西泮主要用于癫痫小发作，尤其对肌阵挛性发作的、婴儿痉挛有较好疗效。

氯硝西泮和氯巴占抗癫痫谱更广，对肌阵挛性发作、小发作尤佳。因硝西泮影响吞咽，可引起流涎和食物吸入，故有被氯硝西泮取代的趋势。氯硝西泮因可诱发小发作持续状态而不宜与丙戊酸钠同时使用。

乙 琥 胺

乙琥胺（ethosuximide）为防治小发作的首选药。

【体内过程】　口服吸收完全，3h 血药浓度达高峰，与血浆蛋白结合较少，连续服药 7～10 日可达到稳态血药浓度，有效血药浓度为 40～100mg/ml。成人 $t_{1/2}$ 为 55h 左右，小儿 $t_{1/2}$ 为 30h 左右。大部分在肝内代谢灭活，小部分以原形从肾脏排出。

【药理作用和临床应用】　乙琥胺的抗癫痫作用机制尚未完全阐明，可能与抑制 T 型钙通道有关。在丘脑失神性发作时出现的 3Hz/s 异常放电中起重要作用，乙琥胺可抑制丘脑细胞阈值 T 型 Ca^{2+} 电流，从而抑制 3Hz/s 异常放电的发生。在较高浓度时，尚有抑制 Na^+,K^+-ATP 酶，抑制 GABA 氨基转移酶，增强抑制性神经递质的作用或耗竭兴奋性神经递质的储备。乙琥胺是治疗小发作的首选药，对其他型癫痫无效。

【不良反应】　常见副作用为胃肠道反应，如疼痛、恶心、呕吐等，其次为中枢神经系统症状，如头晕、嗜睡、欣快。对有精神病史者可引起精神失常。偶见粒细胞缺乏、骨髓抑制，故用药期间应定期检查血常规。

氟 桂 利 嗪

氟桂利嗪（flunarizine）为双氟化哌啶衍生物，是强效钙通道阻滞药。以往用于治疗偏头痛和眩晕症，近年发现本药具有较强的抗惊厥作用，对多种动物癫痫模型均有不同程度的对抗作用，为广谱抗惊厥药，尤其对抗电休克惊厥作用较强，而对戊四氮引起的阵挛性惊厥无效，这种作用不同于典型的二氢吡啶类钙通道阻滞药（如尼莫地平等），尼莫地平只对阵挛性惊厥有效。氟桂利嗪临床适用于各型癫痫，尤其对局限性发作、大发作效果较好。

氟桂利嗪的抗惊厥作用机制除与其阻滞 T 型和 L 型钙通道有关外，还与选择性阻滞电压依赖性钠通道有关。

氟桂利嗪口服易吸收，2～4h 血中浓度可达高峰，其 $t_{1/2}$ 为 19～22 日，99% 与血浆蛋白结合，重新分布到各组织中。安全有效，毒性小。常见不良反应为困倦和体重增加。

伊 来 西 胺

伊来西胺（ilepcimide，抗痫灵，antiepilepsirin）为我国合成的第一个新型的广谱抗癫痫药，治疗癫痫已有 20 余年历史，对各型癫痫均有疗效，对大发作效果显著。其药理作用不同于传统抗癫痫药苯巴比妥，大剂量时不引起麻醉作用，也不同于苯妥英钠，对戊四氮引起的阵挛性惊厥也有较强的对抗作用。其抗癫痫作用机制与其升高脑内的单胺类神经递质 5-HT 含量有关。长期服用未见肝、肾和造血系统毒性作用。

拉 莫 三 嗪

拉莫三嗪（lamotrigine）属于苯三嗪类，具有很强的抗惊厥作用，其特点与苯妥英钠和卡马西平类似，但其抗最大电休克惊厥作用较苯妥英钠强，对戊四氮引起的阵挛性惊厥无效，对其他一些动物癫痫模型也有不同程度的对抗作用。作用机制可能与其阻滞电压依赖性钠通道，从而抑制病灶异常放电有关。对其他抗癫痫药不能控制的局限性发作、大发作、非典型失神发作和儿童肌阵挛性发作均有不同程度的疗效，但主要用于治疗局限性发作和大发作。

口服吸收完全，2～5h 后血药浓度达高峰，主要与葡糖醛酸结合后经肾脏排泄。与其他抗癫痫药物（苯巴比妥、苯妥英钠、卡马西平）合用时，可使其代谢增快而降低血药浓度，而与丙戊酸钠合用时则减慢其清除。

常见不良反应为胃肠道反应、中枢神经系统反应，偶见弥散性血管内凝血。

托 吡 酯

托吡酯（topiramate）又名妥泰，妥普迈。为磺酸基取代的单糖衍生物，是 1995 年上市的新型广谱抗癫痫药。可阻滞电压依赖性钠通道；提高 GABA 激活 $GABA_A$ 受体的频率，增加 GABA 诱导的 Cl^- 内流；通过兴奋性氨基酸的 AMPA 亚型受体抑制谷氨酸介导的兴奋作用。主要用于局限性发作和大发作，特别是作为辅助药物治疗难治性癫痫。口服吸收完全，生物利用度达 81%，主要以原形经尿排出。常见不良反应为头晕、共济失调、感觉异常等中枢症状。因有致畸危险，故孕妇及哺乳期妇女禁用，12 岁以下儿童慎用。

加巴喷丁

加巴喷丁（gabapentin）系 GABA 衍生物，为新的抗惊厥药，于 1993 年获美国 FDA 批准。其结构与 GABA 类似，为有中枢活性的 GABA 激动剂。小剂量即能防止最大电休克模型所致痉挛性抽搐发作，能抑制戊四氮引发的阵挛性发作。其抗癫痫作用与改变脑内 GABA 浓度与代谢有关，可使 GABA 释放增加，但未显示其对 $GABA_A$ 及 $GABA_B$ 受体相互作用，能降低某些单胺类递质（NA、5-HT 等）的释放，对电压依赖性钙通道、钠通道无明显作用。主要单用或与其他药合用治疗伴有或不伴有继发性全身性发作的局限性发作。口服吸收好，在人体不被代谢，主要以原形从尿中排出。常见不良反应为中枢神经系统反应，罕见的严重不良反应为癫痫持续状态。

左乙拉西坦

左乙拉西坦（levetiracetam）为 1999 年经 FDA 批准用于成人部分性发作的新型抗癫痫药物。能抑制部分性发作和继发性大发作，但对最大电休克和丙戊酸诱导的癫痫无效。其抗癫痫机制不清。此药耐受性好，常见副作用为嗜睡、乏力及眩晕。

> **案例 15-1 分析讨论**
>
> 　　患者发病症状为典型的癫痫大发作，给予苯妥英钠治疗，首次服用 100mg，一日 2 次，1 ～ 3 周内增加至 250 ～ 300mg，分 3 次服用。根据病情控制情况按个体化调整用药至恰当剂量为止，最高不超过 500mg/d。苯妥英钠是目前治疗癫痫大发作的首选药。

第三节　抗癫痫药临床用药原则

癫痫是一种慢性神经系统疾病，除小部分患者能针对病因采取手术治疗外，大多数患者需要长期甚至终生用药治疗。因而要求所用药物及其剂量能有效地控制发作及不引起严重毒性反应。抗癫痫药的应用应遵循以下几条原则。

1. 症状性癫痫应去除病因结合药物治疗　如治疗脑寄生虫病、切除脑瘤等，但残余病灶和术后瘢痕形成仍可引起癫痫发作。

2. 根据发作类型选药　大发作常选用苯妥英钠、苯巴比妥、丙戊酸钠、卡马西平；小发作首选乙琥胺，次选氯硝西泮或丙戊酸钠；单纯性局限性发作首选卡马西平，次选苯妥英钠；复杂性局限性发作选用苯妥英钠、卡马西平或加用扑米酮；肌阵挛性发作首选丙戊酸钠，次选氯硝西泮；婴儿痉挛症可用氯硝西泮；癫痫持续状态是危重急症，首选地西泮 5 ～ 10mg 静脉缓慢注射。单纯型癫痫最好选用一种有效药物，自小量开始逐渐增加剂量，直至获得理想效果后进行维持治疗。对于一种药物难以奏效的癫痫或混合型癫痫患者常需选用广谱药或合并用药，以提高疗效，减少不良反应，同时应注意药物间相互作用引起的不良反应。

3. 治疗方案个体化　不同患者对药物反应存在较大个体差异，因此需治疗方案个体化。治疗初期一般用一种药物，疗效不佳时可联合用药。换药时应采取过渡方式，即在原药基础上加用他药，待新药发挥疗效后再逐步撤掉原药，以免使发作加剧甚至诱发癫痫持续状态。剂量应从小剂量开始，逐渐增加至疗效明显且不出现严重不良反应时，再给维持量治疗。

4. 长期用药　治疗中不可突然停药，停药一般应在完全不发作后持续 2 ～ 3 年，而且应在半年甚至 1 ～ 2 年内逐渐减量停药；有些病例需要终生用药。

5. 定期检查　用药期间应定期观察药物效应与不良反应；要定期进行血常规、尿常规、肝功能等检查；有条件者可监测血药浓度。

6. 孕妇服用抗癫痫药致畸胎及死胎　概率较高，应慎重使用。

第四节 抗惊厥药

案例 15-2

患者，女，28岁，孕39周，突然出现头痛、头晕、面部及四肢肌肉呈强直阵挛性收缩，头向后仰，口吐白沫，面色青紫，双眼上翻，神志不清，持续约2min逐渐缓解，立即入院。查体：体温36.7℃，心率100次/分，呼吸20次/分，血压170/130mmHg。患者意识清醒，烦躁不安，发育正常，查体合作。实验室检查，尿蛋白+，肝功能、电解质、肾功能、血糖均正常。神经系统检查均为阴性。脑电图检查正常。无药物及食物过敏史。诊断：产前子痫，妊娠高血压。

问题：

1. 惊厥的治疗可选用哪些药物？

2. 硫酸镁的药理作用、临床应用和注意事项有哪些？

惊厥是由中枢神经系统过度兴奋导致全身骨骼肌不自主的强烈收缩综合征。常见于高热、子痫、破伤风、癫痫大发作和中枢兴奋药中毒等。强烈持续的惊厥可致呼吸循环衰竭，应及时救治。常用抗惊厥药有巴比妥类、地西泮或水合氯醛等。此外，硫酸镁注射给药也有抗惊厥作用。

硫 酸 镁

硫酸镁起主要作用的是 Mg^{2+}，Mg^{2+} 是体内重要的阳离子，参与体内以下多种生理和生化过程。① Mg^{2+} 在神经冲动传递和神经肌肉接头兴奋性传递的维持中有重要作用。② Mg^{2+} 是体内多种酶的辅助因子，参加蛋白质、脂肪和糖的代谢。③ Mg^{2+} 是中枢 NMDA 受体的抑制性因子，对 NMDA 受体功能起调节作用。血浆中的 Mg^{2+} 的正常浓度为 $20 \sim 35mg/L$，低于此浓度，神经肌肉组织兴奋性增高。

硫酸镁可因给药途径不同而产生以下几种不同的药理作用。

（1）硫酸镁口服很少吸收，从而使肠内渗透压升高，阻碍了水分的吸收，肠内容积增大，刺激肠壁而产生导泻作用，因此具有泻下和利胆作用。

（2）外用热敷可消炎去肿。

（3）注射给药能吸收，产生平滑肌松弛、抗惊厥和降血压等作用。神经化学传递和骨骼肌收缩均需 Ca^{2+} 参与，Mg^{2+} 与 Ca^{2+} 化学性质相似，并与 Ca^{2+} 特异性竞争作用靶点，拮抗 Ca^{2+} 的作用，从而抑制骨骼肌、平滑肌（血管、支气管、胆管等）和心肌收缩，导致骨骼肌松弛和血压下降。同时，Mg^{2+} 对中枢神经系统有抑制作用。

临床上主要用于缓解子痫、破伤风等惊厥，也常用于高血压危象的救治。硫酸镁亦适用于胆绞痛、哮喘和心律失常。硫酸镁过量可引起呼吸抑制、血压下降乃至死亡，可静脉注射氯化钙或葡萄糖酸钙对抗。

案例 15-2 分析讨论

硫酸镁是预防治疗子痫的一线药物，注射给药后，由于 Mg^{2+} 与 Ca^{2+} 化学性质相似，可与 Ca^{2+} 特异性竞争作用靶点，拮抗 Ca^{2+} 的作用，导致骨骼肌松弛。因此，该患者入院后可给予25%硫酸镁60ml静脉滴注解痉。呋塞米20mg静脉注射利尿，甘露醇静脉滴注降低颅内压。加强对患者的护理，避免外来刺激，做好安全防护措施，如有必要用冬眠合剂或地西泮等镇静，缓解孕妇焦虑情绪。

（周俊俊）

第十六章　抗帕金森病药物和治疗阿尔茨海默病的药物

神经退行性疾病（neurodegenerative disease）是一组由脑组织不同区域的神经元退行变性、脱失而引起的慢性、进行性神经系统疾病。本组疾病已成为严重影响人类健康水平和生活质量的因素。神经退行性疾病主要包括帕金森病、阿尔茨海默病、亨廷顿病和肌萎缩侧索硬化症等。

神经退行性疾病的发病机制至今尚未完全清楚。病理上可见脑和（或）脊髓发生神经元退行变性、脱失。研究表明，基因易损性因子、环境因素和衰老相互作用在神经退行性疾病的发病中起着重要的作用。对于神经退行性疾病的治疗，目前是通过在一定程度上恢复神经元的功能以达到延缓或阻止疾病发展的目的。尚缺乏有效的预防疾病发生的手段。由于对帕金森病和阿尔茨海默病的病理学和药物治疗研究取得了一些进展，本章主要介绍抗帕金森病药物和治疗阿尔茨海默病的药物。

第一节　抗帕金森病药

> **案例 16-1**
>
> 患者，男，65 岁。主诉：近 1 月来右上肢不自主抖动较前加重，且左上肢和右下肢出现抖动。现病史：患者于 2 年前出现右手不自主抖动，静止时明显，情绪激动或紧张时加重，用力持物及入睡后消失。入院治疗后服用多巴丝肼 62.5mg，3 次 / 日，餐前 1h 服用，症状明显好转。近期肢体抖动加剧。检查：无脑膜刺激征，神清，瞳孔等大等圆，表情呆板。双上肢可见静止性震颤，左手可见"搓丸样"动作，颈项及四肢肌张力增高，右侧为甚，右上肢呈齿轮样强直。四肢腱反射（++），颈软，浅、深感觉正常。头颅磁共振成像检查未见明显异常。诊断：帕金森病。
>
> 问题：
>
> 1. 治疗帕金森病的药物分为几类？
>
> 2. 对该患者应如何调整药物治疗方案？

帕金森病（Parkinson's disease，PD）是以第一位描述该病的英国医生（James Parkinson）的名字命名的。PD 是一种常见于中老年人群的神经退行性疾病，多在 60 岁以后发病，我国 65 岁以上人中患病率约为 1.7%。随年龄增长，其患病率逐渐增加。该病的主要临床表现有静止性震颤、运动迟缓、肌肉僵直、姿势调整障碍等运动性症状，以及精神障碍、睡眠障碍和认知损害等非运动性症状，故该病又被称为震颤麻痹。病情呈慢性进行性加重，到晚期可能全身僵硬，严重影响生活质量。

PD 是以黑质 - 纹状体多巴胺能神经元进行性缺失和纹状体多巴胺（DA）含量明显减少为特征的神经退行性疾病。尽管 PD 的临床及病理学特征已经比较明确，但迄今为止 PD 的确切病因和发病机制尚不清楚。研究表明它可能与氧化应激、免疫异常、环境毒素、遗传因素等有关，但目前没有任何单一因素可以完全解释发病机制。多数人认为该病可能是环境和遗传因素共同作用的结果。病因学研究表明，PD 与 *PARK1* 和 *parkin* 等基因表达有关，同时环境因素在 PD 的发病中也起着十分重要的作用。有关 PD 的发病机制，尽管已经提出多种病因学说，如 DA 缺失学说、兴奋性神经毒性学说、线粒体功能障碍学说等，但迄今为止只有 DA 缺失学说得到较广泛的认可。

人脑的黑质中 DA 能神经元发出上行纤维到达纹状体，其末梢与尾 - 壳神经元形成突触，以 DA 为递质，对脊髓前角运动神经元发挥抑制作用。同时纹状体尾核中的胆碱能神经元与尾 - 壳神经元所形成的突触以 ACh 为神经递质，对脊髓前角运动神经元起兴奋作用。正常时 DA 和 ACh 两种递质处于功能对抗和动态平衡状态，共同参与调节机体的运动功能。PD 的病理改变主要是在黑质致密部 DA 能神经元严重缺乏，黑质残存神经元胞质内出现嗜酸性包涵体路易体（Lewy body），致使纹状体 DA 递质减少，而 ACh 相对增多，作用相对增强。DA 缺失学说认为 PD 患者由于黑质病变，DA 合成减少，使纹状体 DA 含量降低，造成黑质 - 纹状体通路 DA 能神经功能减弱，因而 DA 能与胆碱能神经功能平衡失调，胆碱能神经功能相对占优势，使锥体外系功能亢进，导致 PD 患者发生肌张力升高、震颤等症状。支持该学说的证据有如下几方面：①拟多巴胺类药或 DA 受体激动剂可显著改善震颤麻痹的症状。②破坏黑质纹状 DA 神经元的 1- 甲基 -4- 苯基 -1,2,5,6- 四氢吡啶（1-methyl-4-phenyl-1,2,5,6-tetrahydropyridine，MPTP）和长期应用 DA 受体拮抗药可致 PD。③死于 PD 的患者纹状体中 DA 的含量仅为正常人的 5% ～ 10%。

DA 缺失学说是目前临床上药物治疗 PD 的基础。目前常用的药物根据作用机制可分为以下两大类，即拟多巴胺类药和中枢抗胆碱药，二者合用可增强疗效。尽管 DA 的补充治疗能够有效地减轻症状，但不能阻止病情发展，需终身服用。

一、拟多巴胺类药

（一）DA 前体药

左旋多巴

由于 PD 患者纹状体内 DA 不足，给予患者适量的 DA 应能达到治疗效果。但 DA 代谢很快，且不能通过血脑屏障。在 20 世纪 50 年代后期发展起来的药物左旋多巴（levodopa，L-dopa）用于临床治疗 PD 取得了显著的效果。左旋多巴是儿茶酚胺类神经递质合成过程的中间代谢产物，也是 DA 递质的前体物质，本身无活性。但进入机体后，在多巴脱羧酶和多巴胺 β- 羟化酶等作用下，可代谢成 DA 和 NA 等物质。该药现已人工合成。

【体内过程】 左旋多巴口服后，在小肠经芳香族氨基酸主动转运系统迅速吸收，1 ～ 2h 达到 C_{max}，血浆 $t_{1/2}$ 为 1 ～ 3h，但个体差异较大。该药是一种氨基酸，在十二指肠吸收和透过血脑屏障时与其他氨基酸有竞争。若血中氨基酸浓度高则左旋多巴的利用率下降。吸收后，大部分在肝、胃肠黏膜即被多巴脱羧酶代谢转变成 DA。其吸收速率和程度取决于胃的排空速度和胃液的 pH，如胃排空延缓、胃液 pH 升高或食用含芳香族氨基酸较多的食物（如高蛋白饮食），均可降低其生物利用度，使血药浓度降低。由于 95% 以上的左旋多巴在外周被多巴脱羧酶代谢，再加上首过消除效应，仅 1% ～ 3% 的左旋多巴能通过血脑屏障进入中枢神经系统，经脑内的多巴脱羧酶催化转变为 DA 而产生治疗作用。其余部分则由 COMT 及单胺氧化酶 B（MAO-B）分别代谢，代谢产物二羟苯乙酸和 3- 甲氧基 -4- 羟苯乙酸（高香草酸）及少部分原形药迅速经肾脏排泄。若与多巴脱羧酶抑制药（如卡比多巴）合用，则左旋多巴在外周的代谢减少，血浆左旋多巴的水平提高，$t_{1/2}$ 延长，进入中枢的左旋多巴增多。同时可减少其在外周的不良反应。

【药理作用及机制】 左旋多巴是 DA 的前体药，本身无药理活性。左旋多巴易透过血脑屏障进入脑组织，在中枢多巴脱羧酶的作用下生成 DA，补充纹状体中 DA 的不足，提高中枢 DA 神经功能，恢复 DA 能和 ACh 能神经系统功能的平衡，发挥抗 PD 的作用。

【临床应用】

1. PD 目前，左旋多巴是治疗 PD 的一线药物，被誉为 PD 药物治疗的"金标准"。左旋多巴可广泛用于治疗各种类型的 PD 患者，无论年龄、性别差异和病程长短，均适用。对原发性 PD 疗效较好，对其他各种原因引起的 PD 综合征亦有效，服药后大多数 PD 患者可获得理想的疗效。但对吩噻嗪类抗精神病药引起的锥体外系症状无效，因吩噻嗪类药物阻断中枢 DA 受体，使 DA 无法发挥作用。起病初期用药疗效更为显著，用药后患者感觉良好，抑郁和淡漠症状改善，能关心周围环境，思维清晰敏捷，听觉和口语学习能力明显改善，情绪好转，生活质量明显提高，但不能改善痴呆症状。应用本品治疗的数年内，疗效稳定，近乎达到完全改善。此阶段左旋多巴疗效时程超过血药浓度的时程，提示纹状体内 DA 神经末梢保留有一定储存和释放 DA 的缓冲能力。流行病学调查显示与未服用左旋多巴的 PD 患者比较，用左旋多巴治疗后约 75% 的患者获得较好疗效，长期左旋多巴治疗显著延长 PD 患者的寿命期望值（从 < 10 年到 < 20 年）。左旋多巴的作用具有以下特点：①显效慢，用药 2 ～ 3 周后才出现体征的改善，1 ～ 6 个月才获得最大疗效，但作用持久，且随用药时间延长，疗效渐增。②对原发性患者疗效较好，对轻症及较年轻患者疗效较好，而对重症及年老衰弱患者疗效差。老年或重症患者由于纹状体内 DA 能神经严重变性，残存功能无几，对左旋多巴的代谢能力明显减弱，故疗效较差。③对肌肉强直和运动障碍疗效较好，对缓解震颤效果差。如长期用药且较大剂量，则对后者也可见效。然而，患者长期用药效果有较大个体差异。服药 6 年以后，50% 患者失效，只有 25% 患者仍有良好效果，也称剂末现象。

2. 肝性脑病辅助治疗 肝性脑病的伪递质学说认为，正常机体蛋白质代谢产物苯乙胺和酪胺都在肝内被氧化解毒；当肝功能障碍时，血中苯乙胺和酪胺增加，在神经细胞内经 β- 羟化酶分别生成伪递质苯乙醇和羟基乙醇胺，取代正常递质 NA 的作用，妨碍神经系统的正常功能。服用左旋多巴后其在体内（特别在脑内）转变为 NA，恢复中枢神经系统功能，从而使肝性脑病患者的意识从昏迷转变为清醒。因不能改善肝功能，该治疗作用只是暂时性的。

【不良反应】 左旋多巴的不良反应大多是因其在外周生成 DA 所致。

1. 胃肠道反应 治疗初期约 80% 患者出现恶心、呕吐，食欲减退或上腹部不适，饭后服可减轻。用量过大或加量过快更易引起此反应，继续用药可以消失。这是由于左旋多巴在外周组织脱羧成 DA，直接刺激胃肠道和在中枢直接兴奋化学感受器触发区（chemoreceptor trigger zone，CTZ）。由于产生耐受性，胃肠道反应可减轻或逐渐消失。加用脑外脱羧酶抑制药可明显减轻此反应。D_2 受体拮抗药多潘立酮也可对抗之。偶见溃疡出血或穿孔。

2. 心血管反应 治疗初期部分患者可出现轻度直立性低血压，继续用药低血压症状减轻。其原因可能是外周形成的 DA 作用于交感神经末梢突触前膜，负反馈抑制末梢释放 NA，同时 DA 作用于血管上 DA 受体，使血管扩张。此外，DA 对心脏的 β 受体有激动作用，可引起心动过速或心律失常。

3. 长期反应

（1）不自主运动：为长期用药引起的异常不随意运动。多见于面部肌群的运动，如张口、咬牙、点头、吐舌、做怪相及舞蹈样动作等。也可累及肢体或躯体肌群，偶见喘息样呼吸或过度呼吸。摇头及四肢或躯干的摇摆运动，还可出现过度的呼吸运动引起的不规则换气或换气过度。主要与 DA 补充过度有关。

（2）"开－关"现象：长期服用左旋多巴后部分患者可出现"开－关"现象，即患者表现为突然多动不安（开），转为全身产生强直不动（关），两种现象可交替出现，严重者可妨碍患者正常活动。这种反应常在治疗患者服药 1 年后出现，随疗程的延长其发生率也增加，运动障碍的发生率增高。发生原因不清楚，适当减少左旋多巴的用量或合用单胺氧化酶抑制药可使"开－关"现象消失。

4. 精神障碍 服药后出现失眠、焦虑、噩梦、狂躁、幻觉、妄想、抑郁等精神症状。其机制可能是脑中 DA 的增加过度兴奋了其他脑区 DA 神经通路如中脑边缘系统或下丘脑垂体通路的受体所致。需减量或停药，用氯氮平治疗。

5. 其他 可引起扩瞳及眼压增高，青光眼患者慎用或禁用。偶使痛风恶化。

【禁忌证】 左旋多巴可加重精神病症状，故精神病患者禁用。闭角型青光眼患者禁用，慢性开角型青光眼患者可在眼压控制良好的状态下应用，但须监测眼压。尽管发生心律失常的概率极小，心血管疾病患者最好合用卡比多巴。因服用左旋多巴偶致胃肠道出血，故伴有消化性溃疡的患者须慎用。由于左旋多巴是黑色素的前提物质，可能会激活体内的恶性黑色素瘤，因此有黑色素瘤病史和不明皮肤损伤的患者禁用。凡血液病、心肺及肝肾功能不全或内分泌疾病患者，应用左旋多巴时应该谨慎，病情严重者禁用。

【药物相互作用】

1. 维生素 B_6 是多巴脱羧酶的辅酶，可增强外周组织脱羧酶的活性，使 DA 生成增多，使血浆左旋多巴水平降低，进而减少左旋多巴进入脑组织的量，降低其疗效，同时维生素 B_6 能增加外周 DA 引起的不良反应，故应用左旋多巴时禁止同服维生素 B_6。

2. 抗精神病药物 吩噻嗪类和丁酰苯类可阻断中枢的 DA 受体，引起锥体外系运动失调，出现药源性 PD，因此不宜合用两药。

3. 左旋多巴增效药 与卡比多巴或苄丝肼合用可增加疗效。

（二）左旋多巴增效药

1. 氨基酸脱羧酶（AADC）抑制药 是用左旋多巴治疗 PD 的重要辅助药。其与左旋多巴的复方制剂被应用于临床后，不仅降低了患者左旋多巴的用量，提高了疗效，而且减少了不良反应，被誉为 PD 治疗史上的一次重要进步。至今其仍然是治疗 PD 的主要药物。此类药物有卡比多巴、苄丝肼等。

2. MAO-B 抑制药 在哺乳动物组织中存在两种类型的 MAO，即 MAO-A 和 MAO-B。MAO-A 主要分布在肠道，主要对食物、肠道和血液中的单胺类物质进行氧化脱氨代谢。在脑内 DA 可通过 MAO-B 氧化脱氨基而降解，并且在代谢过程中产生大量的氧自由基损伤神经元，故抑制 MAO-B 的活性可减少脑内 DA 的降解，延长 DA 的作用时间，减少 DA 的用量及其副作用，并保护神经元免受毒性代谢物的损伤。此类药物有司来吉兰。

3. COMT 抑制药 体内参与左旋多巴代谢的酶主要有脱羧酶和 COMT 两种。它们既存在于中枢，又存在于外周。左旋多巴由氨基酸脱羧酶脱羧转化为 DA，DA 经 COMT 代谢为 3-O-甲基多巴。

COMT 抑制药可抑制左旋多巴的降解，并促进左旋多巴以原形通过血脑屏障，延长和增加左旋多巴的生物利用度，增强左旋多巴的疗效。如果早用也可以延迟运动神经元并发症的产生，此类药物有恩他卡朋、托卡朋等。

卡 比 多 巴

卡比多巴（carbidopa）又称甲基多巴肼，是 α- 甲基多巴肼的左旋体。该药对氨基酸脱羧酶有较强的抑制作用。它不能透过血脑屏障。单独应用对 PD 无治疗作用而与左旋多巴合用时则可减少左旋多巴在外周组织脱羧，使较多的左旋多巴到达黑质－纹状体而发挥作用，从而提高左旋多巴的疗效，两药合用的优点有如下几方面：①减少左旋多巴用量。②明显减轻或防止左旋多巴对心脏的毒性。③在治疗开始时能更快使左旋多巴达到有效治疗浓度。卡比多巴是左旋多巴治疗 PD 的重要辅助药。本品与左旋多巴的混合物称为卡左双多巴。其中卡比多巴和左旋多巴的比例是 1：10 或 1：4。现有卡左双多巴控释片。

苄 丝 肼

苄丝肼（benserazide）又名羟苄丝肼，是外周氨基酸脱羧酶抑制药。它不易通过血脑屏障，单独应用对 PD 无治疗作用。作用类似于卡比多巴，主要与左旋多巴按一定比例制成复方左旋多巴制剂供临床应用。其复方制剂称为多巴丝肼，左旋多巴与苄丝肼的比例为 4：1。

司 来 吉 兰

司来吉兰（selegiline）又称丙炔苯丙胺，是一种选择性不可逆 MAO-B 抑制药，已经被广泛用于 PD 的治疗。该药口服吸收迅速，易通过血脑屏障。在 PD 治疗早期使用能够减缓患者对左旋多巴剂量的依赖，可改善 50% ～ 70% 患者的症状。因选择性抑制中枢的 MAO-B，抑制纹状体中 DA 的降解，使基底神经节储存 DA，从而增强左旋多巴的疗效，同时减少左旋多巴用量及延长给药间隔时间，减少外周不良反应。并可减弱左旋多巴引起的"开－关"现象。临床研究发现该药与左旋多巴合用安全有效，利于延长患者寿命。该药又是抗氧化剂，可阻滞 DA 氧化应激过程中 OH⁻ 自由基的形成，从而保护黑质 DA 神经元，延缓 PD 症状的发展。该药可单用或与左旋多巴合用治疗早期或中晚期 PD。不良反应可见口干、恶心、低血压、肝脏氨基转移酶暂时升高等。与左旋多巴合用时易出现上述现象。因大剂量亦可抑制 MAO-A，应避免超量使用。

恩 他 卡 朋

恩他卡朋（entacapone）属第二代 COMT 抑制药。本品是一种有效的外周 COMT 抑制药，能有效抑制左旋多巴的降解，增加左旋多巴在中枢的含量，从而提高左旋多巴的疗效，减少左旋多巴的用量。单用无效，与左旋多巴合用能治疗临床各期 PD。可明显改善病情，稳定 PD 患者的日常生活能力和运动功能，尤其适用于伴有"开－关"现象的患者。本品可与左旋多巴/卡比多巴合用作为治疗原发性 PD 的辅助用药，也可优先用于高龄、体弱的 PD 患者。长期应用常见不良反应有恶心、呕吐、腹泻和失眠等。

托 卡 朋

托卡朋（tolcapone）属第二代 COMT 抑制药，其特点是抑制 COMT 的选择性高，易通过血脑屏障进入脑内，增加纹状体的左旋多巴和 DA。托卡朋能抑制外周和中枢的 COMT，生物利用度高。当与左旋多巴合用时，对各期 PD 都有效，能明显改善患者的临床症状。且对左旋多巴治疗 PD 出现的剂末现象、"开－关"现象有效。托卡朋具有严重的肝毒性，应用时应严密监测患者的肝功能。

（三）DA 受体激动剂

溴 隐 亭

溴隐亭（bromocriptine）为半合成的多肽类麦角生物碱，又名溴麦角隐亭、溴麦亭。本药口服后易吸收，且不受氨基酸和酶的影响。易进入中枢，$t_{1/2}$ 为 6 ～ 8h。主要在肝脏代谢并有肠肝循环，代谢产物自尿中排泄。溴隐亭是 D₂ 样 DA 受体（含 D₂ 受体、D₃ 受体、D₄ 受体）的强激动药，但对 D₁ 受体（含 D₁ 受体、D₅ 受体）和 α 受体也有较弱的激动作用。小剂量的溴隐亭主要激动下丘脑－垂体 DA 通路的 D₂ 受体，使垂体催乳素及生长激素释放减少，临床上可用于治疗催乳素过高引起的闭经或溢乳和肢端肥大症。大剂量的溴隐亭激动黑质-纹状体 DA 通路的 D_2 受体，是治疗 PD 的药理学基础。单独应用能治疗 PD 轻症患者，对改善运动不能和肌肉强直效果好。常用于左旋多巴疗效欠佳或不能耐受者。与左旋多巴合用可提高疗效，减少左旋多巴引起的"开-关"现象，并减少左旋多巴的用量。

本药不良反应是剂量依赖性的，而且是可逆的。不良反应与左旋多巴相似，主要有恶心、呕吐、直立性低血压、运动障碍和精神症状等。为减少外周不良反应，药物治疗可从小剂量开始，或采取与食物和抗酸药同服，减少用药量或缓慢加量等策略。本品禁用于精神病、心肌梗死、活动性消化性溃疡患者、麦角生物碱过敏者、周围血管性疾病及妊娠期妇女；不宜与降压药、吩噻嗪类抗精神病药和 H_2 受体拮抗药合用。

普 拉 克 索

普拉克索（pramipexole）是选择性的 D_3 受体激动剂，非麦角衍生物。本药口服吸收快，2h 后血浆浓度达峰值，生物利用度高于 90%，$t_{1/2}$ 为 8～12h，对肝功能影响不大，主要经肾脏排泄。因此肾功能不全者应减量。本药单独使用治疗早期 PD。与左旋多巴合用治疗晚期 PD 时能减少左旋多巴用量，能有效改善晚期 PD 的运动症状，延缓和减轻左旋多巴相关运动并发症的发生和程度，延缓病情的发展，提高患者的生存质量。与溴隐亭相比，该药更不易引起"开-关"现象和运动障碍，患者对本药的耐受性更好。除了治疗 PD 患者的运动症状外，普拉克索还具有抗抑郁症的作用。其机制可能与其对皮质-额叶及边缘系统 D_3 受体的激活、清除自由基和保护中脑 DA 能神经细胞等作用有关。故普拉克索可用于早期和晚期 PD 及 PD 合并抑郁症患者。主要不良反应有头晕、嗜睡、恶心、便秘、厌食、上腹部不适、直立性低血压、妄想、幻觉、精神失常等，有时可引起突然嗜睡和突然入睡。故服药期间须避免驾驶或操作机器。普拉克索与哌甲酯、苯丙胺和 MAO 抑制药合用可能会增加 DA 能不良反应；与抗高血压药、抗精神病药及三环类抗抑郁药合用可能会增加直立性低血压的发生率。

（四）其他药物

金 刚 烷 胺

金刚烷胺（amantadine）是一种人工合成的三环胺。原为抗病毒药，后发现也有抗 PD 的作用，其确切的作用机制尚不清楚，金刚烷胺抗 PD 的机制可能是促进 DA 能神经末梢合成和释放 DA；抑制 DA 的再摄取；对 DA 受体有直接激动作用。本药对 PD 各种症状均能改善，对 PD 的肌肉强直、震颤和运动障碍的缓解作用较强，疗效优于抗胆碱药，但不及左旋多巴。本药与复方多巴制剂合用有协同作用，可减少左旋多巴在外周的降解，促其进入脑循环，从而增强左旋多巴的疗效并降低左旋多巴的不良反应。同时金刚烷胺是 NMDA 受体阻滞药，近年来认为其抗 PD 作用的机制与其阻断谷氨酸介导的兴奋性中毒、减少 ACh 释放和间接拮抗胆碱能神经元递质传导有关。

该药口服后吸收完全，起效快，用药数日即可获最大疗效，但维持时间短，连用 4～8 周疗效减弱。不良反应较少、轻、短暂且可逆，少数患者可见嗜睡、眩晕、抑郁、食欲减退等，偶可引起惊厥。长期应用可出现双下肢网状青斑，有时伴踝部水肿，停药后水肿可逐渐消失。严重不良反应有心力衰竭、直立性低血压、尿潴留等，因此严重肾衰竭、精神障碍及有癫痫病史的患者禁用。

二、中枢抗胆碱药

中枢抗胆碱药抗 PD 的作用机制在于阻断纹状体的 M 受体，使相对增高的胆碱能神经活性降低。并且胆碱受体激动时可对该处的 DA 能神经产生抑制，因此药物亦可增强 DA 能神经功能，从而恢复 DA/ACh 的平衡。传统胆碱受体拮抗药阿托品、东莨菪碱可有效抗 PD，但有明显的外周抗胆碱作用，不良反应较多，故人工合成了具有选择性中枢作用的抗胆碱药，常用药物有苯海索、苯扎托品、丙环定等。

苯 海 索

苯海索（benzhexol），亦称安坦（antan）。口服后经胃肠道吸收迅速，易于透过血脑屏障，选择性阻断中枢胆碱受体而减弱黑质-纹状体通路中的 ACh 的作用，抗震颤效果好，并可改善运动障碍和肌强直。对僵直和运动迟缓的疗效较差。其疗效不如左旋多巴，仅用于 PD 轻症、不能耐受或禁用左旋多巴及使用左旋多巴无效的患者。还可治疗抗精神病药物引起的 PD 综合征。外周抗胆碱作用弱，故不良反应类似于阿托品但较轻，以口干、散瞳、视物模糊、便秘较常见。一般与剂量有关，减量可消失。大剂量可有中枢神经系统症状，如幻觉、谵妄、精神病样表现等，也有变态反应的报道。有研究显示本药尚可加重 PD 患者的痴呆症状。由于该药疗效不明显，副作用较多，现已少用。

苯扎托品

苯扎托品（benzatropine）又名苄托品（benztro-pine）。抗胆碱作用近似阿托品，对平滑肌和腺体的抑制作用较弱，而抗震颤麻痹作用较强。还有抗组胺、局部麻醉和大脑皮质抑制作用。用于治疗 PD 和药物引起的 PD 症状，可改善肌强直和震颤，对流涎、面部表情等也有改善作用。不良反应同苯海索。

> **案例 16-1 分析讨论**
> 1. 抗帕金森病药分为 2 大类，即拟多巴胺类药和中枢抗胆碱药。其中拟多巴胺类包括多巴胺前体药、左旋多巴增效药、多巴胺受体激动药及其他药；中枢抗胆碱药包括苯海索等。
> 2. 该患者 2 年前被诊断为帕金森病时使用多巴丝肼，症状改善明显，而近期出现了静止性震颤和肌张力增强现象。这与使用左旋多巴治疗老年患者和肌肉震颤患者疗效较差的特点相符。为提高疗效和改善患者生存质量，根据最新的成人帕金森病管理指南，可考虑加用多巴胺受体激动药（如普拉克索）作为左旋多巴的辅助性治疗药物。药物治疗方案如下：普拉克索初始剂量为 0.0625mg，每天 3 次，每周剂量增加一倍，直至 0.5mg，每天 3 次。同时开始服用多巴丝肼62.5mg，每天 2 次，随后逐渐增加剂量，直至 250mg，每天 3 次。

第二节 治疗阿尔茨海默病的药物

> **案例 16-2**
> 患者，男，71 岁。主诉：近期记忆力减退。现病史：记忆力进行性减退 4 年。近 1 年来出现以下行为异常：穿着不整洁、不洗漱、沉默寡言、有时出现尿失禁。饮食及睡眠减少、易醒。无脑血管病或脑外伤史。检查：神志清醒，表情淡漠，言语缓慢，有时欠准确；计算力、判断力、定向力和近期记忆力下降；简易智能量表得分为 17 分；脑 CT 显示脑皮质萎缩，双侧脑室对称性轻度扩张。诊断：阿尔茨海默病。
> 问题：
> 1. 临床常用的治疗阿尔茨海默病药可分为哪几类？
> 2. 对该患者应使用哪些药物进行治疗？

老年痴呆症包括阿尔茨海默病（Alzheimer's disease，AD）和血管性痴呆（vascular dementia，VD）。AD 是由德国的神经病理学家爱罗斯·阿尔茨海默（Alois Alzheimer）于 1907 年首先发现，并以其名字命名。AD 是老年人最常见的神经退行性疾病，是一种与年龄高度相关的、以进行性认知功能障碍和记忆力损害、行为损害为特征的神经退行性疾病。AD 的主要病理特征是神经元丧失、脑组织萎缩、脑组织内细胞外淀粉样蛋白沉积即老年斑（senile plaque，SP）形成、神经纤维缠结（neurofilament tangle，NFT）。这些病理改变主要集中于大脑皮质、海马及前脑等区。AD 是老年痴呆症的最常见类型。65 岁以上的老年人约有 5% 患有 AD，随年龄的增长患病率升高，85 岁以上可达 20% 或更高。随着人类寿命的延长和社会老龄化问题的日益突出，AD 的发病率也日益升高，已成为威胁人类晚年生活质量的主要疾病之一。该病总病程为 3 ～ 20 年，确诊后平均存活时间为10 年左右。本病要经历两种死亡，首先是精神死亡，然后是躯体死亡，给患者本人、家庭和社会带来相当沉重的负担。因 AD 的发病机制还未明确，目前 AD 尚为不可治愈的疾病，现只能通过药物治疗延缓疾病的进展。关于 AD 的病理生理学机制涉及 3 个主要的假说，即胆碱能假说、β- 淀粉样蛋白假说和 Tau 蛋白异常磷酸化假说。目前的药物治疗主要基于这些假说。

胆碱能假说主要基于 20 世纪 70 年代以来的研究。研究表明胆碱能系统的活性与人的学习记忆及认知活动过程密切相关。而在 AD 患者，大脑边缘系统和大脑皮质区域与 ACh 合成、降解有关的胆碱乙酰转移酶（choline acetyltransferase，ChAT）和 AChE 的含量与活性下降，并伴有这些区域胆碱能神经元胞体的缺失及突触部位的 ACh 水平下降。这些变化的程度与患者认知功能损害的程度呈正相关。基于该发病机制的胆碱能替代疗法旨在提高患者脑内 ACh 的水平，恢复胆碱能神经传导，从而达到改善患者的记忆、认知和行为能力的效果；同时，AChE 抑制药通过抑制 AChE 的活性，可恢复 ACh 的正常水平，提高胆碱能神经元的兴奋性，从理论和临床均已证明其治疗 AD 是有效的。

一、AChE 抑制药

AChE 抑制药能够抑制 AChE 的活性，通过 AChE 对 ACh 的降解，间接提高脑内 ACh 的浓度，从而延长 ACh 对大脑中胆碱能受体的作用，提高 AD 患者的胆碱能神经功能。该类药物可改善 AD 患者的记忆力和认知功能，是治疗轻、中度 AD 的标准药物。目前临床应用最广泛的该类药物包括多奈哌齐、加兰他敏、利凡斯的明（卡巴拉汀）等。

多 奈 哌 齐

多奈哌齐（donepezil）是一种苄基哌啶类化合物，有明显的临床安全性和很好的耐受性，目前在全世界广泛应用。

【体内过程】　本品口服后吸收良好，食物和服用时间（早晨或傍晚）均对其吸收速率和吸收量无显著影响，生物利用度为 100%，其蛋白结合率高达 96% 以上，主要与白蛋白结合（约 75%）。$t_{1/2}$ 约为 70h，口服 3 ～ 4h 后可达 C_{max}，因此每日服用 1 次即可。多奈哌齐经 P450 代谢，代谢产物主要经肾脏排泄，少量以原药形式经尿排出。

【药理作用】　本品为第二代可逆性 AChE 抑制药，与第一代 AChE 抑制药他克林相比，多奈哌齐对中枢 AChE 有更高的选择性；口服给药后可剂量依赖性地抑制脑内 AChE 对 ACh 的水解作用，对大脑内 AChE 的抑制作用强于对血浆中 AChE 的抑制作用；对心脏和小肠的 AChE 活性无明显影响；对丁酰胆碱酯酶几乎无作用。该药通过抑制 AChE 来增加中枢 ACh 的含量，增加胆碱能神经传导活性，从而改善轻度到中度 AD 患者的认知能力和临床综合功能。研究显示该药的中枢保护作用如下：增加整个脑血流量；减缓海马萎缩的进程；减轻 β- 淀粉样蛋白的神经毒性作用。

【临床应用】　主要用于轻、中度 AD 患者，能改善患者的认知功能、活动能力及精神症状，延缓病情发展。也可以改善重度 AD 患者的认知功能。该药对合并有脑血管性疾病的 AD 患者也有效，用药后患者的注意力、记忆力、行为能力等有显著提高。该药是目前治疗 AD 的最常用药物。

【不良反应】　该药的不良反应轻微，其常见的不良反应有恶心、呕吐、腹泻、便秘；在全身较常见的有流感样胸痛、牙痛等，服药 2 ～ 3 周后可消失。

【应用注意】　消化性溃疡、严重哮喘、心脏传导阻滞、心动过缓、阻塞性肺部疾病、癫痫病史的患者，以及妊娠期或哺乳期妇女应慎用。

石 杉 碱 甲

石杉碱甲（huperzine A）是我国学者于 1982 年从中药千层塔（*huperzia serrata*）中分离得到的一种生物碱，1994 年被批准用于治疗 AD。本品属第二代 AChE 抑制药之一，是一种高效的竞争性 AChE 抑制药。目前本品已成为最有效的治疗 AD 的药物。

【体内过程】　本品口服从胃肠道吸收迅速、完全，生物利用度为 96.9%。易通过血脑屏障。原形药物及代谢产物经肾脏排除。

【药理作用】　为强效、可逆性 AChE 抑制药，选择性作用于脑部的 AChE，对外周胆碱能副作用最弱，其作用特点为对中枢胆碱酯酶有选择性抑制作用，能增加神经突触间隙的 ACh 含量，易化神经传递。并具有明显的神经细胞保护作用，能对抗多种损伤造成的细胞凋亡和氧化应激。

【临床应用】　本品主要用于老年性记忆能力减退和各种类型的痴呆症患者，可以显著提高 AD 患者的记忆、认知和行为功能，促进记忆再现并增强记忆保持作用。

【不良反应】　不良反应轻微，常见恶心、头晕、多汗、腹痛、视物模糊等，一般不需处理即可自行消失。反应明显时减量或停药后可缓解或消失。严重者可用阿托品拮抗。有严重心动过缓、低血压、心绞痛、哮喘者慎用。癫痫、肾功能不全、机械性肠梗阻、心绞痛等患者禁用。本品用量有个体差异，一般应从小剂量开始，逐渐增量。

加兰他敏

加兰他敏（galanthamine）是石蒜科植物含有的生物碱，属于第二代 AChE 抑制药，又是烟碱受体调节剂，目前在许多国家被推荐为治疗轻、中度 AD 的首选药物。

【体内过程】　口服吸收迅速、完全，不受同时服用的食物和药物的影响。易透过血脑屏障。$t_{1/2}$ 为 5 ～ 6h，口服约 1h 后达到 C_{max}，作用时间长。大部分经肝脏代谢，部分经肾以原形排泄。

【药理作用】　加兰他敏对神经元中的 AChE 有高度选择性，抑制神经元中 AChE 的能力比抑制血液中丁酰胆碱酯酶的能力强 50 倍，是 AChE 竞争性抑制药。在胆碱能高度不足的区域（如突触后区域）活性最大。它在神经突触间隙和 ACh 竞争与 AChE 的结合，阻断 AChE 对 ACh 的降解。同时还可调高 N 受体的表达及其敏感性。

【临床应用】　原用于重症肌无力、脊髓灰质炎后遗症、儿童脑性麻痹、多发性神经炎、脊神经根炎等。近年来被用于治疗轻、中度 AD。临床观察发现该药能阻止 AD 患者认知功能退化，改善患者总体功能。用药后 6 ～ 8 周治疗效果开始明显，治疗有效率为 50% ～ 60%。并能有效治疗精神分裂症或慢性脑损伤等所致的记忆、认知能力缺失。

【不良反应】　在治疗开始后 2 ～ 3 周，患者可有恶心、呕吐、腹痛、腹泻、厌食等胃肠道反应以及短暂性头晕、口干、心动过缓等。在适应、减量或停药后可消失，缓慢增大剂量可减轻这些不良反应。大多数患者耐受良好，尚无肝毒性的报告。

【应用注意】　癫痫、运动功能亢进、机械性肠梗阻、哮喘、心绞痛和心动过缓者禁用。

利凡斯的明

利凡斯的明（rivastigmine）是从豆科植物毒扁豆种子中提取的一种生物碱，是第二代长效可逆性非竞争性 AChE 抑制药，具有高度的脑选择性。能选择性抑制大脑皮质和海马中的 AChE 活性，通过提高大脑皮质和海马区 ACh 的浓度来提高胆碱能神经细胞活性，改善 AD 患者胆碱能功能低下导致的认知功能障碍。本品对纹状体、脑桥 / 髓质及心脏中的 AChE 活性抑制作用很弱。对轻、中度 AD 患者疗效好，可明显提高患者的认知功能（如记忆力、注意力、方位感）、日常活动能力，并改善精神症状。同时本品可增加脑血流量，防止脑缺血损伤，故对血管性痴呆也有治疗作用。口服吸收迅速、完全，吸收率＞ 96%，约 1h 达到血浆 C_{max}，易通过血脑屏障。血浆蛋白结合率约为 40%，P450 氧化酶几乎不参与该药的代谢，因此药物间相互作用小，对同时接受多种药物治疗的患者更适用。本品具有安全、无肝毒性、耐受性好等优点，且无外周活性，对伴有心脏、肝脏、肾脏等疾病的患者也有独特的疗效。不良反应少且轻微，主要的不良反应是恶心、呕吐、腹泻、眩晕、头痛等，但服药一段时间后可消失。胃肠不适的发生率与剂量有关。

二、NMDA 受体非竞争性拮抗药

美金刚

美金刚（memantine）是一种低亲和力、非竞争性的 NMDA 受体拮抗药。口服后胃肠道吸收完全，绝对生物利用度约 100%，血浆蛋白结合率约为 45%，可迅速通过血脑屏障到达脑部。本药在体内极少代谢。75% ～ 90% 的药物以原形通过肾小管分泌排泄，$t_{1/2}$ 为 60 ～ 80h。本药的作用机制是通过与 NMDA 受体的结合而抑制谷氨酸对 NMDA 受体的过度激活，使神经细胞免遭过量谷氨酸造成的兴奋性毒性作用；同时还有助于维持谷氨酸正常的生理功能。本药能显著改善痴呆患者的认知功能，提高其生活自理能力。由于其耐受性较好，目前用于 AD 的治疗或与 AChE 抑制药联合治疗 AD。常见的不良反应为头晕、头痛、便秘和意识错乱等，均不严重。

三、神经保护药

吡拉西坦

吡拉西坦（piracetam）亦称脑复康，为脑功能改善药。研究表明本药能激活腺苷酸激酶，从而增加脑内 ATP 含量，改善能量代谢和葡萄糖利用率，激活、保护和修复脑神经细胞，提高大脑的学习和认知功能。临床报告显示本药能显著改善轻、中度 AD 患者的认知能力，而对重度患者无效。也可用于治疗脑外伤所致的记忆障碍。对衰老、脑血管意外、一氧化碳中毒等原因所致的记忆、思维障碍、脑卒中、偏瘫等均有一定疗效。本药对中枢作用选择性高，仅限于脑功能的改善，优点是

笔
记
栏

精神兴奋作用弱、无精神药物的副作用，久用无依赖性。

同类药物还有奥拉西坦、胺蛋白水解物（脑活素）、尼麦角林等。

> **案例 16-2 分析讨论**
>
> 1. 临床常用的治疗阿尔茨海默病的药物可分为 3 类，即 AChE 抑制药、NMDA 受体非竞争性拮抗药和神经保护药。其中 AChE 抑制药多奈哌齐为目前治疗 AD 的最常用药物。NMDA 受体非竞争性拮抗药包括美金刚，神经保护药包括吡拉西坦、奥拉西坦等。
>
> 2. 该患者在简易智能量表（MMSE）中的得分为 17。对比 70 岁以上患者的痴呆标准可界定其为中度 AD；并有定向力、记忆力、计算力和注意力的下降。根据此诊断结果，该患者宜用目前用于治疗轻、中度 AD 的首选药物多奈哌齐进行抗 AD 的治疗；其剂量为 5mg/d；NMDA 受体非竞争性拮抗药美金刚在改善 AD 患者认知功能的同时还能提高其生活自主能力，故可考虑将之作为治疗中度 AD 的辅助用药，其剂量为 10mg/d。基于该患者有表情淡漠、沉默寡言等精神症状及睡眠障碍症状，可同时使用米塔扎平治疗；其剂量为 30mg/d，患者需在睡前服用。米塔扎平作为去甲肾上腺素能和特异性 5-羟色胺能抗抑郁剂，在缓解抑郁症状的同时有促进胃动力和催眠作用，故有利于改善该患者的饮食和睡眠减少的症状。

（杨　俊）

第十七章 抗精神失常药

精神失常（psychotic disorder）是指由多种原因引起的以认知、情感等精神活动异常为主要特征的一类疾病，包括精神分裂症、躁狂症、抑郁症和焦虑症等。能治疗这些疾病的药物统称为抗精神失常药物（drugs against psychiatric disorders）。根据其临床适应证的不同，抗精神失常药可分为抗精神分裂症药（antischizophrinic）或神经安定药（neuroleptic）、抗躁狂药（antimaniacal）、抗抑郁药（antidepressant）和抗焦虑药（anxiolytic）。临床常用的抗焦虑症苯二氮䓬类已在第十四章述及。

第一节 抗精神分裂症药

案例 17-1

患者，男性，22岁，因"孤僻懒散，沉默寡言3年伴行为怪异半年"入院。患者3年前因高考落榜而备受刺激，沉默寡言，不与同学交往，整日忧心忡忡，闷闷不乐，生活懒散。进入私企工作后，仍与同事不相往来，自感压力巨大，注意力难以集中，夜晚噩梦频繁，因工作效率低下而被辞退。患者半年前渐起行为异常，时而目光呆滞、自语自笑；时而敏感多疑，怀疑有人投毒而吵闹，打人毁物。诉说常听到陌生人的指令；坚信存在某种控制思维和行为的设备。专科检查：患者神清，精神好，睡眠一般，定向力、记忆力和智力正常。接触被动，有抵触，情感愤怒，有被害妄想、被洞悉感和被控制感。患者情感愤怒，打人毁物，自语自笑，坐卧不宁，无自知力，拒绝求医。既往史、家族史、个人史无殊。查体：体温36.5℃，脉搏74次/分，呼吸18次/分，血压120/80mmg，心、肺功能无明显异常，神经系统检查无阳性表现。诊断：精神分裂症。治疗：入院后给予氯丙嗪300mg口服，每日2次。治疗2个月后患者精神症状有所好转，但出现肌张力增加、动作迟缓、手抖、流涎、坐立不安、反复徘徊等表现。

问题：

1. 常用抗精神分裂症药物分为哪几类？氯丙嗪治疗精神分裂症的机制是什么？在使用过程中应注意观察哪些反应？

2. 本病例给予氯丙嗪2个月后为何会出现肌张力增加，坐立不安等表现？可以采取何种措施对抗？如果这些表现持续存在，可考虑换用哪些药物治疗？

精神分裂症（schizophrenia）是一组以思维、情感、行为之间不协调、精神活动与现实分离为主要特征的一类精神病，多在青壮年缓慢或亚急性起病。根据临床症状，精神分裂症可分为以阳性症状（妄想、幻觉和思维障碍等）为主要特征的Ⅰ型和以阴性症状（情感淡漠、意志减退、主动性缺乏等）为主要特征的Ⅱ型。抗精神病药是指一类能有效控制精神病患者的精神运动性兴奋、幻觉、妄想、思维障碍和奇特行为等精神症状，但不影响其意识和智能的药物，主要用于治疗精神分裂症，对其他精神失常的躁狂症状也有效。本节所述的药物大多对Ⅰ型患者疗效较好，对Ⅱ型患者疗效较差甚至无效。药物大多是强效的DA受体拮抗药，在发挥治疗作用的同时，可引起情绪冷漠、精神运动迟缓和运动障碍等不良反应。

根据化学结构不同，抗精神分裂症药可分为4大类：吩噻嗪类（phenothiazine）、硫杂蒽类（thioxanthene）、丁酰苯类（butyrophenone）及其他类。

根据临床用途，抗精神分裂症药可分为典型抗精神分裂症药和非典型抗精神分裂症药两大类。典型抗精神分裂症药以经典安定剂为主，能显著阻断多巴胺D_2受体，包括氯丙嗪、奋乃静、氟奋乃静等，对阳性症状非常有效；非典型抗精神分裂症药普遍具有多巴胺D_2和5-HT受体拮抗作用，包括硫利达嗪、氯氮平、利培酮等，对阴性症状较有效。特点比较见表17-1。精神分裂症的药物治疗应系统而规范，强调早期、足量和足疗程。一般推荐非典型抗精神分裂症药作为一线药物使用；典型和非典型抗精神分裂症药的氯氮平作为二线药物使用。

表 17-1 常用抗精神分裂症药作用特点比较

药物	受体阻断作用					抗精神病作用	镇静作用	锥体外系反应	直立性低血压
	D_2	D_1	α_1	M	5-HT				
氯丙嗪	++	+	+++	++	++	++	++	++	+++
奋乃静	+++	++	++	+	++	++	++	++	+
氟奋乃静	+++	++	+	+	++	+++	+	+++	+
三氟拉嗪	+++	++	+	+	++	+++	+	+++	+
硫利达嗪	++	+	+++	+++	++	++	++	++	+++
氯氮平	+	+	++	+++	+++	++	+++	+	++
利培酮	++	−	++	++	+++	+	++	+	+

【作用机制】

1. 阻断中脑–边缘系统通路和中脑–皮质通路 DA 受体　研究表明，中枢神经系统内神经递质失调及受体功能异常可能与精神分裂症有关，科学家曾先后提出多种学说，但迄今只有中脑–边缘系统通路和中脑–皮质通路 DA 系统功能亢进学说得到了广泛的认可，且较多的研究资料支持该学说：增强 DA 神经递质传递的药物，如苯丙胺、左旋多巴等可诱发精神分裂症或加剧精神分裂症的症状；减少 DA 合成和储存的药物，如 α- 甲基酪氨酸能加强抗精神分裂症药物的疗效；对精神分裂症患者的大体病理检查发现其壳核和伏隔核 DA 受体数目显著增加。目前临床使用的各种高效价的抗精神分裂症药大多为强效 DA 受体阻断剂，对Ⅰ型精神分裂症均有较好的疗效。

DA 是中枢神经系统内最重要的神经递质之一，其通过与脑内 DA 受体结合后参与运动、情感、认知等生理活动调节。中枢 DA 能神经通路主要有 4 条（图 17-1）：黑质–纹状体通路、中脑–皮质通路、中脑–边缘系统通路和结节–漏斗通路。目前认为Ⅰ型精神分裂症与中脑–皮质通路和中脑–边缘系统 DA 通路功能亢进密切相关。吩噻嗪类抗精神分裂症药主要通过阻断中脑–边缘系统和中脑–皮质通路的 D_2 样受体而发挥疗效，但同时因阻断黑质–纹状体通路和结节–漏斗通路 DA 受体而产生锥体外系不良反应和高催乳素血症。

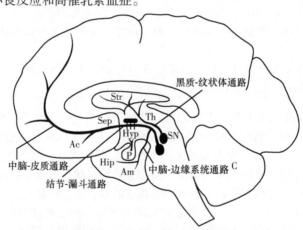

图 17-1　中枢 DA 能神经通路

2. 阻断 5-HT 受体　目前临床常用的非典型抗精神分裂症药如氯氮平、利培酮等均为强效的 5-HT 受体拮抗剂，而阻断 D_2 亚型受体的作用较典型抗精神分裂症药弱，产生非典型抗精神分裂症的临床疗效，即使长期使用也几无锥体外系的不良反应。

一、典型抗精神分裂症药

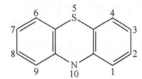

图 17-2　吩噻嗪母核

（一）吩噻嗪类

吩噻嗪类是由硫、氮联结两个苯环的一种具有三环结构的化合物，其 2，10 位上的氢被不同基团或原子取代（图 17-2）。

氯　丙　嗪

氯丙嗪（chlorpromazine，冬眠灵），是吩噻嗪类药物的典型代表，也是应用最广泛的抗精神分裂症药物。氯丙嗪可阻断多种受体，如 DA 受体、α 受体、M 受体和 5-HT 受体，药理作用广泛，这是其长期应用产生严重不良反应的基础。尽管氯丙嗪选择性较低，但作为抗精神分裂症药，其目前在临床治疗中仍发挥着巨大的作用。

【体内过程】　口服吸收慢且不完全，2 ～ 4h 血药浓度达峰值。胃内容物、抗胆碱药均能延缓其吸收，不同个体血药浓度可相差 10 倍以上，故给药剂量应个体化。肌内注射血药浓度可迅速达峰值，90% 以上与血浆蛋白结合。氯丙嗪分布于全身，在脑、肺、肝、脾、肾组织中药物浓度高，其中脑内浓度可达血浆浓度的 10 倍。主要在肝脏经 P450 系统代谢，产物经肾排泄。因其脂溶性高，易蓄积于脂肪组织，停药数周乃至半年后，尿中仍可检出其代谢物。氯丙嗪在体内的消除和代谢随年龄而递减，故老年患者须减量。

【药理作用】

1. 对中枢神经系统的作用

（1）抗精神分裂症作用：氯丙嗪对中枢神经系统具有较强的抑制作用，起到神经安定效应（neuroleptic effect）。治疗量的氯丙嗪能显著减少动物的自发活动，易诱导入睡，但可保持动物对刺激的良好觉醒反应。与巴比妥类催眠药不同，加大剂量也不引起麻醉；能减少动物的攻击行为，使之驯服，易于接近。正常人口服治疗量氯丙嗪后，出现镇静、安定、表情淡漠、思维迟缓、注意力降低的现象，而理智正常，在安静环境下易入睡。精神分裂症患者服用氯丙嗪后，能迅速控制兴奋躁动状态，消除患者的幻觉和妄想等症状，减轻思维障碍，使患者恢复理智，情绪安定，生活自理。作用无耐受性。

（2）镇吐作用：氯丙嗪有强大的镇吐作用。小剂量时即可阻断延脑第四脑室底部 CTZ 的 D_2 受体，大剂量则直接抑制呕吐中枢，对抗 DA 受体激动药阿扑吗啡引起的呕吐反应，但对刺激前庭所致呕吐无效。对顽固性呃逆有效，其机制可能与氯丙嗪抑制位于延脑 CTZ 旁呃逆调节中枢有关。

（3）对体温调节的作用：氯丙嗪对下丘脑体温调节中枢具有较强的抑制作用，与解热镇痛药不同，氯丙嗪不仅能降低发热机体的体温，而且能降低正常机体的体温。氯丙嗪的体温调节作用随外界环境温度而变化，环境温度越低，其降温作用越显著，如配合物理降温，则可使体温降至更低；在高温环境下，氯丙嗪却可使体温升高，这是其干扰机体正常散热的结果。

2. 对自主神经系统的作用　氯丙嗪阻断 α 受体，可致血管扩张、血压下降，翻转肾上腺素的升压效应，故肾上腺素不适用于氯丙嗪引起的低血压的治疗；大剂量阻断 M 受体，可引起口干、便秘、视物模糊、排尿困难等不良反应。

3. 对内分泌系统的作用　大剂量氯丙嗪可阻断结节 - 漏斗通路的 D_2 受体，进而影响多种下丘脑激素的分泌调控。减少催乳素抑制因子的释放，故催乳素释放增加；抑制促性腺激素释放激素的分泌，减少促卵泡激素和黄体生成素的释放；抑制促肾上腺皮质激素释放激素的分泌，肾上腺皮质激素的释放减少；轻度抑制垂体生长激素的分泌。

【临床应用】

1. 精神分裂症　氯丙嗪能够显著改善患者的妄想、幻觉、亢进等阳性症状，但对淡漠、意志减退等阴性症状的效果不明显。主要用于 I 型精神分裂症的治疗，以妄想型疗效较为突出，其次为青春型、偏执型和紧张型，尤其对急性患者效果显著，但不能根治，需长期用药，甚至终身治疗；对慢性精神分裂症患者疗效较差，对 II 型精神分裂症患者无效甚至会加重病情。氯丙嗪还可用于预防精神分裂症复发，对其他精神分裂症伴有的兴奋、躁动、紧张、幻觉和妄想等症状有显著疗效；对各种器质性精神病（如脑动脉硬化性精神病、感染中毒性精神病等）和症状性精神病的兴奋、幻觉和妄想症状也有效，但剂量要小，症状控制后须立即停药。临床使用证明氯丙嗪治疗精神分裂症的疗效较高，可用于临床急诊或急性期治疗。

2. 呕吐和顽固性呃逆　氯丙嗪对多种药物（如洋地黄、吗啡、四环素等）和疾病（如尿毒症和恶性肿瘤）引起的呕吐具有显著的镇吐作用。对顽固性呃逆具有显著疗效。对晕动症引起的呕吐无效。

3. 低温麻醉与人工冬眠　氯丙嗪配合物理降温（冰袋、冰浴）可降低患者体温，因而可用于低温麻醉，以减少心、脑等重要器官的氧耗，有利于手术进行。氯丙嗪与其他中枢抑制药（如哌替啶、异丙嗪）合用，可使患者深睡，体温、基础代谢及组织耗氧量均降低，进而增强机体对缺氧的耐受能力，减轻机体对伤害性刺激的反应，并可使自主神经传导阻滞及中枢神经系统的反应性降低，此种状态称为人工冬眠，有利于患者度过危险的缺氧缺能阶段，为进行其他有效治疗争取时间。人工冬眠多用于严重创伤、感染性休克、高热惊厥、中枢性高热、甲状腺危象等病症的辅助治疗。

【不良反应】 氯丙嗪药理作用广泛，临床用药时间长，不良反应较多。

1. 一般不良反应 包括中枢抑制症状（嗜睡、淡漠、无力等）、α受体阻断症状（鼻塞、血压下降、直立性低血压及反射性心悸等）和M受体阻断症状（口干、无汗、视物模糊、便秘、眼压升高等）。本药局部刺激性较强，宜深部肌内注射。静脉注射可致血栓性静脉炎，应以生理盐水或葡萄糖溶液稀释后缓慢注射。为防止直立性低血压，注射给药后立即静卧2h，然后缓慢起立。

2. 锥体外系反应 长期大量服用氯丙嗪后会出现以下几种不良反应。

（1）帕金森综合征（Parkinsonism）：多见于老年人，表现为肌张力升高、面容呆板、动作迟缓、肌肉震颤、流涎等。

（2）静坐不能（akathisia）：表现为坐立不安、运动不停、肌肉不适。

（3）急性肌张力障碍（acute dystonia）：青少年多见，起病急，多出现在用药初期。由于舌、口、眼、面及背部肌肉痉挛，患者可出现强迫性牙关紧闭、吞咽困难、斜颈、颜面怪相等。

以上3种反应均是由于氯丙嗪阻断了黑质–纹状体通路的D_2样受体，使纹状体中的DA功能减弱、ACh的功能相对增强。可通过减少氯丙嗪药量、停药或服用中枢抗胆碱药来缓解。

（4）迟发性运动障碍（tardive dyskinesia）：仅见于部分长期用药患者，主要表现为口–面部不自主的刻板运动及四肢舞蹈样动作，停药后仍长期不消失。其机制可能是DA受体长期被阻断，受体敏感性增加或反馈性促进突触前膜DA释放增多。此反应目前尚无有效治疗方案，抗胆碱药反而使症状加重。早期诊断、早期停药或换用抗精神分裂症药可使某些患者好转，老年患者应尽量避免使用这类药物。

3. 药源性精神失常 氯丙嗪本身可引起精神异常，如兴奋、躁动、幻觉、妄想，或萎靡、淡漠、消极、抑郁、意识障碍等，应与原有疾病加以鉴别，一旦发生应立即减量或停药。

4. 神经阻滞剂恶性综合征（neuroleptic malignant syndrome） 多为剂量过大或多种药物联用所致的一种较为严重的不良反应，表现为高热、肌僵直、意识障碍和自主神经功能紊乱，甚至死亡。处理原则：及时停药，试用DA受体激动剂，如溴隐亭或金刚烷胺或肌肉松弛药，或丹曲林钠及补液、降温等支持治疗。

5. 惊厥与癫痫 少数患者用药过程中出现局部或全身抽搐，脑电图有癫痫样放电，有惊厥或癫痫史者更易发生，应慎用，必要时加用抗癫痫药。

6. 变态反应 常见症状有皮疹、接触性皮炎。少数患者出现肝损伤，也可出现粒细胞减少和再生障碍性贫血等。

7. 心血管系统和内分泌系统 表现为直立性低血压、心动过速及心电图改变，如Q-T间期延长、S-T段下移、T波低平或倒置等。多见于老年伴动脉硬化、高血压患者。心血管反应一般与剂量有关，多为可逆性，经减量或停药后大多可恢复至正常。长期用药尚可引起内分泌系统紊乱，如乳腺增生、泌乳、月经紊乱、性欲减退、抑制儿童生长等。

8. 急性中毒 一次吞服大剂量氯丙嗪后，可致急性中毒，患者出现昏睡、血压下降至休克水平，并出现心肌损害，如心动过速、心电图异常，此时应立即对症治疗，早期应用NA升高血压。

【药物相互作用】 氯丙嗪可以增强其他一些药物的中枢抑制作用，如乙醇、镇静催眠药、抗组胺药、镇痛药等，联合使用时应注意调整剂量，特别是与吗啡、哌替啶等合用时要注意呼吸抑制和血压下降。氯丙嗪可抑制DA受体激动药和左旋多巴的作用。氯丙嗪的去甲基代谢物可以阻止胍乙啶被神经末梢摄入，拮抗胍乙啶的降压作用。某些P450诱导剂，如苯妥英钠、卡马西平等，可加速氯丙嗪的代谢，合用时应注意适当调整剂量。

【禁忌证】 严重的心血管疾病、肝脏、肾脏疾病、严重的中枢抑制或昏迷、有癫痫及惊厥病史，以及青光眼、乳腺增生和乳腺癌患者禁用；老年人、儿童和孕妇慎用。

奋 乃 静

奋乃静（perphenazine，羟哌氯丙嗪）是吩噻嗪类中的哌嗪衍生物。与氯丙嗪比，其抗精神分裂症作用较强，效价高，剂量小，镇吐作用强，而镇静作用较弱，对慢性精神分裂症的疗效优于氯丙嗪。对心血管系统、肝脏及造血系统的不良反应较氯丙嗪轻，仅为氯丙嗪的1/3，但较易引起锥体外系症状。常用于年龄较大或幻觉妄想比较明显的患者。

氟奋乃静

氟奋乃静（fluphenazine，氟非拉嗪）抗精神分裂症的作用较氯丙嗪和奋乃静强，快且持久。镇静、降压作用较弱，锥体外系副作用较奋乃静更多见。适用于急、慢性精神分裂症，对慢性精神分裂症或单纯型精神分裂症疗效优于氯丙嗪。

三氟拉嗪

三氟拉嗪（trifluoperazine，甲哌氟丙嗪）抗精神分裂症作用、镇吐作用较氯丙嗪强，作用出现快，维持时间长，对妄想紧张型精神分裂症有较好疗效。锥体外系副作用多见，此外，还可引起心动过速、失眠、口干；偶有肝损伤、粒细胞减少、再生障碍性贫血等。老年患者需减量，肝功能不全、冠心病患者禁用。

硫利达嗪

硫利达嗪（thioridazine，甲硫达嗪）是吩噻嗪类中的哌啶衍生物，此药有明显的镇静作用，抗幻觉妄想作用不如氯丙嗪。选择性作用于边缘系统 DA 受体，锥体外系副作用少，老年人易耐受，作用缓和为其优点。适用于伴有激动、焦虑、紧张、抑郁及躯体感觉异常的精神分裂症、躁狂症和更年期精神病。

（二）硫杂蒽类

硫杂蒽类的基本结构与吩噻嗪类相似，只是吩噻嗪环上的第 10 位氮原子被碳原子取代，所以此类药物的基本药理作用与吩噻嗪类极为相似。

氯普噻吨

氯普噻吨（chlorprothixene，泰尔登）是本类药的代表，结构与三环类抗抑郁药相似，故有较弱的抗抑郁作用。其调整情绪、控制焦虑和抗抑郁作用较氯丙嗪强，但抗幻觉、妄想作用不及氯丙嗪。氯普噻吨适用于伴有焦虑或抑郁的精神分裂症、焦虑性神经症及更年期抑郁症。由于其抗肾上腺素与抗胆碱作用较弱，故不良反应较轻，锥体外系症状也较少。

氟哌噻吨

氟哌噻吨（flupenthixol，三氟噻吨）抗精神分裂症的作用与氯丙嗪相似，有一定的抗抑郁焦虑作用，适用于治疗抑郁症或伴有焦虑的抑郁症。血浆蛋白结合率大于 95%，血浆 $t_{1/2}$ 为 35h，V_d 为 14L/kg。氟哌噻吨镇静作用弱，但锥体外系副作用常见。偶有猝死报道。氟哌噻吨具有特殊的激动效应，故禁用于躁狂症患者。

（三）丁酰苯类

丁酰苯类药物的化学结构与吩噻嗪类完全不同，但其药理作用和临床应用与吩噻嗪类相似，为强效抗精神分裂症、抗焦虑药。

氟哌啶醇

氟哌啶醇（haloperidol，氟哌丁苯）是第一个合成的丁酰苯类药物，也是这类药物的典型代表。化学结构与氯丙嗪完全不同，却能选择性阻断 D_2 样受体，属高效价抗精神分裂症药。氟哌啶醇抗精神分裂症的作用较氯丙嗪强约 50 倍，阻断 α 受体、M 受体和降低体温的作用弱，几乎无镇静作用。适用于治疗以精神运动性兴奋为主的精神分裂症，还能改善慢性患者的精神衰退症状。对氯丙嗪无效的患者仍有效。也用于抽动秽语综合征、焦虑性神经症、顽固性呃逆和呕吐等。锥体外系反应多见，但因心血管系统的副作用较轻、对肝功能影响小而保留其临床应用价值。

氟哌利多

氟哌利多（droperidol，氟哌啶）的药理作用与氟哌啶醇基本相似，主要区别在于其代谢快，作用维持时间短。临床上主要用于增强镇痛药的效果，常与芬太尼配合使用，使患者处于一种特殊的麻醉状态：痛感失觉、精神恍惚、对环境淡漠，被称为神经安定镇痛术（neuroleptanalgesia）。作为一种外科麻醉药，用于烧伤清创、内镜检查、造影、某些小手术等，其特点是集镇痛、安定、镇吐、抗休克作用于一体。也用于麻醉前给药、镇吐、控制精神病患者的攻击行为。

本药吸收快，肌内注射后起效时间几乎与静脉注射相同，作用维持时间约 6h，75% 从尿中排出，其余则经肠道排泄。因其作用时间比芬太尼长，故第二次重复给药一般只给芬太尼，避免氟哌利多蓄积。

（四）其他抗精神分裂症药物

舒　必　利

舒必利（sulpiride）属苯甲酰胺类衍生物。本品选择性阻断中脑－边缘系统的 D_2 受体，对紧张型精神分裂症疗效好，奏效快，有"药物电休克"之称。其能够改善患者与周围的接触，活跃情绪，减轻幻觉和妄想等症状，对情绪低落、抑郁、顽固性恶心呕吐等症状有治疗作用，对长期应用其他药物无效的顽固性病例亦有效。舒必利对黑质－纹状体通路 DA 受体亲和力较低，因此其锥体外系的不良反应较少。

五　氟　利　多

五氟利多（penfluridol）属二苯基丁酰哌啶类，是口服长效抗精神分裂症药，1 次用药疗效可维持 1 周。本品能够阻断脑内 D_2 样受体，抗精神分裂症作用强而持久，亦可镇吐，但镇静作用较弱。对精神分裂症的疗效与氟哌啶醇相似，适用于急慢性精神分裂症，尤其适用于慢性患者，对幻觉、妄想和退缩均有较好疗效。五氟利多的副作用以锥体外系反应最常见。

二、非典型抗精神分裂症药物

非典型抗精神分裂症药（atypical antipsychotic）与典型抗精神分裂症药相比有明确的优点：耐受性和依从性好，较少发生锥体外系不良反应和高催乳素血症；在改善精神分裂症症状，尤其是阴性症状和认知功能障碍方面较典型抗精神分裂症药强。本类药物被推荐为首发精神分裂症患者及老年患者的一线治疗药，包括氯氮平、利培酮、齐拉西酮、阿立哌唑等。长期使用对机体代谢产生影响，如体重增加、血脂异常等。

氯　氮　平

氯氮平（clozapine）属于苯二氮䓬类，为新型非典型抗精神分裂症药。目前在我国部分地区已将其作为治疗精神分裂症的首选药。

氯氮平为广谱抗精神分裂症药，疗效与氯丙嗪相当，但起效迅速，多在 1 周内见效。抗精神分裂症作用强，对其他抗精神分裂症药无效的精神分裂症的阴性和阳性症状都有治疗作用。临床上适用于急、慢性精神分裂症患者，能较快控制兴奋躁动、幻觉、妄想、焦虑不安、木僵等症状，而对情感淡漠、逻辑思维障碍等症状作用较差。对长期应用氯丙嗪等经典抗精神分裂症药引起的迟发性运动障碍也有明显的改善作用。

氯氮平是选择性的 D_4 受体拮抗药，其特异性阻断中脑－边缘系统和中脑－皮质通路的 D_4 受体，而对黑质－纹状体通路 D_2 受体亲和力弱。研究显示，氯氮平抗精神分裂症的机制涉及阻断 5-HT_{2A} 和 DA 受体，协调 5-HT 与 DA 系统的相互作用和平衡，因此氯氮平也被称为 5-HT-DA 受体拮抗药，并由此提出了精神分裂症的 DA 与 5-HT 平衡障碍的病因学说。此外，氯氮平尚有抗 M_1 受体、抗组胺 H_1 受体和抗 α_1 受体作用，几乎无锥体外系和内分泌方面的不良反应，但可引起粒细胞减少，严重者可致粒细胞缺乏，可能是由免疫反应引起的，应常做血常规检查。

利　培　酮

利培酮（risperidone）是第二代非典型抗精神分裂症药物，为目前精神分裂症首选治疗用药之一。本药对 5-HT_2 受体和 D_2 受体均有拮抗作用，且对前者的作用显著强于后者，此外尚有弱 α_1 受体和 H_1 受体阻断作用。利培酮对精神分裂症阳性症状及阴性症状均有效，适用于治疗首发急性或慢性患者。不同于其他药物的是本药对精神分裂症患者的认知功能障碍和继发性抑郁亦有治疗作用。由于利培酮有效剂量小、用药方便、见效快、锥体外系不良反应轻，且抗胆碱样作用及镇静作用弱，易被患者接受。自 20 世纪 90 年代推广应用于临床以来，本药已成为治疗精神分裂症的一线药物。

齐　拉　西　酮

齐拉西酮（ziprasidone）是继氯氮平、利培酮、奥氮平和喹硫平之后，全球第 5 个上市的非典型抗精神分裂症药物。齐拉西酮对 D_2、D_3、5-HT_{2A}、5-HT_{2C}、5-HT_{1A}、5-HT_{1D}、α 受体均具有较高亲和力，对 H_1 受体具有中等亲和力，对 M 受体无亲和力。齐拉西酮是目前唯一对 NA 和 5-HT 再摄取均有抑制作用的非典型抗精神分裂症药，对急性或慢性、初发或复发精神分裂症均有很好的疗效，能改善精神分裂症患者阳性症状和阴性症状。研究认为其抗精神分裂症机制可能与拮抗 D_2 和

5-HT$_2$受体有关。常见不良反应有头痛、嗜睡、异常活动、恶心、便秘、消化不良和心血管反应等。

阿立哌唑

阿立哌唑（aripiprazole）是一种新型的非典型抗精神分裂症药物，对DA能神经系统具有双向调节作用，是DA递质的稳定剂。与D$_2$、D$_3$、5-HT$_{1A}$和5-HT$_{2A}$受体均有较高亲和力。通过对D$_2$和5-HT$_{1A}$受体的部分激动及对5-HT$_{2A}$受体的拮抗来产生抗精神分裂症效应。本品口服后T$_{max}$为3～5h，t$_{1/2}$为48～68h。临床主要用于治疗各类型的精神分裂症，对阳性和阴性症状均有明显疗效，也能改善伴发的情感症状，降低精神分裂症的复发率。

第二节 抗躁狂药

> **案例 17-2**
>
> 患者，男，35岁，农民。因"情感高涨伴语言增多1个月"入院。患者于1个月前无明显诱因急起精神失常，表现为兴奋话多，无故指责他人，无理取闹，胡言乱语。易怒，稍不顺心就发脾气，动手打人，砸毁家具，不能正常劳动。夜间睡眠少，个人生活料理可。逢人一见如故，滔滔不绝，自吹自擂，情绪高涨，整日忙碌，爱管闲事，易激怒，自控能力差。经当地精神病院诊断为躁狂症。入院查体：四肢无明显异常；双侧瞳孔等圆，对光反射存在；对称反射存在，巴宾斯基征阴性；正常步态、肌力正常、感觉正常。血、尿、大便常规及肝、肾功能均无异常。治疗：服用锂剂治疗（600mg，每日晨服；900mg，睡前口服），定期监测心电图、血锂浓度及血清电解质水平。疗效明显，患者1个月后出院。
>
> **问题**：目前临床常用抗躁狂症的药物是什么？在使用过程中应注意监测哪些内容？

抗躁狂药，又称情绪稳定剂（mood stabilizer），主要用于治疗和预防以情绪高涨、烦躁不安、活动过度和思维、言语不能自制为特征的躁狂症或双相情感障碍，包括锂盐、抗精神分裂症药、某些抗癫痫药、钙通道阻滞药等，其中碳酸锂是临床治疗躁狂症最常用的药物。

碳 酸 锂

【体内过程】 碳酸锂（lithium carbonate）口服吸收快且完全，2～4h血药浓度达高峰。Li$^+$起初分布于细胞外液，然后逐渐蓄积在各组织。不与血浆蛋白结合，t$_{1/2}$为18～36h。按常规给药5～7日达稳态血药浓度。通过血脑屏障进入脑组织和神经细胞需要一定时间，因此，锂盐起效缓慢。各组织浓度不一，甲状腺、肾脏浓度最高，脑脊液浓度约为血药浓度的50%。碳酸锂主要自肾脏排泄，约80%由肾小球滤过，Li$^+$在近曲小管与Na$^+$竞争重吸收，故增加Na$^+$摄入可促进其排泄。钠盐摄入不足或肾小球滤出减少，可导致Li$^+$在体内蓄积，引起中毒。

【药理作用与机制】 治疗剂量碳酸锂对正常人的精神行为无明显影响，但对躁狂症患者及精神分裂症患者的躁狂、兴奋症状有显著疗效，能控制躁狂发作，使患者语言和行为恢复正常。碳酸锂发挥药理作用的是Li$^+$，研究已发现Li$^+$在细胞水平具有多方面作用，但其安定情绪的机制尚未完全阐明，可能是以下多种途径协同作用的结果。①治疗浓度锂盐抑制去极化及Ca^{2+}依赖性神经末梢NA和DA的释放，但不影响或短暂促进5-HT的释放。②促进神经细胞对突触间隙中儿茶酚胺的再摄取，并加速灭活。③抑制腺苷酸环化酶和磷脂酶C所介导的第二信使的效应。④影响Na$^+$、Ca^{2+}、Mg^{2+}的分布、糖原合成激酶GSK3β活性及葡萄糖的代谢。

【临床应用】 碳酸锂对躁狂症患者有显著疗效，特别是对急性躁狂和躁狂性发作疗效显著，缓解成功率达80%。锂盐对抑郁症也有一定疗效，故有情绪安定药之称。长期服用碳酸锂可降低双相情感障碍躁狂和抑郁的反复发作，对预防抑郁复发也有效，但对抑郁的作用不如躁狂明显。此外，锂盐对分裂-情感性精神障碍也有一定作用。

【不良反应】 常见胃肠道刺激症状、乏力、手细微震颤、口渴多尿等，随着继续用药，多数症状会减轻，但乏力、手震颤、口渴多尿等症状则继续存在。长期用药可引起非特异性T波改变、肾脏毒性、体重增加、甲状腺功能低下等，减量或停药后可恢复，无须特殊处理。

锂盐安全范围较窄，最适浓度为0.8～1.5mmol/L，超过2mmol/L即出现中毒症状。早期毒性症状包括恶心、呕吐、腹痛、腹泻、手震颤、共济失调等，进而出现谵妄、意识障碍、惊厥、抽搐，直至昏迷和死亡。由于该药治疗指数很低，监测血药浓度至关重要。当血药浓度升至1.6mmol/L时，应立即停药。

第三节 抗抑郁药

案例 17-3

患者，女，21岁，学生。因"精神不振，情绪低落2年"入院。性格内向，不善言谈，不愿意与其他人交往，学业优秀。2年前因男朋友与之分手出现失眠，开始早醒，后由于情绪不好与朋友发生争吵后渐出现入睡困难，偶尔通宵不眠。自感头晕头胀，记忆力减退，大脑反应迟钝、思路闭塞；整日感觉空虚，精神不振、心情抑郁、情绪低落，学习感觉力不从心，人生渺茫，悲观厌世，并有自杀念头。近半年来因病情加重入院。平素体健，无外伤及手术史；否认脑炎等中枢神经系统疾病史。查体：四肢无明显异常，无面神经麻痹迹象；步态正常，指鼻试验正常，运动功能正常，握力对称；双侧深部腱反射为2+；双侧知觉完整。诊断：抑郁症。治疗：入院后给予文拉法辛25mg口服，每日3次。治疗2个月后患者症状明显改善。

问题：

1. 临床常用的抗抑郁药可分哪几类？
2. 抗抑郁药的作用机制有哪些？

抑郁症是一种最常见的情感障碍性精神病，其主要临床表现为情绪低落、兴趣缺乏、思维迟缓、动作减少等，严重者常出现自伤冲动或自杀行为。抗抑郁药是指主要用于治疗情绪低落、抑郁消极的一类药物。各种抗抑郁药均可使70%左右的抑郁症患者病情明显改善，维持治疗可减少抑郁症复发。此外，抗抑郁药对焦虑性障碍、惊恐发作、强迫性障碍及恐惧症等亦有效。

目前临床上使用的抗抑郁药的作用机制大多是建立在单胺学说的基础上，通过增强 5-HT 能或 NA 能神经信息传递来改善抑郁症患者的症状。所以抗抑郁药在药理作用、临床应用和不良反应等方面具有诸多相似之处。抗抑郁药作用机制包括以下几方面：①非选择抑制 NA、5-HT 再摄取。②选择性抑制 NA 再摄取。③选择性抑制 5-HT 再摄取。④抑制 MAO。⑤阻断突触前 α_2 受体而增加 NA 释放。因此，根据化学结构及作用机制的不同，抗抑郁药可分为三环类抗抑郁药、MAOI、NA 再摄取抑制药、5-HT 再摄取抑制药及其他抗抑郁药（图 17-3）。

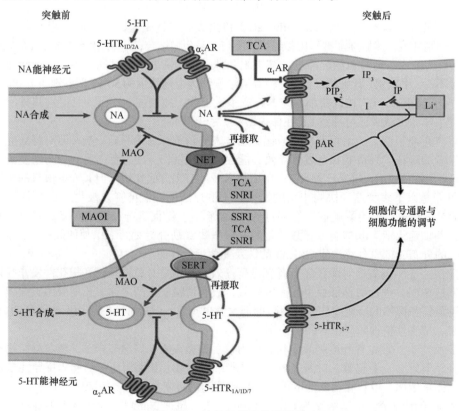

图 17-3 抗抑郁药的作用部位

一、三环类抗抑郁药

该类药物化学结构中均有 2 个苯环和 1 个杂环，故统称为三环类抗抑郁药（tricyclic antidepressant,

TCA）。常用药物有丙米嗪、阿米替林、多塞平等。

本类药物属于非选择性单胺再摄取抑制药，主要抑制 NA 和 5-HT 的再摄取，从而增加突触间隙这两种递质的浓度。大多数 TCA 具有抗胆碱作用，能引起口干、便秘、排尿困难等不良反应。此外 TCA 还可阻断 α 受体和组胺 H_1 受体而引起过度镇静。

丙 米 嗪

【体内过程】 丙米嗪（imipramine，米帕明）口服吸收良好，2～8h 血药浓度达高峰，血浆 $t_{1/2}$ 为 10～20h。体内分布广泛，以脑、肝、肾及心脏分布较多。主要在肝内经 P450 代谢，通过氧化变成 2-羟基代谢物，并与葡糖醛酸结合，自尿排出。

【药理作用】

1. 对中枢神经系统的作用　正常人服用丙米嗪后出现安静、嗜睡、疲乏、血压稍降、头晕、目眩等现象，并常出现口干、视物模糊等抗胆碱作用，连用数日后这些症状可能加重，甚至出现注意力不集中和思维能力降低等现象。但抑郁症患者连续服药 2～3 周后，出现精神振奋现象，表现为情绪高涨，症状减轻。

目前认为，丙米嗪抗抑郁症的作用机制主要是阻断 NA、5-HT 在神经末梢的再摄取，从而使该两类神经递质在突触间隙的浓度增高，促进突触传递功能。

2. 对自主神经系统的作用　治疗量丙米嗪能明显阻断 M 受体，引起口干、便秘、视物模糊和尿潴留等。

3. 对心血管系统的作用　治疗量丙米嗪可降低血压，引起心律失常，其中心动过速较常见。心电图可出现 T 波倒置或低平。这些不良反应可能与该药阻断单胺类再摄取从而引起心肌中 NA 浓度升高有关。另外，丙米嗪对心肌有奎尼丁样直接抑制效应，心血管病患者慎用。

【临床应用】

1. 治疗抑郁症　用于各种原因引起的抑郁症，对内源性抑郁症、更年期抑郁症效果较好，反应性抑郁症次之，对精神分裂症伴发的抑郁状态无明显疗效。此外，本药尚可用于强迫症的治疗。

2. 焦虑和恐惧症　对伴有焦虑的抑郁症患者疗效显著。对恐惧症有效，其效果与地西泮相当。

3. 治疗遗尿症　对于儿童遗尿可试用丙米嗪治疗，剂量依年龄而定，睡前口服，疗程以 3 个月为限。

4. 其他　丙米嗪还可用于治疗消化性溃疡、肠易激综合征、偏头痛、长期疲劳症、神经痛及纤维肌肉痛、神经性厌食等。

【不良反应和禁忌证】

1. 外周抗胆碱反应　口干、扩瞳、视物模糊、便秘、排尿困难等常见，可在用药过程中逐渐消退。严重者可能诱发青光眼、肠麻痹和尿潴留。前列腺增生、青光眼患者禁用。

2. 神经及精神症状　震颤、头晕、易疲劳、失眠等，严重者可出现中毒性谵语、恐惧症等，诱发躁狂发作。该类药物可降低痉挛阈值而诱发癫痫，故癫痫患者禁用。

3. 心血管系统　可见心率加快、直立性低血压，心脏病患者禁用。

4. 其他　性功能障碍、肝功能异常、粒细胞缺乏症等。

【药物相互作用】　苯妥英钠、保泰松、阿司匹林、东莨菪碱和吩噻嗪可竞争性抑制三环类与血浆蛋白的结合，从而使游离型药物浓度增加。诱导 P450 的药物能干扰三环类药物的代谢。由于三环类抑制 NA 再摄取，与 MAOI 合用时可导致 NA 浓度极度增高而引起血压升高、高热和惊厥。三环类抗抑郁药还能增强中枢抑制药的作用，如与抗精神分裂症药、抗 PD 药合用时，抗胆碱作用可相互增强。此外，三环类抗抑郁药还能对抗胍乙啶和可乐定的降压作用。

阿 米 替 林

阿米替林（amitriptyline，依拉维）是临床上常用的三环类抗抑郁药，药理学特征及临床应用与丙米嗪极为相似。与氯丙嗪相比，阿米替林对 5-HT 再摄取的抑制作用明显强于对 NA 再摄取的抑制，镇静作用和抗胆碱作用也较明显。阿米替林的不良反应与丙米嗪相似但严重，偶有加重糖尿病症状的报道。禁忌证与丙米嗪相同。

多 塞 平

多塞平（doxepin，多虑平）作用与丙米嗪相似，但其抗抑郁作用较后者弱，抗焦虑作用强。镇静作用和对血压的影响也比丙米嗪强，对心脏的影响较小。

对伴有焦虑症状的抑郁症效果最佳，焦虑、紧张、情绪低落、行动迟缓等症状服药数日后可缓解，达显效时需 2～3 周。也可用于消化性溃疡的治疗。

　　不良反应和注意事项与丙米嗪类似。儿童和孕妇慎用，老年患者应适当减量。

二、NA 再摄取抑制药

　　NA 再摄取抑制药（noradrenaline reuptake inhibitor，NRI）可选择性抑制突触前膜 NA 的再摄取，增强中枢神经系统 NA 的功能而发挥抗抑郁症疗效。主要适用于脑内以 NA 缺乏为主的抑郁症，尤其适用于尿检 3- 甲基 -4- 羟苯乙二醇（NA 的代谢物）明显减少的患者。这类药物的特点是奏效快，镇静作用、抗胆碱作用和降压作用均比 TCA 弱。

地 昔 帕 明

　　【药理作用】　地昔帕明（desipramine，去甲丙米嗪），是强效选择性 NRI，其效率为抑制 5-HT 摄取的 100 倍以上。对 DA 的摄取亦有一定的抑制作用；对 H_1 受体有较强的拮抗作用；对 α 受体和 M 受体的拮抗作用弱。

　　对轻、中度抑郁症疗效好。有轻度镇静作用，缩短 REM，但延长了深睡眠。血压和心率轻度增加，偶致直立性低血压，可能是抑制 NA 再摄取，阻断 α 受体作用的结果。

　　【体内过程】　口服快速吸收，2～6h 达 C_{max}，血浆蛋白结合率为 90%，在肝脏代谢生成具有活性的代谢物，主要在尿中排泄，少量经胆汁排泄，其中原形占 5%。

　　【临床应用】　治疗抑郁症。开始口服剂量为每次 25mg，每日 3 次，逐渐增加到每次 50mg，每日 3～4 次，需要时最大可用到每日 300mg。老年人应适当减量。

　　【不良反应】　与丙米嗪相比，不良反应较少，但对心脏影响与丙米嗪相似。过量则导致血压降低、心律失常、震颤、惊厥、口干及便秘等。

　　【药物相互作用】　本药不应与拟交感胺类药物合用，以免增强后者的作用；同样，与 MAO 抑制剂合用也要慎重。与胍乙啶及作用于肾上腺素能神经元末梢的降压药合用会明显降低降压效果，因其抑制了药物经胺泵摄取进入末梢。

马 普 替 林

　　【药理作用】　马普替林（maprotiline）为选择性 NRI，对 5-HT 摄取几乎无影响。抗胆碱、镇静和对血压的影响与丙米嗪相似。与其他三环类抗抑郁药一样，用药 2～3 周后才能充分发挥疗效。对睡眠的影响与丙米嗪不同，延长 REM 时间。对心脏的影响与三环类抗抑郁药一样，延长 Q-T 间期，加快心率。

　　【体内过程】　口服吸收缓慢而完全，9～16h 后血药浓度达峰值，广泛分布于全身组织，肺、肾、心、脑和肾上腺的药物浓度均高于血液。血浆蛋白结合率约为 90%，$t_{1/2}$ 为 27～58h。

　　【临床应用】　用于抑郁症的治疗。

　　【不良反应】　治疗剂量可见口干、便秘、眩晕、头痛、心悸等。也有用药后出现皮疹和皮炎的报道。

文拉法辛和度洛西汀

　　文拉法辛（venlafaxine）和度洛西汀（duloxetine）为 5-HT 和 NA 再摄取抑制药（serotonin and noradrenaline reuptake inhibitors，SNRI）。文拉法辛为前药，其活性代谢产物可同时抑制 5-HT 及 NA 转运蛋白，有效地拮抗 5-HT 和 NA 再摄取，发挥抗抑郁作用。文拉法辛可用于各种抑郁症和广泛性焦虑症患者。度洛西汀主要用于重度抑郁症或伴有糖尿病周围神经炎的抑郁患者。不良反应与三环类抗抑郁药相似，终末期肾病或肝功能不全患者慎用度洛西汀。

三、5-HT 再摄取抑制药

　　选择性 5-HT 再摄取抑制药（selective serotonin reuptake inhibitor，SSRI）既保留了与 TCA 相似的疗效，又克服了 TCA 的诸多不良反应，因高效、安全及良好的耐受性，其在国内外已得到广泛的应用，如氟西汀、帕罗西汀、舍曲林等。该类药物对 5-HT 再摄取具有强大的拮抗作用，而对其他神经递质的功能影响小。兼有抗抑郁作用和抗焦虑作用，而对自主神经系统和心血管系统影响小，不良反应少。SSRI 主要适用于脑内 5-HT 不足而引起的抑郁症及其他抗抑郁药疗效不佳者。

氟 西 汀

【药理作用】 氟西汀（fluxetine，百忧解），为苯丙胺衍生物，是一种强效选择性 SSRI。氟西汀对肾上腺素受体、组胺受体、GABA 受体、M 受体、5-HT 受体几乎无亲和力。对抑郁症的疗效与 TCA 相当，而不良反应少。对强迫症也有效。此外，本品有厌食作用，可用于神经性贪食症。

【体内过程】 口服吸收良好，T_{max} 为 6 ~ 8h，血浆蛋白结合率 80% ~ 95%；给予单个剂量时血浆清除 $t_{1/2}$ 为 48 ~ 72h，在肝脏经 CYP2D6 代谢生成去甲基活性代谢物去甲氟西汀，其活性与母体相同，但 $t_{1/2}$ 较长。

【临床应用】 本药可用于治疗各种类型的抑郁症，特别对反复发作及老年抑郁症患者有很好的治疗效果；对脑卒中患者伴随的抑郁、焦虑等情绪也有很好的改善作用。常用剂量为每日 20 ~ 40mg，需要时可加至每日 80mg。因药物在肝脏代谢，肝功能不良患者需采用隔日疗法。还可用于治疗神经性贪食症。

【不良反应与注意事项】 偶有恶心、呕吐、头痛、头晕、乏力、失眠、厌食、体重下降、震颤、惊厥、性欲降低等。肝病者服用后 $t_{1/2}$ 延长，须慎用。肾功能不全者，长期用药须减量，延长服药间隔时间。氟西汀与 MAO 抑制剂合用时须警惕 5-HT 综合征的发生，初期主要表现为不安、激动、恶心、呕吐或腹泻，随后高热、强直、肌阵挛或震颤、自主神经功能紊乱、心动过速、高血压、意识障碍，最后可引起昏迷，严重者可致死，应引起临床重视。心血管疾病、糖尿病患者应慎用。

帕 罗 西 汀

帕罗西汀（paroxetine，赛洛特）是一种强效的 SSRI，通过增加突触间隙递质浓度而发挥治疗抑郁症的作用。口服吸收良好，$t_{1/2}$ 为 21h，抗抑郁效果与 TCA 相当，而其抗胆碱、体重增加、镇静等不良反应较轻。常见不良反应为口干、便秘、视物模糊、震颤、恶心等。禁与 MAOI 合用。

舍 曲 林

舍曲林（sertraline，郁乐复）是一种选择性抑制 5-HT 再摄取的药物，可用于各类抑郁症的治疗，有效缓解患者的烦躁情绪、持续性疲劳症状及焦虑状态；也用于强迫症的治疗。主要不良反应为口干、恶心、腹泻、男性射精延迟、震颤、出汗等。禁与 MAOI 合用。

四、其他抗抑郁药

曲 唑 酮

曲唑酮（trazodone）是一种非典型的四环类抗抑郁药，其抗抑郁的作用机制目前尚不完全清楚，可能与抑制 5-HT 再摄取有关。曲唑酮不影响 NA 的再摄取，亦不抑制 MAO 活性，但可阻断 H_1 受体和肾上腺素受体，产生明显的镇静和催眠作用。抗抑郁症的疗效与三环类药和 MAOI 类似，但其抗胆碱和心血管系统反应的发生率低。口服吸收快而完全，1 ~ 2h 血药浓度达高峰，血浆蛋白结合率为 85% ~ 95%。在肝脏代谢，其中间代谢物氯苯哌嗪仍具有较强活性，主要经尿排泄。不良反应少，偶见嗜睡、疲乏、头晕、恶心、呕吐、口干、便秘、体重减轻、直立性低血压、心悸等，过量中毒会出现惊厥、呼吸停止等。肝肾功能不足、癫痫或伴缺血性心脏病者慎用或禁用。

米 塔 扎 平

米塔扎平（mirtazapine）通过阻断中枢突触前膜 α_2 受体而增加 NA 的释放，间接提高 5-HT 的更新率而发挥抗抑郁作用，抗抑郁效果与阿米替林相当。此外，米塔扎平的抗组胺受体特性使其具有镇静作用。本品有较好的耐受性，几无抗胆碱能作用。不良反应主要为食欲增加、嗜睡等。

吗 氯 贝 胺

吗氯贝胺（moclobemide）属于 MAOI，通过可逆性抑制脑内 MAO-A，减少儿茶酚胺的降解，从而提高脑内 NA、DA 和 5-HT 的水平，起到抗抑郁的作用，具有作用快，停药后 MAO 活性恢复快的特点。常见不良反应主要表现为睡眠障碍、头晕、头痛、口干、震颤、恶心、出汗、心悸等。用药期间忌高酪胺饮食，对吗氯贝胺过敏、有意识障碍及患嗜铬细胞瘤患者禁用；接受哌替啶、右美沙芬、麻黄碱、多西拉敏、SSRI 和 TCA 等药物治疗的患者禁用。

（欧阳昌汉）

第十八章　镇　痛　药

案例 18-1

　　患者，女，74岁。主诉：持续性胸前区闷痛 2h。现病史：患者于睡眠中突觉胸前区闷痛，有濒死感，伴大汗，有便意。自服硝酸甘油后无缓解。检查：患者神志清，呼吸稍快，四肢发凉。体温 37℃，脉搏 112 次/分，血压 90/60mmHg。辅助检查：心电图提示窦性心律，$V_1 \sim V_6$ 导联可见 ST 段弓背向上型抬高，V_1、V_2、V_3 导联可见病理性 Q 波，Ⅱ、Ⅲ、AVF 导联 ST 段下移，T 波倒置。诊断：冠心病，急性心肌梗死。治疗：吸氧；多巴胺 200mg，间羟胺 10mg 加入 10% 葡萄糖溶液缓慢静脉滴注（根据血压情况调节多巴胺给药速度）；吗啡 10mg 皮下注射；溶栓治疗。

问题：

　　1. 心肌梗死患者为什么应用吗啡？有哪些作用？

　　2. 心肌梗死患者应用吗啡时要注意什么问题？

第一节　概　述

　　疼痛是一种组织损伤或潜在损伤所引起的不愉快的感觉和情感体验，常伴有不愉快的情绪或心血管和呼吸方面的变化。它既是机体的一种保护性机制，提醒机体避开或处理伤害，又是临床许多疾病的常见症状。剧烈疼痛不仅给患者带来痛苦和紧张不安等情绪反应，还可引起机体生理功能紊乱，甚至诱发休克，所以控制疼痛是临床用药的主要目的之一。

　　按痛觉冲动的发生部位，疼痛可分为躯体痛（somatic pain）、内脏痛（visceral pain）和神经痛（neuropathic pain）3 种类型。躯体痛是由身体表面和身体深层组织的痛觉感受器受到各类伤害性刺激所致，可分为急性痛（acute pain，锐痛）和慢性痛（chronic pain，钝痛）两种。锐痛为尖锐而定位清楚的刺痛，伤害性刺激达到阈值后立即发生，刺激撤除后很快消失；钝痛为强烈而定位模糊的"烧灼痛"，发生较慢，持续时间较长。内脏痛是由于内脏器官、体腔壁浆膜及盆腔器官组织部位的痛觉感受器受到炎症、压力、摩擦或牵拉等刺激。神经痛是由于神经系统损伤或受到肿瘤压迫或浸润。

　　镇痛药（analgesic）按其作用部位一般分为两大类，即作用于中枢神经系统的镇痛药和作用于外周神经系统的解热镇痛药。中枢性镇痛药是指作用于中枢神经系统，选择性地解除或缓解疼痛并改变其对疼痛的情绪反应，而对其他感觉（如听觉、触觉等）无明显影响，并保持意识清醒的药物。本类药物通过激活中枢神经系统的阿片受体（opioid receptor）产生镇痛作用，所以称为阿片类镇痛药（opioid analgesic），且易产生药物依赖性或成瘾性，故又称为成瘾性镇痛药（addictive analgesic）。

　　本章介绍的镇痛药包括 3 类：①阿片生物碱类镇痛药，如吗啡和可待因。②人工合成的镇痛药，如哌替啶、芬太尼、美沙酮。③其他镇痛药，如四氢帕马丁（延胡索乙素）和罗通定。

第二节　阿片生物碱类镇痛药

　　阿片（opium）为希腊文"浆汁"的意思，来源于罂粟科植物，是罂粟（*papaver somniferum*）未成熟蒴果浆汁的干燥物。在公元 16 世纪已被广泛用于镇痛、止咳、止泻、镇静等。阿片中含有 20 多种菲类和异喹啉类生物碱，含量达 25%。菲类主要有吗啡、可待因，它们均可激动阿片受体，产生镇痛等中枢作用。异喹啉类主要有罂粟碱（papaverine），具有松弛平滑肌和舒张血管作用。

吗　啡

　　【构效关系】　吗啡（morphine）化学结构的基本骨架是以 A、B、C、D 环构成的氢化菲核（图 18-1）。其中 A 环和 C 环以氧桥连接，此氧桥如被破坏，就形成阿扑吗啡，失去镇痛效能而产生很强的催吐作用。B 环与 D 环相稠合。A 环上的酚羟基和 C 环上的醇羟基具有重要的药理作用。当 A 环第 3 位酚羟基上的氢原子被甲基取代得到可待因；被乙基取代得到乙基吗啡，则镇痛作用减弱；

笔记栏

132

第6位醇羟基也被甲基取代得到海洛因，镇痛作用和成瘾性增强；当叔胺氮上甲基被烯丙基取代，则变成吗啡的拮抗药如纳洛酮和烯丙吗啡（表18-1）。

【体内过程】 口服吗啡后吸收良好，但首过消除效应明显，生物利用度只有25%。故常注射给药，皮下注射30min后吸收量可达60%。硬膜外或椎管内注射可快速渗入脊髓发挥作用。药物血浆蛋白结合率约为30%，游离型药物可迅速分布于全身各组织器官，血流丰富的组织如肺、肝、肾等浓度最高。本品脂溶性较低，成人仅少量透过血脑屏障，但易通过小儿的血脑屏障，也可通过胎盘进入胎儿体内。吗啡60%～70%与肝脏葡糖醛酸结合，10%转为可待因，其余为游离型。葡糖醛酸代谢物为吗啡-6-葡糖醛酸（morphine-6-glucuronide，M6G）和吗啡-3-葡糖醛酸（morphine-3-glucuronide，M3G），M6G的生物活性比

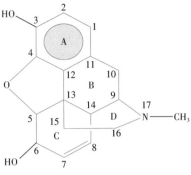

图 18-1 吗啡的基本结构

吗啡强，在吗啡单次及反复给药的镇痛作用中起重要作用。M3G不与阿片受体结合，几乎没有镇痛作用，有拮抗吗啡作用，这一作用可能与吗啡镇痛治疗中的反应及耐受的变异性有关。吗啡血浆 $t_{1/2}$ 为3～4h。代谢物及原形主要经肾脏排泄，10%经胆道从粪便排出，少量经乳汁排出。肾功能减退者和老年人排泄减慢。

表 18-1 吗啡及其衍生物的化学结构

药物	取代部位的取代基团				作用特点
	3 位	6 位	17 位	14 位	
吗啡	—OH	—OH	—CH₃	—H	镇痛、易成瘾（激动药）
可待因	—OCH₃	—OH	—CH₃	—H	镇痛、成瘾减弱（激动剂）
海洛因	—OCOCH₃	—OCOCH₃	—CH₃	—H	镇痛、成瘾增强（激动剂）
纳洛酮	—OH	＝O	—CH₂CH＝CH₂	—OH	吗啡拮抗药
烯丙吗啡	—OH	—OH	—CH₂CH＝CH₂	—H	吗啡拮抗药

【药理作用】

1. 对中枢神经系统的作用

（1）镇痛和镇静：主要通过激动丘脑内侧、第三脑室和中脑导水管周围灰质及脊髓胶质区的阿片受体，产生强大的镇痛作用。皮下注射5～10mg显著减轻患者对疼痛的感受并改善患者对疼痛的反应。吗啡对各种伤害性疼痛均有强大的镇痛作用，对慢性持续性钝痛的效力优于急性间断性锐痛。此外，吗啡激动边缘系统和蓝斑核的阿片受体，减轻患者对疼痛的焦虑、紧张和恐惧等情绪反应，产生镇静和欣快感，提高患者对疼痛的耐受力和增强吗啡的镇痛作用，但同时也是某些个体造成强迫用药的原因。椎管内注射可产生节段性镇痛作用，而不会产生显著的感觉或运动的改变。

（2）抑制呼吸：治疗剂量的吗啡降低呼吸中枢对血液 CO_2 张力的敏感性，也能抑制脑桥的呼吸调整中枢，出现明显的呼吸抑制作用，使呼吸频率减慢，潮气量降低，每分通气量减少。其中，呼吸频率减慢尤为突出，急性中毒时呼吸频率可减慢至3～4次/分。呼吸抑制发生快慢的程度与给药途径密切相关，静脉注射吗啡5～10min或肌内注射30～90min呼吸抑制最明显，与其他中枢抑制药（包括麻醉药、镇静催眠药及乙醇等）合用，吗啡的呼吸抑制作用会增强和（或）延长。呼吸抑制是吗啡急性中毒致死的主要原因，但这种作用易被中枢兴奋药拮抗。吗啡的呼吸抑制作用与激动延髓孤束核 μ_2 阿片受体有关。原有颅内压升高、哮喘、慢性阻塞性肺疾病或肺心病者，应用吗啡可引起严重的呼吸功能障碍。

（3）镇咳作用：吗啡通过激动延髓孤束核的阿片受体抑制咳嗽中枢，而产生显著的镇咳效应，作用比其他镇咳药强，对多种原因引起的咳嗽均有效。但由于成瘾性强，临床上常用可待因代替。

（4）缩瞳、催吐及其他：①吗啡兴奋中脑盖前核阿片受体，兴奋动眼神经缩瞳核，引起缩瞳作用，针尖样瞳孔常作为吗啡中毒的重要依据。②吗啡兴奋延髓催吐化学感应区（CTZ）阿片受体而产生恶心、呕吐作用。③吗啡也可作用于下丘脑体温调节中枢，通过改变体温调定点而引起体温下降，但长期大剂量应用，体温反而升高。④吗啡还可抑制下丘脑释放促性腺激素释放激素（gonadotropin-releasing hormone，GnRH）和促肾上腺皮质激素释放激素（corticotropin-releasing hormone，CRH），从而降低血浆黄体生成素（luteinizing hormone，LH）、卵泡刺激素（follicle stimulating hormone，FSH）和促肾上腺皮质激素（adrenocorticotropic hormone，ACTH）的浓度。此外，还可促进抗利尿激素（antidiuretic hormone，ADH）的释放。

2. 兴奋平滑肌作用

（1）胃肠道：胃肠道平滑肌存在高密度的阿片受体，治疗量吗啡可兴奋胃肠道平滑肌，提高胃窦张力，使胃蠕动减慢和排空延迟；提高小肠静息张力，使小肠节律性和节段性收缩幅度增大而推进性蠕动减弱或消失；增加结肠张力；使推进性蠕动减弱，延缓内容物通过和增加水分的吸收，并抑制消化腺分泌；提高回盲瓣及肛门括约肌张力，使肠内容物通过受阻。吗啡通过上述局部作用及中枢的抑制作用，减弱便意和排便反射，因而易引起便秘。

（2）胆道：吗啡能兴奋胆道奥迪括约肌（Oddi sphincter），使胆道和胆囊内压增加，引起上腹不适，甚至诱发或加重胆绞痛，用阿托品可部分对抗，纳洛酮可逆转，硝酸甘油或烯丙吗啡也可缓解。胆绞痛患者不宜单独使用此药。

（3）其他：吗啡提高输尿管的张力和收缩幅度；增加膀胱括约肌张力可导致排尿困难和尿潴留；吗啡可使分娩期子宫肌张力降低而延长产程；治疗量对支气管平滑肌兴奋作用不明显，但大剂量可引起支气管平滑肌收缩而诱发哮喘，可能与其促进组胺的释放有关。

3. 心血管系统 常用剂量吗啡对心脏无明显的直接作用，对心率和心律无明显影响，但可扩张动脉和静脉，降低外周血管阻力和抑制压力感受器的反射，产生直立性低血压。这种降压作用与吗啡促进组胺释放和激动延髓孤束核的阿片受体有关。吗啡对脑循环影响很小，但因抑制呼吸，引起 CO_2 积聚，可使脑血管扩张而致颅内压升高。

4. 抑制免疫功能 吗啡对细胞免疫和体液免疫功能均有抑制作用，主要与 μ 受体激动有关。吗啡可使白细胞介素 -1β（interleukin-1β，IL-1β）、IL-2、IL-10、肿瘤坏死因子（tumor necrosis factor-α，TNF-α）和 TNF-β 下降，也可抑制自然杀伤细胞（natural killer cell，NK cell）活性、抑制刀豆蛋白 A（conanavalin A，ConA）刺激的 T 细胞增殖、抑制巨噬细胞的吞噬功能和一氧化氮（nitrous oxide，NO）的释放。一般认为，短期用药与影响交感神经系统有关，长期用药与影响下丘脑 – 垂体 – 肾上腺轴有关。吗啡的免疫抑制作用在停药戒断症状出现时最明显，但长期给药对免疫的抑制可出现耐受现象。吸毒者由于机体的免疫功能被抑制易导致感染。

【作用机制】 随着阿片受体和阿片肽的发现，吗啡的镇痛机制研究近年已取得了突破性进展。

1962 年，我国学者发现，用微量（10μg）吗啡注入家兔第三脑室周围及导水管周围灰质时，可明显消除疼痛反应。如先用吗啡拮抗药烯丙吗啡则能对抗吗啡的镇痛作用。由此提出了脑内存在吗啡有效作用位点。1973 年，Terenius、Snyder 等实验室证实了脑内存在阿片受体。目前认为在中枢神经系统内有 4 种阿片受体，其中吗啡型受体被命名为 μ 受体；酮基环唑新型受体被命名为 κ 受体；SKF10047（N-allylnormetazocine）型受体被命名为 σ 受体。另外，在小鼠输精管中发现了一种与内啡肽有高度亲和力的受体，并将之命名为 δ 受体。每种受体又有数种亚型，阿片受体的分型及效应见表 18-2。

表 18-2　阿片受体效应及阿片类药物对主要受体亚型的激动特点

激动时效应		μ受体	δ受体	κ受体	σ受体
激动时效应	镇痛	脊髓以上水平	脊髓水平	脊髓水平	—
	呼吸抑制	++	++	+	—
	瞳孔	缩小	缩小	—	？
	胃肠运动	减少	减少	—	—
	平滑肌痉挛	++	++	—	—
	行为、精神活动	欣快 ++	欣快 ++	烦躁不安 +	烦躁不安 ++
		镇静 ++	镇静 ++	镇静 +	致幻
	生理依赖性	++	++		
内源性配体	亮氨酸脑啡肽	+	+++		
	β- 内啡肽	+++	+++	+++	

续表

		μ受体	δ受体	κ受体	σ受体
	甲硫氨酸脑啡肽	++	+++	—	—
	强啡肽	++	+	+++	—
阿片类药物					
完全激动剂	吗啡	+++	+	++	—
	可待因	+	+	+	—
	哌替啶	++	+	+	—
	二氢埃托啡	+++	+++		
	芬太尼	+++	+	—	—
部分激动剂	喷他佐辛	+*	+	++	+
	丁丙诺啡	+++*	—	—	—
拮抗药	纳洛酮	+++*	++*	++*	+*
	烯丙吗啡	+++*	++*	++*	+*

注："—、+、++、+++"分别表示无作用、作用弱、作用中、作用强；"?"表示不清楚，"*"表示阻断作用。

由于在人脑内发现有特异性阿片受体，同时发现电刺激某些脑细胞核群有镇痛作用，纳洛酮能部分翻转此作用，故认为脑内有内源性镇痛物质存在。至今在脑组织中已发现 20 多种与阿片类作用相似的内源性阿片样肽或内阿片肽（opioid peptide），包括亮氨酸脑啡肽（L-enkephalin）、甲硫氨酸脑啡肽（M-enkephalin）、β- 内啡肽（β-endorphin）和强啡肽 A（dynorphin A）。前两者总称脑啡肽，它们存在于不同或相同的中枢神经元中。此外，外周器官组织如胃和小肠等也有分布。脑啡肽对 δ 受体有较强的选择性，被认为是 δ 受体的内源性配体；强啡肽对 κ 受体的选择性较强，被认为是 κ 受体的内源性配体；而 β- 内啡肽对 μ 受体和 δ 受体均有较强的亲和力。现认为内源性阿片肽和阿片受体共同组成了机体的抗痛系统，在感觉神经元冲动传递过程中，其神经末梢释放 P 物质，后者作用于接受神经元的相应受体，将痛觉的冲动传递至痛觉中枢而引起疼痛。内源性阿片肽从相应的神经元释放后，激动感觉神经突触前、后膜上的阿片受体，通过 G 蛋白耦联机制抑制腺苷酸环化酶，促进 K^+ 外流、减少 Ca^{2+} 内流，使突触前膜 P 物质释放减少，突触后膜超极化，最终减弱或阻滞痛觉信号的传递，产生镇痛作用。

吗啡的镇痛作用机制主要是激动脊髓胶质区、丘脑内侧、脑室及导水管周围灰质等部位的阿片受体，主要是 μ 受体，模拟内源性阿片肽对痛觉的调制功能而产生镇痛作用（图 18-2）。临床上常用的阿片类药物对主要受体亚型的激动特点有所差异（表 18-2）。

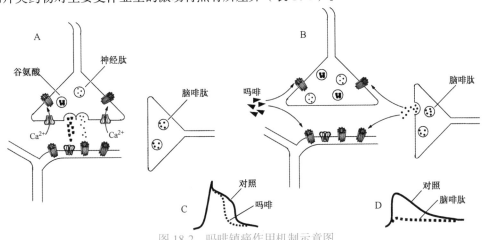

图 18-2　吗啡镇痛作用机制示意图

A. 谷氨酸和神经肽是伤害性感觉传入末梢释放的主要神经递质，脊髓背角痛觉传入突触前、后膜均接受含脑啡肽的中间神经元调控，后者受中枢下行抑制通路控制；B. 内源性脑啡肽或外源性吗啡作用于突触前、后膜的阿片受体，导致突触前膜 Ca^{2+} 内流减少，神经递质释放减少，突触后膜 K^+ 外流增加，膜电位超极化，从而抑制痛觉传入；C. 阿片类缩短突触前末梢动作电位时程；D. 阿片类导致突触后膜超极化和减弱兴奋性突触后电位在中枢不同神经元中，阿片受体分布的密度与阿片类药物的效应有关，本类药物通过激动中枢不同部位的阿片受体而发挥作用。除镇痛作用外，激动边缘系统和蓝斑核阿片受体与情绪和精神活动有关；激动延髓孤束核阿片受体与抑制呼吸、镇咳和交感神经中枢活动有关；激动中脑盖前核阿片受体与缩瞳作用有关；激动脑干极后区、孤束核和迷走神经背核阿片受体与胃肠活动有关。

【临床应用】

1. 镇痛　对各种原因引起的疼痛均有强大的镇痛作用，但易于成瘾，一般仅短期内用于其他镇痛药无效的剧痛，如严重创伤、手术后、烧伤等引起的剧痛或晚期癌症疼痛等。对内脏平滑肌痉挛引起的绞痛，如胆绞痛和肾绞痛需在明确诊断后合用解痉药如阿托品可有效缓解。对心肌梗死引起的剧痛，如血压正常可应用吗啡，除镇痛作用外，由于吗啡具有镇静和扩张血管作用，可减轻患者的焦虑和心脏负荷。吗啡镇痛效果与个体对药物的敏感性及疼痛程度有关，应根据不同患者对药物的反应性来调整剂量。吗啡对神经压迫性疼痛疗效较差。其他疼痛一般用哌替啶、曲马多或罗通定等治疗。癌症患者的止痛应按照1986年WHO提出的"癌症三阶梯止痛治疗原则"，即镇痛药的选择应由弱到强，按阶梯升级。第一阶段选用非阿片类，若无效升为第二级弱效类阿片类加非阿片类药物，疼痛仍不缓解并有增加趋势时最后升为第三级强效类阿片类加非阿片类药物。其主要原则：口服给药，尽可能避免创伤性给药；做到按时给药而不是按需给药，即所谓只在疼痛时给药；按阶梯给药；用药应个体化。

2. 心源性哮喘　是急性左心衰竭引起的肺水肿所致，除采用吸氧、注射快速作用的强心苷药物等措施外，配合使用吗啡或哌替啶可以缓解呼吸紧迫和窒息症状，收到良好的效果。其机制有如下几方面：①降低呼吸中枢对 CO_2 的敏感性，使浅而快的呼吸变为深而慢，改善肺换气功能。②扩张血管，降低外周阻力、减少回心血量，减轻心脏收缩前、后负荷和肺循环压力，有利于改善心功能和消除肺水肿。③具有明显的镇静作用，可减轻患者的烦躁、焦虑和恐惧情绪，间接减轻心脏负担。

案例 18-1 分析讨论

1. 心肌梗死患者常伴有焦虑和恐惧情绪，吗啡有镇痛、镇静作用，可缓解心肌梗死患者的疼痛和恐惧情绪；吗啡可扩张动静脉，减轻心脏负荷，降低心肌耗氧量。

2. 吗啡用于心肌梗死时要注意血压的检测，吗啡的扩张血管作用可引起低血压，也可引起显著的心动过缓，通过抬高下肢、快速补液和应用阿托品，可以抵抗这些不良反应。

---

3. 用于麻醉前给药和全身麻醉辅助用药　吗啡于麻醉前给药，可消除患者在术前的紧张、焦虑和恐惧情绪。吗啡静脉注射可作为全身麻醉辅助用药，加强麻醉效果。

4. 止泻　使胃肠道推进性蠕动减慢而起止泻作用，可用于严重单纯性的急、慢性腹泻，一般用含少量吗啡的阿片酊或复方樟脑酊，如为细菌感染，应同时应用有效的抗菌药物治疗。

5. 镇咳　镇咳作用强大，但易产生依赖性，一般不用于止咳。在肺出血或胸部创伤迫切需要立即镇咳的特殊情况下，在确定支气管无异物阻塞后，口服或皮下注射吗啡可获良好效果。可待因代替吗啡用于剧烈干咳的患者。

【不良反应与注意事项】

1. 一般反应　包括嗜睡、眩晕、注意力分散、恶心、呕吐、便秘、排尿困难、胆道压力升高，甚至诱发胆绞痛、呼吸抑制、直立性低血压和免疫抑制等。

2. 耐受性(tolerance)和依赖性(dependence)　长期反复给药易产生耐受性和依赖性，剂量越大，给药间隔越短，产生越快。皮下植入吗啡缓释片12～24h后可出现耐受性，此后必须增加剂量才能获得与原来相同的镇痛效应，3日后达到相同镇痛效果的剂量可增加至5倍左右，患者可耐受正常量的25倍而不中毒。作用于相同受体的药物之间有交叉耐受性（cross-tolerance）。药物依赖性可分为生理依赖性和精神依赖性。生理依赖性是指机体对药物产生耐受后，需增加剂量才能达到原来的药效。未增加剂量或停用这种药物，机体会明显感到不适，产生异常表现，如兴奋、失眠、焦虑、流泪、流涕、震颤、肌痛、出汗、呕吐、腹泻，甚至虚脱、意识丧失等，称为戒断综合征（withdrawal syndrome）。所谓精神依赖就是指形成依赖者心里觅药渴求与通过重复用药所达到的欣快或愉快的内心体验。在依赖性形成过程中，一般精神依赖性最早产生，然后产生生理依赖性，而生理依赖性又将使精神依赖性进一步加重。依赖性产生的机制尚未完全清楚，有以下几种可能的机制：①从蓝斑核发出的交感神经通路在戒断综合征的发生中起着重要的作用，阿片类药物使蓝斑核神经元发出的冲动减少。当停用吗啡时，吗啡对依赖者蓝斑核系统的作用被解除，而出现一系列自主神经系统功能紊乱症状。α_2受体激动药可乐定可减轻许多戒断症状，但不能消除依赖者要求继续使用吗啡的欲望。②导水管尾部灰质的脑啡肽能神经元、谷氨酸能神经元和 GABA 能神经元之间的相互作用与戒断症状的产生密切相关。长期应用吗啡后突然停药，可导致脑啡肽合成和释放减少，引起谷氨酸和 GABA 释放增加而引起戒断症状。给予脑啡肽可明显减弱戒断症状。③N-甲基-D-天冬氨酸受体拮抗药也能减轻吗啡的戒断症状，因而认为与此因素也有关。

依赖性的治疗：临床观察发现，停用吗啡 7 日左右基本可以脱毒。但停药期间患者的戒断症状严重，不用药物治疗难以坚持。常用美沙酮替代疗法帮助患者脱毒，即应用依赖性较低的阿片类药物替代依赖性强的药物。如当停用吗啡或海洛因后，口服美沙酮 6～7 日，然后逐渐减量以至停药即可脱毒。也可用可乐定治疗，脱毒治疗量一般高于临床抗高血压剂量，成人可由 0.1mg，每日 3 次开始，逐增至日量 1.5mg 以下，可有效控制戒断症状，而无严重不良反应发生。治疗剂量维持 1 周后，可于 1 周内递减完毕。但吸毒者脱毒后的复吸率很高，如何消除他们再吸毒的欲望、降低复吸率依然是当今亟待解决的难题。

3. 急性中毒 吗啡急性中毒，初有欣快感、颜面潮红、头晕及心动过速、恶心、呕吐、兴奋不安、反射增强、逐渐嗜睡。严重中毒者迅速昏迷、呼吸慢而浅且不规则、伴发绀，半数以上患者可发生肺水肿。瞳孔似针尖大小是吗啡中毒的特征之一。继而肌肉松弛、反射消失、体温和血压下降，终因呼吸麻痹而死。新生儿及婴儿因血脑屏障功能不全，易发生中毒，呼吸抑制尤其明显。

抢救措施：人工呼吸、吸氧（不可给纯氧，因吗啡中毒时靠低氧血症维持呼吸中枢兴奋，如吸入纯氧反而消除这种调节机制，使呼吸进一步被抑制）、补液以维持循环功能，静脉注射阿片受体阻断药纳洛酮或烯丙吗啡。

应用吗啡的注意事项：①对诊断未明的疼痛，尽可能不用本药，以免掩盖病情，贻误诊断。②吗啡有呼吸抑制、延长产程、升高颅内压及释放组胺等作用，而且能通过胎盘和经乳汁分泌，对胎儿、新生儿和婴儿较敏感，故禁用于哮喘、肺心病、分娩镇痛、颅内高压者及哺乳期妇女、新生儿和婴儿。③甲状腺功能低下、肾上腺皮质功能不全、消化道及泌尿道阻塞性或感染性疾病、严重肝肾功能障碍者应慎用。④用纳洛酮抢救已产生依赖性患者的急性中毒时，可促进戒断综合征发作，应注意鉴别。

【药物相互作用】

（1）与镇静催眠药、吩噻嗪类、MAOI、三环类抗抑郁药、乙醇等中枢抑制性药物合用可增强吗啡的中枢抑制作用，延长其作用时间。

（2）吗啡可增强香豆素类的抗凝血作用，并延长其作用时间。

（3）与西咪替丁合用，可抑制吗啡的肝代谢和肝摄取，使其血药浓度增高，作用增强。

（4）与抗胆碱药物（尤其是阿托品）合用时，可使便秘加重，增加出现麻痹性肠梗阻和尿潴留的危险性。

（5）与氢氯噻嗪类合用，可加重直立性低血压。

（6）与抗生素（如头孢霉素、林可霉素、克林霉素、青霉素等）合用，可诱发假膜性肠炎，出现严重的水样腹泻。

可 待 因

可待因（codeine）又称甲基吗啡（methylmorphine），口服生物利用度为 50%，因脂溶性较高而易于进入中枢。主要经肝脏代谢，约 10% 脱甲基形成吗啡而发挥镇痛作用，血浆 $t_{1/2}$ 为 2～4h。镇痛作用为吗啡的 1/12～1/10，但镇咳作用约为吗啡的 1/4，无明显镇静作用，欣快感和依赖性也较吗啡弱，但仍属限制性应用的成瘾性镇痛药。本药无明显导致便秘、尿潴留和直立性低血压的作用。临床上主要用于剧烈的干咳，也用于中度疼痛。

第三节 人工合成镇痛药

哌 替 啶

哌替啶（pethidine）又名美吡利啶（meperidine）或度冷丁（dolantin），化学名为 1-甲基-4-苯基哌啶-4-羧酸乙酯，是苯基哌啶（phenylpyridine）衍生物，于 1937 年在人工合成阿托品类似物时发现其具有吗啡样作用，是目前临床常用的人工合成镇痛药。

【体内过程】　本品口服或注射给药均可吸收。口服有首过效应，生物利用度约为50%，故血浆药物浓度较低。一次口服后，T_{max}为1～2h，可出现两个峰值。肌内注射后10min即出现镇痛作用，持续时间2～4h。临床常采用注射给药。本品血浆蛋白结合率为40%～60%，可透过胎盘屏障。主要经肝代谢为哌替啶酸、去甲哌替啶和去甲哌替啶酸水解物，$t_{1/2}$为3～4h，肝功能不全时增至7h以上。代谢产物去甲哌替啶有明显的中枢兴奋作用。代谢产物与葡糖醛酸形成结合物或以游离形式经肾脏排出，少量经乳汁排出。尿液酸度大时，随尿排出的原形药和去甲基衍生物明显增加。

【药理作用】　药理作用与吗啡相似，其效价强度为吗啡的1/10～1/8。在等效剂量下可产生相同的镇痛、镇静作用。

1. 中枢神经系统　哌替啶主要通过激动中枢的 μ 受体和 κ 受体发挥作用。皮下或肌内注射哌替啶10min后出现镇痛、镇静作用，持续时间2～4h。呼吸抑制作用较吗啡弱，维持时间短。对咳嗽中枢抑制作用也轻，无吗啡样镇咳作用及瞳孔缩小作用。哌替啶可兴奋CTZ，并增加前庭器官的敏感性，可出现恶心、呕吐和眩晕现象。

2. 平滑肌　能提高胃肠道和胆道平滑肌张力，减弱胃肠道推进性蠕动，但作用时间短，对肠道下段影响小，故无明显止泻和便秘作用。大剂量时可引起支气管收缩。对妊娠末期子宫正常收缩无影响，不延缓产程。本品有轻微的阿托品样作用，可使心率增加。

此外，扩血管作用与吗啡相似，治疗量可致直立性低血压，平卧后迅速消失。

【临床应用】

1. 镇痛　哌替啶适用于各种剧烈疼痛，如严重创伤、烧伤、手术后疼痛、晚期癌症引起的疼痛、内脏绞痛等。哌替啶的依赖性较吗啡轻，产生也较慢，且致平滑肌兴奋作用较弱，口服有效，故几乎取代了吗啡，对胆绞痛和肾绞痛需合用平滑肌解痉药阿托品或山莨菪碱。本品能通过胎盘，在胎儿和新生儿的血药浓度可能超过母体，而且新生儿对其极敏感，易引起呼吸抑制，故产妇临产前2～4h内不宜应用。

2. 麻醉前给药和人工冬眠　哌替啶的镇静作用可消除患者对手术的紧张和恐惧情绪，减少麻醉药用量和缩短诱导期。与氯丙嗪和异丙嗪组成人工冬眠合剂，用于如高热、惊厥、甲亢危象和严重创伤等时的人工冬眠。

3. 心源性哮喘　可代替吗啡用于治疗心源性哮喘，效果良好，作用机制与吗啡相同。

【不良反应】　治疗量可致眩晕、恶心、呕吐、心悸、直立性低血压和心动过速等，较少引起便秘和尿潴留。反复应用也易产生耐受性和依赖性。过量中毒时，可出现皮肤潮湿冰冷、发绀、脉缓、血压下降、呼吸缓慢（浅表而不规则）、嗜睡，进而昏迷。禁忌证与吗啡相同。

芬太尼及其同系物

芬太尼（fentanyl）化学结构与哌替啶相似，为苯基哌替啶的衍生物。通常皮下注射、肌内注射或静脉给药，静脉注射后几乎立即生效，作用持续时间约30min。血浆蛋白结合率为84%。主要激动 μ 阿片受体，为强效镇痛药，镇痛效价强度为吗啡的100～180倍，为哌替啶的550～1000倍。临床主要用于短时的强效镇痛，如外科术前和术中的镇痛；与局麻药和全麻药合用可增强麻醉效果并减少麻醉药用量；与氟哌利多（droperidol）配伍，具有神经安定镇痛作用，用于某些小手术，如烧伤换药或医疗器械检查、内镜检查等。不良反应有眩晕、恶心、呕吐、呼吸抑制和成瘾性等；有弱的拟胆碱作用。快速静脉注射可引起胸壁和腹壁肌肉僵直而影响通气，可用纳洛酮或非去极化肌松药对抗。禁忌证与吗啡相同。

舒芬太尼（sufentanil）和阿芬太尼（alfentanil）均为芬太尼的类似物，主要作用于 μ 受体。舒芬太尼的镇痛作用强于芬太尼，是吗啡的1000倍，而阿芬太尼弱于芬太尼，是吗啡的40～50倍。两药起效快，作用时间短，尤以阿芬太尼突出，故称为超短效镇痛药。

美　沙　酮

美沙酮（methadone）口服吸收良好，生物利用度为92%，血浆蛋白结合率为89%，$t_{1/2}$为35h。主要经肝脏代谢，代谢产物从肠道和肾脏排泄。美沙酮主要激动 μ 受体。本品镇痛效能和持续时间与吗啡相当，但起效慢，作用时间长，适用于慢性疼痛。也能产生呼吸抑制、镇咳、缩瞳的作用。欣快作用不如吗啡，镇静作用较弱，但重复给药仍可引起明显的镇静作用。引起便秘和胆道压力升高的作用也较吗啡弱。依赖性产生慢而轻。可用于吗啡和海洛因等脱毒的替代递减治疗。

羟 考 酮

羟考酮（oxycodone）属蒂巴因的半合成衍生物，是 μ 受体和 κ 受体的激动剂。口服吸收良好，生物利用度高达60%～87%。镇痛作用强，其等效镇痛剂量是吗啡的0.45倍。主要用于中、重度疼痛，其镇痛效果与吗啡相当；也可用作吗啡的替代品治疗癌症疼痛。

喷 他 佐 辛

喷他佐辛（pentazocine，镇痛新）是苯并吗啡烷类衍生物。口服和肌内注射给药均吸收良好，首过效应明显，生物利用度为11%～32%，血浆蛋白结合率为65%，$t_{1/2}$ 为 2～4h，主要经肝脏代谢，经肾脏排泄。

喷他佐辛为阿片受体的部分激动剂，即激动 κ 和 σ 受体及拮抗 μ 受体。主要用于镇痛，效力约为吗啡的1/3，并能减弱吗啡的镇痛作用，对吗啡依赖者可促进吗啡产生戒断症状。呼吸抑制作用为吗啡的1/2，其镇痛和抑制呼吸程度并不随剂量增加而成比例增大。对胃肠道平滑肌的作用与吗啡相似，但较少引起恶心、呕吐，对胆道括约肌的兴奋作用较弱，没有缩瞳作用。此药不产生欣快感，剂量较大时反而激动 δ 受体产生焦虑、不安等症状。对心血管系统的影响不明显，大剂量可使血压升高、心率加快和左心室舒张期末压增加，这与升高血中儿茶酚胺浓度有关。因可阻断 μ 受体而有拮抗作用，故成瘾性很小，被列为非麻醉性镇痛药。临床适用于各种剧痛及（或）顽固性疼痛的镇痛。常见不良反应为恶心、呕吐、眩晕。大剂量（60～90mg）可致烦躁、噩梦、幻觉等精神症状和呼吸抑制。

丁 丙 诺 啡

丁丙诺啡（buprenorphine），成瘾者服用后能较好地控制毒瘾。可用于多种阿片类药物依赖的脱毒治疗和维持治疗，是一种半合成、高脂溶性的阿片受体部分激动药。本药为 μ 受体和 κ 受体的部分激动药，是 δ 受体的拮抗药。其镇痛效价约为吗啡的30倍，作用持续时间长。与喷他佐辛相比，较少引起烦躁等精神症状，但更易引起呼吸抑制，纳洛酮对其呼吸抑制只有部分拮抗作用。本药精神依赖性和生理依赖性均低于吗啡和哌替啶。

布 托 啡 诺

布托啡诺（butorphanol），常用其酒石酸盐。激动 κ 受体，对 μ 受体有较弱的竞争性拮抗作用。镇痛效力和呼吸抑制作用为吗啡的3.5～7倍，但呼吸抑制程度不随剂量增加而加重。对胃肠道平滑肌作用较吗啡弱。本品可增加血管外周阻力和肺血管阻力，因而增加心脏做功。用于缓解中、重度疼痛，如术后、外伤和癌症疼痛及肾或胆绞痛等，对急性疼痛的镇痛效果好于慢性疼痛。也可作麻醉前用药。

纳 布 啡

纳布啡（nalbuphine）对 μ 受体的拮抗作用比布托啡诺强，对 κ 受体的激动作用比布托啡诺弱。镇痛作用稍弱于吗啡，呼吸抑制作用较轻，依赖性小，戒断症状轻。不增加心脏负荷，可用于心肌梗死和心绞痛患者的镇痛。纳洛酮可拮抗本品的镇痛及呼吸抑制作用。临床应用同布托啡诺。

第四节　其他镇痛药

曲 马 多

曲马多（tramadol）口服吸收快而完全，生物利用度为90%，血浆蛋白结合率为20%，可透过胎盘，进入乳汁。主要经肝脏代谢，经肾脏排泄。$t_{1/2}$ 为6h。曲马多对阿片受体有较弱的激动作用，镇痛作用较弱，镇咳作用强度约为可待因的1/2。无明显的呼吸抑制、扩血管和降压作用；耐受性和依赖性也较弱。临床用于中度和重度急、慢性疼痛，如创伤痛、手术痛和晚期恶性肿瘤疼痛等。常见不良反应有眩晕、恶心、呕吐和出汗等，中毒量可致呼吸抑制，长期应用也可能导致依赖性。

四氢帕马丁和罗通定

四氢帕马丁是中药元胡所含生物碱，为消旋体，其有效成分是左旋体即罗通定（rotundine）。两药口服吸收良好，10～30min起效，作用维持2～5h。药物有镇静、安定、镇痛和中枢性肌肉松弛作用。镇痛作用弱于哌替啶而强于解热镇痛药，对慢性持续性钝痛效果较好，对创伤、手术后疼痛和晚期癌症疼痛的疗效较差。临床主要用于慢性持续性钝痛,如胃肠和肝胆系统等引起的钝痛、头痛、月经痛和分娩痛等。本品毒性小,安全性大,对产程及胎儿无不良影响。

布 桂 嗪

布桂嗪(bucinnazine)又名强痛定(fortanodyn,Ap-273),1961 年由 Irikura 等首次合成,1971 年我国将其开发成镇痛药。其镇痛效力约为吗啡的 1/3。口服 10 ~ 30min 后或皮下注射 10min 后起效,作用持续 3 ~ 6h。呼吸抑制和胃肠道作用较轻。临床多用于偏头痛、三叉神经痛、炎症性及外伤性疼痛、关节痛、痛经及晚期癌症疼痛。偶有恶心、头晕、困倦等神经系统反应,停药后症状即消失,有一定的成瘾性。

高 乌 甲 素

高乌甲素(lappaconitine)是从高乌头的根中分离得到的生物碱,无成瘾性,属非麻醉性镇痛药。可口服或注射给药。镇痛作用强度与哌替啶相似,维持时间长于哌替啶。尚具有解热、抗炎、局麻等作用。本药在癌症疼痛阶梯疗法中作为轻度和中度疼痛的备选药物。偶见荨麻疹、心悸和头痛等。

第五节 镇痛药的应用原则与阿片受体拮抗药

(一)非麻醉性镇痛药

非麻醉性镇痛药是一类成瘾性小,未列入麻醉药品品种目录的镇痛药物,俗称非成瘾性镇痛药。其镇痛作用弱于成瘾性镇痛药,却强于解热镇痛药。本章中涉及的非麻醉性镇痛药包括喷他佐辛、曲马多、罗通定和高乌甲素等。

(二)癌症患者镇痛的阶梯疗法

癌症患者镇痛的阶梯疗法主要有如下几点:①对轻度疼痛患者,给予阿司匹林、对乙酰氨基酚、布洛芬等解热镇痛药。②对中度疼痛患者,选用可待因、曲马多或可待因与解热镇痛药合用。③对剧烈疼痛患者,使用吗啡、哌替啶、芬太尼、美沙酮等。

(三)毒品与戒毒

《中华人民共和国刑法》第 357 条规定,"本法所称的毒品,是指鸦片、海洛因、甲基苯丙胺(冰毒)、吗啡、大麻、可卡因以及国家规定管制的其他使人形成瘾癖的麻醉药品和精神药品"。广义的毒品还包括毒品原植物和毒品直接前体物,如制造鸦片和海洛因的罂粟、提取可卡因的古柯或大麻植物、制造冰毒的麻黄碱等。

上述毒品的戒毒治疗必须在卫生行政部门批准的机构中进行。戒毒包括脱毒治疗、康复治疗和回归社会 3 个阶段。脱毒治疗给药方案一般建议采用梯度戒毒方案:即在脱毒治疗前 2 ~ 3 日给予阿片受体激动药,如美沙酮;随后 2 ~ 3 日给予部分激动药,如丁丙诺啡;接着给予一周非阿片类药物过渡,如可乐定及其他各种对症药物;最后给予阿片受体拮抗药,如纳曲酮,预防复吸。康复治疗阶段一般建议使用美沙酮、长效制剂 α- 乙酰美沙酮等长期维持给药。此外,脱毒后口服足量的纳曲酮可消除患者的欣快感,进一步减弱其精神依赖性和生理依赖性,逐步消除渴求行为,使复吸者不再有欣快感,并结合心理疏导、正面教育、社会帮助、体育锻炼、改善营养等措施,以消除稽延性症状和心瘾,纠正个体的不良心理、行为态度,完成心理上的康复,该阶段常需要 1 ~ 3 年。戒毒者回归社会之后,建立监督、扶持、帮教系统给予后续照管,以便对戒毒者提供心理、专业或职业辅导及其他方面的支持和帮助,使患者远离吸毒环境,消除促使其复吸的诱因,作为一个正常人适应并融入正常的社会生活之中。这是戒毒能否成功的最后阶段,也是最关键的阶段。以上是患者彻底恢复健全人格和行为模式的过程。

(四)阿片受体阻断剂及应用

纳 洛 酮

纳洛酮(naloxone)的化学结构与吗啡相似。口服纳洛酮生物利用度低于 2%,故常静脉给药。静脉注射作用迅速,2min 起效,作用维持 30 ~ 60min。$t_{1/2}$ 为 1 ~ 2h。纳洛酮对阿片受体有竞争性阻断作用,其强度依次为 μ 受体> κ 受体> δ 受体,能迅速对抗吗啡等阿片类药物中毒引起的呼吸抑制、血压下降和中枢抑制等症状,1 ~ 2min 可消除呼吸抑制现象,增加呼吸频率;能逆转休克时β- 内啡肽大量释放所产生的低血压效应;对阿片类药物依赖者可迅速诱发戒断症状。临床主要用于以下几方面：①解救阿片类药物中毒，拮抗这类药的呼吸抑制作用，并使患者苏醒。②在应用阿片类镇痛药实施复合全麻的手术结束后，用本药拮抗这类药物的残余作用。③新生儿受其母体中阿片类镇痛药影响而导致的呼吸抑制。④对疑有阿片类镇痛药成瘾者，用此药可激发戒断症状，有诊断价值。⑤用于解救酒精急性中毒，静脉注射纳洛酮 0.4～0.6mg 后几分钟即可使患者清醒，可能是乙醇的某些代谢物具有阿片样作用而被纳洛酮拮抗，也可能是阿片受体不相关的回苏作用所致。不良反应较少而轻，拮抗阿片类药物时常可导致恶心、呕吐。

纳 曲 酮

纳曲酮（naltrexone）是纯粹的阿片受体拮抗药，其拮抗效价在人体中约为纳洛酮的 2 倍。口服后吸收迅速，1h 血浆浓度达高峰，生物利用度 50%～60%，$t_{1/2}$ 约为 10h。纳曲酮主要用于阿片类药物成瘾者的治疗。由于此药目前只有口服制剂，临床麻醉中无应用价值。严重不良反应为与剂量相关的肝毒性。

（何 治 余 薇）

第十九章　解热镇痛药

案例 19-1

　　患者，男，64 岁，农民。腰痛、双膝关节疼痛多年，近 1 个月加重，伴有关节肿胀。患者 5～6 年前开始无明显诱因出现腰痛、膝关节疼痛，劳累后加重，自服阿司匹林可缓解。1 个月前，淋雨受凉后腰痛、双膝关节疼痛加重，2 周后膝关节、手指关节开始明显肿胀，晨起关节僵硬，活动受限。体格检查：体温 37.4℃，脉搏 85 次/分，呼吸 17 次/分，血压 134/95mmHg。头面部未见异常，胸廓对称、无压痛，呼吸音清，心脏听诊未闻及病理性杂音。腹部无压痛，肠鸣音正常。双侧膝关节、手指关节肿胀，无发红，压痛轻。实验室检查：白细胞 $12×10^9$/L，中性粒细胞比例 82%，红细胞沉降率 45mm/h，免疫复合物和补体均升高。关节 X 线检查：双侧膝关节和手指关节周围软组织肿胀，关节间隙变窄。诊断：风湿性关节炎。治疗：阿司匹林 1.5g/次，4 次/日，饭后口服。
问题：
　　1. 为什么应用阿司匹林？
　　2. 服用后主要观察哪些不良反应？
　　3. 发现不良反应应采取什么措施？

　　解热镇痛药（antipyretic analgesic）具有解热、镇痛作用，大多数还兼有抗炎、抗风湿作用。基于抗炎作用，鉴于已有肾上腺皮质激素及其衍生物（甾体类抗炎药），又称其为非甾体抗炎药（nonsteroidal anti-inflammatory drug，NSAID）。虽然化学结构有所不同，但这些药物具有相似的药理作用、作用机制和不良反应。阿司匹林是这类药物的代表药。

　　人类很早开始使用柳树皮和叶子治疗发热疾病和关节痛。1828 年，法国药学家 Henri Leroux 和意大利化学家 Raffaele Piria 成功地从柳树皮里分离提取具有解热镇痛作用的活性成分—— 水杨苷，因为它的酸味，人们通常称它为水杨酸。1898 年德国化学家霍夫曼给水杨酸分子加了一个乙酰基，合成了乙酰水杨酸，次年由德国拜耳公司取名为阿司匹林（aspirin）生产，广泛用于临床，很快成为当时世界上最畅销的药物。

第一节　非甾体抗炎药作用机制及分类

一、药理作用与作用机制

　　1971 年，英国药理学家约翰·罗伯特·范恩（Sir John Vane）证明阿司匹林及一系列 NSAID 的作用机制，研究表明 NSAID 能抑制环氧酶（cyclooxygenase，COX），减少体内前列腺素（prostaglandin，PG）的合成和释放，从而发挥解热、镇痛、抗炎作用。

　　PG 是一族含有一个五碳环和两条侧链的二十碳不饱和脂肪酸，广泛存在于人和哺乳动物的各组织和体液中，是具有多种生理作用的活性物质，并可参与炎症反应。当细胞受到病理性刺激时，细胞膜磷脂在磷脂酶 A_2（phospholipase A_2，PLA_2）的作用下释放花生四烯酸（AA）。AA 有 COX 和脂氧酶（lipoxygenase，LO）两条代谢途径。COX 有两种同工酶，即环氧酶-1（cyclooxygenase-1，COX-1）和环氧酶-2（cyclooxygenase-2，COX-2）。COX-1 为结构型，主要存在于血管、胃和肾等组织中，介导生理性 PG 的合成，后者参与血管舒缩、血小板聚集、胃黏膜血流调节、胃黏液分泌和肾血流量调节等，以维持细胞、组织和器官生理功能的稳定。COX-2 为诱导型，在正常组织中表达较少。多种理化、生物等损伤因素均可诱导组织细胞大量表达 COX-2。COX-2 能将 AA 转变为前列腺素 G_2（PGG_2），PGG_2 的不稳定结构促使自身发生重排反应生成前列腺素 H_2（PGH_2），随后的代谢取决于其所在组织细胞的种类及相关代谢酶的活性。脂氧酶代谢可分为 5-脂氧酶、12-脂氧酶和 15-脂氧酶这 3 种途径，代谢产物是各种白三烯。NSAID 抑制环氧酶，但不能抑制脂氧酶，因此只能减少 PG 的生物合成而发挥解热、镇痛、抗炎作用，而对脂氧酶代谢途径没有影响（图 19-1）。

笔记栏

【药理作用】

1. 解热作用 正常体温调节由下丘脑支配，体温调节中枢通过调节产热和散热过程而使体温维持相对恒定。当外源性致热原如病原微生物进入机体后，刺激血液中的单核细胞和组织巨噬细胞产生并释放内源性热原（IL-1、IL-6 和 TNF-β 等细胞因子）。内源性热原可诱导下丘脑体温调节中枢 COX-2 表达增加，PG 特别是 PGE_2 合成增多，使体温调定点上移，产热增加，散热减少，体温上升。NSAID 通过抑制下丘脑 COX，阻断 PGE_2 合成，使体温调定点恢复正常水平，散热增加，从而发挥解热作用。NSAID 只降低发热者体温，使其恢复到正常水平，而对正常时发生的体温变化（如剧烈运动及炎热环境造成的体温升高）无影响。

2. 镇痛作用 炎症或组织损伤时，局部产生和释放某些致痛物质，如缓激肽、组胺、5-HT 和 PG 等。这些物质刺激局部痛觉纤维，使机体对痛觉的敏感性增加，引起疼痛。PG 不但本身有致痛作用，还可使痛觉感受器对组胺、缓激肽等物质的敏感性增高，加重疼痛。NSAID 通过抑制外周病变部位的 COX 减少 PG 合成，阻断 PG 本身的致痛作用和其对痛觉感受器的增敏作用，从而发挥镇痛作用。本类药物仅有中等程度的镇痛作用，对急性锐痛、各种创伤性剧痛和内脏绞痛无效，对慢性钝痛有效。

3. 抗炎作用 PG（特别是 PGE_2）是参与炎症反应的重要活性物质。炎症早期能够扩张血管，增加毛细血管通透性和白细胞及巨噬细胞的趋化性；炎症晚期使成纤维细胞增殖。PG 还能与局部其他炎症介质如缓激肽、组胺和白三烯等产生协同作用，加重炎症反应。NSAID 通过抑制炎症部位的 COX-2 减少 PG 合成，从而起到抗炎作用。此外，本类药物的抗炎作用还可能与抑制多种细胞黏附分子的表达及白细胞和血小板的黏附有关。大多数 NSAID 能明显地缓解红、肿、热、痛等炎症反应，也对风湿和类风湿关节炎的症状有良好的疗效。

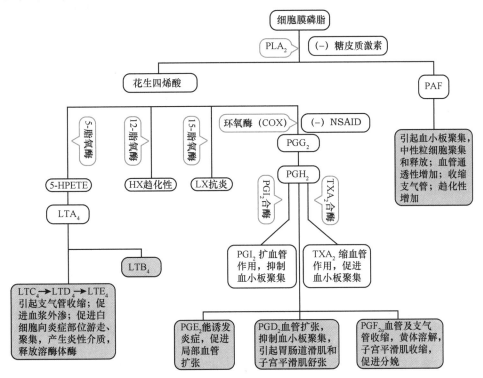

图 19-1 花生四烯酸代谢途径、主要代谢物生物活性及药物作用位点

PLA_2：磷脂酶 A_2；NSAID：非甾体抗炎药；PAF：血小板活化因子；5-HPETE：5- 羟过氧化二十四碳四烯酸；HX：羟基环氧素；
LX：脂氧素；PGI_2：前列环素；TXA_2：血栓素 A_2；LT：白三烯

二、药物的分类

根据常用 NSAID 对 COX 选择性的不同可分为非选择性 COX 抑制药和选择性 COX-2 抑制药；非选择性 COX 抑制药按化学结构又可分为水杨酸类、苯胺类、吲哚类、芳基乙酸类、芳基丙酸类、烯醇酸类、异丁芬酸类等。常用 NSAID 化学结构见图 19-2。

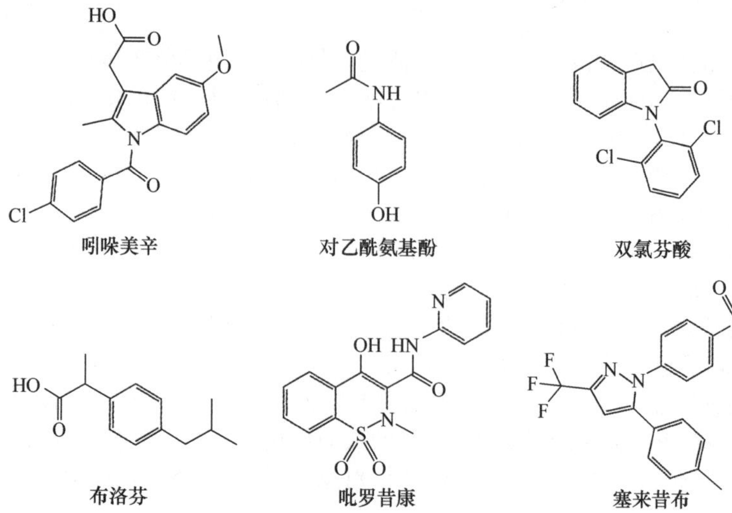

吲哚美辛　　　　　对乙酰氨基酚　　　　　双氯芬酸

布洛芬　　　　　　吡罗昔康　　　　　　　塞来昔布

图 19-2　常用 NSAID 的化学结构

第二节　非选择性 COX 抑制药

一、水杨酸类

水杨酸类（salicylates）是最早应用的 NSAID，包括阿司匹林、水杨酸钠（sodium salicylate）、水杨酸镁（magnesium salicylate）、双水杨酯（salsalate）、二氟尼柳（diflunisal）等，其中阿司匹林最为常用（图 19-3）。水杨酸类药物的主要活性取决于其水杨酸基团，羟基与羧基的邻位结构对其活性非常关键，改变水杨酸分子的羟基与羧基可改变其作用强度和毒性。

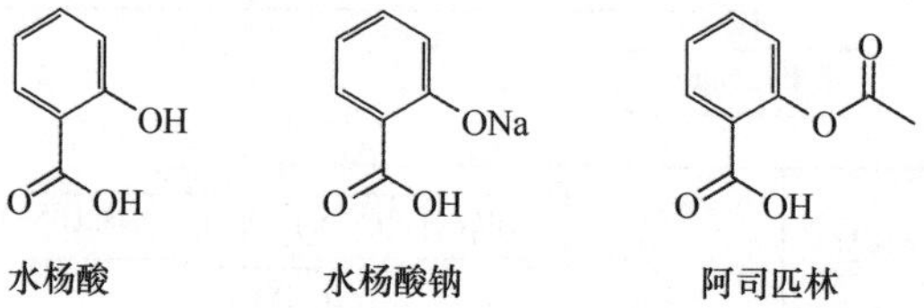

水杨酸　　　　　水杨酸钠　　　　　阿司匹林

图 19-3　某些水杨酸类药物的化学结构

阿 司 匹 林

阿司匹林（aspirin）又称乙酰水杨酸（acetylsalicylic acid），是水杨酸酚羟基乙酰化的产物。阿司匹林的不良反应明显小于水杨酸，在临床广泛应用于解热、镇痛和风湿性关节炎等的治疗，已有 120 多年历史。自 1975 年又发现其有抗血栓作用以来，仍不断发现其新的药理作用和临床用途。

【体内过程】　口服后吸收迅速，少部分在胃、大部分在小肠吸收。吸收后很快被胃黏膜、血浆、肝脏中的酯酶水解为水杨酸，故血浆 $t_{1/2}$ 短，仅有 15min 左右。吸收后在体内主要以代谢产物水杨酸盐的形式存在，并具有药理活性。可分布于全身各组织，可进入关节腔、脑脊液，并可通过胎盘。水杨酸盐血浆蛋白结合率为 80%～90%，与某些药物，如甲状腺激素、青霉素、苯妥英钠、尿酸和其他种类的 NSAID 竞争蛋白结合位点，使游离性药物增多。阿司匹林主要在肝经 P450 代谢，代谢产物与甘氨酸或葡糖醛酸结合从肾脏排泄。肝脏对水杨酸的代谢有一定饱和性，口服小剂量（1g 以下）阿司匹林时，水解产生的水杨酸量较少，其代谢按一级动力学消除，血浆 $t_{1/2}$ 为 2～3h；当口服较大剂量（大于 1g）时，生成的水杨酸量多，其代谢按零级动力学消除，$t_{1/2}$ 可延长至 15～30h，易出现蓄积中毒。阿司匹林为弱酸性药物，其排泄速度和量与尿液 pH 影响很大，在碱性尿液中，水杨酸解离增多，在肾小管的重吸收较少而排出增多，排泄率达 85%；而在酸性尿中则相反，排泄率仅 5%。故同服碳酸氢钠可促进其排泄，是解救中毒的有效方法之一。

【药理作用和临床应用】

1. 解热镇痛　常用量（0.3～0.6g/次，每日 3 次）具有较强的解热镇痛作用。用于轻、中度的头痛、牙痛、肌肉痛、痛经、神经痛和感冒发热。

2. 抗炎抗风湿　大剂量（3～4g/d）有显著的抗炎抗风湿作用。适用于风湿热、急性风湿性关节炎及类风湿关节炎等，为风湿热、风湿性关节炎及类风湿关节炎的首选药。也可用于急性风湿热的鉴别诊断，用药后 24～48h 能使急性风湿热的症状明显缓解。尽管能有效控制疾病的症状，但对风湿病造成的组织损伤并无影响。近年来，研究发现高浓度水杨酸对一些抗原－抗体反应有抑制作用；水杨酸能影响结缔组织代谢，影响黏多糖的合成、代谢及其在结缔组织基质中的构成，可防止感染和炎症的扩散。水杨酸可能通过这些机制发挥抗炎作用。

3. **影响血栓形成** 小剂量（75～150mg/d，每日 1 次）不同组织的 COX-1 对阿司匹林的敏感性不同。血小板内 COX-1 对阿司匹林的敏感性远高于血管内皮细胞中的 COX-1。TXA_2 与 PGI_2 为生理性拮抗剂，前者可收缩血管，促进血小板聚集，后者作用则刚好相反。小剂量阿司匹林能抑制血小板内 COX-1 活性，减少血栓素 A_2（thromboxane A_2，TXA_2）生成，而对血管内皮细胞内 PGI_2 的生成影响较小，抑制血管收缩和血小板聚集，防止血栓形成。大剂量阿司匹林可明显抑制血管内皮细胞 COX-1 活性，减少 PGI_2 生成，能促进血栓形成。因此，临床常采用小剂量阿司匹林防治缺血性心脏病和缺血性脑病等，也可减少妊娠高血压综合征的发生。

4. **其他** 研究发现，阿司匹林可抑制脑内 COX-2，可减慢 AD 的发展；长期规律性服用可降低结肠癌的风险；也可治疗放射治疗引发的腹泻。

【不良反应】 常用量、短期应用不良反应较少而轻，但长期大剂量使用不良反应较多而重。

1. **胃肠道反应** 最常见。阿司匹林直接刺激胃黏膜，引起上腹不适、恶心、呕吐。大剂量则刺激 CTZ 致恶心、呕吐。较大剂量长期服用可引起胃溃疡、胃出血。原有溃疡病者症状加重。其机制与药物直接刺激抑制胃黏膜 COX-1 活性，减少 PGE_2，减弱胃黏膜的保护作用有关。餐后服用、同服抗酸药或 PGE_2 衍生物米索前列醇（misoprostol）可减轻胃肠道反应，减少溃疡发生。

2. **出血及凝血障碍** 阿司匹林能与血小板中的 COX-1 不可逆性结合，持久抑制 TXA_2 合成，而对血管内皮细胞 COX-1 抑制作用较弱，导致血液中 TXA_2/PGI_2 比率下降，抑制血小板凝集功能，延长出血时间。大剂量阿司匹林可抑制凝血酶原形成，加重出血倾向。可用维生素 K 预防。严重肝功能障碍、出血性疾病及产妇禁用。如需手术患者，术前及术后 1 周应停服阿司匹林。

3. **变态反应** 少数患者服用阿司匹林可出现皮疹、荨麻疹、血管神经性水肿和过敏性休克等。某些哮喘患者服用阿司匹林可诱发哮喘，称为"阿司匹林哮喘"。其机制为阿司匹林抑制 COX 活性，相对 AA 的脂氧酶代谢增加，白三烯等代谢产物增多，引起支气管痉挛，诱发哮喘。一旦发生，可用糖皮质激素和抗组胺药治疗。肾上腺素对阿司匹林哮喘无效。哮喘、慢性荨麻疹患者禁用。

4. **水杨酸反应** 阿司匹林剂量过大（5.0g/d）时，可出现头痛，头晕，恶心，呕吐，耳鸣，视力、听力减退，称为水杨酸反应，是水杨酸中毒的表现。严重者可出现过度呼吸、高热、脱水、酸碱平衡失调，甚至精神错乱。出现严重中毒反应者应立即停药，静脉滴注碳酸氢钠以碱化尿液，促进水杨酸盐排泄。

5. **瑞氏综合征（Reye's syndrome）** 儿童感染病毒，如患流感、水痘、麻疹、流行性腮腺炎等疾病时，使用阿司匹林退热偶可引起急性肝脂肪变性－脑病综合征。以肝衰竭合并脑病为突出表现。虽少见，但预后恶劣。因此病毒感染患儿不宜使用阿司匹林，可用对乙酰氨基酚代替。

6. **肾脏毒性** 阿司匹林对正常肾功能无明显影响，但对少数患者尤其是老年人或伴心、肝、肾损伤者，可引起水肿、多尿等肾小管损伤症状。其机制可能与阿司匹林抑制肾脏 PG 合成，引起肾血管舒张功能障碍、肾血流量下降及肾髓质缺血有关。停药后肾功能多可恢复。偶见急性肾衰竭、肾病综合征和肾乳头坏死等。

案例 19-1 分析讨论

1. 治疗方案依据：阿司匹林是传统的 NSAID 代表药，具有强大的解热、镇痛、抗炎和抗风湿作用，也具有抗血栓作用，常用于感冒发热、肌肉疼痛、风湿热、急慢性风湿性关节炎和类风湿关节炎等，为风湿性关节炎和类风湿关节炎的首选药。服用抗炎剂量后可迅速缓解风湿性关节炎的症状。一般抗炎剂量：成人，每日 3～4g，分 4 次，饭后口服。

2. 阿司匹林的不良反应：解热镇痛剂量应用不良反应较少而轻，但大剂量使用不良反应较多而重。最常见的是胃肠道反应，包括上腹部不适、恶心、呕吐、胃痛，还可发生消化道隐匿性出血、胃溃疡甚至胃穿孔。若发生过敏反应可见荨麻疹和血管神经性水肿等。

3. 阿司匹林是酸性药物，对胃肠道刺激大，故饭后服用，服药时可嚼碎。也可同服抗酸药（如碳酸氢钠）或胃黏膜保护药（如米索前列醇）减轻胃肠道反应。若发生过敏反应，应立即停药，可用糖皮质激素或抗组胺药治疗。若发生严重的不良反应（如水杨酸反应），在对症支持治疗的同时应碱化尿液，促进排出。

二、苯 胺 类

对乙酰氨基酚

对乙酰氨基酚（acetaminophen），又名扑热息痛（paracetamol），是非那西丁的体内活性代谢产物。

【体内过程】 口服易吸收，0.5～1h后血药浓度达峰值。常用剂量下，绝大多数药物在肝脏与葡糖醛酸和硫酸结合成无活性产物。从尿排出，$t_{1/2}$为2～4h。较高剂量时，上述结合反应饱和后，药物经P450系统代谢为有毒性的对乙酰苯醌亚氨。后者可与谷胱甘肽结合而解毒。长期、大剂量用药会耗竭体内的谷胱甘肽，未能与谷胱甘肽结合的游离型对乙酰苯醌亚氨与肝、肾组织中的重要酶和蛋白分子进行不可逆结合，引起肝、肾损伤。

【药理作用和临床应用】 本药的解热镇痛作用与阿司匹林相当，但抗炎、抗风湿作用极弱，无抗血栓作用。对乙酰氨基酚主要抑制中枢神经系统COX，减少中枢PG合成，有较强的解热镇痛作用。而对外周COX作用较弱，故抗炎作用弱。近期发现，对乙酰氨基酚抑制中枢COX-3而发挥解热镇痛作用。临床主要用于解热镇痛，但无明显胃肠刺激作用。故适用于不宜使用阿司匹林的头痛和发热患者。

【不良反应】 治疗剂量、短期用药不良反应少而轻。常见恶心、呕吐、腹痛等不适。偶见皮肤、黏膜、粒细胞缺乏、贫血、血小板减少等变态反应。过量中毒可导致肝、肾损伤。

三、吲 哚 类

吲哚美辛

吲哚美辛（indomethacin，消炎痛）为人工合成的吲哚衍生物。

【体内过程】 口服吸收迅速完全，3h血药浓度达峰值。血浆蛋白结合率约90%。主要在肝脏代谢，代谢产物从尿、胆汁和粪便排出。10%～20%以原形经尿排出。$t_{1/2}$为2～3h。

【药理作用和临床应用】 吲哚美辛为强效COX抑制药，对COX-1和COX-2都有强大的抑制作用。本品也能抑制磷脂酶A_2和磷脂酶C，减少粒细胞游走和淋巴细胞增殖。其抗炎作用比阿司匹林强大10～40倍，具有显著的抗炎及解热作用，对炎性疼痛有明显的镇痛效果。主要用于治疗急、慢性风湿性关节炎，类风湿关节炎，痛风性关节炎及强直性脊柱炎等疾病；也可用于癌症引起的发热或其他难以控制的发热。本品因不良反应较大，不宜作为治疗关节炎的首选药物。仅用于其他NSAID不能耐受或疗效不显著的患者。

【不良反应】 常用量不良反应发生率达30%～50%，约20%患者必须停药。大多数反应与剂量过大有关。主要表现为胃肠道不良反应，如恶心、呕吐、腹痛、腹泻等症状，严重者可出现溃疡、胃出血及穿孔；中枢神经系统症状为头痛、眩晕等，发生率不低（20%～50%）；偶有精神失常；可引起粒细胞减少、血小板减少、再生障碍性贫血等；变态反应常见皮疹，严重者可诱发哮喘、血管神经性水肿及休克等；与阿司匹林有交叉过敏，对后者过敏者禁用本药。

四、芳基乙酸类

双氯芬酸

双氯芬酸（diclofenac）为邻氨基苯甲酸类衍生物。

【体内过程】 口服易吸收，首过效应明显，生物利用度约50%，血浆蛋白结合率99%。可在滑液囊中积聚，其关节镇痛作用时间长于药物$t_{1/2}$。主要经肝代谢，大部分代谢产物经肾脏排泄，小部分经胆道排出，$t_{1/2}$为1～2h。

【药理作用和临床应用】 本品为强效COX抑制药，抑制作用较吲哚美辛、萘普生强。此外，可通过抑制脂肪酸进入白细胞，降低白细胞内AA的浓度。临床用于类风湿关节炎、骨关节炎、强直性脊柱炎等疾病的长期对症治疗；也可用于各种神经痛、肌肉骨骼疼痛、创伤后疼痛及各种炎症所致发热等。

【不良反应】 不良反应轻，与阿司匹林相似，偶见肝功能异常，白细胞减少。

五、芳基丙酸类

布洛芬（ibuprofen）是第一个临床应用的丙酸类NSAID，后相继出现萘普生（naproxen）、非诺洛芬（fenoprofen）、酮洛芬（ketoprofen）、氟比洛芬（flurbiprofen）和奥沙普秦（oxaprozin）等。

【体内过程】　本类药物口服易吸收，服药后 1 ～ 2h 血药浓度达峰值，血浆蛋白结合率高。主要在肝脏代谢，代谢物由肾排出。血浆 $t_{1/2}$：布洛芬和酮洛芬均为 2h，非诺洛芬为 2.5h，氟比洛芬为 3.8h，萘普生为 14h，奥沙普秦最长，为 58h。

【药理作用和临床应用】　本类药物有明显的抗炎、解热、镇痛作用。虽然对 COX 的抑制程度有所不同，但个体对药物的反应不同，所以难以判断药物的优劣。临床主要用于风湿性关节炎、骨关节炎、强直性关节炎、痛风性关节炎、急性肌腱炎和腱鞘炎等。为减少服药次数，$t_{1/2}$ 短的药物一般以控释剂型应用，如芬必得等。

【不良反应】　胃肠道反应最常见。表现为消化不良、上腹部不适、恶心、呕吐等，很少发生胃出血和溃疡；长期用药者可出现头痛、眩晕、耳鸣等中枢神经系统不良反应；少见肾功能不全、皮肤黏膜过敏、白细胞减少等。孕妇和哺乳期妇女禁用。

六、烯醇酸类

吡罗昔康

吡罗昔康（piroxicam）为烯醇酸类衍生物。

【体内过程】　口服吸收良好，服药后 2 ～ 4h 血药浓度达峰值，血浆蛋白结合率大于 90%。大部分经肝脏代谢，代谢产物及少量原药经尿和粪便肾排出。血浆 $t_{1/2}$ 平均为 50h。

【药理作用和临床应用】　本品为长效抗炎镇痛药物，通过抑制 COX 使局部 PG 合成减少并抑制白细胞的趋化和溶酶体酶的释放而发挥作用。也可抑制软骨中的黏多糖酶和胶原酶活性，减轻炎症反应及软骨损伤。临床上主要用于风湿性关节炎和类风湿关节炎，疗效与吲哚美辛、布洛芬及萘普生相似。虽常规剂量小（20mg/d），但 12 日后达稳态血药浓度，因此，首次使用应加倍剂量给药。

【不良反应】　最常见不良反应为胃肠道反应，如恶心、胃痛、食欲缺乏及消化不良等，发生率为 20%，其中 3.5% 的患者需停药。服药量大于每日 20mg 时，胃溃疡发病率明显增高，严重则发生胃出血甚至穿孔。故不宜长期服用。偶见头晕、水肿、血尿素氮增高、腹泻或便秘、粒细胞减少、再生障碍性贫血等，但停药后一般自行消失。

美洛昔康

与 COX-1 相比，美洛昔康（meloxicam）对 COX-2 的抑制作用强 10 倍。口服吸收良好，生物利用度为 89%，血浆蛋白结合率为 99%，肝脏代谢，代谢产物经尿和粪便排出。血浆 $t_{1/2}$ 约 20h。临床主要用于风湿性关节炎和类风湿关节炎。胃肠道不良反应比吡罗昔康轻。

七、异丁芬酸类

舒林酸

舒林酸（sulindac）为亚砜前体药，在体内转化为磺基代谢物后才具有解热、镇痛、抗炎活性，药效弱于吲哚美辛，但强于阿司匹林。因肠肝循环，药效持续时间延长至 12 ～ 16h。适应证和吲哚美辛相似。不良反应与其他 NSAID 相似；可发生血小板减少、粒细胞缺乏和肾病综合征。

第三节　选择性 COX-2 抑制药

NSAID 因良好的解热镇痛抗炎作用，在临床上长时间、广泛应用。其药理作用与抑制 COX-2 有关。但传统的 NSAID 大多为非选择性 COX 抑制剂，因同时抑制 COX-1，常引发明显的不良反应，如胃肠道反应、消化道出血、胃溃疡和肾功能损伤等。为降低其不良反应，20 世纪 90 年代末开始相继研发、应用多种选择性 COX-2 抑制剂。但用药过程中发现心血管疾病如脑卒中及心肌梗死等的发病率明显增高，罗非昔布（rofecoxib）、伐地昔布（valdecoxib）已被停止应用；2011 年的"尼美舒利事件"使该药物也被大范围限制应用。目前，选择性 COX-2 抑制剂的风险效益比遭到质疑，其研究和使用陷入了困境。

塞来昔布

【体内过程】　口服吸收快而完全，3h 血药浓度达峰值。主要在肝脏通过 CYP2C9 代谢，代谢产物随尿和粪便排出。血浆 $t_{1/2}$ 为 11h。

【药理作用和临床应用】　抑制 COX-2 的作用较 COX-1 高 10 ～ 20 倍。治疗剂量时对 TXA_2 合成无影响，但可抑制 PGI_2 合成。临床用于风湿性关节炎和类风湿关节炎、骨关节炎、术后疼痛、牙痛和痛经等。

【不良反应】　胃肠道反应、出血和溃疡发生率比其他非选择性 NSAID 低 1/2，其他不良反应发生率相似，可引起相同程度的水肿和高血压。因经 CYP2C9 代谢，与华法林、氟康唑、氟伐他汀和扎鲁司特发生药物相互作用。属于磺胺类，磺胺过敏者禁用。警告：长期使用本品可能引起严重的心血管血栓性不良事件，心肌梗死和脑卒中的风险增加，其风险可能是致命的。

第四节　抗痛风药

痛风（gout）是一种尿酸盐沉积所致的晶体相关性关节病，与嘌呤代谢紊乱和（或）尿酸排泄减少所致的高尿酸血症直接相关，属代谢性风湿病范畴。当血尿酸水平超过钠尿酸盐饱和度时，可在关节、肾及结缔组织中析出结晶，引起炎性反应，即痛风。急性发作时，关节部位出现严重的疼痛、红肿和炎症反应。如未及时治疗则发展为慢性痛风性关节炎或肾病。急性痛风的治疗在于迅速缓解急性关节炎、纠正高尿酸血症。抗痛风药按药理作用分为如下几类：①选择性抗炎药，如秋水仙碱。②NSAID。③抑制尿酸合成药，如别嘌醇（allopurinol）、非布索坦（febuxostat）。④促尿酸排泄药，如丙磺舒、苯磺吡酮（sulfinpyrazone）、苯溴马隆（benzbromarone）。

秋 水 仙 碱

秋水仙碱（colchicine）是从秋水仙植物中提取的生物碱。与 NSAID、糖皮质激素一同作为急性痛风的一线药物，近几年被首选应用。口服易吸收，2h 血药浓度达峰值。代谢产物随尿和粪便排出。血浆 $t_{1/2}$ 为 9h。尽管秋水仙碱不能改变尿酸盐的代谢或排泄，也不是镇痛药，但用药 12 ～ 24h 内可缓解痛风性关节炎的疼痛和炎症。其作用可能是该药与微管蛋白结合，引起微管蛋白的解聚，中断粒细胞迁移，抑制局部粒细胞浸润。此外，还能抑制白三烯 B4 和 IL-1β 的合成和释放。本品适用于痛风急性发作，小剂量可预防发作。不良反应较多，常见恶心、呕吐、腹痛、腹泻。偶见肝坏死、急性肾衰竭、弥散性血管内凝血和癫痫发作，也可能导致脱发、骨髓抑制、周围神经炎。

NSAID

NSAID 既能抑制 COX，也能抑制尿酸盐晶体的吞噬作用。吲哚美辛可替代秋水仙碱用于痛风早期治疗。除阿司匹林、水杨酸盐和托美丁（tolmetin）外，绝大多数 NSAID 可用于痛风。奥沙普秦（oxaprozin）可降低血清尿酸，但会增加尿中尿酸浓度，尿石症患者禁用。

别 嘌 醇

别嘌醇（allopurinol）是次黄嘌呤的异构体，为黄嘌呤氧化酶抑制剂。口服易吸收，生物利用度为 80%，0.5 ～ 1h 血药浓度达峰值。别嘌醇血浆 $t_{1/2}$ 为 1 ～ 2h。虽别嘌醇 $t_{1/2}$ 短，但别嘌醇代谢产物奥昔嘌醇仍具有对嘌呤氧化酶的抑制作用，并在组织中保留时间长，故本品可每日 1 次给药。别嘌醇和其代谢产物抑制嘌呤氧化酶，使黄嘌呤和次黄嘌呤不能转化为尿酸，从而减少尿酸生成，降低血和尿中的尿酸浓度，防止尿酸盐结晶沉积在关节及其他组织内，并能使痛风患者组织内的尿酸结晶重新溶解，使痛风症状得到缓解。别嘌醇在临床上多用于治疗慢性痛风，和秋水仙碱或 NSAID 合用可治疗急性痛风。不良反应少，可见恶心、呕吐和腹泻等胃肠道反应；可发生皮肤瘙痒、斑丘疹等皮肤变态反应；偶发周围神经炎、坏死性血管炎、骨髓抑制和再生障碍性贫血；有肝毒性和间质性肾炎报告。

非 布 索 坦

非布索坦（febuxostat）为非嘌呤类选择性黄嘌呤氧化酶强效抑制剂。口服吸收，生物利用度为 80% 以上，约 1h 后血药浓度达峰值。主要在肝脏代谢，代谢产物无活性，原药（5%）及代谢产物由尿排出。血浆 $t_{1/2}$ 为 4 ～ 18h。非布索坦选择性抑制黄嘌呤氧化酶，减少尿酸形成，不影响其他酶途径。每日给药 80mg 或 120mg 的非布索坦在降低血清尿酸盐水平方面比别嘌醇（300mg/d）更有效。非布索坦在临床上多用于治疗慢性痛风；治疗急性痛风时应与秋水仙碱或 NSAID 合用。常见不良反应为肝功能影响、腹泻、头痛及恶心。

丙　磺　舒

丙磺舒（probenecid）为有机酸。口服吸收完全，可在肾小管重吸收，代谢慢。血浆 $t_{1/2}$ 为 5～8h。本品竞争性抑制肾小管对尿酸的重吸收，促进尿酸排泄，降低尿酸水平。丙磺舒在临床上多用于治疗慢性痛风，因不具有镇痛、抗炎作用，不适用于急性痛风。不良反应少，可出现胃肠道反应、皮疹；可引发肾病综合征；偶发再生障碍性贫血。

苯 磺 吡 酮

苯磺吡酮（sulfinpyrazone）为有机酸。本品比丙磺舒代谢快，但药效持续时间长；每日给药 1～2 次。作用机制及适应证与丙磺舒相同。胃肠道不良反应比丙磺舒重；偶发再生障碍性贫血。注意事项：为减少尿石症发生，应增加尿量。

苯 溴 马 隆

苯溴马隆（benzbromarone）为苯并呋喃衍生物。口服易吸收，主要在肝脏代谢，代谢产物具有活性。苯溴马隆抑制肾小管对尿酸的重吸收，促进尿酸排泄，从而降低血尿酸浓度。苯溴马隆在临床上适用于高尿酸血症和慢性痛风。不良反应少，少数患者出现粒细胞减少，应定期检查血常规。极个别病例出现抗药性持续性腹泻。

（千永日）

第四篇 治疗心血管系统疾病的药物

第二十章 作用于心血管系统离子通道的药物

案例 20-1

患者，男，39 岁。主诉：1h 前突发心前区疼痛，急诊入院。现病史：患者于 1h 前观看足球比赛时突然发病，心前区压榨性疼痛，伴头晕、无力。立即温开水送服硝苯地平片，舌下含服硝酸甘油，30min 后疼痛无明显减轻，又舌下含服硝苯地平、硝酸甘油，疼痛无缓解，且加重，急诊入院。硝酸甘油、硝苯地平剂量不详。既往史：3 年前确诊高血压，1 年前确诊冠状动脉粥样硬化性心脏病。确诊高血压后，长期、间断性服用数种降血压药物，药名、剂量不详，自述血压控制尚好。1 年前确诊冠心病后，长期、间断性服用硝酸异山梨醇酯。此次发病前，自觉身体无明显异常。体格检查：体温 36.8℃，脉搏 98 次/分，呼吸 18 次/分，血压 110/68mmHg；急性病容，神志清，查体配合，双肺听诊呼吸音正常，心音弱，率快，未闻及杂音。肝脾肋下未触及，双下肢无水肿，生理反射存在，病理征未引出。心电图示 ST 段抬高，心肌缺血表现。超声心动图提示未见明显固定病变。实验室检查：血清胆固醇（TC）6.1mmol/L，血清甘油三酯（TG）1.9mmol/L，血清低密度脂蛋白胆固醇（LDL-C）1.6mmol/L。

问题：

1. 请评价该患者的自我用药行为。
2. 若你是接诊医生，你将如何处理？
3. 该患者能否应用硝苯地平？说明理由。

离子通道（ion channel）是跨膜蛋白质分子，具有允许特定离子选择性跨膜转运的功能，是细胞生物电活动和其他生命活动的基础。膜片钳（patch clamp）、单通道与宏观电流等电生理技术与分子克隆技术、结构生物学技术在离子通道研究中的应用使得人类在揭示离子通道结构与生理功能的同时，进一步认识到离子通道与疾病、药物研发的关系。遗传学、分子生物学、病理生理学、药理学等研究证实，某些先天性疾病、后天获得性疾病与离子通道基因异常、功能改变有关。本章主要介绍与心血管系统功能相关的几种重要离子通道及作用于通道的主要药物。

第一节 离子通道概论

自 20 世纪 70 年代 Bertile Hile 等提出离子通道概念，到 1998 年绘制出第一幅离子通道三维结构图，人类对离子选择性跨膜转运现象、规律、机制的认识日渐深入。离子通道是被动转运膜蛋白质，是离子顺电 – 化学梯度进出细胞膜的通道，其主要功能是通过离子流产生的电信号实现信息传递，离子通道也参与渗透压平衡、激素分泌、水盐代谢等过程。

一、离子通道的基本特征

离子通道对跨膜转运离子的选择性、门控特性是离子通道的基本特征。一定条件下，某种离子通道仅允许某种离子通过而其他离子不能通过的特性，称为通道的离子选择性。离子通道的选择性存在差异，某些离子通道的选择性强，如钾通道、钠通道、钙通道等；有些离子的选择性较小，如氯通道，对 Br^-、NO_3^- 等阴离子也可通透。离子通道具有控制通道开或关的相应闸门，通道闸门的开启和关闭称为门控（gating）。通常认为离子通道有激活（activation）、失活（inactivation）、关闭（close）3 种功能状态。激活是指在某种特定刺激下通道开放，允许某种离子顺电 – 化学梯度经通道跨膜转运，如钠通道在动作电位去极化过程中的功能状态。失活不仅是通道处于关闭状态，而且刺激不能使其进入开放状态，如钠通道在动作电位复极化过程中的功能状态。关闭是静息状态下通道的功能状态，此时通道关闭，但在特定刺激下可进入激活状态，如静息状态下的钠通道。离子通道的开放、关闭，是在特定条件下，通道蛋白质分子的构象变化，并表现出不同的功能状态（图 20-1）。

二、离子通道的分类

根据离子通道的选择特征和开放方式，可将离子通道分为门控离子通道和非门控离子通道。根据门控离子通道激活方式的不同，可将其分为电压门控离子通道、配体门控离子通道、机械门控离子通道；根据通透离子的不同，可将离子通道分为钠通道、钙通道、钾通道、氯通道等。

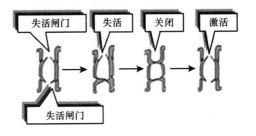

图 20-1 离子通道功能状态

非门控离子通道不受外界信号影响，始终处于开放状态，离子可以随时进出细胞。例如，神经细胞、肌肉细胞在静息状态下，K^+ 跨膜转运形成 K^+ 平衡电位，这种钾通道属于非门控离子通道。电压门控离子通道（voltage gated ion channel）的道孔中存在电位敏感器（带电基团）控制闸门，跨膜电位发生变化，电位敏感器构象也发生变化，引起闸门的开启或关闭。电压门控离子通道主要有钠通道、钾通道、钙通道等离子通道。内源性或外源性特定配体（ligand）与其膜受体结合后，配体门控离子通道（ligand gated channel）蛋白构象改变，引起闸门的开启或关闭，此类通道也称化学门控离子通道，通常按配体或受体命名，如 ACh 受体、5-HT 受体、GABA 受体等。机械门控离子通道（mechanically gated channel）是细胞膜表面应力变化的机械信号向胞内转导的离子通道，这类通道广泛存在于原核和真核细胞中，如耳毛细胞的机械门控离子通道可将机械波转导为感受器电位。

（一）钠通道

钠通道（sodium channel）是指选择性允许 Na^+ 顺其电化学梯度跨膜转运的通道，为电压门控离子通道，主要功能是维持细胞膜兴奋性、传导性。具有电压依赖性、Na^+ 高度选择性、激活和失活快、有特异性激活剂和阻断剂等特征。根据对钠通道阻滞剂河豚毒素（tetrodotoxin，TTX）和 μ-芋螺毒素（μ-conotoxin，μCTX）的敏感性不同，可分为神经类钠通道、骨骼肌类钠通道、心肌类钠通道。

神经类钠通道对 TTX 敏感性高、对 μCTX 敏感性低，根据其半数最大激活电压和失活电压，分为脑型、脊髓背根和三叉神经细胞型、神经内分泌和外周神经型、神经细胞和神经胶质细胞型等。

骨骼肌类钠通道对 TTX、μCTX 均敏感，不受神经支配或去神经的骨骼肌钠通道特性，则与心肌钠通道相似。

心肌类钠通道对 TTX、μCTX 均不敏感，根据其电压依赖性和对 TTX 的敏感性，分为持久钠通道和瞬间钠通道。持久钠通道也称慢钠通道，激活电压低，失活速度慢，参与心肌动作电位平台期维持，对低浓度 TTX、利多卡因、奎尼丁敏感。瞬间钠通道也称快钠通道，激活电压高，失活速度快，引起动作电位 0 期去极化，对高浓度 TTX、利多卡因、奎尼丁等药物敏感。

（二）钙通道

钙通道（calcium channels）是 Ca^{2+} 从细胞外向细胞内跨膜转运的通道，是细胞内 Ca^{2+} 浓度调节的主要途径，存在于机体各类细胞。目前认为钙通道有电压门控钙通道和受体激活钙通道两类。

1. 电压门控钙通道的特征 包括以下几点：①电压依赖性，不同亚型钙通道去极化所需的电压不同；②激活、失活速度慢，钙通道的激活与失活速度均较钠通道慢，且失活速度更慢；③对离子选择性较低，正常状态下除允许 Ca^{2+} 选择通过外，也允许 Na^+ 等通过；④形成的动作电位与钠通道不同，钠通道电流形成的动作电位是峰电位，钙通道形成的动作电位上升缓慢，且有平台；⑤有特异性激活剂和阻滞剂。

2. 电压门控钙通道分类 根据钙通道电生理和药理学特征，可分为 L、T、N、P、Q、R 型 6 个亚型。

L 型钙通道（long-lasting calcium channel）：激活电位较高、电导较大、失活慢，也称长程型慢钙通道，是细胞外 Ca^{2+} 内流的主要通道。分布广泛，尤以心肌和骨骼肌为著，主要调控肌兴奋-收缩耦联，心脏窦房结细胞自律性、房室结细胞的传导性也依赖 L 型钙通道。特异性阻滞剂有硝苯地平、维拉帕米等。

T 型钙通道（transient calcium channel）：激活电位较低、激活后开放持续时间短，失活较快，主要分布于心肌、神经元及血管平滑肌细胞，参与心肌窦房结细胞、神经元的起搏，维持细胞自律性，亦与细胞生长与增殖及某些激素分泌的调节有关。特异性阻滞剂有氟桂利嗪等。

N 型钙通道（neuronal calcium channel）：目前发现存在于神经组织，强去极化时可激活，失活速度中等，主要触发递质的释放。

P 型钙通道（pukinje calcium channel）：主要分布于浦肯野细胞，可调控中枢递质释放。

Q、R 型钙通道：中等电压激活，主要分布于小脑颗粒细胞、海马三角等神经细胞，功能与递质释放有关。

（三）钾通道

钾通道（potassium channel）选择性允许 K^+ 跨膜转运，引起外向或内向电流的钾通道，是目前发现的亚型最多、作用最复杂的离子通道。广泛分布于骨骼肌、神经、心脏、血管、气管、胃肠道等组织细胞，是调节平滑肌舒缩活性的主要离子通道。根据电压敏感性、生理和药理特性可分为电压门控类、钙敏感类、受体耦联类、内向整流类、其他类钾通道等类型。

（四）氯通道

氯通道（chloride channel）是 Cl^- 在细胞内、外转运的通道，广泛分布于各种细胞膜、细胞器。Cl^- 是体内含量多、生理意义多的阴离子，除通过氯通道转运外，还与其他离子交换或共同转运。氯通道的主要生理作用：稳定兴奋性细胞膜电位，并抑制其动作电位的产生；维持肥大细胞等非兴奋性细胞的膜电位，为膜外 Ca^{2+} 进入细胞内提供驱动力；调节细胞体积、维持细胞内环境稳定等。氯通道可分为电压敏感氯通道、囊性纤维跨膜氯通道、钙激活氯通道、最大氯通道、体积调节阴离子氯通道、酪氨酸（GABA）受体氯通道等。

第二节　主要的作用于离子通道的药物

一、作用于钠通道的药物

作用于钠通道的药物主要是钠通道阻滞药，临床常用的有局麻药、抗癫痫药、Ⅰ类抗心律失常药等。有关作用于钠通道的药物参见相关各章。

二、作用于钾通道的药物

作用于钾通道的药物称钾通道调控剂（potassium channel modulator），其通过影响钾通道的开放或关闭，促进或阻滞细胞内 K^+ 外流，产生药理作用，包括钾通道开放药和钾通道阻滞药。

（一）钾通道开放药

钾通道开放药（potassium channel opener，PCO）是选择性作用于钾通道，增加细胞膜对 K^+ 的通透性，促进 K^+ 外流的药物。钾通道开放，细胞内 K^+ 外流，膜超极化，动作电位时程缩短，亦可降低钠通道和钙通道的开放频率，降低膜兴奋性。PCO 是一类药理作用新颖的药物，目前此药物均作用于 K_{ATP} 通道。

1. 钾通道开放药分类　根据化学结构分为以下几类：①苯并吡喃类，如克罗卡林、吡马卡林等。②吡啶类，如尼可地尔等。③嘧啶类，如米诺地尔等。④苯并噻二嗪类，如二氮嗪等。⑤ 1,4-二氢吡啶类，如尼古地平等。⑥硫代甲酰胺类，如 RP25891。

2. 药理作用与临床应用　钾通道开放药促进 K^+ 外流，细胞膜电位负值增大，电压依赖性钙通道不易开放；K^+ 持续外流，可对抗神经递质及激素所致的去极化；细胞膜超极化可阻止细胞内 Ca^{2+} 储存部位对 Ca^{2+} 的重摄取、储存和释放；促 Na^+-Ca^{2+} 交换，细胞内 Ca^{2+} 减少。PCO 目前用于高血压、心绞痛、心肌梗死等的治疗。

（1）抗高血压：PCO 开放血管平滑肌细胞钾通道，细胞膜超极化，选择性舒张阻力血管，外周阻力降低，发挥降血压作用。本类药物对正常和高血压动物的降压作用较钙通道阻滞药强。现已证实肾动脉有钾通道存在，PCO 可增加肾血流量作用。吡那地尔、米诺地尔均能有效扩张小动脉，为临床有效的抗高血压药。

（2）抗心绞痛和心肌梗死：PCO 具有优先扩冠状动脉且能防止心肌顿抑、限制梗死面积、模拟缺血预处理等作用。冠状动脉短暂闭塞可引起局部收缩功能、组织血流、细胞超微结构和嘌呤腺苷酸含量等异常，表现出心肌顿抑。尼可地尔促进 K_{ATP} 通道开放、增加细胞内 cAMP，降低心脏前、后负荷，高选择性扩张正常及有病变的冠状动脉，改善冠状动脉血供，不抑制心肌收缩，是有效的抗心绞痛药。

（3）心肌保护作用：心肌缺血/再灌注损伤与缺血诱发膜除极、电解质及电生理紊乱、能量代谢障碍、细胞内 Ca^{2+} 超载、自由基损伤等有关。PCO 激活缺血心肌 K_{ATP} 通道，膜超极化，恢复紊乱的电解质（主要是 K^+）及电生理平衡，改善能量代谢，减轻 Ca^{2+} 超载和自由基损伤，发挥心肌保护作用。

（4）抗充血性心力衰竭：尼可地尔可降低安静及运动时的左、右心室负荷，增加充血性心力衰竭患者的心排血量，治疗剂量下对外周动脉压的影响较小，心率轻度增加，可改善缺血区室壁运动。

（5）其他：动物实验表明，PCO 具有扩张脑血管的作用，可减少遗传性癫痫大鼠的癫痫发作。克罗卡林、吡那地尔可对抗多种生物活性物质（如 PGE_2、5-HT 等）引起的支气管痉挛。此外，这两种药物有镇咳作用，可能具有类似阿片样镇咳效应。

（二）钾通道阻滞药

钾通道阻滞药（potassium channel blocker，PCR）是抵制 K^+ 通过膜通道的药物。具有钾通道阻滞作用的化合物较多，有无机离子（如 Cs^+、Ba^{2+} 等）、有机化合物（如 TEA、4-AP 等）、多种毒素（如蝎毒、蛇毒、蜂毒等）、四乙基胺、4- 氨基吡啶及目前临床治疗药物。目前临床治疗药物有选择性阻滞 K_{ATP} 通道的磺酰脲类降血糖药、选择性阻滞 I_{Ki} 新Ⅲ类抗心律失常药物。具有临床治疗作用的钾通道阻滞药在本教材的相应章节中有详细论述。

三、作用于钙通道的药物

钙通道在维持细胞和器官的正常生理功能上起重要作用，Ca^{2+} 作为生物细胞的重要信使，参与细胞多种重要功能的调节，包括神经递质释放、腺体分泌、心脏起搏、心肌细胞和骨骼肌及血管平滑肌的兴奋－收缩耦联、基因表达等。细胞内钙超载是疾病发生的重要病理生理学机制之一，如动脉硬化、心律失常、心脑缺血、高血压及组织细胞坏死等，均与细胞内 Ca^{2+} 超载有关。

钙通道阻滞药（calcium channel blocker）也称钙拮抗药（calcium antagonist），其是一类选择性阻滞钙通道、抑制细胞外 Ca^{2+} 内流、降低细胞内 Ca^{2+} 浓度的药物，具有舒张血管、抑制心肌收缩等作用。20 世纪 60 年代初，Fleckenstein 和 Godfraind 在离体豚鼠乳头肌实验中发现普尼拉明（prenylamine）和维拉帕米（verapamil）能降低心肌收缩力而不影响其动作电位，类似心肌细胞脱钙现象，使兴奋－收缩脱耦联，这种抑制作用可被 Ca^{2+} 逆转，由此提出了钙通道阻滞药的概念。

（一）钙通道阻滞药分类

钙通道阻滞药因其化学性质和结构不同，对器官组织的选择性也不相同，此类药物曾具有多种分类方法。

1. **WHO 的分类**　1987 年，WHO 根据药物对钙通道的选择性，将该类药物分为选择性钙通道阻滞药和非选择性钙通道阻滞药，见表 20-1。

表 20-1　选择性钙通道阻滞药及非选择性钙通道阻滞药

名称		分类
选择性钙通道阻滞药	Ⅰ类	苯烷胺类：维拉帕米、加洛帕米
	Ⅱ类	二氢吡啶类：硝苯地平、尼群地平、尼莫地平等
	Ⅲ类	苯硫氮䓬类：地尔硫䓬
非选择性钙通道阻滞药	Ⅳ类	二苯哌嗪类：氟桂利嗪、利多氟嗪等
	Ⅴ类	二苯丙胺类：普尼拉明等
	Ⅵ类	其他类：哌克昔林

2. **国际药理学联合会的分类**　1992 年，国际药理学联合会（International Union of Pharmacology，IUPHAR）按照电压依赖性钙通道的亚型（L、T、N、P、R、Q）将钙通道阻滞药分为以下 3 类。

（1）Ⅰ类：选择性作用于 L 型钙通道的药物，如硝苯地平（nifedipine）、尼卡地平（nicardipine）、尼群地平（nitrendipine）、氨氯地平（amlodipine）、尼莫地平（nimodipine）、地尔硫䓬（diltiazem）、维拉帕米等。

（2）Ⅱ类：选择性作用于其他电压依赖性钙通道的药物，如米贝地尔（mibefradil）、苯妥英

（phenytoin）等。

（3）Ⅲ类：非选择性钙通道调节药，主要有双苯烷胺类及普尼拉明、苄普地尔（bepridil）、卡罗维林（caroverine）和氟桂利嗪（flunarizine）等。

3. 按应用的时间先后分类　钙通道阻滞药可分为以下 3 代。

（1）第一代钙通道阻滞药：代表药有维拉帕米、硝苯地平、地尔硫䓬等。该类药物疗效稳定，不良反应少。在抗心律失常、抗高血压、预防治疗心绞痛方面得到广泛的应用，但同时也存在稳定性差的缺点，硝苯地平尤为突出。

（2）第二代钙通道阻滞药：该类药物具有高度的血管选择性、性质稳定、疗效确切等特点。代表药物有非洛地平（felodipine）、尼莫地平、尼群地平、尼卡地平等。

（3）第三代钙通道阻滞药：该类药物除了具有高度的血管选择性外，兼具 $t_{1/2}$ 长、作用持久的特点。代表药物有普尼地平（pranidipine）、氨氯地平及苄普地尔等。

（二）钙通道阻滞药作用方式

药物与离子通道的相互作用与通道所处的状态、药物的理化性质相关。维拉帕米、地尔硫䓬等亲水性分子易与激活状态或失活状态的钙通道结合，降低钙通道开放的速率。疏水性的二氢吡啶类药物，如硝苯地平则与失活状态的钙通道结合，延长失活后恢复所需要的时间。

维拉帕米与 L 型钙通道 α_1 亚基第Ⅳ跨膜区的 S_6 细胞膜内侧结合，从细胞膜内侧阻滞钙通道。药物须经钙通道进入细胞，发挥作用。钙通道在单位时间内开放的频率越高，药物越容易进入细胞，对钙通道的阻滞作用也越强，反之对通道的阻滞作用越弱，此现象称为频率依赖性或使用依赖性。维拉帕米用于治疗室上性心动过速和减慢房室传导，与维拉帕米作用于开放状态的钙通道相关。

硝苯地平与 L 型钙通道 α_1 亚基的第Ⅲ、第Ⅳ跨膜区的 S_6 细胞膜外侧端与 P 区相连处相结合，在细胞膜外侧阻滞钙通道，抑制失活状态的通道。此类药物的频率依赖性较弱，对心脏的自主活动、心率和心脏传导的影响都较小。此类药物具有的电压依赖性对药物血管的选择性较高，尤其是病变血管。已证明在相同的治疗剂量下可使高血压患者的血压下降，对正常血压的影响较小。

（三）钙通道阻滞药物的药理作用与临床应用

【药理作用】

1. 对心脏的作用

（1）负性肌力作用：钙通道阻滞药可使心肌细胞内 Ca^{2+} 量减少，在不影响兴奋去极化的情况下，心肌兴奋 – 收缩脱耦联，降低心肌收缩性及心肌耗氧量。在整体条件下，此类药物可舒张血管平滑肌，血压下降，交感神经活性反射性增高，抵消部分负性肌力作用。硝苯地平对血管选择性高，此作用较明显。

（2）负性频率、负性传导作用：此类药物阻滞窦房结和房室结等慢反应细胞钙通道，窦房结细胞 4 期自动去极速度减慢，自律性降低；房室结细胞 0 期去极速度减慢，传导速度减慢。维拉帕米对心脏的负性频率和负性传导作用最强，地尔硫䓬次之；硝苯地平扩张血管的作用强，对窦房结和房室结产生的间接的、反射性兴奋作用较强，可加快心率。

2. 对平滑肌的作用

（1）舒张血管平滑肌：血管平滑肌的肌质网发育较差，血管收缩时所需要的 Ca^{2+} 主要来自细胞外，血管平滑肌对钙通道阻滞药较敏感。该类药物舒张血管的作用较明显，对动脉作用强，对静脉作用弱，以冠状动脉最为敏感，输送血管、阻力血管扩张，增加冠状动脉流量及侧支循环量，从而发挥抗心绞痛作用。尼莫地平舒张脑血管的作用较强，可增加脑血流量。

（2）其他平滑肌：钙通道阻滞药对支气管平滑肌的松弛作用较为明显，较大剂量也能松弛胃肠道、输尿管及子宫平滑肌。

3. 抗动脉粥样硬化作用　Ca^{2+} 参与动脉粥样硬化的病理过程，如平滑肌增生、脂质沉积、纤维化等，钙通道阻滞药通过以下机制发挥抗动脉粥样硬化作用。

（1）减少 Ca^{2+} 内流，减轻 Ca^{2+} 超载所造成的动脉壁损害。

（2）抑制平滑肌增生和动脉基质蛋白质合成，增加血管壁顺应性。

（3）抑制脂质过氧化，保护内皮细胞。

（4）硝苯地平可增加细胞内 cAMP 含量，从而提高溶酶体酶及胆固醇酯的水解活性，有助于动脉壁脂蛋白的代谢，从而降低细胞内胆固醇水平；在大鼠原代主动脉平滑肌细胞体外培养中加用硝苯地平后，细胞 DNA 合成受抑制。

4. 对肾脏功能的影响 二氢吡啶类药物，如尼卡地平、非洛地平在降低高血压患者血压的同时，能明显增加肾血流，但对肾小球滤过率影响小。研究证实，钙通道阻滞药有排钠利尿作用，此作用与影响肾小管对电解质的转运有关。钙通道阻滞药对肾脏有保护作用，可用于治疗伴有肾功能障碍的高血压和心功能不全。

5. 对红细胞和血小板结构与功能的影响

（1）对红细胞损伤有保护作用：红细胞可塑性变形与 Ca^{2+} 有密切关系。细胞内 Ca^{2+} 增加，膜的脆性增加，红细胞的可塑性变形能力降低，在外界因素作用下易发生溶血。红细胞膜富含磷脂成分，Ca^{2+} 能激活磷脂酶，使磷脂降解，破坏膜的结构。钙通道阻滞药抑制 Ca^{2+} 内流，保护钠、钙泵的活性，降低红细胞 Ca^{2+} 超载对红细胞的损伤。

（2）对血小板活化的抑制作用：钙通道阻滞药通过以下多种机制抑制血小板活化。①血小板膜表面受体调控钙通道和电压调控钙通道可调节 Ca^{2+} 的内流，并受 Ca^{2+},Mg^{2+}-ATP 酶与 Na^+、Ca^{2+} 交换泵的调节。②血小板被激活后，钙通道开放，Ca^{2+} 浓度升高，肌动蛋白收缩，使膜受体暴露。③阻滞钙通道，可减少 Ca^{2+} 内流，抑制血小板聚集与活性产物的合成释放。④促进膜磷脂的合成，稳定血小板膜。实验证明，地尔硫䓬能抑制血栓素（TXA_2）的产生和由 ADP、肾上腺素及 5-HT 等引起的血小板聚集。

【体内过程】 钙通道阻滞药口服均能吸收，生物利用度较低，其中以氨氯地平最高，生物利用度为 60%～65%，血浆蛋白结合率较高。钙通道阻滞药在肝脏被氧化代谢为无活性或活性明显降低的代谢物，经肾脏排出。硝苯地平、维拉帕米、地尔硫䓬的 $t_{1/2}$ 为 4～6h，缓释制剂、第二代二氢吡啶类药物如非洛地平、尼群地平等 $t_{1/2}$ 较长，药效持续 24h 左右，每日给药 1 次即可。

【临床应用】 钙通道阻滞药主要用于治疗心血管系统疾病，近年来也用于其他系统疾病的防治。

1. 高血压 钙通道阻滞药治疗高血压已逐渐得到肯定。其中，二氢吡啶类药物如硝苯地平、尼卡地平、尼莫地平等扩张外周血管的作用较强，可用于控制严重高血压患者。长期用药后，全身外周阻力下降 30%～40%，肺循环阻力下降，适合于并发心源性哮喘的高血压危象患者。维拉帕米和地尔硫䓬可用于轻度及中度高血压。

临床应用时应根据具体病情选用适当的药物，如对兼有冠心病的患者，以选用硝苯地平为宜，伴有脑血管病的应当用尼莫地平，伴有快速型心律失常者最好选用维拉帕米。此类药物可单用，也可以与其他药物合用，如与 β 受体阻断药普萘洛尔等合用，以消除硝苯地平因扩血管作用所产生的反射性心动过速；也可与利尿药合用以消除扩血管药可能引起的水钠潴留，并加强其降压效果。

2. 心绞痛 钙通道阻滞药对各型心绞痛都有不同程度的疗效。

（1）变异型心绞痛：常在休息时（如夜间或早晨）发病，由冠状动脉痉挛引起。硝苯地平疗效最佳。

（2）稳定型（劳累型）心绞痛：常见于冠状动脉粥样硬化患者，劳累、体力活动增加或激动时心脏做功增加，心肌血液供不应求，导致心绞痛发作。钙通道阻滞药通过舒张冠脉、减慢心率、降低血压及心收缩性而发挥治疗效果。三代钙通道阻滞药均可使用。

（3）不稳定型心绞痛：较为严重，昼夜都可发作，由动脉粥样硬化斑块形成或破裂及冠脉张力增高引起。维拉帕米和地尔硫䓬疗效较好，硝苯地平宜与 β 受体阻断药合用。

3. 心律失常 钙通道阻滞药对室上性心动过速及后除极触发活动所致的心律失常有良好疗效。

三代钙通道阻滞药减慢心率的作用程度有差异。维拉帕米和地尔硫䓬减慢心率的作用较明显。硝苯地平作用较差，甚至会反射性加快心率，因而不用于治疗心律失常。

4. 脑血管疾病 尼莫地平、氟桂利嗪等钙通道阻滞药能较显著地舒张脑血管，增加脑血流量。可用于治疗短暂性脑缺血发作、脑血栓形成及脑栓塞。

5. 其他 钙通道阻滞药还可用于外周血管痉挛性疾病、预防动脉粥样硬化、哮喘、偏头痛等。

【不良反应】 钙通道阻滞药安全性相对较高，不良反应与扩张血管、抑制心脏等作用有关。其一般不良反应有颜面潮红、头痛、眩晕、恶心、便秘等，严重不良反应有低血压、心动过缓、房室传导阻滞及心功能抑制等。

案例 20-1 分析讨论

　　该患者自我用药行为不当。硝苯地平舌下含服可以缓解心绞痛，但口服起效较慢不适于心绞痛急性发作给药。首次给药无效后，硝酸甘油、硝苯地平同时舌下含服，药物扩血管作用加强，易导致冠状动脉窃血，心绞痛症状加重，甚至诱发心肌梗死。患者生命体征基本平稳，结合既往史、现病史、入院检查，该患者需卧床休息、吸氧、心电、血压监护，检查心脏标记物，进行抗心肌缺血、抗血小板、抗凝治疗。该患者有高血压病史，此次发病不排除因情绪变化诱发冠状动脉痉挛，导致心绞痛发作。硝苯地平扩张外周血管、冠状动脉的作用较强，对血脂无不良影响。缓释剂可用于高血压，短效制剂适于冠状动脉痉挛引起的变异型心绞痛。若给药剂量合适、给药时机得当，该患者可以用硝苯地平。

（李睿明）

第二十一章 抗心律失常药

案例 21-1

患者，男，48 岁。主诉：阵发性室性心动过速 2 年，射频消融术后再发 2h。现病史：患者 2 年前游泳后小便时突然眼前发黑跌倒，几秒钟后缓解，感心慌、胸闷，伴头晕、大汗淋漓、手脚发软，持续半小时后缓解，无头痛、胸痛、恶心、呕吐等伴随症状。此后上述症状间断发作，性质同前，但发作频率增加。发作间隔逐渐缩短，由半年、几个月到几日发作 1 次。发作持续时间逐次延长，症状较前加重，轻体力活动、体位改变均可诱发发作。23 日前于医院心内科行射频消融术治疗，出院后间断发作心慌、胸闷，持续 2～3min，无眼前发黑、头晕等，可自行缓解，未就诊。2h 前再发心慌、胸闷伴大汗淋漓、四肢无力，不自行缓解，速来我院治疗。急诊以"室性心动过速"收入院。体格检查：体温 36.6℃，脉搏 82 次/分，呼吸 20 次/分，血压 105/88mmHg，神志清楚，精神可，查体合作。咽部无充血，扁桃体无肿大，颈静脉无怒张，甲状腺无肿大。双肺呼吸音清晰，无闻及干、湿啰音及摩擦音。心率 82 次/分，心律齐，各瓣膜区未闻及病理性杂音。腹部软，无压痛及反跳痛。肝脾肋下未触及，双下肢无水肿。诊断：阵发性室性心动过速。

问题：

1. 心律失常发生的电生理学机制是什么？
2. 抗心律失常药物可分为几类？它们分别是通过什么机制来发挥作用？
3. 本案例可选用哪些抗心律失常药物来治疗？选用依据是什么？

心律失常（arrhythmias）是指心脏搏动频率和节律的异常。心律正常时，心脏协调而规律地舒缩，顺利地完成泵血功能。心律失常可致心脏泵血功能发生障碍，甚至出现危及生命的严重症状。一般常按心脏搏动频率将心律失常分为缓慢型和快速型两类。缓慢型心律失常有窦性心动过缓、传导阻滞等，药物治疗常选用阿托品及异丙肾上腺素治疗。快速型心律失常发病机制和治疗均较复杂，本章述及的药物主要针对快速型心律失常。

心律失常的治疗方式有药物治疗和非药物治疗（起搏器、电复律、导管消融和手术等）。抗心律失常药物是目前治疗心律失常的重要手段，但同时这些药物也可致心律失常。正确合理应用抗心律失常药物有赖于对心肌电生理、心律失常发生机制和药物作用机制的认识。

第一节 心律失常的电生理学基础

一、正常心肌电生理

（一）心肌细胞膜电位

正常心肌细胞在静息状态时，膜两侧的电位呈现"内负外正"的极化状态，此时的膜电位即为静息电位。当心肌细胞兴奋时，可产生细胞膜两侧的电位波动和变化，形成动作电位（action potential，AP）。动作电位分为 5 个时相，即 0 相、1 相、2 相、3 相、4 相（图 21-1）。

0 相为快速除极期，由 Na^+ 大量快速内流所致。T 型钙电流也参与 0 相末段的形成，但 I_{Ca-T} 电流较弱，因而在 0 相去极化过程中所起的作用不大。

1 相为快速复极初期，由 K^+ 短暂外流引起。此外，氯电流也有微弱而短暂的作用。

2 相为缓慢复极期，由 Ca^{2+} 和少量 Na^+ 缓慢内流及 K^+ 外流所致，此时膜电位维持在较稳定水平，形成平台，故又称平台期。

3 相为快速复极末期，由 K^+ 外流增多所致，细胞复极到静息电位水平。0 相至 3 相的时间称

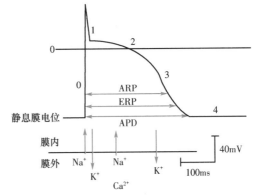

图 21-1 心肌动作电位与离子转运

ARP，绝对不应期；ERP，有效不应期；APD，动作电位时程

为动作电位时程（action potential duration，APD）。

　　4 相为静息期，在 Na$^+$,K$^+$-ATP 酶的作用下，细胞泵出 Na$^+$，摄入 K$^+$，恢复静息电位时的离子分布。此时非自律细胞的静息电位较稳定。自律细胞则可以产生 Na$^+$ 的缓慢内流和 K$^+$ 外流，出现自发性舒张期去极，达到阈电位时可再次引起兴奋，这是自律细胞产生自律性的电生理学基础，自律细胞自发性舒张期去极速度的快慢决定了心肌自律性的高低。

（二）快反应和慢反应电活动

　　心脏工作肌细胞和房、室传导系统细胞的静息电位负值较大，去极主要由 Na$^+$ 内流引起。0 相去极上升速率快，动作电位振幅大，传导速度快，呈现出快反应电活动，这些心肌细胞也被称为快反应细胞。窦房结、房室结细胞的膜电位负值较小，去极由 Ca^{2+} 内流造成，去极速度慢、幅度低、传导也较慢，呈现出慢反应电活动，这些心肌细胞被称为慢反应细胞。心肌有病变（如心肌缺血、缺氧、药物中毒等）时，由于细胞膜电位减小，快反应细胞可表现出慢反应电活动。

（三）膜反应性与传导速度

　　膜反应性是指膜电位水平与其所激发的 0 相最大上升速率之间的关系。膜反应性代表钠通道的活性，是决定传导速度的重要因素。一般情况下，膜静息电位（负值）越大，0 相去极速率越快，动作电位振幅越大，传导速度也越快。反之则慢。药物可以通过增高或降低膜反应性影响传导速度。

（四）有效不应期

　　心肌去极后，必须复极到（-60 ~ -50）mV 时，细胞才有可能对刺激产生可扩布的动作电位。从去极开始到这之前的一段时间即为有效不应期（effective refractory period，ERP），其时间长短一般与 APD 的长短相关，但变化程度可有不同（图 21-2）。

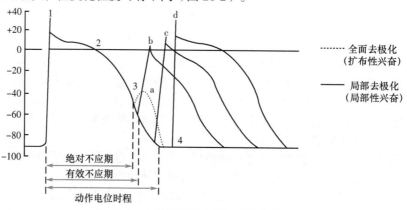

图 21-2　心肌细胞不应期与动作电位时程

二、心律失常发生的电生理学机制

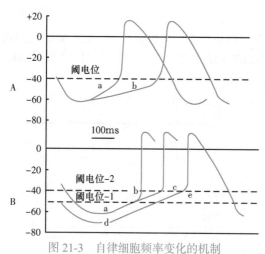

图 21-3　自律细胞频率变化的机制

A. 起搏频率从 b 到 a 斜率升高，频率加快；B. 阈电位下移（从阈电位 2 到阈电位 1）或膜电位上移（从 d 到 a），频率加快

　　窦房结的自律性最高，为正常起搏点，窦房结的兴奋沿正常传导通路依次传导下行，直至整个心脏。在任一环节发生异常，都会产生心律失常。

（一）冲动形成异常

　　1. 自律性异常　包括正常自律活动改变和异常自律机制形成。前者是自律性的心肌细胞受自主神经、低血钾、心脏牵张、缺血缺氧等因素影响而致自律性改变。自律性的高低与 4 相自动去极速度、最大舒张电位水平及阈电位水平有关，若 4 相自动去极加快、最大舒张电位变小或阈电位下降，均可导致自律性的增高（图 21-3）。后者是非自律心肌细胞在病理因素作用下出现异常自律性，如缺血缺氧时，心肌工作细胞可出现自律性。

笔记栏

2. 后除极（after-depolarization）与触发活动 后除极是指在一个动作电位中继 0 相除极后所发生的去极，其频率较快，振幅较小，呈振荡性波动，膜电位不稳定，易引起异常冲动发放。这种异常冲动发放就称为触发活动（图 21-4）。

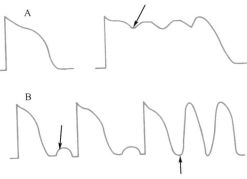

图 21-4　后除极与触发活动
A. 早期后除极与触发活动；B. 延迟后除极与触发活动

根据发生时间的不同，后除极可分为以下几类。①早期后除极（early after-depolarization，EAD）发生在动作电位完全复极之前的 2 相或 3 相中，主要由 Ca^{2+} 内流增多引起。药物、低血钾等可诱发早期后除极。②延迟后除极（delayed after-depolarization，DAD）发生在动作电位完全或接近完全复极时，由细胞内 Ca^{2+} 过多诱发 Na^+ 短暂内流引起。细胞内 Ca^{2+} 过高可激活钠 – 钙交换，引起 1 个 Ca^{2+} 泵出和 3 个 Na^+ 泵入，形成内向电流，从而产生延迟后除极。强心苷中毒、心肌缺血、细胞外高钙等可诱发延迟后除极。

（二）冲动传导障碍

1. 单纯性传导障碍 包括传导减慢、双相传导阻滞及单向传导阻滞等。

2. 折返激动（reentrant excitation） 是指一次冲动下传后，又可顺着另一环形通路折回，再次兴奋原已兴奋过的心肌，是引起快速型心律失常的重要机制之一。折返激动可在非常小的区域发生，如房室结或邻近心肌，也可在心房或心室壁的大部分区域发生。单次折返可引起期前收缩，连续折返可引起阵发性室上性或室性心动过速、心房或心室的颤动和扑动等。形成折返有如下几方面激动的原因。①心肌组织存在解剖性环形传导通路，如窦房结附近的心房肌，围绕腔静脉构成的环形通路；浦肯野纤维末梢深入心内膜下心肌约 1/3 室壁厚度分成两支，并与心肌相连形成环形通路。②功能性环形传导通路的出现，如单向传导阻滞，一个方向的传导终止，而另一方向的冲动仍能继续传导。③邻近心肌细胞的 ERP 长短不一，折回的冲动落在原已兴奋心肌的不应期之外（图 21-5）。

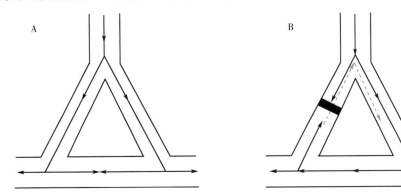

图 21-5　浦肯野纤维末梢正常冲动传导、单向阻滞和折返激动形成
A. 正常冲动传导；B. 单向阻滞产生折返激动

（三）心肌复极过程减慢

长 Q-T 间期综合征（long Q-T syndrome，LQTs）是由基因缺陷或突变引起的心肌复极异常的疾病，表现为心电图 Q-T 间期延长并发恶性心律失常性晕厥与猝死。现已鉴定出 LQTs 的 13 个突变基因，以 KCNQ1（LQT1）、KCNH2（LQT2）和 SCN5A（LQT3）最常见，由于基因突变

造成通道功能异常,心肌复极减慢导致 Q-T 间期延长。部分Ⅲ类抗心律失常药也可导致 Q-T 间期延长。

案例 21-1 分析讨论

窦房结的自律性最高,为正常起搏点。正常心律为窦房结的兴奋沿正常传导通路依次传导下行,直至整个心脏。在任一环节发生异常,都会产生心律失常。主要包括冲动形成异常、冲动传导障碍及心肌复极过程减慢。请结合此节内容理解心律失常发生的电生理学机制。抗心律失常药物主要针对这些机制进行干预,从而达到治疗心律失常的目的。

第二节 抗心律失常药的基本电生理作用及分类

一、抗心律失常药的作用机制

(一)降低自律性

抗心律失常药可通过减慢 4 相自动去极速率、增大最大舒张电位、提高阈电位水平、延长动作电位时程等作用降低自律性。

(二)减少后除极与触发活动

抗心律失常药可通过促进或加速复极减少早期后除极的发生;也可通过减少细胞内钙的蓄积而减少延迟后除极的发生。

(三)改变传导性,终止或取消折返激动

抗心律失常药可通过增强膜反应性、加快传导而取消单向阻滞,或通过降低膜反应性减慢传导而使单向阻滞变为双向阻滞,从而终止折返激动。

(四)改变 ERP 及 APD,防止或终止折返激动的发生

一般认为 ERP 与 APD 的比值(ERP/APD)较正常大,说明在一个 APD 中 ERP 占时增多,冲动将有更多的机会落入 ERP 中,折返激动易被取消。药物可通过以下 3 种方式改变 ERP。①绝对延长 ERP:延长 ERP 大于延长 APD,ERP/APD 增大。②相对延长 ERP:缩短 APD 大于缩短 ERP,使 ERP/APD 增大。③促使邻近细胞不均一的 ERP 趋向均一化。

二、抗心律失常药的分类

根据 Singh Vaughan Williams 分类法,抗心律失常药物作用于心肌细胞离子通道活性和电生理特性的特点,将药物分为以下五大类。

(一)Ⅰ类 钠通道阻滞药

钠通道阻滞药可称膜稳定药物,分Ⅰa、Ⅰb、Ⅰc 3 个亚类。

Ⅰa 类:适度阻滞钠通道,抑制 Na^+ 内流,降低 0 相上升速率和幅度,减慢传导;不同程度地阻滞钾通道和钙通道,延长复极过程,以延长 ERP 更为显著;减少异位起搏细胞 4 相 Na^+ 内流,降低自律性。代表药物有奎尼丁、普鲁卡因胺等。

Ⅰb 类:轻度阻滞钠通道,轻度降低 0 相上升速率,动作电位幅度影响较小;促进 K^+ 外流,缩短 APD 和 ERP,以缩短 APD 更为显著;抑制 4 相 Na^+ 内流,降低自律性;在不同情况下对传导的影响比较复杂。代表药物有利多卡因、苯妥英钠等。

Ⅰc 类:重度阻滞钠通道,显著降低 0 相上升速率和幅度,减慢传导。代表药物有普罗帕酮、氟卡尼等。

(二)Ⅱ类 β受体拮抗药

β-肾上腺素受体拮抗药可阻断 β 受体,同时具有阻滞钠通道和缩短复极过程的作用。表现为抑制窦房结、房室结的 4 相去极速率而降低自律性,降低 0 相上升速率而减慢传导。某些药物在高浓度时还有膜稳定作用。代表药物有普萘洛尔、美托洛尔等。

(三)Ⅲ类 延长动作电位时程药

延长动作电位时程药又称钾通道阻滞药,可抑制 K^+ 外流,从而延长 ERP 和 APD,所以延长 ERP 更加明显。代表药物有胺碘酮、索他洛尔等。

(四)Ⅳ类 钙通道阻滞药

钙通道阻滞药通过抑制 Ca^{2+} 内流,降低窦房结、房室结细胞的自律性,减慢房室结传导速度。

还可延长房室结细胞膜钙通道复活时间，延长其不应期。代表药物有维拉帕米、地尔硫革等。

（五）V类 其他类

其他类指不能归于以上4类的抗心律失常药。代表药物有腺苷、地高辛和硫酸镁等。

> **案例 21-1 分析讨论**
>
> Singh Vaughan Williams 分类法根据抗心律失常药物作用于心肌细胞离子通道活性和电生理特性的特点，将抗心律失常药物分为五大类。请结合此节内容和常用抗心律失常药介绍掌握这些药物的药理作用、作用机制及临床应用等。

第三节　常用抗心律失常药

一、Ⅰ类　钠通道阻滞药

（一）Ⅰa类药物

奎 尼 丁

奎尼丁（quinidine）是由金鸡纳（*Cinchona ledgeriana*）树皮中分离的一种生物碱，是奎宁的右旋体，它对心脏的作用比奎宁强5～10倍。金鸡纳制剂用于治疗疟疾的历史悠久，后偶然发现其有抗心律失常的作用，其中以奎尼丁最强。

【体内过程】 口服后几乎全部被胃肠道吸收，经1～2h血药浓度达峰值，生物利用度为70%～80%。血浆蛋白结合率约80%，组织中药物浓度较血药浓度高10～20倍，心肌浓度尤高。V_d 为 2～3L/kg，$t_{1/2}$ 为 5～7h，有效血药浓度为 2～5μg/ml。主要经肝 P450 氧化代谢，其羟化代谢物仍有药理活性。其代谢物及原形均经肾脏排泄，原形占排泄量的10%～25%。

【药理作用】 奎尼丁与心肌细胞膜钠通道蛋白质相结合而阻滞钠通道，适度抑制 Na^+ 内流，使通道复活减慢。它还能阻滞多种钾通道和钙通道；也具有明显阻断 M 受体和外周血管 α 受体的作用。

1. 降低自律性 治疗浓度的奎尼丁能降低浦肯野纤维的自律性及工作肌细胞（心房肌、心室肌等）的异常自律性，对正常窦房结影响微弱。对病态窦房结综合征者则明显降低其自律性。奎尼丁还可减少 Ca^{2+} 内流，具有负性肌力作用。

2. 减慢传导 降低心房肌、心室肌、浦肯野纤维等的0相上升最大速率和幅度，使膜反应性降低，因而减慢传导速度。奎尼丁减慢传导的作用还可使单向阻滞转变为双向阻滞，取消折返激动引起的心律失常。

3. 延长不应期 抑制心房肌、心室肌、浦肯野纤维细胞3相 K^+ 外流，延缓复极过程，使 APD 和 ERP 延长。心电图表现为 Q-T 间期延长。奎尼丁还可通过延长 ERP 促使邻近细胞复极不均一的 ERP 均一化，消除折返激动引起的心律失常。

【临床应用】 奎尼丁是广谱抗心律失常药，可治疗各种快速型心律失常，如心房颤动、心房扑动、室性期前收缩、室上性和室性心动过速，也是重要的转复心律后防止复发的药物之一。

【不良反应】 奎尼丁应用过程中约有1/3的患者出现各种不良反应，使其应用受到限制。用药初期，常见恶心、呕吐、腹痛、腹泻等胃肠道反应。久用后可出现头痛、头晕、耳鸣、腹泻、恶心及视物模糊等金鸡纳反应（cinchonism）。有人可能会出现血小板减少、药热、皮疹等变态反应。奎尼丁心脏毒性较为严重，治疗浓度时即可致心室内传导阻滞，高浓度时可致窦房结传导阻滞、房室传导阻滞、室性心动过速等心律失常。用奎尼丁治疗心房颤动或心房扑动时，宜先用强心苷、钙通道阻滞药或 β 受体拮抗药抑制房室传导以免心室率过快；否则可能会因为奎尼丁的抗胆碱作用使房室传导加快，同时其 α 受体阻断作用使血管扩张而反射性兴奋心脏，使心室率加快，甚至产生心室颤动。奎尼丁晕厥或猝死是偶见的严重不良反应，发作时可有突然丧失意识、四肢抽搐、呼吸停止等，一旦发生应立即采取人工呼吸、胸外心脏按压、电复律等抢救措施，可以静脉滴注异丙肾上腺素、阿托品及乳酸钠，后者提高血液 pH，能促进 K^+ 进入细胞内，降低血钾浓度，减少 K^+ 对心肌的不利影响。同时，血液偏碱性可以增加奎尼丁与血浆蛋白的结合而减少游离奎尼丁的浓度，从而降低毒性。

若出现明显心率减慢（<60次/分）、收缩压下降（<90mmHg）、Q-T 间期延长（>30%），应停药。

【药物相互作用】　P450 诱导剂苯巴比妥能加速奎尼丁在肝的代谢，西咪替丁、钙通道阻滞药可减慢奎尼丁在肝的代谢。奎尼丁减慢三环类抗抑郁药、可待因在肝的代谢。奎尼丁与地高辛合用，可使后者肾清除率降低而增高其血药浓度。奎尼丁与双香豆素、华法林合用，竞争与血浆蛋白的结合，使后者抗凝血作用增强。奎尼丁合用硝酸甘油，应注意避免诱发严重直立性低血压。

普鲁卡因胺

普鲁卡因胺（procainamide）是局麻药普鲁卡因的衍生物，具有与奎尼丁相似的广谱抗心律失常的作用，对室性心律失常的作用优于奎尼丁。

【体内过程】　口服吸收迅速而完全，1h 血药浓度达峰值，肌内注射后 0.5 ～ 1h、静脉注射后 4min 血药浓度达峰值。生物利用度约 80%。本药体内分布广，约 20% 与血浆蛋白结合，不易透过血脑屏障。V_d 为 2L/kg，$t_{1/2}$ 为 3 ～ 6h，有效血药浓度为 4 ～ 10μg/ml。本药在肝内代谢为仍有抗心律失常作用的乙酰卡尼，但其电生理作用特点不同于普鲁卡因胺，它无 I 类药物作用，而具有明显的Ⅲ类药物作用特性。

【药理作用】　普鲁卡因胺对心肌的直接作用与奎尼丁相似而较弱，能降低浦肯野纤维自律性，减慢传导速度，延长大部分心肌组织的 APD 和 ERP。本药以抑制房室结以下传导为主，对房性心律失常作用较差。有微弱的抗胆碱作用，而不具有阻断 α 受体的作用。

【临床应用】　普鲁卡因胺的适应证与奎尼丁相同，主要用于室性快速性心律失常，作用快于奎尼丁。静脉注射或滴注可抢救危急病例。长期口服不良反应多，现已少用。

【不良反应】　长期口服有胃肠道反应及皮疹、药热、粒细胞减少等变态反应，静脉给药可出现低血压，大剂量使用可致窦性停搏、房室传导阻滞。中枢神经系统不良反应为幻觉、精神失常等。使用数月或一年，有 10% ～ 20% 的患者出现红斑狼疮。

用药时要观察血压和心电图变化，肾功能不全时应减量。

丙 吡 胺

丙吡胺（disopyramide）对心肌电生理的作用与奎尼丁相似，抑制浦肯野纤维 4 期除极速率而降低自律性，抑制快反应细胞 0 期上升速率而减慢传导，延长心房、心室的 APD 及 ERP。本药有明显的抗胆碱作用。口服后 80% ～ 90% 被吸收，0.5 ～ 3h 血药浓度达峰值。临床用于治疗室性期前收缩、室上性和室性心动过速。对急性心肌梗死引起的室性心律失常也有效。主要不良反应为低血压及心脏抑制，还可引起 Q-T 间期延长，易产生尖端扭转型室性心动过速。

（二）Ib 类药物

利 多 卡 因

利多卡因（lidocaine）为局麻药，1963 年用于治疗心律失常，现广泛用于治疗各种危及生命的室性心律失常。

【体内过程】　利多卡因口服首过效应显著，生物利用度低，故不宜口服给药，常采用静脉注射，维持 20min 左右。约 70% 与血浆蛋白结合，几乎全部在肝脏代谢，$t_{1/2}$ 为 2h，有效血药浓度为 1 ～ 5μg/ml。经肾排泄，其原形占总量的 10%。

【药理作用】　利多卡因抑制激活态和失活态的钠通道，阻滞 Na^+ 内流，促进 K^+ 外流。

1. 降低自律性　使浦肯野纤维 4 相去极速率下降，降低自律性，并能提高致颤阈，尤其对去极组织的钠通道，如缺血或强心苷中毒所致的心律失常有较强的抑制作用。利多卡因主要作用于希氏 – 浦肯野纤维系统和心室肌细胞，对心房几乎无作用。

2. 传导速度　利多卡因对传导速度的影响比较复杂。治疗量时，利多卡因对传导速度无明显影响；但在心肌缺血时，可通过抑制 0 相 Na^+ 内流而明显减慢传导；对低血钾或心肌纤维受损而部分去极的浦肯野纤维，则促进 3 相 K^+ 外流而引起超极化，加快传导，有利于消除折返性心律失常。高浓度时，利多卡因明显抑制 0 相上升速率而减慢传导。

3. 动作电位时程和有效不应期　利多卡因缩短浦肯野纤维及心室肌的 APD 和 ERP，以缩短 APD 更显著，使 ERP 相对延长。

【临床应用】　利多卡因对于各种室性心律失常疗效显著。对急性心肌梗死患者的室性期前收缩、室性心动过速、心室纤颤等，可作为首选药使用，对其他器质性心脏病、强心苷中毒、外科手术等引起的室性心律失常也可使用，特别适用于危急病例的急救。对室上性心律失常效果较差。

【不良反应】　利多卡因是现今钠通道阻滞药中毒性较小的药物，不良反应主要表现有神经系统症状，如嗜睡、眩晕、语言与吞咽障碍等，严重者可有短暂视物模糊、肌肉抽搐、呼吸抑制等，剂量过大时可出现心率减慢、房室传导阻滞、低血压、惊厥乃至心搏骤停。

禁用于严重室内及房室传导阻滞者。心力衰竭、肝功能不全者宜减量应用。

苯妥英钠

苯妥英钠（phenytoin sodium）原为抗癫痫药，1958 年用于治疗耐奎尼丁的室性心动过速获得成功。

【药理作用】　苯妥英钠与利多卡因相似，也是作用于希氏-浦肯野纤维系统，可降低浦肯野纤维的自律性，缩短 APD，相对延长 ERP。能与强心苷竞争 Na^+,K^+-ATP 酶，抑制强心苷中毒时延迟后除极所引起的触发活动，改善因强心苷中毒引起的房室传导阻滞。大剂量能抑制窦房结的自律性。

【临床应用】　主要用于治疗室性心律失常，特别对强心苷中毒所致的室性心律失常有效。由于不抑制传导，故为强心苷中毒性心律失常的首选药。对心肌梗死、心脏手术、麻醉、电复律术、心导管术等所引发的室性心律失常也有效。

【不良反应】　常见的不良反应有头晕、眩晕、震颤、共济失调等，严重者出现呼吸抑制、心动过缓、低血压等。慎用于低血压、心动过缓者，禁用于严重房室传导阻滞者、孕妇。

美　西　律

美西律（mexiletine，慢心律）的化学结构及心肌电生理作用与利多卡因相似，常用于维持利多卡因的疗效。它可以口服，也可以静脉注射，作用持续时间长，对希氏-浦肯野纤维系统的选择性更高。用于治疗室性心律失常，对急性心肌梗死、心脏手术、药物中毒等引起的室性心律失常有良好效果，对强心苷中毒引起的室性心律失常也有效。不良反应有恶心、呕吐等消化道反应，久用可出现震颤、眩晕、复视、共济失调、精神失常等中枢神经系统症状，还可引起房室传导阻滞、窦性心动过缓等心脏毒性。

（三）Ⅰc 类药物

普 罗 帕 酮

【体内过程】　普罗帕酮（propafenone）口服吸收良好，2 ～ 3h 作用达峰值，持续 8h 以上。初期给药首过效应强，生物利用度低。长期给药后，首过效应减弱。与血浆蛋白结合率高达 95% ～ 97%，主要在肝代谢，经肾排泄。具有较弱的 β 受体阻断作用。

【药理作用】　普罗帕酮降低浦肯野纤维及心室肌的自律性，明显减慢心房、心室和浦肯野纤维的传导速度，延长 APD 和 ERP。其对复极过程影响弱于奎尼丁。本药还有轻度的肾上腺素受体阻断作用和钙通道阻滞作用，具有轻度负性肌力作用。

【临床应用】　口服用于室上性和室性心律失常、伴发心动过速和心房颤动的预激综合征，静脉注射可中止心房颤动及室性心动过速的发作，对急性心肌梗死性室性心律失常亦有效。

【不良反应】　常见恶心、呕吐、味觉改变等消化道反应。可引起窦房结功能障碍、房室传导阻滞、低血压、心功能不全等，偶见粒细胞减少及红斑狼疮。心电图 QRS 延长超过 20% 或 Q-T 间期明显延长者，宜减量或停药。本药不宜与其他抗心律失常药合用，以免产生相互作用而致心脏抑制。

氟　卡　尼

氟卡尼（flecainide）对某些心律失常的作用较奎尼丁、利多卡因强。其对钠通道和钾通道都有抑制作用，可延长心房、心室肌的 APD 和 ERP。氟卡尼口服吸收良好，属广谱抗心律失常药，但由于该药致心律失常发生率较高，临床主要用于顽固性心律失常。不良反应为易导致房室传导阻滞、室性心动过速、心室颤动等心律失常的发生。

二、Ⅱ类　β 受体拮抗药

普 萘 洛 尔

【药理作用】　普萘洛尔（propranolol，心得安）的抗心律失常作用主要通过以下两个机制发挥：①竞争性阻断心肌 β 受体，抑制 β 受体激活的心脏反应，如心率加快、心肌收缩力增强、房室传导速度加快等。②抑制 Na^+ 内流，具有膜稳定作用。

1. 降低自律性　降低窦房结、心房和浦肯野纤维的自律性，在运动及情绪激动时作用更明显。能降低儿茶酚胺所致的延迟后除极和触发活动。

2. 传导速度　治疗浓度并不影响传导速度，但大剂量有膜稳定作用，可减慢房室结及浦肯野纤维的传导速度。

3. 动作电位时程和有效不应期　对浦肯野纤维的 APD 和 ERP，治疗浓度使其缩短，高浓度则使其延长。对房室结的 ERP，可明显延长作用并减慢传导作用，是其抗室上性心律失常的作用基础。

【临床应用】　主要用于治疗交感神经过度兴奋、甲状腺功能亢进及嗜铬细胞瘤等引起的各种心律失常，如窦性心动过速、心房颤动、心房扑动及阵发性室上性心动过速，也用于治疗运动、情绪变化或甲状腺功能亢进等诱发的室性心动过速。

【不良反应】　普萘洛尔可引起心动过缓、低血压、房室传导阻滞、心力衰竭等。长期应用可影响糖和脂质代谢。禁用于房室传导阻滞、哮喘或慢性肺部疾病患者，慎用于高脂血症及糖尿病患者。

美 托 洛 尔

美托洛尔（metoprolol）为选择性 β_1 受体拮抗药，对心脏 β_1 受体阻断作用较强，可抑制窦房结和房室结的自律性，减慢房室传导。多用于儿茶酚胺类物质过多诱发的室性、室上性快速性心律失常。不良反应与普萘洛尔相似。

阿 替 洛 尔

阿替洛尔（atenolol）是长效 β_1 受体拮抗药，对心脏选择性作用强，可抑制窦房结及房室结自律性，减慢房室结传导，对希氏－浦肯野系统也有抑制作用。主要用于室上性心律失常，减慢心房颤动和心房扑动时的心室率。对室性心律失常亦有效。口服后 2～3h 血药浓度达峰值，$t_{1/2}$ 为 6～9h。不良反应与普萘洛尔相似。

艾 司 洛 尔

艾司洛尔（esmolol）为短效 β_1 受体拮抗药，对心脏具有选择性，可抑制窦房结及房室结的自律性、传导性。主要用于室上性心律失常，减慢心房扑动、心房颤动时的心室率。本药静脉注射后数秒钟起效，$t_{1/2}$ 为 9min。不良反应有低血压、轻度心肌抑制。

三、Ⅲ类　延长动作电位时程药

胺 碘 酮

【体内过程】　胺碘酮（amiodarone）可以口服或静脉给药，口服吸收缓慢，生物利用度为 40%～50%，静脉注射数分钟内即可起效。广泛分布于各器官和组织中，其中心脏药物浓度可达血浆药物浓度的 30 倍。主要在肝脏代谢，$t_{1/2}$ 长达数周，血浆蛋白结合率达 95%，停药后作用可维持 4～6 周。主要经胆汁由肠道排泄，经肾排泄者仅 1%，故肾功能减退者不需减量应用。

【药理作用】　胺碘酮对心脏的钠通道、钾通道、钙通道等多种离子通道均有抑制作用，可降低窦房结、浦肯野纤维的自律性和传导性，明显抑制复极过程，延长 APD 和 ERP。对 α 受体和 β 受体也有一定的阻断作用，能扩张冠状动脉、增加冠状动脉流量、减少心肌耗氧量等。

【临床应用】　胺碘酮为广谱抗心律失常药，可用于各种室上性和室性心律失常。对危及生命的室性心律失常可以静脉给药，长期口服能够防止室性心动过速和心室颤动的复发。

【不良反应】　长期口服可引起甲状腺功能紊乱（甲亢或甲减）、胃肠道反应、角膜黄褐色微粒沉着等不良反应，也可引起窦性心动过缓、房室传导阻滞甚至停搏等心脏毒性，个别患者可出现间质性肺炎或肺纤维化。长期使用应定期检测肺功能及血清甲状腺激素水平。

索 他 洛 尔

索他洛尔（sotalol）为非选择性 β 受体拮抗药，可阻断心脏 β 受体，降低窦房结和浦肯野纤维的自律性，减慢房室传导。索他洛尔还抑制动作电位 3 相的 K^+ 外流，延长心房肌、心室肌及浦肯野纤维的 APD 和 ERP，但以延长 ERP 为主，可以消除折返激动。临床主要用于治疗各种严重室性心律失常，也用于阵发性室上性心动过速及心房颤动。不良反应较少。

溴 苄 铵

　　溴苄铵（bretylium）能延长浦肯野纤维和心室肌的 APD 和 ERP，提高心室致颤阈，对于心室纤颤有一定疗效。不同于其他抗心律失常药，本药能增强心肌收缩力。口服不吸收，故需肌内注射或静脉给药。用于利多卡因或直流电除颤无效的心室纤颤患者。

多 非 利 特

　　多非利特（dofetilide）是特异性 I_{Kr} 钾通道阻滞药，可使心肌的 APD 和 ERP 延长，仅阻滞 I_{Kr} 钾通道而无其他药理作用。口服吸收良好，生物利用度约达 100%，主要以原形经肾排泄，肾功能不良者宜减量。本药长期口服可有效维持或恢复心房颤动患者的窦性心律。主要不良反应是引起室性心律失常，可诱发尖端扭转型室性心动过速，不宜同可延长 Q-T 间期的药物合用。

四、Ⅳ类　钙通道阻滞药

维 拉 帕 米

　　【体内过程】　维拉帕米（verapamil，异搏定）口服吸收迅速而完全，有明显的首过效应。口服 2 ～ 3h 后血药浓度达峰值，生物利用度为 10% ～ 30%。肝脏代谢后代谢产物仍然有活性，$t_{1/2}$ 为 3 ～ 7h。约 75% 经肾脏排泄。

　　【药理作用】　维拉帕米频率依赖性阻滞 L 型钙通道，抑制 Ca^{2+} 内流。窦房结、房室结对本药敏感。

　　1.降低自律性　降低窦房结舒张期自动去极速率，增加最大舒张电位，降低自律性，也能减少或取消后去极所引发的触发活动。

　　2.减慢传导　抑制 0 相 Ca^{2+} 内流，减慢窦房结和房室结的传导速度，终止房室结的折返激动。

　　3.不应期　延长窦房结、房室结细胞的 ERP，高浓度时也能延长浦肯野纤维的 APD 和 ERP，对心房和心室肌的 ERP 略缩短。

　　【临床应用】　主要用于治疗室上性心律失常，可作为阵发性室上性心动过速治疗的首选药物，对因房室结折返所致的阵发性室上性心动过速疗效较好，对房性心动过速、心房颤动、心房扑动等可通过减慢房室结传导而降低心室率。对急性心肌梗死、心肌缺血和强心苷中毒所致的室性期前收缩也有一定的疗效。

　　【不良反应】　口服维拉帕米较安全，可能有便秘、腹胀、头痛、瘙痒等反应。静脉给药能引起血压低甚至心脏停搏。窦房结疾病、严重房室传导阻滞及严重心功能不全者等应慎用或禁用。

地 尔 硫 䓬

　　地尔硫䓬（diltiazem）对心肌电生理的影响和抗心律失常作用机制与维拉帕米相似，能降低自律性，减慢房室传导，延长有效不应期。此外，还有扩张血管及负性肌力作用。临床主要用于治疗室上性心律失常，如频发性房性期前收缩、心房颤动、心房扑动等。口服不良反应较小，偶见变态反应。

五、Ⅴ类　其他类

腺 苷

　　腺苷（adenosine）为内源性嘌呤核苷酸，作用于 G 蛋白耦联的腺苷受体，激活 K_{ACh} 通道，抑制窦房结传导，降低自律性。腺苷还抑制房室传导，延长房室结不应期。静脉注射腺苷后迅速起效，其 $t_{1/2}$ 极短，约 10s。使用时需快速静脉注射给药。临床主要用于终止折返性室上性心律失常。静脉注射速度过快可致短暂心脏停搏。治疗剂量可出现胸闷、呼吸困难。合用腺苷摄取抑制药双嘧达莫时，腺苷疗效增强。茶碱和咖啡因能阻断腺苷受体，需加大腺苷的用量。

第四节　快速型心律失常的药物选用

　　快速型心律失常的药物选用应考虑多种因素，包括心律失常的类别、病情的紧迫性、患者不同的病理生理状态等。药物治疗最满意的效果首先是恢复并维持正常的窦性节律，其次是减少或取消异位节律，再次是控制心室频率，维持一定的循环功能。一般用药原则有如下几点：①先单独用药，后联合用药。②以最小剂量取得满意的临床效果。③先考虑降低危险性，再考虑缓解症状。④注意药物的副作用及致心律失常作用。

常见的各种快速型心律失常选药原则有如下几方面。

1. 窦性心动过速　需要时可选用β受体拮抗药或维拉帕米。

2. 房性期前收缩　一般不需要药物治疗，需要时可选用普萘洛尔、维拉帕米、胺碘酮等，也可选用奎尼丁、普鲁卡因胺等。

3. 心房扑动或心房颤动　先使用强心苷类药物、钙通道阻滞药或普萘洛尔等降低心室率，恢复窦性节律后再使用奎尼丁，也可选用胺碘酮。

4. 阵发性室上性心动过速　先用兴奋迷走神经的方法控制，急性发作时首选维拉帕米，也可选用强心苷类、普萘洛尔、胺碘酮、奎尼丁、腺苷等。慢性或预防发作可选用强心苷类、奎尼丁等。

5. 室性期前收缩　可选用普鲁卡因胺、美西律、胺碘酮等，急性心肌梗死时宜用利多卡因防治室性心律失常，强心苷中毒者宜选用苯妥英钠。

6. 阵发性室性心动过速　首选利多卡因，也可选用普鲁卡因胺、美西律等。

7. 心室纤颤　使用电复律效果最好，药物治疗可选用利多卡因、普鲁卡因胺和胺碘酮。

> **案例 21-1 分析讨论**
>
> 　　本案例患者被诊断为阵发性室性心动过速，首选利多卡因，也可选用普鲁卡因胺、美西律等。选用依据请结合阵发性室性心动过速发病的电生理学机制和药物的药理作用及作用机制进行讨论。

（肖军花）

第二十二章 肾素-血管紧张素系统抑制药

第一节 肾素-血管紧张素系统

案例22-1

患者，女，60岁。主诉：10日前出现头晕，并不断加重，感觉头重脚轻、心悸气短。

现病史：患者多年前体检时发现血压稍高，无自觉症状，未用药治疗。1年前出现劳累后头疼、头晕，血压最高达180/100mmHg，服用复方降压片0号后，血压可稳定于130/85mmHg，症状消失后即停药。以后前述症状反复出现，10日前出现头晕，并不断加重，感觉头重脚轻、心悸气短，下肢水肿，夜间不能平卧。

体检：神志清醒，半卧位，呼吸稍促，颈静脉怒张，血压180/120mmHg，心率90次/分，两肺底有湿啰音，心脏向左扩大。

诊断：①原发性高血压；②高血压性心脏病。

治疗：依那普利片口服，10mg/次，1次/日；同时口服氢氯噻嗪片，25mg/次，2次/日。3日后症状明显改善，血压145/85mmHg。

问题：

1. 血管紧张素转换酶抑制药治疗高血压的药理学基础是什么？
2. 该患者联合使用依那普利和氢氯噻嗪的药理学机制是什么？

一、肾素-血管紧张素系统的构成

肾素-血管紧张素系统（renin-angiotension system, RAS）是由血管紧张素原（angiotensinogen）、肾素（renin）、血管紧张素（angiotensin）及其受体包括醛固酮释放系统构成的重要体液系统（图22-1）。RAS通过血管紧张素转换酶（angiotensin-converting enzyme, ACE）与激肽系统联系，共同调节心血管功能，与心血管系统的生理、病理生理及疾病的病因与发病密切相关。肾素-转化血管紧张素原为十肽的血管紧张素Ⅰ（angiotension Ⅰ, Ang Ⅰ），ACE一方面切掉Ang Ⅰ的两个肽转化为八肽的有活性的血管紧张素Ⅱ（Ang Ⅱ），另一方面能使缓激肽失活。Ang Ⅱ作用于血管紧张素Ⅱ受体1（angiotensin Ⅱ type 1 receptor, AT$_1$），产生收缩血管与促进醛固酮释放等作用。除ACE可以转化Ang Ⅰ生成Ang Ⅱ外，人的心血管还有糜酶（chymase）旁路可将Ang Ⅰ转化为Ang Ⅱ。缓激肽则能激活激肽B$_2$受体产生舒张血管的一氧化氮（NO）与前列环素（prostacyclin, PGI$_2$）。

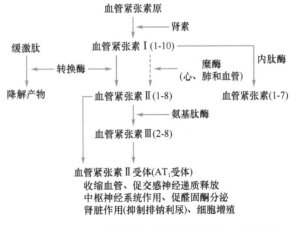

图 22-1 肾素-血管紧张素系统的构成和生理作用

（一）血管紧张素原

血管紧张素原是肾素作用的底物，在血浆中以糖蛋白形式存在，血管紧张素原主要由肝脏合成后释放入血。RAS对血管紧张素原合成进行反馈性调节，Ang Ⅱ促进血管紧张素原的合成，肾素则抑制其合成。ACE抑制药（ACE inhibitor, ACEI）减少Ang Ⅱ生成，故血浆中血管紧张素原浓度也随之降低。此外，雌激素（包括口服避孕药）、糖皮质激素、T$_4$等均能增加血管紧张素原的合成和释放。除肝脏外，脑、肾、血管、肾上腺、肺、胃肠等器官组织均可合成血管紧张素原。

（二）肾素

肾素是一种酸性蛋白水解酶。血浆中的肾素主要来自肾脏，由入球小动脉壁的球旁细胞合成前肾素原（preprorenin），随后降解并修饰成肾素原（prorenin），再经蛋白酶水解，成为有活性的肾素。

肾素原和肾素同时储存于球旁细胞或进入循环。

调节肾素合成和释放的因素有以下几方面。

（1）交感神经张力：球旁细胞受交感神经支配，当肾交感神经兴奋时，β_1 受体被激动，肾素释放增加，血浆肾素浓度升高。

（2）肾内压力感受器：当肾动脉灌注压降低（＜85mmHg）或 NO 释放增加时，球旁细胞的压力感受器激活，肾素释放增加。

（3）致密斑机制：远曲小管中的 Na^+ 降低时，致密斑被激活，肾素分泌增加。

（4）化学与药物因素：Ang Ⅱ 浓度升高时通过负反馈机制抑制肾素分泌。血管紧张素受体阻滞药（angiotensin receptor blockers，ARB）或是 ACEI 能通过减弱此种负反馈调节促进肾素释放。前列腺素 E_2（PGE_2）、PGI_2 和 NO 刺激肾素分泌，吲哚美辛抑制失血和钠耗竭所引起的肾素分泌。DA、组胺、心房肽、缓激肽及低血钾均促进肾素释放。

（5）细胞内机制：肾素生成细胞的胞内 cAMP 浓度升高，促进肾素分泌，故激活腺苷酸环化酶或抑制 PDE 的因素（如 β 受体激动药、磷酸二酯酶抑制药、组胺等）都因升高细胞内 cAMP 而使肾素释放增加。细胞内 Ca^{2+} 浓度升高可以抑制肾素分泌，如 Ang Ⅱ、升压素、钙离子载体（Ca^{2+}-ionophore）、细胞外高钾及其他缩血管因素均增加细胞内 Ca^{2+} 而抑制肾素释放，这些作用可被钙通道阻滞药维拉帕米所拮抗。利尿药通过降低血钠，ACEI 通过降低血压与减少 Ang Ⅱ，钙通道阻滞药通过降低细胞内 Ca^{2+}，增加肾素释放；β 受体拮抗药通过阻滞 β_1 受体，可乐定通过抑制中枢的交感神经传出而减少肾素释放。

（三）ACE

ACE 为肽基二肽水解酶，是由 1306 个氨基酸构成的含锌大分子金属蛋白水解酶。ACE 有细胞型和血浆型两类。细胞型主要存在于血管内皮细胞、平滑肌细胞及上皮细胞的膜表面。血浆型为可溶性，分布于血液等多种体液中。ACE 与降解缓激肽的激肽酶Ⅱ为同一物质，其基本功能是将 Ang Ⅰ 转化为 Ang Ⅱ 和降解缓激肽，也可降解 P 物质和内啡肽等。血中内源性 Ang Ⅰ 与缓激肽主要在血管内皮细胞特别是肺的血管内皮细胞内经 ACE 转化，故对血压的调节主要决定于细胞型 ACE 的活性，而与血浆中 ACE 活性无关。ACE 存在遗传多态性，其过度表达是心肌梗死的一个独立危险因素。许多因素可增强组织 ACE 表达，如糖皮质激素、雄激素、内皮肽、生长因子、ACEI、心肌梗死、炎症和修复过程。

（四）血管紧张素及其受体

RAS 通过 Ang 作用于血管紧张素受体产生各种生物效应。迄今已鉴别出数种 Ang，包括 Ang Ⅰ（1～10）、Ang Ⅱ（1～8）、Ang Ⅲ（2～8）、Ang Ⅳ（3～8）及 Angl～7。Ang Ⅰ 无特异性受体，生物活性很低。Ang Ⅱ 是 RAS 的主要活性肽，作用于 Ang Ⅱ 受体，产生目前所知绝大部分 RAS 的生物效应。

1990 年美国高血压学会提议按以下原则对 Ang Ⅱ 受体（AT 受体）进行分型。①被氯沙坦（losartan）阻断的为 1 型受体（AT_1）。②被 PD123177 或 P0123319 阻断的为 2 型受体（AT_2）。经分子克隆鉴定，目前发现 AT 受体有 4 种亚型，即 AT_1、AT_2、AT_3 和 AT_4 受体。AT_1 受体主要分布于心脏、血管和肾脏。AT_2 受体主要分布于胚胎组织、肾上腺髓质、脑和生殖系统。Ang Ⅱ 的心血管作用主要由 AT_1 受体介导，AT_2 受体的生理作用尚未完全清楚，可能与抑制生长和抗细胞增殖作用有关。

（五）组织局部的 RAS

不仅血液循环中存在 RAS，而且肾脏、心脏、血管、脑等许多组织中也局部存在着 RAS。虽然对组织局部 RAS 的来源还有争论，但对其参与调节器官、组织、细胞功能的重要作用，已有定论。肾脏内的局部 RAS 在生理与病理条件下对肾脏的血流动力学起重要的调节作用。生理条件下 ACE 将 Ang Ⅰ 转化为 Ang Ⅱ，通过增加 Na^+-H^+ 交换及其他机制促进 Na^+ 在近曲小管被吸收。原发性高血压患者 Ang Ⅱ 过多，使出球小动脉收缩，增加肾小球内压，引起肾损伤。心脏与血管中的 RAS 对心血管功能起重要的调节作用。在高血压与心肌梗死时，Ang Ⅱ 的生长激素作用造成心血管重构。不同血管的 ACE 的活性不同，大隐静脉的 ACE 酶活性是胸廓内动脉的 3 倍。因此，在冠状动脉搭桥手术时，用 ACEI 或 ARB 防治继发的血管病时应考虑这两种血管。

二、血管紧张素的作用

（一）对心血管功能与血压的调节作用

Ang Ⅱ有很强的升压作用，其升压机制有如下几点：①兴奋血管平滑肌 AT_1 受体，直接收缩血管；其缩血管作用是 NA 的 40 倍。②作用于交感神经末梢突触前膜 AT_1 受体，促进 NA 释放，增强血管收缩作用。③兴奋交感神经中枢，收缩血管。④ Ang Ⅱ与 Ang Ⅰ作用于肾上腺髓质的 AT_1 受体，促进儿茶酚胺的释放，引起血管收缩。⑤ Ang Ⅱ与 Ang Ⅲ作用于肾上腺皮质的 AT_1 / AT_2 受体，促进醛固酮释放，增加水钠潴留与血容量。Ang Ⅱ也有舒张血管的作用。离体血管实验表明，Ang Ⅱ对血管的收缩作用易产生快速耐受性，而且较高浓度时有先收缩后舒张的双相作用；其舒张作用是 Ang Ⅱ作用于 AT_2 受体，刺激血管内皮细胞，释放 NO 和 PGI_2 所致。Ang Ⅱ对心房与心室均有兴奋作用，通过激动心肌 AT_1 受体产生正性肌力效应。

（二）对心血管细胞凋亡与重构的调节作用

Ang Ⅱ能促进体外培养的大鼠心室肌细胞凋亡。牵张心肌细胞时能通过释放 Ang Ⅱ诱导细胞凋亡，此作用可被 ARB 氯沙坦抑制。Ang Ⅱ也能促进人脐静脉血管内皮细胞凋亡。

Ang Ⅱ促使心血管细胞凋亡常与其促进心血管重构的作用并存。Ang Ⅱ有生长因子的作用，能促进心肌与血管平滑肌肥厚、增生，导致心血管重构。心肌重构主要表现为心肌细胞与心脏非心肌细胞的肥大与增生，导致心脏肥厚与扩大。血管重构则表现为平滑肌细胞增殖，导致血管壁增厚。重构的结果是心脏和血管形态与结构的改变和功能的减退。心室肌分布有 AT_1 受体，激动时促进原癌基因表达，与高血压、心肌梗死等诱发的心肌重构有关。Ang Ⅱ与 Ang Ⅲ作用于肾上腺皮质 AT_1 / AT_2 受体，促进醛固酮释放。醛固酮除增加水钠潴留作用外，也有促进心肌间质增生、肥厚与重构的作用。在自发性高血压大鼠，先发生与血压升高相平行的心肌肥厚，随后发生与 ACE 活性升高相关联的心肌细胞凋亡。ACEI 喹那普利（quinapril）能抑制心肌肥厚与细胞凋亡。在慢性高血压患者体内，Ang Ⅱ促心血管细胞凋亡作用与心血管细胞肥厚、增生的作用同时存在，但通常肥厚、增生作用占优势，导致心血管重构。

（三）对肾脏的调节作用

Ang Ⅱ对肾脏的血流动力学与肾小球滤过有重要的调节作用，通过调节出球小动脉的张力影响肾小球的滤过与盐和水的重吸收。例如，在高血压或心力衰竭时，RAS 功能亢进，Ang Ⅱ过多，作用于肾小球血管 AT_1 受体，收缩出球小动脉，使流经肾小球的血浆量增加，此时即使肾脏的灌注压不变，血浆经肾脏的滤过率与盐和水的重吸收也会增加。Ang Ⅱ还直接作用于肾小管上皮细胞，增加盐与水的重吸收。ACE 又能使缓激肽失活，而缓激肽是肾脏利尿的自分泌因素，RAS 亢进时，ACE 使缓激肽失活也会减少其利尿作用。ACEI 则通过保留缓激肽而增加钠利尿作用。Ang Ⅱ也能通过收缩入球小动脉减少肾小球血流量与尿量。

第二节　血管紧张素转换酶抑制药

案例 22-2

患者，男，60 岁。入院时双下肢明显凹陷性水肿，腹腔内积液，肺功能不全Ⅱ级。患者入院前已在外院经一般综合治疗抗心力衰竭和呼吸功能衰竭 1 周，措施包括使用抗生素、支气管解痉药、强心苷、噻嗪类利尿药和氧疗等。

诊断：慢性充血性心功能不全。

治疗：住院后在原综合治疗的基础上依那普利 5mg/d 口服。治疗 2 周后，患者水肿消退，心、肺功能明显改善，心率减慢，血压降低，心胸比缩小。

问题：

1. 依那普利治疗心力衰竭的主要机制是什么？

2. 依那普利治疗后，为何患者心率减慢、血压降低、心胸比缩小？

ACEI 是现今治疗高血压与心力衰竭的主要有效药物。除其抗高血压与抗心力衰竭的作用外，发现还有抗心肌缺血、保护血管内皮细胞、纠正血脂紊乱及抗动脉粥样硬化等作用。卡托普利是第一个口服有效的 ACEI，于 1981 年批准上市。不同的 ACEI 有共同的药理学作用，但由于化学结构的差异，它们在药动学、用法与作用效果等方面有所不同（表 22-1）。

表 22-1 临床应用的主要 ACEI 的特点一览表

药名	化学类别	前药	IC$_{50}$（nmol/L）	作用时间（h）	剂量（mg/次）	排泄途径
阿拉普利（alacepril）	—SR	是	—	24	25～75	肾
贝那普利（benazepril）	—COOR	是	2.0	24	5～20	肾
卡托普利（captopril）	—SH	不是	23～35	6～12	12.5～50	肾
西拉普利（cilazapril）	—COOR	是	1.93	24+	2.5～5	肾
地拉普利（delapril）	—COOR	是	40	16～24	7.5～60	肾
依那普利（enalapril）	—COOR	是	1.0～5.2	18～24	5～20	肾
福辛普利（fosinopril）	—POOR	是	11	24	10～40	肾、胆
赖诺普利（lisinopril）	—COOH	不是	1.7	24	5～20	肾
莫西普利（moexipril）	—COOR	是	1.1～2.6	12～18	25～100	肾
培多普利（perindopril）	—COOR	是	2.4	18～24	1～16	肾
喹那普利（quinapril）	—COOR	是	3	24	10～40	肾
雷米普利（ramipril）	—COOR	是	1.5～4.2	24	1.25～20	肾
司派普利（spirapril）	—COOR	是	0.81	24	12.5～50	胆、肾
群多普利（trandolapril）	—COOR	是		24+	0.5～8	肾
左芬普利（zofenopril）	—SR	是	8	18～24	30～60	胆、肾

一、ACEI 的分类

（一）ACEI 的化学结构与构效关系

根据 ACE 的活性部位模型，有两个含锌的"必需结合部位"，是 ACEI 有效基团的作用部位。现有的 ACEI 的化学结构有以下 3 类：①含有与锌结合的巯基（—SH）或硫基（—SR），如卡托普利、阿拉普利与左芬普利。②含有与锌结合的羧基（—COOR），如赖诺普利。③含有与锌结合的膦酸基（—POOR），如福辛普利。ACEI 与锌结合的强度及与附加结合点结合的数目决定 ACEI 的作用强度和作用持续时间。各种 ACEI 的共同基本作用是与 ACE 的活性部位 Zn^{2+} 结合，使之失活。一般而言，含羧基与含次膦酸基的 ACEI 比含巯基的 ACEI 与 ACE 结合较牢固，故作用也较强、较持久（表 22-1）。

（二）活性药与前药

ACEI 的活性形态是与酶的 Zn^{2+} 结合的基团必须为巯基（如卡托普利），或为羧酸（如赖诺普利）。许多 ACEI 为前药（prodrug）。例如，依那普利含有—COOC$_2$H$_5$，—COOC$_2$H$_5$ 必须在体内转化为—COOH，变为依那普利酸（enalaprilat），才能起作用。同理，福辛普利必须转化为福辛普利酸（fosinoprilat）才能起作用（表 22-1）。因此，体外实验时须用 ACEI 的活性型，才能观察到其药理活性。

二、ACEI 的基本药理作用

（一）阻止 Ang Ⅱ 的生成

如上述经 ACE 生成的 Ang Ⅱ 可收缩血管，刺激醛固酮释放，从而增加血容量、升高血压与促心血管肥厚增生的强大因素。ACEI 阻止 Ang Ⅱ 的生成，即能阻止上述作用的产生，有利于高血压、心力衰竭与心血管重构的防治。

（二）保存缓激肽活性，激活激肽—NO/PG 途径

ACEI 阻止 Ang Ⅱ 生成的作用，不是其药效学的唯一机制。在动物实验与临床实践中发现，长期应用 ACEI 治疗高血压，尽管降压作用持续，但血浆 Ang Ⅱ 水平恢复正常，表明其降压作用与血浆 Ang Ⅱ 变化无平行关系。研究发现，除 ACE 将 Ang Ⅰ 转化为 Ang Ⅱ 外，心肌与血管中富有的糜酶也可将 Ang Ⅰ 转化为 Ang Ⅱ。ACEI 不能阻断 Ang Ⅱ 的全部来源。激肽 B$_2$ 受体阻断剂 HOE140 能阻止雷诺普利的降压与抗心肌肥厚作用，提示 ACEI 保存缓激肽的活性也是其重要的作用机制。缓激肽能激活激肽 B$_2$ 受体，进而激活磷脂酶 C，产生 IP$_3$，释放细胞内 Ca^{2+}，激活 NO 合酶，产生

NO。细胞内 Ca^{2+} 增加，也激活细胞膜上的磷脂酶 A$_2$（PLA$_2$），诱导产生 PGI$_2$。NO 与 PGI$_2$ 都有舒张血管、降低血压、抗血小板聚集与抗心血管细胞增生和心血管重构的作用。

（三）保护血管内皮细胞与抗动脉粥样硬化作用

动物实验与临床研究表明，ACEI 具有保护血管内皮细胞作用，能逆转高血压、心力衰竭、动脉粥样硬化与高血脂引起的内皮细胞功能损伤，恢复内皮细胞依赖性的血管舒张作用。多种 ACEI 在动物实验中表现出抗动脉粥样硬化的作用。雷米普利对高胆固醇食物饲养的家兔有防止动脉粥样硬化作用，同时降低血浆脂质过氧化水平，提示与抗氧化作用有关。离体心脏与血管实验表明，含巯基的卡托普利与不含巯基的雷米普利酸、赖诺普利都有对抗自由基损伤心脏与血管的作用，可能与其保存缓激肽促进 NO 释放所产生的抗氧化作用有关。雷米普利的抗动脉粥样硬化作用也得到临床心脏后果预防评估（Heart Outcomes Prevention Evaluation，HOPE）研究证实。

（四）抗心肌缺血与心肌保护作用

ACEI 在动物实验中有抗心肌缺血、抗心肌梗死作用，能减轻心肌缺血再灌注损伤引起的心律失常，但在临床上不能肯定其抗心绞痛作用。动物实验结果显示，ACEI 也能保护心肌对抗自由基的损伤作用；雷米普利能增强缺血预适应与产生延缓期药理学预适应的心血管保护作用。大鼠单次静脉注射 50μg/kg 雷米普利，24 ～ 48h 仍有抗自由基损伤心功能的作用，此作用可被 B$_2$ 受体阻断药、PKC 拮抗剂或 NO 合酶抑制剂取消，提示其心肌保护作用有激肽 B$_2$ 受体、PKC 及 NO 合酶参与。临床研究表明，卡托普利能减少心肌梗死患者再梗死的危险性。

（五）增强对胰岛素的敏感性

卡托普利能降低血浆胰岛素水平，增加对胰岛素的敏感性。由于高胰岛素血症对心血管有害，此作用有其特殊的临床价值。曾认为此作用可能是含有巯基的卡托普利特有的，但随后发现不含巯基的依那普利、培哚普利、替莫普利（temocapril）等也有此作用。此作用在高血压患者与阻断 Ang Ⅱ 无关，因 ARB 无此作用，而是由缓激肽介导，而胰岛素敏感性的降低与其抑制纤维蛋白作用有关。

三、临床应用

（一）治疗高血压

ACEI 为有效的抗高血压药，能舒张动脉与静脉，故能降低全身外周血管阻力，降低收缩压与舒张压；还通过减少 Ang Ⅱ 的生成减少醛固酮的释放，从而减少血容量与水钠潴留，加强其降压作用。其降低舒张压的作用不低于其他降压药。单用 ACEI 可使轻、中度高血压患者的舒张压降低 20%。约 70% 的患者服用卡托普利后血压突降，舌下含服时作用更快且剧烈，只适合重度高血压患者。多数轻、中度高血压患者单用 ACEI 即可控制血压，加用噻嗪类利尿药可明显增效。即使加服 6.25mg 小剂量的氢氯噻嗪也可对轻、中度高血压的疗效提高 20% ～ 25%，比加大 ACEI 的剂量更有效。长期应用噻嗪类利尿药可减弱血管对 Ang Ⅱ 的反应性，增强 ACEI 的疗效；ACEI 可消除噻嗪类利尿药激活 RAS 的作用。ACEI 与钙通道阻滞药合用可以消除钙通道阻滞药致踝部水肿的不良反应。ACEI 对高肾素水平的肾血管性高血压有特效。ACEI 能舒张大的心、脑血管，增加血管顺应性，降低心、脑血管阻力，增加心、脑血流量，对心、脑等器官有保护作用，且能减轻心肌肥厚，阻止或逆转心血管病理性重构。ACEI 可减慢心力衰竭患者的心率并增加心排血量，能舒张肾脏出球小动脉，降低肾小球滤过压，增加肾血流，不影响或稍增肾滤过率，对伴有心力衰竭或糖尿病肾病的高血压患者，ACEI 为首选药。大规模临床研究显示，ACEI 能降低高血压患者的病死率并延长高血压患者的寿命。

ACEI 能通过减少 Ang Ⅱ 的产生，减弱 Ang Ⅱ 作用于交感神经末梢突触前膜释放去甲肾上腺素的效应，降低交感神经对心血管的张力，并加强副交感神经的张力。因此，其在舒张血管时不引起交感神经兴奋，避免其他血管扩张药降压后产生心率加快的副作用。

案例 22-1 分析讨论

1. ACEI 阻止 Ang Ⅱ 的生成，舒张动脉与静脉，降低全身外周血管阻力，从而降低收缩压与舒张压；通过减少 Ang Ⅱ 的生成减少醛固酮的释放，从而减少血容量与水钠潴留，加强其降压作用；抑制缓激肽的降解，诱导产生舒血管物质 NO 和 PGI$_2$，加强其降压作用；通过减少 Ang Ⅱ 的产生，减弱 Ang Ⅱ 作用于交感神经末梢突触前膜释放去甲肾上腺素的效应，降低交感神经对心血管的张力，并加强副交感神经的张力，加强其降压作用。此外，ACEI 还可抑制血管重构，改善血管的舒缩功能。

2.噻嗪类利尿药长期应用可减弱血管对 Ang Ⅱ 的反应性，增强 ACEI 的疗效；ACEI 可消除噻嗪类利尿药激活 RAS 的作用。

（二）治疗充血性心力衰竭与心肌梗死

临床试验证实，ACEI 能改善充血性心力衰竭预后，延长患者寿命，降低患者死亡率（表 22-2），其作用优于其他扩血管药与强心药。ACEI 能改善血流动力学和器官灌流，与利尿药合用是现在治疗心力衰竭最有效的措施之一。高血压伴有心力衰竭或心肌肥厚时，ACEI 为首选药。

表 22-2　ACEI 治疗充血性心力衰竭与心肌梗死的临床试验

临床试验	病例数	ACEI	病例选择	治疗开始(起病日)	治疗（月）	结果
SOLVD-Treat	2569	依那普利	心力衰竭Ⅱ～Ⅲ级		22～25	减轻心力衰竭 降低死亡率
V-HeFT Ⅱ	804	依那普利	心力衰竭Ⅲ级		6～68	减轻心力衰竭 降低死亡率
SOLVD-Prevt	4228	依那普利	心力衰竭Ⅰ～Ⅱ级		14.6～62	减轻心力衰竭 降低死亡率
CONSENSUS Ⅱ	6090	依那普利	心肌梗死	<1	1.4～6.0	未降低死亡率
SAVE	2231	卡托普利	心肌梗死	3～16	24～60	降低死亡率
AIRE	2006	雷米普利	心肌梗死、心力衰竭	3～10	>6	降低死亡率
ISIS-4	>50 000	卡托普利	心肌梗死	<1	1	降低死亡率
GISSI-3	19394	赖诺普利	心肌梗死	<1	1.5	降低死亡率
SMILE	1556	左芬普利	心肌梗死	<1	1.5	降低死亡率
TRACE	1749	群多普利	心肌梗死、心功能不全	3～7	24～50	降低死亡率

临床试验亦证实，ACEI 能降低心肌梗死患者的死亡率。仅 CONSRNSUS Ⅱ 观察依那普利对心肌梗死发生 24h 的心肌梗死患者，无心功能不全者 6 个月的存活率无改善。其他试验表明，依那普利、卡托普利、雷米普利、赖诺普利、左芬普利等均显著降低心肌梗死患者死亡率。

（三）治疗糖尿病肾病与其他肾病

糖尿病患者肾小球囊内压升高，损伤肾小球与肾功能，常并发肾脏病变。ACEI 对胰岛素依赖型与胰岛素非依赖型糖尿病患者均能改善或阻止肾功能恶化，减轻蛋白尿，减轻肾小球滤过率的下降，而且对有无高血压的患者均有效。

ACEI 对其他原因（多囊肾例外）引起的肾功能障碍如高血压引起的肾功能不全、肾小球肾病、间质性肾炎、肾硬化也有一定疗效，能减轻蛋白尿。对轻、中度肾功能减退的高血压伴有糖尿病患者，ACEI 的肾脏保护作用胜过利尿药、β 受体拮抗药、钙通道阻滞药等其他降压药。故认为其肾脏保护作用与降压作用无关，而是其舒张出球小动脉的结果。出球小动脉的张力主要受 Ang Ⅱ 控制，而且决定肾小球囊内压。ACEI 通过抑制 Ang Ⅱ 的生成而使出球小动脉舒张，从而降低肾小球囊内压，保护肾功能。ARB 氯沙坦对高血压性肾病的保护作用与依那普利类似。ACEI 的肾脏保护作用也涉及缓激肽对肾脏血流动力学的改善。但对肾动脉阻塞或肾动脉硬化造成的双侧肾血管病，ACEI 反而会加重肾损伤。

（四）防治心肌肥厚与血管病理性重构

心肌梗死与高血压可引起心室扩大、心肌肥厚和血管增生肥厚等心血管重构变化，对心血管功能恢复与预后不利。动物实验与临床观察均证实 ACEI 能通过非降压机制防治心肌肥厚。高血压合并心肌肥厚的患者，服用亚降压剂量（1.25mg/d）的雷米普利 6 个月，血压无明显降低，但是左心室肥厚有明显缩小。动物实验表明，雷米普利在不降压的小剂量时减轻心肌肥厚的作用可被激肽 B_2 受体拮抗剂取消，其作用是由缓激肽激活 B_2 受体产生的 NO 与 PG 介导；此作用亦能被维生素 E 增强，故与其抗氧化作用有关。ACEI 的抗心血管重构作用也与其减少 Ang Ⅱ 生成有关。Ang Ⅱ 有生长因子作用，能通过诱导原癌基因 *c-fos*、*c-jun* 与 *c-myc* 的表达引起心肌肥厚与血管重构。ACEI 通过减少 Ang Ⅱ 与保存缓激肽的作用而产生抗心血管细胞增生的作用，从而阻止或逆转心血管重构。

四、ACEI 的差别与选药

（一）药动学差别与选药

ACEI 的基本药理作用相同。其化学结构差异造成不同的体内药动学，构成各种 ACEI 的差异，包括是前药或有效药，以及在吸收、生物利用度、$t_{1/2}$、代谢、排泄途径和血浆蛋白结合率等方面的差别。这些差异对剂量、用法与选药有重要影响。例如，大多数 ACEI 为酯类前药，须在肝脏内代谢为酸才有效。在体外试验或需要直接起作用时，须选卡托普利、赖诺普利或依那普利酸、雷米普利酸等直接有效药。需长期服药者，可选择作用持久的日服一次的依那普利、贝那普利、喹那普利、群多普利等。由于 ACEI 理化性质的不同，口服吸收速度、吸收率、生物利用度及其与血浆蛋白结合率不同，反映药物起效时间的有效药达峰值的时间也有差异。例如，卡托普利为含有—SH 的有机酸，在消化道吸收快，生物利用度较高，本身为有效药，故其有效药达峰值的时间最短，起效最快。

ACEI 的酯类前药经肝脏代谢转化为有活性的弱有机酸，其中与血浆蛋白有一定结合率的药物（如卡托普利、依那普利与雷米普利）均主要通过阳离子泵机制从近曲小管排泄。赖诺普利与血浆蛋白结合率很低，主要经肾小球滤过。福辛普利、司派普利则经胆与肾双通道排泄。肾功能不全与心力衰竭患者使用经肾脏排泄的药物时应减量或使用经双通道排泄的药物。老年患者的肾功能减退，应用经肾脏排泄的 ACEI 时血药浓度常偏高，故应考虑使用小剂量。

（二）不良反应与选药

ACEI 的不良反应可概括为以下 3 类：①非特异性不良反应，如恶心、腹泻等消化道反应，以及头痛、头晕、疲倦等中枢神经系统反应。不同的 ACEI 发生率无明显差别，故对选药无影响。②与抑制 ACE 的药理作用相关的不良反应，不同药物的基本不良反应相同，但因作用强度不同，不良反应也有差别，对选药有所影响。③与化学结构相关的不良反应对选药影响较大。

1. 与抑制 ACE 的药理作用相关的不良反应

（1）首剂低血压：口服吸收快、生物利用度高的 ACEI，首剂低血压现象较多见。以卡托普利为例，约 3.3% 的患者首次服用 5mg 后平均动脉压降低 30% 以上。口服吸收慢、生物利用度低的药物，如赖诺普利首剂低血压现象少见。喹那普利引起直立性低血压与首剂低血压的发生率均比卡托普利或依那普利低，且增大剂量也不会明显加重不良反应。

（2）咳嗽：无痰干咳是 ACEI 较常见的不良反应，西方国家报告发生率为 6% ～ 12%，黄色人种尤其是女性、不吸烟者与老年人发生率更高，是被迫停药的主要原因之一。偶尔有支气管痉挛性呼吸困难，可不伴有咳嗽。吸入色甘酸钠可以缓解。咳嗽与支气管痉挛的原因可能是 ACEI 使缓激肽蓄积，也可能与 PG、P 物质等蓄积有关。不同 ACEI 引起的咳嗽有交叉性，但发生率稍有不同。依那普利与赖诺普利咳嗽的发生率比卡托普利更高，而福辛普利较低。

（3）高血钾：由于 ACEI 能减少 Ang Ⅱ 生成，依赖 Ang Ⅱ 排钾的醛固酮释放减少，因此血钾可以升高，在肾功能不全患者与同时服用保钾利尿药的患者更多见。不同的 ACEI 对血钾的影响相似，但福辛普利在慢性肾衰竭患者引起的高血钾较其他 ACEI 轻。

（4）低血糖：由于 ACEI 特别是卡托普利能增强对胰岛素的敏感性，常伴有降低血糖的作用。在胰岛素依赖型糖尿病与非胰岛素依赖型糖尿病患者均有此作用，用药时宜注意。

（5）肾损伤：对肾动脉阻塞或肾动脉硬化造成的双侧肾血管病患者，ACEI 加重肾损伤，升高血浆肌酐浓度，产生氮质血症。生理状态下，Ang Ⅱ 通过收缩出球小动脉维持肾灌注压。ACEI 舒张出球小动脉，减低肾灌注压，以致降低肾滤过率与肾功能，甚至产生肾衰竭。但停药后常可恢复，故可用作检测严重的双侧肾血管病的敏感诊断指标。偶有不可逆性肾功能减退而发展为持续性肾衰竭者，应予注意。不同 ACEI 对肾功能的影响是否有差别，尚不清楚。

（6）妊娠期与哺乳期毒性：ACEI 用于妊娠的第二期与第三期（12 ～ 40 周），可引起胎儿畸形、发育不良甚至胎儿死亡。在妊娠第一期内服药虽尚无损伤胎儿的报道，但为慎重起见，一旦证实妊娠，应立即停药。有些亲脂性强的 ACEI 如雷米普利与福辛普利在乳汁中分泌，故哺乳期妇女忌服。贝那普利在乳汁中分泌量很少，哺乳期妇女可不忌服。

（7）血管神经性水肿：可发生于嘴唇、舌头、口腔、鼻部与面部其他部位。偶尔可发生于喉头，可威胁生命。血管神经性水肿发生的机制与缓激肽或其代谢产物有关。虽多发于用药的第一个月，但也发生于服药很久以后。一旦发生应立即停药。

2.与化学结构相关的不良反应 与其他含巯基的药物（如青霉胺）相似，含—SH 的 ACEI（如卡托普利）也有味觉障碍、皮疹与白细胞减少等反应。味觉障碍可能是 ACEI 与锌结合的结果。皮疹多为瘙痒性丘疹，常发生于用药几周内，继续服药常可自行消退。服用卡托普利的皮疹发生率比其他 ACEI 要高，且不交叉发生。白细胞减少症仅见于肾功能障碍患者，特别是有免疫障碍或用免疫抑制药患者。以上反应不是变态反应，不含—SH 的 ACEI 无此类反应。

五、常用 ACEI

卡 托 普 利

卡托普利（captopril）是第一个口服有效的 ACEI。

【体内过程】 口服吸收良好，但受食物影响，空腹服用吸收口服量的 60% ～ 75%，饭后服用则仅吸收 50%。卡托普利为有机酸，胃内可吸收小部分，口服后 15min 即可测出血药浓度；大部分在小肠吸收，服药后 0.8 ～ 0.9h 血药浓度达到峰值（80 ～ 190ng/ml）。25% ～ 30% 的心力衰竭患者一次口服 25mg 后 1.4h 血浓度达峰值（约 120ng/ml）。有效血药浓度约为 50ng/ml。血浆 $t_{1/2}$（1.9±0.5）h，肾功能不全者延长。除脑组织外，卡托普利分布于全身，分布容积为 313 ～ 371ml/min，血浆蛋白结合率为 20% ～ 30%。卡托普利在人体的代谢率约 50%，小部分在肝肾被甲基化，大部分在血中氧化为二硫化物而失活；氧化型代谢物可在组织中再还原为有活性的状态，在肾脏、肺血管等部位抑制局部 ACE。卡托普利主要经肾脏排泄，粪便排泄约 16%；排泄快，其中 50% 以原形药排出，其余主要以其二硫化物排泄；排泄方式主要是肾小管分泌，部分经肾小球滤过。CL 为（12.7±3.0）ml/（min·kg）。同服丙磺舒可降低肾清除率，提高血药浓度可达 14%。肾功能障碍时排泄减慢，血浆 $t_{1/2}$ 延长，血药浓度升高。尿毒症患者血中原药与代谢物浓度可比健康人高 3 ～ 7 倍。哺乳期妇女服药后乳汁中分泌极少。当连续服用达稳态血浓度 713ng/ml 时，乳汁中含量仅 4.7ng/ml。

【药理作用】 卡托普利降压作用起效快。口服后 30min 开始降压，1h 达高峰。其降压效果与患者的 RAS 活动状态有关。服药前肾素水平高或用低盐饮食或服用噻嗪类利尿药者，其降压作用强。降压作用持续时间为 8 ～ 12h，远较血浆 $t_{1/2}$ 长，与抑制局部组织 ACE 有关。卡托普利不属于前药，直接抑制 ACE 活性。体外抑制 ACE 活性的 IC_{50} 为 23 ～ 35nmol/L；大鼠静脉注射时体内抑制 Ang Ⅰ 升压反应 50% 的剂量为 20μg/kg，在犬为 37μg/kg。抑制 ACE 活性导致血浆中 Ang Ⅱ 与醛固酮减少，通过反馈调节使血浆中肾素活性升高。卡托普利抑制 ACE 减少 Ang Ⅱ 生产的同时，使缓激肽免遭灭活。缓激肽作用于 B_2 受体产生舒血管物质 NO 和 PGI_2。卡托普利有抗血小板聚集作用，也与其产生 NO 与 PG 有关。

卡托普利可防治左心室肥厚，与其降压作用无平行关系。利尿药与肼屈嗪、米诺地尔等扩血管药均能控制高血压，但不能减轻左心室肥大，甚至还能加重左心室肥大。β 受体拮抗药、钙通道阻滞药与 ACEI 的抗高血压疗效相似，但 β 受体拮抗药、钙通道阻滞药减轻心肌肥厚的疗效不及卡托普利等 ACEI。卡托普利抗心肌肥厚的机制是由缓激肽激活 B_2 受体产生 NO 与 PGI_2 介导。

卡托普利含—SH，有较强的自由基清除作用，对与自由基释放有关的心血管损伤如心肌缺血再灌注损伤有防治作用。

【临床应用】 治疗高血压、充血性心力衰竭、心肌梗死后的心功能不全及糖尿病肾病和其他肾病。预防心肌梗死的再发与糖尿病微蛋白尿。疗效肯定，其文献证据与用药经验最多，临床地位尚未被新的 ACEI 完全取代。

卡托普利对各期高血压均有效，单用有效率超过 50%，疗效略高于利尿药，与直接扩血管药、β 受体拮抗药、钙通道阻滞药相近；与利尿药合用有协同作用，增强降压作用比单用任一种更有效，能提高有效率达到 80% 以上，而且可以对抗长期应用利尿药引起的高血糖与高胆固醇症。卡托普利降压作用较稳定，无耐受性，连续用药 1 ～ 2 年降压疗效不明显下降。突然停药血压无反跳现象。

卡托普利能防止心肌与血管的病理性重构，改善心肌的顺应性与泵血功能，能延长充血性心力衰竭患者的寿命；不减少心、脑、肾等重要器官的血流量，可舒张肾出球小动脉，改善糖尿病肾病与其他肾病的肾血流量。

卡托普利无中枢副作用，不影响性功能，且能改善睡眠与情绪，改善生活质量，不仅优于其他扩血管药，而且也优于依那普利。卡托普利含—SH，能缓解心绞痛患者对硝酸甘油的耐受性。

【药物相互作用】 卡托普利等 ACEI 有保钾作用，故不可与保钾利尿药合用，因 Na^+ 对 RAS 有负反馈调节作用，而 ACEI 在 RAS 活性高时才发挥高效。如患者低盐饮食，治疗中突然增加钠的摄入（如输注 NaCl），可降低疗效。与噻嗪类利尿药合用则增效。阿司匹林等 COX 抑制药减少 PGI_2 的产生，能减弱卡托普利的降压作用。小剂量阿司匹林（< 100mg/d）对 COX 的抑制作用弱，对卡托普利降压疗效影响较小。

【不良反应】 患者对卡托普利的耐受性良好。大量病例观察发现，有 5.8% 的患者因不良反应中断治疗。因其含—SH，较常见的是青霉胺样反应，表现为皮疹、嗜酸性粒细胞增高、味觉异常或丧失。此外有咳嗽、中性粒细胞减少与肾脏反应（似膜性肾小球肾炎）。这些反应在高血压患者发生率比心力衰竭患者高，可能与高血压患者用药时间较长、剂量较大有关。中性粒细胞减少在肾功能正常者少见，在肾功能不全者发生率增加，在有红斑狼疮或硬皮病血清肌酐升高者发生率可达 7.2%，应定期检查血常规，有反应时应酌情停药。对心力衰竭患者，卡托普利常导致低血压，多无症状；为避免低血压应从小剂量（6.25mg）开始使用。

依那普利

依那普利（enalapril）是含羧基酯的 ACEI，属前药，在体内羧基酯水解为二羧酸的活性形式起效。

【体内过程】 口服吸收快，不受胃中食物的影响，生物利用度为 40% ~ 60%。本药为前药，在血浆和肝、肾内代谢转化为有活性的依那普利酸。口服后 2h 血药浓度达峰值，1h 开始 ACE 活性被抑制，4 ~ 6h ACE 活性抑制作用达高峰。血浆药物 $t_{1/2}$ 约 5h，但与血浆蛋白结合牢固，体内可持续存在 30 ~ 35h，有效血药浓度的 $t_{1/2}$ 为 11h。原药及其二羧酸活性代谢物依那普利酸可分布到大多数组织，特别是肾脏与血管，也能透过血脑屏障。约 50% 以其二羧酸活性代谢物形式通过肾小球滤过和肾血管分泌形式排泄。

【药理作用】 依那普利基本药理作用与卡托普利相似。具有长效、强效和缓效的特点。一次给药抑制 ACE 作用可持续 24h 以上，一天服用 1 ~ 2 次即可。抑制 ACE 的作用比卡托普利强 5 ~ 10 倍，故临床应用剂量小，对心力衰竭患者可从 1.25 ~ 2.5mg 开始试用。因是前药，在体内水解后才有效，故起效比卡托普利慢，口服后 4 ~ 6h 作用达高峰。

【临床应用】 单用降压有效率在不同病情为 50% ~ 75%。与噻嗪类利尿药合用增强疗效可高达 80% ~ 95%，且可消除利尿药的低血钾等不良代谢影响。治疗充血性心力衰竭的疗效肯定，可以改善症状，延长寿命，且降低死亡率达 18% ~ 40%。也可用于治疗心肌梗死。

有抗血小板聚集作用，可抑制腺苷诱导的血小板聚集，高血压患者服药 4 周后血小板体外自发性聚集减少 15%。长期应用对血脂无不良影响，有报道称依那普利甚至可降低胆固醇。阿司匹林亦能减弱依那普利的降压效果。

【不良反应】 早期应用大剂量依那普利（40mg/d）与卡托普利（150mg/d）治疗心力衰竭比较，依那普利引起的低血压、高血钾、肌酐清除率（creatinine clearance rate，CCr）降低等不良反比卡托普利多。随后减小剂量时，其不良反应与卡托普利相似。长期应用患者耐受性良好。不含—SH，故无卡托普利的青霉胺样反应。味觉障碍罕见，皮疹与白细胞减少者少见。可引起咳嗽，治疗心力衰竭时可引起低血压、头晕、头痛等不良反应。因降低肾小球滤过压，肾血管堵塞患者容易发生肾损伤。高血压患者因不良反应停药者约 3.3%，心力衰竭患者停药者约 5.7%。

案例 22-2 分析讨论

1. 依那普利能够抑制循环和组织中的 Ang Ⅰ 转化为 Ang Ⅱ，同时阻止缓激肽的降解，刺激 NO 和前列环素的合成，抑制儿茶酚胺类物质的释放，引起血管扩张，降低外周阻力，减少水钠潴留，减轻心脏前、后负荷，改善心脏功能；也通过减少 Ang Ⅱ 和醛固酮的形成逆转心肌和血管的重构，改善心脏功能，缓解心力衰竭的症状。

2. 依那普利通过减少 Ang Ⅱ 和醛固酮的形成刺激 NO 和前列环素的合成，抑制儿茶酚胺类物质的释放，降低交感神经张力，从而使心率减慢、血管舒张而降压，逆转心肌重构而使心胸比缩小。

赖诺普利

赖诺普利的化学结构与依那普利相似，是依那普利的赖氨酸同系物，能直接抑制 ACE 活性，与 ACE 结合牢固，故作用持久。

【体内过程】 亲水性较高，口服吸收较少且较慢，服后 2 ~ 3h 起效，4 ~ 6h 血药浓度达峰值。口服不受食物影响，生物利用度约 25%，血浆蛋白结合率低于 10%。有效血药浓度的 $t_{1/2}$ 为 11.6h，服药 2～3 日可达到稳态血药浓度。不被肝脏代谢，原形经肾脏排泄。在肾功能不全患者、老年患者与心力衰竭患者，其清除减慢，用药量应减少。

【临床应用】　赖诺普利抑制 ACE 的作用比依那普利稍强，作用持续时间亦稍长。每日 2.5～10mg，一次服药即可。超过 20mg，药效不再增强。可单用治疗高血压，其降低舒张压作用与 β 受体拮抗药美托洛尔相似，而其降低收缩压的作用更强。与噻嗪类利尿药合用有协同增效作用，且可抵消利尿药的低血钾作用。赖诺普利也可与钙通道阻滞药合用治疗高血压。与 β 受体拮抗药抑制左心室功能相反，赖诺普利能增强左心室功能，用于治疗心力衰竭。

【不良反应】　患者对赖诺普利耐受性良好。ACEI 的一般性不良反应均可发生，如咳嗽、低血压、头痛、头晕、腹泻、血管神经性水肿等，发生率为 3.1%～6.2%。心力衰竭患者应用该药可致低血压。肾动脉堵塞患者应用可加重肾衰竭。

雷米普利

雷米普利（ramipril）与依那普利同属前药，体内水解代谢为以羧基为活性基团的雷米普利酸（ramiprilat）。

【体内过程】　口服吸收快。口服后 0.3～1h 血药浓度达峰值，1～2h 起效，6h 作用达高峰。生物利用度为 54%～65%，血浆蛋白结合率约 73%。清除慢，血浆 $t_{1/2}$ 为 13～17h，作用持续时间超过 24h。亲脂性强，广泛分布于肝、肾、肺及皮下组织中，也可穿透血脑屏障进入脑组织，通过胎盘进入羊水与胎儿体内。在肝脏内水解为雷米普利酸，并继而代谢失活。原形药在尿中排泄极少。有少量从乳汁分泌。

【药理作用】　对心肌与血管组织亲和力强，对组织中的 ACE 抑制作用比依那普利更强。具有保护血管内皮细胞和抗动脉粥样硬化作用。亚降压剂量时具有抗心肌肥厚作用。

【临床应用】　治疗高血压，开始第一周每日口服一次 1.25mg，逐渐增到每日 2.5～7.5mg。对心肌梗死并发心力衰竭患者疗效肯定，能降低心肌梗死早期并发心力衰竭患者的死亡率。

贝那普利

贝那普利（benazepril）为另一种在体内水解为羧基的与依那普利类似的前药，具有长效、强效的作用特点。

【体内过程】　口服吸收快。口服 30min 后血药浓度达峰值，1h 起效，约 4h 作用达高峰。血浆消除呈双相，初期 $t_{1/2}$ 为 3h，末期 $t_{1/2}$ 为 24h。在肝脏中水解为贝那普利酸起效，在血浆中浓度达峰值时间为 1.25h。在体内大部分代谢失活，经肾脏排泄的活性成分不到 1%，部分经胆汁排泄。轻中度肾功能减退对其血药浓度影响不大。肝硬化患者血药浓度倍升，但不影响其转为贝那普利酸。

【药理作用】　体外抑制 ACE 的 IC_{50} 为 2nmol/L，相当于雷米普利，而比依那普利与赖诺普利强。抑制 ACE 作用持续 24h 以上，每日口服一次即可。能增加肾血流量与排钠作用，改善肾功能。

【临床应用】　治疗高血压与心力衰竭，应由小剂量开始，逐渐增量，疗效与依那普利相似或稍强。对多种病因的慢性肾衰竭（包括肾小球肾病、间质性肾炎、肾血管硬化、糖尿病肾病等）有治疗作用；3 年治疗与安慰剂比较，能减少由轻度肾衰竭发展到末期的危险性达 71%，中度肾衰竭发展到末期的危险性减少 46%；可以延迟肾衰竭患者发展到必须进行血液透析的时间。但对多发性肾囊肿的肾损伤无效。与噻嗪类利尿药合用增效，与 β 受体拮抗药、钙通道阻滞药、非固醇类抗炎药、抗凝药、洋地黄类等合用无不良的相互作用。

培哚普利

培哚普利（perindopril）为含—COOR 的前药。

【体内过程】　口服吸收快，T_{max} 因剂量而不同，口服 4mg 时半小时内达峰值，口服 8mg 时 2h 达峰值，口服 16mg 时约 3h 达峰值。生物利用度为 60%～95%，血浆蛋白结合率约 18%。健康老年人体内转化为培哚普利酸达 61%，比健康青年人约高 1 倍，故老年人用药应减量。肝功能代偿好的肝硬化患者转化不降低。黄色人种口服培哚普利 4mg 后到血药浓度达峰比白色人种较快而持续时间稍短。

【临床应用】　体外抑制 ACE 的 IC_{50} 为 2.4nmol/L，相当于雷米普利与贝那普利，稍强于依那普利与赖诺普利。每日 4～8mg 的抗高血压疗效相当于依那普利（10～20mg/d）或略强于卡托普利（25～50mg，每日两次）。口服后 4h 抑制 ACE 的活性达 90%，抑制 70% 可持续 24h 以上，故每日口服一次即可。能改善动脉的顺应性，逆转左心室肥厚，减轻微蛋白尿，并在降血压时不减少脑缺血性脑卒中患者的脑血流量。与卡托普利和依那普利相比，较少引起肾衰竭患者的首剂低血压反应。

福 辛 普 利

福辛普利（fosinopril）是第一个批准上市的含有次膦酸基（—POOR）的 ACEI，属前药，体内转化为含有—POOH 活性基团的福辛普利酸。此活性基团与 ACE 的活性部位 Zn^{2+} 结合而发挥抑制作用。

【体内过程】 口服福辛普利主要由回肠吸收，吸收量为 36%。大部分（70% ～ 80%）在肝脏与肠黏膜水解为福辛普利酸起效，血药浓度峰值与降压作用均在 3 ～ 6h 达到高峰。血浆蛋白结合率达 95% 以上，致使其稳态分布容积较低（9.8L）。在心、脑分布多，在肾脏分布较少。血浆 $t_{1/2}$ 约 12h。肝、肾双通道排泄，肾脏病或衰老时的肾功能减退较少影响其药动学。在轻、中度肾功能不全（CCr =30ml/min）患者，福辛普利连用 10 日不引起血中蓄积。在肝硬化患者服用 10mg/d 连续14 日后，血药浓度略增高，无临床意义。故在肝、肾功能减退患者，一般不需减量，较少引起蓄积中毒。依那普利和赖诺普利连用 10 日已有明显蓄积。福辛普利在乳汁中有分泌。

【临床应用】 福辛普利体外抑制 ACE 的 IC_{50} 为 11nmol/L，比卡托普利强 1 倍。因血浆 $t_{1/2}$ 较长，每日口服 1 次即可。福辛普利口服后 3 ～ 6h 降压作用达到高峰，降压作用缓和而持久。福辛普利在改善心脏收缩与舒张功能方面比相应剂量的卡托普利或赖诺普利均强，可能与其在心肌分布较多、亲和力较大有关。

群 多 普 利

群多普利（trandolapril）为前药。

【体内过程】 群多普利在肝脏代谢为有活性的群多普利酸，后者与 ACE 亲和力强，结合后解离慢，故 $t_{1/2}$ 长，作用持久。口服后 4h 起效。原药的生物利用度为 10%，其活性代谢物的生物利用度为 70%。一次用药后完全抑制 ACE 活性可持续 24h，日服 1 次即可保持降压疗效。约 1/3 从尿排泄，2/3 从粪便排泄。

【临床应用】 群多普利降压作用强大，其 0.5 ～ 4mg/d 的抗高血压疗效相当于依那普利 25 ～20mg/d、赖诺普利 10mg/d；其 2 ～ 4mg/d 的抗高血压疗效相当于阿替洛尔 100 ～ 200mg/d，或缓释硝苯地平 40mg/d。与噻嗪类利尿药或与钙通道阻滞药合用，降压疗效增强。群多普利对充血性心力衰竭与心肌肥厚均有效。心肌梗死后 3 ～ 7 日服用群多普利能改善左心室功能，降低死亡率。

喹 那 普 利

喹那普利（quinapril）为前药。

【体内过程】 在体内代谢为喹那普利酸后起效。口服后 1h 起效，2 ～ 4h 作用达峰值。生物利用度为 60%，与高脂肪饮食同服能减慢吸收。血浆 $t_{1/2}$ 为 2h，但由于其与 ACE 结合牢固，降压疗效可持续 24h。在肝内代谢后 60% 经肾脏排泄，37% 经粪便排泄。

【临床应用】 10 ～ 40mg/d 的抗高血压疗效与同等剂量的依那普利相当。对充血性心力衰竭也有效，能改善运动耐力。还能改善血压正常的冠心病患者的血管内皮细胞功能，机制与抗氧化作用有关。Ang II 能促进线粒体产生氧自由基，使内皮细胞产生的 NO 失活，损伤血管舒张功能。喹那普利能减少 Ang II 在血管产生的氧自由基，保护 NO 免遭失活。

第三节 血管紧张素 II 受体阻滞药

血管紧张素 II 受体阻滞药（ARB）在受体水平阻断 RAS，与 ACEI 比较有作用专一的特点。早期的 ARB 均为肽类，必须静脉给药，难以推广应用。近年研制成功的非肽类 ARB 可口服，对 AT_1 受体有高度选择性，作用持久。常用的药物有氯沙坦、缬沙坦（valsartan）、厄贝沙坦（irbesartan）、坎地沙坦（candesartan）、替米沙坦（telmisartan）等。此外还有依普沙坦（eprosartan）、他索沙坦（tasosartan）、奥美沙坦（olmesartan）、阿齐沙坦（azisartan）、阿利沙坦（allisartan）等。

ARB 与 ACEI 治疗高血压、心力衰竭的疗效相同或相似，所不同的是 ARB 不抑制 ACE，因而不产生缓激肽或 P 物质堆积，故无咳嗽不良反应。不能耐受 ACEI 咳嗽不良反应的患者，可改用 ARB，这是 ARB 较 ACEI 的主要优点之一。Ang II 不仅通过 ACE 转化 Ang I 而来，而且可以通过糜酶旁路产生，特别是在人心脏，80% 的 Ang Ⅱ 来自糜酶旁路。故 ARB 阻断 Ang Ⅱ 的作用比 ACEI 更完全，这也是 ARB 优于 ACEI 之处。但 ACEI 不仅阻止 Ang Ⅱ 的产生，而且增强缓激肽通过诱导生成 NO 与 PGI_2 而产生心血管保护作用，这是 ARB 所缺乏的。此外，ACEI 特别是卡托普利有增强胰岛素敏感性、降低血浆胰岛素水平的作用，而 ARB 无此作用。

对老年充血性心力衰竭患者的临床疗效，曾有研究（ELTE1）提示氯沙坦在降低死亡率方面优于卡托普利，但是后来的研究（ELTE2）结果提示氯沙坦治疗患者的死亡率与卡托普利相似或稍高。对于急性心肌梗死伴心力衰竭患者，两项大型临床试验均证明氯沙坦、缬沙坦与卡托普利的临床疗效相仿。对于心血管病高危人群，替米沙坦与雷米普利的疗效也相仿。目前认为，ACEI 和 ARB 治疗疾病、改善预后的临床地位同等重要。由于 ARB 与 ACEI 各有优缺点，且阻滞 RAS 的环节不同，故理论上推测二者合用可以更完全地阻断 RAS，取长补短，增强疗效。动物实验与早期（1996 ～ 2000 年）临床观察证实了这一设想，两类药物合用可增强降压疗效。然而，近年来大型临床试验结果并未观察到两类药物合用的益处，相反却增加了不良反应发生率。目前临床指南不建议合用这两类药物。

氯 沙 坦

氯沙坦是美国 FDA 在 1995 年批准的第一个治疗高血压的 ARB，属于甲基联苯四唑杂环类化合物。

【体内过程】 氯沙坦口服吸收良好，生物利用度约 33%，血浆蛋白结合率高于 98%，血浆 $t_{1/2}$ 约 2.2h，在肝脏主要由 CYP2C9 代谢为有活性的 EXP3174。EXP3174 的血浆 $t_{1/2}$ 约 6.7h，与 AT_1 受体结合更牢固，离解常数 5 倍于母药，故其阻断 AT_1 受体的作用也更强。氯沙坦和 EXP3174 大部分经胆汁排泄，少量经尿液排泄，其血浆清除率受肝功能不全的影响，但不受肾功能不全的影响。心力衰竭患者氯沙坦口服的药动学指标与健康人相似。

【药理作用】

1. 抗高血压作用 健康志愿者口服氯沙坦 10 ～ 40mg 可使外源性 Ang Ⅱ 的升压反应降低 70%；口服 40 ～ 120mg 则降低 90%。在各种高血压动物模型（包括肾性高血压、自发性高血压、转基因高血压、乙酸去氧皮质酮盐敏感性高血压大 / 小鼠）和高血压患者均已证实氯沙坦的抗高血压作用。

2. 抗充血性心力衰竭 氯沙坦可阻断心脏 AT_1 受体，阻止 Ang Ⅱ 对心力衰竭的不良影响，舒张血管，降低心脏负荷，故对充血性心力衰竭有效。在心肌梗死后的心力衰竭模型，氯沙坦对血流动力学参数的影响与卡托普利相同，均降低左室舒张末压，减少左室舒张末容积，降低总血容量，增加静脉容量；均不明显影响平均动脉压、心率和右心房舒张末压。

3. 对肾脏的作用 麻醉犬静脉注射 15μg/（kg·min）或 50μg/（kg·min）的氯沙坦不改变血压和心排血量，但增加肾血流量、肾小球滤过率、尿量和钠钾排出量。在肾切除达 5/6 的严重肾衰竭自发性高血压大鼠，氯沙坦降低尿蛋白的强度同依那普利。在链佐星诱发的糖尿病大鼠，用氯沙坦治疗 3 ～ 4 周，能降低血压、肾小球毛细血管压与出球小动脉阻力，增加毛细血管血流量，但不改变单个肾单位的肾小球滤过，提示氯沙坦对肾功能有保护作用。在肾病综合征患者，用药一个月后蛋白尿减少 34%。在有高血压的肾病患者，氯沙坦在降压的同时能保持肾小球滤过率，增加肾血流量与排钠，减少蛋白尿 30% ～ 40%。氯沙坦还能增加尿酸与尿素排泄，降低血浆尿酸水平，这一作用为氯沙坦特有，厄贝沙坦等无此作用。

4. 抗心血管重构作用 氯沙坦能阻断 Ang Ⅱ 的促细胞增殖、肥厚作用，长期用药能抑制心肌、血管肥厚和重构，有益于高血压与心力衰竭的治疗，降低患者死亡率。在主动脉与腔静脉吻合形成的高输出型心力衰竭模型，氯沙坦灌胃或卡托普利饮用均使平均动脉压和左室舒张末压降至正常水平，逆转心肌肥厚。在主动脉狭窄所致心脏肥厚模型，氯沙坦与卡托普利相似，均能预防与逆转心肌肥厚，并能抑制心肌肌球蛋白重链的基因表达，缩小心脏，改善心肌收缩功能。在乙酸去氧皮质酮盐敏感性高血压大鼠心力衰竭模型，氯沙坦可减轻心脏重量。在心肌梗死后的心脏重构患者，氯沙坦与依那普利均可减轻心脏肥厚。

5. 阻断 TXA_2 受体的作用 氯沙坦 10μmol/L 能明显降低 TXA_2 受体激动剂 U46619 诱导产生的血小板聚集，1μmol/L 能明显抑制 U46619 引起的自发性高血压大鼠主动脉环与犬的冠状动脉收缩。故认为氯沙坦有拮抗 TXA_2/PGH_2 受体的作用，其抗血栓作用在大鼠体内实验也得到证实。

【临床应用】　可用于治疗各型高血压，适用于不同年龄的高血压患者。可缓解左心室肌肥厚和心血管重构，产生肾脏保护作用，对伴有糖尿病、肾病和慢性心功能不全的高血压患者有良好疗效。与噻嗪类利尿药或钙通道阻滞药合用可增强降压疗效。除可用于高血压治疗外，氯沙坦还主要用于慢性充血性心力衰竭的治疗，适用于血浆肾素活性提高、Ang Ⅱ 增多导致血管壁和心肌肥厚及纤维化的慢性充血性心力衰竭的治疗。与 β 受体拮抗药阿替洛尔比较，氯沙坦使死亡、心肌梗死或脑卒中等复合终点的发生率降低 13%，脑卒中和新发糖尿病的发生率降低 25%。

【不良反应】　氯沙坦不良反应的发生率明显低于卡托普利。不易引起咳嗽、血管神经性水肿等。耐受性好，可长期服用。偶有头晕、头痛等与 ACEI 类似的反应。有少数报道称其可导致红细胞减少、可逆性味觉障碍甚至味觉缺失、多发性关节痛、紫癜、急性胰腺炎等。可引起低血压、肾功能障碍、高钾血症等。对低血压、肝功能不全及严重肾功能不全患者，应慎用或减少起始剂量。肝硬化患者氯沙坦的血浆浓度明显增加，对肝功能不全患者应该考虑使用较低剂量。应避免与补钾或保钾利尿药合用。禁用于孕妇、哺乳期妇女及肾动脉狭窄者。

缬 沙 坦

缬沙坦为美国 FDA 于 1996 年批准的用于治疗高血压的第二个 ARB，为不含杂环的联苯四唑类化合物。

【体内过程】　口服吸收快，T_{max} 为 2～4h，降压效果 T_{max} 为 4～6h。作用强，可持续 24h 以上。生物利用度为 25%，血浆蛋白结合率为 90% 以上，血浆 $t_{1/2}$ 为 6～8h。70% 经胆汁排泄，30% 经肾脏排泄。健康人连续服药 8 日后无明显蓄积，但有轻度或中度肝损伤者口服 160mg 后的血药浓度比肝功能正常者约高 2 倍。

【临床应用】　药理作用与氯沙坦相似。可单独用于轻、中度原发性高血压或与其他抗高血压药合用治疗各期高血压。长期用药也能逆转左心室肥厚和心血管重构。可用于治疗慢性充血性心力衰竭，显著降低因心力衰竭恶化住院的概率，提高射血分数，改善心力衰竭症状和体征。

【不良反应】　缬沙坦有与 ACEI 相似的头痛、头晕反应，但咳嗽少见。轻、中度高血压兼有肾损伤的患者用药后肾功能一般无恶化。

厄 贝 沙 坦

厄贝沙坦为与氯沙坦化学结构同类的联苯四唑杂环类 ARB，1997 年被美国 FDA 批准用于治疗高血压。

【体内过程】　口服吸收快，1.5～2h 血药浓度达峰值。吸收不受食物影响。生物可用度达 60%～80%。经肝与肾双通道排泄，其药动学较少受肝、肾功能不全与年龄、性别的影响，其 $t_{1/2}$ 为 11～15h，降血压作用可维持 24h。

【药理作用】　在体内不需要代谢即有较强的 AT_1 受体阻断作用，强于氯沙坦及其代谢物 EXP3174。降压时，对心率、醛固酮无影响，血浆肾素活性持续升高。降压作用有剂量依赖性，但是不良反应无明显剂量依赖性。与噻嗪类利尿药合用有增效作用。厄贝沙坦 150mg/d 的抗高血压疗效与氯沙坦 100mg/d 相当。与氯沙坦不同，厄贝沙坦无促尿酸排泄作用，表明此作用与其阻断 AT_1 受体无关。

【不良反应】　与氯沙坦、缬沙坦相似，厄贝沙坦耐受性好。但因阻断 RAS 会出现头晕、低血压、高血钾，以及加重肾动脉堵塞患者肾损伤的不良反应，但是比 ACEI 少见。

坎 地 沙 坦

坎地沙坦为 1998 年美国 FDA 批准的强效长效 ARB。其化学结构为与氯沙坦同类的联苯四唑杂环类。

【体内过程】　口服坎地沙坦的生物利用度为 15%，血浆蛋白结合率为 99.5%，血浆 $t_{1/2}$ 为 3.5～4h，其活性代谢产物 CV-11974 的 $t_{1/2}$ 为 9～11h。

【药理作用】　属于前药，在体内转化为 CV-11974 后起效。属于非竞争性拮抗药，与 AT_1 受体结合牢固，解离慢，故作用持久。拮抗 Ang Ⅱ 升压作用比氯沙坦及其活性代谢物 EXP3174 分别高 48 倍和 12 倍。用于治疗高血压的口服常用剂量仅为 4～16mg/d，其降压效力相当于氯沙坦 100mg/d 或依那普利 10～20mg/d。适用于各型高血压。在易发生脑卒中型自发性高血压大鼠、乙酸去氧皮质酮盐敏感性高血压大鼠、肥胖型高血压大鼠，坎地沙坦能降低脑卒中的发生率，减轻肾功能及其他终末器官损伤，甚至在低于降压剂量时即有终末器官保护作用。

替米沙坦

替米沙坦是 FDA 于 1998 年批准用于治疗高血压的 ARB。

【体内过程】 口服吸收快，受食物轻度影响，服后 1h 起效。生物利用度较氯沙坦、缬沙坦与坎地沙坦高，口服 40mg 时为 42%，160mg 时为 58%。血浆蛋白结合率达 99%。血浆 $t_{1/2}$ 长达 18～24h，降压持续时间可超过 24h。在肝脏进行酰基葡糖醛酸化代谢。肝功能障碍者应用宜谨慎。

【临床应用】 治疗高血压的疗效肯定。20～80mg，每日 1 次，其控制舒张压的效果优于氨氯地平（5～10mg/d）或氯沙坦（5mg/d）；对轻、中度高血压，疗效不低于赖诺普利（10～40mg/d）或阿替洛尔（50～100mg/d），优于依那普利（20mg/d）。

【药物相互作用】 与地高辛同服时，能增加地高辛的血药浓度；与华法林同服则降低华法林的血药浓度，但不影响其抗凝血指标。

依普沙坦

依普沙坦为 1999 年美国 FDA 批准的治疗高血压的 ARB。健康志愿者口服依普沙坦的生物利用度为 13%，食物会减慢其吸收，但不影响药效。口服吸收后 1～2h 血药浓度达峰值。口服 100～800mg 时血药浓度的升高不完全与剂量的增加成比例。血浆蛋白结合率高达 98%，分布容积为 13L。其血浆 $t_{1/2}$ 为 5～9h。长期用药无蓄积作用。基本不被肝脏代谢，主要以原形经胆与肾脏排泄，以葡糖醛酸形式从尿中排泄的不到 2%。肾功能轻中度损伤者不需调整剂量。在老年人与肝肾功能严重损伤者，其血药浓度虽升高，但因毒副作用很轻，不致引起严重后果。治疗高血压的有效剂量为 600mg/d，耐受性良好。

（胡长平）

第二十三章 利尿药及脱水药

案例 23-1

患者，男，58 岁。因为反复呼吸困难 2 年，加重 3 个月，体重增加 8kg 入院。既往 2 年前出现上一层楼后呼吸困难，有端坐呼吸，踝部水肿。此后症状逐渐加重，期间间断服用氢氯噻嗪治疗。因阵发性夜间呼吸困难于半年前入院治疗 3 周，近 3 个月来只能端坐入睡。夜尿（2～3 次），有重度水肿。既往高血压病史 10 年，曾间断服用过普萘洛尔和氢氯噻嗪治疗。体检：神志清楚，端坐呼吸，口唇发绀，血压 160/100mmHg，脉搏 110 次/分，呼吸 28 次/分，体重 78kg。颈静脉怒张，胸部可闻及吸气相湿啰音和干啰音。心脏可闻及舒张早期奔马律，肝大，肝颈静脉回流征阳性，四肢凹陷性水肿（+++）。实验室检查：Na^+132mmol/L，K^+3.2mmol/L，Cl^-98mmol/L，血二氧化碳结合力 30.2mmol/L，尿酸 420μmol/L，尿素氮 24.2mmol/L，谷丙转氨酶 100U/L。胸片示少量胸腔积液，心脏扩大。心电图左心室高电压，超声心动图示射血分数 30%～40%。入院后给予氢氯噻嗪 50mg，每日一次，美托洛尔 25mg，每日两次，法莫替丁 20mg，每日两次，双氯芬酸钠 75mg，每日一次，和洋地黄合用治疗。治疗 1 周后症状略减轻，但胸腔积液及下肢水肿改善不明显。更改治疗方案：停用氢氯噻嗪，改用呋塞米 20mg，每日两次，增加螺内酯片 40mg，每日一次，停用双氯芬酸钠，加用 ACEI 类药物卡托普利，初始剂量 6.5mg，每日三次，维持剂量为 20mg，每日三次，加用氯化钾。治疗 2 周后症状明显改善，下肢水肿缓解，实验室检查及胸片均趋正常，出院。诊断：高血压，心力衰竭。

问题：

1. 造成患者水肿的可能原因有哪些？
2. 比较呋塞米、氢氯噻嗪和螺内酯的作用机制、应用和不良反应。

第一节 尿液生成和利尿药作用部位

利尿药（diuretics）是作用于肾脏，能够增加 Na^+ 和 Cl^- 为主的一些电解质和水排出，产生利尿作用的药物，临床上主要用于治疗各种原因引起的水肿（edema）、结石和高血钙等疾病。尿液的生成是经过肾小球滤过（glomerular filtration）、肾小管（renal tubule）和集合管（collecting tubule）的重吸收及分泌 3 个环节而实现的，利尿药通过作用于肾单位不同部位，影响尿液的生成环节而达到利尿的目的。

一、肾小球滤过

原尿是由血液流经肾小球，滤去血细胞、血浆蛋白等一些难以通过肾小球滤过膜的成分而生成。正常成人 24h 肾小球滤过的原尿量达 180L，但最终排出的终尿量仅为 1～2L，这是因为有大约 99% 的原尿在肾小管被重吸收。原尿量的多少取决于肾血流量及有效滤过压。有些药物如氨茶碱、多巴胺等，可加强心肌收缩力、扩张肾脏血管、增加肾血流量和肾小球滤过率，增加原尿量，但由于肾脏存在球-管平衡机制，终尿量的增多并不明显，利尿作用很弱。因此，目前常用的利尿药不是作用于肾小球，而是直接作用于肾小管，通过减少它对水和电解质等的重吸收而发挥利尿作用。

二、肾小管重吸收

（一）近曲小管

近曲小管是 Na^+ 重吸收的主要部位，原尿中约 2/3 的 Na^+ 在此段被重吸收，包括近 85% 的 $NaHCO_3$ 和 40% 的 NaCl，还有 60% 的水也在此段被重吸收。$NaHCO_3$ 在近曲小管的重吸收由近曲小管顶质膜的 Na^+/K^+ 交换子（Na^+/H^+ exchanger）触发。Na^+/K^+ 交换子按 1：1 比例将细胞内的 H^+ 分泌到管腔液中，同时将管腔液中的 Na^+ 转移至细胞内，后者被基侧膜上的钠泵（Na^+, K^+-ATP 酶）泵出到组织间液中。H^+ 分泌进入肾小管腔与 HCO_3^- 形成 H_2CO_3 后经脱水生成 H_2O 和 CO_2，后者以简单扩散通过细胞膜在细胞内水化成为 H_2CO_3，后又分解成 H^+ 和 HCO_3^-，H^+ 用于 Na^+/H^+ 交换。脱水和水化均由碳酸酐酶（carbonic anhydrase，CA）催化（图 23-1），所以一类抑制碳酸酐酶的利尿药阻断 H^+

循环发挥作用，代表药物为乙酰唑胺（acetazolamide，ACA），但近曲小管本身及以下各段均可出现代偿性重吸收增多现象，所以抑制近曲小管重吸收的药物利尿作用很弱，且易导致代谢性酸中毒。

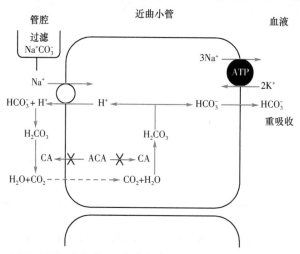

图 23-1　近曲小管上皮细胞 Na^+/H^+ 交换和碳酸酐酶抑制药的利尿作用机制

（二）髓袢升支粗段髓质和皮质部

原尿中有 35% 的 Na^+ 在此段被重吸收。髓袢（loop of Henle）升支粗段对 NaCl 的重吸收依赖于管腔膜侧存在的 Na^+, K^+-$2Cl^-$ 共同转运（Na^+, K^+-$2Cl^-$ cotransporter）系统，此过程缺少其中任何一种离子将会影响其他两种离子的转运。进入细胞内的 Na^+ 由基侧膜上的 Na^+, K^+-ATP 酶主动转运至细胞间质，Cl^- 经细胞旁路进入组织液，而细胞内蓄积 K^+ 则经管腔膜侧的钾通道返回管腔，形成 K^+ 的再循环。进入管腔内的 K^+ 造成腔内正电位，驱动 Mg^{2+} 和 Ca^{2+} 再吸收（图 23-2）。高效能利尿药〔主要作用于髓袢，又叫袢利尿药（loop diuretics）〕，通过抑制 Na^+, K^+-$2Cl^-$ 共同转运，不仅排出大量 NaCl，也增加 Mg^{2+} 和 Ca^{2+} 的排出。

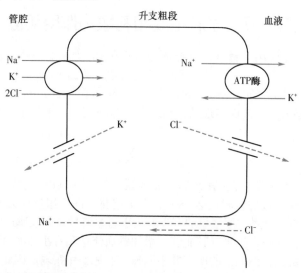

图 23-2　NaCl 在髓袢升支粗段的重吸收和高效能利尿药的作用机制

髓袢升支粗段对水几乎无通透性，所以肾小管液渗透压降低，形成"纯水"，该段在尿液的稀释和浓缩中具有重要意义。在髓质吸收的 Na^+ 和尿素共同形成与小管液流动方向相反的渗透压梯度，当集合管的尿液流经髓质高渗区时，在抗利尿激素（antidiuretic hormone，ADH）的作用下，小管液被重吸收，尿液被浓缩，这是肾脏对尿的浓缩功能。袢利尿药一方面抑制 NaCl 的重吸收，另一方面影响尿液的稀释和浓缩，产生高效利尿作用。

（三）远曲小管

尿液中约 10% 的 NaCl 在远曲小管（distal convoluted tubule）被重吸收，同时因此段相对不通透水，小管液被稀释。在远曲小管始段，Na^+ 通过 Na^+-Cl^- 共同转运子（Na^+-Cl^- cotransporter）主动重吸收到细胞内（图 23-3），中效噻嗪类利尿药选择性地抑制此转运子产生利尿作用；而末段远曲小管则通过传导通道（conductive pathway）将重吸收 Na^+，利尿药阿米洛利可阻断此通道。在远曲小管，Ca^{2+} 通过管腔膜上的钙通道和基侧膜的 Na^+-Ca^{2+} 交换被主动吸收，甲状旁腺激素（parathyroid hormone，PTH）可调节此过程。

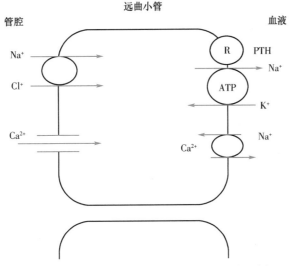

图 23-3　Na^+ 在远曲小管和集合管的重吸收机制

（四）集合管

原尿中 2% ～ 5% 的 NaCl 在集合管（collecting tubule）重吸收，但此段在 Na^+ 和 K^+ 排出中的作用非常重要，同时一些盐皮质激素作用于此段影响泌尿功能。主细胞顶质膜的不同通道分别介导 Na^+ 的重吸收和 K^+ 的分泌，进入主细胞的 Na^+ 通过基侧膜 Na^+，K^+-ATP 酶的转运进入血液循环。Na^+ 的重吸收促进 K^+ 的分泌，同时 Na^+ 重吸收超过 K^+ 分泌在管腔内产生负电压，此负电压驱动 Cl^- 通过旁细胞途径吸收入血。醛固酮（aldosterone，ALD）为脂溶性，进入细胞并与胞质内醛固酮受体（aldosterone receptor）结合形成复合物。此复合物再与胞核内受体结合，调节特异性 mRNA 转录，增加醛固酮诱导蛋白（aldosterone-induced protein）的合成，从而增强管腔膜侧 Na^+ 的内流；提高基侧膜 Na^+，K^+-ATP 酶的活性，促使 K^+ 向管腔分泌；另外，醛固酮尚能促进细胞的生物氧化过程以提供 ATP，为 Na^+ 泵活动供能（图 23-4）。低效能利尿药螺内酯能对抗醛固酮的调节功能，而氨苯蝶啶等能直接抑制集合管的 Na^+-K^+ 交换，造成排 Na^+ 留 K^+ 而利尿，故它们又称为保钾利尿药。从下丘脑释放的肽类激素 ADH 可调节集合管的水重吸收，是影响尿液浓缩的最后关键因素，但迄今为止尚无利尿药通过影响 ADH 起作用。

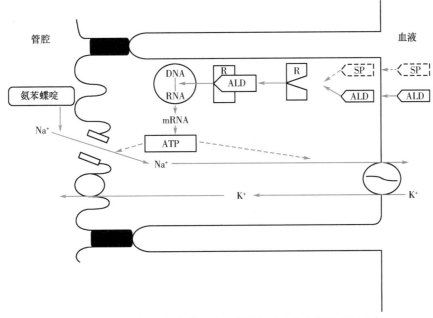

图 23-4　醛固酮对远曲小管和集合管的作用及螺内酯的利尿机制

第二节 利 尿 药

常用利尿药的分类及作用机制和代表药物见表 23-1。

表 23-1　利尿药的分类、作用机制和代表药物

分类	作用部位	机制	代表药物
碳酸酐酶抑制药	近曲小管	抑制碳酸酐酶活性，使 H^+ 分泌减少，抑制 H^+-Na^+ 交换，Na^+ 重吸收减少，尿量减少	乙酰唑胺（acetazolamide）醋甲唑胺（methazolamide）
高效能利尿药	髓袢升支粗段	抑制 Na^+，K^+-2Cl^- 共同转运，抑制 NaCl 的重吸收	呋塞米（furosemide）依他尼酸（ethacrynic acid）布美他尼（bumetanide）
中效能利尿药	远曲小管近端	抑制 Na^+-Cl^- 同向转运	噻嗪类（thiazine）
低效能利尿药	远曲小管集合管	阻滞钠通道，减少 Na^+ 重吸收，留滞 K^+，利尿作用弱	氨苯蝶啶（triamterene）阿米洛利（amiloride）
醛固酮拮抗药	远曲小管集合管	竞争性结合醛固酮受体，抑制 Na^+，K^+-ATP 酶，留滞 K^+	螺内酯（spironolactone）

一、高效能利尿药

高效能利尿药（high-ceiling loop diuretics）主要作用于髓袢升支粗段，抑制 Na^+，K^+-2Cl^- 共同转运机制，又称袢利尿药（loop diuretics）。此类药物利尿作用迅速、高效、强大。常用药物有呋塞米（furosemide，呋喃苯胺酸，速尿）、依他尼酸（ethacrynic acid，利尿酸）、布美他尼（bumetanide）和托拉塞米（torasemide）等，前 3 者含有磺胺结构，对碳酸酐酶也有一定的抑制作用，依他尼酸是一个苯氧乙酸衍生物，而托拉塞米属磺酰脲吡啶类，是它们的活性代谢产物。正常状态下，持续给予大剂量呋塞米可使成人 24h 内排尿量达到 50 ～ 60L。

【药理作用】

1. 利尿作用　本类药物可能与 Na^+，K^+-2Cl^- 共同转运载体蛋白的 Cl^- 结合部位结合，阻断 Na^+、K^+ 和 Cl^- 在髓袢升支粗段的重吸收，使尿中这些离子的浓度增高，降低肾的稀释与浓缩功能，排出大量接近于等渗的尿液。因 Na^+，K^+-2Cl^- 共同转运被抑制可消除管腔内皮细胞两侧的电位差，增加 Ca^{2+}、Mg^{2+} 的排泄，长期应用本类药可引起低血镁，但由于 Ca^{2+} 在远曲小管可被主动重吸收，故一般不引起低钙血症。由于流入远曲小管和集合管的 Na^+ 增加，促使 Na^+-K^+ 交换增加，另外由于强大利尿作用使血容量降低而激活肾压力感受器及肾交感神经，促进肾素（renin）的释放，醛固酮分泌增加，结果进一步促进 Na^+-K^+ 交换，导致 K^+ 外排增多。此类药物排出的 Cl^- 超过 Na^+，可引起低氯碱血症。

2. 对血流动力学的影响　袢利尿药可扩张肾血管，降低肾血管阻力，增加肾血流量，提高肾小球滤过率，并可改变肾皮质内血流分布。呋塞米和依他尼酸可直接扩张血管，缓解肺淤血，降低充血性心力衰竭患者的左心室充盈压。以上两方面的作用可能与本类药物促进肾脏前列腺素合成有关，受非甾体抗炎药的干扰。

【体内过程】　高效能利尿药可以口服和静脉注射给药（表 23-2）。因本类药物与血浆蛋白广泛结合，在体内的消除主要经近曲小管有机酸转运系统主动分泌到管腔，随尿以原形排出，约 1/3 随胆汁排出，反复给药不易在体内蓄积，但受肾功能影响，肾功能不全时可延长为 10h。吲哚美辛和丙磺舒与此类药物相互竞争近曲小管有机酸分泌途径，因此若同时使用会影响袢利尿药的作用和排泄。

表 23-2　高效能利尿药的体内过程

药物	给药途径	起效（min）	峰值（min）	维持（h）	强度	口服吸收（%）	$t_{1/2}$（h）
呋塞米	口服	15 ～ 60	60 ～ 120	4 ～ 6	1	11 ～ 90	0.3 ～ 3.4
	静脉注射	5	30	2			
布美他尼	口服	30	60 ～ 120	4.5 ～ 6	40	59 ～ 89	0.3 ～ 1.5
	静脉注射	10	45	1			
依他尼酸	口服	20	120	6 ～ 8	0.7	几乎为 100	0.5 ～ 1.0
	静脉注射	15	45	3			

【不良反应】

1. 水与电解质紊乱　因过度利尿而引起，主要表现为低钾血症，并可增强强心苷对心脏的毒性，而且肝性脑病也被认为与低钾血症有关，故应用此类药物应注意及时补充钾盐，或合用保钾利尿药。电解质紊乱还表现为低血容量、低血钠、低氯碱血症等。长期应用还可引起低血镁（引起心律失常的危险因素）和低钙血症（少数情况引起手足抽搐），由于 Na^+，K^+-ATP 酶的激活需要 Mg^{2+}，当低血钾和低血镁同时存在时，如不及时纠正低血镁，即使补充 K^+ 也不易纠正低钾血症。

2. 耳毒性　长期大剂量应用此类药物时表现为眩晕、耳鸣、听力减退，甚至发生暂时性或永久性耳聋，与剂量和用药时程有关，快速静脉注射时常发生，而口服时少见。该不良反应可能与药物抑制耳蜗血管纹的 Na^+，K^+-2Cl^- 共同转运，减少 K^+、Cl^- 向内淋巴液分泌，损伤耳蜗管基底细胞有关。多见于依他尼酸或肾功能不全或同时使用其他耳毒性药物（如氨基糖苷类抗生素）。布美他尼的耳毒性最小，为呋塞米的 1/6，听力有缺陷及急性肾衰竭患者宜选用布美他尼。

3. 高尿酸血症　原因为利尿后减少细胞胞外液容积，降低肾小球滤过率，增强近曲小管对尿酸的重吸收。另外，利尿药和尿酸经有机酸分泌途径排出时相互竞争，使尿酸的排出减少，长期用药时多数患者可出现高尿酸血症，但临床痛风的发生率较低。

4. 其他　可造成代谢紊乱，如高血糖，可增高血浆低密度脂蛋白和甘油三酯水平。胃肠道反应如恶心、呕吐、腹泻，大剂量时尚可出现胃肠出血。少数患者可发生白细胞、血小板减少。有时亦有变态反应，表现为皮疹、嗜酸性粒细胞增多、间质性肾炎等。

【药物相互作用】

（1）氨基糖苷类抗生素等可增强高效能利尿药的耳毒性作用，应避免合用。

（2）与华法林竞争血浆蛋白的结合部位，可增强其抗凝作用。

（3）与洋地黄合用时可增加其诱导的心律失常。

（4）呋塞米能降低头孢菌素类的肾清除率，合用时可增加肾脏毒性。

（5）非甾体抗炎药，如吲哚美辛可减弱或抑制它们的排 Na^+ 作用。

二、中效能利尿药

中效能利尿药（thiazides and thiazide-like analogs）包括噻嗪类（thiazides）和类似噻嗪类利尿药，化学结构均含有磺胺结构。噻嗪类利尿药含有噻嗪环，包括氯噻嗪（chlorothiazide）、氢氯噻嗪（hydrochlorothiazide）、氢氟噻嗪（hydroflumethiazide）、环戊噻嗪（cyclopenthiazide）、苄氟噻嗪（bendroflumethiazide）等。类似噻嗪类，如氯噻酮（chlortalidone）、吲达帕胺（indapamide）、美托拉宗（metolazone）、喹乙宗（quinethazone）、希帕胺（xipamide）等。本类药物虽其作用强度、起效快慢和作用维持时间有所差异，但作用机制和效能几乎相同，临床应用也很相似，故在此一并介绍。氢氯噻嗪是临床常用此类药物的原形药。

【药理作用】

1. 利尿作用　噻嗪类和类似噻嗪类的利尿机制是抑制远曲小管始端 Na^+-Cl^- 同向转运子，减少 NaCl 和水的重吸收，产生温和而持久的利尿作用。尿中含有较多的 Na^+ 和 Cl^-，此外转运至远曲小管的 Na^+ 增加，促进 Na^+-K^+ 交换，所以 K^+ 的排泄也增多。因含有磺胺结构而对碳酸酐酶有轻度抑制作用。此类药增加近曲小管对 Ca^{2+} 的重吸收并促进远曲小管基侧膜的 Na^+-Ca^{2+} 交换，减少尿 Ca^{2+} 含量，在高尿钙引起的肾结石治疗中起重要作用，但却很少引起高钙血症。

2. 抗尿崩症作用　应用噻嗪类利尿药治疗肾性尿崩症及升压素无效的垂体性尿崩症，可使患者尿量减少 50%。其作用机制可能与其抑制磷酸二酯酶活性，增加远曲小管及集合管细胞内 cAMP 的含量有关，后者能提高远曲小管对水的重吸收。同时因增加 NaCl 的排出，造成复盐平衡，导致血浆渗透压的降低，减轻口渴感，减少饮水量，使尿量减少。

3. 降压作用　通过利尿排钠减低血容量而降压，临床上作为基础降压药用于治疗高血压，详见抗高血压药物治疗章节。

【体内过程】　本类药脂溶性较高，口服吸收良好。口服后 1～2h 起效，4～6h 血药浓度达高峰。本类药是磺胺类有机酸，主要以原形由近曲小管分泌排泄，少量由胆汁排泄，$t_{1/2}$ 范围很宽。本类药物可通过胎盘、进入乳汁。

【不良反应】

1. 电解质紊乱　如代谢性酸中毒、低钠血症（可达到接近致死程度，应注意）、低血钾、低血镁、低氯碱血症等，必要时合用保钾利尿药可防治。

2. 高尿酸血症　主要是药物减少细胞外液容量，增加近曲小管对尿酸的重吸收所致，痛风者慎用。

3. 代谢变化　降低糖耐量，可诱发或加重高血糖或引起高脂血症。本类药可升高血清胆固醇、甘油三酯和低密度脂蛋白水平，同时伴有高密度脂蛋白的减少。血糖升高，可能与其抑制胰岛素分泌或增强糖原分解和糖异生有关。因此，糖尿病患者应慎用。

4. 其他　因含有磺胺结构，可引起变态反应，如溶血性贫血、血小板减少、急性胰腺炎、光敏性皮炎、胆汁阻塞性黄疸等，故对磺胺高度敏感者禁用此药。少数人服药后可产生中枢神经系统症状（眩晕、头痛、感觉异常）、胃肠道症状。

氯 噻 酮

氯噻酮虽非噻嗪类，但利尿作用与其相似。不同的是本药口服后吸收和排泄均较缓慢，利尿作用更持久，可达 48 ～ 60h，对碳酸酐酶的抑制作用较强，尿中排出的 HCO_3^- 增多，较少引起低血钾。除具有恶心、呕吐、乏力、头痛等一般反应外，还可导致畸胎或死胎，故孕妇忌用。

三、低效能利尿药

低效能利尿药（potassium-sparing diuretics and carbonic anhydrase inhibitors）作用弱，较少单用，一般不作首选药，主要与其他利尿药合用，按其作用机制大体分为两类：保钾利尿药（potassium sparing diuretics）和碳酸酐酶抑制药（carbonic anhydrase inhibitors）。

螺 内 酯

螺内酯（spironolactone）又名安体舒通（antisterone），化学结构与醛固酮相似，是人工合成的抗醛固酮类保钾利尿药。

【药理作用】　螺内酯与醛固酮竞争存在于末段远曲小管和集合管细胞内醛固酮受体，使醛固酮不能与受体结合成醛固酮–受体复合物（图23-4），阻碍醛固酮诱导蛋白的合成，因而妨碍钠通道和 Na^+ 泵在细胞膜上的表达，最终抑制 Na^+-K^+ 交换，减少 Na^+ 重吸收和 K^+ 的分泌，发挥排 Na^+ 留 K^+ 作用。螺内酯的利尿作用弱，起效慢而持久，其利尿作用依赖于体内醛固酮的水平，体内醛固酮高时，利尿作用升高。对醛固酮正常或切除肾上腺的动物则无明显利尿作用。临床上常与噻嗪类或高效能利尿药合用，以增强其利尿效果并减少 K^+ 丢失。

【不良反应】　本药不良反应较轻，少数患者可引起中枢神经系统症状（头痛、困倦、精神错乱）和胃肠道症状，如腹痛、胃出血、消化性溃疡（故消化性溃疡患者禁用）。因具有类固醇类结构，产生抗雄激素样作用，可引起男子乳房女性化和性功能障碍、妇女多毛症等。久用可引起高血钾，尤其当肾功能不良时，会危及生命，故肾功能不全者禁用。

氨苯蝶啶及阿米洛利

氨苯蝶啶（triamterene，三氨蝶啶）及阿米洛利（amiloride，氨氯吡咪）作用于末段远曲小管和集合管，阻滞管腔侧钠通道而减少 Na^+ 的重吸收。由于 Na^+ 的重吸收减少而降低管腔驱动 K^+ 分泌的负电位，导致 K^+ 的分泌减少，是保钾利尿药。Ca^{2+} 和 Mg^{2+} 的重吸收及 H^+ 的分泌亦减少。因直接抑制肾内皮细胞的 Na^+ 通道，它们排钠留钾的作用不受醛固酮水平影响，对肾上腺切除的动物，仍具有保钾利尿作用。氨苯蝶啶及阿米洛利的不良反应较少，偶见嗜睡、恶心、呕吐、腹泻和皮疹等。长期服用可致危及生命的严重高钾血症，故严重肝肾功能不全者、有高钾血症倾向者禁用。

乙 酰 唑 胺

乙酰唑胺（acetazolamide）又称醋唑磺胺（diamox），化学结构中含有磺胺基，是抑制肾小管上皮细胞中的碳酸酐酶的原药，也是现代利尿药发展的先驱。主要作用于近曲小管，可使 HCO_3^- 排泄量迅速升高，继而减少 Na^+ 和水的重吸收，但由于集合管对 Na^+ 的重吸收增加，利尿作用弱，目前很少用于利尿。同类药物还有双氯非那胺和醋甲唑胺，口服生物利用度良好，乙酰唑胺还可抑制眼睫状体上皮细胞和中枢神经细胞中的碳酸酐酶，减少房水和脑脊液的生成，使眼压和颅内压下降。目前主要用于治疗青光眼和脑水肿。长期使用，因具有磺胺结构可致骨髓抑制、变态反应等；此外，还可致代谢性酸中毒。

第三节　脱　水　药

脱水药又称渗透性利尿药（osmotic diuretics），包括甘露醇、山梨醇、高渗葡萄糖、甘油和尿素等。

该类药应具备如下几个特点：①静脉注射后不易通过毛细血管进入组织。②易经肾小球滤过，不易被肾小管重吸收。③在体内不被代谢。因此，此类药物主要通过提高血浆渗透压实现组织脱水作用。

甘 露 醇

甘露醇（mannitol）为一己六醇结构，临床主要用其 20% 的高渗溶液。

【药理作用】

1. 脱水作用　静脉注射甘露醇后，因不易从毛细血管渗入组织，能迅速提高血浆渗透压，使组织间液向血管内转移，引起组织脱水。可降低颅内压和眼压。口服甘露醇吸收极少，只发挥泻下作用。

2. 利尿作用　静脉注射甘露醇通过增加血容量和肾小球滤过率，减少肾小管对 Na^+、K^+ 和 Cl^- 等电解质和水的重吸收，产生利尿作用。10min 左右即能起效，2 ~ 3h 达高峰，持续 6 ~ 8h。

【不良反应】　少见。注射过快时可引起头痛、眩晕、视物模糊和心悸。还可发生渗透性肾病，严重者可发展成急性肾衰竭。因可增加循环血量而增加心脏负荷，慢性心功能不全者禁用。近年来引起急性肾衰竭的报道较多，应用时要注意甘露醇的总量和速度。

山 梨 醇

山梨醇（sorbitol）是甘露醇的同分异构体，药理作用与临床应用同甘露醇，但其水溶性较高，一般可制成 25% 的高渗液使用，进入体内大部分转化为糖原，而失去高渗性，故作用较弱。

高渗葡萄糖

静脉注入 50% 的高渗葡萄糖也有脱水及渗透性利尿作用，但易在体内代谢，故作用弱而不持久。主要用于脑水肿和急性肺水肿，一般与甘露醇合用。

尿 素

尿素（urea）作用与山梨醇相同。本药经肾小球滤过后，约 50% 被肾小管重吸收，现已不用于利尿。静脉滴注 30% 高渗液，增加血浆渗透压，具有脱水作用。可降低颅内压和眼压，用于脑水肿、脑癌、青光眼等。作用迅速，用药后 15 ~ 30min 起效，但维持时间短，且常继发颅内压反跳性回升，故注射本药 3 ~ 4h 后须加用其他脱水药物。

第四节　利尿药和脱水药的临床应用

水肿（edema）是组织间液体的异常积聚，可分为渗出性（exudative）和漏出性（transudative）。渗出性水肿是急性炎症的一种表现，而漏出性水肿常见于心、肝、肾等疾病，由机体血容量调节的病理性改变引起的钠潴留是其主要因素。在很多情况下，水肿本身不会立刻产生严重的后果，但一些特定部位的压迫性水肿（脑部）及较长期的水肿会加重原发疾病的进程和损害程度，需及时地消除。消除水肿（主要是漏出性水肿）有 3 种基本策略，纠正原发疾病（心力衰竭、肝硬化等），限制 Na^+ 的摄入量和使用利尿药。虽然前两者是治疗水肿的根本，但短期内难以达到满意的效果，所以利尿药和脱水药仍是临床上处理水肿的最常用选择。利尿药通过排 Na^+ 和排水而有效地消除水肿，但必须牢记的一点是，利尿药只对症治疗并可能带来新的电解质紊乱，所以使用时应注意选药、剂量和用药时程，避免引起严重的不良反应，同时注意治疗原发疾病。

1. 心性水肿　包括左心衰竭引起的肺水肿和右心衰竭引起的全身水肿，是心力衰竭的常见症状，心力衰竭的治疗不仅要改善心功能，而且应使用利尿药降低水钠潴留，减少血容量，降低后负荷，改善全身血压和心室收缩压，减轻肺水肿和静脉充血，对心力衰竭起辅助治疗作用。对轻、中度心源性全身水肿，常用氢氯噻嗪，也可加保钾利尿药；但对严重心性全身水肿要采用高效能利尿药加噻嗪类，同时用强心苷和 ACEI 加以控制。急性肺水肿时，静脉注射呋塞米等高效能利尿药，能使血容量及细胞外液明显减少，进而降低回心血量，减少左心室充盈压及降低肺楔压，同时还可通过舒张血管、增加静脉容量、降低左心室舒张末压而消除水肿。轻度肺水肿最好用口服高效能利尿药，避免过快利尿导致的电解质紊乱。在应用中除注意利尿药的不良反应外，还应注意以下几点：①过度使用利尿药可减少回心血量，使心室充盈压下降，进而减少心排血量，导致重要脏器缺血，右心衰竭患者尤易发生。②可使体内醛固酮水平升高，影响利尿效果，与螺内酯合用会增加利尿作用。③利尿药引起的低血钾可加重心律失常并易发生强心苷中毒，限制患者摄入钠可减少集合管处 Na^+-K^+ 的交换，常可避免发生低血钾。

2. 肝性水肿　肝硬化时，因血浆胶体渗透压下降及对醛固酮、ADH 灭活能力的下降，开始治疗时不宜采用高效能利尿药，否则会引起严重的血容量不足、电解质紊乱、低钾血症等，会加速肝衰竭和诱发肝性脑病。一般情况下，肝硬化患者对高效能利尿药有一定的耐受性（原因不清楚），所以宜先用螺内酯等保钾利尿药或加噻嗪类利尿药，如疗效不显著，也可合用高效能利尿药，但通常情况下，大量的利尿剂治疗肝硬化的弊大于利。

3. 肾性水肿　急性肾炎时，一般不用利尿药，主要采用无盐膳食和卧床休息以消退水肿，若必要，轻度时选用氢氯噻嗪，中度时宜选用高效能利尿药，而重度时应禁用利尿药。慢性肾炎伴有高血压，选用噻嗪类利尿药既能消肿又能降低血压。糖尿病肾病时，常伴有血钾的增高，此时应选用噻嗪类或高效能利尿药，促进 K^+ 排出。急性肾功能不全早期，因甘露醇无效或左心衰竭忌用甘露醇的患者，用强效利尿药可获得满意疗效。慢性肾功能不全者不宜选用乙酰唑胺或保钾利尿药，使用大剂量呋塞米和布美他尼治疗有一定的疗效，但肾小球滤过率降低尿量明显减少时，主要采用饮食和透析治疗。肾病综合征水肿除限制水、盐摄入量和给予白蛋白外，可酌情选用噻嗪类或强效利尿药。总的来说，用利尿药治疗肾性水肿时，多宜选用高效能利尿药，不宜选用保钾利尿药，肾小球滤过率小于 30ml/min 时，噻嗪类将无效。

4. 脑水肿　甘露醇不易进入脑组织，是目前降低颅内压安全有效的首选药，用于脑外伤、脑瘤、脑膜炎及脑组织缺氧等引起的脑水肿。依他尼酸可增强甘露醇的作用。

5. 治疗非水肿性疾病

（1）高血压：能降低前负荷，长期应用可通过减少 Ca^{2+} 降低后负荷，在高血压治疗中发挥较明确的疗效。

（2）加速某些毒物的排出：当某些药物或毒物如溴、碘和铊等急性中毒时，若它们以原形随尿排出，可选用高效能利尿药强迫利尿，同时配合输液，使尿量在一日内达 5L 以上，可加速毒物排出。

（3）用于肾性尿崩症或 ADH 治疗无效的中枢性尿崩症：最常用噻嗪类利尿药，用药 2 日排出大量 Na^+ 后见效，并限制 Na^+ 的摄入，可增加利尿药的作用。

（4）特发性尿钙增多和尿结石：噻嗪类利尿药能增强远曲小管对 Ca^{2+} 的重吸收和减少肠道吸收钙。可使正常人、原发性甲状旁腺功能亢进及高尿钙患者尿钙的排出显著降低，用于防止钙结石的形成。

（5）高钙血症：高效能利尿药抑制髓袢升支粗段对钙的重吸收，增加钙排出而降低血钙，可用于高钙血症的治疗。

（6）预防急性肾衰竭：甘露醇用于治疗严重创伤、出血和休克等出现的急性肾衰竭。若及时应用甘露醇，可通过脱水作用减轻肾间质水肿。同时维持肾小球滤过率，提高肾小管腔液渗透压，阻止水分的重吸收，维持足够的尿量，稀释肾小管内有害物质，保护肾小管免于坏死。还能改善急性肾衰竭早期的血流动力学变化，对肾衰竭伴有低血压者效果较好。

（7）青光眼：乙酰唑胺和甘露醇可减少房水量，减低眼压，用于青光眼治疗。

案例 23-1 分析讨论

1. 该患者由高血压而导致慢性充血性心力衰竭，从而引起心性水肿。该患者心脏可闻及舒张早期奔马律，肝大，肝颈静脉回流征阳性，提示右心衰竭。四肢凹陷性水肿（+++），为重度水肿。应用高效能利尿药治疗，不仅可以改善心功能，而且可通过降低水钠潴留减少血容量，降低后负荷，改善全身血压和心室收缩压，减轻水肿和静脉充血，同时对心力衰竭起辅助治疗作用。

2. 在治疗初期给予氢氯噻嗪，对水肿改善不明显，由于其是重度水肿，中效能利尿药氢氯噻嗪作用的强度不够。因此，改用高效能利尿药呋塞米，水肿症状缓解明显，起效快而高效。但高效能及中效能利尿药均会带来低钾血症的不良反应，因此可以与低效能利尿药，即保钾利尿药螺内酯合用，一方面可以增加疗效，另一方面，合用后可以减少低钾血症的不良反应。另外，应用强心苷（洋地黄）治疗心力衰竭和应用中、高效能利尿药均会造成低钾血症，因此，服用此类药物的同时应加用氯化钾。应用高效能和中效能利尿药均会造成高尿酸血症的不良反应。

（刘春娜）

第二十四章 治疗慢性充血性心力衰竭的药物

案例 24-1

患者，女，37 岁。

主诉：心悸 10 年，近日咳粉红色泡沫样痰。

现病史：患者 10 年前妊娠后期活动时感觉轻度心悸，休息后可缓解。分娩后上述症状加重，时有夜间憋醒。当地医院给予地高辛、氢氯噻嗪等药物治疗后症状缓解。此后，每当劳累或"感冒"时再次出现上诉症状，近半年来自觉气短较以前明显，一般活动即可诱发。入院前一日，因"急性胃肠炎"在当地医院静脉输液治疗，当输液 3h、进液量 1000ml 时，患者突然呼吸困难加重，频繁咳嗽，咳粉红色泡沫样痰而紧急来我院治疗。

既往史：20 年前有风湿热病史。

体检：体温 37.5℃，呼吸 30 次/分，血压 120/70mmHg。神志清楚，呼吸急促，端坐呼吸，周身大汗，皮肤、黏膜明显发绀，二尖瓣面容。颈静脉无怒张。双肺布满中小水泡音及哮鸣音，心率 148 次/分，第一心音强弱不等，胸骨左缘第二肋间肺动脉瓣第二心音亢进伴分裂，于心尖部可听到舒张期奔马律及舒张晚期低调杂音。肝脾未触及，双下肢无水肿。

诊断：①风湿性心脏瓣膜病；②左心衰竭。

问题：

1. 可以选用的治疗心力衰竭药物有哪些？
2. 使用强心苷类药物治疗心力衰竭的药理学基础是什么？

第一节 慢性充血性心力衰竭的病理生理学及治疗药物分类

慢性充血性心力衰竭（chronic congestive heart failure，CHF）是由多种病因引起的以心脏功能障碍为特点的临床综合征，表现为因心脏的收缩和舒张功能障碍、心排血量绝对或相对减少、动脉系统供血不足、静脉系统淤血等引起的相应症状。在 CHF 时，心肌细胞出现功能和结构的改变，同时神经 - 内分泌系统也会发生一些变化，如交感神经系统和肾素 – 血管紧张素 – 醛固酮系统（renin-angiotensin-aldosterone system，RAAS）的激活等。有关 CHF 的病理生理学过程和药物的作用环节见图 24-1。

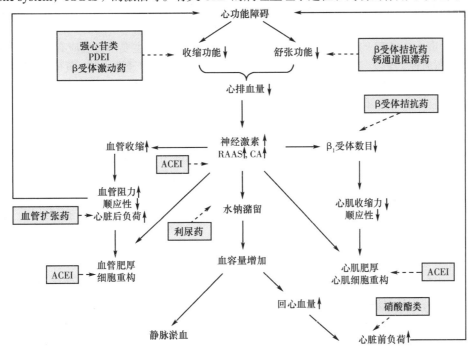

图 24-1　心功能障碍时的病理生理学过程及药物的作用环节

RAAS：肾素 - 血管紧张素 - 醛固酮系统；CA：儿茶酚胺；PDEI：磷酸二酯酶抑制药；ACEI：血管紧张素转换酶抑制药

根据药物的作用及其作用机制，目前临床用于治疗 CHF 的药物包括 ACEI、ARB、利尿药、β受体拮抗药、强心苷类、钙通道阻滞药、血管扩张药和非苷类正性肌力药等。传统的药物治疗目标仅限于缓解症状，改善血流动力学变化。随着利尿药和血管扩张药的使用，患者在生活质量和运动耐力等方面可以有明显的改变。近年来使用的 ACEI 和 ARB 在防止和逆转心室肥厚、延缓心肌损伤的进程方面有独特作用，使现代药物治疗 CHF 的目标已经从缓解症状发展到延长患者生存期，降低死亡率。

第二节　肾素－血管紧张素－醛固酮系统抑制药

肾素－血管紧张素－醛固酮系统抑制药包括 ACEI、ARB 和醛固酮拮抗药。ACEI 能有效降低 CHF 患者的病死率，延长患者生命，已成为目前临床治疗 CHF 的一线药物。ARB 可与 AT_1 受体结合，阻断 Ang Ⅱ 的生理效应，具有与 ACEI 相似的作用。醛固酮拮抗药也可降低 CHF 患者的病死率和死亡率，有着良好的应用前景。

一、ACEI

正常生理情况下，血管紧张素原在肾素的作用下生成 10 肽的 Ang Ⅰ，后者在 ACE 的作用下降解为 8 肽的 Ang Ⅱ 而发挥作用。ACEI 通过抑制循环和局部组织的 ACE 而发挥作用。

用于治疗慢性心功能不全的 ACEI 包括卡托普利、依那普利、福辛普利、贝那普利等。第一代的 ACEI 卡托普利本身就具有生物活性，可直接抑制 ACE 而发挥作用，而大多的新型 ACEI 属于前药，需在体内转化为活性代谢产物后才能发挥对 ACE 的抑制作用。这些药物的共同特点是 $t_{1/2}$ 长，作用持久，服用方便，不良反应发生率较低。

【药理作用】

1. 抑制血管紧张素转化酶活性，减少 Ang Ⅱ 的生成　Ang Ⅱ 可以促进血管收缩和醛固酮释放。ACEI 能够抑制循环和组织中的 Ang Ⅰ 转化为 Ang Ⅱ，同时阻止缓激肽的降解，刺激 NO 和 PGI_2 的合成，抑制儿茶酚胺类物质的释放，引起血管扩张，降低外周阻力，减少水钠潴留，减轻心脏前、后负荷。

2. 抑制心肌和血管重构　Ang Ⅱ 能增加细胞内 DNA、RNA 含量，促进蛋白质的合成，从而促进细胞增殖，导致心肌肥厚和血管重构。另外，醛固酮也可直接促进成纤维细胞的增殖和蛋白质的合成，参与心肌肥厚和血管重构。ACEI 通过减少 Ang Ⅱ 和醛固酮的形成，逆转心肌和血管重构，改善心脏功能，缓解心力衰竭的症状。

【临床应用】　ACEI 在治疗 CHF 方面疗效突出，不仅可以改善血流动力学，缓解症状，提高运动耐力，改进生活质量，而且可以逆转心室肥厚，降低病死率，现已广泛应用于治疗 CHF。ACEI 可与利尿药、强心苷类药物等合用，是治疗 CHF 的基础药物。

【不良反应】　ACEI 的不良反应较轻微，患者可以终生使用。主要不良反应有低血压、咳嗽（发生率较高）、高血钾、皮疹、味觉改变、白细胞减少等。此外，血管神经性水肿、黄疸、男性乳房发育、精神症状等也有报道。肾素－血管紧张素－醛固酮系统高度激活的患者可能出现"首剂现象"而致低血压，用药应从小剂量开始，逐渐增量。

二、ARB

Ang Ⅱ 受体目前发现有 AT_1、AT_2、AT_3、AT_4 4 种亚型。Ang Ⅱ 的心血管作用主要由 AT_1 受体介导。ARB 作用于 AT_1 受体位点，阻断 Ang Ⅱ 与 AT_1 受体结合，抑制其生理效应（如血管收缩、水钠潴留及醛固酮、肾素、儿茶酚胺等的释放），具有与 ACEI 相似的治疗 CHF 的药理作用。临床应用类似 ACEI，不良反应发生率低，尤其适用于不能耐受咳嗽的患者。常用的 ARB 有氯沙坦、缬沙坦、厄贝沙坦、坎地沙坦、替米沙坦等。

三、醛固酮拮抗药

CHF 时血中醛固酮的浓度可高达正常的 20 倍以上，大量的醛固酮除了保钠排钾外，还有明显的促生长作用，特别是促进成纤维细胞的增殖，刺激蛋白质和胶原蛋白的合成，引起心肌和血管重构，加速心力衰竭的恶化。此外，醛固酮还可阻止心肌摄取 NA，使 NA 游离浓度增加而诱发冠状动脉痉挛和心律失常，增加心力衰竭时室性心律失常和脑卒中的可能性。

临床研究表明，在常规治疗的基础上加用醛固酮拮抗药螺内酯（spironolactone）可以明显降低

CHF 的病死率，防止左心室肥厚时心肌间质纤维化，改善血流动力学和临床症状。治疗 CHF 时单用螺内酯仅发挥较弱的作用，但与 ACEI 合用则可同时降低 Ang II 及醛固酮水平，既能进一步减少患者的病死率，又能降低室性心律失常的发生率，效果更佳。

依普利酮（eplerenone）是新型的选择性醛固酮拮抗药，其对醛固酮受体具有高度选择性，并避免了螺内酯与性激素相关的副作用，是治疗 CHF 的安全有效药物。

第三节　利 尿 药

利尿药是治疗 CHF 的传统药物。在 CHF 时，血管壁内 Na^+ 含量增加，通过 Na^+-Ca^{2+} 交换使血管平滑肌细胞内 Ca^{2+} 增加，促进血管收缩，并增加血管壁对缩血管物质的反应性。利尿药通过排 Na^+，减少血管壁内 Ca^+ 含量，使血管壁张力下降，外周阻力降低，因而降低心脏的后负荷，改善心功能，减轻心力衰竭症状；亦能抑制钠和水的重吸收，减少循环血容量，减轻肺淤血，降低心脏前后负荷。对有容量负荷加重症状的 CHF 患者应给予利尿药。利尿药宜从小剂量开始，根据心力衰竭病情的轻重和不同类型利尿药的特点进行选择，避免滥用，以免造成电解质紊乱和酸碱平衡失调。长期使用利尿药会引起低血钾、低血镁、低血钠及糖代谢紊乱、高脂血症、肾素 – 血管紧张素 – 醛固酮系统激活等不良反应。利尿药宜与 ACEI 联合应用。

常用的利尿药及其用量见表 24-1。

表 24-1　常用于治疗 CHF 的利尿药

药物	剂量范围（mg）	给药间隔
氢氯噻嗪（hydrochlorothiazide）	25 ~ 50	每周 2 ~ 4 次
氯噻酮（chlortalidone）	25 ~ 100	隔日 1 次
呋塞米（furosemide）	20 ~ 120	每日 1 ~ 2 次
布美他尼（bumetanide）	0.5 ~ 4.0	每日 1 ~ 2 次
氨苯蝶啶（triamterene）	50 ~ 100	每日 1 ~ 2 次
阿米洛利（amiloride）	5 ~ 10	每日 1 次

第四节　β 受体拮抗药

CHF 时，由于心排血量下降，交感神经的兴奋性反射性增强以提高心肌收缩力，增加心排血量，改善 CHF 症状，发挥代偿作用。但长期的交感神经活性增高反而加重了心脏负担，促进心肌肥厚与重构，导致 CHF 恶化。β 受体拮抗药可以改善这种状况。临床上通常选择使用的 β 受体拮抗药为美托洛尔和卡维地洛。

【药理作用】

（1）阻断心脏 $β_1$ 受体，使心率减慢，心肌收缩力减弱，心肌耗氧量减少，改善心脏功能，减少由 NA 等介导的 Ca^{2+} 内流，避免线粒体损伤，保护心肌细胞。

（2）上调心肌 β 受体数目，恢复受体的敏感性。

（3）阻断肾小球旁细胞的 $β_1$ 受体，减少肾素释放，抑制肾素 – 血管紧张素 – 醛固酮系统功能，扩张血管，减轻心脏负荷。同时防止和逆转由 Ang II 和醛固酮介导的心肌和血管重构，有利于心功能改善。

【临床应用】　β 受体拮抗药对扩张型心肌病、高血压性心脏病、缺血性心脏病等所致的 CHF 有一定疗效。需要长期用药，从小剂量开始逐渐增加剂量，否则反而对病情不利。使用时可与其他治疗 CHF 的药物合用，以抵消其对心脏收缩力的抑制作用。

【不良反应】　应用 β 受体拮抗药可以使血压降低、心率减慢，甚至出现短时的心功能恶化，这些不良反应可以通过合用其他的治疗 CHF 的药物或暂时减少 β 受体拮抗药的用量预防。注意长期用药时不可突然停药。伴有哮喘、低血压、心动过缓、房室传导阻滞的 CHF 患者和急性 CHF 患者应禁用或慎用 β 受体拮抗药。

第五节　强 心 苷 类

强心苷（cardiac glycoside）是一类具有强心作用的苷类物质。迄今在全世界已发现有十几科、

笔记栏

数百种植物中含有强心苷成分。我国盛产的羊角拗、黄花夹竹桃等植物中都富含强心苷成分，现应用于临床的洋地黄毒苷（digitoxin）、地高辛（digoxin）、毛花苷丙（lanatoside C）等强心苷类药物主要来源于玄参科和夹竹桃科植物。天然植物中所含的强心苷为一级强心苷（如毛花一级甲苷），而在提取过程中经水解和酶解所获得的为二级强心苷（如洋地黄毒苷）。

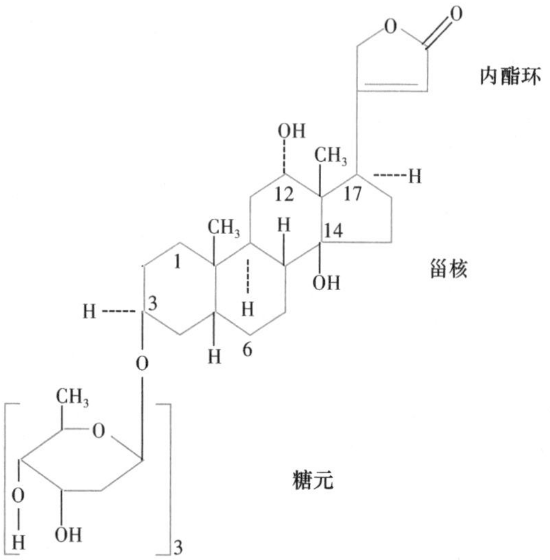

【构效关系】 强心苷由苷元和糖两部分结合而成，苷元含有一个甾核和一个不饱和内酯环，是发挥正性肌力作用的基本结构。C_3 位 β- 羟基必须与糖结合，若脱掉糖，转为 α 构型则失效；C_{14} 位 β- 羟基为其强心所必需，若缺乏或转为 α 构型则失效；C_{17} 位 β- 不饱和内酯环，若环打开、被饱和则失效。糖的种类除葡萄糖外都是稀有糖，是辅助成分，能够增强苷元的水溶性，延长苷元的作用时间。各种强心苷类药物的作用性质基本相同，只是因为化学结构上某些取代基不同而有作用快慢、强弱和久暂之分（图 24-2）。

【体内过程】 目前临床常用的强心苷类药物主要是地高辛，此外还有洋地黄毒苷、毛花苷丙、毒毛花苷 K（strophanthin K）等。此类药物的药理作用基本相同，但由于极性的不同，在口服吸收率、血浆蛋白结合率、排泄速度等方面存在较大差异。洋地黄毒苷仅在 C_{14} 位上有一个羟基，故极性最低，脂溶性最高。毒毛花苷 K 有 3 个羟基，极性最高，脂溶性最低。地高辛有 2 个羟基，其极性和脂溶性介于二者之间（表 24-2）。

图 24-2　强心苷的基本化学结构

表 24-2　强心苷类药物的体内过程比较

药物	口服吸收率（%）	血浆蛋白结合率（%）	肝肠循环（%）	代谢（%）	原形肾排泄（%）	$t_{1/2}$
洋地黄毒苷	90～100	97	26	70	10	5～7d
地高辛	60～85	25	7	20	60～90	36h
毛花苷丙	20～30	＜20	少	少	90～100	33h
毒毛花苷 K	2～5	5	少	极少	100	19h

【药理作用】

1. 心脏作用

（1）正性肌力效应（positive inotropic action）：强心苷能明显增加衰竭心脏的收缩力，增加心排血量，缓解 CHF 的临床症状。其正性肌力效应具有以下几个特点：①使心肌收缩有力而敏捷，可提高心肌纤维最大缩短速率和心室压力上升速率，增加射血速度，缩短等容收缩时间，降低收缩末期心室容积，增加心排血量，相对延长心脏舒张期，增加回心血量。②在增加心肌收缩力的同时，不但不增加耗氧量，反而可以降低衰竭心脏的耗氧量。在 CHF 时，心室容积、室壁张力和心率都明显增加，因此心肌耗氧量显著增加。应用强心苷后，心肌收缩力增强可使心肌耗氧量有所增加，但是由于心脏功能得到恢复，心排血量增加，心室内残留的血液减少，心室容积缩小，室壁张力下降，同时心率减慢，因此心肌净耗氧量减少。③增加衰竭心脏的心排血量。由于心肌收缩力的增加，降低了代偿性增高的交感神经张力，使外周血管阻力下降，心脏的后负荷减轻，心排血量增加。

强心苷能够增加心肌兴奋时细胞内 Ca^{2+} 含量，这是强心苷产生正性肌力作用的基本机制。目前认为，Na^+, K^+-ATP 酶是强心苷的受体，强心苷可以直接与心肌细胞膜上的 Na^+, K^+-ATP 酶结合并抑制其活性（图 24-3）。生理条件下，Na^+,K^+-ATP 酶（钠钾泵）转运细胞内、外的 Na^+、K^+，以维持正常的生理浓度梯度，维持心肌的正常生物电活动。当强心苷类药物抑制 Na^+, K^+-ATP 酶后，心肌细胞内的 Na^+ 含量增加而 K^+ 含量减少，细胞内 Na^+ 含量的增加促进了双向性的 Na^+-Ca^{2+} 交换，使细胞内 Ca^{2+} 增加，增加的细胞内 Ca^{2+} 还能激活肌质网上的 Ca^{2+} 依赖性钙通道的开放，使肌质网内储存的 Ca^{2+} 进入心肌细胞内，最终使得心肌细胞内的 Ca^{2+} 含量增加，心肌收缩力增强。

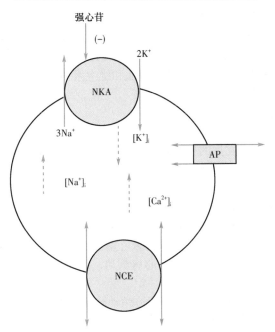

图 24-3 强心苷正性肌力作用机制示意图

NKA. Na^+, K^+-ATP 酶；AP. 动作电位；NCE. 钠 - 钙双向交换

（2）负性频率作用（negative chronotropic action）：强心苷对 CHF 过快的心率有明显的抑制作用，而对正常的心脏频率却无明显影响，这是强心苷产生正性肌力效应、心排血量增加后出现的继发作用。由于使用强心苷后心排血量增加，刺激了颈动脉窦和主动脉弓的压力感受器，反射性兴奋迷走中枢，增强迷走神经冲动传导，使心率减慢。另外，强心苷还有敏化窦弓及心内压力感受器，增强心肌细胞对 ACh 的敏感性等作用。负性频率作用对缓解 CHF 的临床症状是十分有利的。由于心率减慢，降低了心肌耗氧量，改善心肌的代谢状况；心率减慢也使得心脏舒张期延长，回心血量增加，有利于提高心排血量；舒张期延长也使冠状动脉血流量增加，有利于心肌供血供氧。

（3）对心肌电生理特性的影响：由于 CHF 的病因、病变程度和部位及所用药物剂量的不同，强心苷对心肌电生理的影响也有所不同。治疗量的强心苷主要通过兴奋迷走神经加速 K^+ 外流，增加最大舒张电位，降低窦房结的自律性和缩短心房的有效不应期。兴奋迷走神经还可以使慢反应细胞如房室结的 Ca^{2+} 内流减少，房室传导速度减慢，大剂量时可以产生严重的心动过缓和不同程度的房室传导阻滞，这是其治疗心房颤动和心房扑动的电生理机制。强心苷直接抑制心肌细胞膜的 Na^+，K^+-ATP 酶，使细胞内失钾，最大舒张电位减小（接近阈电位），从而使浦肯野纤维的自律性提高；最大舒张电位的减小也使得除极速率降低，动作电位幅度减小，浦肯野纤维的 ERP 缩短。这是强心苷中毒时出现室性心动过速和心室纤颤的机制。

（4）对心电图的影响：治疗量时可出现 T 波幅度减小、低平或倒置，S-T 段下降且呈鱼钩状，P-R 间期延长，Q-T 间期缩短。

2. 其他作用

（1）利尿作用：强心苷类药物在增加心排血量的同时增加肾血流量和肾小球滤过率，同时通过抑制肾素 - 血管紧张素 - 醛固酮系统，减少醛固酮的分泌，并通过抑制 Na^+，K^+-ATP 酶减少肾小管对 Na^+ 的再吸收，产生利尿作用。

（2）影响神经系统的兴奋性：治疗量时通过直接和间接抑制交感神经的兴奋性降低血液中 NA 的水平，有利于 CHF 的治疗。过量中毒时可增强交感神经的兴奋性，明显增加交感神经节前、节后纤维的神经冲动发放频率，患者可出现心房颤动和室性心动过速。此外，中毒时还可引起中枢兴奋，出现失眠等临床表现，兴奋延脑的化学催吐感受区可引起呕吐反应。

（3）直接收缩血管作用：强心苷有直接收缩血管作用，但 CHF 患者用药后，因交感神经活性降低，血压不变或略升。

【临床应用】 强心苷类药物对心脏的选择性高，可以口服，作用比较持久，较少产生耐受性，曾经是治疗 CHF 的首选药物。但由于缺乏正性松弛作用，长效作用差，不能延长 CHF 患者的生存时间，毒性大,安全范围窄,故现在临床应用受到一定限制。可与 ACEI、β受体拮抗药等标准治疗药合并应用。

1. 治疗 CHF　强心苷对各种伴有心肌收缩功能障碍的 CHF 患者都有效,但由于病因不同,治疗的效果不尽相同。对伴有心房颤动和较快心室率的 CHF 效果最好;对高血压、先天性心脏病、瓣膜病等引起的 CHF 效果较好;对甲亢、严重贫血和维生素 B_1 缺乏症等引起的 CHF,由于伴有心肌能量产生障碍,一般疗效不佳;对缩窄性心包炎、严重二尖瓣狭窄等引起的 CHF,由于存在机械性阻塞,疗效极差或无效。

2. 治疗某些心律失常

（1）心房颤动:是指心房发生的极快且不规则的纤维性颤动,每分钟达 400～600 次。在过多的心房冲动下传到心室,引起心室率过快,妨碍心室射血而致循环功能障碍。应用强心苷类药物不能使心房颤动停止,但可利用其兴奋迷走神经和对房室结的直接作用减慢房室传导,增加房室结中的隐匿性传导,保护心室免受过多房性冲动的影响。

（2）心房扑动:是指心房发生的快而规则的心房节律,每分钟频率为 250～300 次。虽然冲动的频率比心房颤动低,但冲动强度高,极易传入心室而引发室颤。强心苷类药物能不均一地缩短心房不应期,引起折返激动,使心房扑动转为心房颤动,继而发挥其治疗心房颤动的作用。部分患者在停止使用强心苷类药物后可恢复窦性节律。

（3）阵发性室上性心动过速:临床常用压迫颈动脉窦等提高迷走神经兴奋性的方法终止阵发性室上性心动过速的发作。强心苷类药物由于能够兴奋迷走神经,减慢房室传导,可用于非强心苷中毒引发的阵发性室上性心动过速的治疗。

强心苷类给药方法有如下几种。

1. 全效量给药法　是强心苷类药物传统的给药方法,即首先在短时间内多次用药达到全效量(又称洋地黄化),以后每日补充体内排出的药量以维持疗效。根据病情的不同,给予全效量的方法又分为缓给法和速给法两种。

（1）缓给法:适用于病情较轻的慢性 CHF 患者,一般采用地高辛口服,3～4 日内达到全效量。具体方法为首剂 0.25～0.5mg,以后每 6～8h 给 0.25mg,达到全效剂量后,每日给予维持量。

（2）速给法:适用于急性 CHF 患者,一般采用起效快的毛花苷丙等静脉注射,24h 内达到全效量。如首剂使用 0.4～0.8mg 毛花苷丙加入到 20ml 的 50% 葡萄糖溶液中缓慢静脉注射,以后每隔 1～2h 重复给予半量,达到全效剂量后,每日给予维持量的地高辛口服。

2. 无负荷量（non-loading dose）的维持量给药法　适用于病情较轻的慢性 CHF 患者。根据药动学规律,给药剂量和间隔时间确定后,经过 4～5 个 $t_{1/2}$,药物可以在血中达到稳态血药浓度,而稳态血药浓度的高低取决于每次给药剂量的大小。维持量给药法的具体应用是每日口服地高辛 0.25mg,连服 6～7 日（4～5 个 $t_{1/2}$）,即可达到稳态血药浓度,而不良反应的发生率可明显降低。

【毒性反应及其防治】　强心苷类药物的治疗安全范围窄,一般临床治疗量已接近中毒剂量的 60%。由于患者对强心苷的敏感性个体差异较大,许多中毒表现又与 CHF 的临床症状类似而难以鉴别,约有 20% 的患者在治疗过程中可发生不同程度的毒性反应。密切观察患者用药后的反应,开展强心苷的血药浓度监测,坚持用药剂量的个体化是防止强心苷中毒的重要措施。

1. 毒性反应

（1）胃肠道反应:厌食、恶心、呕吐、腹痛和腹泻常为强心苷中毒的先兆症状,这些表现与 CHF 未得到控制时胃肠道淤血的临床表现类似,应注意鉴别诊断。

（2）神经系统反应:可出现头痛、头晕、疲倦、失眠、谵妄等反应。此外,视觉异常如黄视、绿视、视物模糊等是强心苷中毒的早期特征性表现,可能与强心苷分布于视网膜有关,属于停药的指征之一。

（3）心脏反应:是强心苷最严重的毒性反应,可出现以下各种类型的心律失常。①快速型心律失常:主要表现为室性期前收缩、二联律、三联律和房性、房室结性、室性心动过速,甚至出现严重危及生命的心室纤颤。这些反应与强心苷重度抑制心肌细胞膜的 Na^+、K^+-ATP 酶,引起细胞内严重失钾,异位节律点兴奋性增高有关。②房室传导阻滞:可出现各种程度的房室传导阻滞。③窦性心动过缓:强心苷可直接抑制窦房结,降低其自律性。一般患者心率低于 60 次/分也是停药的指征之一。

2. 中毒的防治

（1）预防:应排除诱发强心苷中毒的各种因素,对低血钾、高血钙、肝肾功能不良的患者要慎重使用。注意发现强心苷中毒的先兆症状，一旦出现胃肠道反应、心律失常、黄绿视等要立即停用强心苷及排钾类利尿药。

（2）治疗

1）补钾：细胞外液中的 K^+ 能阻止强心苷与心肌细胞膜 Na^+, K^+-ATP 酶的结合，减轻或控制强心苷中毒的发展。轻度中毒者可口服氯化钾溶液，每次 1g，1 次 /4h。对中毒严重而血钾又明显低于正常者，可取 1.5～3g 的氯化钾溶于 5% 葡萄糖 500ml 中，缓慢静脉滴注。注意补钾不可过量，防止高血钾的发生。

2）应用抗心律失常药：对强心苷中毒引发的严重室性心动过速可应用苯妥英钠和利多卡因等进行治疗。对强心苷引起的心动过缓和房室传导阻滞，可应用 M 受体拮抗药阿托品治疗。

3）使用特异性强心苷抗体：静脉注射地高辛抗体 Fab 片段能迅速与体内的地高辛结合，使血中游离型地高辛浓度明显降低，并使地高辛从与 Na^+, K^+-ATP 酶的结合中脱离出来，恢复 Na^+, K^+-ATP 酶的活性，纠正中毒所致的严重心律失常。地高辛抗体 Fab 片段在应用后 20min 左右见效，每 80mg 地高辛抗体 Fab 片段可对抗 1mg 地高辛。

案例 24-1 分析讨论

1. 根据药物的作用和作用机制，目前临床用于治疗 CHF 的药物包括 ACEI、ARB、利尿药、β 受体拮抗药、强心苷类、钙通道阻滞药、血管扩张药和非苷类正性肌力药等。

2. ① 抑制心肌细胞膜上的 Na^+, K^+-ATP 酶，提高心肌收缩的最高张力和最大收缩速率，增强心脏的每搏做功和搏出量，使心室残余血量减少，室壁张力降低，降低心肌耗氧。② 直接抑制交感神经活性、增强迷走神经活性，出现负性频率作用（P-P 间期延长）和负性传导作用（P-R 间期延长），进一步延长心室舒张期，降低心肌耗氧。③ 对心力衰竭患者有明显的利尿作用。

第六节　其他治疗 CHF 的药物

案例 24-2

患者，女，38 岁。

主诉：近 3 年来稍事活动后有气喘现象，近 1 个月加重。

现病史：患者 3 年前过度劳累后自我感觉气短，休息后有所缓解。此后，每当劳累、情绪波动或感冒后呼吸困难加重。在当地医院就诊，给予地高辛 0.25mg 口服，每日 1 次，症状有所改善。1 个月前，由于受寒开始咳嗽，气短明显，偶有夜间憋气致醒，坐起后方可缓解。自己服用地高辛 0.25mg，每日 1～2 次，症状略有好转。近一周来无诱因气短加重，不能平卧，且尿量减少。于当地医院诊治，通过心电图检查结果发现有心房颤动。继续服用地高辛 0.25mg，每日 2～3 次，自我感觉症状进一步加重，夜不能眠，且近 2 日出现呕吐、稀便，再次赴医院就诊。

既往史：幼年时曾出现过全身关节游走性疼痛。

体检：体温 36.7℃，呼吸 32 次/分，血压 115/70mmHg。神志淡漠，呼吸急促，二尖瓣面容，口唇及四肢末梢明显发绀，可见颈静脉怒张，未见颈动、静脉搏动。双肺有湿啰音，无干鸣音。心界向左下扩大，心率 33 次/分，心律齐。腹软，肝脏于右锁中线肋缘下 3.0cm，质地较硬，压痛明显，肝颈静脉反流征阳性，脾未触及。双下肢轻度凹陷性水肿。

诊断：① 风湿性心脏瓣膜病；② 心律失常；③ 慢性充血性心力衰竭（Ⅲ度）；④ 洋地黄中毒。

问题：

1. 根据什么可以判断出该患者有洋地黄中毒的发生？

2. 如何防治洋地黄中毒？

3. 针对该患者出现的病情变化应主要解决哪些问题？

一、血管扩张药

硝酸酯类包括硝酸甘油（nitroglycerin）、硝酸异山梨酯（isosorbide dinitrate）等，以舒张小静脉为主，明显降低心脏前负荷，选择性地扩张心外膜冠状血管，增加冠状动脉流量，改善心脏收缩和舒张功能。主要用于冠心病、肺楔压升高所致 CHF 患者。

肼屈嗪（hydralazine）以舒张小动脉为主，降低心脏后负荷，增加心排血量，降低心室壁张力。

此外，肼屈嗪还能扩张肾血管，增加肾血流量。由于应用后出现的血管舒张作用可反射性地激活交感神经和肾素 – 血管紧张素 – 醛固酮系统，使其药理效应下降或消失，一般不单独使用。临床主要用于肾功能不良或不能耐受 ACEI 的 CHF。

硝普钠（nitroprusside sodium）和哌唑嗪（prazosin）：硝普钠进入体内后可以转化成 NO 而发挥作用，能均衡地舒张小动脉和小静脉，增加血管的顺应性，使外周血管阻力降低而增加心排血量，使回心血量减少，降低心脏的前、后负荷。临床主要用于快速控制病情危急的 CHF，需静脉滴注给药。哌唑嗪是选择性 α_1 受体拮抗药，也能舒张小动脉和小静脉，降低心脏的前、后负荷，增加心排血量，改善 CHF 的临床症状。哌唑嗪可以口服，但长期应用效果不佳，现已少用。

二、非苷类正性肌力作用药

非苷类正性肌力作用药包括 β 受体激动药和磷酸二酯酶抑制药，由于这类药物可能增加 CHF 患者的病死率，故不宜作为常规治疗药物使用。

（一）β 受体激动药

多巴胺（DA）一般用于治疗顽固性心力衰竭、心脏手术后急性心力衰竭、心源性休克等。小剂量［2μg/（kg·min）］的 DA 主要兴奋 DA 受体，扩张肾脏、肠系膜和冠状动脉血管，有排钠利尿、降低外周阻力、改善心功能的作用。中等剂量［2～10μg/（kg·min）］的 DA 主要兴奋 β_1 受体，有增加心肌收缩力、改善传导、扩张冠状动脉、增加心排血量的作用。大剂量［> 10μg/（kg·min）］的 DA 主要兴奋 α 受体，以缩血管效应为主，使外周阻力增加，心排血量及尿量减少，心率加快，可加重心力衰竭。

多巴酚丁胺（dobutamine）可兴奋心脏 β_1 受体，对 β_2 受体和 α 受体作用较弱。静脉注射 2.5～10μg/（kg·min）能增加心排血量，改善肾功能，降低左心室充盈压和外周阻力。有临床研究提示，应用多巴酚丁胺后的死亡率超过对照组，所以在治疗 CHF 时应慎重使用。不良反应有头痛、恶心、诱发心绞痛和心律失常等。

异波帕明（ibopamine）和多培沙明（dopexamine）为新一代 DA 受体激动药，对 D_1 受体选择性较高，口服吸收后在体内转化成甲基多巴胺而起作用。短期应用可增加心排血量，降低外周阻力，改善肾功能，缓解 CHF 症状，提高运动耐力，属于比较有应用前景的 DA 类药物。

（二）磷酸二酯酶抑制药（phosphodie sterase inhibitor，PDEI）

磷酸二酯酶（phosphodiesterase，PDE）是体内水解 cAMP 成为 5′-AMP 的酶类，到目前为止发现至少有 7 种 PDE 亚型存在于人体的不同组织中，其中 PDE Ⅲ 主要分布在心肌细胞膜中，是心肌中 cAMP 的唯一水解酶。PDEI 选择性地抑制 PDE Ⅲ 的活性，可以减少心肌细胞中 cAMP 的降解，增加心肌细胞内 cAMP 的含量。cAMP 作为第二信使，通过激活蛋白激酶等步骤促进心肌肌质网中 Ca^{2+} 的释放，发挥正性肌力和血管舒张双重作用，使心排血量增加，心脏负荷降低，心肌耗氧量下降，缓解 CHF 症状，属于正性肌力扩血管药。目前对此类药物的临床远期疗效争议较大，故主要用于 CHF 的短期支持疗法，尤其是对强心苷、利尿药、血管扩张药反应不佳的患者。

氨力农（amrinone）和米力农（milrinone）都是较早上市的双吡啶类 PDEI。氨力农产生的正性肌力和扩张血管作用不受体内神经递质和受体状态的影响，能增加和改善 CHF 患者的心功能，提高心脏指数，缓解 CHF 症状。但该药不良反应多而严重，除引起致死性血小板减少症以外，还有消化道反应、肝损伤和心律失常等，现已很少使用。米力农是氨力农的类似药，抑酶作用较氨力农强 20 倍，其不良反应发生率较氨力农低，但仍有室上性及室性心律失常、低血压、心绞痛样疼痛及头痛等，并有报道称其能增加病死率。米力农现仅供短期静脉给药治疗急性心力衰竭。

维司力农（vesnarinone）和匹莫苯（pimobendan）都是新一代 PDEI。维司力农除了选择性地抑制心肌细胞的 PDE Ⅲ 活性外，还可以促进 Na^+ 内流，增加心肌细胞内的 Na^+ 量，通过 Na^+-Ca^{2+} 交换机制使细胞内 Ca^{2+} 量增加。也可以抑制钾通道，延长动作电位时程，使 Ca^{2+} 内流增加。两药还能增强肌钙蛋白 C 对 Ca^{2+} 的亲和性，在不增加细胞内钙的情况下，加强心肌收缩性，故也被称为钙增敏剂。钙增敏剂不仅可以为心肌节省部分因转运 Ca^{2+} 所需的 O_2 和 ATP，而且可以避免心肌细胞内"钙超载"现象的出现，减少心律失常和钙超载对心肌细胞所造成的损伤。需要注意的是，钙增敏剂可能使血管平滑肌的收缩性增强，导致心脏的负荷增加而不利于 CHF 的治疗。两药不良反应低于氨力农和米力农。

三、钙通道阻滞药

钙通道阻滞药的药理作用详见第二十章。钙通道阻滞药用于 CHF 的机制：①具有较强的扩张外周动脉作用，可降低总外周阻力，减轻心脏的后负荷改善 CHF 的血流动力学障碍；②具有降压和扩张冠脉的作用，可对抗心肌缺血；③缓解钙超载，改善心室的松弛性和僵硬度，改善舒张期功能障碍。钙通道阻滞药因具有负性肌力和反射性激活神经–内分泌系统作用，在治疗 CHF 的临床评价方面一直存在较大的争议。例如，短效钙通道阻滞药硝苯地平等可使 CHF 恶化，增加病死率。新型钙通道阻滞药氨氯地平、非洛地平等属于血管选择性钙通道阻滞药，可以改善左心室舒张压力–容量曲线，逆转左心室肥厚，不激活神经–内分泌系统，改善和增强患者的运动耐量，缓解 CHF 症状。治疗剂量时对心脏收缩力及房室传导的影响极小。此类药物有以下的特点：①起效慢，作用时间长，$t_{1/2}$ 为 35 ～ 50h，每日一次用药即可；②极少出现快速血管扩张的反射性心动过速；③耐受性好；④生物利用度高。此类药物具有负性肌力效应，主要用于治疗舒张功能不全性 CHF，一般应避免用于急性 CHF 和收缩功能不全性 CHF。

> **案例 24-2 分析讨论**
>
> 1. 患者持续服用地高辛，却"自我感觉症状进一步加重，夜不能眠，且近 2 日出现呕吐、稀便"，且有心房颤动的表现。这些症状提示可能出现洋地黄中毒。
>
> 2.（1）预防：应排除诱发强心苷中毒的各种因素，对低血钾、高血钙、肝肾功能不良的患者要慎重使用。注意发现强心苷中毒的先兆症状，一旦出现胃肠道反应、心律失常、黄绿视等要立即停用强心苷及排钾类利尿药。
>
> （2）治疗：①补钾。②应用抗心律失常药：对强心苷中毒引发的严重室性心动过速可应用苯妥英钠和利多卡因等进行治疗；对强心苷引起的心动过缓和房室传导阻滞，可应用 M 受体拮抗药阿托品治疗。③使用特异性强心苷抗体。
>
> 3. 需要主要解决的问题：地高辛中毒、心动过缓和水肿。措施：停用地高辛，补钾，针对心动过缓使用阿托品，使用 ACEI 和噻嗪类利尿药控制心力衰竭症状。

（胡长平）

第二十五章 抗高血压药

案例 25-1

　　患者，男，65 岁。近半个月心悸气急，头痛，夜间不能平卧。现病史：患者多年前发现血压稍高，无自觉症状，未用药治疗。1 年前出现劳累后头疼、头晕，血压 170/100mmHg，服用复方降压片后，血压可稳定于 135/90mmHg，症状消失后即停药。之后前述症状反复出现，近来因劳累心悸气短，下肢水肿，夜间不能平卧 3 日。体检发现：神志清醒，半卧位，呼吸稍促，颈静脉怒张，血压 180/130mmHg，心率 90 次/分，两肺底有湿啰音，心脏向左扩大。诊断：①原发性高血压；②高血压性心脏病。治疗：氢氯噻嗪片口服，25mg/ 次，1～2 次/ 日，依那普利片口服，10mg/ 次，1 次/ 日治疗，并休息。3 日后症状明显改善，血压 145/85mmHg。

问题：

　　1. 高血压患者早期治疗应选择什么药物？如何应用？其理论基础是什么？

　　2. 对该患者还可应用什么药物治疗，提出用药建议并考虑如何减少不良反应？

　　抗高血压药（antihypertensive drug），又称降压药（hypotensive drug）。高血压是严重危害人类健康的常见病、多发病，2012～2015 年我国 18 岁及以上成人高血压患病率为 23.2%，且呈明显增长趋势。绝大部分高血压病因不明，称为原发性高血压，亦称高血压病，占高血压患者的 90%～95%。少数高血压由原发病引起，称为继发性高血压或症状性高血压，占高血压患者的 5%～10%，常是某些疾病的临床表现，本身有明确而独立的病因。血压水平与心脑血管病发病和死亡风险之间存在密切的因果关系，我国高血压人群最主要的并发症是脑卒中，其次为冠心病事件，其他并发症包括心力衰竭、左心室肥厚、心房颤动、终末期肾病。高血压治疗的根本目标是降低心、脑、肾及血管并发症发生和死亡的总风险。

　　根据最新发布的《中国高血压防治指南（2018 年修订版）》，我国继续沿用 140/90mmHg 的诊断标准，高血压的定义不变，即在未使用降压药物的情况下，诊室收缩期末压（end-systolic pressure，SBP）≥ 140mmHg 和（或）舒张期末压（end-diastolic pressure，DBP）≥ 90mmHg。根据血压升高水平，将高血压分为 1 级、2 级和 3 级（表 25-1），根据血压水平、心血管危险因素、靶器官损害、临床并发症和糖尿病进行心血管风险分层，分为低危、中危、高危和很高危 4 个层次（表 25-2）。合理应用抗高血压药能有效控制血压，防止或减少心、脑、肾等重要器官的损伤，从而提高患者的生活质量，延长寿命。

表 25-1 （成人）高血压分类

血压分类	收缩压（mmHg）		舒张压（mmHg）
正常血压	＜ 120	和	＜ 80
正常高值	120～139	和（或）	80～89
高血压	≥ 140	和（或）	≥ 90
1 级高血压	140～159	和（或）	90～99
2 级高血压	160～179	和（或）	100～109
3 级高血压	≥ 180	和（或）	≥ 110
单纯收缩期高血压	≥ 140	和	＜ 90

注：当 SBP 和 DBP 分属于不同级别时，以较高的分级为准

表 25-2 血压升高患者心血管风险水平分层

其他心血管危险因素和疾病史	血压（mmHg）			
	SBP 130～139 和（或）DBP 85～89	SBP 140～149 和（或）DBP 90～99	SBP 160～169 和（或）DBP 100～109	SBP ≥ 180 和（或）DBP ≥ 110
无		低危	中危	高危

续表

其他心血管危险因素和疾病史	血压（mmHg）			
	SBP 130～139 和（或）DBP 85～89	SBP 140～149 和（或）DBP 90～99	SBP 160～169 和（或）DBP 100～109	SBP ≥ 180 和（或）DBP ≥ 110
1～2 个其他危险因素	低危	中危	中/高危	很高危
≥3 个其他危险因素，靶器官损害或 CKD 3 期，无并发症的糖尿病	中/高危	高危	高危	很高危
临床并发症，或 CKD ≥ 4 期，有并发症的糖尿病	高/很高危	很高危	很高危	很高危

注：CKD，慢性肾脏病。

高血压的发病机制尚未完全明确，但已知高血压的发生发展与体内许多系统的神经-体液调节机制紊乱有关，其中最主要的有交感神经-肾上腺素系统及 RAS 活动增强。交感神经活动的增强导致心排血量增加、外周血管收缩增强、血管肥厚及管腔狭窄。RAS 是维持血压稳定的重要体液机制，循环与组织的 RAS 共同参与血压的调节。Ang Ⅱ 具有收缩血管、增强心肌收缩力、促进醛固酮分泌、促进内皮素（endothelin，ET）分泌、诱发心肌及血管肥厚和重构等作用。两种机制共同促进了高血压的发生发展。此外，血管舒缓肽-激肽-前列腺素系统、血管内皮 L-精氨酸-NO 系统、内皮素、神经肽 Y（neuropeptide Y，NYP）、降钙素基因相关肽（calcitonin gene related peptide，CGRP）等都参与了血压的调节。

第一节 抗高血压药的分类

动脉血压形成的基本因素是心排血量和外周血管阻力。心排血量受心脏功能、回心血量和血容量的影响，血管阻力受小动脉紧张度的影响。抗高血压药可分别作用于上述不同的环节，产生降压作用。按照传统的认识，抗高血压药物治疗最终目标是降低血压，但高血压的最大危害是导致心、脑、肾等靶器官损害，因此，现代抗高血压药的最终目标是稳定降压和保护靶器官，减少并发症。根据抗高血压药物的作用部位或机制，可将其分为以下几类。

（一）利尿药
此类药物有氢氯噻嗪、氯噻酮、吲达帕胺等。

（二）RAS 抑制药
1. ACEI 如卡托普利、依那普利、雷米普利等。

2. ARB 如氯沙坦、厄贝沙坦、缬沙坦等。

3. 肾素抑制药

（三）钙通道阻滞药
此类药物有硝苯地平、维拉帕米、尼群地平、氨氯地平等。

（四）交感神经抑制药
1. 中枢性降压药 如可乐定、利美尼定等。

2. 神经节阻滞药 如樟磺咪芬等。

3. 去甲肾上腺素能神经末梢阻断药 如利血平、胍乙啶等。

4. 肾上腺素受体拮抗药

（1）β 受体拮抗药：如普萘洛尔、美托洛尔等。

（2）α 受体拮抗药：如哌唑嗪等。

（3）α 及 β 受体拮抗药：如卡维地洛、拉贝洛尔等。

（五）血管扩张药
1. 直接舒张血管平滑肌药 如肼屈嗪、硝普钠等。

2. 钾通道开放药　如米诺地尔等。

3. 5-HT 受体拮抗药　如酮色林（ketanserin）。

目前临床常用抗高血压药主要是利尿药、ACEI、ARB、钙通道阻滞药和 β 受体拮抗药 5 类，以及由上述药物组成的固定配比复方制剂。α₁ 受体拮抗药、中枢性降压药和血管扩张药等较少单独使用，但在联合用药和复方制剂中仍经常使用。

第二节　常用抗高血压药

一、利　尿　药

利尿药是治疗高血压的常用基础药物，使用安全、有效、价廉。各类利尿药单用即有降压作用，并可增强其他降压药的作用。用于控制血压的利尿药主要是噻嗪类及类噻嗪类，以氢氯噻嗪和吲达帕胺最常用。此外，阿米洛利、螺内酯等保钾利尿药也用于控制难治性高血压。

噻嗪类利尿药

【药理作用】　噻嗪类利尿药降压作用温和、持久，对患者立位和卧位均有降压作用，长期用药无明显耐受性，大多数患者用药 2～4 周就可以达到最大疗效。大规模临床试验表明，长期应用噻嗪类利尿药可降低高血压患者心、脑血管并发症的发生率和死亡率，提高患者的生活质量。噻嗪类利尿药与扩血管药及某些交感神经抑制药合用可产生协同或相加作用。

该类利尿药降低血压的确切机制尚不十分明确。用药初期降压作用机制可能是排钠利尿，减少细胞外容量和血容量，导致心排血量降低。长期应用后血容量和心排血量逐渐恢复至给药前水平，但外周血管阻力持续降低，降压作用持续维持。此时，外周血管阻力降低并非利尿药对血管平滑肌的直接作用，因为肾切除的患者及动物不产生降压作用，体外实验证明利尿药对血管平滑肌也无作用。利尿药长期降压作用的机制可能是长期排钠而降低血管平滑肌细胞内 Na$^+$ 浓度，进而通过 Na$^+$-Ca^{2+} 交换机制使胞内 Ca^{2+} 浓度降低，从而使血管平滑肌对缩血管物质的反应性减弱。

【临床应用】　噻嗪类利尿药单用适于轻、中度高血压，治疗时剂量应尽量小。在老年高血压患者，长期应用小剂量噻嗪类利尿药能较好地控制血压，也能降低心、脑血管疾病如脑卒中和心力衰竭的发生率和死亡率。若不能有效控制血压，则应合用或换用其他抗高血压药。

单用噻嗪类利尿降压药治疗，尤其是长期使用时，应合并使用保钾利尿药，或合用 ACEI 亦可减少 K$^+$ 的排出。长期大量使用噻嗪类除导致电解质改变外，还对脂质代谢、糖代谢产生不良影响。其中可导致血糖升高，对高血压合并糖尿病的患者使用要慎重。对合并有氮质血症或尿毒症的患者或高血压危象患者可选用高效能利尿药呋塞米，因其可增加肾血流量，并强效排钠利尿。

吲 达 帕 胺

吲达帕胺（indapamide）是一种非噻嗪类利尿药，该药口服吸收迅速，生物利用度达 93% 以上，多次给药 8～12 周达峰作用，作用维持 8 周，$t_{1/2}$ 为 14～18h。降压作用除与利尿作用有关外，还可舒张小动脉，降低血管壁张力，降低血管对升压物质的反应性，降低外周血管阻力而产生降压作用。降压作用机制未明，其利尿作用不能解释降压作用，因降压作用出现的剂量远小于利尿作用的剂量，可能的机制包括以下几个方面：调节血管平滑肌细胞的钙内流；刺激 PGE$_2$ 和 PGI$_2$ 的合成。用于轻、中度高血压，具有明显逆转心肌肥厚的作用。不良反应少，大剂量应用时，血钾可轻度下降，血尿酸略升高，但程度较噻嗪类利尿药轻。对血糖、血脂无明显影响，故伴有高脂血症的患者可用吲达帕胺代替噻嗪类利尿药。

阿 米 洛 利

阿米洛利（amiloride）作用于肾脏远端小管，阻断 Na$^+$-K$^+$ 交换机制，促使钠、氯排泄而减少 K$^+$ 和 H$^+$ 分泌。作用不依赖于醛固酮，与噻嗪类或髓袢类利尿药合用有协同作用。可用于控制难治性高血压。在排钠利尿的同时不增加钾的排出，与其他具有保钾作用的降压药如 ACEI 或 ARB 合用时应注意发生高钾血症的危险。

二、肾素－血管紧张素系统抑制药

RAS 是由肾素、血管紧张素及其受体构成的重要体液调节系统，在心血管活动和水电解质平衡中起着重要的调节作用。RAS 不仅存在于循环系统，而且存在于心脏、脑组织及血管中。循环及组织中 RAS 活性变化与高血压、充血性心力衰竭等心血管疾病的发病密切相关。其中 Ang Ⅱ 直接激动血管平滑肌细胞的 AT_1 受体，引起血管收缩，并可刺激血管平滑肌增生和血管重构，血管重构在高血压的长期发展中起重要作用。

　　作用于 RAS 系统的抗高血压药包括肾素抑制药、ACEI 和 ARB。肾素抑制药可抑制肾素的活性，使 RAS 系统的限速过程受阻，是研究发展中的抗高血压药；ACEI 通过对 ACE 的抑制减少 Ang Ⅱ 的生成，同时可减少缓激肽降解；ARB 通过阻断 AT_1 受体，阻断不同代谢途径生成的 Ang Ⅱ 作用于 AT_1 受体，从而抑制 Ang Ⅱ 对心血管的作用，见图 25-1。临床使用的 RAS 抑制药主要是 ACEI 和 ARB，前者不仅能降低血压，而且能逆转心肌重构，降低心肌重量，改善心功能，改善血管顺应性；后者的特点是降压作用强、不良反应轻、耐受性好。

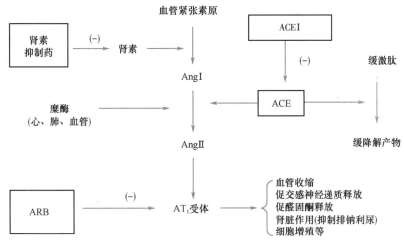

图 25-1　ACEI 和 ARB 的作用部位

（一）ACEI

　　卡托普利为第一个口服有效的 ACEI，随后研究开发应用的有依那普利、赖诺普利、贝那普利、雷米普利、福辛普利等。目前临床应用的 ACEI 有十余种。

　　ACE 的活性部位有两个结合点，一个是含 Zn^{2+} 结合点，是 ACEI 的有效靶点和必需结合位点，一旦结合，ACE 的活性消失；另一个是附加结合点。现有的 ACEI 与 Zn^{2+} 结合的位点有以下 3 类：①含巯基，如卡托普利。②含羧基，如依那普利、雷米普利、贝那普利、咪达普利。③含磷酸基，如福辛普利。其中，含羧基的 ACEI 与 Zn^{2+} 结合位点亲和力高，与附加结合点结合数量多，因此其作用较强、较持久。此外，依那普利、福辛普利、咪达普利是前体药物，要在体内转化为活性药才能起作用。

　　ACEI 的应用对改进高血压治疗起到了重要作用。该类药物能抑制 ACE 活性，使 Ang Ⅱ 的生成减少及缓解激肽的降解减少，可扩张血管，有效降低血压，对高血压并发症、心功能不全及缺血性心脏病等也有良效。临床将该类药物列为高血压合并糖尿病、左心室肥厚、左心功能障碍、急性心肌梗死、慢性肾病及预防脑卒中复发等的首选药物。

卡 托 普 利

　　【体内过程】　口服吸收快，生物利用度 75%，食物能影响卡托普利的吸收，宜在餐前 1h 服用。给药后 1h 血中药物浓度达到峰值。在体内分布广泛，但分布至中枢神经系统中的浓度较低。$t_{1/2}$ 为 2h。主要通过肾脏清除，肾功能降低者其血浆清除率降低，应减少用量。

　　【药理作用】　卡托普利（captopril，巯甲丙脯酸）具有轻至中等强度的降压作用，体内体外均能抑制 ACE，通过降低血浆中 Ang Ⅱ 浓度，对动脉和静脉血管均有舒张作用，降低外周血管阻力而产生降压作用，但不伴有反射性心率加快；能降低肾血管阻力，增加肾血流量，对肾脏有保护作用；增加冠脉血流量，对缺血心肌具有保护作用，改善心脏的收缩与舒张功能；预防和逆转心肌与血管的肥厚与重构，改善血管内皮功能，改善动脉顺应性；动物实验证明，卡托普利具有抗动脉粥样硬化作用；能改善胰岛素抵抗。

　　卡托普利的降压机制有以下几点：①抑制血浆与组织中 ACE，减少 Ang Ⅱ 的生成，从而产生血管舒张作用。②抑制缓激肽降解，减少氧自由基产生，促进 NO 和 PGI_2 生成，恢复内皮依赖的血管舒张功能，产生舒血管效应。③抑制交感神经系统活性。④减少醛固酮分泌，促进水钠排泄，减少水钠潴留。⑤阻止 Ang Ⅱ 促平滑肌细胞、成纤维细胞增殖与心肌细胞肥厚，改善血管内皮功能。⑥抑制 LDL 的氧化和巨噬细胞的功能，抑制血管平滑肌细胞的增殖和迁移，可抑制血管肥厚，改善动脉顺应性。

【临床应用】　卡托普利适用于各型高血压，目前为抗高血压治疗的一线药物之一，对原发性高血压和肾性高血压均有效。使收缩压、舒张压均降低，在降低收缩压方面优于 β 受体拮抗药。60% ～ 70% 的患者单用卡托普利能使血压控制在理想水平，加用利尿药则对 95% 的患者有效。在各类抗高血压药物中，卡托普利逆转高血压左心室心肌肥厚的作用最显著，能防止或延缓高血压并发糖尿病肾病的进展，尤其适用于合并有糖尿病及胰岛素抵抗、左心室肥厚、心力衰竭、急性心肌梗死的高血压患者，可明显改善生活质量且无耐受性，连续用药一年以上疗效不会下降，而且停药不反跳。卡托普利与利尿药及 β 受体拮抗药合用于重型或顽固性高血压疗效较好。

【不良反应】　卡托普利的毒性小，耐受性良好。长期用药后不良反应主要为刺激性干咳，可能因卡托普利抑制缓激肽和 P 物质代谢，导致这些物质在肺血管床积蓄。其他可出现皮疹、瘙痒、嗜酸性粒细胞增多、味觉缺失等青霉胺样反应，可能与卡托普利结构中含—SH 有关。少数患者可出现血管神经性水肿，表现为咽喉、唇、口腔等部位急性水肿，停药后会迅速减轻或消失。心力衰竭或重度高血压患者由于 RAS 高度激活，在应用利尿药基础上，首次应用卡托普利可出现低血压，即"首剂现象"，因此，应从小剂量开始试用，并密切监测。卡托普利禁用于双侧肾动脉狭窄患者，因该类患者依靠 Ang Ⅱ 收缩肾出球小动脉而保持肾小球滤过率，卡托普利可减少 Ang Ⅱ 的生成，取消了这一适应性自动调节机制，可使肾小球滤过率显著降低而导致肾衰竭。

【注意事项】　在伴有肾功能不全或服用保钾利尿药、补钾及 β 受体拮抗药的患者，可出现高血钾。在妊娠后期长期应用卡托普利可引起胎儿畸形、胎儿发育不全等，故孕妇禁用。

依 那 普 利

依那普利（enalapril）为不含—SH 的长效、高效 ACEI。依那普利为前药，在体内被肝脏酯酶水解转化为活性代谢物苯丁羟脯酸（enalaprilat，依那普利拉），后者能与 ACE 持久结合而发挥抑制作用。降压机制与卡托普利相似，但抑制 ACE 的作用较卡托普利强 10 倍。能降低总外周血管阻力，增加肾血流量，而心率和心排血量则无明显变化，降压作用强而持久。口服后最大降压作用出现在服药后 6 ～ 8h，作用持续时间较长，可每日给药一次。剂量超过 10mg 后，增加剂量只延长作用持续时间。长期应用能逆转左心室肥厚并改善大动脉顺应性。临床主要用于高血压及慢性心功能不全的治疗。在高血压伴充血性心力衰竭的治疗中，依那普利的疗效优于卡托普利，长期应用具有改善心室重构的作用。口服易吸收，不受食物影响。体内分布较广泛，$t_{1/2}$ 约为 11h，主要经肾脏排泄。不良反应与卡托普利相似。因为其不含—SH，故无典型的皮疹、嗜酸性粒细胞增多、味觉缺失等不良反应。因作用强，引起咳嗽较多。合并有心力衰竭时低血压亦较多见，应适当控制剂量。禁忌证同卡托普利。

雷 米 普 利

雷米普利（ramipril）口服吸收后在肝脏内代谢成为活性代谢物雷米普利拉（ramiprilat），产生 ACE 抑制作用。降压作用较依那普利强，且起效快，抑制 ACE 作用时间超过 24h，具有持久降压、降低外周血管及肾血管阻力、增加肾血流的作用。口服易吸收，$t_{1/2}$ 为 9 ～ 18h，主要经肾脏排泄。可用于轻度至中度高血压和慢性心功能不全。

（二）ARB

Ang Ⅱ 受体主要有两型，即 AT_1 受体和 AT_2 受体，Ang Ⅱ 的心血管作用主要由 AT_1 受体介导，AT_2 受体的生理作用尚未完全清楚。目前发现的 ARB 主要为 AT_1 受体拮抗药，ARB 在受体水平阻断 RAS，与 ACEI 相比，有作用专一的特点，具有良好的降压作用，而没有 ACEI 的咳嗽、血管神经性水肿等不良反应。

Ang Ⅱ 的生成除通过 ACE 代谢途径外，相当部分的 Ang Ⅱ 通过糜酶途径形成（图 25-1）。循环中 RAS 以 ACE 途径为主，而组织中的 RAS 则以糜酶为主，如在心肌有 80% 的 Ang Ⅱ 为糜酶催化形成。ACEI 不能抑制糜酶途径，而 ARB 能特异性阻断 AT_1 受体，阻断不同途径生成的 Ang Ⅱ 作

用于 AT_1 受体，从而抑制 Ang Ⅱ 的心血管作用。

早期发现的 ARB 为肽类，因不能口服，作用时间短，难以推广应用。1995 年以来，美国 FDA 先后批准应用的非肽类 ARB 有氯沙坦、缬沙坦、厄贝沙坦、坎替沙坦、替米沙坦等，它们具有受体亲和力高、选择性强、口服有效、作用时间长、无激动作用等优点。

氯 沙 坦

氯沙坦（losartan）为第一个用于临床的 ARB。

【体内过程】 氯沙坦口服吸收迅速，首过消除明显，生物利用度为 33%，$t_{1/2}$ 约 2h，血浆蛋白结合率 > 98%。在肝脏由 P450 系统代谢形成活性代谢物 E3174，E3174 的 $t_{1/2}$ 为 6 ~ 9h。氯沙坦及 E3174 均不易透过血脑屏障，大部分经肝脏代谢随胆汁排泄，仅有少量经尿排出。每日口服 1 次，降压作用可维持 24h。

【药理作用】 氯沙坦对 AT_1 受体有选择性拮抗作用，对 AT_1 受体的亲和力比对 AT_2 受体的亲和力高 20 000 ~ 30 000 倍。在体内转化为活性代谢产物 E3174，后者与 AT_1 受体结合更牢固，拮抗 AT_1 受体的作用比原药强 10 ~ 40 倍。选择性阻断 AT_1 受体后，Ang Ⅱ 的缩血管作用及增强交感神经活性的作用受到抑制，导致血压下降。由于阻止了 Ang Ⅱ 的促心血管细胞增殖肥厚作用，长期用药能抑制左心室心肌肥厚和心血管重构（remodeling），有益于高血压与心力衰竭的治疗。

氯沙坦对肾脏血流动力学的影响与 ACEI 相似，能拮抗 Ang Ⅱ 对肾脏入球小动脉与出球小动脉的收缩作用，增加肾血流量，保持肾小球滤过率，对高血压、糖尿病患者合并的肾功能不全具有保护作用。氯沙坦对肾脏有促进尿酸的排泄作用，对高血压患者应用利尿药后可能引起的高尿酸血症有利。

AT_1 受体被阻滞后醛固酮产生减少，可减轻水钠潴留。

【临床应用】 氯沙坦用于治疗各型高血压，适用于不同年龄的高血压患者。由于可缓解左心室肌肥厚和心血管重构、产生肾脏保护作用，对伴有糖尿病、肾病和慢性心功能不全患者有良好疗效。若用药 3 ~ 6 周后血压下降仍不理想，与利尿药或钙通道阻滞药合用可增强降压疗效。

【不良反应】 氯沙坦不良反应的发生率明显低于卡托普利。少数患者用药后可出现眩晕，可引起低血压、肾功能障碍、高血钾等。

【注意事项】 对低血压、肝功能不全及严重肾功能不全患者，应减少起始剂量。避免与补钾或保钾性利尿药合用。禁用于孕妇、哺乳期妇女及肾动脉狭窄者。

缬 沙 坦

缬沙坦（valsartan）的作用与氯沙坦相似。对 AT_1 受体的亲和力比对 AT_2 受体的亲和力强 24 000 倍。生物利用度为 25%，原发性高血压患者口服 80mg 后，T_{max} 为 4 ~ 6h，降压作用可持续 24h，$t_{1/2}$ 为 6 ~ 8h。长期用药也能逆转左心室肥厚和心血管重构。

可单独使用或与其他抗高血压药合用治疗高血压。不良反应发生率较低，主要有头痛、头晕、疲乏等。低钠或血容量不足、肾动脉狭窄、严重肾功能不全、胆汁性肝硬化或胆道梗阻患者，服用缬沙坦有引起低血压的危险。用药期应慎用保钾利尿药与补钾药。禁用于孕妇、哺乳期妇女。

厄 贝 沙 坦

厄贝沙坦（irbesartan）是强效、长效的 ARB，其对 AT_1 受体的选择性比 AT_2 受体高 8500 ~ 10 000 倍，比氯沙坦强 10 倍。作用比氯沙坦的活性代谢物 E3174 稍强。口服易吸收，生物利用度 60% ~ 80%，其吸收不受食物影响。血浆蛋白结合率 90%，$t_{1/2}$ 为 11 ~ 15h。原发性高血压患者一次口服 150mg，用药后 3 ~ 4h 降压作用达峰值，降压作用可持续 24h 以上。在体内主要经肝脏代谢，部分药物随尿及粪便排出体外。

厄贝沙坦可单用或与其他抗高血压药合用治疗高血压。用于高血压合并糖尿病肾病患者，能减轻肾损害，减少尿蛋白，增加肌酐清除率。

（三）肾素抑制药

肾素（renin）的作用是促进血管紧张素原转化为 Ang Ⅰ，血管紧张素原是它唯一的底物，因此，抑制肾素的活性可使肾素 – 血管紧张素 – 醛固酮系统的限速过程受阻，导致体内 Ang Ⅰ、Ang Ⅱ 及醛固酮含量下降，进而引起血管舒张，水钠排出量增加，血压下降。由于肾素在体内作用单一，肾素抑制药的不良反应相对较少，不产生类似于应用 ACEI 而产生的干咳等不良反应。

阿 利 吉 仑

阿利吉仑（aliskiren）是一种新型、作用较强的非肽类肾素抑制药，是 2007 年美国 FDA 批准上市的抗高血压药。本药口服方便、有效。研究表明，阿利吉仑可直接抑制肾素，可以降低血浆肾素活性，抑制血管紧张素原转化为 Ang Ⅰ。阿利吉仑无论单用，还是与其他抗高血压药物联用，均能显著降低高血压患者的血压。每日只需服用 1 次，安全有效，有良好的耐受性。

三、钙通道阻滞药

钙通道阻滞药品种繁多，其化学结构、与钙通道结合程度、相对选择性及对组织器官的药理效应等方面均有所不同。按化学结构可分为二氢吡啶类和非二氢吡啶类。前者对血管平滑肌具有选择性，较少影响心脏，常用的有硝苯地平、尼群地平、尼卡地平、尼莫地平、尼索地平（nisoldipine）、拉西地平（lacidipine）、氨氯地平等。非二氢吡啶类对血管和心脏均有作用，常用的有维拉帕米、地尔硫䓬等。

本类药物通过选择性阻断电压依赖性钙通道，使跨膜 Ca^{2+} 内流减少，导致小动脉平滑肌松弛，降低外周阻力，使血压下降，对多数静脉血管无明显影响。本类药物有以下作用特点：①降低血压的同时不降低心、脑、肾等重要器官的血流量，有时还能改善其血流量。扩张冠状动脉，增加冠脉血流量及侧支循环量；降低肾血管阻力，增加肾小球滤过率，对高血压伴有糖尿病患者及实质性肾病者有利；亲脂性较高的二氢吡啶类（如尼莫地平、尼卡地平和氟桂利嗪）可改善脑循环，对痉挛血管的扩张作用尤其明显；钙通道阻滞药尚具有抑制血小板聚集、增加红细胞变形能力和降低血黏滞度等作用，从而改善组织血流。②长期应用可逆转或改善高血压所致的左心室肌肥厚和血管肥厚，改进心脏功能，增加血管顺应性。③用药早期（第一周）可出现利尿作用，有些二氢吡啶类药物有持续的排钠利尿作用，一般不引起水钠潴留。④对缺血心肌有保护作用，有抗动脉粥样硬化作用，故有利于高血压患者的预后。⑤外周阻力下降的同时可激活压力感受器介导的交感神经活性而使心率加快，但维拉帕米和地尔硫䓬由于直接的负性频率作用而不易出现或极少出现心率加快，增强的交感神经活性对心脏的兴奋作用有利于克服钙通道阻滞药减弱心肌收缩力的影响。

钙通道阻滞药临床用于治疗高血压、心律失常、心绞痛、慢性心功能不全等疾病。各类钙通道阻滞药对心脏和血管的选择性不同，以维拉帕米对心脏作用最强，硝苯地平作用较弱，地尔硫䓬介于二者之间。

硝 苯 地 平

【体内过程】　口服易吸收，经肝脏代谢后 45% ～ 68% 进入体循环，T_{max} 有较大个体差异，$t_{1/2}$ 为 3 ～ 4h，经肾脏排出。

【药理作用】　硝苯地平（nifedipine）对各型高血压均有降压作用，降压作用快而强，但对血压正常者影响不明显。降压时能反射性引起心率加快、心排血量增加、血浆肾素活性增高，但较直接扩血管药作用弱，加用 β 受体拮抗药可避免这些作用并增强降压效应。对糖、脂质代谢无不良影响。

【临床应用】　用于治疗轻、中、重度高血压，尤其适用低肾素性高血压，可单用或与利尿药、β 受体拮抗药、ACEI 合用。亦适用于合并心绞痛、肾脏疾病、糖尿病、哮喘、高脂血症及恶性高血压患者。目前多推荐使用缓释与控释剂型，因其使用方便，不良反应较少，可减少硝苯地平引起的交感神经反射性活动增强，适应于高血压长期治疗。

【不良反应】　常见不良反应有头痛、颜面潮红、眩晕、心悸、窦性心动过速。个别会发生舌根麻木、口干、恶心、食欲缺乏、踝部水肿等，踝部水肿为毛细血管扩张所致。

【注意事项】　心力衰竭、不稳定型心绞痛患者慎用。低血压者禁用。

尼 群 地 平

尼群地平（nitrendipine）的药理作用与硝苯地平相似，但舒张血管与降压作用较硝苯地平强，维持时间较长，反射性心率加快等不良反应较少。适用于各型高血压。每日口服 1 ～ 2 次。不良反应与硝苯地平相似，肝功能不良者应慎用或减量。与地高辛合用可增加地高辛血药浓度。

拉西地平

拉西地平（lacidipine）对血管的选择性高，降压作用起效缓慢，维持时间较长，不易引起反射性心率加快和心排血量增加，用于轻、中度高血压，每日口服1次。具有抗动脉粥样硬化作用。不良反应有心悸、头痛、面红、水肿等。

氨氯地平

氨氯地平（amlodipine）作用与硝苯地平相似，但血管选择性更高，降压作用起效缓慢，$t_{1/2}$为40～50h，作用时间明显延长。每日口服1次，能在24h内较好控制血压，减少在此期间的血压波动。不良反应同拉西地平。

以上各种钙通道阻滞药均有良好的降压作用。短效药硝苯地平等价格低廉，降压效果确实，最为常用。从保护高血压靶器官免受损伤的角度考虑，以长效类新药为佳，但价格较贵。因此，中效类如尼群地平等效果确实、价格低廉，临床使用较多，潜力较大。

四、β 受体拮抗药

β受体拮抗药（β-adrenoceptor blockers）最初用于治疗心绞痛，临床应用中发现该类药物能使心绞痛合并高血压患者的血压降低，随后的研究证实普萘洛尔和其他β受体拮抗药均能有效地降低血压，成为治疗高血压的常用药物。目前用于治疗高血压的β受体拮抗药有普萘洛尔、纳多洛尔、美托洛尔、阿替洛尔、卡维地洛等。

【药理作用】 各种β受体拮抗药均具有抗高血压作用，单独应用时降压强度与利尿剂相似。不同的β受体拮抗药虽在脂溶性、β_1受体的选择性、内在拟交感活性及膜稳定性作用等方面差异很大，但该类药物抗高血压的作用相当。长期应用一般不引起水钠潴留，亦无明显耐受性。无内在拟交感活性的β受体拮抗药初用可致心排血量降低，引起外周血管阻力反射性增加，但持续用药使心排血量保持低水平，降低总外周阻力，从而产生降压效应，同时可升高血浆甘油三酯浓度，降低低密度脂蛋白胆固醇。有内在拟交感活性的β受体拮抗药对心率和心排血量影响较小，可使外周阻力降低，产生即时降压效应，而对血脂影响很小或无影响。

β受体拮抗药的降压作用与下述机制有关：①阻断心脏β_1受体，降低心肌收缩力及心排血量。②阻断β_1受体，使肾小球旁器肾素分泌减少，随之降低血浆Ang Ⅱ水平。③阻断交感神经末梢突触前膜β_2受体，抑制正反馈作用，减少NA的释放。④β受体拮抗药能通过血脑屏障进入中枢，阻断中枢β受体，使外周交感神经活性降低。⑤增加PGI_2的合成（图25-2）。

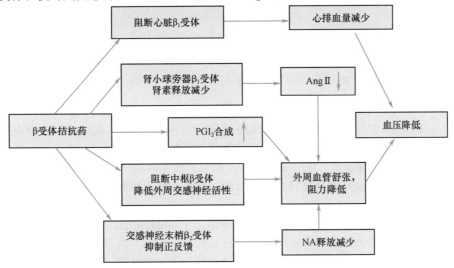

图25-2 β受体拮抗药治疗高血压的作用环节

【临床应用】 β受体拮抗药广泛用于各种程度的高血压治疗。长期应用不仅降压安全、有效、价廉，而且能降低心血管并发症如脑卒中和心肌梗死的发生率和死亡率。可单独用作抗高血压的首选药，也可与其他抗高血压药如利尿药、ACEI、钙通道阻滞药及α_1受体拮抗药合用。β受体拮抗药、利尿药与扩血管药联合应用能有效治疗重度或顽固性高血压。

【不良反应与注意事项】 β受体拮抗药可阻断支气管平滑肌细胞膜的β_2受体，使支气管收缩，诱发或加重哮喘，非选择性 β 受体拮抗药禁用于哮喘患者，即使应用选择性 β_1 受体拮抗药也应慎重。高血压患者长期应用 β 受体拮抗药时，突然停药可加重冠心病症状，并可使血压反跳超过治疗前水平，因此停药前 10～14 日必须逐步减量。非选择性 β 受体拮抗药能延缓用胰岛素后血糖水平的恢复，不稳定型糖尿病和经常低血糖反应患者使用该类 β 受体拮抗药应十分慎重。

普 萘 洛 尔

普萘洛尔（propranolol，心得安）为非选择性 β 受体拮抗药，对 β_1 和 β_2 受体具有相同的亲和力，无内在拟交感活性。口服吸收完全，肝首过效应显著，生物利用度约为 25%，个体差异较大，$t_{1/2}$ 为 3～5h，口服后血药浓度差异可达 20 倍。降压作用起效缓慢，通常口服 2～3 周后才出现降压作用。但不引起直立性低血压，长期应用不产生耐受性。单独应用可治疗轻、中度高血压，与噻嗪类利尿药（thiazide diuretics）合用可加强降压作用。对伴有心排血量和肾素活性偏高者，及伴有心绞痛和脑血管病变者效果较好。伴有重度窦性心动过缓、重度房室传导阻滞和哮喘者禁用。

美 托 洛 尔

美托洛尔（metoprolol）为选择性 β_1 受体拮抗药。口服吸收完全，生物利用度为 40%～50%，服药后 1～2h 作用达高峰，$t_{1/2}$ 为 3～4h，但抗高血压作用的持续时间比其 $t_{1/2}$ 长，应用控释剂一次给药后降压作用可维持 24h。主要在肝脏代谢，10% 以原形经肾排出。用于治疗高血压和心绞痛。

阿 替 洛 尔

阿替洛尔（atenolol）降压机制与普萘洛尔相同，但对心脏的 β_1 受体有较大的选择性，而对血管及支气管的 β_2 受体的影响较小。但较大剂量时对血管及支气管平滑肌的 β_2 受体也有作用。无膜稳定作用，无内在拟交感活性。口服吸收快，生物利用度为 50%，$t_{1/2}$ 为 8～9h。口服用于治疗各种程度的高血压。降压作用持续时间较长，每日服用 1 次。

卡 维 地 洛

卡维地洛（carvedilol）为 β_1、β_2、α_1 受体拮抗药，较高浓度时是钙通道阻滞药。阻断 β 受体的同时具有舒张血管作用。近年来的研究证实卡维地洛具有抗氧化作用、心脏和神经保护作用。口服首过效应显著，生物利用度 22%，药效维持可达 24h。不良反应与普萘洛尔相似，但不影响血脂代谢。用于治疗轻、中度高血压或伴有肾功能不全、糖尿病的高血压患者，能有效控制患者 24h 静息和运动时的血压。

五、其他抗高血压药

（一）中枢性降压药

中枢性降压药包括可乐定、甲基多巴、莫索尼定（moxonidine）、利美尼定等。其中甲基多巴进入中枢转变为 α-甲基多巴发挥降压作用，但不良反应较重。

可 乐 定

可乐定（clonidine）为经典的中枢性降压药，降压作用中等偏强，起效快，对中枢神经系统有明显抑制作用，适于治疗中度高血压，常用于其他药无效时。静脉注射后可见血压短暂升高，随后血压持久下降，并伴有心率减慢、心排血量减少。短暂升压是激动外周血管 α_1 受体的结果，持久降压是作用于中枢的结果。此外本药还具有镇静、抑制胃肠道蠕动和胃酸分泌作用，更适用于合并溃疡病的高血压患者。

可乐定主要激动脑干的 α_2 受体和咪唑啉 I_1 受体（I_1-imidazoline receptor），降压作用与下述机制有关：①激动延髓背侧孤束核（nucleus tractus solitarii，NTS）次一级神经元（抑制性神经元）突触后膜的 α_2 受体，抑制交感神经中枢的传出冲动，使外周血管扩张，血压下降。②激动延髓嘴端腹外侧核（rostral ventrolateral medulla，RVLM）的咪唑啉 I_1 受体，使交感神经张力下降，外周血管阻力降低而产生降压作用。③增强迷走神经的反射性心率减慢作用。④激动交感神经末梢突触前膜的 α_2 受体，使 NA 的释放减少。可乐定的降压效应是两种受体的共同作用结果（图 25-3）。其激动中枢 α_2 受体还可引起镇静，并显著延长巴比妥类药物的催眠时间。

常见有嗜睡、口干、眩晕、便秘等不良反应，用药数周可消失。另外尚有直立性低血压、性功能障碍（阳痿）、心动过缓及腮腺肿痛等。久用可引起水钠潴留而减弱降压作用，一般合并使用利尿药可避免。久用突然停药可出现交感神经功能亢进现象，如头痛、心悸、震颤、出汗、血压骤升等，可能是突然停药引起NA大量释放所致。可用α受体拮抗药酚妥拉明或硝普钠等对抗血压的骤升，此时仍可继续用可乐定治疗。

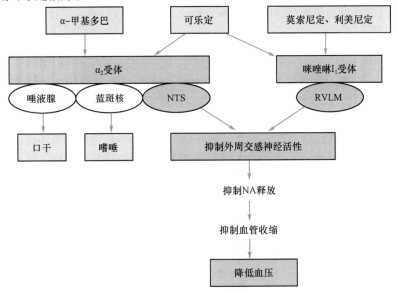

图 25-3　中枢性降压药作用机制示意图

莫 索 尼 定

莫索尼定（moxonidine）为第二代中枢性降压药。选择性激动 RVLM 的咪唑啉 I_1 受体，使外周交感神经活性降低而降压，引起血管扩张和血压下降。其对咪唑啉 I_1 受体的亲和力高于可乐定，对 $α_2$ 受体的亲和力只是对咪唑啉 I_1 受体亲和力的 1/200 ～ 1/10，因此，莫索尼定在降压时不减慢心率，也无明显的中枢镇静作用。

莫索尼定与咪唑啉受体结合较牢固，$t_{1/2}$ 较长，可每日给药 1 ～ 2 次。长期用药一年以上者也有良好的降压效果，并可逆转高血压所致的左心室心肌肥厚。适用于治疗轻、中度高血压。

莫索尼定对中枢和外周的 $α_2$ 受体作用弱，所以不良反应较可乐定少见。少数患者用药后出现眩晕、消化道不适等症状，长期应用莫索尼定无直立性低血压和停药反跳现象。

利 美 尼 定

利美尼定（rilmenidine）也是新型中枢降压药，降压作用机制及药理学特性与莫索尼定相似。

（二）血管扩张药

血管扩张药通过直接舒张血管而产生降压作用。根据对动脉、静脉选择性不同，分为主要扩张小动脉药和对动脉、静脉均有舒张作用的药物，前者如肼屈嗪，后者如硝普钠。降压同时多伴有反射性交感神经激活，减弱其降压作用并引起心悸、诱发心绞痛、增加高血压患者心血管肥厚等不良反应，同时反射性增加醛固酮分泌，导致水钠潴留。血管扩张药不良反应较多，一般不单用于高血压治疗，仅在利尿药、β受体拮抗药或其他常用降压药无效时考虑加用本类药物。

硝 普 钠

【药理作用】　硝普钠扩张动脉和静脉，属硝基扩血管药。口服不吸收，需静脉滴注给药，作用时间短，静脉滴注后 0.5min 即显效，2min 达峰值，停药后 5min 内血压回升。

作用机制与硝酸酯类相似，在血管平滑肌内代谢产生 NO，激活鸟苷酸环化酶，增加血管平滑肌细胞内 cGMP 水平而起作用。但硝普钠释放 NO 的机制可能不同于硝酸甘油，因为二者对不同部位的血管有不同效应，硝酸甘油可产生耐受性，但硝普钠无耐受性产生。

【临床应用】　主要用于高血压危象，适用于伴有心力衰竭的高血压患者，也可用于麻醉时控制性降压和难治性慢性心功能不全的治疗。

【不良反应】　有恶心、呕吐、心悸、头痛等不良反应，均由过度降压所致，停药后即可消失。长期或大量应用可致血中硫氰酸蓄积而发生乏力、恶心、定向障碍、精神失常等中毒反应。硫氰酸盐还能抑制甲状腺对碘的摄取。产生甲状腺功能低下。

【注意事项】 肝肾功能不全者禁用。

（三）钾通道开放药

钾通道开放药又称钾通道激活药（potassium channel activators），有米诺地尔、二氮嗪、尼可地尔、吡那地尔（pinacidil）。

米 诺 地 尔

【体内过程】 口服易吸收，生物利用度为90%，给药1h后血药浓度达峰值，但降压作用出现较晚，这与活性代谢物生成时间有关。代谢产物经尿排出，$t_{1/2}$ 约4h。

【药理作用】 米诺地尔为强血管扩张药，主要通过开放ATP敏感性钾通道促进 K^+ 外流，使细胞膜超极化，电压依赖性钙通道难以激活，阻止 Ca^{2+} 内流，导致血管舒张，血压下降。对离体血管平滑肌无松弛作用，米诺地尔需经肝脏代谢转变为活性代谢物硫酸米诺地尔而起效。降压的同时可加快心率和增加心排血量，可能与血管舒张后反射性交感神经兴奋有关。

【临床应用】 主要用于治疗难治性的重度高血压，不宜单独使用，与利尿药和β受体拮抗药合用可避免水钠潴留和交感神经的反射性兴奋。

【不良反应】 主要有水钠潴留、心悸、多毛症。

（四）去甲肾上腺素能神经末梢阻滞药

利血平（reserpine）与胍乙啶（guanethidine）为此类药中的代表药，前者抑制囊泡的摄取功能使囊泡空虚，作用缓慢而持久；后者影响递质的释放功能，二者最终导致交感神经传导受阻，血压下降。利血平可产生精神抑郁、震颤麻痹、水肿、胃酸分泌增加，诱发或加重溃疡病、哮喘等不良反应。因不良反应较多，常与其他药物组成复方制剂治疗轻、中度高血压。

（五）α₁受体拮抗药

α₁受体拮抗药能选择性阻断血管平滑肌突触后膜 α₁受体，舒张小动脉和静脉血管平滑肌，使外周阻力降低，回心血量减少，血压下降，是一类经典的疗效较好且不良反应较少的抗高血压药。本类代表药包括哌唑嗪、特拉唑嗪、乌拉地尔等。

哌 唑 嗪

哌唑嗪（prazosin）为喹唑啉类衍生物。

【体内过程】 口服易吸收，生物利用度为50%～70%，口服后1～3h血药浓度达峰值，血浆蛋白（主要是 α₁酸性糖蛋白）结合率高（90%），$t_{1/2}$ 为2～3h，降压作用可维持6～8h，大部分经肝代谢而由胆汁排出，小部分以原形经肾排出。

【药理作用】 哌唑嗪是选择性较强的 α₁受体拮抗药，对 α₁受体的亲和力比对 α₂受体的亲和力高1000倍。可舒张小动脉和静脉，降低外周阻力，心排血量略升或不变，对肾血流量和肾小球滤过率无影响，降压时心率加快不明显，不增高血浆肾素活性。长期应用能改善脂质代谢，降低总胆固醇、甘油三酯、低密度脂蛋白含量，升高高密度脂蛋白含量。在膀胱颈、前列腺包膜和腺体、尿道均有α受体，实验证明前列腺α受体属 α₁ₐ型，由于哌唑嗪阻断 α₁受体而使膀胱及尿道平滑肌松弛，可减轻前列腺增生患者排尿困难的症状。

【临床应用】 用于治疗各种程度的原发性高血压或肾性高血压，不影响肾血流量及肾小球滤过率。也用于中、重度慢性充血性心力衰竭的治疗。对前列腺增生患者可改善尿潴留症状。

【不良反应】 主要不良反应是部分患者首次应用后出现首剂效应，常表现为严重的直立性低血压、眩晕、晕厥、心悸等，若将首剂药量改为0.5mg临睡前服用，可减轻或避免这种不良反应。其他不良反应有可出现轻度或短暂的鼻塞、口干、嗜睡、头痛等。在服用哌唑嗪前一日停止使用利尿药，也可减轻首剂效应。

（六）5-HT受体拮抗药

中枢神经系统5-HT神经参与心血管的调节，许多研究说明5-HT₂ₐ受体拮抗药能改善动脉压力反射调节（arterial baroreflex，ABR），产生降压作用。

酮 色 林

酮色林（ketanserin，酮舍林）为5-HT₂ₐ受体选择性阻断药，亦有较弱的 α₁受体阻断作用。能降低外周血管阻力和肾血管阻力，对雷诺病患者可改善组织的血流供应，使皮肤血流增加，有阻塞性血管病变者可改善血流灌注。静脉给药可降低右心房压、肺动脉压及肺毛细血管内压。临床可用于原发性高血压、充血性心力衰竭、雷诺病。不良反应主要有头晕、无力、水肿、口干、体重增加。由于本药在肝脏代谢，肝功能不全时用药剂量不宜过大，不宜与排钾利尿剂合用。

第三节　抗高血压药物的应用原则

高血压病因未明，不能根治，需要终身治疗。高血压人群如不经合理治疗，平均寿命较正常人缩短 15 ～ 20 年。高血压药物治疗的目标不仅是降低血压，更重要的是改善靶器官的功能和形态，降低并发症的发生率和死亡率，从而提高生活质量，延长患者寿命。降压药应用的基本原则有如下几条。

1. 常用的五大类降压药物均可作为初始治疗用药

2. 降压药物治疗的时机　降压药物治疗的时机取决于心血管风险评估水平，在改善生活方式的基础上，血压仍超过 140/90mmHg 和（或）目标水平的患者应给予药物治疗。高危和很高危的患者，应及时启动降压药物治疗，并对并存的危险因素和合并的临床疾病进行综合治疗；中危患者，可观察数周，评估靶器官损害情况，改善生活方式，如血压仍不达标，则应开始药物治疗；低危患者，则可对患者进行 1 ～ 3 个月的观察，密切随诊，尽可能进行诊室外血压监测，评估靶器官损害情况，改善生活方式，如血压仍不达标，可开始降压药物治疗。

3. 起始剂量　一般患者采用常规剂量；老年人及高龄老年人初始治疗时通常应采用较小的有效治疗剂量。根据需要，可考虑逐渐增加至足剂量。

4. 优先使用长效降压药物　以有效控制 24h 血压，更有效预防心脑血管并发症发生。如使用中、短效制剂，则需每日 2 ～ 3 次给药，以达到平稳控制血压的目的。

5. 联合用药　已成为降压治疗的基本方法。对血压≥ 160/100mmHg、高于目标血压 20/10mmHg 的高危患者或单药治疗未达标的高血压患者，应进行联合降压治疗，包括自由联合或单片复方制剂。对血压≥ 140/90mmHg 的患者，也可起始小剂量联合治疗。联合用药的原则是将作用机制不同的药物联合应用，具有相加的降压作用，并可互相弥补缺点和不足，减少不良反应，增加对靶器官的保护。我国临床主要推荐应用的优化联合治疗方案如下：二氢吡啶类 CCB+ARB；二氢吡啶类 CCB+ACEI；ARB+ 噻嗪类利尿药；ACEI+ 噻嗪类利尿药；二氢吡啶类 CCB+ 噻嗪类利尿药；二氢吡啶类 CCB+β 受体拮抗药。多种药物的合用有如下方案：① 3 药联合的方案，在上述各种两药联合方式中加上另一种降压药物，以二氢吡啶类 CCB+ACEI（或 ARB）+ 噻嗪类利尿药组成的联合方案最为常用。② 4 药联合的方案，主要适用于难治性高血压患者，可在上述 3 药联合基础上加用第 4 种药物，如 β 受体拮抗药、醛固酮受体拮抗剂、氨苯蝶啶、可乐定或 α 受体拮抗药等。

6. 个体化治疗　根据特殊人群的类型、高血压程度、病程进展、合并症，药物疗效和耐受性，以及患者个人意愿或长期承受能力，选择有针对性的药物及合适剂量，进行个体化治疗。根据患者的合并症，选用药物方案如下：①高血压合并心力衰竭或哮喘者，宜用利尿药、哌唑嗪等，不宜用 β 受体拮抗药。②高血压合并肾功能不良者，宜选用 ACEI、钙通道阻滞药。③高血压合并窦性心动过速，年龄在 50 岁以下者，宜用 β 受体拮抗药。④高血压合并消化性溃疡者，宜用可乐定。⑤高血压合并有糖尿病或痛风者，宜选用 ACEI、α₁ 受体拮抗药或钙通道阻滞药；不宜用噻嗪类利尿药。⑥高血压危象及脑病时，宜静脉给药以迅速降低血压，可选用硝普钠、二氮嗪等，也可用高效能利尿药，如呋塞米等。⑦老年高血压患者，上述一线药物均可应用，避免使用能引起直立性低血压的药物（大剂量利尿药、α₁ 受体拮抗药等）和影响认知能力的药物（如可乐定等）。

7. 药物经济学　高血压是需终身治疗的疾病，需要考虑成本/效益。

（郑　敏）

第二十六章 抗心绞痛药

案例26-1

患者，男，65岁，心前区疼痛1周，加重2日。1周前开始在骑车上坡时感心前区疼痛，并向左肩放射，经休息后缓解。近2日患者步行较快时亦有类似症状发作，每次疼痛持续3～5min，舌下含服硝酸甘油可迅速缓解。患者为此来诊，发病以来进食好，大小便正常，睡眠可，体重无明显变化。既往有高血压病史5年，有哮喘病史多年。

查体：体温36.5℃，脉搏84次/分，呼吸18次/分，血压180/100mmHg，一般情况好，无皮疹，浅表淋巴结未触及，巩膜无黄染，心界不大，律齐，无杂音，双肺叩诊呈清音，无干、湿啰音，腹平软，肝脾未触及，下肢无水肿。

诊断：①冠心病：不稳定型心绞痛（初发劳累性心绞痛）；②3级高血压病。

问题：
1. 患者为何使用舌下含服硝酸甘油的给药方式？
2. 硝酸甘油治疗心绞痛的药理学理论基础是什么？

心绞痛（angina pectoris）是冠状动脉粥样硬化性心脏病（简称冠心病）常见的症状，主要是由于冠状动脉供血不足，心肌需氧与供氧之间平衡失调，心肌急剧的、暂时的缺血和缺氧，代谢产物（乳酸、丙酮酸、组胺、类似缓激肽样多肽等）聚集于心肌组织，刺激心肌感觉神经末梢，之后传入中枢，引起心绞痛。其典型的临床表现为胸骨后或左前胸阵发性压榨样疼痛或闷痛，并可向左上肢或其他部位放射。心绞痛持续发作得不到及时缓解可能发展为急性心肌梗死，故应及时采取有效的治疗措施缓解。

心绞痛分类较多且不统一。根据WHO"缺血性心脏病的命名及诊断标准"，将心绞痛分为以下3种类型。①劳累性心绞痛：特点是疼痛由劳累、情绪激动或其他增加心肌需氧量的因素诱发，休息或舌下含硝酸甘油后可迅速消失。此类心绞痛又分为稳定型、初发型和恶化型心绞痛。②自发性心绞痛：此类心绞痛的特点是疼痛发生与心肌需氧量增加无明显关系，多发生于静息状态，疼痛时间长且重，不易为硝酸甘油缓解。此类心绞痛又分为卧位型（休息或熟睡时发生）、变异型（由冠脉痉挛诱发）、急性冠状动脉功能不全和梗死后心绞痛。③混合性心绞痛：其心绞痛的特点是在心肌需氧量增加或无明显增加时都可发生心绞痛。临床上常将初发型、恶化型及各型自发性心绞痛统称为不稳定型心绞痛。不稳定型心绞痛被认为是稳定型劳累性心绞痛和心肌梗死之间的中间状态。

心绞痛的主要病理生理学基础是心肌组织氧的供需失衡，常与心肌耗氧量（主要取决于心室壁张力、心肌收缩力和心率）增加和（或）供氧量（主要取决于冠状动脉血流量、冠状动脉灌注压、侧支循环和舒张期时间等）降低有关。正常情况下心肌细胞摄取血氧的能力已经达动脉血氧含量的65%～75%，接近极限，故增加氧供应主要依靠增加冠状动脉的血流量。

从心绞痛的病理生理基础可见心肌组织氧的供需失衡可以通过降低心肌耗氧量或增加供氧量（通过增加冠状动脉的血流量）来纠正。目前临床常用的抗心绞痛药主要包括硝酸酯类、β受体拮抗药和钙通道阻滞药，抗血小板聚集药和抗血栓形成药、钾通道激活药、ACEI也有助于心绞痛的防治。

第一节 硝酸酯类及亚硝酸酯类

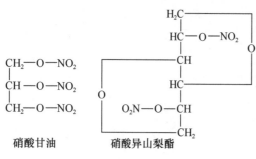

图26-1 硝酸酯类的化学结构

本类药物用于治疗心绞痛已有100多年的历史。1846年，Soberro首先合成硝酸甘油，发现这种油状物置于舌上可引起剧烈头痛。1857年，Brunton报道吸入血管扩张药亚硝酸异戊酯可在60s内缓解心绞痛。1879年，Murrell证明硝酸甘油的作用与亚硝酸异戊酯相似。现在硝酸酯类（nitrate esters）药仍然是临床最常用的抗心绞痛药。其中硝酸甘油应用最广泛，其次为硝酸异山梨酯、单硝酸异山梨酯，亚硝酸异戊酯已少用。所有硝酸酯类化合物均为硝酸多元酯结构，具有高脂溶性，它们结构中的—O—

NO_2 是发挥疗效的关键结构（图 26-1）。

硝 酸 甘 油

硝酸甘油（nitroglycerin）是硝酸酯类药的代表药，具有起效快、效果可靠、使用方便、经济安全、可重复使用等优点，至今仍是防治心绞痛最常用的药物。

【体内过程】 硝酸甘油口服后首过效应明显，生物利用度仅 8%，故临床上不宜口服用药。因其脂溶性高，舌下含服可经口腔黏膜很快吸收直接进入体循环，生物利用度可达 80%，1～2min 起效，4～5min 血药浓度达峰值，疗效持续 20～30min，$t_{1/2}$ 仅 2～4min，V_d 为 0.35L/kg。也可经皮肤吸收发挥治疗作用，用 2% 硝酸甘油软膏或贴膜剂睡前涂抹在前臂皮肤或贴在胸部皮肤，有效浓度可持续较长时间。硝酸甘油在肝内经谷胱甘肽 – 有机硝酸酯还原酶代谢，还原成水溶性二硝酸代谢物与少量单硝酸代谢物及无机硝酸盐，代谢物虽仍有扩血管作用，但作用约为硝酸甘油的 1/10。各种脱硝基的代谢物与葡糖醛酸结合经肾脏排出。

【药理作用】

硝酸甘油的基本药理作用是松弛平滑肌，对血管平滑肌的作用最显著。

1. 对血管的作用 能舒张全身动脉和静脉，尤以舒张毛细血管后静脉（容量血管）最为明显，扩张小动脉（阻力血管）的作用较弱，对较大的动脉也有扩张作用。用药后血液贮积于大静脉及下肢血管，使回心血量减少，心室充盈度和心室壁肌张力下降。硝酸甘油对头、面、颈、皮肤、肺及冠状血管等都有舒张作用。

2. 对心脏的作用 治疗量时对心脏无明显直接作用；大剂量时，由于全身血管扩张，血压下降，可反射性引起心率加快和心肌收缩力加强。

3. 对其他平滑肌的作用 大剂量对尿道、胆道、内脏平滑肌也有松弛作用，但持续时间短，无实用价值。

20 世纪 80 年代，美国药理学家发现血管内皮细胞可产生一种内皮衍生舒张因子（endothelium-derived relaxing factor，EDRF），现认为其本质是一氧化氮（NO），属内源性血管舒张物质。目前认为，硝酸酯类是外源性 NO 供体，在平滑肌细胞内被催化释放出 NO，NO 激活细胞内可溶性鸟苷酸环化酶，引起 cGMP 合成增加，激活 cGMP 依赖性蛋白激酶，使细胞内 Ca^{2+} 降低，促使肌球蛋白轻链去磷酸化而松弛平滑肌，舒张血管，从而产生抗心绞痛作用。但硝酸酯类的扩血管作用不依赖于血管内皮细胞。此外，NO 还能抑制血小板聚集和黏附，有利于冠心病的治疗（图 26-2）。

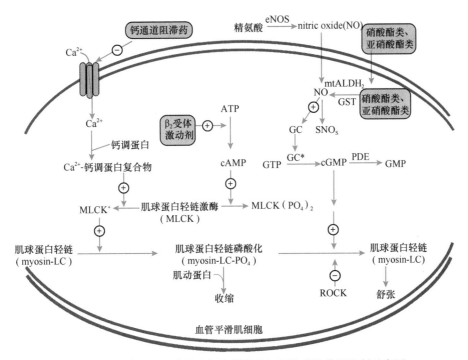

图 26-2 血管平滑肌收缩和舒张调节的机制及药物作用机制示意图

*：表示活性型；mtALDH₂：线粒体乙醛脱氢酶 2；GC：鸟苷酸环化酶；PDE：磷酸二酯酶；ROCK：Rho 激酶；eNOS：内皮型一氧化氮合酶；SNOs：亚硝基硫醇；GST：谷胱甘肽 S- 转移酶

【抗心绞痛作用】

1. 降低心肌耗氧量 心肌耗氧量主要取决于心肌收缩力、每分钟射血时间（每搏射血时间 × 心率）和心室壁肌张力，其中以心室壁肌张力对耗氧量影响最大。最小有效量的硝酸甘油通过舒张静脉血管减少静脉回心血量，减轻心脏前负荷，降低心室壁肌的张力，减少心肌耗氧量。稍大剂量的硝酸甘油通过扩张动脉血管降低左心室射血阻力，从而降低左心室内压和心脏后负荷，降低心肌耗氧量。

治疗量时本药的降低血压作用虽可反射性地加快心率和加强心肌收缩力，增加心肌耗氧量，但心肌总耗氧量减少。因此需合理控制硝酸甘油的用量。

2. 扩张冠状动脉，增加缺血区心肌血流量 硝酸甘油能明显舒张较大的心外膜血管、输送血管及侧支血管，这种作用在冠状动脉痉挛或阻塞诱发心绞痛时更为明显，但它对阻力血管的舒张作用微弱。当冠状动脉因粥样硬化或痉挛而发生狭窄时，缺血区的阻力血管已因缺氧和代谢物的聚积而处于高度舒张状态。非缺血区血管阻力比缺血区大，在硝酸甘油的作用下侧支血管扩张，血液将顺压力差从输送血管经侧支血管流向缺血区，增加缺血区的血液供应（图 26-3）。

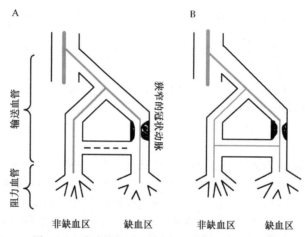

图 26-3 硝酸甘油对冠状动脉的作用部位示意图
A. 心肌缺血时的主动脉；B. 给硝酸甘油后

3. 降低左室充盈压，增加心内膜下缺血区的血液灌注 冠状动脉的主干行走于心肌的外膜层，其分支常以垂直方向穿入心肌，并在心内膜层分支成网，其血流易受心室壁肌张力及室内压力的影响。当心绞痛发作时，因心肌组织缺血缺氧，左心室舒张末期压力增高，降低了心外膜血流与心内膜血流的压力差，使心内膜下区域缺血缺氧更为严重。硝酸甘油可舒张静脉血管，减少静脉回心血量，降低心室容积和左室舒张末期压力；扩张动脉血管，降低射血阻力，降低心室压力，从而使穿透心肌组织供应心内膜下的冠状血管所受压力减小，血流易于从心外膜向心内膜下区域流动。放射微球法已证明硝酸甘油能增加心内膜下区域的血液灌流量。

4. 保护缺血心肌细胞 近年报道认为，硝酸甘油通过释放 NO，可促进内源性 PGI_2 及降钙素基因相关肽等物质的生成与释放，对心肌产生保护作用。硝酸甘油还可增强人及动物缺血心肌的电稳定性、提高室颤阈、消除折返、改善房室传导等，从而减少心肌缺血所致的并发症。

【临床应用】

1. 心绞痛 硝酸甘油对各类心绞痛均有效。因为起效迅速，舌下含服成为硝酸甘油最常见的给药方式，然而由于持续不超过 30min，不适合维持治疗。在有发作先兆时给药也可预防发作。静脉滴注硝酸甘油起效也很快，对变异型心绞痛有效。皮肤给药可预防心绞痛的发作，也可治疗心绞痛。

2. 急性心肌梗死 不仅能减少耗氧量、增加缺血区供血，还可抗血小板聚集和黏附作用，缩小梗死范围，改善心室功能，提高心室颤动阈。用量过大可引起低血压和心动过速，加重心肌缺血。

3. 充血性心力衰竭 见治疗慢性心功能不全的药物。

4. 急性呼吸衰竭及肺动脉高压 硝酸甘油可舒张肺血管，降低肺血管阻力，改善肺通气功能。

【不良反应及耐受性】

（1）多数不良反应是其血管舒张作用所致，如血管搏动性头痛、面部及颈部潮红，进而出现直立性低血压及晕厥等。剂量过大可使血压过度下降、冠状动脉灌注压过低，反射性兴奋交感神经、增加心率、加强心肌收缩力，使耗氧量增加而加重或诱发心绞痛，如与 β 受体拮抗药合用即可纠正。舒张血管，升高颅内压和眼内压，诱发青光眼，故颅内高压与青光眼患者禁用。超剂量时还会引起高铁血红蛋白症，表现为呕吐、发绀等。

（2）连续用药 2 周左右可出现耐受性，停药 1 ～ 2 周耐受性可消失。耐受性的产生与用药持续时间、剂量大小、给药途径及药物剂型等有关。硝酸甘油产生耐受性的机制还不十分清楚，大致分为两种，一种是平滑肌细胞中硝酸甘油生成 NO 受阻，可能与平滑肌细胞中的巯基被耗竭有关。另一种可能是由于硝酸酯类使血管内压力迅速下降，机体代偿性地增加交感活性，肾素 - 血管紧张素 - 醛固酮系统活化，水钠潴留，从而增加血容量及体重。为克服耐受性，可采用下列措施：调整给药次数和剂量，不宜作长期预防用药；采用最小剂量；采用间歇给药法；无论采用何种给药途径，如口服、舌下、静脉注射或经皮肤给药，每日的间歇期必须在 8h 以上；补充含巯基的药物，如卡托普利、甲硫氨酸等，可能阻止耐受性的发生。

硝酸异山梨酯和单硝酸异山梨酯

硝酸异山梨酯（isosorbide dinitrate，消心痛）的作用及其机制与硝酸甘油相似，但作用较弱，起效较慢、作用维持时间较长。本品经肝脏代谢后可生成两个活性代谢产物，其代谢产物仍具有扩血管及抗心绞痛作用。临床上舌下含服 5 ～ 10mg 用于防治心绞痛的发作和心肌梗死后心力衰竭的治疗。但剂量范围个体差异较大，不良反应较多。缓释剂可减少不良反应。

单硝酸异山梨酯（isosorbide mononitrate）的作用和应用与硝酸异山梨酯相似（表 26-1）。

表 26-1 常用治疗心绞痛的硝酸酯类和亚硝酸酯类药物

药物名称	剂型	剂量	起效时间	作用持续时间
硝酸甘油	片剂	0.3 ～ 0.6mg 舌下含服，最大剂量 1.5mg，5min 后可重复服用	2 ～ 3min	20 ～ 30min
	喷剂	0.4mg/ 次舌下喷用，5min 后可重复使用	2 ～ 3min	20 ～ 30min
	静脉制剂	5 ～ 200mg/min	立即	连续静脉滴注 12 ～ 24h 耐药
硝酸异山梨酯	片剂	2.5 ～ 15mg 舌下含服，5 ～ 10min 后可重复使用	3 ～ 5min	1 ～ 2h
	片剂	5 ～ 80mg，2 ～ 3 次 / 日	15 ～ 40min	4 ～ 6h
	缓释制剂	40mg/ 次，1 ～ 2 次 / 日	60 ～ 90min	10 ～ 14h
	静脉制剂	1.25 ～ 5.0mg/h，2 次 / 日	立即	连续静脉滴注 12 ～ 24h 耐药
单硝酸异山梨酯	片剂	10 ～ 20mg，2 次 / 日	30 ～ 60min	3 ～ 6h
	缓释制剂	30 ～ 60mg，1 次 / 日	30 ～ 60min	10 ～ 14h

案例 26-1 分析讨论

1. 患者使用硝酸甘油舌下含服是因为硝酸甘油口服后首过效应明显，生物利用度很低，故临床上不宜口服用药。因其脂溶性高，舌下含服可经口腔黏膜迅速吸收进入体循环，避开首过效应。

2. 硝酸甘油可降低心肌耗氧量，扩张冠状动脉，增加缺血区心肌血流量，降低左室充盈压，增加心内膜下缺血区的血液灌注，保护缺血心肌等，从而治疗心绞痛。

第二节 β 受体拮抗药

本类药物是抗心肌缺血、防治心绞痛的一类重要药物。常用的有普萘洛尔，其次有阿替洛尔、美托洛尔等。β 受体拮抗药通过减少心肌耗氧量、改善心肌缺血、缩小心肌梗死范围，使多数患者心绞痛发作次数减少，并增加运动耐量。

【药理作用】

1. 降低心肌耗氧量　心绞痛时，交感神经活性增强，心肌局部和血中儿茶酚胺含量显著增加，使心肌收缩力加强、心率加快、血管收缩，心肌耗氧量明显增加。同时因心率加快，心室舒张期明显缩短，冠状动脉供血减少，加重了心肌缺血缺氧。β 受体拮抗药可阻断心脏 $β_1$ 受体，使心肌收缩力减弱，心率减慢，从而降低心肌耗氧量。同时，由于抑制心肌收缩力而增大心室容积（增加前负荷），导致心肌耗氧量增加，部分抵消其降低耗氧量的有利作用，但多数患者用药后心肌总耗氧量是降低的。

2. 增加缺血区心肌供血和供氧

（1）β受体拮抗药可减慢心率，使舒张期延长，有利于血液从心外膜区流向心内膜（心肌缺血的多发部位），增加缺血心肌的血液供应。

（2）β受体拮抗药阻断冠状血管β受体后，α受体相对占优势，使非缺血区血管收缩，阻力增高；而对缺血区由腺苷等代谢物引起的血管扩张无对抗作用，因此，迫使血液从非缺血区流向已代偿性扩张的缺血区。

3. 改善心肌代谢 心肌缺血时，儿茶酚胺释放增加，促进脂肪分解，使血中游离脂肪酸含量显著增加。后者能增加心肌耗氧量，加重心肌缺血并扩大心肌梗死范围，甚至诱发心律失常。β受体拮抗药通过阻断β受体，抑制脂肪水解酶，减少心肌游离脂肪酸的形成，增加心肌缺血区对葡萄糖的摄取和利用，改善糖代谢，减少耗氧量；普萘洛尔还能促进氧合血红蛋白结合氧的解离，从而增加全身组织包括心肌的供氧，发挥抗心肌缺血和抗心肌梗死的作用。

4. 抑制血小板聚集 普萘洛尔能抑制肾上腺素诱导的血小板聚集，使冠脉血流通畅并防治心肌梗死。

【临床应用】

1. 心绞痛 β受体拮抗药是慢性稳定型心绞痛患者改善心肌缺血的最主要药物，对兼有高血压和心律失常的患者更为适宜，可减少发作次数，提高运动耐力，并能改善心电图的缺血性变化和延长患者的寿命。普萘洛尔个体差异较大，故剂量应个体化，一般宜从小剂量开始，以后每隔数日增加 10～20mg，直到合适剂量。另外，普萘洛尔不宜用于与冠状动脉痉挛有关的变异型心绞痛，因冠状动脉上的β受体被阻断后，α受体占优势，易致冠状动脉收缩。

2. 心肌梗死 能缩小梗死范围，降低病死率。

普萘洛尔与硝酸酯类合用可取长补短，协同降低心肌耗氧量。普萘洛尔可对抗硝酸酯类所致的反射性心率加快；硝酸酯类可缩小普萘洛尔所引起的心室容积扩大。两药对耗氧量的降低有协同作用，还可减少不良反应的发生（表 26-2）。目前主张宜选用 $t_{1/2}$ 相近的药物合用，通常以普萘洛尔与硝酸异山梨酯合用。

表 26-2 硝酸酯类、β受体拮抗药及钙通道阻滞药对心脏耗氧量诸因素的影响

影响因素	硝酸酯类	β受体拮抗药	钙通道阻滞药
室壁张力	↓	±	↓
心室容积	↓	↑	±
心室压力	↓	↓	↓
心率	↑	↓	±
心肌收缩性	↑	↓	±
侧支血流	↑	↑	↑

【不良反应及注意事项】

长期使用β受体拮抗药治疗心绞痛时，突然停药可使心绞痛加重，甚至诱发心肌梗死，故停药时应逐渐减量。其原因可能是长期用药后β受体数量增加（上调），而突然停药时对内源性儿茶酚胺的反应有所增强。普萘洛尔对 β_1、β_2 受体无选择性，故重度房室传导阻滞、支气管哮喘、阻塞性肺部疾病、外周血管痉挛性疾病等患者禁用。本类药物长期应用后对血脂也有不良影响。

卡 维 地 洛

卡维地洛（carvedilol）是 NA 受体拮抗药，不仅能阻断 β_1、β_2 受体，还能阻断 α_1 受体，且具有一定的抗氧化作用，用于心绞痛、心功能不全和高血压的治疗。

第三节 钙通道阻滞药

抗心绞痛常用的钙通道阻滞药有硝苯地平、维拉帕米、地尔硫草等。

【药理作用】

1. 降低心肌耗氧量 钙通道阻滞药通过抑制心肌和血管平滑肌细胞电压依赖性钙通道的 Ca^{2+} 内

流,使心肌收缩力降低,心率减慢,心排血量减少,血管平滑肌松弛,外周阻力降低,心脏后负荷减小,心肌耗氧量减少。在临床剂量下,松弛动脉平滑肌的作用大于松弛静脉平滑肌的作用。

2. 增加缺血区心肌供血 钙通道阻滞药对冠状血管平滑肌有松弛作用,能解除冠状动脉痉挛,降低冠状动脉血管阻力和增加冠状动脉血流量,改善缺血区的供血和供氧。其扩张冠状动脉强度的顺序为硝苯地平>维拉帕米>地尔硫䓬。

3. 保护缺血心肌细胞 在心肌缺血时,过多的儿茶酚胺可引起细胞损害,增加细胞膜对 Ca^{2+} 的通透性,致使细胞和线粒体内 Ca^{2+} 超载,从而失去氧化磷酸化的能力,促进细胞死亡。本类药物阻滞 Ca^{2+} 内流,减轻缺血心肌细胞的 Ca^{2+} 超载而保护心肌。有文献报道,其也可能通过抑制 ATP 分解,间接减少氧自由基的产生而发挥对心肌细胞的保护作用。

4. 其他 钙通道阻滞药能降低血小板内 Ca^{2+} 浓度,抑制血小板聚集。也有报道认为,钙通道阻滞药可促进血管内皮细胞产生及释放内源性 NO,从而产生抗心绞痛作用。

钙通道阻滞药抗心肌缺血的药理学基础见图 26-4。

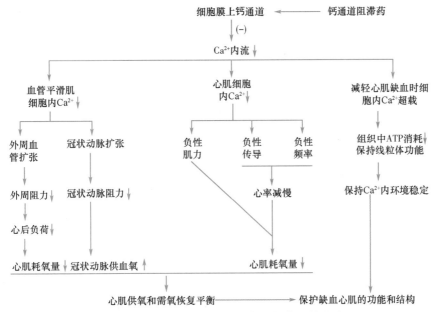

图 26-4 钙通道阻滞药抗心肌缺血的药理学基础

【临床应用】

1. 心绞痛 钙通道阻滞药有显著解除冠状动脉痉挛的作用,因此钙通道阻滞药是防治变异型心绞痛的首选药。也可用于稳定型心绞痛、不稳定型心绞痛,对稳定型心绞痛目前应用较多的是硝苯地平、维拉帕米、地尔硫䓬,不稳定型心绞痛以维拉帕米、地尔硫䓬疗效较好。对伴有心力衰竭、窦房结功能不良、房室传导阻滞者也可选用硝苯地平,禁用维拉帕米。

2. 急性心肌梗死 可缩小急性心肌梗死范围,减轻梗死后的心绞痛症状。有报道认为,钙通道阻滞药维拉帕米,可促进侧支循环、缩小梗死范围、改善心肌代谢、保护心脏从而治疗急性心肌梗死。

第四节 其他抗心绞痛药

ACEI

抗心绞痛的 ACEI 有卡托普利、雷米普利等,该类药物不仅可用于高血压、心力衰竭等的治疗,而且可通过扩张动、静脉血管降低心脏的前、后负荷,降低心肌耗氧量,扩张冠状动脉,增加心肌供血,改善心肌缺血缺氧损伤。

尼可地尔

尼可地尔(nicorandil)为钾通道激活药,可促进血管内皮细胞释放 NO,也可开放血管平滑肌细胞膜的钾通道,促 K^+ 外流,使细胞膜超极化,抑制钙通道开放,降低细胞内 Ca^{2+} 浓度,导致血管平滑肌舒张,增加冠状动脉血流量,保护受损心肌。主要适用于变异型心绞痛和慢性稳定型心绞痛,不易产生耐受性。同类药物还有吡那地尔、克罗卡林。

雷　诺　嗪

雷诺嗪（ranolazine）为晚钠电流阻滞剂，用于治疗耐受其他抗心绞痛药物的患者。目前其抗心绞痛机制仍不清楚，可能是通过抑制晚钠电流来降低缺血心肌的 Ca^{2+} 超载、减少脂肪酸氧化，改变心脏代谢等方式减少心脏需氧量。最常见的不良反应是头痛、眩晕、疲乏。因雷诺嗪轻度延长心脏的 Q-T 间期，虽没有发生尖端扭转性室性心动过速的报道，用药期间仍需密切监控。

伊伐布雷定

伊伐布雷定（ivabradine）是第一个窦房结 If 电流选择特异性抑制剂，其通过减慢心率降低心肌耗氧量。用于禁用或不耐受 β 受体拮抗药、窦性心律正常的慢性稳定型心绞痛患者。

（余　薇）

第二十七章 抗动脉粥样硬化药

案例 27-1

患者，男，53 岁。体型肥胖（BMI 31），有高血压病史（血压 170/110mmHg 左右），偶尔头晕、头痛及心悸。吸烟史 30 年，每天 20 支。3 个月前门诊查血清 TC 6.75mmol/L，TG 4.8mmol/L，LDL 4.53mmol/L，HDL 0.92mmol/L。其父亲有高血压病史，60 岁时患脑梗死，10 年后因脑出血死亡。

诊断：高血压、高脂血症。治疗讨论：患者有高血压病史，同时合并动脉粥样硬化风险及多项心脑血管危险因素（脂代谢紊乱、吸烟、肥胖），预计未来心血管事件发生率较高，需进行降脂治疗。此外，应纠正危险因素，如戒烟、低盐、低脂饮食、加强运动减轻体重。

问题：

1. 对本患者而言，除降压治疗外，还需采用哪些治疗方案？
2. 本患者可给予哪些调血脂药物？代表药物及作用机制是什么？

动脉粥样硬化是一类以脂质代谢异常为主要诱因的慢性炎症过程，主要发生在大动脉及中动脉，特别是冠状动脉、脑动脉和主动脉，是心脑血管疾病的主要病理学基础。动脉粥样硬化与心脑血管疾病的发生发展密切相关，因此防治动脉粥样硬化是心脑血管疾病预防和治疗的重要措施。

防治动脉粥样硬化的药物统称为抗动脉粥样硬化药（antiatherosclerotic drugs）。调血脂药是抗动脉粥样硬化药中最为重要的一类药物。动脉粥样硬化及冠心病与血脂含量尤其是胆固醇及甘油三酯含量过高、脂质代谢紊乱关系密切，因此，调节血脂异常是防治动脉粥样硬化和冠心病的重要措施之一，如何调节血脂已成为当今心血管疾病领域的热点之一。氧自由基在动脉粥样硬化的发生和发展中起重要作用，防止氧自由基的产生和脂蛋白的氧化修饰可阻止动脉粥样硬化的发生和发展。多不饱和脂肪酸类药物用于防治心脑血管疾病已有 50 多年的历史，这类药物进入体内后转化为相应的生物活性物质，能够发挥调血脂和抗动脉粥样硬化作用。机械、化学、细菌毒素等因素都可损伤血管内皮，改变其通透性，引起白细胞和血小板黏附，并释放各种活性因子，导致血管内皮进一步损伤，最终促使动脉粥样硬化斑块形成，所以保护血管内皮免受各种因子损伤也是抗动脉粥样硬化的重要措施。

第一节 调血脂药

血脂是血浆或血清中所含脂类的总称，包括游离胆固醇（free cholesterol，FC）、胆固醇酯（cholesterol ester，CE）、甘油三酯（triglyceride，TG）、磷脂（phospholipids，PL）及游离脂肪酸（free fatty acid，FFA）等。FC 和 CE 总称为总胆固醇（total cholesterol，TC）。这些成分在血液中与载脂蛋白（apolipoprotein，Apo）结合成各种颗粒大小及密度不同的脂蛋白（lipoprotein，Lp）。应用超速离心法或电泳的方法可将脂蛋白分为乳糜微粒（chylomicron，CM）、极低密度脂蛋白（very low density lipoprotein，VLDL）、低密度脂蛋白（low density lipoprotein，LDL）、高密度脂蛋白（high density lipoprotein，HDL）和脂蛋白（a）［lipoprotein（a），Lp（a）］。此外还有中间密度脂蛋白（intermediate density lipoprotein，IDL），是 VLDL 在血浆的代谢物。各类脂蛋白的特性、主要成分、来源和功能见表 27-1。

表 27-1　脂蛋白的特性和功能

分类	主要成分	主要载脂蛋白（Apo）	来源	功能
CM	TG	B_{48}、A I、A II	小肠合成	将食物中的 TG 和胆固醇从小肠转运至其他组织
VLDL	TG	B_{100}、E、Cs	肝脏合成	转运内源性 TG 至外周组织，经脂酶水解后释放游离脂肪酸
IDL	TG、胆固醇	B_{KD}、E	VLDL 中 TG 经脂酶水解后形成	属 LDL 前体。部分经肝脏代谢

分类	主要成分	主要载脂蛋白（Apo）	来源	功能
LDL	胆固醇	B_{KD}	VLDL 和 IDL 中 TG 经脂酶水解后形成	胆固醇的主要载体，经 LDL 受体介导而被外周组织摄取和利用，与 ASCVD 直接相关促进胆固醇从外周组织移去
HDL	磷脂、胆固醇	A I、A II、Cs	主要是肝脏和小肠合成	转运胆固醇至肝脏或其他组织再分布，HDL-C 与 ASCVD 呈负相关
Lp（a）	胆固醇	B_{KD}、（a）	在肝脏载脂蛋白（a）通过二硫键与 LDL 形成的复合物	可能与 ASCVD 相关

注：CM：乳糜颗粒；VLDL：极低密度脂蛋白；IDL：中间密度脂蛋白；LDL：低密度脂蛋白；HDL：高密度脂蛋白；Lp（a）：脂蛋白（a）；ASCVD：动脉粥样硬化性心血管疾病；HDL-C：高密度脂蛋白胆固醇。

　　Apo 主要分为 A、B、C、D、E 5 类，每一类又有若干亚组分，不同的脂蛋白含不同的 Apo，其主要功能是结合和转运脂质。此外，各组分又有其特殊的功能。例如，Apo A I 激活卵磷脂胆固醇酰基转移酶（lecithin cholesterol acyl transferase，LCAT），识别 HDL 受体。Apo A II 稳定 HDL 结构，激活肝脂肪酶，促进 HDL 的成熟及胆固醇逆向转运。Apo B_{100} 能识别 LDL 受体。Apo C II 是脂蛋白脂肪酶的激活剂，促进 CM 和 VLDL 的分解。Apo C III 则抑制 LPL 的活性，并抑制肝细胞 Apo E 受体。Apo E 参与 LDL 受体的识别。Apo D 促进胆固醇及 TG 在 VLDL、LDL 与 HDL 间的转运。

　　Lp（a）是从人 LDL 中提取的脂蛋白，理化性质和组成结构与 LDL 有较高的相似性，Lp（a）中除含有 Apo B 外尚含有 Apo（a），并含有较多的糖类。Lp（a）升高是形成动脉粥样硬化的独立危险因素，与血浆 LDL 及胆固醇（cholesterol，Ch）增高无关。

　　各种脂蛋白在血浆中有基本恒定的浓度以维持相互间的平衡，如果比例失调则为血脂代谢异常，亦称为高脂血症（hyperlipemia）或高脂蛋白血症（hyperlipoproteinemia），是引起动脉粥样硬化的重要因素。1970 年，WHO 将高脂血症分为 6 型，其中 II a 型、II b 型、III 型、IV 型易发冠心病。各型高脂血症的特点见表 27-2。血脂异常按病因分为原发性和继发性两类。原发性血脂异常为一种遗传性脂代谢紊乱疾病，继发性血脂异常见于控制不良的糖尿病、甲状腺功能减退和胆道阻塞等。按照血浆脂蛋白异常情况可将其分为以下几种：①血浆 TC 水平过高。②血浆 TG 水平过高。③混合型高脂血症（TC、TG 均升高）。④血浆 HDL-C 水平过低。血浆中 VLDL、IDL、LDL 及 Apo B 浓度升高，易致动脉粥样硬化；HDL、Apo A 浓度低于正常也是动脉粥样硬化的危险因子。因此，凡能使 VLDL、LDL、TC、TG 及 Apo B 降低或使 HDL、Apo A 升高的药物，都具有抗动脉粥样硬化作用，统称为调血脂药。按其作用机制不同分为 4 类，其分类及代表药物见表 27-3。

表 27-2　高脂血症的分型

分型	脂蛋白变化	血脂变化
I	CM ↑	TC ↑　TG ↑↑↑
II a	LDL ↑	TC ↑↑
II b	VLDL ↑　LDL ↑	TC ↑↑　TG ↑↑
III	IDL ↑	TC ↑↑　TG ↑↑
IV	VLDL ↑	TG ↑↑
V	CM ↑　VLDL ↑	TC ↑　TG ↑↑↑

注：CM：乳糜微粒；VLDL：极低密度脂蛋白；IDL：中间密度脂蛋白；LDL：低密度脂蛋白；TC：总胆固醇；TG：甘油三酯；↓：下降；↑：上升。

表 27-3　调血脂药分类及代表药物

分类	代表药物（商品名）
HMG-CoA 还原酶抑制药（HMG-CoA reductase inhibitor）	洛伐他汀（美降脂）、辛伐他汀（舒降脂）、普伐他汀（普拉固）、氟伐他汀（来适可）、阿托伐他汀（立普妥）、瑞舒伐他丁（可定）、匹伐他汀（力清之）
胆汁酸结合树脂（bile acid binding resins）	考来烯胺（消胆胺）、考来替泊（降胆宁）

续表

分类	代表药物（商品名）
苯氧酸类（fibric acid derivatives）	氯贝丁酯（安妥明）、苯扎贝特（必降脂）、非诺贝特（力平脂）、吉非贝齐（诺衡）
烟酸类（nicotinic acids）	烟酸（尼克酸）、阿昔莫司（乐脂平）

一、主要降低 TC 和 LDL 的药物

TC、LDL 升高是冠心病发病的重要危险因素，降低血浆 TC 或 LDL 水平是预防和治疗冠心病、脑血管病的重要策略。

（一）HMG-CoA 还原酶抑制药

羟甲基戊二酸单酰辅酶 A（3-hydroxy-3-methylglutaryl CoA，HMG-CoA）还原酶抑制药是目前临床上应用最广泛的一类调脂药，由于这类药物的英文名称均含有"statin"，常简称为他汀类（statins）。自 1987 年第 1 个他汀类药物即洛伐他汀（lovastatin）被批准用于治疗高脂血症以来，现已有 7 种他汀类药物可供临床选用，包括洛伐他汀、辛伐他汀（simvastatin）、普伐他汀（pravastatin）、氟伐他汀（fluvastatin）、阿托伐他汀（atorvastatin）、瑞舒伐他汀（rosuvastatin）及匹伐他汀（pitavastatin）。

HMG-CoA 还原酶是肝细胞合成胆固醇过程中的限速酶，催化 HMG-CoA 生成甲羟戊酸（mevalonic acid，MVA），MVA 生成是内源性胆固醇合成的关键步骤，抑制 HMG-CoA 还原酶则可减少内源性胆固醇合成。

【体内过程】　HMG-CoA 还原酶抑制药具有二羟基庚酸结构，可以为内酯环，也可以为开环羟基酸，这些结构是抑制 HMG-CoA 还原酶所必需的基团，但是内酯环必须转化成相应的开环羟基酸形式才能呈现药理活性。一般以羟基酸型者吸收较好，内酯型吸收后在肝脏内水解成活性的羟酸型。首过消除明显，原形药物及其活性代谢产物、β- 羟基酸与血浆蛋白结合率较高（普伐他汀除外），大部分在肝脏代谢，经胆汁由肠道排出，少部分由肾排出。HMG-CoA 还原酶抑制药的药动学特点见表 27-4。普伐他汀具有亲水性，不易弥散至其他细胞和组织，极少影响外周细胞内的胆固醇合成，因而不易引起外周性肌病，也不易通过血脑屏障，可维持中枢和外周细胞的正常生理功能。

表 27-4　HMG-CoA 还原酶抑制药的药动学特点

特点	洛伐他汀	辛伐他汀	普伐他汀	氟伐他汀	阿托伐他汀	瑞舒伐他汀	匹伐他汀
溶解性	脂溶性	脂溶性	水溶性	水溶性	水溶性	水溶性	脂溶性
特征结构	无活性内酯环	无活性内酯环	开环羟基酸	开环羟基酸	开环羟基酸	开环羟基酸	开环羟基酸
口服吸收率（%）	30	85	34	> 90	12	20	
血浆蛋白结合率（%）	> 95	> 95	50	98	98	88	> 99
肝摄取率（%）	> 70	> 80	45	> 70	> 90	—	—
T_{max}（h）	2～4	1.2～2.4	1～1.5	0.6	1～2	3～5	1～2
$t_{1/2}$（h）	3	1.9	1.5～2	0.5	14	19	11
排泄途径：肾（%）	< 10	13	20	5	< 2	10	15
肝（%）	85	60	70	> 95	> 95	90	79
剂量范围（mg/d）	10～80	10～80	10～40	20～80	10～80	5～40	1～4

【药理作用与机制】　通过多种机制发挥抗动脉粥样硬化作用，包括调血脂作用和非调血脂作用（如抗炎、抗血小板聚集和抗血栓等）。

1.调血脂作用及其机制　本类药物口服后可剂量依赖性的降低血浆 TC 和低密度脂蛋白胆固醇（LDL-C）水平；大剂量时可降低血浆 TG、轻微升高高密度脂蛋白胆固醇（HDL-C）水平，呈现较好的调血脂作用。长期应用可促进动脉粥样硬化斑块的消退，减轻冠状动脉狭窄的程度。各种 HMG-CoA 还原酶抑制药调血脂的一般作用强度见表 27-5。

表 27-5　HMG-CoA 还原酶抑制药对高胆固醇血症患者脂质和脂蛋白影响的比较

| HMG-CoA 还原酶抑制药（mg） | | | | | | | 脂蛋白的改变水平 | | | |
洛伐他汀	辛伐他汀	普伐他汀	氟伐他汀	阿托伐他汀	瑞舒伐他汀	匹伐他汀	TC	LDL-C	HDL-C	TG
20	10	20	40	—	—	1	↓22%	↓27%	↑4%～8%	↓10%～15%
40	20	40	80	10	—	2	↓27%	↓34%	↑4%～8%	↓10%～20%
80	40	—	—	20	5	4	↓32%	↓41%	↑4%～8%	↓15%～25%
—	80	—	—	40	10	—	↓37	↓48%	↑4%～8%	↓20%～30%
—	—	—	—	80	20	—	↓42%	↓55%	↑4%～8%	↓25%～35%

注：TC：总胆固醇；TG：甘油三酯；LDL-C：低密度脂蛋白胆固醇；HDL-C：高密度脂蛋白胆固醇；↓：下降；↑：上升。

血浆脂蛋白中的胆固醇大部分来自体内合成。胆固醇体内合成的途径如下：2 分子乙酰 CoA 缩合成乙酰乙酰 CoA，经细胞质中 HMG-CoA 合酶的作用，与 1 分子的乙酰 CoA 缩合成 HMG-CoA。细胞质中的 HMG-CoA 还原酶是肝细胞合成胆固醇过程中的限速酶，能催化 HMG-CoA 还原为 MVA，进一步经鲨烯合成胆固醇（图 27-1）。MVA 是内源性胆固醇合成的关键步骤，抑制 HMG-CoA 还原酶会阻碍内源性胆固醇合成。HMG-CoA 还原酶抑制药化学结构中的开环羟基酸与 HMG-CoA 极为相似，对胆固醇生物合成限速酶——HMG-CoA 还原酶——具有竞争性抑制作用（本类药物对此酶的亲和力比 HMG-CoA 强 10 000 倍），从而减少内源性胆固醇合成，血浆 TC 水平降低。肝细胞合成胆固醇减少一方面阻碍了 VLDL 的合成和释放；另一方面又可刺激肝细胞膜上 LDL 受体合成增加，从而促进 LDL、VLDL 通过受体途径代谢清除，进一步降低了血浆 LDL-C、极低密度脂蛋白胆固醇（VLDL-C）和 TC 水平。氟伐他汀结构中含有一个氟苯吲哚环的甲羟戊酸内酯衍生物，吲哚环模拟 HMG-CoA 还原酶的底物，甲羟戊酸内酯模拟产物 MVA，因此，氟伐他汀能同时阻断 HMG-CoA 还原酶的底物和产物，进而抑制 MVA 生成胆固醇，发挥调血脂作用。在体外，氟伐他汀对 HMG-CoA 还原酶的抑制作用比洛伐他汀强 52 倍。

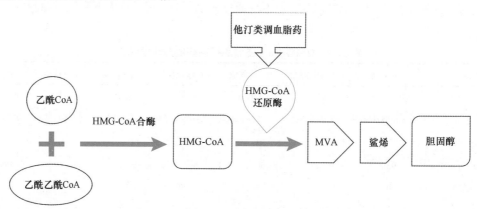

图 27-1　胆固醇合成路径示意图

2. 非调血脂作用　抑制新生血管内膜炎症、抗氧化作用、抗血小板和抗血栓作用及改善内皮细胞功能等，这些作用称为 HMG-CoA 还原酶抑制药的多效性作用（pleiotropic effect），可稳定动脉粥样硬化斑块，发挥抗动脉粥样硬化作用。

（1）抑制新生血管内膜炎症和抗氧化作用：氧化型 LDL（ox-LDL）能吸引血小板和炎症细胞（如巨噬细胞），并诱导黏附分子的形成，引发血管内皮炎症。HMG-CoA 还原酶抑制药可阻止 LDL 的氧化，减少动脉壁巨噬细胞及泡沫细胞的形成，使动脉粥样硬化斑块稳定和缩小，降低斑块破裂的危险。HMG-CoA 还原酶抑制药能显著下调体内基质金属蛋白酶（MMP）的表达，降低巨噬细胞活性，并能降低斑块中 T 淋巴细胞活性，干扰 TNF-α 的转录途径，下调斑块中的 TNF-α，从而抑制胶原降解，维持斑块纤维帽强度，使斑块稳定。HMG-CoA 还原酶抑制药也能降低血浆 C- 反应蛋白（CRP）水平，减轻动脉粥样硬化过程中的炎症反应，该作用不依赖于其调血脂作用。

（2）抗血小板聚集和抗血栓作用：动物和临床研究发现，HMG-CoA 还原酶抑制药能降低血小板聚集率，提高纤溶活性，促使血小板膜脂质构成正常化。

（3）改善内皮细胞功能：HMG-CoA 还原酶抑制药能促进内皮细胞 NO 的合成，从而改善血管内皮功能，提高血管内皮对扩血管物质的敏感性，增加冠状动脉血流，减少缺血事件的发生。HMG-CoA 还原酶抑药还能抑制血管平滑肌细胞的增殖和迁移。

（4）肾保护作用：HMG-CoA 还原酶抑药不仅有依赖降低胆固醇的肾保护作用（即纠正因脂代谢异常而引发的慢性肾损伤），而且具有抗细胞增殖、抗炎症、免疫抑制、抗骨质疏松等作用，可减轻肾损伤的程度，从而保护肾功能。

【临床应用】　HMG-CoA 还原酶抑制药通常用于降低血液胆固醇水平，降低动脉粥样硬化相关疾病的风险，其在心血管病高危人群一级预防中的作用得到了肯定。

1. 调节血脂　为原发性高胆固醇血症、杂合子家族性高胆固醇血症、Ⅲ型高脂血症，以及糖尿病性、肾性高血脂的首选药物。对纯合子家族性高胆固醇血症无降低 LDL-C 作用，但可使 VLDL 降低。对病情较严重者可与胆汁酸结合树脂合用。对冠心病一级和二级预防有效而安全，可使冠心病发病率和死亡率明显降低。

2. 预防心脑血管急性事件（prevention of acute cardiocerebrovascular attack）　HMG-CoA 还原酶抑药能增加粥样斑块的稳定性或使斑块缩小，可减少缺血性脑卒中、稳定型和不稳定型心绞痛发作、致死性和非致死性心肌梗死的发生。

3. 预防经皮腔内冠状动脉成形术（percuta-neous transluminal coronary angio-plasty，PTCA）术后冠状动脉再狭窄　缓解器官移植后的排异反应和治疗骨质疏松症（osteoporosis）等。

4. 肾病综合征　HMG-CoA 还原酶抑药对肾功能有一定的保护和改善作用，除与调节血脂作用有关外，可能还与该类药物抑制肾小球膜细胞的增殖、延缓肾动脉硬化有关。

【不良反应与注意事项】　不良反应少而轻，常见胃肠道反应、肌痛、皮肤潮红、头痛等暂时性反应；偶有肌酸激酶（creatine phospho kinase，CPK）和氨基转移酶升高，停药后即恢复正常。最明显的副作用表现在骨骼肌，绝大多数是肌病，罕见横纹肌溶解症，可引起肌红蛋白尿症，导致急性肾衰竭，西立伐他汀（已退市）和辛伐他汀引起肌病的发病率高，氟伐他汀的发病率低。用药期间应定期检测肝功能，有肌痛者应检测 CPK，必要时停药。禁用于活动性和慢性肝病、肌病、甲亢和甲减、使用免疫拮抗药的患者及孕妇。超大剂量应用可引起犬的白内障，人体用药应注意。

【药物相互作用】　除普伐他汀和匹伐他汀外，其他 HMG-CoA 还原酶抑制药几乎完全由 P450代谢。影响 CYP 同工酶尤其是 CYP3A4 活性的药物均可影响 HMG-CoA 还原酶抑制药的血药浓度，如吉非贝齐、烟酸、华法林及大量饮用柚子汁等。与其他调脂药（如烟酸类、苯氧酸类）联合应用可增强降脂作用，但肌病发生率增加，应减少本药的用量。与免疫拮抗药（如环孢素）或大环内酯类抗生素（如红霉素）等合用也能增加肌病的危险性。与香豆素类抗凝药同时应用可中度提高香豆素类药物的抗凝效果，合用时应减少抗凝药用量。

常用代表药物有如下几种。

洛伐他汀口服吸收后在体内水解成开环羟酸型呈现活性。对肝有高度选择性，调血脂作用稳定可靠，一般用药 2 周呈现明显效应，4～6 周可达最佳治疗效果，呈剂量依赖性。

辛伐他汀调血脂作用较洛伐他汀强一倍，升高 HDL 和 Apo A Ⅰ的作用强于阿托伐他汀。临床研究表明，长期应用辛伐他汀在有效调血脂的同时可显著延缓动脉粥样硬化病变进展和病情恶化，减少心血管事件和不稳定型心绞痛的发生。

普伐他汀除降脂作用外，尚能抑制单核-巨噬细胞向内皮的黏附和聚集，具有抗炎作用，表明其能通过抗炎作用减少心血管疾病。研究证实，急性冠脉综合征早期应用普伐他汀能迅速改善内皮功能，减少冠状动脉再狭窄和心血管事件的发生。

氟伐他汀结构中有一个氟苯吲哚环的甲羟内酯衍生物，吲哚环模拟 HMG-CoA 还原酶的底物，甲羟戊酸内酯模拟产物 MVA，所以氟伐他汀能同时阻断 HMG-CoA 还原酶的底物和产物，进而抑制 MVA 生成胆固醇发挥调血脂作用。氟伐他汀在发挥调血脂作用的同时可增加 NO 表达，改善内皮功能，抗血管平滑肌细胞增殖，预防斑块形成；并且此药能降低血浆 Lp（a）水平，抑制血小板活性和改善胰岛素抵抗。

阿托伐他汀与氟伐他汀有相似的作用特性和适应证。但是降 TG 作用较强，大剂量对纯合子家族性高胆固醇血症也有效。

瑞舒伐他汀抑制 HMG-CoA 还原酶活性的作用较其他常用的 HMG-CoA 还原酶抑制药强（除匹

伐他汀外），作用时间长，因此抑制胆固醇合成的作用明显强于其他 HMG-CoA 还原酶抑制药。明显降低 LDL-C，升高 HDL-C。降低 LDL-C 起效快，服药 2 周后，即可下降 10%。用于治疗高脂血症和高胆固醇血症。

匹伐他汀是一种高选择性 HMG-CoA 还原酶抑制药，降低 LDL-C、升高 HDL-C 和 Apo A Ⅰ的作用均明显优于阿托伐他汀，且常用剂量仅为阿托伐他汀的 1/10。

（二）胆汁酸结合树脂

此类药物主要为碱性阴离子交换树脂，不溶于水，不易被消化酶破坏，进入肠道后不被吸收，与胆汁酸牢固结合阻滞胆汁酸的肝肠循环和反复利用，从而大量消耗胆固醇，使血浆 TC 和 LDL-C 水平降低。常用药物包括考来烯胺（cholestyramine）和考来替泊（colestipol）。

考来烯胺，又称消胆胺，考来烯胺为苯乙烯型强碱性阴离子交换树脂类，其氯化物呈白色或淡黄色球状颗粒或粉末，无臭或有氨臭。

考来替泊，又称降胆宁，为二乙基五胺环氧氯丙烷的聚合物，是弱碱性阴离子交换树脂，呈淡黄色，无臭无味，有亲水性，约含 50% 的水分，但不溶于水。Cl⁻ 能与其他阴离子交换，1.6g 考来烯胺能结合胆盐 100mg。

【药理作用】 能明显降低血浆 TC 和 LDL-C 浓度，轻度增高 HDL 浓度。胆固醇在体内代谢的主要去路是在肝脏 7α- 羟化酶催化下转化成胆汁酸，而其中约有 95% 被重吸收形成肝肠循环，以满足机体消化脂类食物的需要。胆汁酸能反馈性抑制 7α- 羟化酶的活性而减少胆汁酸的合成。胆汁酸结合树脂进入肠道后不能被吸收，在肠道内与胆汁酸呈不可逆性结合，因而阻碍胆汁酸的肝肠循环，促进其从肠道排出，减少了胆汁酸中胆固醇的重吸收，同时解除了胆汁酸对 7α- 羟化酶的抑制作用，加速胆固醇向胆汁酸转化，血浆和肝脏中胆固醇的含量降低，进而使肝细胞膜上 LDL 受体数目代偿性增多，活性增强，通过 LDL 受体途径使血浆中 LDL 清除增多，导致血浆 LDL-C 及 TC 水平降低。

【临床应用】 主要用于治疗以 TC 和 LDL-C 升高为主的高脂血症，如杂合子家族性Ⅱa、Ⅱb 型高脂血症，但对纯合子家族性高脂血症无效。临床上主要与其他调血脂药合用，如与 HMG-CoA 还原酶抑制药合用。

【不良反应及注意事项】 本药含异味，常引起消化道不良反应，如恶心、厌食、便秘，大剂量时可致脂肪痢。可从小剂量开始用药，1 ～ 3 个月内达最大耐受量。

【药物相互作用】 考来烯胺在肠腔内与 HMG-CoA 还原酶抑制药、氯噻嗪、保泰松、苯巴比妥、洋地黄毒苷、甲状腺素、经典口服抗凝药、脂溶性维生素（维生素 A、维生素 D、维生素 E、维生素 K）、叶酸及铁剂等结合，影响这些药物的吸收。应尽量避免配伍使用，必要时可在服此药 1h 前或 4h 后服用上述药物。

（三）酰基辅酶 A 胆固醇酰基转移酶抑制药

酰基辅酶 A 胆固醇酰基转移酶（aryl-coenzyme A cholesterol acyltransferase，ACAT）是细胞内唯一催化游离胆固醇与长链脂肪酸连接形成胆固醇酯的酶，可使细胞内胆固醇转化为胆固醇酯，促进肝细胞 VLDL 的形成和释放，使血管壁胆固醇蓄积，提高胆固醇在小肠的吸收，促进巨噬细胞和泡沫细胞的形成，因而促进动脉粥样硬化病变的形成过程。因此，抑制 ACAT 可发挥调血脂和抗动脉粥样硬化的效应。

甲亚油酰胺（melinamide）可通过抑制 ACAT 阻滞细胞内胆固醇向胆固醇酯的转化，减少外源性胆固醇的吸收，阻滞胆固醇在肝形成 VLDL，并且阻滞外周组织胆固醇酯的蓄积和泡沫细胞的形成，有利于胆固醇的逆化转运，使血浆及组织胆固醇降低。

甲亚油酰胺适用于Ⅱ型高脂血症。服药后约 50% 经门静脉吸收，在体内分布广，最后大部分被分解，约 7% 自胆汁排出。不良反应轻微，可有食欲减退或腹泻等。

二、主要降低 TG 和 VLDL 的药物

（一）苯氧酸类

氯贝丁酯（clofibrate）是最早应用于临床的苯氧酸类衍生物（fibrates，也称贝特类），有降低 TG 及 VLDL 的作用，曾在 20 世纪 60 年代广泛使用。但由于不良反应较多，且不能降低冠心病死亡率，现已少用。目前临床应用的新型苯氧酸类药物调血脂作用强而不良反应少，包括非诺贝特（fenofibrate）、吉非贝齐（gemfibrozil）和苯扎贝特（bezafibrate）。

【体内过程】 口服吸收快而全（＞90%），血浆蛋白结合率＞95%。因化学结构各异，代谢

也不同，大部分在肝脏与葡糖醛酸结合，60%～90%经肾排泄。吉非贝齐和苯扎贝特含有活性酸形式，吸收后发挥作用快，持续时间短，$t_{1/2}$ 仅 1～2h；氯贝丁酯和非诺贝特需先水解成活性酸形式后才发挥作用，T_{max} 为 4～5h，$t_{1/2}$ 为 13～20h。

【药理作用】 口服后能明显降低患者血浆 TG、VLDL、IDL 含量，升高 HDL。对 LDL 的作用与患者血浆 TG 水平有关。对单纯高 TG 血症患者的 LDL 无影响，但对单纯高胆固醇血症患者的 LDL 可下降 15%。长期应用苯扎贝特可使血浆 Lp（a）水平降低。各类调血脂药调脂作用的疗效比较见表 27-6。

表 27-6 常用调血脂药对血脂水平的影响

药物	剂量（日）	效应			
		TC	LDL-C	TG	HDL-C
HMG-CoA 还原酶抑制药	10～40mg	↓ 15%～30%	↓ 20%～40%	↓ 7%～30%	↑ 5%～15%
考来烯胺	24g	↓ 10%～20%	↓ 15%～20%	无或↑	↑ 3%～5%
烟酸	3～6g	↓ 15%～30%	↓ 15%～30%	↓ 20%～50%	↑ 5%～15%
非诺贝特	300mg	↓ 20%～25%	↓ 22%～27%	↓ 39%～55%	↑ 26%～29%
吉非贝齐	1200mg	↓ 6%～25%	↓ 5%～20%	↓ 20%～50%	↑ 5%～20%
苯扎贝特	400mg	↓ 4%	↓ 6%	↓ 21%	↑ 18%

注：TC：总胆固醇；TG：甘油三酯；LDL-C：低密度脂蛋白胆固醇；HDL-C：高密度脂蛋白胆固醇；↓：下降；↑：上升。

苯氧酸类药物通过抑制乙酰 CoA 羧化酶减少脂肪酸从脂肪组织进入肝脏，从而减少肝脏合成 TG 和 VLDL；通过抑制脂肪组织的激素敏感性酯酶，减少 FFA 的生成和肝脏中 VLDL 的合成与分泌。苯氧酸类药物还可作用于过氧化物酶体增殖物激活受体（peroxisome proliferator-activated receptor，PPARS），从转录水平影响几种基因的表达而发挥调节血脂作用。PPARα 是细胞内、外脂肪代谢的主要调节者，激活后可增加脂蛋白脂肪酶（lipoprotein lipase，LPL）和 Apo A Ⅰ、Apo A Ⅱ、Apo C Ⅱ 基因的表达，下调 Apo C Ⅲ 基因的转录等。LPL 能催化 CM 和 VLDL 中的 TG 水解为 FFA 和甘油，而 Apo C Ⅱ 是 LPL 的激活剂，Apo C Ⅲ 则抑制 LPL 的活性并抑制肝细胞 Apo E 受体对 LDL 受体的识别。Apo A Ⅰ、Apo A Ⅱ 是 HDL 的主要载脂蛋白，有利于识别和稳定 HDL 受体，促进 HDL 成熟及胆固醇逆转运。此外，PPARα 活化后能增加诱导型一氧化氮合酶（inducible nitric oxide synthase，iNOS）活性，NO 含量升高，从而抑制巨噬细胞表达基质金属蛋白酶 -9（MMP-9），稳定动脉粥样硬化斑块；PPARα 还是一种炎性调节因子，激活后除能调节血脂外，还能降低动脉粥样硬化过程中的炎症反应，抑制血管平滑肌细胞增殖和血管成形术的再狭窄。PPARγ 则诱导 LPL 在脂肪组织中的表达而降低 TG 水平。因此，本类药物减少了具有致动脉粥样硬化作用的 VLDL 的生成，增加了具有抗动脉粥样硬化作用的 HDL 的生成。

除能调节血脂外，非诺贝特还能明显降低血尿酸和纤维蛋白原水平。苯扎贝特可使空腹血糖降低，可用于伴有血脂升高的 2 型糖尿病；它也能降低血浆 FFA、纤维蛋白原和糖化血红蛋白，抑制血小板聚集，共同发挥抗动脉粥样硬化作用。

【临床应用】 主要用于原发性高 TG 血症，对Ⅲ型高脂血症和混合型高脂血症也有较好的疗效，也可用于 2 型糖尿病的高脂血症。吉非贝齐对血浆 TG 明显增高及伴有 HDL 降低或 LDL 升高类型的高脂血症患者疗效最好。

【不良反应与注意事项】 服药后仅有口干、食欲减退、大便次数增多、湿疹等症状，个别病例可见尿素氮或肌酐升高，停药后迅速恢复正常。偶有肌痛、氨基转移酶升高。禁用于肝肾功能不良者、孕妇、哺乳期妇女。同时服用抗凝药者应注意调整抗凝药剂量。

案例 27-1 分析讨论

　　本患者高脂血症特征如下：三高（TC、TG、LDL），HDL 正常，首选他汀类药物（如阿托伐他汀、瑞舒伐他汀、匹伐他汀等）治疗，如效果不理想，TG 水平继续上升大于 5mmol/L，则先使用贝特类（如非诺贝特、苯扎贝特、吉非贝齐等）降 TG，再选择他汀类治疗。阿托伐他汀为羟甲基戊二酸单酰辅酶 A（HMG-CoA）还原酶抑制药，可降低血浆 TC 和 LDL-C 水平，大剂量时可降低血浆 TG；非诺贝特为苯氧酸类调血脂药，能明显降低血浆 TG、VLDL、IDL 含量。

（二）烟酸类

烟 酸

烟酸属 B 族维生素，在大剂量应用时，具有明显的调节血脂的作用。早在 20 世纪 60 年代，烟酸即开始被应用于临床降脂治疗，是最好的升高 HDL-C 的药物。由于独特而全面的降脂作用，其一直是高脂血症及动脉粥样硬化疾病的一线治疗药物。20 世纪 80 年代之后，人们发现烟酸对于动脉粥样硬化的独立危险因子 Lp（a）有很强的抑制作用，这使得烟酸的应用更具有临床意义。

【体内过程】 口服后吸收迅速而完全（几乎达 100%），生物利用度为 95%，血浆蛋白结合率 < 20%，迅速被肝、肾和脂肪组织摄取。T_{max} 为 30 ~ 60min，$t_{1/2}$ 为 20 ~ 45min。在肝内代谢，代谢途径包括两条：酰胺化和共轭途径。通过酰胺化途径可合成烟酰胺，经衍生和代谢生成多种嘧啶；在酰胺化途径饱和后，烟酸与甘氨酸产生共轭，形成烟尿酸（nicotinuric acid）。主要以原形由肾脏排泄。酰胺化途径与肝毒性有关，共轭途径形成的烟尿酸有扩血管作用，与皮肤潮红的发生有关。

【药理作用】 有较全面的调脂作用，可降低 TC、LDL-C、TG 及 Lp（a），升高 HDL-C。升高 HDL-C、降低 TG 和 Lp（a）最为明显。烟酸可显著降低急性心肌梗死患者再发事件率及死亡率，能有效抑制冠心病的进程，减少冠状动脉缺血终点事件。其调节血脂的主要机制是抑制 cAMP 的形成，引起激素敏感性酯酶活性降低，直接抑制脂肪分解，导致血液中 FFA 浓度下降，肝脏合成 TG 的原料不足，VLDL 合成和释放减少，进一步使 IDL 及 LDL 也减少，TG 下降。此外，烟酸能在 CoA 的作用下与甘氨酸结合生成烟尿酸，阻碍肝细胞利用 CoA 合成胆固醇。烟酸还能增强 LPL 的活性，加速 CM 和 VLDL 中的 TG 水解为 FFA 和甘油，因而其降 TG 的作用明显。烟酸可减少 HDL 脂蛋白中 Apo A Ⅰ清除。使血浆中 Apo A Ⅰ水平增加，有利于识别和稳定 HDL 受体，促进 HDL 成熟，升高 HDL-C 水平。此外烟酸还可抑制 TXA_2 的生成，增加 PGI_2 的生成，发挥抑制血小板聚集和扩张血管的作用。

【临床应用】 适用范围广，可用于除纯合子型家族性高胆固醇血症及Ⅰ型高脂血症以外的任何类型的高脂血症，对Ⅱ b 型和Ⅳ型最好。若与 HMG-CoA 还原酶抑制药或苯氧酸类药物配伍使用，可提高疗效。

【不良反应与注意事项】 常见的不良反应为皮肤潮红、瘙痒、食欲缺乏、恶心、胃肠胀气、腹痛和腹泻等。严重者可加重溃疡病，引起血糖和血尿酸浓度增高、肝功能异常和变态反应等。烟酸可增强降压药的扩血管作用，甚至可引起直立性低血压。烟酸缓释片显著改善了药物的耐受性及安全性，缓释过程使烟酸在体内的两条代谢途径得到平衡，降低了皮肤潮红及肝毒性等不良反应。应从小剂量开始，逐渐增加剂量；在服药过程中应定期复查肝功能、血糖及尿酸等，异常时应减少剂量或停药。伴有痛风、溃疡病、糖尿病、肝功能不全、肾功能不良及高血压的患者应慎用。禁用于孕妇及哺乳期妇女。

【药物相互作用】 本药与胆汁酸结合树脂或苯氧酸类药物合用可增加疗效；与 HMG-CoA 还原酶抑制药合用具有引起横纹肌溶解的危险。

阿昔莫司

阿昔莫司（acipimox）是一种人工合成的烟酸衍生物。口服后吸收快而全，不与血浆蛋白结合，原形从尿中排出。T_{max} 约为 2h，$t_{1/2}$ 约为 2h。药理作用及临床应用与烟酸类似，可使血浆 TG、VLDL 及 LDL 降低，血浆 HDL 水平升高，与胆汁酸结合树脂合用可加强其降低 LDL-C 的作用。作用强而持久，不良反应少而轻。此外，尚能降低血浆纤维蛋白原含量和全血黏度。除用于Ⅱ b 型和Ⅳ型高脂血症外，也适用于高 Lp（a）血症及 2 型糖尿病伴有高脂血症患者。同烟酸相比，具有如下几个优点。①$t_{1/2}$ 较长，低剂量即可维持稳定的血药浓度。②抗脂肪分解作用强而持久。③不会因 FFA 水平的反跳性升高而导致血糖升高，能明显改善葡萄糖耐受性，不与口服降糖药发生相互作用，能用于糖尿病患者。④不引起尿酸代谢变化，可用于高尿酸血症患者。⑤极少出现血清氨基转移酶升高。⑥面部潮红及皮肤瘙痒症状明显少于烟酸治疗者。

三、降低 Lp（a）的药物

血浆 Lp（a）升高是动脉粥样硬化的独立危险因素，也是 PTCA 术后再狭窄的危险因素。其原因主要如下：① Apo（a）与纤溶酶原有高度的相似性，竞争性地抑制纤溶酶原活化，促进血栓形成。② Lp（a）可增进单核细胞向内皮的黏附，参与泡沫细胞的形成。降低血浆 Lp（a）水平已经成为防治动脉粥样硬化研究的热点，现已证明烟酸、烟酸戊四醇酯、烟酸生育酚酯、阿昔莫司、新霉素及多沙唑嗪等可降低血浆 Lp（a）水平。

第二节 抗氧化剂

20 世纪 80 年代，Steinberg 等提出的氧化低密度脂蛋白（ox-LDL）引起动脉粥样硬化的学说受到广泛重视。当血管内皮及白细胞等受到刺激或损伤时可产生大量氧自由基，进一步损伤生物膜，导致细胞功能障碍；同时它也可氧化修饰脂蛋白，促进动脉粥样硬化病变的发展。ox-LDL 能引起血管内皮细胞通透性增加、内皮细胞功能受损，并能促进细胞因子产生，使单核细胞、血小板与内皮细胞黏附，进而导致泡沫细胞形成和平滑肌细胞增殖，发展为粥样硬化斑块。Lp（a）和 VLDL 也可被氧化修饰而促进动脉粥样硬化发生；具有抗动脉粥样硬化作用的 HDL 也可被氧化，转化为致动脉粥样硬化因子。因此，防止氧自由基的产生和脂蛋白的氧化修饰已成为阻止动脉粥样硬化发生和发展的重要措施。

（一）普罗布考

【体内过程】 普罗布考（probucol，丙丁酚）具有高度脂溶性，口服吸收率低于 10%。吸收后主要蓄积在脂肪组织，血浆中浓度较低，在血浆中 95% 分布于脂蛋白的疏水核。T_{max} 约为 24h，$t_{1/2}$ 长，主要经肠道排出，服后 4 日内粪便排出 90%，仅有 2% 经尿排泄。停药后逐渐从脂肪组织中释出，作用可维持数周。

【药理作用与机制】 为疏水性抗氧化剂，抗氧化作用是维生素 E 的 5～6 倍。进入体内后分布于各种脂蛋白，自身被氧化为普罗布考自由基，阻断脂质过氧化，减少过氧化脂质的产生；它也能抑制 ox-LDL 的生成及其引起的一系列病变过程，阻滞动脉粥样硬化病变的发展，长期应用可使冠心病发病率降低，使已形成的动脉粥样硬化病变停止发展或消退，特别是能有效消除纯合子型家族性高胆固醇血症患者的皮肤和肌腱的黄色瘤。普罗布考还具有调血脂作用，可降低血浆 TC 和 LDL-C，加速胆固醇逆向转运，与他汀类或胆汁酸结合树脂合用可增强调血脂作用。普罗布考的抗动脉粥样硬化作用是抗氧化和调血脂作用的综合结果。

【临床应用】 适用于各种类型的高胆固醇血症，包括纯合子和杂合子型家族性高胆固醇血症，若与其他降低胆固醇的药物联合应用可使疗效增强。对继发性肾病综合征或糖尿病的 Ⅱ 型高脂血症也有效。普罗布考还可预防 PTCA 术后冠状动脉再狭窄。

【不良反应】 不良反应少而轻，以胃肠道反应为主，包括恶心、腹泻、消化不良等；偶有嗜酸性粒细胞增多、肝功能异常、高尿酸血症、高血糖、血小板减少、肌病及感觉异常等。严重者可引起 Q-T 间期延长。用药期间应注意心电图变化，不宜与延长 Q-T 间期的药物同用。有室性心律失常或 Q-T 间期延长者、孕妇及小儿禁用。

（二）维生素 E（vitamin E，生育酚）

维生素 E 是从植物油中分离出来的成分，因其苯环上的甲基数目不同，可分为 α、β、γ、δ 4 种。各种植物油中所含维生素 E 的种类不同，活性差别很大，其中以 α- 生育酚的生物活性最强，人工合成品的活性较低。口服易吸收，在体内分布于细胞膜及脂蛋白，能被氧化为生育醌，再与葡糖醛酸结合经胆汁排出。维生素 E 是典型的生物抗氧化剂，在 LDL 代谢循环中发挥主要的抗氧化作用。其结构中苯环的羟基失去电子或 H⁺，可清除氧自由基或过氧化脂质，或抑制磷脂酶 A_2 和脂氧酶，以减少氧自由基的生成，阻止过氧化脂质（如丙二醛）的生成。维生素 E 所氧化生成的生育醌可被维生素 C 或自身氧化还原系统还原，继续发挥作用。因此，它能阻止脂蛋白的氧化修饰及其引起的一系列动脉粥样硬化病变过程，从而阻滞动脉粥样硬化病变的发展，降低缺血性心脏病的发生率和死亡率。

第三节 多不饱和脂肪酸类

多不饱和脂肪酸类（polyunsaturated fatty acids，PUFAs）又称多烯脂肪酸类（polyenoic fatty acids），用于防治心脑血管疾病已有 50 多年的历史。根据其不饱和键在脂肪酸中开始出现的位置不同，可分为 n–3（或 ω–3）及 n–6（或 ω–6）两类。

（一）n–3 型多不饱和脂肪酸

【体内过程】 n–3 型多不饱和脂肪酸（n–3 polyunsaturated fatty acids）包括二十碳五烯酸

（eicosapentaenoic acid，EPA）和二十二碳六烯酸（docosahexaenoic acid，DHA），主要来自海洋生物。20世纪70年代，流行病学调查发现格陵兰岛的因纽特人及北极居民很少发生冠心病，后经证实主要与食用海鱼等海生动物有关，这些动物的油脂中富含 n-3 型多不饱和脂肪酸。EPA被吸收后，广泛分布于血小板、内皮细胞、中性粒细胞及红细胞的细胞膜磷脂。DHA也容易与磷脂结合。DHA被吸收后迅速转变为EPA，其可能是体内EPA的储备库。EPA的主要代谢途径类似于体内二十烷类代谢。

【药理作用】　n-3型脂肪酸可发挥调血脂及抗动脉粥样硬化作用，有助于延缓动脉粥样硬化的进程，减低冠心病的发病率及预防PTCA术后冠状动脉再狭窄。其作用机制有如下几点。

1. 调血脂作用　能明显降低VLDL和TG，轻度升高HDL，对TC和LDL-C无影响，也可降低Lp（a）水平。目前认为，其作用机制可能与抑制肝脏TG和Apo B，以及减少VLDL的生成、促进VLDL转化为LDL、提高LPL活性等有关。HDL升高主要是激活卵磷脂胆固醇酰基转移酶和LPL及抑制肝脂肪酶活性的结果。

2. 抑制血小板聚集，改善血液流变学　能抑制亚油酸代谢生成花生四烯酸（AA），也能竞争性抑制AA利用COX或脂氧合酶的过程，减少TXA_2的生成；其自身在COX作用下生成TXA_3，TXA_3能拮抗TXA_2的作用，因而抑制血小板聚集和血管收缩。还能增强红细胞的可塑性和红细胞膜的流动性，因而降低血液黏度，改善血液流变学，延缓血栓形成。

3. 抗血管平滑肌细胞增殖作用　可使血小板生长因子的释放减少，并抑制其促进血管平滑肌细胞向内膜增殖的作用，防止动脉粥样硬化的发生。

4. 舒张血管，降低血压　n-3型多不饱和脂肪酸分布于内皮细胞的部分在COX作用下生成PGI_3，PGI_3与PGI_2作用相似，能够扩张血管和抗血小板聚集；还能促进血管内皮细胞释放NO，提高血管内皮对扩血管物质的敏感性而扩张血管，降低血压。

5. 抗炎作用　EPA和DHA能明显抑制参与动脉粥样硬化早期的炎性反应的多种炎症因子和细胞因子的表达。EPA还可使血中IL-1β和TNF的浓度降低，抑制黏附分子的活性。

【临床应用】　主要用于高甘油三酯血症，与HMG-CoA还原酶抑制药合用可增强疗效。亦可适用于糖尿病并发高脂血症等。

【不良反应】　常见不良反应为鱼腥味所致的恶心、腹胀。若长期或者大剂量使用可使出血时间延长、免疫反应降低。

（二）n-6 型多不饱和脂肪酸

n-6型多不饱和脂肪酸（n-6 polyunsaturated fatty acids）主要来源于植物油，包括亚油酸（linoleic acid，LA）和 γ- 亚麻酸（γ-linolenic，γ-LNA）。临床常用月见草油（evening primrose oil）和LA，具有降低TC、LDL-C和升高HDL等作用，可用于防治动脉粥样硬化及其相关疾病。月见草油是从月见草子中提取的油脂，其中含LA约70%，γ-LNA 6%～9%。LA和γ-LNA具有较弱的调节血脂的作用。γ-LNA在体内可转化为二高 -γ- 亚麻酸（dihydro-γ-linolenic acid，DHLA），经代谢产生PGE_1，具有调血脂、抑制血小板聚集等作用，因而能够发挥抗动脉粥样硬化作用。用于防治冠心病、心肌梗死。

LA进入体内后转化为系列n-6多不饱和脂肪酸，发挥调血脂和抗动脉粥样硬化作用。常将其制成胶丸制剂或与其他调血脂药和抗氧化剂制成多种复方制剂，如多烯康（Max EPA）胶囊，含70%以上乙酯型EPA及DHA和1%的维生素E。

第四节　黏多糖和多糖类

黏多糖是由氨基己糖或其衍生物与糖醛酸构成的二糖单位多次重复组成的长链，其典型代表药物是肝素。肝素可通过以下多种途径发挥抗动脉粥样硬化作用。①降低TC、LDL、TG和VLDL，升高HDL，具有调血脂作用。②对动脉血管内皮有高度亲和性，可拮抗多种血管活性物质，保护血管内皮。③阻止白细胞向血管内皮黏附及向内皮下转移，抑制炎症反应。④阻滞平滑肌细胞的增殖和迁移。⑤加强酸性成纤维细胞生长因子的促微血管形成作用。⑥抗血栓形成。因其抗凝作用很强，且口服无效，现已较少使用。目前常用的低分子量肝素（low molecular weight heparin）和类肝素（heparinoids）具有类似肝素的抗动脉粥样硬化作用而副作用少。

（一）低分子量肝素

由肝素解聚而成，平均分子质量为4～6kDa。生物利用度较高，与血浆、血小板及血管壁蛋白结合的亲和力较低。抗凝血因子Xa的活力大于抗凝血因子IIa的活力，抗血栓形成作用强。主要用于不稳定型心绞痛、心肌梗死及预防 PTCA 术后冠状动脉再狭窄等。常用制剂有依诺肝素（enoxaparin）、替地肝素（tedelparin）、弗希肝素（fraxiparine）、洛吉肝素（logiparin）及洛莫肝素（lomoparin）等。

（二）天然类肝素（natural heparinoids）

天然类肝素是存在于生物体内类似肝素结构的一类物质，如硫酸乙酰肝素（heparan sulfate）、硫酸皮肤素（dermatan sulfate）、硫酸软骨素（chondroitin sulfate）及冠心舒（heparinoid，脑心舒）等。它们具有抗凝血因子IIa作用弱，抗凝血因子Xa作用强和 $t_{1/2}$ 长的特点。冠心舒是从猪肠黏膜提取的含有硫酸乙酰肝素、硫酸皮肤素及硫酸软骨素的复合物。口服有效，具有与肝素相同强度的抑制血管平滑肌细胞增殖的作用，而抗凝作用仅为肝素的 1/47。冠心舒具有调血脂、降低心肌耗氧量、抗血小板聚集、保护血管内皮和组织及抗动脉粥样硬化斑块形成等作用。因此，天然类肝素可能是具有较好前景的抗动脉粥样硬化的药物。常用于治疗缺血性心脑血管疾病。

（罗　超）

第五篇 作用于血液和内脏系统的药物

第二十八章 作用于血液系统的药物

案例 28-1

　　患者，男，60岁，身高170cm，体重60kg。2个月前因车祸致"左足第五跖骨近端骨折"，行左足跖骨骨折石膏固定术。以"反复胸痛、咯血1月余"为主诉入院。入院前1月余无明显诱因出现右侧胸部闷痛，无向他处放射，伴咯血，暗红色，量少，2～3次/日，偶有咳嗽、咳痰，痰少，色白，易咳出。查"肺动脉CTA"示右下肺动脉栓塞，右肺下叶异常密度灶，考虑肺栓塞。双下肢血管彩超示左下肢动脉轻度硬化，左侧腓静脉、肌间静脉血栓形成。

问题：

　　1. 该患者应选择何种药物进行抗栓治疗，并阐明原因？

　　2. 该患者抗栓药物的使用疗程应为多久，并阐明原因？

　　作用于血液系统的药物主要分为抗凝血药、纤维蛋白溶解药和纤维蛋白溶解抑制药、抗血小板药、促凝血药、抗贫血药和造血生长因子、血容量扩充药及促白细胞增生药。

第一节 抗凝血药

　　血液在循环中不断流动，主要依赖机体内血液凝固和抗凝血物质，纤维蛋白溶解和抗纤维蛋白溶解两个对立统一的平衡状态。一旦这个平衡状态受到破坏，如因凝血亢进导致血管内凝血，形成血栓栓塞性疾病或因纤溶亢进导致出血性疾病。抗凝血药（anticoagulants）是一类干扰凝血因子，阻止血液凝固的药物，主要用于血栓栓塞性疾病的预防与治疗。生理性凝血及各凝血因子位点如图 28-1 所示。

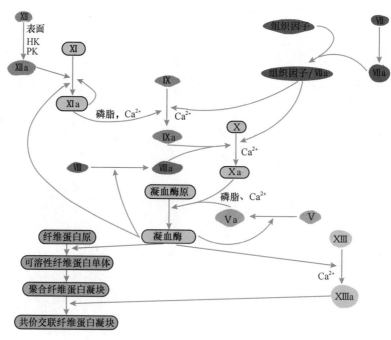

图 28-1 生理性凝血及各凝血因子位点示意图

肝　素

肝素常见的形式是钠盐，为注射用抗凝血药。药用肝素是从猪的肠黏膜中提取精制的一种硫酸氨基葡聚糖的混合物。平均分子质量为 12kDa，呈强酸性。

【药理作用】　由于本药具有带强负电荷的理化特性，能干扰血凝过程的许多环节，在体内外都有抗凝血作用。其作用机制比较复杂，主要通过与抗凝血酶Ⅲ（antithrombin Ⅲ，AT Ⅲ）结合，而增强后者对活化因子Ⅱ、因子Ⅸ、因子Ⅹ、因子Ⅺ和因子Ⅻ的抑制作用。其后果涉及阻止血小板凝集和破坏，妨碍凝血激活酶的形成；阻止凝血酶原变为凝血酶；抑制凝血酶的生成，从而妨碍纤维蛋白原变成纤维蛋白。

【体内过程】　本药口服不吸收，皮下、肌内或静脉注射吸收良好。但 80% 的肝素与血浆白蛋白相结合，部分被血细胞吸附，部分可弥散到血管外组织间隙。由于分子量较大，不能通过胸膜，腹膜和胎盘组织。本药主要在网状内皮系统代谢，在肾脏排泄，其中少量以原形排出。静脉注射后其排泄取决于给药剂量。当 1 次给予 100U/kg、400U/kg 或 800U/kg 时，$t_{1/2}$ 分别为 1h、2.5h 和 5h。慢性肝肾功能不全及过度肥胖者代谢排泄延迟，有蓄积可能；本药起效时间与给药方式有关，静脉注射即刻发挥最大抗凝效应，但个体差异较大，皮下注射因吸收个体差异较大，故总体持续时间明显延长。血浆内肝素浓度不受透析的影响。

【临床应用】　用于防治血栓形成或栓塞性疾病（如心肌梗死、血栓性静脉炎、肺栓塞等）；各种原因引起的弥散性血管内凝血；也用于血液透析、体外循环、导管术、微血管手术等操作中及某些血液标本或器械的抗凝处理。

【不良反应】　毒性较低，主要不良反应是用药过多可致自发性出血，故每次注射前应测定凝血时间。如注射后引起严重出血，可静脉注射硫酸鱼精蛋白进行急救（1mg 硫酸鱼精蛋白可中和 100U 肝素）。偶可引起变态反应及血小板减少，常发生在用药初 5～9 日，故开始治疗 1 个月内应定期监测血小板计数。偶见一次性脱发和腹泻。尚可引起骨质疏松和自发性骨折。肝功能不良者长期使用可引起抗凝血酶Ⅲ耗竭而出现血栓形成倾向。

【药物相互作用】

（1）本品与下列几种药物合用可加重出血危险：①香豆素及其衍生物，可导致严重的因子Ⅸ缺乏而致出血。②阿司匹林及非甾体消炎镇痛药，包括甲芬那酸、水杨酸等均能抑制血小板功能，并能诱发胃肠道溃疡出血。③双嘧达莫、右旋糖酐等可能抑制血小板功能。④肾上腺皮质激素、促肾上腺皮质激素等易诱发胃肠道溃疡出血。⑤其他尚有依他尼酸、组织纤溶酶原激活物（t-PA）、尿激酶、链激酶等。

（2）肝素并用碳酸氢钠、乳酸钠等纠正酸中毒的药物可促进肝素的抗凝作用。

（3）肝素与透明质酸酶混合注射，既能减轻肌内注射疼痛，又可促进肝素吸收。但肝素可抑制透明质酸酶活性，故二者应临时配伍使用，药物混合后不宜久置。

（4）肝素可与胰岛素受体作用，从而改变胰岛素的结合和作用。已有肝素致低血糖的报道。

（5）下列药物与本品有配伍禁忌：卡那霉素、阿米卡星、柔红霉素、乳糖酸红霉素、硫酸庆大霉素、氢化可的松琥珀酸钠、多黏菌素 B、多柔比星、妥布霉素、万古霉素、头孢孟多、头孢哌酮钠、头孢噻吩钠、氯喹、氯丙嗪、异丙嗪、麻醉性镇痛药。

低分子量肝素

低分子量肝素是普通肝素经降解分离而得的平均分子质量小于 7kDa 的肝素，常以盐的形式存在。

【药理作用】　低分子量肝素具有抗因子Ⅹa 和因子Ⅱa 活性，不同低分子量肝素抗因子Ⅹa 和因子Ⅱa 活性比例一般是不一样的。药效学研究表明本品可抑制体内、体外血栓和动静脉血栓的形成，但不影响血小板聚集和纤维蛋白原与血小板的结合；是一种快速和持续的抗血栓形成作用的药物，在发挥抗栓作用时，出血的可能性较小。

【体内过程】　药动学参数源于对血浆中抗因子Ⅹa 活性的研究。皮下注射本药可迅速并完全被吸收，T_{max} 为 3h，生物利用度接近 95%。抗因子Ⅹa 活性存在于血管内。本药主要在肝脏、肾脏和肺代谢，由肾脏排出，其抗因子Ⅹa 活性的 $t_{1/2}$ 约 3.5h。本药经尿排出，在老年患者中 $t_{1/2}$ 略延长。

【临床应用】　预防血栓栓塞性疾病，特别是预防普通外科手术或骨科手术中的高危患者；治疗血栓栓塞性疾病；在血液透析中预防血凝块形成。

【不良反应】　可能出现不同部位的出血表现。偶有严重血小板减少症。偶见皮肤坏死，一般出现在注射部位，先兆表现为紫癜、浸润或疼痛性红斑，此时有或无全身症状，应立即停药。少见皮肤或全身过敏。有报道出现氨基转移酶升高。极个别情况下，注射部位出现血肿。

【药物相互作用】　本品与非甾体抗炎药、水杨酸类药、口服抗凝血药、影响血小板功能的药物和血浆增容剂（右旋糖酐）同时应用时须注意，因这些药物可加重出血危险性。

磺达肝癸钠

【药理作用】　磺达肝癸钠（fondaparinux sodium）是一种人工合成的、选择性的因子Ｘa抑制剂。其抗血栓活性是抗凝血酶Ⅲ介导的对因子Ｘa选择性抑制的结果。通过选择性结合于抗凝血酶，磺达肝癸钠增强了（大约300倍）抗凝血酶对因子Ｘa原来的中和活性。而对因子Ｘa的中和作用打断了凝血级联反应，并抑制了凝血酶的形成和血栓的增大。磺达肝癸钠不能灭活凝血酶（Ⅱa），并对血小板没有作用。磺达肝癸钠不会与来自肝素诱导血小板减少症患者的血浆发生交叉反应。

【体内过程】　磺达肝癸钠皮下给药后，能完全快速地被吸收（绝对生物利用度为100%）。年轻健康受试者皮下单次注射磺达肝癸钠2.5mg后，在给药后2h达到血浆峰浓度（平均峰浓度，C_{max}= 0.34mg/L）。给药后25min达到血浆平均峰浓度值的半数值。其分布容积是有限的（7～11L）。在体内不会通过抑制CYP 450酶介导的代谢与其他药物发生相互作用。磺达肝癸钠64%～77%被肾脏以原形药物排泄。

【临床应用】　本药用于进行下肢重大骨科手术如髋关节骨折、重大膝关节手术或髋关节置换术等的患者，预防静脉血栓栓塞事件的发生。用于无指征进行紧急（＜120min）侵入性治疗的不稳定型心绞痛或非ST段抬高心肌梗死（UA/NSTEMI）患者的治疗。用于使用溶栓或初始不接受其他形式再灌注治疗的ST段抬高心肌梗死患者的治疗。

【不良反应】　使用本药后已经报道了很少见的颅内/脑内及后腹膜出血的病例。在急性冠状动脉综合征研究项目中报道的不良事件与静脉血栓栓塞症防治中所鉴定的不良药物反应是一致的。在不稳定型心绞痛/非ST段抬高心肌梗死Ⅲ期研究中，最常报道的非出血性不良事件（在使用磺达肝癸钠的患者中至少有1%的发生率）为头痛、胸痛和心房颤动。在ST段抬高心肌梗死Ⅲ期研究中，最常报道的非出血性不良事件（在使用磺达肝癸钠的患者中至少有1%的发生率）为心房颤动、发热、胸痛、头痛、室性心动过速、呕吐和低血压。

【药物相互作用】　磺达肝癸钠与可增加出血危险性的药物联合使用时，出血的风险会增加。口服抗凝血药（华法林）、血小板抑制剂（阿司匹林）、非甾体抗炎药（吡罗昔康）及地高辛不影响磺达肝癸钠的药动学。在药物相互作用研究中所使用的磺达肝癸钠剂量（10mg）高于目前磺达肝癸钠适应证所用的推荐剂量。磺达肝癸钠既不影响华法林INR的活性，又不影响在使用阿司匹林或吡罗昔康治疗时的出血时间，也不影响稳态下的地高辛的药动学。

阿 加 曲 班

【药理作用】　阿加曲班（argatroban）是一种凝血酶（Ⅱa）抑制剂，可逆地与凝血酶活性位点结合。阿加曲班的抗血栓作用不需要辅因子抗凝血酶因子Ⅲ。阿加曲班通过抑制凝血酶催化或诱导的反应（包括血纤维蛋白的形成，因子Ⅴ、因子Ⅷ和因子Ⅷ的活化，蛋白酶C的活化及血小板聚集）发挥其抗凝血作用。阿加曲班对凝血酶具有高度选择性。治疗浓度时，阿加曲班对相关的丝氨酸蛋白酶（胰蛋白酶、因子Ｘa、血浆酶和激肽释放酶）几乎没有影响。阿加曲班对游离的及与血凝块相连的凝血酶均具有抑制作用。

【体内过程】　阿加曲班从血中消除迅速，$t_{1/2}$为15min（α相）、30min（β相）。健康成人用3h静脉滴注阿加曲班9.0mg，1日1次，连续给药3日，血药浓度迅速上升后达稳态，没有蓄积性。阿加曲班与人血清蛋白及人血清白蛋白的结合率为53.7%及20.3%。健康成人使用阿加曲班以300μg/min的速度静脉滴注30min，到给药后24h之内，22.8%以原形药、1.7%以代谢物由尿排泄，12.4%以原形药、13.1%以代谢产物由粪便排泄。

【临床应用】　用于发病48h内的缺血性脑梗死急性期患者的神经症状（运动麻痹）、日常活动（步行、起立、坐位保持、饮食）的改善。

【不良反应】　①出血性脑梗死：有时会出现出血性脑梗死的症状，所以要进行密切观察，一旦发现异常情况应终止给药，进行适当的处理。②脑出血、消化道出血：可能有脑出血、消化道出血出现，所以要进行密切观察，一旦发现异常情况应终止给药，进行适当的处理。③休克、过敏性休克：可能有休克、过敏性休克（荨麻疹、血压降低、呼吸困难等）出现，所以要进行密切观察，一旦发现异常情况应终止给药，进行适当的处理。④其他不良反应。

【药物相互作用】　阿加曲班注射液与以下药物合并使用时，可引起出血倾向增加，应注意减量：抗凝剂，如肝素、华法林等；抑制血小板凝集作用的药物，如阿司匹林、奥扎格雷钠、盐酸噻氯匹定、双嘧达莫等；血栓溶解剂，如尿激酶、链激酶等；降低纤维蛋白原作用的降纤酶（batroxobin，别名巴曲酶）等。

比 伐 卢 定

【药理作用】　比伐卢定（bivalirudin）是凝血酶（Ⅱa）的直接抑制剂，与游离及血栓上凝血酶的催化位点和阴离子外结合位点特异结合起抑制作用。凝血酶是一种丝氨酸蛋白酶，在血栓形成过程中起重要的作用，它首先将纤维蛋白原分解为纤维蛋白单体，然后将因子ⅩⅢ激活为ⅩⅢa，使纤维蛋白之间共价连接成为稳定的网架，形成血栓。凝血酶同时还可激活因子Ⅴ和因子Ⅷ，进一步促进凝血酶的形成，还可激活血小板导致血小板凝聚，释放血小板聚集物。比伐卢定与凝血酶的结合过程是可逆的，凝血酶通过缓慢地酶解比伐卢定 Arg3—Pro4 之间的肽键，可使凝血酶恢复原来的生物活性。体外研究表明，比伐卢定不仅能抑制游离的凝血酶，而且能抑制与血块结合的凝血酶而不会被血小板释放出的物质中和，它能延长正常人血浆激活的活化部分凝血酶原时间（activated partial thromboplastin time，APTT）、凝血酶时间（thrombin time，TT）和凝血酶原时间（prothrombin time，PT），并与比伐卢定的浓度呈线性关系，但临床应用是否存在这种相关性尚不清楚。

【体内过程】　文献报道，接受经皮冠状动脉腔内血管成形术（PTCA）的患者静脉注射比伐卢定后，其药动学呈线性特征。血浆中的比伐卢定通过肾脏和蛋白酶降解两种途径排出，在正常肾功能患者体内的 $t_{1/2}$ 为 25min。研究表明，药物清除与肾小球滤过率紧密相关。肾功能轻微损伤（60～89ml/min）的患者与肾功能正常的患者对本药的清除率相同，肾功能中度和重度损伤的患者对药物的清除率降低了约 20%，依赖透析的患者对药物的清除率降低了约 80%。

【临床应用】　作为抗凝血药用于成人择期经皮冠脉介入治疗（PCI）。

【不良反应】　据文献报道，6010 例患者行 PCI 时，对一半患者进行了不良反应观察，临床试验组和对照组中，男性和 65 岁以上患者的不良反应高于女性和年轻患者。临床上观察到的出血比较常见（≥1/10），大出血比较少见（≥1/100 和＜1/10），血小板减少症、贫血、过敏反应、头痛、心室性心搏过速、心绞痛、心搏过缓、血栓形成、低血压、出血、血管疾病、血管异常、呼吸困难、皮疹、背痛、注射部位出血、疼痛和胸痛等其他不良反应很少见（≥1/1000 和＜1/100）。

【药物相互作用】　从药物作用机制可知，比伐卢定与抗凝药物（肝素、华法林、血小板球蛋白或血小板抑制剂）联合用药可能会增加出血的危险，在任何情况下，当比伐卢定与血小板抑制剂或抗凝血药物联合使用时，要经常监测临床和生物学的凝血参数。

维生素 K 拮抗剂

维生素 K 拮抗剂主要是香豆素（coumarin）类，是一类含有 4-羟基香豆素基本结构的人工合成的口服抗凝血药。药物有华法林（warfarin）、双香豆素（dicoumarol）、苯丙香豆素（phenprocoumon）、醋硝香豆素（acenocoumarol）和双香豆乙酯（ethyl biscoumacetate，新双香豆素）等。临床上常用的维生素 K 拮抗剂是华法林。

【药理作用】　华法林或 4-氢氧香豆素抑制维生素 K 依赖的凝血因子合成，是一种抗凝血剂。对映体 S-华法林的抗凝作用约是 R-华法林抗的 5 倍。其作用机制为抑制维生素 K 依赖的因子Ⅱ、因子Ⅶ、因子Ⅸ及因子Ⅹ的合成。在治疗剂量下，华法林钠能降低 30%～50% 相关凝血因子的合成率及削弱凝血因子的生理活性。华法林钠需 2～7 日才达到最大药效，这段时间内体循环的凝血因子已经被清除。

【体内过程】　口服华法林生物利用度＞90%，在 3～9h 达 C_{max}。进食会延长达峰时间但不影响 AUC。同时存在肝肠循环。华法林与白蛋白大量结合，自由部分为 0.5%～3%。分布体积约为 0.141L/kg。华法林可进入胎盘，但不泌入乳汁。华法林被肝代谢清除，通过肝微粒体酶 CYP2C9（S-华法林）、CYP1A2 及 CYP3A（R-华法林）代谢成无活性代谢物在尿液中排泄。S-华法林 $t_{1/2}$ 为 18～35h，R-华法林为 20～70h。

【临床应用】　预防及治疗深静脉血栓及肺栓塞；预防心肌梗死后血栓栓塞并发症（脑卒中或

体循环栓塞）；预防心房颤动、心瓣膜疾病或人工瓣膜置换术后引起的血栓栓塞并发症（脑卒中或体循环栓塞）。

【不良反应】 过量易致各种出血。早期表现有瘀斑、紫癜、牙龈出血、鼻出血、伤口出血经久不愈、月经量过多等。出血可发生在任何部位，特别是泌尿系统和消化道。肠壁血肿可致亚急性肠梗阻，也可见硬膜下颅内血肿和穿刺部位血肿。偶见不良反应有恶心、呕吐、腹泻、瘙痒性皮疹、过敏反应及皮肤坏死。大量口服甚至出现双侧乳房坏死、微血管病或溶血性贫血及大范围皮肤坏疽；一次服用量过大的尤为危险。

【药物相互作用】 增强本品抗凝血作用的药物：阿司匹林、水杨酸钠、胰高血糖素、奎尼丁、吲哚美辛、保泰松、奎宁、依他尼酸、甲苯磺丁脲、甲硝唑、别嘌醇、红霉素、氯霉素、某些氨基糖苷类抗生素、头孢菌素类、苯碘达隆、西咪替丁、氯贝丁酯、右旋甲状腺素、对乙酰氨基酚等。降低本品抗凝血作用的药物：苯妥英钠、巴比妥类、口服避孕药、雌激素、考来烯胺、利福平、维生素 K 类、氯噻酮、螺内酯、皮质激素等。不能与本品合用的药物：盐酸肾上腺素、阿米卡星、维生素 B_{12}、间羟胺、缩宫素、盐酸氯丙嗪、盐酸万古霉素等。本品与水合氯醛合用，其药效和毒性均增强，应减量。

利伐沙班

【药理作用】 利伐沙班（rivaroxaban）是一种口服的因子Ⅹa抑制剂，其选择性地阻断因子Ⅹa的活性位点，且不需要辅因子（如抗凝血酶Ⅲ）便可发挥活性。利伐沙班在人体内可剂量依赖性地抑制因子Ⅹa的活性。

【体内过程】 吸收：10mg利伐沙班的绝对生物利用度较高（80%～100%）。利伐沙班吸收迅速，服用后 2～4h 达到最大浓度（C_{max}）。进食对利伐沙班 10mg 片剂的 AUC 或 C_{max} 无明显影响，但对利伐沙班 15mg 或 20mg 片剂的 AUC 或 C_{max} 有显著影响。利伐沙班的药动学基本呈线性。分布：利伐沙班与血浆蛋白（主要是血清白蛋白）的结合率较高，在人体中为 92%～95%。分布容积中等，稳态下分布容积约为 50L。代谢和消除：在利伐沙班用药剂量中，约有 2/3 通过代谢降解，然后其中 1/2 通过肾脏排出，另外 1/2 通过粪便途径排出。其余 1/3 用药剂量以活性药物原形的形式直接通过肾脏在尿液中排泄，主要是通过肾脏主动分泌的方式。

【临床应用】 ①用于择期髋关节或膝关节置换手术成年患者，以预防静脉血栓形成（phlebothrombosis）。②用于治疗成人深静脉血栓形成（deep venous thrombosis，DVT），降低急性DVT后DVT复发和肺动脉栓塞（pulmonary embolism，PE）的风险。③用于具有一种或多种危险因素（如充血性心力衰竭、高血压、年龄≥75岁、糖尿病、脑卒中或短暂性脑缺血发作病史）的非瓣膜性心房颤动成年患者，以降低脑卒中和全身性栓塞的风险。

【不良反应】 ①血液及淋巴系统疾病：粒细胞缺乏症、血小板减少。②胃肠道疾病：腹膜后出血。③肝胆疾病：黄疸、胆汁淤积、肝炎（含肝细胞损伤）。④免疫系统疾病：超敏反应、变态反应、过敏性休克、血管性水肿。⑤神经系统疾病：脑出血、硬膜下血肿、硬膜外血肿、轻偏瘫。⑥皮肤及皮下组织疾病：史 – 约综合征（Stevens-Johnson syndrome）。将利伐沙班与吡咯类抗真菌剂（如酮康唑、伊曲康唑、伏立康唑和泊沙康唑）或人类免疫缺陷病毒（human immunodeficiency virus，HIV）蛋白酶抑制剂在全身用药时合用。如果患者同时接受任何其他抗凝血药治疗，由于出血风险升高，应该特别谨慎。当使用利伐沙班的患者合用非甾体抗炎药（包括阿司匹林）和血小板聚集抑制剂时，应小心使用，因为这些药物通常会提高出血风险。将利伐沙班与强效 CYP3A4 诱导剂（如苯妥英、卡马西平、苯巴比妥或贯叶连翘提取物）合用，可能使利伐沙班血药浓度降低，应谨慎。

阿哌沙班

阿哌沙班是一种强效、口服有效的可逆、直接、高选择性的因子Ⅹa活性位点抑制剂，其抗血栓活性不依赖抗凝血酶Ⅲ。阿哌沙班可以抑制游离及与血栓结合的因子Ⅹa，并抑制凝血酶原酶活性。阿哌沙班对血小板聚集无直接影响，但间接抑制凝血酶诱导的血小板聚集。通过对因子Ⅹa的抑制，阿哌沙班抑制凝血酶的产生，并抑制血栓形成。在动物模型中进行的临床前试验结果显示，阿哌沙班在不影响止血功能的剂量水平下具有抗栓作用，可预防动脉及静脉血栓。本药主要用于髋关节或膝关节择期置换术的成年患者，预防静脉血栓栓塞症（VTE），其不良反应和药动学特征与利伐沙班相似。

达比加群酯

【药理作用】　达比加群酯（dabigatran etexilate）作为小分子前体药物，未显示有任何药理学活性。口服给药后，达比加群酯可被迅速吸收，并在血浆和肝脏经由酯酶催化水解转化为达比加群。达比加群是强效、竞争性、可逆性、直接凝血酶抑制剂，也是血浆中的主要活性成分。由于在凝血级联反应中，凝血酶（丝氨酸蛋白酶）使纤维蛋白原转化为纤维蛋白，抑制凝血酶可预防血栓形成。达比加群还可抑制游离凝血酶、与纤维蛋白结合的凝血酶和凝血酶诱导的血小板聚集。

【体内过程】　口服给药后，达比加群酯迅速且完全转化为达比加群，后者是本品在血浆中的活性成分。前体药物达比加群酯通过酯酶催化水解形成有效成分达比加群是主要代谢反应。本品口服给药后达比加群的绝对生物利用度约为 6.5%。健康志愿者口服本品后，达比加群在血浆中的药动学特点表现为血药浓度迅速增高，给药后 0.5 ～ 2.0h 达到峰浓度（C_{max}）。

【临床应用】　用于预防存在以下一个或多个危险因素的成人非瓣性心房颤动患者的脑卒中和全身性栓塞。①先前曾有脑卒中、短暂性脑缺血发作或全身性栓塞。②左室射血分数＜ 40%。③伴有症状的心力衰竭，纽约心脏病协会（NYHA）心功能分级≥ 2 级。④年龄≥ 75 岁。⑤年龄≥ 65 岁，且伴有以下任一疾病：糖尿病、冠心病或高血压。

【不良反应】　与其他各种抗凝血药物类似，达比加群酯用于抗凝血治疗过程中也不可避免会出现出血现象。尤其在高剂量应用时，出血发生率更高。小出血事件的发生具有明显的剂量相关性。推荐剂量（300mg 或 220mg）下，达比加群酯严重不良反应发生率均为 8%。总不良反应发生率均为 77%，因严重不良反应导致治疗终止的发生率分别为 8% 和 6%。恶心和呕吐发生率分别为 21% ～ 22% 和 16% ～ 17%；11% ～ 13% 的患者出现便秘和发热；6% ～ 7% 的患者出现低血压、失眠和水肿；1% ～ 4% 的患者出现贫血、眩晕、腹泻、疱疹、头痛、尿潴留、继发性血肿、消化不良和心动过速等症状。

【药物相互作用】　以下药物与本药联合使用时可能会增加出血风险：抗凝药物如普通肝素、低分子量肝素和肝素衍生物（磺达肝癸钠、地西卢定）、溶栓药物、维生素 K 拮抗剂、利伐沙班或其他口服抗凝药，以及抗血小板聚集药物，如 GP Ⅱ b/ Ⅲ a 受体拮抗药、噻氯匹定、普拉格雷、替格瑞洛、右旋糖苷、磺吡酮。禁止联合使用环孢素、全身性酮康唑、伊曲康唑、他克莫司和决奈达隆。与其他强效 P- 糖蛋白抑制剂（如胺碘酮、奎尼丁或维拉帕米）联合使用时应谨慎。

第二节　纤维蛋白溶解药和纤维蛋白溶解抑制剂

纤维蛋白溶解药（fibrinolysis drug）和纤维蛋白溶解抑制剂（fibrinolysis inhibitor）可分别促进和抑制纤维蛋白溶酶原转化为纤维蛋白溶酶，纤维蛋白溶解酶进而可以降解纤维蛋白为纤维蛋白降解产物（图 28-2）。临床常用的纤维蛋白溶解药有链激酶（streptokinase，SK）、尿激酶（urokinase，UK）、组织型纤溶酶原激活物（t-PA）、阿替普酶（alteplase）、瑞替普酶（reteplase）等，纤维蛋白溶解抑制剂（也可归为促凝血药或止血药）临床常用的有氨甲苯酸、氨甲环酸、氨基己酸等。

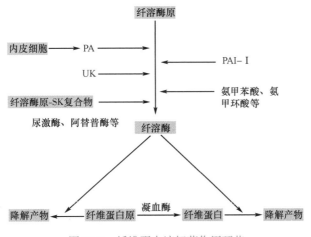

图 28-2　纤维蛋白溶解药作用环节

尿 激 酶

【药理作用】 本药直接作用于内源性纤维蛋白溶解系统,能催化裂解纤溶酶原成纤溶酶,后者不仅能降解纤维蛋白凝块,亦能降解血循环中的纤维蛋白原、因子 V 和因子Ⅷ等,从而发挥溶栓作用。本品对新形成的血栓起效快、效果好。本药还能提高血管二磷酸腺苷(ADP)酶活性,抑制 ADP 诱导的血小板聚集,预防血栓形成。静脉滴注本药后,患者体内纤溶酶活性明显提高;停药几小时后,纤溶酶活性恢复原水平。但血浆纤维蛋白或纤维蛋白原水平的降低,以及它们降解产物的增加可持续 12 ～ 24h。本药显示溶栓效应与药物剂量、给药的时间呈明显的相关性。

【体内过程】 本品在人体内的药动学特点尚未完全阐明。本品静脉给予后经肝脏快速清除,血浆 $t_{1/2} \leqslant 20min$。少量药物经胆汁和尿液排出。肝硬化等肝功能受损患者的 $t_{1/2}$ 延长。

【临床应用】 主要用于血栓栓塞性疾病的溶栓治疗。包括急性广泛性肺栓塞、胸痛 6 ～ 12h 内的冠状动脉栓塞和心肌梗死、症状短于 3 ～ 6h 的急性期脑血管栓塞、视网膜动脉栓塞和其他外周动脉栓塞症状严重的髂股静脉血栓形成者。也用于人工心脏瓣膜手术后预防血栓形成,保持血管插管和胸腔及心包腔引流管的通畅等。溶栓的疗效均需后续的肝素抗凝加以维持。

【不良反应】 出血:可为表浅部位的出血(主要在皮肤、黏膜和血管穿刺部位),也可为内脏出血(消化道出血、咯血、尿血、腹膜后出血、脑出血等),严重者需输血,甚至导致死亡。严重出血的发生率为 1% ～ 5%,其中脑出血的发生率一般 < 1%。发生严重出血并发症时需立即停止输注,必要时输新鲜血或红细胞、纤维蛋白原等,也可试用氨基己酸等抗纤溶药注射止血,但通常效果不显著。预防出血主要是严格选择适应证和禁忌证,事先建立好静脉通路,开始输注本药后禁止肌内注射给药。本药为内源性纤溶酶原激活剂,无抗原性,但个别患者可发生轻度变态反应,如皮疹、支气管痉挛、发热等。消化道反应:恶心、呕吐、食欲缺乏。可能诱导血清谷丙转氨酶(serum glutamic-pyruvic transaminase,SGPT)升高。

【药物相互作用】 本药与其他药物的相互作用尚无报道。鉴于本药为纤维蛋白溶解药,因此,不宜合用影响血小板功能的药物,如阿司匹林、吲哚美辛、保泰松等。肝素和口服抗凝血药不宜与大剂量本药同时使用,以免增加出血危险。

阿 替 普 酶

阿替普酶属第二代纤维蛋白溶解药,主要用于急性心肌梗死,对于症状发生 6h 以内的患者,采取 90min 加速给药法。对于症状发生 6 ～ 12h 的诊断明确的患者,采取 3h 给药法。本药已被证实可降低急性心肌梗死患者 30 日死亡率。血流不稳定的急性大面积肺栓塞:可能的情况下应借助客观手段明确诊断,如肺血管造影或非侵入性手段如肺扫描等。尚无证据显示对与肺栓塞相关的死亡率和晚期发病率有积极作用。急性缺血性脑卒中:必须预先经过恰当的影像学检查排除颅内出血之后,在急性缺血性脑卒中症状发生后的 3h 内进行治疗。

瑞 替 普 酶

瑞替普酶属第三代溶栓药,可以使纤维蛋白溶酶原激活为有活性的纤维蛋白溶解酶,以降解血栓中的纤维蛋白,发挥溶栓作用。适用于成人由冠状动脉栓塞引起的急性心肌梗死,能够改善心肌梗死后的心室功能。本药应在症状发生后 12h 内使用,尽可能早期使用。发病后 6h 内比发病后 7 ～ 12h 使用治疗效果更好。禁用于以下疾病:活动性内出血、有出血性脑卒中病史及 6 个月内的缺血性脑卒中、新近(2 个月内)行颅脑或脊柱的手术及有外伤史、颅内肿瘤、动静脉畸形或动脉瘤、已知的出血体质和严重的未控制的高血压。

氨 甲 苯 酸

氨甲苯酸为促凝血药。血循环中存在各种纤溶酶(原)的天然拮抗物,如抗纤溶酶等。正常情况下,血液中抗纤溶物质的活性比纤溶物质高很多倍,所以不致发生纤溶性出血。但这些拮抗物不能阻滞已吸附在纤维蛋白网上的激活物(如尿激酶等)所激活而形成的纤溶酶。纤溶酶是一种肽链内切酶,在中性环境中能裂解纤维蛋白(原)的精氨酸和赖氨酸肽链,形成纤维蛋白降解产物,并引起凝血块溶解出血。纤溶酶原通过其分子结构中的赖氨酸结合部位而特异性地吸附在纤维蛋白上,赖氨酸则可以竞争性地阻抑这种吸附作用,减少纤溶酶原的吸附率,从而减少纤溶酶原的激活程度,以减少出血。主要用于因原发性纤维蛋白溶解过度所引起的出血,包括急性和慢性、局限性或全身性的高纤溶出血,后者常见于肿瘤、白血病、妇产科意外、严重肝病出血等。

第三节 抗血小板药

血小板具有黏附、聚集与分泌功能。激活的血小板参与止血、血栓形成和动脉粥样硬化的形成。抗血小板药又称血小板抑制药,主要通过抑制血小板代谢、干预 ADP 的诱导作用、抑制凝血酶和阻断 GP Ⅱ b/ Ⅲ a 受体等药物作用靶点产生作用。

阿司匹林

【药理作用】 阿司匹林(aspirin)抑制血小板 TXA_2 的生成,从而抑制血小板聚集,其机制为不可逆地抑制环氧合酶的合成;血小板内的这些酶不可再合成,所以此抑制作用尤为显著。阿司匹林对血小板还有其他抑制作用。因此它可广泛应用于心血管疾病。

【体内过程】 阿司匹林口服后经胃肠道完全吸收。阿司匹林吸收后迅速降解为主要代谢产物水杨酸。阿司匹林和水杨酸血药浓度的达峰时间分别为 10 ～ 20min 和 0.3 ～ 2h。阿司匹林和水杨酸均和血浆蛋白紧密结合并迅速分布于全身。水杨酸能进入乳汁和穿过胎盘。水杨酸主要经肝脏代谢,代谢物为水杨酰尿酸、水杨酚葡糖苷酸、水杨酰葡糖苷酸、龙胆酸、龙胆尿酸。由于 CYP450 酶代谢能力有限,水杨酸的清除为剂量依赖性。因此 $t_{1/2}$ 可从低剂量的 2 ～ 3h 到高剂量的 15h。水杨酸及其代谢产物主要从肾脏排泄。

【临床应用】 降低急性心肌梗死疑似患者的发病风险;预防心肌梗死复发;脑卒中的二级预防;降低短暂性脑缺血发作及其继发脑卒中的风险;降低稳定型和不稳定型心绞痛患者的发病风险;动脉外科手术或介入手术后,如 PTCA、冠状动脉旁路术(coronary artery bypass grafting,CABG)、颈动脉内膜剥离术、动静脉分流术;预防大手术后深静脉血栓和肺栓塞;降低心血管危险因素者(冠心病家族史、糖尿病、血脂异常、高血压、肥胖、抽烟史、年龄大于 50 岁者)心肌梗死发作的风险。

【不良反应】 胃肠道不适,如消化不良、胃肠道和腹部疼痛。罕见的胃肠道炎症、胃十二指肠溃疡。非常罕见的可能出现胃肠道出血和穿孔,伴有实验室异常和临床症状。由于阿司匹林对血小板的抑制作用,阿司匹林可能增加出血的风险。

【药物相互作用】 禁止联用氨甲蝶呤(剂量为 15mg/ 周或更多)。以下药物合用时应慎重:氨甲蝶呤(剂量小于 15mg/ 周)、布洛芬、抗凝血药(如香豆素衍生物、肝素)、高剂量的其他含水杨酸盐的非甾体抗炎药、促尿酸排泄的抗痛风药(如丙磺舒、磺吡酮)、地高辛、抗糖尿病药(如胰岛素、磺酰脲类)。

氯吡格雷

氯吡格雷(clopidogrel)是前体药物,其代谢产物之一是血小板聚集抑制剂。氯吡格雷必须通过 CYP450 酶代谢,生成能抑制血小板聚集的活性代谢物。氯吡格雷的活性代谢产物选择性地抑制二磷酸腺苷(ADP)与血小板 P2Y12 受体的结合及继发的 ADP 介导的糖蛋白 GP Ⅱ b/ Ⅲ a 复合物的活化,因此可抑制血小板聚集。临床主要用于以下患者预防动脉粥样硬化血栓形成事件。近期心肌梗死患者(从几日到< 35 日)、近期缺血性脑卒中患者(从 7 日到 6 个月)或确诊外周动脉性疾病的患者;急性冠脉综合征的患者:①非 ST 段抬高性急性冠脉综合征(包括不稳定型心绞痛或非 Q 波心肌梗死),包括经皮冠脉介入术后置入支架的患者,与阿司匹林合用。②用于 ST 段抬高性急性冠脉综合征患者,与阿司匹林联合可在溶栓治疗中使用。

替格瑞洛

替格瑞洛是一种环戊三唑嘧啶(cyclopentatriazole pyrimidine,CPTP)类化合物。替格瑞洛及其主要代谢产物能可逆性地与血小板 ADP-P2Y12 受体相互作用,阻断信号转导和血小板活化。替格瑞洛及其活性代谢产物的活性相当。本药主要用于急性冠脉综合征(不稳定型心绞痛、非 ST 段抬高心肌梗死或 ST 段抬高心肌梗死)患者,包括接受药物治疗和经皮冠脉介入治疗的患者,降低血栓性心血管事件的发生率。与氯吡格雷相比,本品可以降低心血管死亡、心肌梗死或脑卒中复合终点的发生率,两治疗组之间的差异来源于心血管死亡和心肌梗死,而在脑卒中方面无差异。本品可在饭前或饭后服用,起始剂量为单次负荷量 180mg(90mg×2 片),此后每次 1 片(90mg),每日两次,除非有明确禁忌,本品应与阿司匹林(剂量不超过每日 100mg)联合用药。禁止替格瑞洛与强效 CYP3A4 抑制剂(如酮康唑、克拉霉素、萘法唑酮、利托那韦和阿扎那韦)联合用药。

双嘧达莫

双嘧达莫（dipyridamole）具有抗血栓形成的作用。双嘧达莫可抑制血小板聚集，高浓度（50μg/ml）可抑制血小板释放。作用机制可能为以下几点：①抑制血小板、上皮细胞和红细胞摄取腺苷，治疗浓度（5～19μg/L）时该抑制作用呈剂量依赖性。局部腺苷浓度增高，作用于血小板的 A_2 受体，刺激腺苷酸环化酶，使血小板内环磷酸腺苷（cAMP）增多。通过这一途径，PAF、胶原和二磷酸腺苷（ADP）等刺激引起的血小板聚集受到抑制。②抑制 PDE，使血小板内环磷酸腺苷增多。③抑制 TXA_2 形成，是 TXA_2 血小板活性的强力激动剂。④增强内源性 PGI_2，主要用于抗血小板聚集，预防血栓形成。

贝前列素钠

贝前列素钠（beraprost sodium）具有抗血小板作用，末梢循环障碍的患者和健康成人口服本品可抑制血小板聚集和血小板黏附。能抑制聚集诱导物质引起的人血小板聚集，对人血小板聚集块有溶解作用（体外实验）。此外还有扩张血管、增加血流量作用。主要用于改善慢性动脉闭塞性疾病引起的溃疡、间歇性跛行、疼痛和冷感等症状。

阿昔单抗

阿昔单抗（abciximab）又称阿伯西马，是血小板膜糖蛋白 GPⅡb/Ⅲa 受体拮抗药，同类药物还有 lamifiban、tirofiban、xemilofiban、fradafiban 和 sibrafiban 等。血小板聚集诱导剂，如 ADP、凝血酶、TXA_2 等引起血小板聚集的最终共同通路是暴露血小板膜表面的糖蛋白 GPⅡb/Ⅲa 受体。GPⅡb/Ⅲa 受体的功能主要是作为纤维蛋白原、玻璃体结合素和血管性血友病因子（von Willebrand factor，vWF）的受体，该受体活化使得纤维蛋白原、vWF 因子、玻璃体结合素等配体紧密联结，引起血小板聚集。阿昔单抗等药物可阻碍血小板同上述配体结合，抑制血小板聚集，对血栓形成、溶栓和预防血管再闭塞有明显治疗作用，并适用于急性心肌梗死、溶栓治疗、不稳定型心绞痛和血管成形术后再栓塞，效果良好。

依替巴肽

依替巴肽（eptifibatide）通过阻止纤维蛋白原、vWF 因子和其他黏附配体结合到血小板 GPⅡb/Ⅲa 受体而可逆性抑制血小板聚集。静脉给药后，依替巴肽呈浓度和剂量依赖性抑制体外血小板聚集，停止输注依替巴肽后，血小板聚集抑制变为可逆，这被认为是由依替巴肽与血小板分离所致。临床主要用于治疗急性冠脉综合征（不稳定型心绞痛 / 非 ST 段抬高心肌梗死），包括将接受药物治疗或拟行经皮冠脉介入术的患者。

第四节 促凝血药

维生素 K

维生素 K 作为 γ- 羧化酶的辅酶，参与肝脏合成因子Ⅱ、因子Ⅶ、因子Ⅸ、因子Ⅹ、抗凝血蛋白 C 和抗凝血蛋白 S。肝脏合成上述因子后，在维生素 K 的参与下，无活性的前体蛋白分子的第 10 个谷氨酸残基发生 γ- 羧化，羧化的因子具有活性，可与 Ca^{2+} 和带有大量负电荷的血小板磷脂结合，参与正常的血液凝固。在 γ- 羧化反应中，氢醌型维生素 K 被转变为环氧化物维生素 K，后者在 NADH 作用下被还原为氢醌型，继续参与羧化反应。维生素 K 缺乏或环氧化物还原反应受阻（香豆素类药物的作用靶点），肝脏仅能合成无凝血活性的因子Ⅱ、因子Ⅶ、因子Ⅸ、因子Ⅹ、抗凝血蛋白 C 和抗凝血蛋白 S，导致凝血障碍、凝血酶原时间延长而引起出血。维生素 K 主要用于维生素 K 缺乏引起的出血，如梗阻性黄疸、胆瘘、慢性腹泻和新生儿出血等患者，也用于香豆素类和水杨酸类药物过量引起的出血。长期应用广谱抗生素时应适当补充，以免缺乏维生素 K。

血凝酶

血凝酶（包括尖吻蝮蛇血凝酶和白眉蛇血凝酶等）通过水解纤维蛋白原变为纤维蛋白而增强机体凝血功能。本品可用于需减少流血或止血的各种医疗情况，如外科、内科、妇产科、眼科、耳鼻喉科、口腔科等临床科室的出血及出血性疾病；也可用来预防出血，如手术前用药，可避免或减少手术部位及手术后出血。

凝血因子制剂

凝血因子制剂含有各种凝血因子，常作为替代和补充疗法，防治因凝血因子不足所致的出血。人凝血酶原复合物含有维生素 K 依赖的在肝脏合成的 4 种凝血因子（因子Ⅱ、因子Ⅶ、因子Ⅸ、因子Ⅹ）。维生素 K 缺乏和严重肝脏疾患均可造成这 4 种因子的缺乏。而上述任何一个因子的缺乏都可导致凝血障碍。输注本药能提高血液中因子Ⅱ、因子Ⅶ、因子Ⅸ、因子Ⅹ的浓度。因此本药主要用于治疗先天性和获得性因子Ⅱ、因子Ⅶ、因子Ⅸ、因子Ⅹ缺乏症（单独或联合缺乏）。

抗纤维蛋白溶解剂

抗纤维蛋白溶解剂是一类竞争性对抗纤溶酶原激活因子，其是一种使纤溶酶原不能转变为纤溶酶，高浓度时也能直接抑制纤溶酶活性的物质，又称为纤维蛋白溶解抑制剂或止血药。临床常用的有氨甲苯酸、氨甲环酸和氨基己酸等。

酚磺乙胺

酚磺乙胺（etamsylate）是一类作用于血管的止血药，能增强毛细血管抵抗力，降低毛细血管通透性，并能增强血小板聚集性和黏附性，促进血小板释放凝血活性物质，缩短凝血时间，达到止血效果。临床主要用于防治各种手术前后的出血，也可用于血小板功能不良、血管脆性增加而引起的出血，亦可用于呕血、尿血等。

第五节　抗贫血药和造血生长因子

贫血（anemia）是指循环血液中红细胞数和血红蛋白（hemoglobin）量低于正常值。根据贫血的原因和发病机制或细胞形态的不同，分为由缺铁引起的缺铁性贫血（iron deficiency anemia，IDA）；由叶酸或维生素 B_{12} 缺乏引起的巨幼红细胞性贫血，也称大细胞性贫血；由骨髓造血功能低下所致的再生障碍性贫血。对贫血的治疗应采用对因和补充疗法，如缺铁性贫血应补充铁剂，巨幼红细胞性贫血应补充叶酸和维生素 B_{12}。

铁　剂

铁剂临床常用的有硫酸亚铁、蔗糖铁、富马酸亚铁、多糖铁、葡萄糖酸亚铁、琥珀酸亚铁、右旋糖酐铁等。铁为血红蛋白及肌红蛋白的主要组成成分。血红蛋白为红细胞中的主要携氧者。肌红蛋白是肌肉细胞储存氧的部位，以助肌肉运动时供氧需要。与三羧酸循环有关的大多数酶均含铁或仅在铁存在时才能发挥作用，所以对缺铁患者积极补充铁剂后，除血红蛋白合成加速外，与组织缺铁和含铁酶活性降低的有关症状，如生长迟缓、行动异常、体力不足、黏膜组织变化及皮肤指甲病变也均能逐渐得以纠正。例如，硫酸亚铁片主要用于各种原因引起的慢性失血、营养不良、妊娠和儿童发育期等引起的缺铁性贫血。

叶　酸

叶酸是由蝶啶、对氨基苯甲酸及谷氨酸的残基组成的水溶性 B 族维生素，为机体细胞生长和繁殖的必需物质。其存在于肝、肾、酵母及绿叶菜蔬中，如豆类、菠菜、番茄、胡萝卜等，现已能人工合成。叶酸经二氢叶酸还原酶及维生素 B_{12} 的作用，形成四氢叶酸（THFA），后者与多种一碳单位（包括—CH_3、—CH_2、—CHO 等）结合成四氢叶酸类辅酶，传递一碳单位，参与体内很多重要反应及核酸和氨基酸的合成。THFA 在丝氨酸转羟基酶的作用下，形成 N-5,10- 甲烯基四氢叶酸，能促使尿嘧啶核苷酸（dUMP）形成胸腺嘧啶核苷酸（dTMP），后者可参与细胞的 DNA 合成，促进细胞的分裂与成熟。在 DNA 合成过程中，脱氧尿苷酸转变为脱氧胸苷酸，其间所需的甲基由亚甲基四氢叶酸提供。叶酸缺乏时，DNA 合成减慢，但 RNA 合成不受影响，结果在骨髓中生成细胞体积较大而细胞核发育较幼稚的血细胞，尤以红细胞最为明显，及时补充可有治疗效应。临床叶酸片主要用于治疗各种原因引起的叶酸缺乏及叶酸缺乏所致的巨幼红细胞贫血，慢性溶血性贫血所致的叶酸缺乏，以及妊娠期、哺乳期妇女预防给药。

维生素 B_{12}

维生素 B_{12} 为抗贫血药。维生素 B_{12} 参与体内甲基转换及叶酸代谢，促进 5- 甲基四氢叶酸转变为四氢叶酸。缺乏维生素 B_{12} 会导致 DNA 合成障碍，影响红细胞的成熟。本品还可促使甲基丙二酸转变为琥珀酸，参与三羧酸循环。此作用关系到神经髓鞘脂类的合成及维持有髓神经纤维功能的完整，维生素 B$_{12}$ 缺乏症的神经损害可能与此有关。临床主要用于因内因子缺乏所致的巨幼细胞贫血，也可用于亚急性联合变性神经系统病变，如神经炎的辅助治疗。

促 红 素

促红素（erythropoietin，EPO）又名红细胞生成素，是由肾脏分泌的一种活性糖蛋白，分子质量为 34kDa，作用于骨髓中红系造血祖细胞，能促进其增殖和分化。现临床上应用的都是基因重组的产物，如促红素（erythropoietin），与天然产品相比，其生物学作用在体内、外基本一致。药效学试验表明，本药可增加红系造血祖细胞（erythrocyte progenitor cell）的集落生成率，并对慢性肾衰竭性贫血有明显的治疗作用。临床上主要用于肾衰竭需施行血液透析的贫血患者，也用于慢性肾功能不全、恶性肿瘤化疗和艾滋病药物治疗引起的贫血。

粒细胞集落刺激因子

本类药主要包括重组人粒细胞集落刺激因子（非格司亭）和重组人粒细胞 – 巨噬细胞集落刺激因子（莫拉司亭和沙格司亭）属于造血生长因子，也可称为促白细胞增生药。人粒细胞集落刺激因子是由含高效表达人粒细胞集落刺激因子（G-CSF）基因的大肠埃希菌，经发酵、分离和高度纯化后制成的。现都为基因重组产物（rhG-CSF 或 rhGM-CSF）。与天然产品相比，其生物活性在体内、外基本一致。rhG-CSF 是调节骨髓中粒系造血的主要细胞因子之一，选择性作用于粒系造血祖细胞，促进其增殖、分化，并可增加粒系终末分化细胞的功能。临床主要用于以下几方面：①癌症化疗等原因导致的中性粒细胞减少症。癌症患者使用骨髓抑制性化疗药物，特别是在强烈的骨髓剥夺性化学药物治疗后，注射本品有助于预防中性粒细胞减少症的发生，减轻中性粒细胞减少的程度，缩短粒细胞缺乏症的持续时间，加速粒细胞数的恢复，从而减少合并感染发热的危险性。②促进骨髓移植后的中性粒细胞数升高。③骨髓发育不良综合征引起的中性粒细胞减少症，再生障碍性贫血引起的中性粒细胞减少症，先天性、特发性中性粒细胞减少症，骨髓增生异常综合征伴中性粒细胞减少症，周期性中性粒细胞减少症。

第六节　血容量扩充药

本类药物主要用于大量失血或血浆导致的血容量降低、休克等紧急情况，以扩充血容量，维持重要器官的灌注。其共同特点是具有一定的胶体渗透压、体内消除慢、不具有抗原性等。

右 旋 糖 酐

右旋糖酐常做成复方制剂。例如，右旋糖酐 40 葡萄糖注射液为血容量扩充剂，静脉注射后能提高血浆胶体渗透压，吸收血管外水分而增加血容量，升高和维持血压。其扩充血容量的作用比右旋糖酐 70 弱且短暂，但改善微循环的作用比右旋糖酐 70 强。它可使已经聚集的红细胞和血小板解聚，降低血液黏滞性，改善微循环，防止血栓形成。此外，还具有渗透性利尿作用。本药具有强抗原性。鉴于正常肠道中有产生本药的细菌，因此，即使初次注射本药，部分患者也有变态反应发生。主要为皮肤、黏膜变态反应。本药主要应用于以下几方面：①休克用于失血、创伤、烧伤等各种原因引起的休克和中毒性休克。②预防手术后静脉血栓形成，用于肢体再植和血管外科手术等，预防术后血栓形成。③血管栓塞性疾病用于心绞痛、脑血栓形成、脑供血不足、血栓闭塞性脉管炎等。④体外循环时，代替部分血液，预充人工心肺机，既节省血液又可改善循环。

羟乙基淀粉

本类药物常做成羟乙基淀粉氯化钠复方制剂，为血液容量扩充剂，其容量扩充效应和血液稀释效应取决于分子量大小、取代度、取代方式和药物浓度，以及给药剂量和输注速度。主要用于治疗和预防血容量不足及急性等容血液稀释。禁用于以下患者：液体负荷过重（水分过多），包括肺水肿、少尿或无尿的肾衰竭、接受透析治疗患者、颅内出血、严重高钠或高氯血症和已知对羟乙基淀粉和（或）本品中其他成分过敏者。

聚 明 胶 肽

聚明胶肽注射液为明胶多肽溶液，平均分子质量（M_w）应为 27.5k ～ 39.5kDa，其渗透压与血浆相等，可保持血管内液与组织间液的平衡，不引起组织脱水及肺水肿，具有维持血容量和提升血压的作用。输注本品可导致血液稀释，降低血液黏度，从而改善微循环。本品对凝血时间及血小板功能无明显影响，仅有血液稀释作用。主要用于外伤引起的失血性休克者；严重烧伤、败血症、胰腺炎等引起的失体液性休克者。本品还可用于预防较大手术前可能出现的低血压，也可用于体外循环、血液透析时的容量补充。

第七节　促白细胞增生药

促白细胞增生药是一类可以提升体内白细胞数、有效治疗白细胞减少症的药物，主要有利可君、维生素 B_4、鲨肝醇、生物制品粒细胞集落刺激因子（G-CSF）和粒细胞-巨噬细胞集落刺激因子（GM-CSF）。利可君为半胱氨酸衍生物，服用后在十二指肠碱性条件下与蛋白质结合形成可溶的物质，迅速被肠所吸收，增强骨髓造血系统的功能，主要用于预防、治疗白细胞减少症及血小板减少症。维生素 B_4 是核酸的组成部分，在体内参与 RNA 和 DNA 的合成，当白细胞缺乏时，它能促进白细胞增生，主要用于防治各种原因引起的白细胞减少症、急性粒细胞减少症，尤其是对肿瘤化学治疗和放射治疗及苯中毒等引起的白细胞减少症。鲨肝醇即 α- 正十八碳甘油醚，为动物体内固有物质，在骨髓造血组织中含量较多，可能是体内造血因子之一。有促进白细胞增生及抗放射线的作用，还可对抗由于苯中毒和细胞毒类药物引起的造血系统抑制。主要用于治疗各种原因引起的白细胞减少症，如放射性、抗肿瘤药物等所致的白细胞减少症。

案例 28-1 分析讨论

1. 应选择华法林进行抗栓治疗。因为下肢 DVT 是血液在下肢深静脉内异常凝结引起的疾病。因血液回流受阻，患者出现下肢肿胀、疼痛、功能障碍，血栓脱落可引起肺动脉栓塞，导致气体交换障碍、肺动脉高压、右心功能不全，严重者出现呼吸困难、休克，甚至死亡。肺动脉栓塞患者可出现咳嗽、咯血及胸痛等症状。DVT 和肺动脉栓塞统称为静脉血栓栓塞症（venous thromboembolism，VTE），血栓的防治应采用抗凝血药。

2. 该患者应使用抗凝药物 3～6 个月。因为该患者 2 个月前车祸致"左足第五跖骨近端骨折"，行左足跖骨骨折石膏固定术。以"反复胸痛、咯血 1 月余"为主诉入院。考虑患者的血栓形成与行左足跖骨骨折石膏固定术有密切关系，有明确诱因的 DVT 抗凝疗程 3～6 个月是合适的。

（张进华）

第二十九章 作用于呼吸系统的药物

案例 29-1

　　患者，男，72 岁，退休工人。10 年前开始反复发作咳嗽、咳痰，开始痰液呈黏液泡沫状，伴有喘息，以清晨和傍晚为重。近 3 年来常感活动后气急，咳、痰、喘症状逐年加重。间断使用过布地奈德福莫特罗。10 日前受凉后咳嗽、咳痰加重，为黄白色黏痰，不易咳出，稍活动即气喘明显，伴鼻塞、咽痛、胸闷、食欲减退。既往有吸烟史 40 年，每日约 20 支。入院检查后诊断为慢性支气管炎（喘息型）急性发作并发肺部感染，阻塞性肺气肿（中度肺功能不全）。治疗原则：抗感染，祛痰，解痉平喘，镇咳，氧疗，保持呼吸道通畅和水盐电解质及酸碱平衡。建议使用布地奈德福莫特罗与噻托溴铵联合吸入治疗，需要时使用沙丁胺醇吸入缓解喘息症状。

问题：

　　1. 沙丁胺醇的作用机制是什么？应如何合理使用？

　　2. 噻托溴铵的作用机制如何？使用时应注意什么？

　　3. 布地奈德和福莫特罗的联合应用有什么优点？

　　呼吸系统容易受到各种内在及外在环境因素的影响而发生各种疾病，如上呼吸道感染、支气管炎、肺炎、支气管哮喘及慢性阻塞性肺疾病等。尽管这些疾病的病因各不相同，但它们一般具有咳嗽、咳痰、喘息等共同症状，所以，除抗感染及增强机体免疫功能等对因治疗外，为消除或缓解呼吸道的症状，减轻患者痛苦，降低并发症的发生率，应针对患者的症状，合理使用平喘、镇咳和祛痰等 3 类药物或几种药物联合应用，以发挥协同作用提高疗效。

第一节 平 喘 药

　　凡能缓解呼吸系统疾病引起的喘息症状的药物统称为平喘药。平喘药主要用于哮喘。哮喘临床主要表现为反复发作的喘息、气急、胸闷或咳嗽等症状，常在夜间及凌晨发作或加重。哮喘可定义为多种细胞包括嗜酸性粒细胞、肥大细胞、T 淋巴细胞、中性粒细胞、平滑肌细胞、气道上皮细胞等细胞组分参与的气道慢性炎症性疾病。其可由免疫（过敏性）或非免疫性刺激引起。过敏性哮喘是哮喘发生的主要形式，主要由 I 型变态反应引发。当过敏体质者接触特异性抗原时，在 T 淋巴细胞介导下产生特异性 IgE，使肥大细胞、嗜酸性粒细胞等炎症细胞处于致敏状态。再次接触抗原时，处于致敏状态的炎症细胞迅速脱颗粒，释放各种炎症介质，如组胺、类胰蛋白酶、白三烯 $C_4(LTC_4)$ 和白三烯 $D_4(LTD_4)$、前列腺素和中性蛋白酶等，致使微小血管通透性增加、黏液分泌增加、气道黏膜水肿和支气管收缩。根据药物作用环节，常用平喘药主要包括以下三类：①支气管扩张药；②抗炎性平喘药；③抗过敏平喘药。

　　过去人们认为哮喘是呼吸道平滑肌功能异常所致疾病，解痉是药物治疗的关键。而随着对哮喘发病机制的进一步认识，目前认为哮喘的主要病理特征为慢性气道炎症和气道高反应性。哮喘患者的支气管平滑肌本身并无明显改变，支气管平滑肌收缩性的增强是因为呼吸道存在的慢性炎症导致呼吸道的高反应性和支气管痉挛。基于这一观点，哮喘的治疗目标由过去的单纯解痉、控制哮喘急性发作转变为既要良好控制当前哮喘的症状，又要降低未来哮喘急性发作和肺功能不可逆损害的风险。

　　故从应用的观点出发，治疗哮喘的药物又可分为控制性药物和缓解性药物。①控制性药物：主要通过抗炎作用控制临床症状，需要每日并长期维持使用，包括抗炎性平喘药和长效支气管扩张药。②缓解性药物：又称急救药物，能迅速解除支气管平滑肌痉挛，控制咳嗽、喘息和胸闷等症状，一般在有症状时按需使用，包括短效支气管扩张药。长期应用控制性药物的患者有时仍会发生急性症状，此时可并用缓解性药物，快速缓解急性症状。

一、支气管扩张药

（一）肾上腺素受体激动药

　　交感神经在人呼吸道平滑肌中分布较少，不过 β_2 受体广泛分布于呼吸道与肺组织的不同效应细胞上，可对循环中的肾上腺素等物质产生反应，调节呼吸系统的多方面功能。

【药理作用】 该类药物的作用因其对受体特异性的不同而略有差异。大部分有利于哮喘治疗的作用与选择性激动 β_2 受体有关。①扩张支气管：此为激动支气管平滑肌上 β_2 受体所致。激动支气管平滑肌 β_2 受体，可激活腺苷酸环化酶，催化细胞内 ATP 转变为 cAMP，引起细胞内 cAMP 水平升高，进而激活 cAMP 依赖的蛋白激酶，最终引起平滑肌松弛。②抑制过敏性介质释放：激动肥大细胞上的 β_2 受体，能抑制组胺等过敏性介质的释放。同时兴奋纤毛上皮细胞上的 β_2 受体，可增加纤毛的运动。这些作用均有利于哮喘症状的缓解。③收缩支气管黏膜血管，减轻黏膜水肿：为激动支气管黏膜血管上 α 受体所致，故为肾上腺素等非选择性肾上腺素受体激动药所特有。

肾上腺素和异丙肾上腺素等非选择性肾上腺素受体激动药可激动心脏 β_1 受体而引起心悸、心肌耗氧量增加、诱发心律失常等心血管不良反应，对治疗不利，故现已较少使用。选择性 β_2 受体激动药支气管扩张作用强，疗效可靠，是哮喘治疗急救药物的重要成员。

选择性 β_2 受体激动药可分为短效和长效两类。短效 β_2 受体激动药（short-acting beta$_2$-agonists，SABA）维持时间 4～6h，长效 β_2 受体激动药（long-acting beta$_2$-agonists，LABA）维持时间 10～12h。

【临床应用】

1. SABA 可用于缓解哮喘及喘息型慢性支气管炎所致的支气管痉挛。其吸入剂型是缓解轻、中度哮喘急性症状首选药物，也可用于预防运动性哮喘。应按需使用，不宜长期、单一、过量使用。口服给药不良反应较吸入多。缓释和控释制剂的作用维持时间可延长至 8～12h。静脉给药全身不良反应发生率较高，一般不推荐使用。

2. LABA 其中沙美特罗起效缓慢，主要用于慢性哮喘与慢性阻塞性肺疾病的维持治疗和预防发作。福莫特罗吸入给药起效迅速且作用持久，也可作为缓解性药物按需使用。LABA 具有一定抗炎作用，但对哮喘慢性气道炎症的长期作用尚无证据，不能单独作为抗炎平喘药使用。长期单独使用 LABA 有增加哮喘死亡的风险，不推荐长期单独使用。目前主张与吸入型糖皮质激素合用。

【不良反应】 常见不良反应主要有以下几方面。①肌肉震颤，为激动骨骼肌收缩纤维上 β_2 受体所致，好发于四肢及面颈部骨骼肌。②大剂量时可致心动过速、血压波动等，为激动骨骼肌血管 β_2 受体引起血管扩张后反射性兴奋心脏及较大剂量时激动心脏 β_1 受体所致，吸入给药较少见。③耐受性：长期使用后 β_2 受体向下调节所致。④低血钾：激动骨骼肌细胞膜上 β_2 受体，激活 Na^+,K^+-ATP 酶所致。⑤其他：焦虑、不安等。表 29-1 为常用的 β 受体激动药。

表 29-1 常用肾上腺素 β 受体激动药平喘作用比较

药物	类别	平喘特点	临床应用	不良反应
肾上腺素（adrenaline）	非选择性 β 受体激动药	强、快、短	皮下注射控制哮喘急性发作	心血管系统不良反应、耐受性
异丙肾上腺素（isoprenaline）		强、快、短	吸入给药控制哮喘急性发作	心率加快、心悸、肌震颤、耐受性
麻黄碱（ephedrine）		缓慢、温和、持久	轻症哮喘或预防哮喘发作，口服有效	中枢兴奋、快速耐受性
沙丁胺醇（舒喘灵，salbutamol）	SABA	作用强、迅速	控制哮喘急性发作	肌肉震颤、心脏反应、耐受性
特布他林（博利康尼，terbutaline）		作用强度较沙丁胺醇弱	同上	同上
克仑特罗（氨哮素，clenbuterol）		作用强	同上	同上
福莫特罗（formoterol）	LABA	吸入给药起效快，作用强而持久、抗炎	慢性哮喘与慢性阻塞性肺疾病的维持治疗与预防发作	同上
沙美特罗（salmeterol）		起效慢，作用强而持久、抗炎	同上	同上

案例 29-1 分析讨论

沙丁胺醇为 SABA，长期使用易发生耐受性，导致药物效果下降，故应按需使用，不宜长期、单一、过量使用。

（二）茶碱类

在甲基黄嘌呤类（茶碱、可可碱和咖啡因）中，茶碱类（theophyllines）是最有效的支气管扩张药。不过自肾上腺素受体激动药用于急性哮喘、抗炎药用于慢性哮喘以来，茶碱在哮喘治疗中的重要性逐渐减弱。

【药理作用】

1. 扩张支气管平滑肌 ①非特异性抑制 PDE。PDE 可催化 cAMP 降解为 5′-AMP。抑制 PDE 可导致 cAMP 水平升高，激活蛋白激酶 A 等，从而导致支气管平滑肌舒张。但治疗剂量时，茶碱对 PDE 活性的抑制率仅为 5% ～ 20%，这意味着抑制 PDE 不是茶碱唯一的作用机制。②阻断腺苷受体，对抗内源性腺苷引起的支气管收缩。目前认为这是茶碱扩张支气管的最重要机制。③促进内源性儿茶酚胺释放，间接导致支气管扩张。④抑制呼吸道平滑肌 Ca^{2+} 内流及从内质网的释放，降低细胞内 Ca^{2+} 浓度。

2. 抗炎作用 低浓度茶碱可抑制肥大细胞和嗜酸性粒细胞等炎症细胞合成和分泌炎症介质，抑制支气管炎症，降低支气管反应性。

3. 其他作用 促进气道纤毛运动，增强膈肌收缩，改善肺循环，兴奋呼吸中枢，兴奋心脏，利尿等。

【体内过程】 本类药物口服吸收良好，生物利用度高。分布广泛，可透过血脑屏障。90% 在肝内经 P450 酶系代谢，10% 以原形由尿排出。吸烟、慢性乙醇中毒和诱导 P450 均可降低其血药浓度。氟喹诺酮类等 P450 抑制剂可升高其血药浓度。

【临床应用】

1. 哮喘 对支气管的扩张作用不及 $β_2$ 受体激动药。在急性哮喘治疗中，不为首选，静脉滴注可用于 SABA 治疗效果不佳的重度患者。对吸入型糖皮质激素（inhaled corticosteroids，ICS）或 ICS/LABA 仍未控制的患者，可加用缓释茶碱作为哮喘维持治疗药物。

2. 慢性喘息性支气管炎及慢性阻塞性肺病等喘息症状的缓解

3. 心功能不全和心源性哮喘喘息症状的缓解

4. 中枢型睡眠呼吸暂停综合征 可明显增强通气功能，改善症状。

【不良反应】 茶碱类药物治疗窗狭窄，不良反应发生率与其血药浓度密切相关。浓度高于 20μg/ml 时易发生不良反应。应严格掌握用量，对血药浓度进行监测。中毒时，给予氯化铵可加速氨茶碱的肾排泄。

茶碱的不良反应早期可见恶心、呕吐等胃肠道反应及不安、失眠等中枢兴奋症状。静脉注射过快或浓度过高时，可引起严重心血管反应及中枢高度兴奋：心动过速、心律失常、血压骤降、谵妄、惊厥、昏迷等，甚至死亡。一般不推荐静脉注射给药，如需静脉注射时应充分稀释，且缓慢注射（表 29-2）。

表 29-2 常用茶碱类平喘药作用比较

药物	临床应用	不良反应
氨茶碱（aminophylline） （茶碱与二乙胺的复盐）	哮喘。急性哮喘采用缓慢静脉滴注	口服后易引起胃肠道不良反应，兴奋、失眠，剂量过大可致心悸、心律失常
胆茶碱（choline theophylline） （茶碱与胆碱的复盐）	同上	水溶性更大，胃肠道刺激反应较轻，患者易耐受

（三）M 受体拮抗药

$β_2$ 受体功能的下降及迷走神经功能的亢进是哮喘发生的机制之一。亢进的迷走神经可增加内源性 ACh 的释放，通过 M 受体可引起支气管平滑肌的收缩。呼吸道 M 受体主要有 3 种亚型：M_1 受体、M_2 受体、M_3 受体。M_1 受体的激动可引起迷走神经兴奋和胆碱能反射，导致支气管收缩，但选择性阻断 M_1 受体只有很弱的气道松弛作用；M_2 受体具有反馈性抑制胆碱能神经释放 ACh 的作用，故阻断 M_2 受体取消负反馈后，会增加 ACh 的释放，从而加强了支气管收缩反应；M_3 受体的激动可使气道平滑肌收缩，并促进黏液分泌和血管扩张。故应用于哮喘治疗的抗胆碱药应主要为选择性 M_3 受体拮抗药。目前常用的吸入型抗胆碱药主要有短效类 M 受体拮抗药（short-acting muscarinic antagonist，SAMA）异丙托溴铵和长效类 M 受体拮抗药（long-acting muscarinic antagonist，LAMA）噻托溴铵。

异丙托溴铵（ipratropium bromide）是阿托品 N- 异丙基取代衍生物，为季铵盐，水溶性较阿托品高，难以穿透生物膜。故口服后不易从胃肠道吸收。吸入给药时，大部分滞留在口腔与上呼吸道，在局部发挥松弛支气管平滑肌的作用，对腺体分泌和心率影响较小，无明显的阿托品样全身性不良反应。异丙托溴铵作用较 SABA 弱，起效较慢，故主要推荐作为中重度哮喘急性发作时与 SABA 联合应用或作为 SABA 疗效不佳时的备选药物，也可用于缓解慢性阻塞性肺疾病引起的支气管痉挛、喘息症状。不良反应较少，可见口干、苦味感、咳嗽。雾化吸入时应避免接触眼部，以免出现瞳孔散大及眼压升高。

　　噻托溴铵（tiotropium bromide）作用较异丙托溴铵强且维持时间长（＞ 24h），给药次数少，每日一次，不适合作为哮喘急性发作的抢救治疗药物。适用于慢性阻塞性肺疾病包括慢性支气管炎和肺气肿及其相关呼吸困难的维持治疗及急性发作的预防。

> **案例 29-1 分析讨论**
> 　　噻托溴铵为长效类选择性 M_3 受体拮抗药，可扩张支气管，减少呼吸道黏液分泌。应吸入使用，不能口服，口服绝对生物利用度很低；使用时应避免误入眼内，以免引起或加重闭角型青光眼，或致眼睛不适、疼痛等眼部不良反应。

二、抗炎性平喘药

（一）糖皮质激素类药物

糖皮质激素（glucocorticoid）是目前最强且最有效的控制呼吸道炎症的药物。

【药理作用】　糖皮质激素可抑制哮喘时炎症的以下多个发病环节。①抗炎作用：抑制多种参与哮喘发病的炎症细胞功能，抑制细胞因子和炎症介质的产生，抑制气道高反应性。②抗过敏作用：稳定肥大细胞膜，抑制过敏性介质的释放。③免疫抑制作用：抑制多种参与免疫反应的免疫细胞。④增强支气管对儿茶酚胺的敏感性，抑制 β_2 受体的向下调节，增加 β_2 受体对激动剂的反应性。

【体内过程】　吸入后，一部分药物沉积到肺内气道而产生治疗作用。因肺无灭活代谢糖皮质激素的能力，故沉积到肺内气道的糖皮质激素可被吸收进入体循环。另一部分吸入的糖皮质激素则沉积在咽部并通过吞咽到达胃肠道，经肝首过效应灭活后进入血液。这是糖皮质激素产生咽部和全身不良反应的重要原因。ICS 口服生物利用度较低。

【临床应用】

ICS 为慢性持续性哮喘治疗的首选药物，可有效控制哮喘症状，改善肺功能，减少哮喘发作，降低哮喘死亡率。因吸入给药后存在潜伏期，故不适用于哮喘急性发作，需要长期、规范使用才可获得良好效果。ICS 和 LABA 具有协同抗炎和平喘作用，ICS/LABA 复合制剂尤适用于中重度持续哮喘患者的长期治疗。

小剂量口服糖皮质激素可用于大剂量 ICS 联合 LABA 仍不能控制的持续性哮喘和激素依赖型哮喘。一般使用泼尼松、甲泼尼龙等 $t_{1/2}$ 较短的糖皮质激素。

【不良反应】　ICS 常见的不良反应为口咽局部不良反应：口腔真菌感染（鹅口疮）与声音嘶哑。每次用药后漱口可显著减少其发生率。长期使用治疗剂量 ICS，全身性不良反应很少，对下丘脑 – 垂体 – 肾上腺皮质功能无明显抑制作用（表 29-3）。

表 29-3　常用于平喘的几种糖皮质激素类药物比较

药物	作用特点	不良反应
倍氯米松（beclomethasone）	地塞米松衍生物。局部抗炎作用比地塞米松强 500 倍。用于支气管扩张药不能满意控制病情的慢性哮喘患者	长期吸入可发生口腔真菌感染，宜多漱口
二丙酸倍氯米松（beclomethasone dipropionate）	抗炎作用为地塞米松的 500 倍。在肺部的局部作用较强。但起效较慢，必须预先给药	同上
布地奈德（budesonide）	不含卤素的糖皮质激素类药物，与倍氯米松有相似的局部抗炎作用。用于控制或预防哮喘发作	同上
曲安奈德（triamcinolone acetonide）	局部抗炎作用与倍氯米松相似	同上
氟尼缩松（flunisolide）	局部抗炎作用与倍氯米松相似。但作用时间较长，每日用药 2 次即可	同上

（二）白三烯拮抗药

　　白三烯（LT）是参与哮喘慢性气道炎症的重要介质，可引起支气管收缩，黏液分泌增加，水肿和气道高反应性。白三烯类（LTs）是 AA 经 5- 脂氧酶（5-LOX）代谢后的产物，其中半胱氨酰白三烯类（Cys-LTs）与炎症效应的产生有关且都是强支气管平滑肌收缩剂。通过 Cys-LT$_1$ 受体，LT 发挥支气管收缩效应。故抑制 5-LOX 或阻断 Cys-LT$_1$ 受体，均可起到较好的哮喘治疗效果（表 29-4）。白三烯拮抗药（leukotriene antagonist）单用效果不如 ICS，但使用方便（可口服），尤其适用于伴有过敏性鼻炎、阿司匹林哮喘、运动性哮喘患者的治疗，是 ICS 之外唯一可单独应用的长期控制性药物，可作为轻度哮喘 ICS 的替代治疗药物，用于无法应用或不愿使用 ICS 的患者如儿童，也可与 ICS 联合用药用于中重度哮喘治疗。

表 29-4　常用 LT 拮抗药平喘作用比较

药物	分类	临床应用	不良反应
扎鲁司特（zafirlukast）	选择性 Cys-LT$_1$ 受体阻断剂	轻度慢性哮喘的预防和治疗；严重哮喘患者的辅助治疗	头痛、咽炎、鼻炎、胃肠道反应、氨基转移酶升高
孟鲁司特（montelukast）	选择性 Cys-LT$_1$ 受体阻断剂	同上，尤适用于无法应用或不愿使用 ICS 的儿童；也可减轻过敏性鼻炎引起的症状	头痛、偶有腹痛、咳嗽、流感样症状、偶有睡眠障碍等精神运动过度现象
齐留通（zileuton）	5-LOX 抑制剂	临床应用与扎鲁司特相似	氨基转移酶升高，睡眠障碍

三、抗过敏平喘药

　　该类药物对支气管平滑肌无直接松弛作用，也无拟肾上腺素作用和肾上腺皮质激素样作用。它们具有肥大细胞膜稳定作用，抑制组胺、5-HT 等过敏性介质释放，也可抑制巨噬细胞、嗜酸性粒细胞等炎症细胞的活性。平喘主要机制为抗过敏，抗炎作用弱。该类药物平喘作用起效较慢，需连用数日甚至数周后才起作用，故对正在发作的哮喘无效，主要用于哮喘发作的预防用药见表 29-5。

表 29-5　常用抗过敏平喘药作用比较

药物	作用特点	临床应用	不良反应
色甘酸钠（disodium cromoglycate）	对外源性（过敏性）哮喘较好，对内源性（感染性）哮喘疗效较差	预防哮喘发作，须在接触哮喘诱因前 7～10 日用药；亦可预防运动性哮喘	少数患者吸入后可致刺激性咳嗽，甚至诱发哮喘，必要时同时吸入 β$_2$ 受体激动药加以预防
酮替芬（ketotifen）	抑制过敏性介质释放；H$_1$ 受体阻断作用	预防各型哮喘，对儿童疗效较好；过敏性鼻炎	镇静、疲倦、头晕、口干、胃肠不适等，连续用药可自行缓解
奈多罗米（nedocromil）	抑制炎症介质释放及炎症细胞功能，作用比色甘酸钠强	预防性治疗哮喘、喘息型慢性支气管炎	味觉异常（主要为苦味），偶有头痛、恶心、呕吐、刺激性咳嗽

第二节　镇　咳　药

　　咳嗽是呼吸系统疾病的主要症状之一，实质是一种上呼吸道的保护性反射，它可以清除呼吸道内的异物和过多的分泌物，保持呼吸道的通畅，因此不应该不加区别地予以抑制。痰液较多，痰液黏稠的病例一般不宜应用镇咳药，以免痰液滞留造成支气管阻塞，甚至窒息。但是剧烈而频繁的咳嗽严重影响患者的生活和休息，甚至可诱发诸如手术创口开裂、气胸、尿失禁和晕厥等并发症，在这种情况下，应用镇咳药可减少咳嗽的频率和减弱咳嗽的强度。

　　咳嗽反射很复杂，包括中枢和外周神经系统及支气管平滑肌的参与。目前所涉及的镇咳药，按作用机制可分为以下两类：①中枢性镇咳药，通过直接抑制延髓的咳嗽中枢发挥作用。其又可分为成瘾性和非成瘾性两类。②外周性镇咳药，通过抑制咳嗽反射弧中的感受器、传入神经、传出神经或效应器中任一环节而发挥镇咳作用。有些药物兼具中枢和外周两种作用（表 29-6）。

表 29-6　常用镇咳药作用比较

药物	作用特点	不良反应
中枢性镇咳药		
可待因（codeine）	镇咳作用强而迅速，作用强度约为吗啡的 1/4，常作为标准镇咳药用于镇咳新药评价。主要用于剧烈的刺激性干咳	恶心、呕吐、便秘、眩晕，过量可致中枢兴奋，久用可成瘾
右美沙芬（dextromethorphan）	作用强度与可待因相当或稍强，无镇痛作用，治疗剂量不抑制呼吸，长期服用无成瘾性和耐受性。适用于各种原因引起的干咳	无成瘾性。轻度为口干、头晕、恶心、便秘，过量可引起神志不清、支气管痉挛、呼吸抑制
喷托维林（pentoxyverine，咳必清）	具有中枢和外周镇咳作用，镇咳作用强度约为可待因的 1/3；有局麻和轻度阿托品样作用。适用于上呼吸道感染引起的急性无痰干咳和百日咳	偶有轻度头痛、头晕、口干、便秘等。青光眼、前列腺增生者慎用
外周性镇咳药		
苯佐那酯（benzonatate）	有较强的局麻作用。选择性抑制肺牵张感受器。镇咳强度略低于可待因，不抑制呼吸中枢，哮喘患者服用后，呼吸加深加快，每分通气量增加。用于干咳、阵咳、支气管镜等检查前预防咳嗽	轻度嗜睡、头晕、鼻塞、偶见过敏性皮疹，服用时勿咬碎，以免引起口腔麻木
那可丁（noscapine）	抑制肺牵张反射引起的咳嗽，无耐受性和依赖性。用于刺激性干咳	偶见恶心、嗜睡、头痛
苯丙哌林（benproperine）	兼有中枢性和末梢性双重镇咳作用；用于各种原因引起的刺激性无痰干咳	服药后一过性口干、咽部发麻，轻度口干、头晕、胃部不适、皮疹等。需整片吞服，勿嚼碎，以免引起口腔麻木

第三节　祛 痰 药

痰是呼吸道炎症的产物。气道上的痰会刺激支气管黏膜而引起咳嗽，黏痰积于小气道内可使支气管狭窄而致喘息。祛痰药能增加呼吸道分泌，使痰液黏稠度降低，使之易于咯出，有利于改善咳嗽和喘息症状，间接起到镇咳平喘的作用。祛痰药按作用机制可分为两大类：①黏液分泌促进药；②黏痰溶解药（表 29-7）。

表 29-7　常用祛痰药作用对比

药物	作用机制	临床应用	不良反应
黏液分泌促进药			
氯化铵（ammonium chloride）	刺激胃黏膜迷走神经末梢，反射性增加呼吸道腺体分泌	多配成复方制剂应用于急、慢性呼吸道炎症所引起的痰多而不易咳出者；酸化尿液及纠正某些碱中毒	恶心、呕吐、胃痛。肝肾功能不全与溃疡患者慎用
愈创甘油醚（guaifenesin）	刺激胃黏膜，反射性增加呼吸道腺体分泌；还具有镇咳、解痉、抗惊厥及消毒防腐作用	多与其他镇咳平喘药合用，应用于慢性支气管炎的多痰咳嗽、肺脓肿、支气管扩张和继发性哮喘	恶心、呕吐、胃肠不适
黏痰溶解药			
乙酰半胱氨酸（acetylcysteine）	结构中的巯基（—SH）可使黏性痰液中的二硫键断裂，从而降低痰液黏稠度	口服或雾化吸入用于浓稠黏液分泌物过多的呼吸道疾病，如急、慢性支气管炎、肺气肿、黏稠物阻塞症及支气管扩张症	可引起咳呛、支气管痉挛、恶心、呕吐、胃炎。所致支气管痉挛可用异丙肾上腺素缓解。直接滴入呼吸道可产生大量液体，必要时需用吸痰器吸引排痰
溴己新（bromhexine）	裂解黏痰中的黏多糖，并抑制其合成，稀化痰液；尚有一定的镇咳作用	适用于慢性支气管炎、哮喘及支气管扩张症痰液黏稠不易咳出者	胃部不适，偶见氨基转移酶升高。消化性溃疡、肝功能不全者慎用
氨溴索（ambroxol）	溴己新活性代谢产物，作用强于溴己新	各种呼吸道疾病所致痰液黏稠而不易咳出者	偶见皮疹、恶心、胃部不适、食欲缺乏、腹痛、腹泻

（王　蕾）

第三十章 作用于消化系统的药物

案例 30-1

　　患者，男，40岁，近1年来反复出现进餐后的上腹疼痛，经胃镜检查后诊断为胃溃疡，幽门螺杆菌（+）。

　　问题：

　　1. 常用于治疗消化性溃疡的药物有哪几类？作用机制是什么？

　　2. 此患者进而发现有膝关节炎，他可以服用非甾体抗炎药吗？

　　治疗消化系统疾病的药物是目前临床最常用的药物之一。本章主要涉及抗消化性溃疡药、助消化药、镇吐药与胃肠促动药、止泻药与吸附药、泻药、利胆药和治疗肝性脑病的药物。

第一节　抗消化性溃疡药

　　消化性溃疡包括胃溃疡和十二指肠溃疡，是一种常见病，发生率为 10%～12%。抗消化性溃疡药的治疗目的是减轻症状，促进愈合和防止复发。目前认为消化性溃疡的发生是攻击性因子［胃酸、胃蛋白酶的分泌、幽门螺杆菌（helicobacter pylori，Hp）感染］作用增强或保护性因子（黏液分泌、重碳酸盐分泌、PG 的产生）作用减弱所致。因此抗消化性溃疡药分为抗酸药、抑制胃酸分泌药、胃黏膜保护药、抗幽门螺杆菌药 4 类。

一、抗酸药

　　抗酸药（antacids）是一类弱碱性物质，口服后能中和胃酸而降低胃内容物酸度，从而解除胃酸对胃、十二指肠黏膜的侵蚀和对溃疡面的刺激，并降低胃蛋白酶活性，发挥缓解疼痛和促进愈合的作用。常用的抗酸药有氢氧化镁（magnesium hydroxide）、三硅酸镁（magnesiumtrisilicate）、氧化镁（magnesium oxide）、氢氧化铝（aluminum hydroxide）、碳酸钙（calcium carbonate）、碳酸氢钠（sodium bicarbonate）等，各药特点见表 30-1。当胃内容物将近排空或完全排空后，抗酸药才能充分发挥抗酸作用，故餐后服药可延长药物作用时间，合理用药应在餐后 1～1.5h 或临睡前服用。理想的抗酸药应该是作用迅速持久、不吸收、不产气、不引起腹泻或便秘，对黏膜及溃疡面有保护、收敛作用。单一药物很难达到这些要求，故常用复方制剂，如复方氢氧化铝片（氢氧化铝、三硅酸镁、颠茄流浸膏）、胃得乐等。由于 H₂ 受体拮抗药等新的抗消化性溃疡药物不断开发，抗酸药在临床的应用频率已明显下降。但本类药物价格低廉，不良反应少，与 H₂ 受体拮抗药合用有增效作用，辅助治疗仍有价值。

表 30-1　常用抗酸药作用特点

药物	抗酸强度	起效时间	持续时间	收敛作用	产生 CO_2	碱血症	保护创面	影响排便
氢氧化镁	强	较快	持久	-	-	-	-	轻泻
三硅酸镁	较弱	慢	持久	-	-	-	+	轻泻
氧化镁	强	慢	持久	-	-	-	-	轻泻
氢氧化铝	较强	慢	持久	+	-	-	+	便秘
碳酸钙	较强	较快	持久	+	+	-	-	便秘
碳酸氢钠	强	快	短	-	+	+	-	-

二、抑制胃酸分泌药

　　胃酸的分泌受组胺、胃泌素和 ACh 的调控，此 3 类物质能分别兴奋壁细胞（又称泌酸细胞）膜上的 H₂ 受体、胃泌素受体和 M 受体，通过第二信使激活 H^+,K^+-ATP 酶（质子泵，proton pump），最终实现胃酸的分泌。H^+,K^+-ATP 酶位于壁细胞的管状囊泡和分泌管上，能将 H^+ 从壁细胞内转运到胃腔，K^+ 从胃腔转运到壁细胞内，进行 H^+、K^+ 交换分泌胃酸。M 受体阻滞药、H_2 受体拮抗药、胃泌素受体拮抗药和 H^+,K^+-ATP 抑制药均能抑制胃酸分泌。因此均能治疗消化性溃疡（图 30-1）。

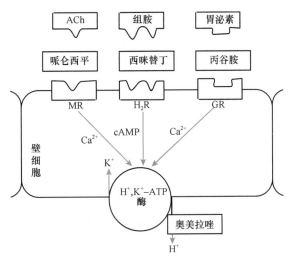

图 30-1 抑制胃酸分泌药物的作用机制

（一）H_2 受体拮抗药

H_2 受体拮抗药主要抑制由组胺引起的胃酸分泌，同时对胃泌素和 ACh 引起的胃酸分泌也有一定的抑制作用。该类药物是目前治疗消化性溃疡的一类重要药物，其中西咪替丁第一个应用于临床。

西 咪 替 丁

【体内过程】 西咪替丁（cimetidine，甲氰咪胍）口服易吸收，生物利用度为 58%～89%，一次服用后，作用维持 3～4h。体内分布广，可经胎盘到达胎儿体内。血浆蛋白结合率约 19%。体内部分代谢，代谢物及原药经肾排出，$t_{1/2}$ 约 1.9h，肾功能受损时延长。

【药理作用】 选择性阻断胃壁细胞 H_2 受体，能显著拮抗组胺引起的胃酸分泌。不仅能抑制基础胃酸分泌，而且对胃泌素、咖啡因、进食和刺激迷走神经等引起的胃酸分泌均有抑制作用。本品不影响胃泌素、胰液、胆汁的分泌和胃的排空速率。

【临床应用】 溃疡病患者用药后能缓解症状，促进溃疡愈合。十二指肠溃疡愈合率约为 78%，胃溃疡愈合率约为 68%。停药后溃疡病复发率为 24%。

【不良反应】 不良反应少，一般表现为头痛、头晕、乏力、腹泻、便秘、肌痛、皮疹、皮肤干燥、脱发。中枢神经系统反应可见睡眠、焦虑、定向力障碍、幻觉。对内分泌系统有抗雄激素作用，促催乳素分泌作用，出现精子数减少、性功能减退、男性乳腺发育、女性溢乳等；此外还可偶见心动过缓、肝肾功能损伤、白细胞减少等。

【药物相互作用】 抑制 P450 药物氧化酶系统，影响华法林、苯妥英钠、普萘洛尔、钙通道阻滞药、三环类抗抑郁药等药物的代谢。本类药物还包括雷尼替丁（ranitidine）、法莫替丁（famotidine）、尼扎替丁（nizatidine）、罗沙替丁（roxatidine）等，各药特点见表 30-2。

表 30-2 常用的 H_2 受体拮抗药

药物	抑酸强度	抗雄激素	抑制肝药酶	抑制药物肾小管分泌排泄	临床应用	不良反应发生率
西咪替丁	1	+	+	+	胃和十二指肠溃疡，胃肠道出血、胃酸分泌过多症、食管炎	1%～5%
雷尼替丁	4～10	−	+	+	同西咪替丁	1%～5%
法莫替丁	30	−	−	−	同西咪替丁	约 2.8%
尼扎替丁	10	−	−	−	同西咪替丁	较少
罗沙替丁	6	−	−	−	同西咪替丁	较少

（二）H⁺,K⁺-ATP 酶抑制药

现用的质子泵抑制剂（proton pump inhibitor）如奥美拉唑、兰索拉唑（lansoprazole）、泮托拉唑（pantoprazole）和雷贝拉唑（rabeprazole）本身无抑制胃酸分泌作用，但当它们进入壁细胞分泌小管并在酸性（pH < 4）环境中生成活性体次磺胺或次磺酰胺，活性体的硫原子与 H⁺,K⁺-ATP 酶上的巯基不可逆地结合，使质子泵失活，产生明显抑制胃酸分泌的作用。奥美拉唑作为首创质子泵抑制剂现已广泛应用（表 30-3）。

奥 美 拉 唑

奥美拉唑（omeprazole，又名洛赛克，Losec）1982 年试用于临床治疗消化性溃疡，效果明显，是第一个质子泵抑制剂。目前国内最为常用。

【体内过程】　口服生物利用度为 35%，重复给药可因胃内 pH 升高，使生物利用度增至 70%，主要被肝代谢，$t_{1/2}$ 为 0.5 ～ 1.5h，大部分代谢产物由肾排出，部分从胆汁排出。

【药理作用】　H⁺ 泵（H⁺,K⁺-ATP 酶、质子泵）位于壁细胞小管膜上，它能将 H⁺ 从壁细胞内转运到胃腔中，将 K⁺ 从胃腔中转运到壁细胞内进行 H⁺、K⁺ 交换。胃腔中的 H⁺ 与 Cl⁻ 结合，形成胃酸。口服本药后，可浓集于壁细胞分泌小管周围，并转变为有活性的次磺酸和亚磺酰胺，后者与酶的巯基共价结合，形成酶－拮抗药复合物，从而不可逆地抑制 H⁺ 泵功能，直至新的酶合成。H⁺ 泵是胃酸分泌的最后通道，因此抑制 H⁺ 泵就能抑制各种因素引起的胃酸分泌。本药不影响胃蛋白酶和内因子分泌，但对幽门螺杆菌有抑制作用。

【临床应用】　十二指肠溃疡，对溃疡愈合比 H₂ 受体拮抗药更为有效；胃溃疡幽门螺杆菌阳性患者合用抗菌药物，可使细菌转阴率达 90% 以上，明显降低复发率；反流性食管炎，愈合率明显高于 H₂ 受体拮抗药；胃泌素瘤［又称卓－艾（Zollinger-Ellison）综合征］。

【不良反应】　不良反应发生率为 1.1% ～ 2.8%。主要有头痛、头晕、失眠、外周神经炎、口干、恶心、腹胀、腹泻、便秘；其他可见男性乳腺发育、皮疹、溶血性贫血等。

【药物相互作用】　对 P450 有抑制作用，可减缓苯妥英钠、地西泮、华法林消除。本类药物的作用和应用相似，只是在药动学和抑制药酶等方面有些不同（表 30-3）。

表 30-3　常用的质子泵抑制剂

药物	口服生物利用度（%）	T_{max}（h）	$t_{1/2}$（h）	有效抑酸时间（h）	抑制药酶	升高血清胃泌素	不良反应
奥美拉唑	30 ～ 40	1.5	0.5 ～ 1.5	12 ～ 24	+	+	头晕、头痛、恶心腹胀、口干等
兰索拉唑	85（差异大）	1.5	1.3 ～ 1.7	24	+	+	头痛、腹泻、便秘、恶心、呕吐等
泮托拉唑	70 ～ 80	1.0	1.3	24	−	+	少见

（三）M 受体拮抗药

抗胆碱药中 M₁ 受体阻滞药哌仑西平、替仑西平（telenzepine）等具有治疗消化性溃疡的作用，替仑西平的作用强于哌仑西平。哌仑西平对引起胃酸分泌的 M₁ 受体亲和力较高，对唾液腺、平滑肌、心房的 M 受体亲和力较低，治疗剂量仅抑制胃酸分泌，对心脏、唾液腺、瞳孔等副作用少。不易通过血脑屏障，无中枢作用。主要治疗消化性溃疡，愈合率为 70% ～ 94%。阿托品（参见第七章）一般治疗剂量对胃酸分泌抑制作用较弱，增大剂量不良反应较多，现已不用于消化性溃疡。

（四）胃泌素受体拮抗药

丙谷胺（proglumide）的化学结构与胃泌素相似。可竞争性阻断胃泌素受体，减少胃酸分泌，还对胃黏膜有保护和促进溃疡愈合作用。临床主要用于消化性溃疡和胃炎的治疗，疗效比 H₂ 受体拮抗药差，现少用于消化性溃疡。

三、胃黏膜保护药

（一）前列腺素衍生物

胃黏膜屏障包括细胞屏障和黏液 -HCO₃⁻ 盐屏障。细胞屏障由胃黏膜细胞顶部的细胞膜和细胞间

隙紧密连接组成，有抵抗胃酸、胃蛋白酶的作用。在胃黏膜表面形成具有保护作用的黏液不动层，防止胃酸、胃蛋白酶损伤胃黏膜。当胃黏膜屏障功能受损时，可导致溃疡发作。黏膜保护药能增强胃黏膜屏障功能，主要用于消化性溃疡的治疗。常用前列腺素衍生物、前列腺素 E（PGE）和前列环素（PGI$_2$），均能抑制胃酸分泌，增强胃黏膜的保护屏障，防止有些有害因素损害胃黏膜，本类药目前已用于消化性溃疡的防治。

米索前列醇

【体内过程】　米索前列醇又名喜克溃。口服吸收良好，吸收率为 70%～80%，$t_{1/2}$ 为 1.6～1.8h。口服后 24h 内约 75% 由尿排出、15% 由粪便排出。

【药理作用】　本品为 PGE$_1$ 衍生物，能抑制各种刺激因素所致的胃酸分泌，可以使基础分泌和夜间分泌均减少，还可以刺激胃黏液的分泌，使黏液层增厚和十二指肠碱性肠液的分泌增加。

【临床应用】　适应于消化性溃疡，胃、十二指肠溃疡及急性胃炎出血。

【不良反应及注意事项】　不良反应较轻，偶有消化道反应，表现为稀便或腹泻。本药可致子宫收缩，孕妇禁用。脑血管或冠状动脉疾病者慎用。前列腺素衍生物药物的特点见表30-4。

表 30-4　前列腺素衍生物药物的特点

药物	作用	应用	不良反应
米索前列醇（misoprostol）	PGE$_1$ 衍生物，抑制胃酸分泌；保护黏膜	消化性溃疡	腹痛、腹泻、恶心、头痛等，孕妇禁用
恩前列醇（enprostil）	PGE$_2$ 衍生物，抑制胃酸分泌和胃泌素释放；保护黏膜作用	消化性溃疡	稀便、腹泻，孕妇禁用
利奥前列素（rioprostil）	PGE$_1$ 衍生物，抑制胃酸分泌；保护黏膜	消化性溃疡	稀便、腹泻、腹痛
阿巴前列素（arbaprostil）	PGE$_2$ 衍生物，抑制胃酸分泌；保护黏膜	消化性溃疡	稀便、腹泻
曲莫前列素（trimoprostil）	PGE$_2$ 衍生物，抑制胃酸分泌；保护黏膜	消化性溃疡	腹痛、恶心、呕吐
罗沙前列醇（rosaprostol）	抑制胃酸分泌；保护黏膜	消化性溃疡	哮喘患者禁用
依尼前列素（enisoprost）	PGE$_1$ 衍生物，抑制胃酸作用强而持久	消化性溃疡	
美昔前列素（mexiprostil）	PGE$_1$ 衍生物，抑制胃酸分泌；保护黏膜	消化性溃疡	不明显
诺氯前列素（nocloprost）	PGE$_2$ 衍生物，抑制胃酸作用弱	消化性溃疡	

（二）其他黏膜保护药

这类药能在黏膜表面特别是溃疡表面形成保护层，从而阻止胃酸、胃蛋白酶对溃疡面的刺激和腐蚀，有利于溃疡的愈合。有的还有抑制胃酸分泌，促进前列腺素合成等作用。各药的特点见表30-5。

表 30-5　其他黏膜保护药

药物	作用	应用	不良反应
硫糖铝（sucralfate）	遇酸聚合成保护胶冻，与溃疡表面蛋白结合起屏障作用；促 PGE$_2$ 合成；增加胃黏液和碳酸氢盐分泌	消化性溃疡，反流性食管炎	较轻，有便秘、口干、皮疹、头晕等。不能与抗酸药、抑制胃酸分泌药同用
柠檬酸铋钾（bismuch potassium citrate）	形成氧化铋胶体；促黏液分泌；抗幽门螺杆菌	消化性溃疡	服药期间舌、粪染黑；偶见恶心等消化道症状；牛奶、抗酸药可降低其作用
胶体果胶铋（colloidal bismuth pectin）	形成氧化铋胶体；促黏液分泌；抗幽门螺杆菌	消化性溃疡	同柠檬酸铋钾
替普瑞酮（teprenone）	增加黏液合成，分泌；促 PGE$_2$ 合成，促进溃疡愈合	消化性溃疡	偶见头痛、腹胀、便秘、皮疹等
麦滋林-S（marzulene-S）	促 PGE$_2$ 合成；抗炎；抑制胃蛋白酶活性	消化性溃疡	较轻，有便秘、腹泻、恶心等
双八面体蒙脱石（dioctahedral smectine）	保护覆盖作用极强；促黏液合成；抗幽门螺杆菌	消化性溃疡	较轻，少数人产生轻度便秘

笔记栏

四、抗幽门螺杆菌药

抗幽门螺杆菌的药物主要有阿莫西林、四环素、呋喃唑酮、克拉霉素、甲硝唑、庆大霉素、柠檬酸铋钾、奥美拉唑等。幽门螺杆菌为革兰氏阴性厌氧菌，在胃上皮表面生长，产生多种酶及细胞毒素，损伤黏液层、上皮细胞，影响胃的血液供应。它与胃炎关系密切，也是胃、十二指肠溃疡的危险因素，根治此菌可明显增加溃疡愈合率，减少复发率。此菌体外实验对多种抗菌药敏感，但体内单用一种药物几乎无效。联合用药可提高疗效，一般以 2 ～ 3 种药物联合应用（表 30-6）。

表 30-6　根除幽门螺杆菌三联疗法方案

质子泵抑制剂或铋制剂（选择 1 种）	抗菌药物（选择 2 种）
奥美拉唑 40mg/d	克拉霉素 500 ～ 1000mg/d
兰索拉唑 60mg/d	阿莫西林 1000 ～ 2000mg/d
柠檬酸铋钾 480mg/d	甲硝唑 800mg/d

案例 30-1 分析讨论

1. 抗消化性溃疡的药物分为 4 类。

（1）抗酸药。机制：中和过多胃酸，提高胃内 pH，消除胃酸的刺激损害，抑制胃蛋白酶活性。

（2）抑制胃酸分泌的药物

1）M 受体阻断药。机制：阻断 M 受体，抑制乙酰胆碱引起的胃酸分泌。

2）H_2 受体拮抗药。机制：阻断 H_2 受体，抑制外源性、内源性组胺引起的胃酸分泌。

3）胃壁细胞 H^+ 泵抑制药。机制：抑制 H^+-K^+ 交换，阻断胃酸分泌的最后环节。

4）胃泌素受体阻断药。机制：与胃泌素竞争受体，减少胃酸分泌。

（3）胃黏膜保护药。机制：增强胃黏膜的屏障作用。

（4）抗幽门螺杆菌。机制：抑制或杀灭幽门螺杆菌。

2. 可以用，但是前提是要合用质子泵抑制剂或者是胃黏膜保护剂。

第二节　助消化药

助消化药（digestants）多为消化液的成分或促进消化液分泌的药物，能促进食物的消化，用于消化道分泌功能减弱及消化不良。有些药物能阻止肠道的异常发酵，也用于消化不良的治疗。常见的助消化药见表 30-7。

表 30-7　常见的助消化药

药物	来源	作用	应用	注意事项
稀盐酸（dilute hydrochloric）	10% 盐酸溶液	服后使胃内酸度增加，胃蛋白酶活性增强	慢性胃炎、胃癌、发酵性消化不良等	与胃蛋白酶同服
胃蛋白酶（pepsin）	牛、猪等动物的胃黏膜	服用后补充胃蛋白酶，有助于消化	胃蛋白酶缺乏症、食蛋白性食物过多致消化不良、病后恢复期消化功能减退	与稀盐酸同服
胰酶（pancreatin）	牛、猪、羊等动物的胰腺	含胰蛋白酶、胰淀粉酶及胰脂肪酶；消化脂肪、蛋白质和淀粉	消化不良、食欲缺乏、胰液分泌不足等	在酸性溶液中易被破坏，制成肠衣片吞服；与碳酸氢钠同服
乳酶生（lactasin）	干燥活乳酸杆菌	分解糖类产生乳酸，使肠内酸性增高，抑制肠内腐败菌的繁殖，减少发酵和产气	消化不良、腹胀及小儿消化不良性腹泻	不宜与抗菌药或吸附剂同时服用
干酵母（dry yeast）	干燥活酵母菌	含少量 B 族维生素，尚含转化酶和麦芽糖酶	消化不良、食欲缺乏、维生素 B 缺乏症的辅助用药	嚼碎服、用量过大可发生腹泻、腹痛

第三节　镇吐药与胃肠促动药

一、镇　吐　药

呕吐是呕吐中枢的一种复杂调整过程，通常被认为是机体排除胃肠内毒物，防止进一步吸收的保护性反射，多种原因都可引起躯体的恶心、呕吐反应，如胃肠道疾病、妊娠、化疗、放射线治疗、

笔记栏

内耳眩晕症、晕动病、外科手术等。延脑的呕吐中枢可接受来自 CTZ、前庭、内脏等传入冲动而引发呕吐。CTZ 分布着 DA、组胺、胆碱受体，前庭器官通过胆碱能、组胺能神经纤维与呕吐中枢相连。5-HT₃ 亚型受体通过外周、中枢部位如孤束核参与呕吐反应。M 受体拮抗药、组胺 H₁ 受体拮抗药、DA 受体拮抗药和 5-HT₃ 受体拮抗药通过阻断这些受体而发挥镇吐作用。

1. M 受体拮抗药 东莨菪碱通过抑制前庭神经内耳功能和大脑皮质功能降低迷路感受器的敏感性和抑制前庭小脑通路的传导，治疗前庭功能障碍引起的晕动病，与苯海拉明合用可增强疗效。本品预防给药效果好，如果已出现晕动病症状，如恶心、呕吐，再用药则疗效差。还可用于妊娠呕吐及放射病呕吐。不良反应可出现口干、视物模糊，并有一定的成瘾性。

2. H₁ 受体拮抗药 苯海拉明、茶苯海明（晕海宁、乘晕宁）、美克洛嗪、赛克利嗪，易通过血脑屏障，对中枢有不同程度的抑制作用，产生中枢镇静和镇吐作用，可用于预防和治疗晕动病、内耳性眩晕病等。

3. D₂ 受体拮抗药 能够阻断 CTZ 的 D₂ 受体，降低呕吐中枢的神经活动。部分 DA 受体拮抗药还能阻断外周胃肠道抑制性 DA 受体，促进胃肠排空，常作为胃肠促动药用于临床。

4. 5-HT₃ 受体拮抗药 在肿瘤放疗及化疗过程中引起的呕吐可能与这些治疗措施激活肠道嗜铬细胞、分泌 5-HT₃ 导致腹腔迷走神经过度兴奋有关。5-HT₃ 受体广泛分布于脑内孤束核、CTZ 和外周组织中，5-HT₃ 受体拮抗药通过竞争性阻断这些部位的受体而对上述治疗过程引起的呕吐具有强大的镇吐效果，见表 30-8。

表 30-8 常用镇吐药的特点

药物	作用	应用	不良反应
甲氧氯普胺（metoclopramide，胃复安）	阻断 CTZ 的 D₂ 受体而镇吐；阻断胃肠 DA 受体，促进胃肠蠕动	肿瘤化疗、放疗引起的恶心、呕吐；慢性功能性消化不良；胃轻瘫；胃食管反流	头晕、困倦；锥体外系反应如肌震颤、帕金森病等；高催乳素血症、男子乳房发育、溢乳等
多潘立酮（domperidone，吗丁啉）	镇吐和胃肠促动。阻断中枢 D₂ 受体而镇吐；阻断胃肠肌 D₂ 受体而加强胃肠蠕动	偏头痛、颅外伤、放疗引起的恶心、呕吐；胃肠运动障碍；胃食管反流	较轻，偶有轻度腹部痉挛；不易透过血脑屏障，少发生锥体外系反应，但可升高催乳素
昂丹司琼（ondansetron，枢复宁）	选择性阻断中枢及迷走神经传入纤维的 5-HT₃ 受体，镇吐作用强大	预防和治疗肿瘤化疗、放疗引起的恶心、呕吐	较轻，可有头痛、疲劳或便秘、腹泻，无锥体外系反应
格拉司琼（granisetron，康泉）	同昂丹司琼，拮抗 5-HT₃ 受体较昂丹司琼强	同昂丹司琼	较少，有便秘、眩晕、头痛、乏力等
托烷司琼（tropisetron，呕必停）	同昂丹司琼，较强	同昂丹司琼	常见头痛、便秘、眩晕、疲乏等；大剂量出现幻视
硫乙拉嗪（thiethylperazine，吐来抗）	作用机制同氯丙嗪，镇吐作用强；有较弱镇静作用	全麻药、吗啡、毒素、化疗、放疗及眩晕所致的恶心、呕吐	常见嗜睡、乏力和锥体外系反应如肌震颤、帕金森病等

二、胃肠促动药

胃肠道处于不停地蠕动收缩状态，受物质代谢（糖、电解质）、结缔组织病、神经损伤、感染或某些药物的影响，这些活动可能发生障碍，导致胃肠排空延迟、胃胀、食管清除不良和便秘。胃肠促动药是增加协调胃肠动力和胃肠道物质转运的药物，可缓解这些症状，见表 30-9。

表 30-9 常用胃肠促动药

药物	作用	应用	不良反应
甲氧氯普胺（metoclopramide，胃复安）	阻断 CTZ 的 D₂ 受体而镇吐；阻断胃肠 DA 受体，促进胃肠蠕动	肿瘤化疗、放疗引起的恶心、呕吐；慢性功能性消化不良；胃轻瘫；胃食管反流	头晕、困倦；锥体外系反应如肌震颤、帕金森病等；高催乳素血症、男子乳房发育、溢乳等
多潘立酮（domperidone，吗丁啉）	镇吐和胃肠促动。阻断中枢 D₂ 受体而镇吐；阻断胃肠肌 D₂ 受体而加强胃肠蠕动	偏头痛、颅外伤、放疗引起的恶心、呕吐；胃肠运动障碍；胃食管反流	较轻，偶有轻度腹部痉挛；不易透过血脑屏障，少发生锥体外系反应，但可升高催乳素
西沙必利（cisapride）	促使肠壁肌层神经丛释放 ACh，促进全胃肠运动	胃食管反流病、慢性功能性非溃疡性消化不良、便秘、结肠运动减弱等	偶见瞬时性腹部痉挛、腹鸣和腹泻等，可诱发各种心律失常（在临床已少用）

笔记栏

第四节 止泻药与吸附药

腹泻是多种疾病的常见症状，治疗时应以对因治疗为主。例如，肠道细菌感染引起的腹泻，应首先选用抗菌药物。但剧烈而持久的腹泻会引起脱水和电解质紊乱，应在对因治疗的同时适当给予止泻药控制症状。常用药物见表 30-10。

表 30-10 常用止泻药

药物	作用	应用	不良反应
阿片制剂（opium tincture）	激动阿片受体，兴奋肠道平滑肌，提高张力，使推进性蠕动减慢，排空延迟，增加水分的吸收，抑制消化腺的分泌，对中枢有抑制作用，减弱便意和排便反射	严重的非细菌感染性腹泻	长期反复应用易产生耐药性和依赖性，大剂量可致中毒
地芬诺酯（diphenoxylate，苯乙哌啶）	哌替啶同类物，对肠道运动的作用类似阿片类	急、慢性功能性腹泻	轻，少见；常用量很少成瘾，大剂量长期服用引起欣快感
洛哌丁胺（loperamide，苯丁哌胺）	直接抑制肠道蠕动，减少肠壁神经末梢释放 ACh，减少蠕动，止泻作用强而迅速	急、慢性腹泻	轻微，少数患者发生口干，偶见便秘、恶心、眩晕及皮疹等
鞣酸蛋白（tannalbin）	在肠中释出的鞣酸能与肠黏膜表面的蛋白质形成沉淀，附着在肠黏膜上，减轻刺激，减少炎性渗出物，起收敛止泻作用	急性胃肠炎，非细菌性腹泻	本品可影响胃蛋白酶和乳酶生的活性及疗效，不宜同服
碱式碳酸铋（bismuth subcarbonate）	收敛、止泻、保护胃黏膜	用于胃肠功能不全及吸收不良引起的腹泻、腹胀等	大剂量长期服用可引起便秘
药用炭（medicinal charcoal）	能吸附肠内细菌、气体、毒物等，起保护、止泻和阻止毒物吸收作用	用于食物及生物碱等引起的中毒及腹泻、腹胀气等	可出现恶心，长期服用可出现便秘

第五节 泻 药

泻药（laxative，catharitic）是能增加肠内水分，促进蠕动，软化粪便或润滑肠道促进排便的药物。临床主要用于功能性便秘。按作用机制分为容积性泻药、刺激性泻药和润滑性泻药 3 类。常用药物见表 30-11。

表 30-11 常用泻药

药物	作用	应用	不良反应
容积性泻药			
硫酸镁	口服难吸收，在肠内形成高渗压，阻止水分吸收，扩张肠道，促肠道蠕动而致泻；促胆汁分泌；注射给药抗惊厥和降压	排除肠内毒物、虫体；阻塞性黄疸；慢性胆囊炎	口服大量硫酸镁可引起反射性盆腔充血和失水；月经期、妊娠期妇女及老年人慎用
硫酸钠	导泻作用较硫酸镁弱，但安全	同硫酸镁	同硫酸镁
乳果糖	在小肠内不被吸收，被消化道菌丛转化成有机酸，降低肠道 pH，并通过保留水分增加粪便体积。结肠蠕动增加，保存粪便通畅，缓解便秘，同时可调节结肠生理功能	慢性或习惯性便秘，调节结肠的生理节律	长期大量使用可因腹泻而造成水、电解质紊乱
刺激性泻药			
食物性纤维素	在肠内不被消化吸收，增加肠内容积并保持粪便湿软，有良好的通便作用	功能性便秘	几无
酚酞	在肠道内与碱性肠液形成可溶性钠盐，促进结肠蠕动，服药后 6～8h 排出软便，作用温和、持久，一次服药作用维持 3～4 日	慢性便秘	有变态反应，发生肠炎、皮炎及出血倾向等。因不良反应较多，现少用

续表

药物	作用	应用	不良反应
比沙可啶	在肠道被细菌转化为去乙酰基代谢物，抑制 Na^+,K^+-ATP 酶，阻止水和电解质吸收，使肠内容物增加；亦能增加肠黏膜 PGE_2 而致泻	便秘、X 线、内镜检查及术前需排空肠内容物	几无
蒽醌类（anthraquinones，如大黄、番泻叶和芦荟等植物，均含有蒽醌苷类）	被大肠内细菌分解为蒽醌，能增加结肠推进性蠕动，用药后 6 ～ 8h 排便	急、慢性便秘	
润滑性泻药			
液状石蜡	不被肠道吸收，滑润肠壁，软化粪便	便秘，适用于老年人及痔疮、肛门手术者	长期服用可妨碍脂溶性维生素(维生素 A、维生素 D、维生素 K)和钙、磷的吸收而致缺乏症。老年人偶可致脂性肺炎
甘油	50% 液体注入肛门，高渗压刺激肠壁引起排便反应，并有局部润滑作用	便秘，尤适用于儿童及老年人	肠溃疡禁用

第六节　利　胆　药

利胆药具有促进胆汁分泌，增加排出量，促进胆囊排空的作用。胆石溶解药能促使结石溶解。常用药物有鹅去氧胆酸和熊去氧胆酸，前者不良反应多，现少用。常用药物见表 30-12。

表 30-12　常用利胆药

药物	作用	应用	不良反应
去氢胆酸（dehydrocholic acid）	增加胆汁的分泌，使胆汁变稀，促进脂肪的消化吸收	胆囊及胆道功能失调，胆汁淤滞，阻止胆道上行性感染，也可用于排除胆结石	胆道完全梗阻及严重肝肾功能减退者禁用
熊去氧胆酸（ursodeoxycholic acid）	减少普通胆酸和胆固醇吸收，抑制胆固醇合成与分泌，从而降低胆汁中胆固醇含量，不仅可防止胆石形成，而且长期应用可促胆石溶解	胆固醇性胆结石，对胆色素结石、混合性结石无效；胆囊炎、胆道炎	常见腹泻，胆道完全梗阻及严重肝肾功能减退者禁用
鹅去氧胆酸（chenodeoxy-cholicacid）	抑制 HMG-CoA 还原酶的活性，减少胆固醇合成及分泌，扩大胆汁酸池，使胆固醇不能过饱和，防止和溶解胆固醇结石，对混合性结石也有一定作用	结石直径小于 2cm，胆囊功能良好的胆石症患者	常有腹泻，个别有血清氨基转移酶升高，头晕、恶心等。慢性肝病、溃疡病、胰炎及肾功能不全者禁用。糖尿病者、妊娠期妇女禁用
硫酸镁（magnesium sulfate，$MgSO_4 \cdot 7H_2O$）	口服高浓度硫酸镁或用导管直接注入十二指肠，因反射性引起总胆道括约肌松弛，使胆囊收缩，促进胆道小结石排出	胆囊炎、胆石症、十二指肠引流检查	大量口服可引起反射性盆腔充血和失水。月经期、妊娠期妇女及老年人慎用
桂美酸（cinametic acid）	促进胆汁的分泌和排泄，并能松弛胆总管括约肌，有解痉镇痛作用，作用显著而持久；能使血中胆固醇分解成胆酸排出而降低胆固醇	胆石症、慢性胆囊炎、胆囊切除手术后综合征、高脂血症和胆道感染的辅助治疗	偶尔清泻，不需要特别处理
胆酸钠（sodiumtaurogly-cocholate）	刺激肝细胞分泌胆汁，促进脂肪乳化和吸收，帮助脂溶性维生素吸收	长期胆瘘胆汁丧失的患者、脂肪消化不良和慢性胆囊炎	偶见胆内压升高，胆绞痛。胆道完全梗阻者禁用
茴三硫（anethol trithione）	促进胆汁、胆酸、胆色素分泌，增加肝脏解毒功能	胆囊炎、胆石症、急慢性肝炎、肝硬化	偶发变态反应，有腹胀、腹泻、皮疹、发热，大剂量长期使用可致甲亢。胆道梗阻者禁用

第七节　治疗肝性脑病的药物

肝性脑病的发病机制到目前尚未阐明。一般认为与血氨升高、脑内化学递质增多有关。临床上治疗多采用综合措施。常用的治疗药物见表 30-13。

表 30-13 常用肝性脑病治疗药物

药物	作用	应用	不良反应
谷氨酸（glutamic acid，麸氨酸）	与血中过多氨结合成无毒的谷酰胺，在肾脏经谷酰胺酶作用将氨解离由尿排除，可减轻肝性脑病症状	临床主要用于预防肝性脑病、严重肝功能不全	大剂量口服可产生恶心、呕吐、腹泻等。滴注过快引起流涎、皮肤潮红等
精氨酸（arginine）	参与体内的鸟氨酸循环，促进体内尿素生成而加速自尿排除，从而降低血氨	临床治疗肝性脑病时，用 15～20g 稀释于 5% 的葡萄糖 500～1000ml 中缓慢滴注	易引起高氯酸血症，肾功能不良者禁用
乳果糖（lactulose）	用药后在结肠被细菌分解为乳酸和少量乙酸，使结肠内 pH 下降呈酸性，H^+ 与氨结合成难吸收的铵盐（NH_4^+）随粪便排出而降低血氨	适合作为血氨增高的肝性脑病的辅助药物	注意因腹泻而造成水、电解质紊乱，使肝性脑病恶化
14- 氨基酸注射液 -800（14-amino acid injection-800）	由较多的支链氨酸（异亮氨酸、亮氨酸等）和较少的芳香族氨基酸（苯丙氨酸、酪氨酸、色氨酸）及组氨酸、赖氨酸等 14 种氨基酸组合而成。纠正血清支 / 芳（支链氨基酸 / 芳香族氨基酸）比值的偏低，而促进肝性脑病患者的苏醒和恢复，提高存活率	用于急慢性肝损伤引起的肝性脑病	滴注过快引起恶心、呕吐，危重患者及老年人用药应注意

（云 宇）

第三十一章　子宫平滑肌收缩药和松弛药

案例 31-1

　　患者，女，28 岁。主诉：孕 33 周，腹痛 1 天。病史：平素月经规则，末次月经 2017 年 11 月 5 日，孕早期有轻度的早孕反应，孕 4 月有胎动，孕期在门诊做产前检查无异常，现孕 33 周。1 天前因劳累后出现腹痛，为下腹阵发性胀痛，伴有腰酸，无阴道出血，休息后未见好转，遂来就诊。体检：生命体征平稳，有规则宫缩，胎心音 148 次 / 分，颈管已消，宫口软未开，未破膜。行保胎治疗：5% 葡萄糖 100ml 加入硫酸镁 5g 静脉快速滴注，15min 后患者出现面红、烦躁、全身发热等不适，减慢滴速好转，后用 5% 葡萄糖 500ml 加入硫酸镁 10g 静脉滴注维持（6 ～ 8h），患者腹痛无明显好转，出现阴道血性分泌物，8h 后宫口开大至 5cm，停止保胎。6h 后分娩，产后子宫收缩差，阴道出血约 300ml，立即用 5% 葡萄糖 100ml 加入缩宫素 20U 静脉滴注，子宫变硬，出血明显减少。

问题：

　　1. 使用硫酸镁后患者为什么出现面红、全身发热等不适症状？临床应用硫酸镁有哪些注意事项？

　　2. 缩宫素对子宫平滑肌作用的特点是什么？应用缩宫素进行催产或引产时应注意什么？

　　影响子宫平滑肌的药物种类很多，按其对子宫平滑肌的作用不同分为子宫平滑肌收缩药和子宫平滑肌松弛药，前者常用于引产或催产、产后止血或子宫复原，包括垂体后叶激素类、前列腺素类和麦角生物碱类；后者常用于防治早产或保胎，包括 β_2 受体激动药、硫酸镁、钙通道阻滞药、前列腺素合成酶抑制药和缩宫素受体拮抗药。

第一节　子宫平滑肌收缩药

　　子宫平滑肌收缩药（uterine smooth muscle contractile）是一类能选择性兴奋子宫平滑肌，引起子宫收缩的药物。其作用可因子宫生理状态及剂量的不同而产生节律性收缩或强直性收缩，故临床应用须严格掌握适应证和用药剂量。

一、垂体后叶激素类

缩　宫　素

　　缩宫素（oxytocin，又称催产素，pitocin）的前体物质（前激素）在下丘脑的视上核与室旁核神经元内合成，沿下丘脑 - 垂体束以每日 3mm 的速度转运至垂体后叶，在转运过程中，前激素转化为两种含有二硫键 9 肽的垂体后叶素，即缩宫素和升压素（vasopressin，又称抗利尿激素，antidiuretic hormone，ADH），并储存于神经末梢。当神经冲动到达时，缩宫素和 ADH 被释放，由毛细血管进入血循环，到达靶器官（子宫、乳腺、卵巢等）发挥作用。目前临床应用缩宫素为人工合成品或从牛、猪的垂体后叶中提取分离而得，一个单位（U）相当于 2μg 缩宫素，也含有微量的 ADH。

【药理作用】

　　1. 兴奋子宫平滑肌　缩宫素能直接兴奋子宫平滑肌，增强子宫收缩力，加快收缩频率。其收缩强度取决于用药剂量及子宫生理状态，小剂量（2 ～ 5U）引起子宫（特别是妊娠末期子宫）节律性收缩，其收缩性质和正常分娩相似，对子宫底部产生节律性收缩，而对子宫颈部则产生松弛作用，有利于胎儿娩出。大剂量（5 ～ 10U）则引起子宫肌张力持续增加，最终使子宫产生持续性强直收缩，表现为子宫底和子宫颈均收缩，不利于胎儿娩出，可能造成子宫破裂和胎儿窒息。

　　体内性激素水平可影响子宫平滑肌对缩宫素的敏感性，雌激素能提高子宫平滑肌对缩宫素的敏感性，孕激素则降低其敏感性。在妊娠早期（12 ～ 14 周）孕激素水平高，缩宫素对子宫平滑肌收缩作用较弱，可保证胎儿安全发育。在妊娠后期（36 周后），雌激素水平升高，临产时达高峰，子宫对缩宫素最敏感，故此时只需小剂量缩宫素即可达到催产和引产的目的。分娩后子宫对缩宫素的敏感性逐渐下降。

人体子宫平滑肌细胞膜存在特异性缩宫素受体，该受体为 G 蛋白耦联受体，被激动时可通过 G 蛋白介导激活磷脂酶 C，生成 1,4,5- 三磷酸肌醇，增加肌质网对 Ca^{2+} 的释放，同时激活电压依赖性钙通道，引起 Ca^{2+} 内流，增加胞内 Ca^{2+} 浓度，从而引起子宫平滑肌收缩。在妊娠期不同阶段，缩宫素受体密度不同，妊娠 13 ~ 17 周时受体增加 6 倍，妊娠末期达到 80 倍，临产时进一步增加，因此，临产时子宫平滑肌对缩宫素的敏感性大大增强。此外，缩宫素可促使子宫内膜和蜕膜产生并释放前列腺素，增强子宫平滑肌的收缩效应，并使子宫颈软化及扩张。

案例 31-1 分析讨论

缩宫素对子宫收缩的强度取决于用药剂量及子宫生理状态：①小剂量（2 ~ 5U）引起子宫（特别是妊娠末期子宫）节律性收缩，其收缩性质和正常分娩相似，对子宫底部产生节律性收缩，而对子宫颈部则产生松弛作用，有利于胎儿娩出。大剂量（5 ~ 10U）则引起子宫肌张力持续增高，最终使子宫产生持续性强直收缩，表现为子宫底和子宫颈均收缩，不利于胎儿娩出，可能造成子宫破裂和胎儿窒息。②体内性激素水平可影响子宫平滑肌对缩宫素的敏感性，雌激素能提高子宫平滑肌对缩宫素的敏感性，孕激素则降低其敏感性。

应用缩宫素进行催产或引产时应注意：①严格掌握剂量，避免发生子宫强直性收缩；②严格掌握禁忌证，凡高张力型子宫功能障碍、子宫破裂倾向、产道异常、胎位不正、头盆不称、前置胎盘及 3 次以上妊娠的经产妇或有剖宫产史的产妇禁用。

2. 排乳 乳腺小叶分支被具有收缩性的肌上皮细胞包绕，其中肌上皮细胞对缩宫素高度敏感。故缩宫素能引起乳腺小叶周围的肌上皮细胞收缩，促进乳汁排出，但不增加乳汁分泌量。

3. 扩张血管 催产剂量的缩宫素不会引起血压下降，而大剂量缩宫素可引起短暂的血管平滑肌松弛，血管扩张，血压下降，尤其可发生在麻醉状态下。

4. 其他作用 缩宫素在结构上类似于 ADH，只是第 3 位和第 8 位的氨基酸不同，具有较弱的抗利尿作用。

【体内过程】 口服极易被消化道的胰蛋白酶破坏而失效。可经鼻腔及口腔黏膜吸收。肌内注射吸收良好，3 ~ 5min 起效，作用可维持 20 ~ 30min。静脉注射虽然起效快，但维持时间更短，故需持续静脉滴注维持药物疗效。大部分经肝及肾迅速破坏，少部分以结合形式由尿排出。在妊娠期间，胎盘合体滋养细胞可产生缩宫素酶，且缩宫素酶活性增加，使血浆中缩宫素清除率提高，此时 $t_{1/2}$ 为 5 ~ 12min。

【临床应用】

1. 催产和引产 对胎位正常、头盆相称、无产道障碍的产妇，当宫缩乏力时，可用小剂量缩宫素催产，以增强子宫节律性收缩，促进分娩。对于死胎、过期妊娠或患有心脏病、肺结核等疾病的孕妇需提前终止妊娠者，可用其引产。使用时由小剂量开始，2.5U 缩宫素以生理盐水稀释到 500ml，滴速为 8 滴 / 分钟（2.5mU/min），在确定无过敏后，根据胎心、血压、子宫收缩情况逐渐增加滴速（宫缩间歇 2 ~ 3min，每次宫缩持续 40s 以上，宫腔压力不超过 60mmHg），用电子泵进行缩宫素静脉滴注，加量间隔 40min，每次浓度以 1 ~ 3mU/min 为宜，最大给药浓度不超过 7.5mU/min。

2. 产后止血或子宫复原 产后出血或产后子宫复原缓慢时，立即皮下或肌内注射较大剂量（5 ~ 10U）缩宫素迅速引起子宫平滑肌强直性收缩，压迫子宫肌层内血管而止血，并可加速子宫复原。由于缩宫素作用时间短，常需加用麦角生物碱制剂维持疗效。

3. 诊断作用 常采用缩宫素激惹试验（oxytocin challenge test，OCT），通常在临近分娩期时进行，静脉滴注缩宫素人为诱发子宫收缩并用胎儿监护仪观察记录胎心率变化，进而评价胎盘血循环储备功能，OCT 异常提示胎盘功能减退，是筛选潜在宫内窘迫儿的较好方法。如发现胎儿宫内窘迫，可通过剖宫产术终止妊娠。

4. 促进排乳 滴鼻给药有助于乳汁自乳腺排出，但并不增加乳腺的乳汁分泌量。

【不良反应与注意事项】

（1）缩宫素的人工合成品不良反应较少，偶见变态反应。

（2）大剂量使用缩宫素，可导致抗利尿作用。如果患者输液过多或过快，可出现水潴留和低钠血症。

（3）大剂量使用缩宫素或对高敏感产妇可造成子宫持续性强直性收缩，甚至子宫破裂及广泛性软组织撕裂，亦可引起胎儿窒息死亡。因此用作催产或引产时，必须注意以下两点：①严格掌握剂量，避免发生子宫强直性收缩；②严格掌握禁忌证，高张力型子宫功能障碍、子宫破裂倾向、产道异常、胎位不正、头盆不称、前置胎盘及 3 次以上妊娠的经产妇或有剖宫产史的产妇禁用。

垂体后叶素

垂体后叶素（pituitrin）是从牛、猪的垂体后叶中提取的粗制品，内含缩宫素及 ADH 两种成分，因此垂体后叶素对子宫的选择性不高，兴奋子宫的作用已逐渐被缩宫素取代。ADH 较大剂量时可收缩血管，特别是收缩毛细血管及小动脉，升高血压，故又称升压素，临床常用于治疗尿崩症及肺出血。

不良反应有面色苍白、心悸、胸闷、恶心、腹痛及变态反应等。

二、前列腺素类

前列腺素类（prostaglandins，PGs）是一类广泛存在于体内的二十个碳原子的不饱和脂肪酸，主要作用于心血管系统、消化系统和生殖系统。作为子宫收缩药应用的 PGs 药物有地诺前列酮（dinoprostone，PGE_2，前列腺素 E_2）、地诺前列素（dinoprost，$PGF_{2\alpha}$，前列腺素 $F_{2\alpha}$）、硫前列酮（sulprostone）和卡前列素（carboprost，15-Me-$PGF_{2\alpha}$，15- 甲基前列腺素 $F_{2\alpha}$）等。

【药理作用】 与缩宫素不同，PGs 对各期妊娠子宫均有较显著的兴奋作用，分娩前子宫尤为敏感，妊娠初期和中期效果较缩宫素强。PGs 引起子宫收缩的特性与正常分娩相似，在增强子宫平滑肌节律性收缩的同时，尚能使子宫颈松弛。

【临床应用】 可用于终止早期或中期妊娠，足月或过期妊娠引产。也可用于宫腔内死胎或良性葡萄胎，以排出宫腔内异物。其中可采用 PGE_2 阴道栓剂，用于中期妊娠引产、足月妊娠引产和治疗性流产；$PGF_{2\alpha}$ 注射液羊膜腔内注入，用于过期妊娠、葡萄胎和死胎的引产；15-Me-$PGF_{2\alpha}$ 兴奋子宫平滑肌的作用较 $PGF_{2\alpha}$ 高 20 ～ 100 倍，作用时间长，不良反应少，安全而简便，主要用于终止妊娠和宫缩无力导致的产后顽固性出血。

【不良反应与注意事项】 主要为恶心、呕吐、腹痛、腹泻等。$PGF_{2\alpha}$ 能收缩支气管平滑肌，诱发哮喘，不宜用于哮喘患者。PGE_2 能升高眼压，不宜用于青光眼患者。用于引产时的禁忌证和注意事项与缩宫素相同。

三、麦角生物碱类

麦角（ergot）是寄生在黑麦及其他禾本科植物上的一种麦角菌的干燥菌核，麦穗上突出似角，故名麦角。早在 2000 多年前，妊娠妇女摄入麦角后的特异性作用已被认识，400 年前开始作为子宫平滑肌收缩药用于临床。

麦角生物碱类（ergot alkaloids）是麦角中多种生物碱的总称，为麦角酸的衍生物。按化学结构分为两类：①氨基酸麦角生物碱类，以麦角胺（ergotamine）和麦角毒（ergotoxine）为代表，难溶于水，口服吸收差且不规则，对血管作用显著，作用缓慢而持久，又称肽生物碱类；②氨基麦角生物碱类，以麦角新碱（ergometrine）、甲麦角新碱（methylergometrine）为代表，易溶于水，口服吸收完全，对子宫的兴奋作用快而强，但维持时间较短。

麦角生物碱的活性成分及其作用较为复杂，可作用于 5-HT 受体、α 受体和 DA 受体。本节主要介绍麦角生物碱对子宫和血管平滑肌的作用。

【药理作用】

1. 兴奋子宫平滑肌 麦角生物碱类均有选择性兴奋子宫平滑肌的作用，其中以麦角新碱最为显著。其作用强度取决于子宫生理状态及药物剂量，妊娠子宫较未孕子宫敏感，妊娠末期子宫较妊娠早期子宫敏感，临产及新产后子宫最敏感。与缩宫素比较，其作用强而持久，稍大剂量即引起子宫强直性收缩，且对子宫体和子宫颈的作用无显著差异，故不能用于催产和引产，只适用于产后止血及子宫复原。

2. 收缩血管 麦角胺及麦角毒能收缩末梢血管，大剂量还会损伤血管内皮细胞，长期服用可引起血栓和肢端坏疽。麦角胺亦能使脑血管收缩，减弱脑动脉搏动幅度，从而减轻偏头痛。

3. 阻断 α 受体 氨基酸麦角碱类尚有阻断 α 受体的作用，能使肾上腺素的升压作用翻转；具有中枢抑制作用，使血压下降。但临床剂量能引起很多不良反应，故无临床应用价值。麦角新碱则无此作用。

【临床应用】

1. 子宫出血 产后或其他原因引起的子宫出血均可用麦角新碱治疗。通过对子宫平滑肌持久的强直性收缩作用，机械地压迫肌纤维间血管而止血，可有效治疗产后、刮宫或其他原因引起的子宫出血。

2. 子宫复原　产后子宫复原缓慢时，易引起失血过多或宫腔感染，可用麦角生物碱制剂促进子宫收缩，加速子宫复原。

3. 偏头痛　麦角胺能收缩脑血管，减弱脑动脉搏动幅度，可用于偏头痛的诊断和治疗，治疗有效率达 90% 以上。咖啡因也具有收缩脑血管的作用，且能促进麦角胺的吸收，两药合用可增强疗效。

【不良反应与注意事项】　注射麦角新碱可引起恶心、呕吐及血压升高等，伴有妊娠高血压综合征的产妇应慎用。偶见变态反应，严重者出现呼吸困难、血压下降。麦角流浸膏中含有麦角毒和毒角胺，长期应用可损害血管内皮细胞。麦角胺可引起手、趾、脸部麻木和刺痛感，下肢水肿，偶见焦虑或精神错乱、幻觉、胸痛、胃痛，应用时应当给予充分注意。

麦角制剂禁用于催产及引产，血管硬化及冠心病患者。

第二节　子宫平滑肌松弛药

子宫平滑肌松弛药（uterine smooth muscle relaxant）又称抗分娩药（tocolytic drugs），可抑制子宫平滑肌收缩，使其收缩力减弱，收缩节律减慢，临床主要用于防治早产及痛经。

一、β$_2$ 受体激动药

该类药物通过激动子宫平滑肌细胞膜上的 β$_2$ 受体使细胞内 AC 激活，增加细胞内 cAMP 水平，使胞内游离 Ca^{2+} 水平降低，导致子宫平滑肌松弛，从而抑制子宫收缩。β$_2$ 受体激动药利托君（ritodrine，利妥特灵）、特布他林（terbutaline）、沙丁胺醇（salbutamol）、海索那林（hexoprenaline）等都具有平滑肌松弛作用，主要用于防治哮喘，其中利托君专门作为子宫松弛药而设计开发。

利托君

【药理作用】　化学结构与异丙肾上腺素相似，为选择性 β$_2$ 受体激动药。能降低妊娠子宫和非妊娠子宫的宫缩强度与频率，缩短子宫收缩时间。其他药理作用与 β$_2$ 受体激动药相似。

【体内过程】　口服吸收迅速，但首过效应明显，生物利用度约 30%；血浆蛋白结合率约 32%，能通过胎盘屏障。在肝脏通过与葡糖醛酸或硫酸结合代谢，以原形和代谢物经肾排出。

【临床应用】　用于防治妊娠 20 周以后发生的早产。早产妇女使用后可延缓分娩，使妊娠时间接近正常。一般先采用静脉滴注，取得疗效后，口服本药维持疗效。

【不良反应与注意事项】　静脉给药不良反应较严重，表现为心率加快、心悸、收缩压升高及舒张压下降，故严重心血管疾病者禁用。可引起血糖升高、血钾降低及游离脂肪酸升高，故糖尿病及使用排钾利尿剂者慎用。与糖皮质激素合用可出现肺水肿，极严重者可导致死亡。此外，妊娠不足 20 周和分娩进行期（子宫颈扩展大于 4cm 或开全 80% 以上）的孕产妇禁用。

二、其他子宫平滑肌松弛药

硫酸镁

硫酸镁（magnesium sulfate）注射使用后，Mg^{2+} 直接作用于子宫平滑肌细胞，拮抗 Ca^{2+} 对子宫平滑肌收缩的活性，降低宫缩频率，减弱宫缩强度，故可用于防治早产。此外，本药可抑制中枢及外周神经系统，使骨骼肌和血管平滑肌松弛。其作用机制为 Mg^{2+} 可拮抗 Ca^{2+} 的作用，使痉挛的外周血管扩张，降低血压；同时抑制运动神经末梢释放 ACh，使神经肌肉接头处 ACh 减少，引起骨骼肌松弛，故适用于重度妊娠中毒症的治疗。对 β$_2$ 受体激动药禁忌的孕妇可用本药治疗早产。应用硫酸镁时应监测血镁浓度，产后 24h 停药。

案例 31-1 分析讨论

使用硫酸镁后患者出现面红、全身发热等不适症状是由于硫酸镁可使皮肤血管平滑肌松弛，血管扩张，血流量增加。

临床使用硫酸镁时应注意以下几点：①监测血镁浓度，血浆 Mg^{2+} 浓度超过 3.5mmol/L 即可出现中毒症状，表现为抑制延髓呼吸中枢和血管运动中枢，引起呼吸抑制、血压骤降、心搏骤停。肌腱反射消失是呼吸抑制的先兆，故连续注射过程中应经常检查肌腱反射。中毒时应立即进行人工呼吸，并缓慢注射氯化钙和葡萄糖酸钙对抗。②产后 24h 停药。

钙通道阻滞药

硝苯地平通过阻止 Ca^{2+} 内流，降低细胞内 Ca^{2+} 浓度而抑制子宫平滑肌收缩，并可明显拮抗缩宫素所致的子宫兴奋作用，为最常用的防治早产的钙通道阻滞药。本药不能与硫酸镁合用。

前列腺素合成酶抑制药

前列腺素合成酶抑制药吲哚美辛对子宫呈现非特异性抑制作用，可用于防治早产。但前列腺素能维持胎儿动脉导管开放，因此吲哚美辛可使胎儿动脉导管过早关闭，导致肺动脉高压而损害肾脏，减少羊水，故临床应用需谨慎，仅限于 β₂ 受体激动药、硫酸镁等药物使用无效或使用受限时应用，且限用于妊娠 34 周之内的孕妇。

缩宫素受体拮抗药

缩宫素受体拮抗药可分为肽类和非肽类。已经上市的药物有阿托西班（atosiban），是一种较为理想的新型抗早产药物。

阿托西班是一种合成的肽类物质，为缩宫素受体拮抗药，可在受体水平竞争性结合位于子宫肌层和蜕膜的缩宫素受体，阻止细胞内 Ca^{2+} 增加，从而松弛子宫平滑肌。本药具有保胎效果好、对母体及胎儿安全性高等优点，尤其适用于对硫酸镁疗效不明显的先兆流产，且可与利托君或硫酸镁合用。不良反应包括血管舒张、恶心、呕吐、高血糖等。

（宋丽华）

第六篇　作用于内分泌系统的药物

第三十二章　肾上腺皮质激素类药物

案例 32-1

　　患者，女，54 岁，20 年前诊断为"支气管哮喘"。依赖糖皮质激素治疗 10 余年。泼尼松龙用量最多时为 15mg，每日 4 次；最少时为 10mg，每日 2 次。就诊时仍按此量服用。患者自述年轻时身材苗条，患病以后逐渐发胖。就诊时体重 115kg，血压 165/110mmHg，满月脸，面、背部及上唇毛发粗厚，腹、臀及大腿有紫纹，双肺可闻及哮鸣音，尿常规有微量蛋白。诊断：支气管哮喘；药源性库欣（Cushing）综合征。治疗：倍氯米松气雾吸入：400μg，每日一次；泼尼松龙：15mg，每日一次。治疗 2 个月，哮喘基本控制，体重下降 15kg。将泼尼松龙用量降至 10mg，每日一次，倍氯米松继续按原量每日吸入。又经 1 个月，体重降至 95kg，哮喘偶有发作，于发作时加服泼尼松龙 5mg 即可控制症状。后将泼尼松龙改为 15mg 隔日一次，倍氯米松继续按原量每日吸入。1 个月后，到某医院就诊，该院医生认为泼尼松龙隔日给药不利于保持有效血药浓度，将泼尼松龙改为 10mg，每日 3 次。患者第 3 次就诊时体重增至 100kg 以上。第 4 次就诊时因严重阻塞性睡眠呼吸暂停综合征住院，泼尼松龙用量为每日 40mg 左右，必要时加服 5mg，血糖明显升高，精神状态不佳，于一日夜间突然死亡。尸检：全身脏器满布大小不等脓肿，脓肿内菌培养为白念珠菌感染。诊断：①白念珠菌败血症；②双侧肾上腺皮质萎缩；③药源性 Cushing 综合征。

问题：

1. 分析此病例中糖皮质激素使用对患者带来的影响。
2. 临床工作中如何正确使用糖皮质激素？

　　肾上腺皮质由外向内依次分为球状带、束状带和网状带 3 层。球状带约占皮质的 15%，只能合成盐皮质激素；束状带约占皮质的 78%，是合成糖皮质激素（glucocorticoid）的重要场所；网状带约占皮质的 7%，主要合成性激素类（sex hormones）。肾上腺皮质激素是肾上腺皮质所分泌的激素的总称，属甾体类化合物。其中，盐皮质激素包括醛固酮（aldosterone）和去氧皮质酮（desoxycorticosterone）等；糖皮质激素包括氢化可的松（hydrocortisone）和可的松（cortisone）。肾上腺皮质激素的分泌和生成受促肾上腺皮质激素（adrenocorticotropic hormone，ACTH，又名促皮质素，corticotrophin）的调节（图 32-1），而 ACTH 的分泌受昼夜节律的影响。肾上腺皮质激素类药物是指天然与人工合成的肾上腺皮质激素及其拮抗剂，临床常用的皮质激素主要是糖皮质激素类。

　　肾上腺皮质激素的基本结构为甾核（固醇核），甾核 A 环 $C_{4\sim5}$ 之间的双键，C_3 上的酮基，C_{20} 上的羰基为保持其生理功能所必需的基团。糖皮质激素的结构特征是甾核 C 环的 C_{11} 有氧（如可的松）或羟基（如氢化可的松），D 环的 C_{17} 上有 α 羟基，这类皮质激素对糖代谢的作用强，对水盐代谢作用弱，故称为糖皮质激素，因其具有明显的抗炎作用，又称甾体类抗炎药。盐皮质激素的结构特征是在甾核 D 环的 C_{17} 无 α 羟基及 C 环的 C_{11} 无氧（如去氧皮质酮）或虽有氧但与 C_{18} 结合（如醛固酮），对水、盐代谢作

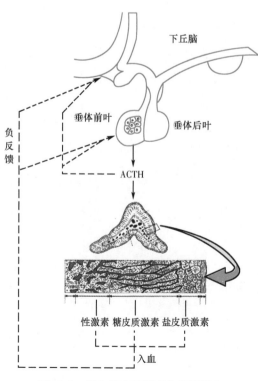

图 32-1　肾上腺皮质激素分泌的调节

下丘脑

垂体前叶　　垂体后叶

负反馈

ACTH

性激素　糖皮质激素　盐皮质激素

入血

笔记栏

用较强，对糖代谢作用很弱，故称为盐皮质激素。为了提高临床疗效，降低副作用，曾对该类药物的结构进行改造，合成了一系列的皮质激素类药物（图 32-2）。

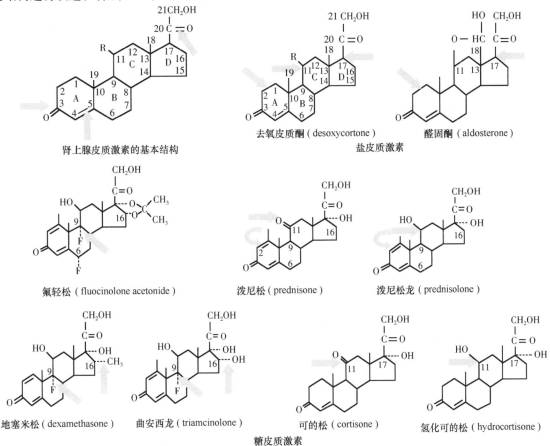

肾上腺皮质激素的基本结构

去氧皮质酮（desoxycortone） 醛固酮（aldosterone）

盐皮质激素

氟轻松（fluocinolone acetonide） 泼尼松（prednisone） 泼尼松龙（prednisolone）

地塞米松（dexamethasone） 曲安西龙（triamcinolone） 可的松（cortisone） 氢化可的松（hydrocortisone）

糖皮质激素

图 32-2 肾上腺皮质激素药物的化学结构

第一节 糖皮质激素

糖皮质激素作用广泛、复杂，且随着剂量的改变而改变。生理情况下所分泌的糖皮质激素主要影响正常的物质代谢过程，缺乏时将引起代谢失调甚至死亡。应激状态时，机体分泌大量糖皮质激素，通过允许作用适应内外环境变化所致强烈刺激。药理剂量（超生理剂量）的糖皮质激素除影响物质代谢外，还具有抗炎、抗过敏、免疫抑制和抗休克等药理作用，其临床应用非常广泛；但是不适当的使用或长期大剂量使用可导致多种不良反应和并发症，甚至危及生命。

【体内过程】 口服、注射均可吸收。口服可的松或氢化可的松后 $1 \sim 2h$ 血药浓度达高峰。一次性给药作用可维持 $8 \sim 12h$。

氢化可的松吸收进入血液后，约 90% 与血浆蛋白结合，其中 80% 与皮质激素转运蛋白（transcortin, corticosteroid binding globulin，CBG）结合，10% 与白蛋白结合，结合型药物不易进入细胞，无生物活性。肝脏是合成 CBG 的场所，肝、肾疾病时 CBG 减少，游离型氢化可的松增多。雌激素可促进 CBG 合成，减少游离型氢化可的松，但游离型激素减少时可反馈性增加 ACTH 释放，使游离型激素恢复正常水平。

糖皮质激素在肝脏转化，经尿排出，肝肾功能不全时可致糖皮质激素类药物血浆 $t_{1/2}$ 延长。可的松与泼尼松（prednisone）等 C_{11} 上的氧在肝脏转化为羟基，生成氢化可的松和泼尼松龙（prednisolone）方能发挥作用，因此严重肝功能不全的患者只宜用氢化可的松或泼尼松龙。P450 诱导剂如苯巴比妥、利福平等与糖皮质激素药物合用时，可加速皮质激素灭活，应增加糖皮质激素的用量。

氢化可的松的生物学 $t_{1/2}$ 比血浆 $t_{1/2}$ 长。血浆 $t_{1/2}$ 为 $80 \sim 144min$，但在 $2 \sim 8h$ 后仍具有生物活性，1 次给药作用持续 $8 \sim 12h$。大剂量或肝、肾功能不全者服用可使 $t_{1/2}$ 延长；甲亢时，肝灭活皮质激素加速，使 $t_{1/2}$ 缩短。泼尼松龙因不易被灭活，$t_{1/2}$ 可达 200min。

【药理作用】

1. 对物质代谢的影响

（1）糖代谢：糖皮质激素能增加肝脏与肌肉的糖原含量并升高血糖。其机制有以下几点：①促进糖原异生（gluconeogenesis），特别是利用肌肉蛋白质代谢中的一些氨基酸及其中间代谢产物作为原料合成糖原。②减慢葡萄糖分解为 CO_2 的氧化过程，有利于中间代谢产物如丙酮酸和乳酸等在肝脏和肾脏再合成葡萄糖，增加血糖的来源。③减少机体组织对葡萄糖的利用。

（2）蛋白质代谢：糖皮质激素能加速胸腺、肌肉、骨等组织的蛋白质分解，增加尿中氮的排泄量，导致负氮平衡；大剂量糖皮质激素还能抑制蛋白质合成。因此，长期用药可引起胸腺、淋巴组织萎缩，肌肉消瘦、生长缓慢、骨质疏松、皮肤变薄和伤口愈合延缓等。故在用药期间应给高蛋白、低糖饮食，在严重损失蛋白质的肾病患者及多种影响蛋白质代谢的疾病中，应用糖皮质激素类药物治疗（尤其是长期治疗）时，须合用蛋白质同化类激素。

（3）脂质代谢：短期使用对脂质代谢无明显影响。长期大剂量使用可升高血浆胆固醇，激活四肢皮下的脂酶，促使皮下脂肪分解，并重新分布在面部、上胸部、颈背部、腹部和臀部，表现为满月脸、水牛背，形成向心性肥胖。

（4）水和电解质代谢：糖皮质激素也有一定盐皮质激素样作用，但较弱。此外，还可增加肾小球滤过率并拮抗 ADH，减少肾小管对水的重吸收，产生利尿作用。长期用药所致骨质脱钙可能与减少小肠对钙的吸收和抑制肾小管对钙的重吸收、促进尿钙排泄有关。

2. 允许作用 糖皮质激素对有些组织细胞虽无直接活性，但可为其他激素发挥作用创造有利条件，称为允许作用（permissive action）。例如，糖皮质激素可增强儿茶酚胺的血管收缩作用及胰高血糖素的血糖升高作用等。

3. 抗炎作用 糖皮质激素抗炎作用强大，对多种原因所致的炎症反应均有效，如细菌、病毒所致感染性炎症和物理性（烧伤、创伤）、化学性（酸、碱）、免疫性及无菌性（缺血性组织损伤）等非感染性炎症。在炎症初期，糖皮质激素能降低毛细血管的通透性，抑制白细胞的浸润及吞噬反应，减少各种炎症因子释放，减少渗出，减轻水肿，从而缓解红、肿、热、痛等症状。在炎症后期，糖皮质激素通过抑制毛细血管和成纤维细胞的增殖，抑制胶原蛋白合成和肉芽组织的增生，防止粘连及瘢痕形成，减轻后遗症。但糖皮质激素抗炎不抗菌，且炎症反应是机体的一种防御性反应，炎症后期更是组织修复的重要过程，若使用不当可致感染扩散、创面愈合延迟。因此糖皮质激素在治疗感染性疾病时，必须联合使用足量有效的抗菌药。

糖皮质激素抗炎作用的基本机制是基因效应。糖皮质激素作为一种脂溶性分子，易通过细胞膜进入细胞，与细胞质内的糖皮质激素受体（glucocorticoid receptor，GR）结合。GR 有 GRα 和 GRβ 两种亚型，GRα 与激素结合后产生经典的激素效应，GRβ 不具备与激素结合的能力，作为 GRα 拮抗体而起作用。未活化的 GRα 在细胞质内与热休克蛋白 90（heat shock protein 90，HSP90）等结合形成复合体。糖皮质激素与 GRα-HSP90 复合体结合后，HSP90 等与 GRα 分离，随之激素–受体复合体易位进入细胞核，与特异性 DNA 靶基因的启动子序列的糖皮质激素反应成分（glucocorticoid response element，GRE）或负性糖皮质激素反应成分（nagative glucocorticoid response element，nGRE）结合，影响基因转录，改变介质相关蛋白的水平，进而对炎症细胞和分子产生影响而发挥抗炎作用（图 32-3、图 32-4）。具体表现为如下几点。

（1）诱导炎症抑制蛋白（如脂皮素 -1）生成和抑制某些靶酶（如诱导型 NO 合酶和环加氧酶 2）的表达，阻断相关炎性介质的产生，发挥抗炎作用。

（2）抑制细胞因子（如 TNFα、IL-1、IL-2、IL-6、IL-8）的产生和黏附分子（如 E- 选择素和 ICAM-1）的表达，并影响它们的生物活性。

（3）对炎症细胞凋亡的影响：GR 介导基因转录变化，激活半胱天冬酶（caspase）和特异性核酸内切酶而致细胞凋亡。这种作用可被 GR 拮抗剂 RU486 阻断，提示凋亡具有 GR 依赖性。

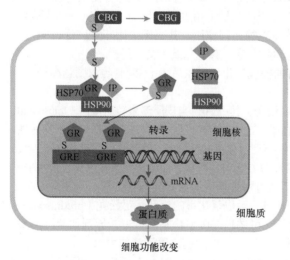

图 32-3 糖皮质激素抗炎作用机制（基因效应）

CBG：皮质激素转运蛋白；S：糖皮质激素；GR：糖皮质激素受体；
IP：抑制性蛋白；GRE：糖皮质激素反应成分

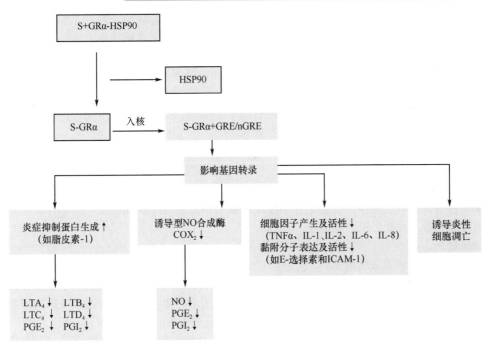

图 32-4　糖皮质激素抗炎作用机制及对基因转录的影响（基因效应）

S：糖皮质激素；GR：糖皮质激素受体；GRE：糖皮质激素反应成分

4. 免疫抑制及抗过敏作用

（1）免疫抑制作用：糖皮质激素对免疫系统有多方面抑制作用，小剂量糖皮质激素主要抑制细胞免疫；大剂量则能干扰体液免疫。但糖皮质激素对免疫系统的作用存在动物种属差异。小鼠、大鼠、家兔等较敏感，可缩小胸腺、减少脾脏淋巴结、溶解血中淋巴细胞；而豚鼠、猴和人的敏感性较差。糖皮质激素对正常人淋巴细胞无溶解作用，亦不会导致免疫球蛋白合成或补体代谢明显下降，更不会抑制特异性抗体的合成。但糖皮质激素能干扰淋巴组织在抗原作用下的分裂和增殖，阻断致敏 T 淋巴细胞所诱发的单核细胞和巨噬细胞的聚集等，从而抑制组织器官的移植排异反应和皮肤迟发性变态反应。对于自身免疫性疾病也能发挥一定的近期疗效。

目前认为糖皮质激素抑制免疫系统有多种机制：①诱导淋巴细胞 DNA 降解；②影响淋巴细胞的物质代谢；③诱导淋巴细胞凋亡；④抑制核转录因子 NF-κB 活性。

（2）抗过敏作用：在免疫过程中，由于抗原 - 抗体反应引起肥大细胞脱颗粒而释放组胺、5-HT、过敏性慢反应物质、缓激肽等，从而引起一系列变态反应症状。糖皮质激素能减少上述致敏介质的释放，抑制变态反应产生的病理变化，如充血、水肿、渗出、皮疹等，减轻过敏性疾病的症状。

5. 抗休克作用　常用于严重休克，特别是感染中毒性休克的治疗。大剂量糖皮质激素抗休克作用机制与下列因素有关：①扩张痉挛收缩的血管和兴奋心脏、加强心脏收缩力；②抑制某些炎性因子的产生，减轻全身炎症反应综合征及组织损伤，使微循环血流动力学恢复正常，改善休克状态；③稳定溶酶体膜，减少心肌抑制因子（myocardial depressant factor，MDF）的释放，有助于中止或延缓休克的发展；④提高机体对细菌内毒素的耐受力。但对外毒素则无防御作用。

6. 其他作用

（1）退热作用：用于严重的中毒性感染，具有迅速而良好的退热作用。其机制可能与其降低体温调节中枢对致热原的敏感性、稳定溶酶体膜、减少内源性热源的释放有关。

（2）血液及造血系统：糖皮质激素能刺激骨髓造血功能，使红细胞和血红蛋白含量增加；大剂量可使血小板增多，提高纤维蛋白原浓度，缩短凝血酶原时间；刺激骨髓的中性粒细胞释放入血，使中性粒细胞数增多，但降低其游走、吞噬、消化及糖酵解等功能，减弱对炎症区的浸润与吞噬活动。糖皮质激素可减少血中淋巴细胞，但存在明显的动物种属差异。对皮质激素敏感的动物，淋巴细胞数量减少主要由于细胞的溶解和死亡；而在不敏感的种属，则与血液中淋巴细胞向其他组织（如骨髓）分布有关。临床上可见，在肾上腺皮质功能减退者，淋巴细胞增殖，淋巴组织增生；而在肾上腺皮质功能亢进者，淋巴细胞减少，淋巴组织萎缩。

（3）中枢神经系统：氢化可的松可减少脑中 γ- 氨基丁酸浓度，提高中枢神经系统的兴奋性。有些患者长期大量应用或对药物的敏感性高，即使很小剂量亦可引起欣快、激动、失眠等，偶可诱发精神失常；能降低大脑的电兴奋阈，促使癫痫发作，故精神病患者和癫痫患者宜慎用。大剂量应用能致儿童惊厥。

（4）骨骼：长期大量应用糖皮质激素类药物时可出现骨质疏松，特别是椎骨，故可有腰背痛，甚至发生压缩性骨折、鱼骨样及楔形畸形。其机制可能是糖皮质激素抑制成骨细胞的活力、减少骨中胶原的合成、促进胶原和骨基质的分解，使骨盐不易沉积，骨质形成发生障碍。此外，大量糖皮质激素还可促进钙从尿中排出，使骨盐进一步减少。

（5）消化系统：糖皮质激素能使胃酸和胃蛋白酶分泌增多，提高食欲，促进消化，但大剂量应用可诱发或加重胃及十二指肠溃疡。

（6）心血管系统：糖皮质激素可增强血管对其他活性物质的反应性。在实验系统中，糖皮质激素可增加血管壁肾上腺素受体的表达。在糖皮质激素分泌过多的库欣综合征和小部分应用人工合成糖皮质激素的患者，可能出现高血压。

【临床应用】

1. 严重感染或预防炎症后遗症

（1）严重急性感染：主要用于中毒性感染或同时伴有休克者，如中毒性菌痢、暴发型流行性脑膜炎、猩红热及败血症等，但要求同时应用足量有效的抗菌药物，且糖皮质激素仅作为辅助治疗。因其能增加机体对有害刺激的耐受性，减轻中毒反应，有利于争取时间，进行抢救。

目前缺乏有效抗病毒药物，因此，病毒性感染一般不用糖皮质激素，因其降低机体的防御能力反使感染扩散、加剧。但对严重传染性肝炎、流行性腮腺炎、麻疹和乙型脑炎等也有缓解症状的作用。

对多种结核病的急性期，尤其是以渗出为主的结核病，如结核性脑膜炎、胸膜炎、心包炎、腹膜炎等，在早期应用抗结核药的同时辅以短程糖皮质激素，可迅速退热，减轻炎症渗出，使积液消退，减少愈合过程中发生的纤维增生及粘连，但宜小剂量使用，一般为常规剂量的 1/2 ~ 2/3。目前认为，在有效抗结核药物的作用下，糖皮质激素的治疗并不引起结核病灶的恶化。

（2）治疗炎症及防止某些炎的后遗症：机体重要器官或部位的炎症，如风湿性心瓣膜炎、脑炎、心包炎、损伤性关节炎、睾丸炎及烧伤后瘢痕挛缩等，因炎症损害或恢复时产生粘连和瘢痕将引起严重功能障碍。早期应用糖皮质激素可减少炎性渗出，减轻愈合过程中纤维组织过度增生及粘连，防止后遗症的发生。对眼科疾病，如虹膜炎、角膜炎、视网膜炎和视神经炎等非特异性眼炎，应用后也可迅速消炎镇痛，防止角膜混浊和瘢痕粘连的发生。但有角膜溃疡者禁用。

2. 自身免疫性疾病、过敏性疾病及器官移植排斥反应

（1）自身免疫性疾病：对于多发性皮肌炎，糖皮质激素为首选药。对于严重风湿热（累及心脏时）、风湿性心肌炎、风湿性关节炎及类风湿关节炎、系统性红斑狼疮、自身免疫性贫血和肾病综合征等，应用糖皮质激素后可缓解症状。但一般采用综合疗法，不宜单用，以免引起不良反应。

（2）过敏性疾病：如荨麻疹、血管神经性水肿、哮喘和过敏性休克等。此类疾病一般发作快，消失也快，治疗主要应用肾上腺素受体激动药和抗组胺药物。对严重病例或其他药物无效时，可应用糖皮质激素辅助治疗，目的是抑制抗原–抗体反应所引起的组织损害和炎症过程。近年来，吸入型糖皮质激素已作为治疗哮喘的一线用药，与吸入型长效 β_2 受体激动剂合用，副作用较少。

（3）器官移植排斥反应：糖皮质激素可预防异体器官移植术后的免疫排斥反应。一般术前 1 ~ 2日开始口服泼尼松，每日 100mg，术后第一周改为每日 60mg，以后逐渐减量。若已发生排斥反应，需应用大剂量氢化可的松静脉滴注，排斥反应控制后再逐步减少剂量至最小维持量，并改为口服。若与环孢素等免疫抑制剂合用，疗效更好，并可减少两药的剂量。

3. 抗休克治疗　糖皮质激素可用于多种类型的休克。对于感染中毒性休克，在应用有效抗菌药物治疗下，可尽早、短时间、突击使用大剂量糖皮质激素。24min 应给予相当于 1 ~ 2g 氢化可的松的量或更多，用药 1 ~ 2 日，最多不超过 3 日，待微循环改善、脱离休克状态时停用，且尽可能在抗菌药物之后使用，停药则在撤去抗菌药物之前。对于过敏性休克，糖皮质激素为次选药，可与首选药肾上腺素合用。对于病情较重或发展较快者，可同时静脉滴注氢化可的松 200 ~ 400mg（稀释于 5% ~ 10% 葡萄糖液 100 ~ 200ml 中），以后视病情决定用量，好转后逐渐减量。对低血容量性休克，在补液、补电解质或输血后效果不佳者，可合用超大剂量的糖皮质激素。

4. 血液病　糖皮质激素多用于治疗儿童急性淋巴细胞性白血病，现多采取与抗肿瘤药物联合的多药并用方案；此外，还可用于再生障碍性贫血、粒细胞减少症、血小板减少症和过敏性紫癜等的治疗。停药后易复发。

5. 局部应用 对常见皮肤病如湿疹、肛门瘙痒、接触性皮炎、牛皮癣等均有较好疗效。常采用氢化可的松、泼尼松龙或氟轻松等软膏、霜剂或洗剂局部给药；当肌肉韧带或关节劳损时，可将氢化可的松或泼尼松龙混悬液加入1%普鲁卡因注射液，肌内注射，也可注入韧带压痛点或关节腔内以消炎镇痛。

6. 糖皮质激素替代疗法（glucocorticoid replacement therapy） 用于急、慢性肾上腺皮质功能不全者，脑垂体前叶功能减退及肾上腺次全切除术后，皮质激素分泌不足的患者。

【不良反应】

1. 长期大剂量应用引起的不良反应

（1）医源性肾上腺皮质功能亢进：又称类肾上腺皮质功能亢进综合征，是因长期应用过量糖皮质激素致脂质代谢和水盐代谢紊乱的结果。表现为满月脸、水牛背、皮肤变薄、水肿、多毛、痤疮、低血钾、高血压、高血脂、糖尿病等，即向心性肥胖或库欣综合征（图32-5）。停药后症状可自行消退。必要时加用抗高血压药、抗糖尿病药治疗，并采取低盐、低糖、高蛋白饮食及加用氯化钾等措施。

（2）诱发或加重感染：糖皮质激素可降低机体的防御功能，长期应用易诱发感染或使潜在的感染病灶扩散。尤其是原有疾病已使抵抗力降低的白血病、再生障碍性贫血、肾病综合征等患者更易发生。还可使原来静止的结核病灶扩散恶化，故肺结核、腹膜结核、淋巴结核、脑膜结核等应合用抗结核药。无有效药物控制的感染如病毒感染，应慎用或禁用。

（3）消化系统并发症：糖皮质激素刺激胃酸、胃蛋白酶的分泌并抑制胃黏液分泌，降低胃肠黏膜的抵抗力，可诱发或加剧胃、十二指肠溃疡，甚至造成消化道出血或穿孔。对少数患者可诱发胰腺炎或脂肪肝。

（4）心血管系统并发症：长期应用糖皮质激素，由于钠、水潴留和血脂升高，可引起高血压和动脉粥样硬化。

（5）骨质疏松、肌肉萎缩、伤口愈合迟缓等：与糖皮质激素促蛋白质分解、抑制其合成及增加钙、磷排泄有关。骨质疏松多见于儿童、绝经妇女和老人，严重者可产生自发性骨折。

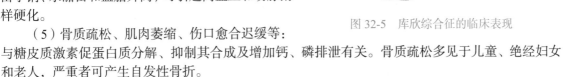

一定程度的颅内高压
白内障
水牛背
满月脸，面颊红色
皮肤变薄
腹部脂肪堆积
股骨头缺血性坏死
易受感染
四肢肌肉萎缩
伤愈迟缓
还包括高血压、骨质疏松、负氮平衡、食欲增加

图32-5 库欣综合征的临床表现

（6）糖尿病：糖皮质激素可促进糖原异生，降低组织对葡萄糖的利用，抑制肾小管对葡萄糖的重吸收作用，因而长期应用超生理剂量糖皮质激素者将引起糖代谢紊乱，约半数患者出现糖耐量受损或糖尿病（类固醇糖尿病）。这类糖尿病对降糖药敏感性较差，所以应在控制原发病的基础上尽量减少糖皮质激素的用量，最好停药。如不能停药，应酌情给予口服降糖药或注射胰岛素治疗。

（7）糖皮质激素性青光眼：多发生于对激素中、高反应的易感患者，可出现眼压升高，其临床表现与原发性开角型青光眼相似，应注意区别。因此，在使用糖皮质激素类药物时要定期检查眼压、眼底、视野。

（8）其他：有癫痫或精神病史者禁用或慎用。

2. 停药反应

（1）医源性肾上腺皮质功能不全：长期应用尤其是每日给药的患者，减量过快或突然停药，特别是当遇到感染、创伤、手术等严重应激情况时，可引起肾上腺皮质功能不全或肾上腺危象。因长期应用糖皮质激素，反馈性抑制垂体－肾上腺皮质轴，使肾上腺皮质萎缩，表现为恶心、呕吐、乏力、低血压和休克等，需及时抢救。防治方法：缓慢停药；停用激素后需连续应用ACTH 7日左右；在停药1年内如遇应激情况（如感染或手术等），应及时给予足量的糖皮质激素。

肾上腺皮质功能恢复时间与药物剂量、用药时间和个体差异有关。停用激素后，垂体分泌ACTH的功能一般需经3～5个月恢复；肾上腺皮质对ACTH起反应功能的恢复需6～9个月，甚至1～2年。

（2）反跳现象：长期应用糖皮质激素的患者对激素产生了依赖性或病情尚未完全控制，突然停药或减量过快而致原有症状复发或恶化。常需加大剂量再行治疗，待症状缓解后再缓慢减量、停药。

3. 糖皮质激素抵抗　指大剂量使用糖皮质激素治疗疗效很差或无效。此时盲目加大剂量和延长用药时间无效，且会引起严重的后果。

【禁忌证】　严重的精神病（过去或现在）和癫痫，活动性消化性溃疡，新近胃肠吻合术，骨折，创伤修复期，角膜溃疡，肾上腺皮质功能亢进，严重高血压，糖尿病，妊娠，抗菌药物不能控制的感染（如水痘、麻疹、霉菌感染）等。但禁忌证和适应证并存时应全面分析，权衡利弊，慎重决定。对病情危急的适应证，虽有禁忌证存在，仍可考虑使用，待危急情况缓解后，尽早停药或减量。

【用法与疗程】

1. 大剂量冲击疗法　适用于急性、重度、危及生命的疾病的抢救，常用氢化可的松静脉给药，首剂 200～300mg，一日可超过 1g，以后逐渐减量，疗程 3～5 日。大剂量应用宜并用氢氧化铝凝胶等以防止急性消化道出血。

2. 一般剂量长期疗法　多用于结缔组织病和肾病综合征等。常用泼尼松口服，开始每日 10～30mg，一日 3 次，获得临床疗效后逐渐减量，每 3～5 日减量一次，每次按 20% 左右递减，直到最小有效维持量。维持量应较生理分泌的皮质激素量稍高。维持量给药法有以下两种方式。①每日晨给药法：将一日的用药总量于每晨 7：00～8：00 一次给予，常用短效糖皮质激素如氢化可的松。②隔日晨给药法：将两日用药总量每隔 1 日早晨 7：00～8：00 一次给予，常用中效糖皮质激素，如泼尼松、泼尼松龙。一般不用长效糖皮质激素，以免引起对下丘脑－垂体－肾上腺轴的抑制。

3. 小剂量替代疗法　适用于急、慢性肾上腺皮质功能不全症（包括肾上腺危象、艾迪生病）、脑垂体前叶（腺垂体）功能减退及肾上腺次全切除术后。一般给予维持量，可的松每日 12.5～25mg 或氢化可的松每日 10～20mg，与盐皮质激素交替应用。

长期应用糖皮质激素治疗过程中，如发生下列情况之一者应停药。①维持量已减至正常基础需要量：如泼尼松每日 5～7.5mg，经过长期观察，病情已稳定不再活动患者。②治疗效果差，不宜再用糖皮质激素，应改用其他药物。③因严重副作用或并发症，难以继续用药者。

第二节　盐皮质激素类药物

盐皮质激素对维持机体正常水、电解质代谢起重要作用，主要有醛固酮和去氧皮质酮。

醛固酮主要作用为保钠排钾。去氧皮质酮与糖皮质激素如氢化可的松合用作为临床替代疗法，治疗慢性肾上腺皮质功能减退症，以纠正患者失钠、失水和钾潴留等，恢复水和电解质平衡。在替代治疗中，有人单用糖皮质激素即可见效，较重的患者或单用糖皮质激素无效的患者可加用去氧皮质酮治疗。替代疗法的同时，每日需补充食盐 6～10g。

第三节　促皮质素及皮质激素抑制药

一、促皮质素

促皮质素（adrenocorticotropic hormone，ACTH）由垂体前叶合成分泌，其合成和分泌受下丘脑促皮质素释放激素（corticotropin releasing hormone，CRH）调节，对维持机体肾上腺正常形态和功能具有重要作用。在生理情况下，下丘脑、垂体和肾上腺三者处于相对的动态平衡，ACTH 缺乏将引起肾上腺皮质萎缩、分泌功能减退。

ACTH 口服后在胃内被胃蛋白酶破坏而失效，只能注射应用。血浆 $t_{1/2}$ 为 10～15min。其主要作用是促进糖皮质激素分泌，但必须在皮质功能完好时方能发挥治疗作用。一般在 ACTH 给药后 2h，肾上腺皮质才开始分泌氢化可的松。临床上利用此作用判断脑垂体前叶－肾上腺皮质功能水平状态及长期使用糖皮质激素停药前后的皮质功能水平，以防止因停药而发生皮质功能不全。ACTH 制剂多从牛、猪、羊的垂体中提取，变态反应发生率高。人工合成的 ACTH 仅有 24 个氨基酸残基，免疫原性相对较低，变态反应发生率低。

二、皮质激素抑制药

盐皮质激素抑制药，如抗醛固酮药中的螺内酯等。皮质激素抑制药可代替外科肾上腺皮质切除术，临床常用的有米托坦和美替拉酮等。

米　托　坦

米托坦（mitotane）又称双氯苯二氯乙烷，为杀虫剂滴滴涕（DDT）类化合物。能相对选择性地作用于肾上腺皮质细胞，对肾上腺皮质的正常细胞或瘤细胞都有损伤作用，尤其是选择性地作用于肾上腺皮质束状带及网状带细胞，使其萎缩、坏死。用药后血、尿中氢化可的松及其代谢物迅速减少。但不影响球状带，故醛固酮分泌不受影响。

口服约有 40% 被吸收，分布于全身各部位，但脂肪是其主要储藏器官，占给药量 25% 的代谢产物经尿排出，口服量的 60% 以原形药由粪中排出。停止给药后 6 ～ 9 周，血浆中仍能测到微量米托坦。

临床主要用于无法切除的皮质癌、切除复发癌及皮质癌术后辅助治疗。

可有消化道不适、中枢抑制及运动失调等不良反应，减小剂量这些症状可消失。若由于严重肾上腺功能不全而出现休克或严重创伤时，可给予肾上腺皮质类固醇类药物。

美　替　拉　酮

美替拉酮（metyrapone）又称甲吡酮，能抑制 11β- 羟化反应，干扰 11- 去氧皮质酮转化为皮质酮，抑制 11- 去氧氢化可的松转化为氢化可的松而降低其血浆水平；又能反馈性地促进 ACTH 分泌，导致 11- 去氧皮质酮和 11- 去氧氢化可的松代偿性增加，故尿中 17- 羟类固醇排泄也相应增加。

临床用于治疗肾上腺皮质肿瘤和产生 ACTH 的肿瘤所引起的氢化可的松过多症和皮质癌，还可用于垂体释放 ACTH 功能试验。

不良反应少而轻，可有眩晕、消化道反应等。

氨　鲁　米　特

氨鲁米特（aminoglutethimide）又称氨基苯哌啶酮，能抑制胆固醇转变成 20α- 羟胆固醇，阻断类胆固醇生物合成的第一步反应，从而抑制氢化可的松和醛固酮的合成。

临床主要与美替拉酮合用，治疗由垂体所致 ACTH 过度分泌诱发的库欣综合征。为了防止肾上腺功能不足，可给予生理剂量的氢化可的松。

酮　康　唑

酮康唑（ketoconazole）是一种抗真菌药，能阻断真菌类固醇合成。但哺乳类动物组织对其敏感性远较真菌低，因此它对人体类固醇合成的抑制作用仅在高剂量时才会出现。目前，酮康唑主要用于治疗库欣综合征和前列腺癌。

案例 32-1 分析讨论
　1.此病例中糖皮质激素使用对患者带来的影响有以下两方面。
　（1）治疗作用：治疗过敏性疾病（支气管哮喘），抗过敏作用和抗炎性平喘药。
　（2）不良反应：①医源性肾上腺皮质功能亢进，因长期应用过量糖皮质激素致脂质代谢和水盐代谢紊乱。包括满月脸、多毛、尿常规有微量蛋白、腹部或臀部及大腿有紫纹、高血压、高血糖、体重增加迅速等。②对心血管系统的影响，出现高血压。③诱发感染，脏器满布大小不等的脓肿，脓肿内菌培养为白色念珠菌感染。④肾上腺皮质萎缩。
　2.临床中正确使用糖皮质激素：①严格掌握适应证和禁忌证；②根据病情采用合适的用法和疗程，如大剂量冲击疗法、小剂量替代疗法、一般剂量长期疗法；③想办法减轻激素使用后的不良反应，如补钙、控制饮食和体重、避免感冒等；④避免减量过快或骤然停药，否则会导致停药反应。

（鄢友娥）

第三十三章　甲状腺激素及抗甲状腺药

案例 33-1

　　患者，女，30 岁，4 个月前因工作劳累后出现心悸、消瘦，怕热，易怒，饮水时容易出现呛咳，进食时有吞咽困难，伴有颈部增粗，入院。查体：体温 37.1℃，气管向左偏移，双侧甲状腺Ⅲ度弥漫性肿大，甲状腺听诊可闻及血管杂音，心率 116 次 / 分，血压 132/70mmHg。辅助检查：血清游离甲状腺素（FT$_4$）98.5pmol/L（升高），血清游离三碘甲状腺原氨酸（FT$_3$）21.9pmol/L（升高），促甲状腺激素（TSH）＜ 0.01mU/L（降低），促甲状腺素受体抗体（TRAb）阳性。心电图：窦性心动过速。甲状腺超声：甲状腺弥漫性肿大，血流丰富，呈现"火海征"。甲状腺摄碘率 2h为 50.6%，6h 为 78.2%，24h 为 60%。

问题：

　　1. 患者的可能诊断是什么？

　　2. 根据你的诊断，请初步拟定该患者治疗方案。

　　甲状腺是人体最大的内分泌腺体，甲状腺的主要功能是合成甲状腺激素，它是维持机体正常代谢、促进生长发育所必需的激素，包括甲状腺素（thyroxine，T$_4$）和三碘甲状腺原氨酸（3,5,3'-triiodothyronine，T$_3$）。正常人每日释放 T$_4$ 为 70 ～ 90μg，T$_3$ 为 15 ～ 30μg。甲状腺激素分泌过多或过少均可引起疾病。分泌过多会导致甲状腺功能亢进症（hyperthyroidism，甲亢），可用抗甲状腺药物或手术治疗；分泌过少会引起呆小病、黏液性水肿等甲状腺功能减退症（hypothyroidism，甲减），可用甲状腺激素类药物治疗；分泌过少会引起甲状腺功能减退症（hypothyroidism，甲减），可补充甲状腺激素治疗。

第一节　甲状腺激素

一、构效关系

　　甲状腺激素为碘化酪氨酸的衍生物，T$_3$、T$_4$ 均含有无机碘，其结构如图 33-1 所示：两个苯环相互垂直，环Ⅰ具有羧基的侧链和环Ⅱ的酚羟基是维持活性的基本结构。环Ⅰ 3 位和 5 位的碘参与受体结合；环Ⅱ 5′ 位上的碘则妨碍和受体结合，使活性降低。在外周组织中环Ⅱ 5′ 位上的碘经脱碘反应，使 T$_4$ 脱碘生成活性更强的 T$_3$；环Ⅰ 5 位脱碘生成无活性的反向 T$_3$（reverse T$_3$，rT$_3$）。阐明其构效关系，有利于竞争性抑制物的研究。

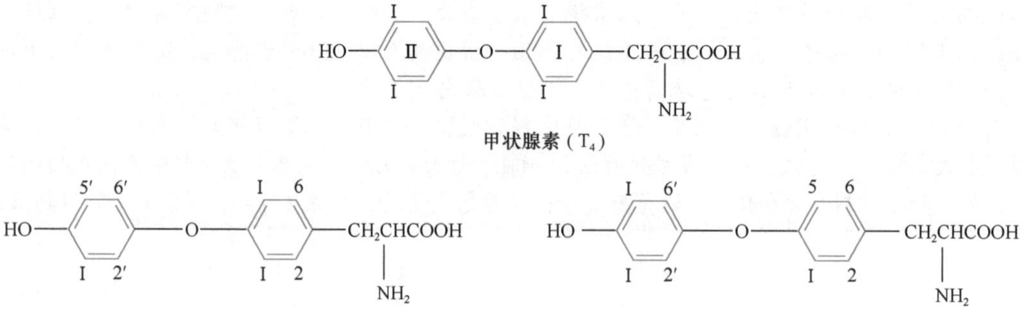

甲状腺素（T$_4$）

三碘甲状腺原氨酸（T$_3$）　　　　　　反式三碘甲状腺原氨酸（rT$_3$）

图 33-1　甲状腺激素及其代谢产物的结构

二、甲状腺激素的合成、储存、释放和调节

1.合成

　　（1）摄碘：当含有碘化物（I⁻）的血液流经甲状腺时，在甲状腺腺泡细胞膜上的碘泵作用下，I⁻被迅速主动摄入并浓缩于细胞内；碘化物的浓度正常时为血浆中浓度的 25 倍，甲亢时可达 250 倍，

故摄碘率是评价甲状腺功能的指标之一。

（2）碘的氧化及酪氨酸碘化：碘化物在过氧化物酶作用下被氧化成活性碘（I⁺）。活性碘与甲状腺球蛋白（thyroglobulin，TG）中的酪氨酸残基结合，生成一碘酪氨酸（monoiodotyrosine，MIT）和二碘酪氨酸（diiodotyrosine，DIT）。

（3）耦联：在过氧化物酶催化下，两分子的 DIT 缩合生成 T_4，一分子 DIT 和一分子 MIT 缩合成 T_3。T_4 和 T_3 的比例取决于碘的供应情况，正常时 T_4 较多，缺碘时则 T_3 所占比例增大，这样可以更有效地利用碘，使甲状腺激素活性维持平衡。

2. 储存　合成的 T_4 和 T_3 存在于 TG 分子上，储存在腺泡腔内胶质中，待需要时释放入血。

3. 释放　在蛋白水解酶作用下，TG 分解并释放出 T_4、T_3 进入血液。其中 T_4 约占分泌总量的 90% 以上，在外周组织脱碘酶作用下，约 36%T_4 转为 T_3，T_3 的生物活性比 T_4 强约 5 倍。

4. 调节　垂体分泌的 TSH 促进甲状腺激素的合成和释放，而 TSH 的分泌又受下丘脑分泌的促甲状腺激素释放激素（thyrotropin-releasing hormone，TRH）的调节。应激状态或某些疾病均通过 TRH 影响甲状腺功能；血中的 T_4 和 T_3 浓度对 TSH 和 TRH 的释放都有负反馈调节作用（图 33-2）。

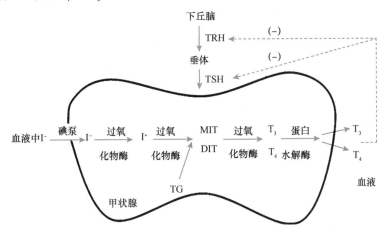

图 33-2　甲状腺激素的合成、储存、释放和调节示意图

【体内过程】　口服易吸收，T_4 生物利用度为 50%～70%，其吸收率因肠内容物的影响不恒定；T_3 生物利用度为 90%～95%。严重黏液性水肿时口服吸收不良，须肠外给药。T_4、T_3 血浆蛋白结合率均在 99% 以上，但 T_3 与血浆蛋白的亲和力低于 T_4，其游离量可为 T_4 的 10 倍。T_3 作用快而强，维持时间短，$t_{1/2}$ 为 2 日；T_4 则作用弱而慢，维持时间较长，$t_{1/2}$ 为 5 日。因两者 $t_{1/2}$ 均超过 1 日，故每日只需用药 1 次。甲状腺激素主要在肝、肾线粒体内脱碘，并与葡糖醛酸或硫酸结合而经肾排泄。可通过胎盘和进入乳汁，故妊娠期妇女和哺乳期妇女慎用。

【药理作用】

1. 维持正常生长发育　T_3 和 T_4 能促进蛋白质合成及骨骼、中枢神经系统的生长发育。在脑发育期间，缺碘、母体先天性缺陷或用抗甲状腺药而致甲状腺功能不足，可影响神经元轴突、树突及神经髓鞘的形成，影响骨化中心发育，产生智力低下、身材矮小的呆小病（克汀病）。T_3 和 T_4 还影响胎肺发育，新生儿呼吸窘迫综合征常与 T_3、T_4 不足有关。成年人甲减时则引起黏液性水肿，表现为中枢神经兴奋性降低、记忆力减退、非凹陷性水肿等。

2. 促进代谢和产热　能促进物质氧化，增加耗氧，提高基础代谢率，使产热增多。甲亢时有怕热、多汗等症状。成人甲减时有畏寒、其他代谢活动降低，严重时出现黏液性水肿。

3. 提高交感 – 肾上腺系统活性　甲状腺激素过多时，可使肾上腺素受体数目增多，所以甲亢时患者对儿茶酚胺的敏感性增加，出现神经过敏、急躁、震颤、心率加快、心排血量增加及血压增高等现象。

【作用机制】　甲状腺激素的作用机制与甲状腺激素受体有关。T_3、T_4 既可与膜上受体结合，也可被动转运入胞内，与细胞质结合蛋白（cytosol binding protein，CBP）结合并与游离的 T_3、T_4 形成动态平衡。甲状腺激素的作用主要是通过其胞核受体介导，核受体对 T_3 的亲和力比 T_4 大 10 倍，T_3 占此受体结合激素的 85%～90%，故此种受体又称为 T_3 受体。甲状腺激素通过调控由细胞核内 T_3 受体所介导的基因表达，增加某些 mRNA 和蛋白质合成而发挥作用。此外，甲状腺激素还有"非基因作用"，通过核糖体、线粒体和细胞膜上的受体结合，影响转录后的过程、能量代谢及膜的转运功能，增加葡萄糖、氨基酸等摄入细胞内的数量，导致多种酶和细胞活性加强。

【临床应用】

1. 呆小病 该病始于胎儿或新生儿，如尽早诊治，发育仍可正常。若治疗过晚，则智力仍然低下。治疗应从小剂量开始，逐渐增加剂量，有效者应终身治疗，并随时调整剂量。

2. 黏液性水肿 一般服用甲状腺素片，治疗应从小剂量开始，逐渐增至足量，2～3 周后如基础代谢率恢复正常，可逐渐减为维持量。儿童和青年可迅速采用足量，老年及心血管疾病患者增量宜缓慢，以防过量诱发或加重心脏病变；垂体功能低下者宜先用糖皮质激素，再用甲状腺激素，以防发生急性肾上腺皮质功能不全。黏液性水肿昏迷者必须立即静脉注射大量 T_3，直至清醒后改为口服，同时给予足量氢化可的松。如无静脉注射剂，也可用 T_3 片剂研碎后加水鼻饲。

3. 单纯性甲状腺肿 其治疗取决于病因。由缺碘所致者应补碘，未发现明显原因者可给予适量甲状腺激素，以补充内源性激素的不足，并可抑制 TSH 过多分泌，以缓解腺体代偿性增生肥厚。结节若不消失，须进行手术。

4. T_3 抑制试验 传统对摄碘率高者作鉴别诊断用，目前已较少使用。服用 T_3 后摄碘率比用药前对照值下降 50% 以上者为单纯性甲状腺肿，摄碘率下降小于 50% 为甲亢。

【不良反应】 多见于甲状腺激素过量。轻者常出现心悸、手震颤、多汗、体重减轻、失眠等甲亢症状。重者出现腹泻、呕吐、发热、脉搏快而不规则，甚至有心绞痛、心力衰竭、肌肉震颤或痉挛。一旦出现上述现象应立即停药，用 β 受体拮抗药对抗，停药 1 周后再从小剂量开始应用。

第二节 抗甲状腺药

治疗甲亢的药物统称抗甲状腺药。临床常用的抗甲状腺药（antithyroid drug）包括硫脲类（thioureas）、碘和碘化物、放射性碘和 β 受体拮抗药。

一、硫 脲 类

硫脲类为临床常用的抗甲状腺药。可分为以下两类：①硫氧嘧啶类，包括甲硫氧嘧啶（methylthiouracil，MTU）和丙硫氧嘧啶（propylthiouracil，PTU）。②咪唑类，包括甲巯咪唑（thiamazole，他巴唑，tapazole）和卡比马唑（carbimazole，甲亢平）。

【体内过程】 硫脲类口服吸收迅速，20～30min 开始出现于血中，2h 达高峰。开始剂量为 300～450mg/d，维持量为 50～100mg/d。生物利用度为 80%，血浆蛋白结合率为 75%，分布于全身组织，以甲状腺浓集较多，亦能通过胎盘，妊娠期妇女慎用或禁用；乳汁浓度也高，服用本类药物的妇女不应哺乳。主要在肝脏代谢，约 60% 在此被破坏，部分结合葡糖醛酸后排出，$t_{1/2}$ 为 2h。

咪唑类的卡比马唑为甲巯咪唑的衍生物，在体内转化成甲巯咪唑而发挥作用。甲巯咪唑的血浆 $t_{1/2}$ 为 6～13h，在甲状腺组织中药物浓度可维持 16～24h，其疗效与甲状腺内药物浓度呈正相关有关。每日 1 次和每日 3 次均可产生较好疗效，维持量为 5～10mg/d。

【药理作用】

1. 抑制甲状腺激素的合成 硫脲类通过抑制甲状腺过氧化物酶，使进入甲状腺内的碘离子不能被氧化，进而阻止酪氨酸的碘化及碘化酪氨酸的耦联，抑制甲状腺激素的生物合成。硫脲类对过氧化物酶没有直接抑制作用，而是作为过氧化物酶的底物本身被氧化。硫脲类对已合成的甲状腺激素无效，须待体内已合成的激素被消耗到一定程度后才能生效。一般症状改善需 2～3 周，基础代谢率恢复正常需 1～2 个月。

2. 抑制外周组织 T_4 转化为 T_3 丙硫氧嘧啶能抑制外周组织 T_4 转化为 T_3，迅速控制血清中生物活性较强的 T_3 水平，故在重症甲亢、甲状腺危象时作为硫脲类中的首选药。

3. 免疫抑制作用 目前认为甲亢的发病与自身免疫异常有关。硫脲类能轻度抑制免疫球蛋白的生成，使血中甲状腺刺激性免疫球蛋白（thyroid stimulating immunoglobulin，TSI）含量下降，故对甲亢患者除能控制高代谢症状外，亦能起到一定的病因治疗。

【临床应用】

1. 甲亢的内科治疗 适用于轻症、不宜手术和 ^{131}I 治疗者。如儿童，青少年，术后复发及中、重度患者而年老体弱或兼有心、肝、肾或出血疾病等患者。开始应用给予大剂量，以最大程度抑制甲状腺激素合成，经 1～3 个月后症状可明显改善。当基础代谢率接近正常时，药量即可递减至维持量，疗程 1～2 年。当遇到应激情况时，应增加剂量。内科治疗能使 40%～70% 的患者不再复发。

2. 甲状腺术前准备　一般在术前应先服用硫脲类药物，使甲状腺功能恢复或接近正常，以减少甲状腺次全切除术患者在麻醉和手术后的并发症及甲状腺危象。由于硫脲类使 TSH 分泌增多，导致腺体增生、组织脆而充血，不利于手术，术前两周左右须加服大剂量碘剂以抑制 TSH 促进腺体增生的作用，利于手术进行。

3. 甲状腺危象的治疗　感染、外伤、手术、情绪激动等诱因可致大量甲状腺激素突然释放入血，使患者发生高热、虚脱、心力衰竭、肺水肿、谵妄、水和电解质紊乱等，严重时可致死亡，称为甲状腺危象。对此，除消除诱因、对症治疗外，主要给大剂量碘剂以抑制甲状腺激素释放，并在给予大剂量碘剂之前应用硫脲类（常选用丙硫氧嘧啶）阻止甲状腺激素合成和抑制外周组织 T_4 向 T_3 转换，剂量约为一般治疗剂量的 2 倍，时间不超过 1 周。

【不良反应】　3%～12% 的用药者发生不良反应。丙硫氧嘧啶和甲巯咪唑发生的不良反应较少。

1. 变态反应　最常见，皮肤瘙痒、药疹，少数伴有发热，应密切观察，一般不需停药也可消失。

2. 消化道反应　常见有厌食、呕吐、腹痛、腹泻等，也可有肝损伤，出现氨基转移酶升高和胆汁淤积。甲亢本身可以引起轻度的肝功能异常，需要注意与药物引起的肝损伤相鉴别。

3. 粒细胞缺乏症　最严重，发生率为 0.3%～0.6%。一般发生在治疗后的 2～3 个月内，老年人较易发生，应定期检查血常规。注意与甲亢本身引起的白细胞计数减少相区别，发生咽痛、发热等反应时应立即停药，可恢复正常。罕见血小板减少症。

4. 甲状腺肿及甲减　长期用药，可使血清甲状腺激素水平显著下降，反馈性增加 TSH 分泌而引起腺体代偿性增生、充血，重者可产生压迫症状。亦可发生甲减，及时发现并停药常可恢复。

【注意事项】　该类药物易通过胎盘和进入乳汁，妊娠期妇女慎用或不用，哺乳期妇女禁用；结节性甲状腺肿合并甲亢及甲状腺癌患者禁用。

【相互作用】　磺胺类、对氨基水杨酸、对氨基苯甲酸、保泰松、巴比妥类、酚妥拉明、磺酰脲类、维生素 B_{12} 等药物都能不同程度地抑制甲状腺功能，与硫脲类合用时，可增强其抗甲状腺作用。碘剂明显延长硫脲类起效时间，一般不应同用。

二、碘和碘化物

常用的碘和碘化物有碘化钾、碘化钠及复方碘溶液（aqueous iodine solution），后者又称卢戈氏碘溶液（Lugol's solution），含碘 5%、碘化钾 10%，均以碘化物的形式从胃肠道吸收，以无机碘形式存在于血液中，主要经甲状腺摄取。

【药理作用】　不同剂量的碘化物可对甲状腺功能产生不同的作用。

1. 小剂量　作为合成甲状腺激素的原料，可预防单纯性甲状腺肿。缺碘地区在食盐中按（1：100 000）～（1：10 000）的比例加入碘化钾或碘化钠，早期患者疗效显著。腺体太大已有压迫症状者应考虑手术治疗。

2. 大剂量　大剂量碘产生抗甲状腺作用，其机制有以下几条。①主要抑制甲状腺激素的释放：通过抑制谷胱甘肽还原酶减少还原型谷胱甘肽的含量，使 TG 对蛋白水解酶的敏感性下降，抑制 T_3、T_4 的释放。②拮抗 TSH 促进腺体增生和促进激素释放的作用。③减少甲状腺激素的合成：抑制甲状腺过氧化物酶，影响酪氨酸碘化和碘化酪氨酸耦联，减少 T_3、T_4 的合成。大剂量碘的抗甲状腺作用快而强，用药 1～2 日起效，10～15 日达最大效应。但腺泡细胞内碘离子浓度达一定程度时，细胞摄碘能力自动降低，细胞内碘离子浓度下降，从而失去抑制 T_3、T_4 合成的作用，因此，大剂量碘不能单独用于甲亢的内科治疗。

【临床应用】

1. 甲状腺术前准备　因大剂量碘能抑制 TSH 使腺体增生的作用，术前 2 周给予复方碘溶液能使腺体缩小变坚韧、减少血管、利于手术及减少出血。

2. 甲状腺危象治疗　碘化物与硫脲类药物配合服用可迅速控制甲状腺危象症状。一般将碘化物加到 10% 葡萄糖溶液中静脉滴注，也可服用复方碘溶液。其抗甲状腺作用发生迅速，并在 2 周内逐渐停服。

【不良反应】

1. 一般反应　常见于咽喉不适、口内金属味、呼吸道刺激、鼻窦炎和眼结膜炎症及唾液分泌增多、唾液腺肿大等，停药后可消退。

2. 变态反应　于用药后立即或几小时内发生，表现为发热、皮疹、皮炎、也可有血管神经性水肿，严重者有喉头水肿，可致窒息。一般停药可消退，加服食盐和增加饮水量可促进碘排泄，必要时采取抗过敏措施。

3. 诱发甲状腺功能紊乱　①长期或过量服用碘剂可能诱发甲亢，已经用硫脲类控制症状的甲亢患者也可因服用少量碘而复发。②碘剂也可能诱发甲减和甲状腺肿，原有甲状腺炎者不易发生。

【注意事项】　碘能进入乳汁和通过胎盘，可能引起新生儿和婴儿甲状腺功能异常或甲状腺肿，严重者压迫气管而致命，孕妇和哺乳期妇女慎用。

三、放射性碘

临床应用的放射性碘（radioiodine）是 ^{131}I，$t_{1/2}$ 为 8 天，用药后 1 个月放射即可消除 90%，56 天消除 99% 以上。

【药理作用】　甲状腺具有高度的摄碘能力，^{131}I 可被甲状腺摄取。^{131}I 主要产生 β 线（占 99%）和 γ 线（占 1%）。β 线在组织内射程仅约 2mm，辐射损伤只限于甲状腺内，很少波及周围其他组织；又因增生细胞较周围组织对辐射作用较敏感，故 ^{131}I 起到类似手术切除部分甲状腺的作用，具有简便、安全、疗效明显等优点。γ 线在体外测得，可用于甲状腺摄碘功能测定。

【临床应用】

1. 甲亢的治疗　^{131}I 适用于不宜手术或手术后复发及硫脲类无效或过敏者。^{131}I 作用缓慢，一般用药 1 个月见效，3～4 个月后甲状腺功能恢复正常。因个体对射线的敏感性有差异，故剂量不易准确掌握，通常按估计的甲状腺重量和最高摄碘率计算。儿童甲状腺组织对辐射效应较敏感，碘在卵巢组织浓度也较高，根据《中华人民共和国药典》（2015）规定，20 岁以下的患者、妊娠期或哺乳期妇女及肾功能不良者不宜用放射性碘治疗。此外，甲状腺危象、重症浸润性突眼症及甲状腺不能摄碘者也应禁用。

2. 甲状腺摄碘功能检查　口服 ^{131}I 后分别于 1h、3h 及 24h 测定甲状腺放射性，计算摄碘率。本方法现在主要用于甲状腺毒症病因的鉴别。

【不良反应】　剂量过大易致甲状腺功能减退，故应严格掌握剂量，密切观察有无不良反应，一旦发现甲状腺功能减退症状，可补充甲状腺激素对抗。^{131}I 是否有致癌和诱发白血病的作用尚待确定。

四、β 受体拮抗药

普萘洛尔等主要通过阻断 β 受体作用而改善甲亢所致的心率加快、心收缩力增强等交感神经活性增强的症状。普萘洛尔与氧烯洛尔还能抑制 5′- 脱碘酶，抑制 T$_4$ 转变为 T$_3$；阿替洛尔与美多洛尔则同时抑制 5′- 脱碘酶和 5- 脱碘酶，致 T$_3$ 和 rT$_3$ 生成都减少。

β 受体拮抗药不干扰硫脲类的抗甲状腺作用，且作用迅速，但单用时控制症状的作用有限，与硫脲类合用作用迅速而显著。临床上常选用无内在拟交感活性的药物，如普萘洛尔，也用于不宜用硫脲类、不宜手术及 ^{131}I 治疗的甲亢患者，以及甲状腺危象的辅助治疗，帮助患者度过危险期；大剂量 β 受体拮抗药用于甲亢术前准备，不会致腺体增大变脆，2 周后即可手术，常与硫脲类联合。

注意防止本类药物对心血管系统和气管平滑肌的不良反应。

第三节　促甲状腺激素与促甲状腺激素释放激素

促甲状腺激素（TSH）与促甲状腺激素释放激素（TRH）临床主要用于鉴别甲状腺功能。

1. TSH 试验　用于鉴别甲减患者的病变部位。每日肌内注射 TSH 两次，每次 10U，连用 3 日。分别测定注射前后甲状腺摄碘率或血浆蛋白结合碘。如果注射 TSH 后以上两项指标增高，说明病变在腺垂体；如不增高说明病变在甲状腺。

2. 提高甲状腺及其癌转移病灶的摄碘率　在用碘治疗毒性甲状腺肿或用放射性碘治疗甲状腺癌时作为辅助治疗，以提高碘剂或放射性碘的疗效。一般每日肌内注射 10U。

3. TRH 兴奋试验　是测定甲状腺功能和鉴别甲状腺疾病病变部位的可靠方法，也可用来监测甲状腺疾病的治疗效果。先测基础 TSH 值后，静脉注射 TRH 200～500μg，分别观察给药后 15min、30min、60min TSH 的变化。甲亢患者 TRH 兴奋试验反应减弱，可据此鉴别诊断隐匿型甲亢，若 TSH 增加，可排除甲亢。在甲减患者，如 TSH 对 TRH 呈高敏感性，即注射 TRH 后 TSH

升高，说明病变在甲状腺本身；呈弱反应或无反应，说明病变在腺垂体；呈延迟性反应，则说明病变在下丘脑。

案例 33-1 分析讨论

1. 患者的诊断：甲状腺功能亢进症。

2. 患者有高代谢症状，需要抗甲状腺治疗，且有颈部压迫症状，有手术指征。目前可先使用硫脲类药物抗甲状腺治疗，联合 β 受体拮抗药控制心率，改善症状，待患者甲状腺功能恢复到正常状态、基础代谢率下降以后行甲状腺次全切手术，在术前 2 周时开始加用大剂量碘剂，以便甲状腺腺体缩小变坚韧、血管减少、利于手术及减少出血。充分的术前准备有助于减少术后发生甲状腺危象的风险。

（吕慧芬）

第三十四章　胰岛素及口服降血糖药

糖尿病（diabetes mellitus）是一组以血葡萄糖水平升高为特征的代谢性疾病，其发病率持续上升，已成为发达国家的第三大非传染性疾病，我国发病率居世界第二位。糖尿病分为1型、2型、其他特殊类型糖尿病和妊娠期糖尿病。1型主要为自身免疫性糖尿病，表现为胰岛B细胞自身免疫性破坏，胰岛素（insulin）绝对缺乏。发病急，年龄多在30岁以下，"三多一少"症状明显，急性并发症（酮症酸中毒、高渗性昏迷）多见，依赖胰岛素治疗。2型主要是由于胰岛素抵抗（insulin resistance，IR）和胰岛素分泌相对不足。发病缓，年龄多在40岁以上，临床症状不明显，慢性并发症多见，治疗以饮食控制、运动及口服降血糖药为主，晚期多需要胰岛素治疗。

1型糖尿病常规治疗是定期注射胰岛素；2型糖尿病常用口服药有胰岛素增敏药、促胰岛素分泌剂、α-葡萄糖苷酶抑制药、胰高血糖素样多肽1类似物、二肽酰酶Ⅳ（dipeptidyl peptidase-4，DPP-Ⅳ）抑制物及钠-葡萄糖协同转运蛋白2抑制剂。另有部分中药，如消渴丸、参芪降糖颗粒、参芪降糖胶囊、糖尿乐胶囊等亦用于糖尿病的治疗。

第一节　胰　岛　素

胰岛素是由51个氨基酸形成的A、B两条多肽链组成，分子质量为58kDa的酸性蛋白质，两链之间由2个二硫键共价相连。药用胰岛素由猪、牛胰腺提取或通过DNA重组技术合成人胰岛素。提纯胰岛素抗原性强，易引起变态反应；重组胰岛素抗原性弱，较少引起变态反应。

【体内过程】　普通胰岛素口服易被消化酶破坏，必须注射给药。皮下注射吸收快，尤以前臂外侧和腹壁明显。亦可肌内注射、静脉注射；胰岛素主要在肝、肾灭活，经谷胱甘肽转氨酶还原二硫键，再由蛋白水解酶水解成短肽或氨基酸，也可被肾脏胰岛素酶直接水解，$t_{1/2}$ 较短，为 9～10min，作用维持数小时。10% 以原形自尿液排出，90% 以代谢产物由肾脏排出。为延长胰岛素作用时间，制成中、长效制剂。其特点为用碱性蛋白质与之结合，提高等电点（7.3）；加入少量锌，以提高稳定性和保质期；中、长效制剂均为混悬剂，不可静脉注射。各种胰岛素制剂特点见表34-1。

表 34-1　各种胰岛素制剂的特点

类型	药名	给药途径	给药时间	作用时间（h）			应用
				开始	高峰	维持	
短效	胰岛素（insulin）	皮下注射（IH）	餐前 0.5h 3～4 次/日	0.5～1	2～3	6～8	重症糖尿病初治有酮症酸中毒等
		静脉注射（IV）	急救	立即	0.5	2	严重并发症者急救
中效	低精蛋白锌胰岛素（neutral protamine hagedorn）	皮下注射（IH）	餐前 0.5h 3～4 次/日	2～4	8～12	18～24	血糖波动大不易控制者
	珠蛋白锌胰岛素（globin zine insulin）	皮下注射（IH）	餐前 1h 1～2 次/日	2～4	6～10	12～18	

续表

类型	药名	给药途径	给药时间	作用时间（h）			应用
				开始	高峰	维持	
长效	精蛋白锌胰岛素（protamine zine insulin）	皮下注射（IH）	餐前 1h	3～6	16～18	24～36	中型患者用短效药后改用此类维持

【药理作用】

1. 降低血糖 增加糖的去路（促进组织细胞对葡萄糖的摄取和利用，包括葡萄糖的氧化和酵解，促进糖原的合成和储存），减少糖的来源（抑制糖原分解和糖异生）。

2. 促进脂肪合成，减少分解 促进脂肪酸的合成和葡萄糖的转运，使其利用增加；减少脂肪分解形成游离脂肪酸和酮体。

3. 促进蛋白质合成，减少分解 促进氨基酸的转运，增加蛋白质的合成，抑制蛋白质的分解。

4. 加快心率，加强心肌收缩力和减少肾血流量

5. 促进 K^+ 进入细胞内，降低血 K^+

【作用机制】 肝、肌肉和脂肪等靶细胞膜上存在胰岛素受体，胰岛素受体由两个 α- 亚单位及两个 β- 亚单位组成。α- 亚单位在胞外，含胰岛素结合部位，β- 亚单位为跨膜蛋白，其胞内部分含酪氨酸蛋白激酶。胰岛素与胰岛素受体的 α 亚基结合后迅速激活 β 亚基上的酪氨酸蛋白激酶，引起 β 亚基自身及细胞内其他活性蛋白的磷酸化连锁反应（phosphorylation cascade），进而产生降血糖等生物效应，见图 34-1。

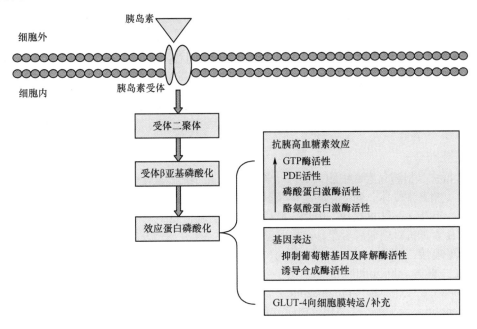

图 34-1 胰岛素作用机制示意图

【临床应用】

1. 1 型糖尿病 首选治疗药物。

2. 2 型糖尿病 经饮食控制或用口服降血糖药未能控制者；初次诊断血糖水平较高者，体重明显降低者；难以分型的消瘦的特殊糖尿病患者。

3. 各种急性或有严重并发症的糖尿病 如酮症酸中毒及非酮症性高渗性昏迷。

4. 合并重度感染、消耗性疾病、高热、妊娠、创伤及手术的各型糖尿病

5. 纠正细胞内缺钾 细胞内缺钾者，胰岛素与葡萄糖同用可促使钾内流，临床又称极化疗法。

【不良反应】

1. 低血糖 是胰岛素最常见的不良反应，为药物过量所致。早期表现为饥饿感、出汗、心搏加快、焦虑、震颤等症状，严重者可引起昏迷、休克及脑损伤，甚至死亡。

2. 变态反应 动物来源的胰岛素较多见，一般反应轻微，偶可引起过敏性休克。原因有如下两

点：①动物与人的胰岛素结构差异；②制剂的杂质。选用高纯度制剂、人胰岛素或单组分胰岛素可减少变态反应。

3. 胰岛素的抗药性

（1）急性抵抗性：多因并发感染、创伤、手术等应激状态或酮症酸中毒所致。血中抗胰岛素物质增多；pH 降低，可减少胰岛素与受体的结合或因酮症酸中毒时，血中有大量游离脂肪酸和酮体而妨碍葡萄糖的摄取、利用，使胰岛素作用锐减。处理方法：①去除诱因；②纠正酸碱、水电解质失衡；③短时间内增加胰岛素剂量达数百乃至数千单位。

（2）慢性抵抗性：临床指每日需用胰岛素 200U 以上，且无并发症者。其原因有如下几点。①受体前异常：产生胰岛素抗体并与胰岛素结合而阻碍胰岛素向靶部位转运。②受体水平异常：高胰岛素血症、老年、肥胖、肢端肥大症及尿毒症等，均可使靶细胞上的胰岛素受体数目减少，酸中毒时受体与胰岛素亲和力降低。③受体后异常：靶细胞膜上葡萄糖转运系统及某些酶系统失调等妨碍胰岛素发挥正常作用。

4. 脂肪萎缩　见于注射部位，多见于注射动物来源的胰岛素制剂，用高纯度的重组人源胰岛素后较少见。

【给药方法改进】

1. 吸入法（inhaled insulin）　可克服胰岛素频繁给药的不便，如应用新型吸入式胰岛素制剂 Afrezza，吸入后 12 ～ 15min 起效，维持时间约 3h。

2. 关闭环系统（closed-loop system）　为一小型胰岛素释放装置，这种装置可根据体内血糖水平调节给药的剂量和速度，其中包括葡萄糖传感装置、微型计算机、泵和胰岛素储存库。

3. 开放环系统（open-loop system）　以血糖的监测来调节常用剂量，采用皮下注射给药方法，能较好地控制血糖水平。

第二节　口服降血糖药

口服降血糖药主要用于治疗 2 型糖尿病。目前常用口服降血糖药包括胰岛素增敏药（噻唑烷二酮类、双胍类）、胰岛素分泌促进剂（磺酰脲类、瑞格列奈）、α- 葡萄糖苷酶抑制药（α-glucosidase inhibitor）等。

一、胰岛素增敏药

胰岛素抵抗是指胰岛素靶细胞，如肝、骨骼肌及脂肪细胞等对胰岛素敏感性及反应性降低。可由遗传因素（胰岛素受体、葡萄糖转运体及胰岛素信号传导途径的任一环节基因突变）及环境因素（运动减少、高脂、高热量饮食、吸烟、肥胖症等）引起，是 2 型糖尿病及其并发症产生的根本病因，改善胰岛素抵抗对糖尿病治疗具有重要意义。

（一）噻唑烷二酮类

噻唑烷二酮类（thiazolidinedione）为一类具有 2,4- 二酮噻唑烷结构的化合物，包括罗格列酮（rosiglitazone）、吡格列酮（pioglitazone）、曲格列酮（troglitazone）、环格列酮（ciglitazone）、恩格列酮（englitazone）等。这类化合物能改善 B 细胞功能，显著改善胰岛素抵抗，对 2 型糖尿病及其并发症均有明显疗效。

【体内过程】　口服 2h 内吸收，最大效应在服药后 6 ～ 12 周才达到。主要经肝脏代谢。通常与胰岛素或其他口服降血糖药合用。

【药理作用】

1. 改善胰岛素抵抗　降低高胰岛素血症，降低血浆胰岛素水平，上调靶组织胰岛素受体，使机体对胰岛素的敏感性增强；纠正脂质代谢紊乱，降低骨骼肌、脂肪组织和肝脏组织对胰岛素的耐受性。

2. 降血糖　降低 2 型糖尿病患者空腹血糖和餐后血糖；与双胍类和磺酰脲类药物合用可使糖化血红蛋白水平进一步降低。

3. 改善胰岛 B 细胞功能　减缓胰岛 B 细胞的衰退速度，并可增加胰岛的面积、密度和胰岛中胰岛素含量，但对其分泌无影响；降低高胰岛素血症和血浆游离脂肪酸水平，使其对胰腺毒性减轻，也保护了 B 细胞功能。

4. 防治血管并发症　抑制血小板聚集、炎症反应和内皮细胞增殖，抗动脉粥样硬化；明显减轻肾小球的病理改变，延缓蛋白尿的发生等；使 2 型糖尿病患者 LDL、VLDL、TG 减少；TC 和 HDL-C 增多；改善高血压，收缩压、平均血压、舒张压均下降。

【作用机制】　该类药物能竞争性激活过氧化物酶增殖体受体（peroxisomal proliferators activated receptor γ，PPARγ），调节胰岛素反应性基因的转录，增加外周组织葡萄糖转运体 1 及葡萄糖转运体 4 等的转录和蛋白合成，增加基础葡萄糖的摄取和转运，从而改善胰岛素耐受及发挥降血糖作用。

【临床应用】　主要用于治疗胰岛素抵抗和 2 型糖尿病。对胰岛素绝对不足的 1 型糖尿病患者无效。

【不良反应】　该类药物具有良好的安全性和耐受性，低血糖发生率低。副作用主要有嗜睡、肌肉和骨骼痛、头痛、消化道症状等。该类药物中的曲格列酮对极少数高敏人群有致命的肝损伤，FDA 已停止该药的使用。一般认为罗格列酮的肝毒性不大，但近年也有引起肝毒性的报告，故用药过程中应定期查肝功能。吡格列酮上市较晚，尚未见肝毒性报告，由于其结构与罗格列酮相似，最好用药期间定期检查肝功能。

（二）双胍类

常用的双胍类药物包括二甲双胍（metformin，甲福明）、苯乙双胍（phenformin，苯乙福明，降糖灵）和丁双胍（butyl-phenformin）。苯乙双胍最早用于临床，不良反应重，欧美一些国家已停止使用，我国控制使用。目前临床应用的主要是二甲双胍和丁双胍。

【体内过程】　二甲双胍 $t_{1/2}$ 约 1.5h，在体内不与蛋白结合，大部分以原形从尿中排出。苯乙双胍 $t_{1/2}$ 约 3h，约 1/3 以原形从尿排出，作用维持 4～6h。

【药理作用】　双胍类对糖尿病患者有降血糖作用，对正常人无降血糖作用。降血糖作用不依赖正常的胰岛功能和胰岛 B 细胞，而是增加外周组织对葡萄糖的摄取及无氧酵解，抑制肝糖原异生，降低血浆高血糖素水平，减少葡萄糖在肠道的吸收等。近年发现，二甲双胍可增加胰岛素的敏感性，促进外周胰岛素与受体的结合，促进受体磷酸化，激活酪氨酸激酶和葡萄糖转运体 4 的转位，从而改善组织对胰岛素的敏感性。

【临床应用】　适用于肥胖及单用饮食控制无效的轻症 2 型糖尿病患者。英国前瞻性糖尿病研究证实，对于肥胖的糖尿病患者，二甲双胍不仅可减少糖尿病微血管病变，而且对大血管病变的作用显著。

【不良反应】

1. 常见反应　食欲下降、恶心、腹部不适、腹泻及低血糖等，发生率较磺酰脲类高。

2. 严重反应　双胍类，尤其是苯乙双胍，有引起乳酸血症的危险，但二甲双胍引起乳酸血症的危险性较小。此外尚可影响维生素 B_{12}、叶酸的吸收，长期应用应及时补充此类物质。

二、胰岛素分泌促进剂

（一）磺酰脲类

磺酰脲类是最早用于临床的口服降血糖药，现已有三代。第一代以 1955 年氨磺丁脲在德国上市为标志，在此基础上发展出的代表药物主要有甲苯磺丁脲（tolbutamide，D-860）和氯磺丙脲（chlorpropamide）；第二代在苯环上接一个带芳香环的碳酰胺而成，代表药物为格列本脲（glibenclamide，优降糖）、格列吡嗪（glipizide，吡磺环己脲，美吡达）及格列美脲（glimepiride），作用可增加数十倍至上百倍；第三代在磺酰脲的尿素部分加一个二环杂环，代表药物为格列齐特（gliclazide，达美康），既能降血糖，又能改变血小板功能，对糖尿病易凝血和有血管栓塞倾向的患者可能有益，见图 34-2。

磺酰脲

甲苯磺丁脲

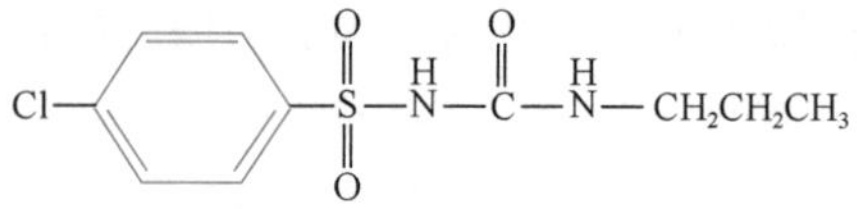

氯磺丙脲

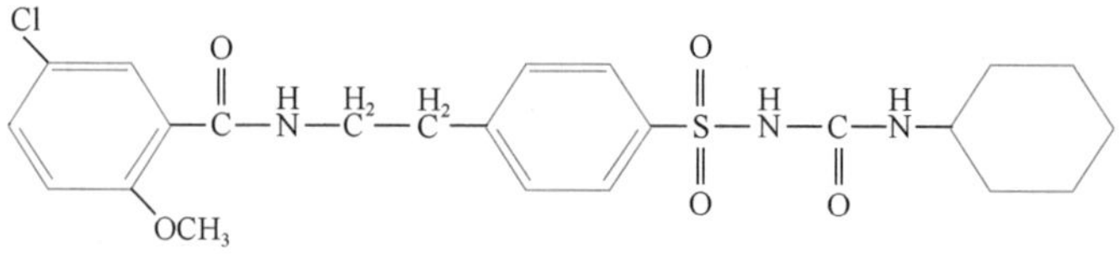

格列本脲

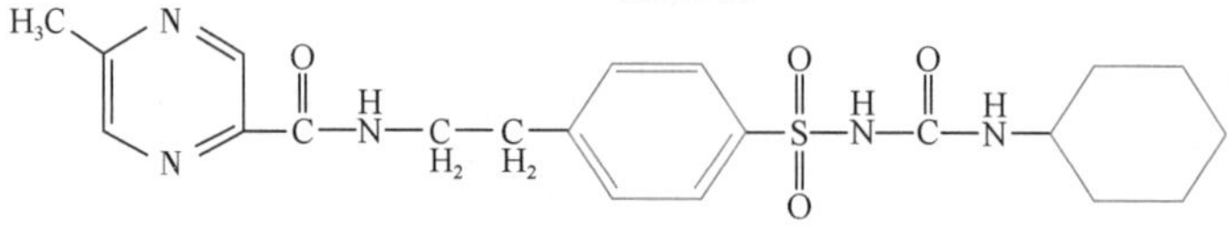

格列吡嗪

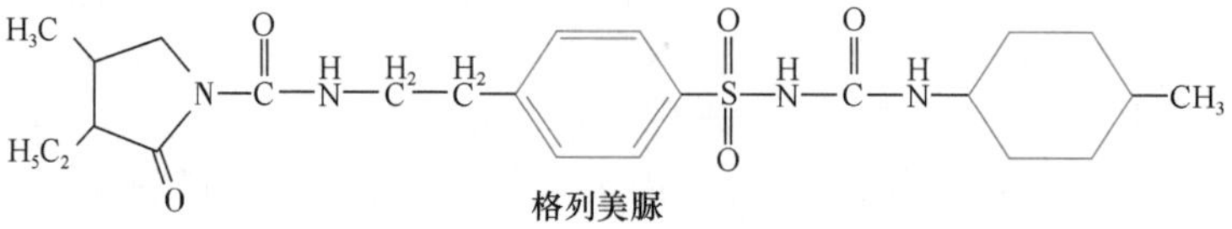

格列美脲

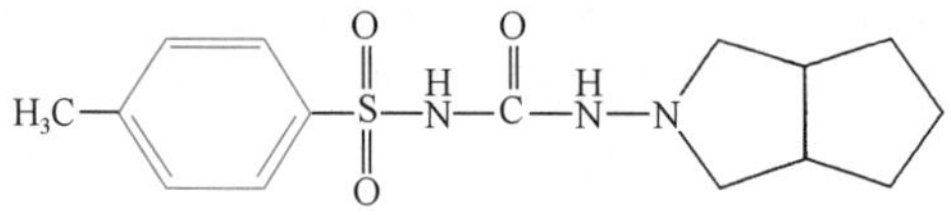

格列齐特

图 34-2 磺酰脲类降血糖药的化学结构

【体内过程】 本类药口服吸收良好，甲苯磺丁脲作用最弱、维持时间最短，而氯磺丙脲 $t_{1/2}$ 最长，且排泄慢、每日只需给药一次。新型磺酰脲类作用较强，可维持 24h，每日只需给药 1 ～ 2 次。各类药物的体内过程不同，其药动学特征见表 34-2。

表 34-2 磺酰脲类药物的体内过程及特点

药名	作用强度	$t_{1/2}$（h）	维持时间（h）	代谢形式	备注
甲苯磺丁脲		4 ～ 6	6 ～ 10	肝代谢	肝、肾功能不全者禁用
氯磺丙脲		25 ～ 40	30 ～ 60	肾排泄	副作用较大，较少选用
格列本脲	D-860 的 200 倍	4 ～ 8	16 ～ 24	肝代谢	顽固性低血糖，中度以上选用，老年人 / 轻型患者不宜使用
格列吡嗪	D-860 的 100 倍	3 ～ 7	12 ～ 15	肝代谢	不会发生持续低血糖
格列美脲		2.7 ～ 7	24	肝代谢	
格列齐特	D-860 的 10 倍	8 ～ 12	24	肝代谢	适用于老年糖尿病患者
格列波脲（克糖利）	D-860 的 40 倍	10 ～ 12	24	肾排泄	出现低血糖的机会少
格列喹酮（糖适平）	强于 D-860，弱于优降糖	1.5	8	胆道排泄	老年 / 肾功能受损的糖尿病及服用磺酰脲类其他药物反复发生低血糖者

【药理作用】 见图 34-3。

1. 降血糖作用 磺酰脲类降低正常人血糖，对胰岛功能尚存（至少保留 30% 胰岛功能）的患者有降血糖作用，但对 1 型糖尿病患者及切除胰腺的糖尿病患者或胰岛素分泌能力严重衰竭的糖尿病患者无效。其机制有如下几条：①刺激胰岛 B 细胞释放胰岛素，本类药与胰岛 B 细胞上磺酰脲受体结合，阻滞 ATP 敏感的钾通道，使细胞膜去极化，促进电压依赖性钙通道开放，使细胞内 Ca^{2+} 增多，触发胰岛 B 细胞释放胰岛素。②降低血清糖原水平。③增加胰岛素与靶组织的结合能力。长期服用磺酰脲类，胰岛素恢复甚至低于给药前水平，其降血糖作用仍然存在，这可能与其增加靶细胞膜上胰岛素受体的数目和亲和力有关。

2. 抗利尿作用　格列本脲、氯磺丙脲有一定的抗利尿作用，但不降低肾小球滤过率，这是其促进 ADH 分泌和增强 ADH 作用的结果，可用于尿崩症。

3. 抗凝血作用　第三代磺酰脲类格列齐特能使血小板黏附力减弱，刺激纤溶酶原的合成，对糖尿病伴凝血和血管栓塞的患者有一定防治效果。

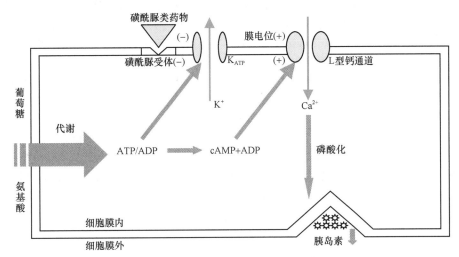

图 34-3　磺酰脲类药物作用机制示意图

【临床应用】

1. 糖尿病　适用于胰岛功能尚存的单用饮食控制无效的轻、中度 2 型糖尿病；对于胰岛素抵抗的病例，可以和胰岛素合用，减少胰岛素的用量；本类药物对 1 型糖尿病患者及切除胰腺的糖尿病患者或胰岛素分泌能力严重衰竭的糖尿病患者无效。选用磺酰脲类药物时，轻度至中度 2 型糖尿病且经济不宽裕者可首选格列本脲或甲苯磺丁脲；经济宽裕者及老年糖尿病患者应首选格列吡嗪、格列齐特或格列波脲。肾功能不全者首选格列喹酮或胰岛素治疗。特别需强调的是，磺酰脲类药物之间不宜同时应用。

2. 尿崩症　常用氯磺丙脲，0.125～0.5g/d，可使患者尿量明显减少。

【不良反应】

1. 常见不良反应　为皮肤过敏、胃肠不适、嗜睡、神经痛，甚至肝损伤，尤以氯磺丙脲多见。一般在服药后 1～2 个月内发生。少数患者出现白细胞、血小板减少及溶血性贫血，因此应定期检查肝功能及血常规。

2. 严重不良反应　为持久性低血糖，常因药物过量所致，老年人及肝、肾功能不全者发生率高。故老年及肾功能不全的糖尿病患者忌用。新型磺酰脲类较少引起低血糖。

【药物相互作用】　磺酰脲类血浆蛋白结合率高，能与保泰松、水杨酸钠、吲哚美辛、青霉素、双香豆素等竞争血浆蛋白结合位点，使游离药物浓度上升而引起低血糖反应；血浆蛋白低或血浆胆红素水平高的患者也能与磺酰脲类竞争血浆蛋白结合部位，而发生低血糖；乙醇抑制糖原异生和肝葡萄糖输出，在服用磺酰脲类时患者饮酒会导致低血糖；胰岛素、格列本脲、甲苯磺丁脲与阿司匹林合用，后者能减慢降血糖药的代谢与排泄，加之阿司匹林本身也有降血糖作用，因此可引起低血糖昏迷；氯丙嗪、糖皮质激素、噻嗪类利尿药、口服避孕药均可降低磺酰脲类的降血糖作用，须予注意。

（二）非磺酰脲类——瑞格列奈

瑞格列奈（repaglinide）为 1998 年上市的第一个用于临床的餐时血糖调节药。

【体内过程】　口服后迅速经胃肠吸收入血，15min 起效，1h 内达 C_{max}，$t_{1/2}$ 约 1h，经 P450 系统代谢，其中 92% 随胆汁进入消化道经粪便排出，其余 8% 经尿排泄。

【药理作用】　最大的优点是模仿胰岛素的生理性分泌。其降血糖作用机制可能是通过与胰岛 B 细胞膜上的特异性受体结合，促进与受体耦联的 ATP 敏感性钾通道关闭，抑制 K^+ 外流，使细胞膜去极化，从而使电压依从性钙通道开放，细胞外 Ca^{2+} 内流，促进储存的胰岛素分泌。

【临床应用】 适用于 2 型糖尿病，老年糖尿病患者也可服用，且适用于糖尿病肾病者，对磺酰脲类过敏者可使用（因其结构中不含硫）。

【不良反应】 主要不良反应为低血糖反应，但较磺酰脲类少见。

三、α- 葡萄糖苷酶抑制药

α- 葡萄糖苷酶抑制药（α-glucosidase inhibitor），被称为第三代口服降血糖药。用于临床的主要有阿卡波糖（acarbose，拜糖平）、米格列醇（miglitol）和伏格列波糖（voglibose）。

【药理作用】 降低餐后血糖。食物中的糖类在淀粉酶和胰酶的作用下水解成寡糖，然后在十二指肠和小肠黏膜上皮细胞内 α- 葡萄糖苷酶的作用下转化为单糖而被吸收。α- 葡萄糖苷酶抑制药通过竞争性抑制 α- 葡萄糖苷酶，抑制寡糖消化，减慢餐后急剧上升的血糖，达到降低餐后血糖的目的。其中阿卡波糖对 α- 葡萄糖苷酶和淀粉酶都有抑制作用，而伏格列波糖仅对 α- 葡萄糖苷酶有抑制作用，对淀粉酶无抑制作用。

【临床应用】 单独应用或与其他降血糖药合用，可降低患者的餐后血糖水平。

【不良反应】 主要副作用为胃肠道反应，包括胃肠道胀气、腹泻和腹痛等。主要原因是未被吸收的糖类滞留肠道内，由细菌作用后产气，出现嗳气、恶心、肠鸣、腹胀等症状。溃疡及肠道炎症患者不宜用。服药期间应增加饮食中糖类的比例，并限制单糖的摄入量，以提高药物的疗效。

四、胰高血糖素样肽 -1 类似物和二肽酰多酶 - Ⅳ 抑制物

胰高血糖素样肽 -1（glucagon-like peptide 1，GLP-1）为肠促胰岛素（incretin）。GLP-1 在摄食后由回肠黏膜上皮 L 细胞分泌。现已知道正常人餐后胰岛素分泌主要是由 GLP-1 介导。2 型糖尿病患者餐后 GLP-1 分泌减少，血清胰岛素和 C 肽水平也相对降低。

【药理作用】 GLP-1 可刺激葡萄糖依赖性胰岛素分泌；抑制胰高血糖素分泌，减少肝糖产生和输出，延缓胃排空速度；增强饱腹感并减少摄食，减轻体重，增强胰岛素敏感性；促进 B 细胞新生、再生和增殖。GLP-1 可通过增强胰岛素生物的合成和分泌提高 B 细胞敏感性，改善 B 细胞功能从而纠正血糖水平。二肽酰酶 - Ⅳ（dipeptidyl peptidase-4，DPP- Ⅳ）可水解 GLP-1，并由肾清除。GLP-1 $t_{1/2}$ 仅为 1 ~ 2min。目前延长 GLP-1 $t_{1/2}$ 的方法有如下几种：一是应用不易被代谢灭活的稳定性 GLP-1 受体激动剂，如肠促胰岛素类似物（exendin-4），也是一种 GLP-1 的类似物；二是将 GLP-1 与大分子蛋白质（白蛋白）通过共价或非共价键方式结合；三是口服小的活性分子抑制 DPP- Ⅳ 的活性，即 DPP- Ⅳ 抑制剂的类似物，如维达列汀（vildagliptin）、西格列汀（sitagliptin）。

【临床应用】 降低 2 型糖尿病患者血糖，与磺酰脲类、噻唑烷二酮类、二甲双胍和胰岛素合用效果更好。

【不良反应】 可见低血糖、恶心、呕吐、腹泻、消化不良、食欲减退、紧张不安、头晕、头痛、虚弱、多汗等症状。

五、新型降血糖药物

钠 - 葡萄糖协同转运蛋白 2（sodium-dependent glucose transporters 2，SGLT-2）抑制剂是一种新型的口服降血糖药物，包括卡格列净（canagliflozin）、达格列净（dapagliflozin）、恩格列净（empagliflozin）等。

【药理作用】 生理状态下，肾小球每日滤过约 180g 葡萄糖，其中 99% 以上的葡萄糖在肾小管被重吸收回血液循环。重吸收主要由肾脏中的葡萄糖转运体协调完成。葡萄糖转运体一类是葡萄糖转运蛋白（GLUT），另一类是 SGLT-1 与 SGLT-2。其中 SGLT-2 抑制剂通过与葡萄糖竞争性结合转运蛋白，抑制肾脏 SGLT-2 的活性，减少肾小管对葡萄糖的重吸收，增加尿中葡萄糖的排泄，降低血糖。

【临床应用】 降低 2 型糖尿病患者血糖，单用或与其他降血糖药联用均可。合并肥胖、高血压的 2 型糖尿病患者有轻度的利尿和减重作用。其中恩格列净对合并心血管疾病的糖尿病患者还具有心血管及肾脏保护作用。

【不良反应】 可见泌尿、生殖系统局部的感染。与其他磺酰脲类药物联用时，可增加低血糖风险。非常少见糖尿病酮症酸中毒。

案例 34-1 分析讨论

1. 治疗措施：2 型糖尿病早期治疗以饮食控制、运动以及口服降血糖药为主，晚期多用胰岛素治疗。

2. 目前常用的口服降糖药包括胰岛素增敏药（噻唑烷二酮类和双胍类）、胰岛素分泌促进剂（磺酰脲类和瑞格列奈）、α- 葡萄糖苷酶抑制药、胰高血糖素样多肽 1 类似物、DPP-Ⅳ抑制剂及钠 - 葡萄糖协同转运蛋白 2 抑制剂。

3. 该患者可考虑胰岛素增敏药双胍类（二甲双胍）。选药依据：①BMI 和血脂都高于正常值，可能是肥胖患者。②胰岛素在正常范围内，可能是胰岛素分泌正常的患者。③血糖和糖化血红蛋白高于正常值，可能是糖尿病患者。综上所述，该患者可能属于肥胖单用饮食无效的轻症 2 型糖尿病患者，有胰岛素抵抗现象，正是二甲双胍的适用症。

（张又枝）

第三十五章　性激素类药及避孕药

案例 35-1

　　患者，女，52岁，绝经2年，自诉无诱因潮热症状严重，情绪不稳定且易怒，夜间失眠，白天精神不振。同时自觉阴道干燥，分泌物少，性生活困难。根据患者意愿可选择雌激素口服或外用以缓解症状。

问题：雌激素的药理作用和临床应用是什么？

　　性激素（sex hormone）是性腺分泌的激素，包括雌激素、孕激素和雄激素，属甾体化合物，临床应用人工合成品及其衍生物，除用于治疗某些疾病外，常用作避孕药，避孕药多为雌激素和孕激素的复合制剂。

　　性激素的产生和分泌受下丘脑-腺垂体调节，下丘脑 GnRH 神经元以脉冲形式分泌 GnRH，促进腺垂体分泌卵泡刺激素（FSH）和黄体生成素（LH）。在女性体内，FSH 刺激卵巢滤泡的发育与成熟，并使 LH 受体增加，在 FSH 和 LH 的共同作用下，促使成熟的卵泡合成和分泌雌激素。

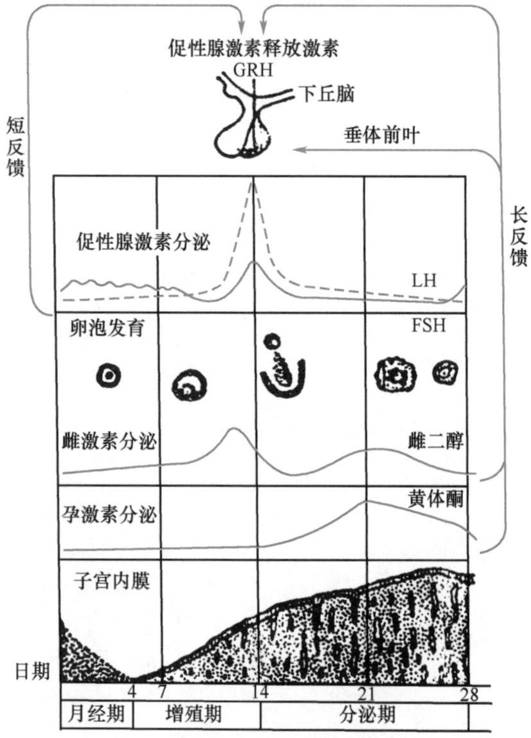

　　在男性体内，下丘脑也以脉冲方式释放 GnRH，促进腺垂体释放 FSH 和 LH，前者促进睾丸中精子的生成，后者促进睾丸间质细胞生长和分泌雄激素。

　　性激素对下丘脑及腺垂体的分泌功能具有正、负反馈调节作用，这种反馈调节有以下3种途径。①长反馈：为雌激素对下丘脑及垂体的反馈作用。在排卵前期，血中雌激素水平较高，可直接或间接通过下丘脑促进腺垂体分泌 LH，导致排卵，此过程为正反馈调节。在黄体期（在月经周期的分泌期），雌、孕激素水平均高，通过负反馈减少下丘脑 GnRH 的释放及 FSH 和 LH 分泌，从而抑制排卵，表现为负反馈。常用的甾体避孕药就是根据这一负反馈而设计的。②短反馈：是指垂体分泌 FSH、LH，在月经分泌期，通过负反馈作用减少下丘脑 GnRH 的释放。③超短反馈：是指下丘脑分泌的 GnRH 又可作用于下丘脑，促进 GnRH 的分泌（图 35-1）。

　　性激素属甾体激素，与位于细胞核内的受体结合形成复合物，作用于 DNA，影响 mRNA 转录和蛋白质合成，产生生物活性，发挥各种效应。

图 35-1　女性激素的分泌与调节

第一节　雌激素类药及抗雌激素类药

一、雌激素类药

　　天然雌激素（estrogens）主要是雌二醇（estradiol，E_2），由卵巢分泌。从孕妇尿中提出的雌酮（estrone，E_1）、雌三醇（estriol，E_3）及其他雌激素多为雌二醇的肝脏代谢产物。雌二醇活性最强，但其制剂口服效果稍差。

　　目前临床常用的雌激素类药物多以雌二醇为母体，人工合成了许多高效、长效的甾体衍生物，主要有炔雌醇（ethinylestradiol）、炔雌醚（quinestrol）、戊酸雌二醇（estradiol valerate）等，它们均有类固醇样结构。近年来，结合型雌激素（雌酮硫酸盐和马烯雌酮硫酸盐混合物）因应用方便、长效、不良反应较少等特点而被广泛应用。此外，合成的结构较简单的一些非甾体类药物也具有雌激素样作用，如己烯雌酚（diethylstilbestrol，又称乙菧酚，stilbestrol）等。

　　【体内过程】　天然雌激素口服可吸收，易在肝内破坏，生物利用度低，故需注射给药。其代谢产物雌酮及雌三醇大部分与葡糖醛酸或硫酸结合成酯，随尿排出，部分通过胆汁排出，形成肝肠循环。人工合成乙炔衍生物（炔雌醇、炔雌醚）吸收后储存于体内脂肪，不易在肝内代谢，故口服疗效好，维持时间长。酯类衍生物在注射局部吸收缓慢，作用时间延长。己烯雌酚口服后在肝内代谢减慢，故口服疗效好，维持时间长。

【药理作用】

（1）对未成年女性：促进女性性器官的发育和成熟，维持女性第二性征。

（2）对成熟女性：保持女性性征，并在孕激素协同下，使子宫内膜产生周期性变化，形成月经周期，增强子宫平滑肌对缩宫素的敏感性。也可使阴道上皮增生，浅表层细胞角化。

（3）小剂量雌激素，特别是在孕激素配合下，促进促性腺激素分泌，促进排卵；较大剂量的雌激素可通过负反馈机制作用于下丘脑－垂体系统，通过抑制该激素释放而抑制排卵。

（4）小剂量雌激素能促进乳腺导管及腺泡的发育，较大剂量的雌激素能抑制催乳素对乳腺的刺激作用，减少乳汁分泌。

（5）代谢：影响水盐代谢，高浓度雌激素有水、钠潴留作用，使血压升高，可能与促进醛固酮分泌有关；雌激素增加骨骼的钙盐沉积，加速骨骺闭合，对青春期生长发育有促进作用，并预防绝经期妇女骨质丢失。

（6）其他：降低血胆固醇和低密度脂蛋白，升高高密度脂蛋白，是抗动脉硬化的重要因素之一。还可增加因子Ⅱ、因子Ⅶ、因子Ⅸ、因子Ⅹ的活性，促进血液凝固。此外，雌激素具有抗雄激素作用。

【临床应用】

1. 围绝经期综合征　女性到围绝经期，由于卵巢功能降低、雌激素分泌不足、垂体促性腺激素分泌增多，产生内分泌平衡失调所致的一系列症状，如面颈红热、恶心、失眠、情绪不安等，也称更年期综合征。每个月经周期前21～25日补充雌激素，可抑制垂体促性腺激素的分泌，从而减轻症状。

2. 卵巢功能不全和闭经　原发性或继发性卵巢功能低下患者用雌激素替代治疗，可促进子宫、外生殖器及第二性征的发育。雌激素与孕激素合用可产生人工月经。

3. 功能性子宫出血　由于体内雌激素水平低，子宫内膜创面修复不良，引起持续少量阴道出血，雌激素可促进子宫内膜增生，修复出血创面而止血。

4. 乳房胀痛及退乳　部分妇女停止哺乳后，乳汁继续分泌而致乳房胀痛，大剂量雌激素能干扰催乳素对乳腺的刺激作用，使乳汁分泌减少而退乳消痛。

5. 晚期乳腺癌　雌激素能缓解绝经期后晚期乳腺癌不宜手术患者的症状。有研究认为，乳腺癌的发病与内源性雌酮有关，因为绝经期妇女卵巢停止分泌雌二醇，肾上腺分泌的雄烯二酮在周围组织可转化为雌酮，其持续作用于乳腺可引起乳腺癌。大剂量雌激素可抑制垂体前叶分泌促性腺激素，而减少雌酮的产生。但绝经期前乳腺癌患者禁用，因为雌激素可促进肿瘤的生长。

6. 前列腺癌　大剂量雌激素抑制垂体促性腺激素的分泌，使睾丸萎缩及雄激素分泌减少，同时又能拮抗雄激素的作用，故能治疗前列腺癌。

7. 痤疮　青春期痤疮是由于雄激素分泌过多，刺激皮脂腺分泌，引起腺管阻塞及继发感染。雌激素可抑制雄激素分泌，并可拮抗雄激素作用。

8. 其他　与孕激素合用可避孕。对于绝经后和老年性骨质疏松症，也可用雌激素，减少骨质吸收，防止骨折发生。对因雌激素缺乏引起的老年性阴道炎和女阴干燥症，局部用药有效。

【不良反应】

（1）常见厌食、恶心、呕吐及头晕等，减少剂量或从小剂量开始逐渐增量可减轻症状。

（2）长期大量应用雌激素可使子宫内膜过度增生，引起子宫出血，故患有子宫内膜炎者慎用。此外，雌激素还可增加子宫内膜癌的发生率。

（3）大剂量雌激素可引起水、钠潴留导致水肿；肝功能不良者可致胆汁淤积性黄疸。高血压、肝功能不全者慎用。

二、抗雌激素类药

本类药物竞争性拮抗雌激素受体，从而抑制或减弱雌激素的作用。目前供临床应用的有氯米芬（clomifene，克罗米芬）、他莫昔芬（tamoxifen）、雷洛昔芬（raloxifene）等。氯米芬与己烯雌酚的化学结构相似，为三苯乙烯衍生物，有较弱的雌激素活性和中等程度的抗雌激素作用，能和雌激素受体结合而竞争性拮抗雌激素的作用，消除雌二醇的负反馈抑制，促进腺垂体分泌促性腺激素，诱发排卵。临床用于功能性不孕症、功能性子宫出血、月经不调、晚期乳腺癌及长期应用避孕药后发生的闭经等。长期大剂量应用可引起卵巢增生。卵巢囊肿者禁用。

第二节　孕激素类药

天然孕激素（progestogens）主要是由黄体分泌的孕酮（progesterone，黄体酮），妊娠 3～4 个月后，黄体即萎缩而由胎盘分泌，直至分娩。临床应用的孕激素均系人工合成及其衍生物。按化学结构，可分为以下 2 类。

1. 17α- 羟孕酮类　从黄体酮衍生而得，如甲羟孕酮（medroxyprogesterone，安宫黄体酮，proven）、甲地孕酮（megestrol）等。在这类孕激素的 17 位加上较长的酸链则作用延长，如长效的羟孕酮己酸酯（17α-hydroxyprogesterone caproate）。

2. 19- 去甲睾丸酮类　其结构与睾酮（testosterone）相似，19 位甲基被氢原子取代，如炔诺酮（norethisterone）、双醋炔诺醇（etynodiol diacetate）、炔诺孕酮（norgestrel，18- 甲基炔诺酮）等。

【**体内过程**】　黄体酮口服后，经肠道黏膜和肝脏代谢而灭活，需注射给药。其代谢产物主要是孕二醇，多与葡糖醛酸结合，从肾排出。人工合成的高效炔诺酮、甲地孕酮等在肝脏破坏较慢，可口服给药。油溶液肌内注射，由于局部吸收缓慢可发挥长效作用。

【**药理作用**】

1. 生殖系统

（1）月经后期，孕激素在雌激素作用的基础上，促进子宫内膜继续增厚、充血、腺体增生并分支，由增殖期转为分泌期，有利于受精卵的着床和胚胎发育。

（2）在妊娠期，降低子宫对缩宫素的敏感性，抑制子宫收缩活动，使胎儿安全生长，起到保胎作用。

（3）与雌激素一起促进乳腺腺泡发育，为哺乳做准备。

（4）大剂量的孕激素可抑制 LH 分泌，从而抑制排卵。

2. 对代谢的影响　通过竞争性对抗醛固酮作用，促进 Na^+ 和 Cl^- 排出而利尿。

3. 升高体温　可轻度升高体温，使月经周期的黄体相基础体温升高。

【**临床应用**】

1. 功能性子宫出血　黄体功能不足可引起子宫内膜不规则成熟与脱落，导致子宫持续性出血。应用孕激素可使子宫内膜同步转为分泌期，在月经期有助于子宫内膜全部脱落。

2. 痛经和子宫内膜异位症　雌、孕激素复合避孕药，抑制子宫痉挛性收缩而镇痛，还可使异位的子宫内膜萎缩退化。

3. 先兆流产和习惯性流产　对黄体功能不足所致流产，可用大剂量孕激素安胎，但对习惯性流产疗效不确切。19- 去甲基睾酮激素不宜用于先兆流产和习惯性流产的治疗，因其具有雄激素样作用，使女性胎儿男性化。

4. 子宫内膜腺癌　大剂量孕激素可使子宫内膜癌细胞分泌耗竭而致腺体萎缩退化，也可提高子宫内膜腺癌对放疗的敏感性。

5. 前列腺增生和前列腺癌　大剂量孕激素可反馈地抑制垂体前叶分泌间质细胞刺激激素，减少睾酮分泌，促进前列腺细胞萎缩退化，有一定治疗作用。

【**不良反应**】　偶见恶心、呕吐、头痛、乳房胀痛及腹痛。黄体酮有时可致生殖器畸形。19- 甲基睾酮大剂量可引起肝功能障碍。

第三节　雄激素类药和同化激素类药

雄激素类药

天然雄激素主要是由睾丸间质细胞分泌的睾酮。临床多用人工合成的睾酮衍生物，如甲睾酮（methyltestosterone，甲基睾丸素）、丙酸睾酮（testosterone propionate，丙酸睾丸素）和苯乙酸睾酮（testosterone phenylaeetate，苯乙酸睾丸素）等。

【**体内过程**】　口服睾酮易被肝脏破坏，故生物利用度甚低，一般用其油溶液肌内注射或植入皮下。睾酮的各种酯类化合物吸收缓慢，作用时间延长。甲睾酮不易被肝脏破坏，可口服，也可舌下给药。

【**药理作用**】

1. 生殖系统作用

（1）促进男性器官及副性器官的发育和成熟，促进男性第二性征形成，促进精子的生成及成熟。

（2）抗雌激素作用：大剂量反馈抑制腺垂体分泌促性腺激素，减少卵巢分泌雌激素，并有直接抗雌激素作用。

2. 同化作用　能明显地促进蛋白质的合成（同化作用），减少蛋白质的分解（异化作用），减少尿氮排泄，造成正氮平衡，从而促进生长发育，肌肉增长，体重增加，同时有水、钠、钙、磷潴留现象。

3. 提高骨髓造血功能　骨髓造血功能低下时，较大剂量的雄激素刺激肾脏分泌促红细胞生成素（erythropoietin），也可直接刺激骨髓造血功能，使红细胞生成增加。

【临床应用】

1. 男性雄激素替代疗法　对无睾症（两侧睾丸先天或后天缺损）或类无睾症（睾丸功能不足）、男子性功能低下者，可用睾酮及其脂类进行替代治疗。

2. 妇科疾病

（1）功能性子宫出血：通过对抗雌激素作用，使子宫平滑肌和子宫血管收缩，子宫内膜萎缩而止血。对严重出血病例，可用己烯雌酚、黄体酮和丙酸睾酮等 3 种混合物注射，可达止血目的，停药后易出现撤退性出血。

（2）对围绝经期综合征更为适用，即更年期患者较适用。

（3）晚期乳腺癌：雄激素可缓解部分患者的病情，这可能与其抗雌激素活性有关，也可能与其抑制腺垂体分泌促性腺激素、减少雌激素的分泌有关。还可对抗催乳素对癌组织的刺激作用。其治疗效果与癌细胞中的雌激素受体含量有关，含量高者疗效较好。

3. 贫血　丙酸睾酮或甲睾酮可显著改善骨髓造血功能，因而可用于再生障碍性贫血及其他贫血。

4. 虚弱　由于雄激素的同化作用，各种消耗性疾病、肌萎缩、严重烧伤、术后恢复期、老年骨质疏松及恶性肿瘤晚期放疗等，可用以同化作用为主、男性化作用较弱的睾酮衍生物，如苯丙酸诺龙（nandrolonpheylpropionate）、司坦唑醇（stanozolol，康力龙）及美雄酮（metandienone，去氢甲基睾丸素）等治疗，使患者食欲增加，加快体质恢复。

【不良反应】

（1）女性患者长期应用可引起女性男性化，如痤疮、多毛、声音变粗、闭经、乳腺退化、性欲改变等。男性患者发生性欲亢进，也可出现女性化，这是由于雄激素在性腺外组织转化为雌激素，长期用药后的负反馈作用使睾丸萎缩，精子生成减少。

（2）17α 位有烷基取代的睾酮类药物干扰肝内毛细胆管的排泄功能，引起胆汁淤积性黄疸，如发现黄疸应立即停药。

【禁忌证和注意事项】　孕妇及前列腺癌患者禁用。因雄激素有水钠潴留作用，所以肾炎、肾病综合征、肝功能不全、高血压及心力衰竭患者也应慎用。

第四节　避 孕 药

避孕药（contraceptive）是指阻碍受孕或防止妊娠的一类药物。生殖是一个复杂的生理过程，包括精子和卵子的形成、成熟、排放、受精、着床及胚胎发育等多个环节，阻断其中任何一个环节均可达到避孕或终止妊娠的目的。避孕药是行之有效的避孕方式之一，现有的避孕药大多为女性避孕药，男用药较少。

一、主要抑制排卵的避孕药

本类药物多为不同类型的雌激素和孕激素配伍组成的复方。目前常用的甾体避孕药多属此类。

【药理作用】

1. 抑制排卵　对排卵有显著的抑制作用，用药期间避孕效果达 90% 以上。其原理为外源性雌激素通过负反馈机制抑制下丘脑 GnRH 的释放，从而减少 FSH 分泌，使卵泡的生长成熟过程受到抑制，同时孕激素又抑制 LH 释放，二者协同作用而抑制排卵。停药后可很快恢复排卵功能。

2. 抗着床作用　该类药物抑制子宫内膜正常增生，使其萎缩，不利于受精卵着床。

3. 宫颈黏液变黏稠　该类药使宫颈黏液分泌显著减少，黏稠度增加，不利于精子进入宫腔。

4. 其他　该类药物还可以影响子宫和输卵管平滑肌的正常活动，使受精卵不能适时地到达子宫；抑制黄体内甾体激素的生物合成等。本类药物应用不受月经周期的限制，排卵前、排卵期及排卵后服用都可影响受精卵着床。

传统避孕药根据药效长短及使用方法分类，见表35-1。此外，还有埋植剂和多相片剂等。

表35-1 几种甾体避孕制剂的成分

制剂名称	组成	
	孕激素（mg）	雌激素（mg）
短效口服避孕药		
复方炔诺酮片（口服避孕药片1号）	炔诺酮 0.6	炔雌醇 0.035
复方甲地孕酮片（口服避孕药片2号）	甲地孕酮 1.0	炔雌醇 0.035
复方炔诺孕酮片	炔诺孕酮 0.3	炔雌醇 0.03
长效口服避孕药		
复方炔诺孕酮二号片	炔诺孕酮 12.0	炔雌醚 3.0
复方炔雌醚片	氯地孕酮 12.0	炔雌醚 3.0
复方次甲氯地孕酮片	16-次甲氯地孕酮 12.0	炔雌醚 3.0
长效注射避孕药		
复方己酸羟孕酮注射液（避孕针1号）	己酸孕酮 250.0	戊酸雌二醇 5.0
复方甲地孕酮注射液	甲地孕酮 25.0	雌二醇 3.5
探亲避孕药		
甲地孕酮片（探亲避孕1号片）	甲地孕酮 2.0	—
炔诺酮片（探亲避孕片）	炔诺酮 5.0	—
双炔失碳酯片（53号避孕针）	双炔失碳酯 75	—

1. 短效口服避孕药 如复方炔诺酮片、复方甲地孕酮片及复方炔诺孕酮片等（其成分见表35-1）。服法是从月经周期第5日开始，每晚服药1片，连服22日，不能间断。一般于停药后2～4日就可以发生撤退性出血，形成人工月经周期。下次服药仍从月经来潮第5日开始。如停药7日仍未来月经，则应立即开始服下一周期的药物。一旦漏服，应于24h内补服1片。

现在常用的是三代短效避孕药，去氧孕烯炔雌醇片（妈福隆，含去氧孕烯0.15mg、炔雌醇30μg），服法是在月经周期的第1日，即月经来潮的第1日开始服用本品。每日约同一时间服1片本品，连续服21日，随后停药7日，在停药的第8日开始进入下一周期；炔雌醇环丙孕酮片（达英-35，含炔雌醇35μg，醋酸环丙孕酮2mg）：如果既往没有使用激素避孕药（过去1个月），应该在自然月经周期的第1日开始服药（即月经出血的第1日）。也可以在第2～5日开始，但推荐在第一个治疗周期服药的头7日内加用屏障避孕法。屈螺酮炔雌醇片（优思明，含炔雌醇30μg、屈螺酮3mg）必须按照包装所标明的顺序，每日约在同一时间用少量液体送服。每日1片，连服21日。停药7日后开始服用下一盒药，其间通常会出现撤退性出血。一般在该周期最后一片药服完后2～3日开始出血，而且在开始下一盒药时出血可能还未结束。

2. 长效口服避孕药 是以长效雌激素类药物炔雌醚与孕激素类药物，如炔诺孕酮或氯地孕酮等配伍而成的复方片剂。服法是从月经来潮当日算起，第5日服第1片，最初2次间隔20日，以后每月服1次，每次1片。

3. 长效注射避孕药 如复方己酸孕酮注射液（避孕针1号）和复方甲地孕酮注射液。用法是第1次于月经周期的第5日深部肌内注射2支，以后每隔28日或于月经周期的第11～12日注射1次，每次1支。注射后一般于14日左右月经来潮。如发生闭经，仍应按期给药，不能间断。

4. 埋植剂 以己内酯小管（约2mm×30mm）装入炔诺孕酮70mg，形成棒状物，植入臂内侧或左肩胛部皮下。

5. 多相片剂 为了使服用者的激素水平近似月经周期水平，并减少月经期间出血的发生率，可将避孕药制成多相片剂。常用有炔诺酮双相片、炔诺酮三相片和炔诺孕酮三相片。

（1）炔诺酮双相片：开始10日每日服1片含炔诺酮0.5mg和炔雌醇0.035mg的片剂，后11日每日服1片含炔诺酮1mg和炔雌醇0.035mg的片剂，这种服用法很少发生突破性出血。

（2）炔诺酮三相片：开始 7 日每日服 1 片含炔诺酮 0.5mg 和炔雌醇 0.035mg 的片剂，中期 7 日每日服用 1 片含炔诺酮 0.75mg 和炔雌 0.035mg 的片剂，最后 7 日每日服用 1 片含炔诺酮 1 mg 和炔雌醇 0.035mg 的片剂，其效果较炔诺酮双相片更好。

（3）炔诺孕酮三相片：开始 6 日每日服用 1 片含炔诺孕酮 0.05mg 和炔雌醇 0.03mg 的片剂，中期 5 日每日服用 1 片含炔诺孕酮 0.075mg 和炔雌醇 0.04mg 的片剂，后 10 日每日服用 1 片含炔诺孕酮 0.125mg 和炔雌醇 0.03mg 的片剂，这种服法更符合人体内源性激素的变化规律，临床效果更好。

【不良反应】

1. 早孕反应　少数用药妇女在用药初期出现头晕、恶心、择食、乳房胀痛等轻微的类早孕反应。一般坚持用药 2～3 个月后减轻或消失。

2. 子宫不规则出血　常发生于用药后最初几个周期，可加服炔雌醇。

3. 闭经　有 1%～2% 的服药妇女发生闭经，原月经史不正常者较易发生。如连续 2 个月闭经应停药。

4. 乳汁减少　少数哺乳期妇女用药可使乳汁减少。

5. 凝血功能异常　国外报道甾体避孕药可引起血栓性静脉炎和血栓栓塞，如肺栓塞和脑血管栓塞等，可能与其中雌激素成分有关。

6. 轻度损害肝功能　与肝良性腺瘤及肝局灶性结节增生有一定关系，用药妇女应定期检查肝脏。

【禁忌证】　充血性心力衰竭或有其他水肿倾向者慎用，急慢性肝病、糖尿病需用胰岛素治疗者、高血压者不宜使用。如长期用药出现乳房肿块，应立即停药。宫颈癌患者禁用。

【药物相互作用】　P450 诱导剂，如苯巴比妥等可加速本类避孕药在肝内代谢，降低避孕效果，甚至导致突破性出血。

二、男性避孕药

棉酚（gossypol）是棉花根、茎和种子中所含的一种黄色酚类物质。动物实验表明，棉酚可破坏睾丸细精管的生精上皮，使精子数量减少，直至无精子。停药后可逐渐恢复。每日 20mg，连服 2 个月即可达节育标准，有效率达 90% 以上。

不良反应有胃肠道刺激症状、心悸及肝功能改变等。还可引起低血钾无力症状。因为可引起不可逆性精子产生障碍，限制了棉酚作为常规避孕药使用。

三、外用避孕药

目前常用的外用避孕药，如孟苯醇醚（menfegol）及辛苯醇醚（alfenoxynol），可迅速杀死阴道内的精子，但不杀伤阴道杆菌，毒性小，制备的半透明药膜放入阴道深部能快速溶解，发挥杀精作用，同时形成黏液，阻碍精子运动。

（潘德顺）

第七篇 化学治疗药物

第三十六章 抗菌药物概论

病原微生物、寄生虫或肿瘤细胞所致疾病的药物治疗统称为化学治疗（chemotherapy），简称化疗。用于化学治疗的药物称为化疗药物（chemotherapeutical drug），包括抗微生物药（antimicrobial drug）、抗寄生虫药和抗恶性肿瘤药。抗微生物药是指可用于防治病原微生物所致感染性疾病的药物，包括抗菌药（antibacterial drug）、抗真菌药（antifungal drug）和抗病毒药（antiviral drug）等。

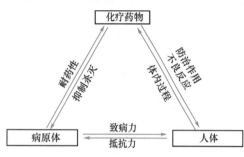

图 36-1 化疗药物与病原体、人体之间的关系

应用化疗药物治疗疾病时，应注意药物、病原体和人体三者之间的关系（图 36-1）。病原体所致疾病的发生、发展和转归是人体和病原体相互斗争的结果。化疗药物能够抑制或杀灭病原体，从而促进人体康复；病原体也可对药物产生耐药性从而使化疗失败；化疗药物在体内发挥防治作用的同时，也可能会对人体产生不良影响。理想的化疗药物应具有药动学特性好、对病原体选择性高、对人体无毒或毒性很低、病原体对其不易产生耐药性、使用方便、价格低廉等特点。

第一节 基本概念

1. 抗菌药 是指能抑制或杀灭细菌，用于防治细菌感染性疾病的药物，包括抗生素和人工合成抗菌药物。

2. 抗生素（antibiotics） 是某些微生物（细菌、真菌和放线菌）的代谢产物，能抑制或杀灭其他微生物，按照来源分为天然抗生素和人工半合成抗生素。

3. 抗菌谱（antibacterial spectrum） 指药物的抗菌范围。根据抗菌谱可将抗菌药物分为广谱抗菌药和窄谱抗菌药。广谱抗菌药是指对革兰氏阳性菌、革兰氏阴性菌等多种病原菌有抑制或杀灭作用的药物，有些药物对衣原体、支原体、立克次体、螺旋体及原虫等也有抑制作用，如四环素类、氯霉素等；窄谱抗菌药指仅作用于单一菌种或单一菌属的药物，如异烟肼、青霉素等。抗菌谱是临床选用抗菌药物的基础。

4. 抑菌药（bacteriostatic drug）和杀菌药（bactericidal drug） 抑菌药是指治疗浓度时仅能抑制病原菌的生长繁殖而无杀菌作用的药物，如磺胺药、四环素类等。杀菌药是指具有杀灭细菌作用的药物，如青霉素类、头孢菌素类、氨基糖苷类等。

5. 抗菌活性（antibacterial activity） 指抗菌药物抑制或杀灭病原菌的能力，体外抗菌活性常用最低抑菌浓度（minimum inhibitory concentration，MIC）和最低杀菌浓度（minimum bactericidal concentration，MBC）表示。

6. MIC 和 MBC MIC 是指在体外培养细菌 18～24h 后能抑制培养基内细菌生长的最低药物浓度。MBC 是指能够杀灭培养基内细菌（即杀死 99.9% 供试微生物）的最低药物浓度。有些药物的 MIC 和 MBC 很接近，如氨基糖苷类抗生素；有些药物的 MBC 比 MIC 大，如青霉素类和头孢菌素类。

7. 化疗指数（chemotherapeutic index，CI） 是评价化疗药物安全性和有效性的重要指标，常以化疗药物的半数致死量与治疗感染动物的半数有效量的比值（LD_{50}/ED_{50}）来表示，也可用 5% 致死量与 95% 有效量的比值（LD_5/ED_{95}）来表示。化疗指数越大，表示药物的毒性越小，临床应用价值越高。但应注意，青霉素类 CI 数值大，对人体几乎无毒，但可能发生过敏性休克这种严重的不良反应。

8. 抗菌后效应（post antibiotic effect，PAE） 指某些抗菌药与细菌短暂接触或撤药后其浓度低于 MIC 或消失，但细菌生长仍受到持续抑制的效应。PAE 是评价抗菌药物药动学特性的重要参数和设计临床给药方案的参考依据。有些抗菌药物 PAE 较长，如氟喹诺酮类、氨基糖苷类。对于 PAE 较长的药物，可适当延长给药间隔时间，减少给药次数。

9. 首次接触效应（first expose effect，FEE） 指抗菌药物在初次接触细菌时有强大的抗菌效应，再度接触或连续与细菌接触，并不明显地增强或再次出现这种明显的效应，需要间隔较长时间（数小时）后才会再起作用。氨基糖苷类抗生素有明显的首次接触效应。

第二节 抗菌药物的作用机制

抗菌药物主要通过作用于细菌的某些特殊靶位干扰细菌的生化代谢过程，影响其功能或结构的完整性，从而发挥抑制或杀灭细菌的作用（图 36-2）。

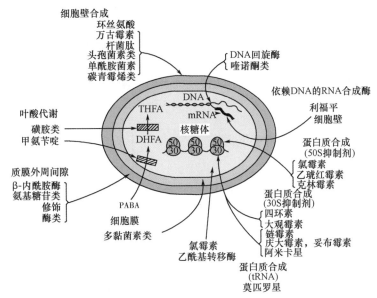

图 36-2 抗菌药物的作用机制示意图

一、抑制细菌细胞壁的合成

细菌的细胞壁位于细菌的最外层，是保持细菌外形和维持细菌内环境稳定的重要屏障。细胞壁的主要成分为肽聚糖（peptidoglycan），又称黏肽。肽聚糖呈网络状结构，由 N- 乙酰葡糖胺和已与十肽相连的 N- 乙酰胞壁酸重复交叉连接构成。革兰氏阳性菌的细胞壁厚而坚韧，肽聚糖含量为 50%～80%，菌体内含有多种氨基酸、核苷酸、蛋白质、糖、维生素、无机离子及其他代谢物质，故菌体内渗透压高。革兰氏阴性菌细胞壁较薄，肽聚糖仅占 1%～10%，类脂质较多，占 60%以上，且细胞质内没有大量的营养物质和代谢物，故菌体内渗透压低。此外，革兰氏阴性菌的肽聚糖层外有脂多糖、外膜及脂蛋白等特殊成分。外膜在肽聚糖层的外侧，由磷脂、脂多糖和一组特异蛋白组成，是革兰氏阴性菌对外界的保护屏障，能阻止青霉素等抗菌药物、去污剂、胰蛋白酶及溶菌酶进入菌体内（图 36-3）。

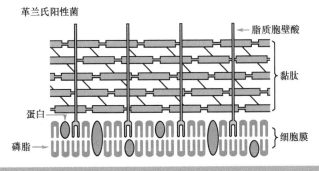

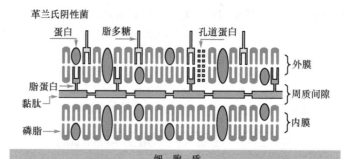

图 36-3 革兰氏阳性菌和革兰氏阴性菌细胞壁结构示意图

多种抗菌药通过影响细菌细胞壁生物合成的不同环节而发挥抗菌作用（图 36-4）。在胞质内阶段，磷霉素、环丝氨酸可抑制肽聚糖的前体物质（N- 乙酰胞壁酸五肽）的合成；在胞质膜阶段，万古霉素、杆菌肽作用于黏附单体 – 十肽聚合物合成环节；在细胞膜外阶段，青霉素及头孢菌素等 β-内酰胺类能与膜结合蛋白结合，抑制转肽酶的作用，阻止肽聚糖单体交叉连接。抗菌药物通过抑制细菌细胞壁的合成，可使细菌细胞壁缺损，屏障功能丧失，在渗透压的作用下，水分渗入菌体内，导致菌体膨胀、变形、破裂而死亡。哺乳类动物细胞无细胞壁，故抑制细菌细胞壁合成的药物对人体细胞几乎无毒性。

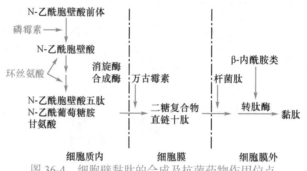

图 36-4 细胞壁黏肽的合成及抗菌药物作用位点

二、增加细菌细胞膜的通透性

细菌细胞膜与其他生物膜的特性一样，是类脂质双层中间镶嵌蛋白质的一种半透膜，具有渗透屏障和运输物质等功能。抗菌药物可通过不同的方式增加细胞膜的通透性，使菌体内的蛋白质、氨基酸、核苷酸等外漏而死亡。例如，多黏菌素类能选择性与细菌细胞膜中的磷脂结合，导致细胞膜的通透性增加；多烯类抗生素（如制霉菌素、两性霉素 B 等）能与真菌细胞膜的麦角固醇结合，增加真菌胞质膜的通透性；咪唑类抗真菌药（如咪康唑、酮康唑等）能抑制细胞膜麦角固醇的生物合成。

三、抑制细菌生命物质的合成

1. 抑制叶酸的合成 细菌不能直接利用环境中的叶酸，必须自身合成四氢叶酸供自身生长繁殖。细菌以蝶啶和对氨苯甲酸为原料，在二氢蝶酸合酶的作用下合成二氢蝶酸，后者与谷氨酸生成二氢叶酸，再经二氢叶酸还原酶的作用还原为四氢叶酸，四氢叶酸作为一碳基团传递体的辅酶参与嘌呤和嘧啶核苷酸的合成。磺胺类和甲氧苄啶可分别抑制叶酸合成过程中的二氢蝶酸合酶和二氢叶酸还原酶，干扰细菌叶酸代谢，抑制细菌生长繁殖。

2. 抑制核酸的合成 喹诺酮类药物可抑制细菌 DNA 回旋酶或拓扑异构酶Ⅳ（topoisomerase Ⅳ），阻碍细菌 DNA 合成与复制，从而产生杀菌作用。利福平能特异性地抑制细菌的 DNA 依赖性 RNA 多聚酶，使转录过程受阻而杀灭细菌。氟胞嘧啶在体内代谢为氟尿嘧啶，从而抑制腺苷酸合成酶，干扰真菌 DNA 合成。

3. 抑制蛋白质的合成 细菌蛋白质的合成是在细胞质内通过核糖体循环完成的，包括起始、肽链延伸及合成终止 3 个阶段。细菌核糖体为 70S，由 30S 和 50S 亚基组成。抑制细菌蛋白质合成的抗菌药物作用于细菌蛋白质合成的不同阶段（图 36-5）。①起始阶段：氨基糖苷类抗生素可阻止 30S 亚基与 50S 亚基合成始动复合物。②肽链延伸阶段：四环素类抗生素能与核糖体 30S 亚基结合，阻止氨基酰 -tRNA 进入 A 位，抑制肽链的形成，从而抑制蛋白质合成；氯霉素、林可霉素类及大环内酯类能与 50S 亚基结合，抑制肽酰基转移酶或移位酶，阻止肽链的延长。③终止阶段：氨基糖苷类抗生素可阻止终止因子与 A 位结合，使合成的肽链不能从核糖体释放出来，导致核糖体循环受阻，合成异常或无功能的肽链，从而发挥杀菌作用。人体细胞的核糖体为 80S，由 40S 和 60S 亚基组成，因而抗菌药物在临床常用剂量时可选择性地抑制细菌蛋白质合成，而对人体蛋白质合成无明显影响。

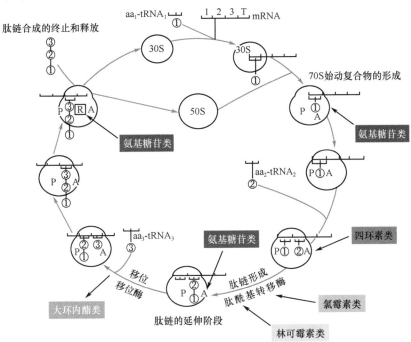

图 36-5　细菌核糖体循环及有关抗菌药物的作用环节

第三节　细菌耐药性

一、耐药性的种类

耐药性（resistance）又称抗药性，是指微生物、寄生虫或肿瘤细胞对化疗药物的耐受性。细菌耐药性（bacterial resistance）是指细菌对抗菌药物不敏感的现象，根据其产生原因可分为固有耐药性（intrinsic resistance）和获得耐药性（acquired resistance）。固有耐药性又称天然耐药性，是由细菌染色体基因决定的，可代代相传，不会改变，与抗菌药物的使用无关，如链球菌对氨基糖苷类抗生素天然耐药、肠道革兰氏阴性杆菌对青霉素天然耐药等；获得耐药性是指细菌与抗菌药物接触后，细菌对药物的敏感性下降或消失，由质粒或染色体介导产生，如金黄色葡萄球菌产生 β- 内酰胺酶（β-lactamase）而对 β- 内酰胺类抗生素（β-lactam antibiotics）耐药，这种耐药性可因不再接触抗菌药物而消失，也可由质粒将耐药基因转移给染色体而传递给子代细菌，成为固有耐药性。

病原微生物对某种药物耐药后，对于结构近似或作用性质相同的药物也可显示耐药性，称为交叉耐药（cross resistance）。细菌对常用抗菌药物主要分类的三类以上同时耐药，称为多重耐药（multiple drug resistance，MDR）。细菌对常用抗菌药物几乎全部耐药，革兰氏阴性杆菌仅对黏菌素和替加环素敏感，革兰氏阳性球菌仅对糖肽类和利奈唑胺敏感，称为广泛耐药（extensive drug resistance，XDR）。细菌对所有分类的常用抗菌药物全部耐药，革兰氏阴性杆菌仅对包括黏菌素和替加环素在内的全部抗菌药物耐药，革兰氏阳性球菌对包括糖肽类和利奈唑胺在内的全部抗菌药物耐药，称为泛耐药（polydrug resistant，PDR）。

二、细菌耐药性产生的机制

细菌产生耐药性是细菌在自身生存过程中的一种特殊表现形式。天然抗生素是细菌产生的次级代谢产物，用于抵御其他微生物，保护自身安全。人类利用天然抗生素、半合成抗生素或化学合成的药物来防治细菌感染性疾病，细菌接触抗菌药物后，也会通过改变代谢途径或制造出相应的灭活物质来抵抗抗菌药物，即产生耐药性。细菌耐药性产生的机制主要有以下几种。

1. 产生灭活酶　细菌可产生一种或多种酶来降解或修饰抗菌药物，使药物结构发生改变而失去抗菌活性。这些灭活酶由质粒和染色体基因表达，可分为水解酶（hydratase）和合成酶（synthetase）

两大类。水解酶如 β- 内酰胺酶，能使 β- 内酰胺类抗生素结构中的 β- 内酰胺环水解裂开而失去抗菌活性；合成酶又称钝化酶，如细菌在接触氨基糖苷类药物后产生乙酰化酶、腺苷化酶及磷酸化酶，可将乙酰基、核苷酰基和磷酸基结合到氨基糖苷类药物分子上，使氨基糖苷类药物结构改变而失去抗菌活性。另外，某些细菌可产生乙酰转移酶灭活氯霉素或产生酯酶灭活大环内酯类抗生素，金黄色葡萄球菌可产生核苷转移酶灭活林可霉素。

2. 抗菌药物作用靶位改变　抗菌药物作用靶位的改变主要有以下方式：①靶位结构改变，使抗菌药物与之亲和力降低，如由于细菌 RNA 聚合酶的 β 亚基结构发生改变，导致与利福平的结合能力下降，从而对利福平耐药。②合成新的靶蛋白，新的靶蛋白仍有原靶蛋白的功能，但与抗菌药物的亲和力降低或丧失，从而产生耐药性，如肺炎链球菌对头孢菌素类、青霉素类及碳青霉烯类耐药分别是因为 PBP 亚型 PBP_{2X} 及 PBP_{2B} 的变异，与抗生素亲和力降低。③靶蛋白的数量增加，即使抗菌药物存在时仍有足够量的靶蛋白可以维持细菌的正常形态与功能，从而对抗菌药物不敏感，如肠球菌对 β- 内酰胺类的耐药性，可通过产生 β- 内酰胺酶、青霉素结合蛋白（penicillin-binding protein，PBP）的数量和降低 PBP 与抗生素的亲和力，而形成多重耐药机制。

3. 细菌外膜通透性降低　铜绿假单胞菌对多数广谱抗菌药物具有固有耐药性，主要是因为药物难以透过细胞膜进入菌体内。细菌多次与抗菌药物接触后，菌株可发生突变，细菌外膜通道蛋白（porin）丢失，使药物不易进入菌体内而产生获得耐药性。正常情况下，细菌外膜的通道蛋白以 OmpF 和 OmpC 组成非特异性跨膜通道，允许抗菌药物等进入菌体。当细菌多次接触抗菌药物后，菌株发生突变，表达 OmpF 蛋白的结构基因失活，造成 OmpF 通道蛋白丢失，致使抗菌药物难以进入菌体。铜绿假单胞菌还存在允许亚胺培南进入菌体的特异转运体 OprD2 蛋白孔道，当菌株突变导致该蛋白通道缺失时，可产生对亚胺培南的特异性耐药。

4. 主动外排系统功能增强　某些细菌能通过主动外排系统（active efflux system）将进入菌体内的药物泵出菌体外，这是细菌产生多重耐药的主要原因。主动外排系统由转运子（efflux transporter）、附加蛋白（accessory protein）和外膜蛋白（outer membrane protein）3 种蛋白组成，如图 36-6 所示。外膜蛋白位于革兰氏阴性菌的外膜和革兰氏阳性菌的细胞壁，是将药物泵出菌体外的外膜通道；附加蛋白位于外膜蛋白与转运子之间，起桥梁作用；转运子位于细胞膜，起泵的作用。有些革兰氏阴性菌（如大肠埃希菌、产气肠杆菌、沙门菌、阴沟肠杆菌等）在抗菌药物的诱导下主动流出系统的蛋白过度表达，从而导致多重耐药。

5. 细菌生物被膜（bacterial biofilm，BF）的形成　细菌生物被膜是指细菌黏附于固体或有机腔道表面形成微菌落，并分泌细胞外多糖蛋白复合物将自身包裹其中而形成的膜状物。细菌形成生物被膜后往往对抗菌药物产生高度耐药或多重耐药。BF 的耐药机制主要包括以下几点。①渗透限制：生物被膜中的大量细胞外多糖形成分子屏障和电荷屏障，可阻止或延缓抗生素渗入，且被膜中细菌分泌的一些灭活酶类浓度较高，可促使进入被膜的抗生素灭活。②营养限制：生物被膜流动性较低，被膜深部氧气、营养物质等含量较低，细菌在该状态下生长代谢缓慢，因而对绝大多数抗菌药物不敏感。③免疫限制：产生 BF 的细菌能诱导补体转化、抑制中性粒细胞、巨噬细胞吞噬作用，使生物被膜中的细菌得以在 BF 庇护下生长而不易被清除。研究表明，鲍曼不动杆菌、铜绿假单胞菌、金黄色葡萄球菌、大肠埃希菌等均可通过形成生物被膜而产生耐药性。

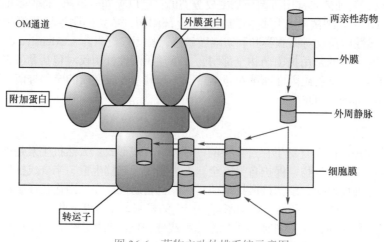

图 36-6　药物主动外排系统示意图

第四节 抗菌药物的合理应用原则

合理应用抗菌药物是提高疗效、降低不良反应和减少或延缓细菌耐药性的关键。为进一步规范抗菌药物临床应用，国家卫生和计划生育委员会、国家中医药管理局、中国人民解放军总后勤部卫生部组织专家，根据细菌耐药变化趋势和相关学科发展情况，对《抗菌药物临床应用指导原则（2004年版）》进行了修订，形成了《抗菌药物临床应用指导原则（2015年版）》，并于2015年8月27日发布实施，该指导原则是我国目前抗菌药物合理应用的基本原则。

一、抗菌药物治疗性应用的基本原则

（一）严格掌握适应证

根据患者的临床表现、实验室检查或影像学结果，诊断为细菌、真菌、支原体、衣原体、螺旋体、立克次体等病原微生物感染及部分原虫感染方可应用抗菌药物。缺乏感染证据、诊断不能成立者或病毒性感染者，均无应用抗菌药物指征。

（二）尽早确定病原菌

选择抗菌药物品种，原则上应根据病原菌种类及药敏试验结果而定。因此，对临床诊断为细菌性感染的患者，应在开始抗菌治疗前及时留取相应的合格标本进行病原学检测，尽早明确病原菌和药敏结果，并据此制订抗菌药物治疗方案。

对于临床诊断为细菌性感染的患者，在无法获取培养标本时或在未获知细菌培养及药敏结果之前，可根据患者的感染部位、基础疾病、发病情况、发病场所、既往抗菌药物用药史及其治疗反应等推测可能的病原体，并结合当地细菌耐药性监测数据，先给予抗菌药物经验治疗。在获知病原学检测及药敏结果后，结合先前的治疗反应调整用药方案；对细菌培养结果阴性的患者，应根据经验治疗的效果和患者情况采取进一步诊疗措施。

（三）根据抗菌药物特点选药

各种抗菌药物的药效学和药动学特点不同，临床适应证也各不相同。应根据各种抗菌药物的药学特点及其临床适应证选择恰当的抗菌药物。

（四）制订合理的治疗方案

根据病原菌、感染部位、感染严重程度、患者的生理病理状况及抗菌药物特点制订治疗方案，包括选择抗菌药物品种及确定剂量、给药途径、给药次数和疗程等。在制订治疗方案时应遵循下列原则。

1. 品种选择 根据病原菌种类及药敏试验结果尽可能选择针对性强、窄谱、安全、价格适当的抗菌药物。若需要进行经验治疗，应根据可能的病原菌及当地耐药状况选药。

2. 给药剂量 一般按各种抗菌药物的治疗剂量范围给药。治疗重症感染（如血流感染、感染性心内膜炎等）和抗菌药物不易达到的部位感染（如中枢神经系统感染等）时，抗菌药物剂量宜较大（治疗剂量范围高限）；治疗单纯性下尿路感染时，由于多数药物在尿中的浓度远高于血药浓度，可应用较小剂量（治疗剂量范围低限）。

3. 给药途径 对于大多数轻、中度感染的患者，可选择口服吸收良好的抗菌药物进行口服治疗，不必采用静脉或肌内注射给药。仅在下列情况时可先予以注射给药：①不能口服或不能耐受口服给药的患者（如吞咽困难者）。②患者存在明显可能影响口服药物吸收的情况（如呕吐、严重腹泻、胃肠道病变或肠道吸收障碍等）。③所选药物有合适的抗菌谱，但无口服剂型。④需在感染部位迅速达到有效药物浓度的感染（如感染性心内膜炎、化脓性脑膜炎等）。⑤感染严重、病情进展迅速，需紧急治疗者（如血流感染、重症肺炎等）。⑥口服治疗依从性差的患者。肌内注射给药只适用于不能口服给药的轻、中度感染者，不适于重症感染者。接受注射给药的患者经初始注射治疗病情好转并能口服时，应及早转为口服给药。

皮肤黏膜局部应用抗菌药物很少被吸收，并且易导致耐药菌产生，因此治疗全身性感染或脏器感染时应避免局部用药。抗菌药物的局部应用只限于以下少数情况：①全身给药后在感染部位难以达到有效浓度时，可合并局部给药作为辅助治疗，如治疗中枢神经系统感染时可同时鞘内注射某些抗菌药物，治疗包裹性厚壁脓肿时可脓腔内注入抗菌药物等。②眼部及耳部的感染。③某些皮肤表层及口腔、阴道等黏膜表面的感染。供全身应用的品种应避免局部应用。局部治疗宜采用刺激性小、不易吸收、不易导致耐药性和变态反应的抗菌药物。青霉素类、头孢菌素类等易引起变态反应的药物不可局部应用。氨基糖苷类等具有耳毒性的药物不可局部滴耳。

4. 给药次数 为保证药物在体内能发挥最大疗效，应根据药动学和药效学相结合的原则给药。青霉素类、头孢菌素类和其他 β- 内酰胺类、红霉素、克林霉素等时间依赖性抗菌药，应一日多次给药。氟喹诺酮类和氨基糖苷类等浓度依赖性抗菌药可一日一次给药。

5. 疗程 抗菌药物疗程因感染不同而异，一般宜用至体温正常、症状消退后 72 ~ 96h，有局部病灶者需用药至感染灶被控制或完全消失。但血流感染、感染性心内膜炎、化脓性脑膜炎、伤寒、布鲁氏菌病、骨髓炎、B 组链球菌咽炎和扁桃体炎、侵袭性真菌病、结核病等需较长疗程方能彻底治愈。

6. 抗菌药物的联合应用 单一药物可有效治疗的感染不需联合用药，仅在下列情况时方可联合用药：①病原菌尚未查明的严重感染，包括免疫缺陷者的严重感染。②单一抗菌药物不能控制的严重感染，需氧菌及厌氧菌混合感染，两种及以上复数菌感染，以及多重耐药菌或泛耐药菌感染。③需长疗程治疗，但病原菌易产生耐药性的感染（如某些侵袭性真菌病）或需要联合应用不同抗菌机制的药物才能控制的感染（如结核和非结核分枝杆菌感染）。④毒性较大的抗菌药物，联合用药时剂量可适当减少，如两性霉素 B 与氟胞嘧啶合用治疗隐球菌脑膜炎。

联合用药时宜选用具有协同或相加作用的药物，如青霉素类、头孢菌素类或其他 β- 内酰胺类与氨基糖苷类合用；应避免具有拮抗作用的药物联合，如大环内酯类与林可酰胺类合用。联合用药的种类通常为两种，3 种及以上药物合用仅适用于个别情况，如治疗结核病。此外，必须注意联合用药时不良反应可能增多。

二、抗菌药物预防性应用的基本原则

预防性应用抗菌药物应限于可能出现的且其后果严重的细菌感染。不适当的预防用药会引起病原菌高度耐药或继发难以控制的感染。预防性用药必须严格掌握适应证，控制用药种类、剂量和疗程等。

（一）非手术患者抗菌药物的预防性应用

1. 预防用药的目的 预防特定病原菌所致的或特定人群可能发生的感染。

2. 预防用药的原则 ①用于尚无细菌感染征象但暴露于致病菌感染的高危人群。②预防用药适应证和抗菌药物选择应基于循证医学证据。③应针对最可能的某种细菌感染进行预防用药，不宜盲目地选用广谱抗菌药或多药联合预防多种细菌或多部位感染。④应限于针对某特定时间段内可能发生的感染，而非任何时间可能发生的感染。⑤应积极纠正导致感染风险增加的原发疾病或基础状况。原发疾病可以治愈或纠正者，预防用药价值较大；否则药物预防效果有限，应权衡利弊决定是否预防用药。⑥以下情况原则上不应预防使用抗菌药物：普通感冒、麻疹、水痘等病毒性疾病，昏迷、休克、中毒、心力衰竭、肿瘤、应用肾上腺皮质激素等患者，留置导尿管、留置深静脉导管及建立人工气道（包括气管插管或气管切口）的患者。

（二）围手术期抗菌药物的预防性应用

1. 预防用药的目的 围手术期预防性应用抗菌药物的目的是预防手术部位感染，包括浅表切口感染、深部切口感染和手术所涉及的器官或腔隙感染，但不包括与手术无直接关系的、术后可能发生的其他部位感染。

2. 预防用药的原则 应根据手术切口类型、手术创伤程度、可能的污染细菌种类、手术持续时间、感染发生机会和后果严重程度、抗菌药物预防效果的循证医学证据、对细菌耐药性的影响和经济学评估等因素，综合考虑决定是否预防性应用抗菌药物。但预防应用抗菌药物并不能代替严格的消毒、灭菌技术和精细的无菌操作，也不能代替术中保温和血糖控制等其他预防措施。

（1）清洁手术（Ⅰ类切口）：手术脏器为人体无菌部位，局部无炎症、无损伤，也不涉及呼吸道、消化道、泌尿生殖道等人体与外界相通的器官。手术部位无污染，通常不需预防用抗菌药物。但在下列情况时可考虑预防用药：①手术范围大、手术时间长、污染机会增加；②手术涉及重要脏器，一旦发生感染将造成严重后果者，如头颅手术、心脏手术等；③异物植入手术，如人工心瓣膜植入、永久性心脏起搏器放置、人工关节置换等；④有感染高危因素如高龄、糖尿病、免疫功能低下（尤其是接受器官移植者）、营养不良等患者。

（2）清洁-污染手术（Ⅱ类切口）：手术部位存在大量人体寄殖菌群，手术时可能污染手术部位引致感染，故此类手术通常需预防用抗菌药物。

（3）污染手术（Ⅲ类切口）：已造成手术部位严重污染的手术。此类手术需预防用抗菌药物。

（4）污秽-感染手术（Ⅳ类切口）：在手术前即已开始治疗性应用抗菌药物，术中、术后继续，此不属预防应用范畴。

3. 抗菌药物品种的选择　①根据手术切口类别、可能的污染菌种类及其对抗菌药物敏感性、药物能否在手术部位达到有效浓度等综合考虑。②选用对可能的污染菌针对性强、有充分的预防有效的循证医学证据、安全、使用方便及价格适当的品种，常见围手术期预防用抗菌药物的品种选择见表36-1。③应尽量选择单一抗菌药物预防用药，避免不必要的联合用药。预防用药应针对手术路径中可能存在的污染菌，如心血管、头颈、胸腹壁、四肢软组织手术和骨科手术等经皮肤的手术，通常选择针对金黄色葡萄球菌的抗菌药物；结肠、直肠和盆腔手术，应选用针对肠道革兰氏阴性菌和脆弱拟杆菌等厌氧菌的抗菌药物。④头孢菌素过敏者，针对革兰氏阳性菌可用万古霉素、去甲万古霉素、克林霉素；针对革兰氏阴性杆菌可用氨曲南、磷霉素或氨基糖苷类。⑤对某些手术部位感染会引起严重后果者，如心脏人工瓣膜置换术、人工关节置换术等，若术前发现有耐甲氧西林金黄色葡萄球菌（MRSA）定植的可能或该机构MRSA感染发生率高，可选用万古霉素、去甲万古霉素预防感染，但应严格控制用药持续时间。⑥不应随意选用广谱抗菌药物作为围手术期预防用药。鉴于国内大肠埃希菌对氟喹诺酮类药物耐药率高，应严格控制氟喹诺酮类药物作为外科围手术期预防用药。

表 36-1　抗菌药物在围手术期预防应用的品种选择 [1, 2]

手术名称	切口类别	可能的污染菌	抗菌药物选择
脑外科手术（清洁、无植入物）	Ⅰ	金黄色葡萄球菌，凝固酶阴性葡萄球菌	第一代、第二代头孢菌素 [3]，MRSA感染高发医疗机构的高危患者可用（去甲）万古霉素
脑外科手术（经鼻窦、鼻腔、口咽部手术）	Ⅱ	金黄色葡萄球菌、链球菌属，口咽部厌氧菌（如消化链球菌）	第一代、第二代头孢菌素 [3]±[5]甲硝唑，或克林霉素+庆大霉素
脑脊液分流术	Ⅰ	金黄色葡萄球菌、凝固酶阴性葡萄球菌	第一代、第二代头孢菌素 [3]，MRSA感染高发医疗机构的高危患者可用（去甲）万古霉素
脊髓手术	Ⅰ	金黄色葡萄球菌、凝固酶阴性葡萄球菌	第一代、第二代头孢菌素 [3]
眼科手术（如白内障、青光眼或角膜移植、泪囊手术、眼穿通伤）	Ⅰ、Ⅱ	金黄色葡萄球菌、凝固酶阴性葡萄球菌	局部应用妥布霉素或左氧氟沙星等
头颈部手术（恶性肿瘤、不经口咽部黏膜）	Ⅰ	金黄色葡萄球菌、凝固酶阴性葡萄球菌	第一代、第二代头孢菌素 [3]
头颈部手术（经口咽部黏膜）	Ⅱ	金黄色葡萄球菌、链球菌属，口咽部厌氧菌（如消化链球菌）	第一代、第二代头孢菌素 [3]±[5]甲硝唑，或克林霉素+庆大霉素
颌面外科（下颌骨折切开复位或内固定、面部整形术有移植物手术、正颌手术）	Ⅰ	金黄色葡萄球菌、凝固酶阴性葡萄球菌	第一代、第二代头孢菌素 [3]
耳鼻喉科（复杂性鼻中隔鼻成形术，包括移植）	Ⅱ	金黄色葡萄球菌、凝固酶阴性葡萄球菌	第一代、第二代头孢菌素 [3]
乳腺手术（乳腺癌、乳房成形术，有植入物如乳房重建术）	Ⅰ	金黄色葡萄球菌、凝固酶阴性葡萄球菌、链球菌属	第一代、第二代头孢菌素 [3]
胸外科手术（食管、肺）	Ⅱ	金黄色葡萄球菌、凝固酶阴性葡萄球菌、肺炎链球菌、革兰氏阴性杆菌	第一代、第二代头孢菌素 [3]
心血管手术（腹主动脉重建、下肢手术切口涉及腹股沟、任何血管手术植入人工假体或异物，心脏手术、安装永久性心脏起搏器）	Ⅰ	金黄色葡萄球菌、凝固酶阴性葡萄球菌	第一代、第二代头孢菌素 [3]，MRSA感染高发医疗机构的高危患者可用（去甲）万古霉素

笔记栏

续表

手术名称	切口类别	可能的污染菌	抗菌药物选择
肝、胆系统及胰腺手术	Ⅱ、Ⅲ	革兰氏阴性杆菌、厌氧菌（如脆弱拟杆菌）	第一代、第二代头孢菌素或头孢曲松[3] ±[5] 甲硝唑，或头霉素类
胃、十二指肠、小肠手术	Ⅱ、Ⅲ	革兰氏阴性杆菌、链球菌属、口咽部厌氧菌（如消化链球菌）	第一代、第二代头孢菌素[3] 或头霉素类
结肠、直肠、阑尾手术	Ⅱ、Ⅲ	革兰氏阴性杆菌、厌氧菌（如脆弱拟杆菌）	第一代、第二代头孢菌素[3] ±[5] 甲硝唑，或头霉素类或头孢曲松 ±[5] 甲硝唑
经直肠前列腺活检	Ⅱ	革兰氏阴性杆菌	氟喹诺酮类[4]
泌尿外科手术：进入泌尿道或经阴道的手术（经尿道膀胱肿瘤或前列腺切除术、异体植入及取出，切开造口、支架的植入及取出）及经皮肾镜手术	Ⅱ	革兰氏阴性杆菌	第一代、第二代头孢菌素[3] 或氟喹诺酮类[4]
泌尿外科手术：涉及肠道的手术	Ⅱ	革兰氏阴性杆菌、厌氧菌	第一代、第二代头孢菌素[3] 或氨基糖苷类＋甲硝唑
有假体植入的泌尿系统手术	Ⅱ	葡萄球菌属、革兰氏阴性杆菌	第一代、第二代头孢菌素[3] ＋氨基糖苷类，或万古霉素
经阴道或经腹腔子宫切除术	Ⅱ	革兰氏阴性杆菌、肠球菌属、B组链球菌、厌氧菌	第一代、第二代头孢菌素（经阴道手术加用甲硝唑）[3]，或头霉素类
腹腔镜子宫肌瘤剔除术（使用举宫器）	Ⅱ	革兰氏阴性杆菌、肠球菌属、B组链球菌、厌氧菌	第一代、第二代头孢菌素[3] ±[5] 甲硝唑，或头霉素类
羊膜早破或剖宫产术	Ⅱ	革兰氏阴性杆菌、肠球菌属、B组链球菌、厌氧菌	第一代、第二代头孢菌素[3] ±[5] 甲硝唑
人工流产－刮宫术、引产术	Ⅱ	革兰氏阴性杆菌、肠球菌属、链球菌、厌氧菌（如脆弱拟杆菌）	第一代、第二代头孢菌素[3] ±[5] 甲硝唑，或多西环素
会阴撕裂修补术	Ⅱ、Ⅲ	革兰氏阴性杆菌、肠球菌属、链球菌属、厌氧菌（如脆弱拟杆菌）	第一代、第二代头孢菌素[3] ±[5] 甲硝唑
皮瓣转移术（游离或带蒂）或植皮术	Ⅱ	金黄色葡萄球菌、凝固酶阴性葡萄球菌、链球菌属、革兰氏阴性菌	第一代、第二代头孢菌素[3]
关节置换成形术、截骨、骨内固定术、腔隙植骨术、脊柱术（应用或不用植入物、内固定物）	Ⅰ	金黄色葡萄球菌、凝固酶阴性葡萄球菌、链球菌属	第一代、第二代头孢菌素[3]，MRSA感染高发医疗机构的高危患者可用（去甲）万古霉素
外固定架植入术	Ⅱ	金黄色葡萄球菌、凝固酶阴性葡萄球菌、链球菌属	第一代、第二代头孢菌素[3]
截肢术	Ⅰ、Ⅱ	金黄色葡萄球菌、凝固酶阴性葡萄球菌、链球菌属、革兰氏阴性菌、厌氧菌	第一代、第二代头孢菌素[3] ±[5] 甲硝唑
开放骨折内固定术	Ⅱ	金黄色葡萄球菌、凝固酶阴性葡萄球菌、链球菌属、革兰氏阴性菌、厌氧菌	第一代、第二代头孢菌素[3] ±[5] 甲硝唑

注：[1] 所有清洁手术通常不需要预防用药，仅在有前述特定指征时使用。

[2] 胃十二指肠手术、肝胆系统手术、结肠和直肠手术、阑尾手术、Ⅱ类或Ⅲ类切口的妇产科手术，如果患者对β-内酰胺类抗菌药物过敏，可用克林霉素＋氨基糖苷类，或氨基糖苷类＋甲硝唑。

[3] 有循证医学证据的第一代头孢菌素主要为头孢唑啉，第二代头孢菌素主要为头孢呋辛。

[4] 我国大肠埃希菌对氟喹诺酮类耐药率高，预防应用需严加限制。

[5] 表中"±"是指两种及以上药物可联合应用，或可不联合应用。

4. 给药方案

（1）给药方法：给药途径大多为静脉输注，仅有少数为口服给药。静脉输注给药应在皮肤黏膜切开前 0.5～1h 内或麻醉开始时，在输注完毕后开始手术，保证手术部位暴露时局部组织中抗菌药物已达到足以杀灭手术过程中污染细菌的浓度。万古霉素或氟喹诺酮类等需输注较长时间，故应在手术前 1～2h 开始给药。

（2）预防用药维持时间：抗菌药物的有效覆盖时间应包括整个手术过程。手术时间较短（＜2h）的清洁手术，术前给药一次即可。如手术时间超过 3h 或超过所用药物 $t_{1/2}$ 的 2 倍以上或成人出血量超过 1500ml，术中应追加一次。清洁手术的预防用药时间不超过 24h，心脏手术可视情况延长至 48h。清洁 - 污染手术和污染手术的预防用药时间亦为 24h，污染手术必要时延长至 48h。过度延长用药时间并不能提高预防效果，且预防用药时间超过 48h，耐药菌感染机会增加。

三、特殊病理和特殊人群抗菌药物的应用

（一）肾功能减退患者抗菌药物的应用

1.基本原则　许多抗菌药物主要经肾排泄，某些抗菌药物具有肾毒性，肾功能减退的感染患者应用抗菌药物的原则有如下几点：①尽量避免使用具有肾毒性的抗菌药物，确有应用指征时，严密监测肾功能。②根据感染的严重程度、病原菌种类及药敏试验结果等，选用无肾毒性或肾毒性较低的抗菌药物。③使用主要经肾排泄的药物，须根据患者肾功能减退程度及抗菌药物在人体内的清除途径调整给药方案。

2.抗菌药物选用及给药方案调整　肾功能减退时抗菌药物的选用有以下几种情况：①主要由肝胆系统排泄，或经肾和肝胆系统同时排出的抗菌药物，如阿奇霉素、多西环素、克林霉素、头孢哌酮、头孢曲松等，可维持原治疗量或剂量略减。②主要经肾排泄、无肾毒性或仅有轻度肾毒性的抗菌药物，应按照肾功能减退程度调整给药方案。③有肾毒性的抗菌药物，如氨基糖苷类、万古霉素类、多黏菌素类，应避免用于肾功能减退者，如确有使用该类药物指征时，应监测血药浓度，据此调整给药方案，实行个体化给药，疗程中需严密监测患者肾功能。④接受肾脏替代治疗的患者应根据腹膜透析、血液透析和血液滤过对药物的清除情况调整给药方案。

（二）肝功能减退患者抗菌药物的应用

肝功能减退时，抗菌药物的选用及剂量调整需要考虑肝功能减退对药物体内过程的影响，以及肝功能减退时药物及其代谢物发生毒性反应的可能性。由于药物在肝脏的代谢过程复杂，不少药物的体内代谢过程尚未完全阐明。根据现有资料，肝功能减退时抗菌药物的应用有以下几种情况：①应避免使用主要经肝或有相当量经肝清除或代谢并可导致毒性反应的药物，如氯霉素、利福平、红霉素酯化物等。②主要由肝清除且无明显毒性反应的药物，肝病时仍可正常应用，但需谨慎，必要时减量给药，治疗过程中需严密监测肝功能。红霉素等大环内酯类（不包括酯化物）、克林霉素、林可霉素等属于此类。③经肝、肾两途径清除且毒性较小的药物，在严重肝病患者尤其肝、肾功能同时减退的患者应减量应用，如青霉素类、头孢菌素类等。④主要由肾排泄的药物，如氨基糖苷类、糖肽类抗生素，肝功能减退时不需调整剂量。

（三）老年患者抗菌药物的应用

由于老年人组织器官呈生理性退行性变，免疫功能下降，在应用抗菌药物时需注意以下事项：①老年人肾功能呈生理性减退，按一般常用量接受主要经肾排出的抗菌药物时，由于药物自肾排出减少，可导致药物在体内积蓄，血药浓度增高，易发生药物不良反应。因此老年患者尤其是高龄患者接受主要自肾排出的抗菌药物时，可按轻度肾功能减退来减量给药。青霉素类、头孢菌素类和其他 β- 内酰胺类的大多数品种属此类情况。②老年患者宜选用毒性低并具杀菌作用的抗菌药物，无用药禁忌者可首选青霉素类、头孢菌素类等 β- 内酰胺类药物。氨基糖苷类药物具有肾、耳毒性，应尽可能避免应用。万古霉素、去甲万古霉素、替考拉宁等药物应在有明确应用指征时慎用，必要时进行血药浓度监测，并据此调整剂量，实行个体化用药，以达到安全、有效的目的。

（四）新生儿患者抗菌药物的应用

新生儿的一些重要器官功能尚未完善，对许多药物包括抗菌药物的耐受性较差，易发生严重不良反应。新生儿感染使用抗菌药物时需注意以下事项：①新生儿期肝、肾均未发育成熟，肝代谢酶的产生不足或缺乏，肾清除功能较差，因此新生儿感染时应避免应用毒性大的抗菌药物，包括主要经肾排泄的氨基糖苷类、万古霉素、去甲万古霉素等，以及主要经肝代谢的氯霉素等。确有应用指征时，需进行血药浓度监测，据此调整给药方案，个体化给药。②避免应用可能发生严重不良反应的药物，如四环素类、喹诺酮类、磺胺类和呋喃类等。新生儿肾功能尚不完善，主要经肾排出的青霉素类、头孢菌素类等 β- 内酰胺类药物需减量应用，以防止药物蓄积导致严重的中枢神经系统毒性。④新生儿的组织器官日益成熟，抗菌药物在新生儿的药动学亦随日龄增长而变化，因此使用抗

菌药物时应按日龄调整给药方案。

（五）小儿患者抗菌药物的应用

小儿患者在应用抗菌药物时应注意以下几点：①氨基糖苷类有明显耳、肾毒性，小儿患者应避免应用。临床有明确应用指征且又无其他毒性低的抗菌药物可供选用时，方可选用此类药物，并在治疗过程中严密观察不良反应。有条件者应监测血药浓度，根据结果个体化给药。②糖肽类有一定的肾、耳毒性，小儿患者仅在有明确指征时方可选用，且在治疗过程中应严密观察不良反应，有条件者应进行血药浓度监测，个体化给药。③四环素类可导致牙齿黄染及牙釉质发育不良，8 岁以下小儿应禁用。④喹诺酮类对骨骼发育可能产生不良影响，避免用于 18 岁以下的未成年人。

（六）妊娠期和哺乳期患者抗菌药物的应用

妊娠期妇女应用抗菌药物时需考虑对母体和胎儿两方面的影响。妊娠期禁用对胎儿有致畸或明显毒性的药物。避免应用对母体和胎儿均有毒性的药物，如氨基糖苷类、四环素类等；但在有明确应用指征，应权衡利弊，用药时患者的受益大于可能的风险时，也可在严密观察下慎用。应用氨基糖苷类等抗菌药物，有条件时应监测血药浓度。妊娠期感染可选用毒性低、对胎儿及母体均无明显影响、也无致畸作用的药物，如青霉素类、头孢菌素类等 β- 内酰胺类抗生素。

少数药物在乳汁中分泌量较多，如氟喹诺酮类、四环素类、大环内酯类、氯霉素、磺胺甲噁唑、甲氧苄啶、甲硝唑等。青霉素类、头孢菌素类等 β- 内酰胺类和氨基糖苷类等在乳汁中含量低。但无论乳汁中药物浓度如何，均对乳儿潜在的影响，并可能引起不良反应，因此哺乳期患者应避免应用对乳儿毒性较大的药物，如氨基糖苷类、喹诺酮类、四环素类、氯霉素、磺胺药等。哺乳期患者应用任何抗菌药物时均宜暂停哺乳。

（王垣芳）

第三十七章 β-内酰胺类抗生素

案例 37-1

患者，男，45 岁。近日患了感冒，出现低热、咽喉肿痛和全身不适等症状。患者自行到药店购买抗感冒药感康（主要成分有金刚烷胺、对乙酰氨基酚、人工牛黄、咖啡因等）和头孢拉啶，并按说明书进行服用。治疗第 4 日，患者感觉症状明显减轻，恰好当日有朋友来访，外出和朋友吃饭。席间因盛情难却饮白酒 1 杯，随即出现颜面潮红、心搏加速、呼吸困难、眩晕及恶心、呕吐等症状，朋友急忙将其送往医院抢救。

查体：温度 36.5℃，呼吸 25 次/分，心率 123 次/分，血压 80/50mmHg。神志清楚，烦躁，面部及前胸皮肤发红。心肺听诊无异常，双下肢无水肿。心电图显示窦性心动过速。

既往史：吸烟 20 年，饮酒 20 余年。无高血压、糖尿病及冠心病病史。

诊断：头孢菌素类与乙醇合用导致的双硫仑样反应。

问题：

1. 在本案例中，患者使用头孢拉定是否合适，说明理由。
2. 何为双硫仑样反应，其发生机制是什么？
3. 哪些药物可引起双硫仑样反应？

β-内酰胺类抗生素（β-lactam antibiotics）是指化学结构中含有 β-内酰胺环的一类抗生素，包括青霉素类、头孢菌素类及其他 β-内酰胺类。该类抗生素不仅化学结构相似，而且抗菌机制和耐药机制也相似，共同特点是抗菌活性强、抗菌范围广、毒性低、适应证广及临床疗效好，其中以青霉素类和头孢菌素类在临床最常用。

第一节 抗菌作用机制、耐药机制和药物分类

一、抗菌作用机制

β-内酰胺类抗生素通过干扰细菌细胞壁的合成而产生抗菌作用，抗菌作用机制主要包括以下两个方面。

1. 抑制转肽酶活性，干扰细菌细胞壁合成 β-内酰胺类抗生素作用的靶蛋白是位于细菌胞质膜上的青霉素结合蛋白（penicillin binding protein，PBP）。多数细菌均有几种 PBP，如金黄色葡萄球菌有 5 种，肺炎球菌有 6 种，淋病奈瑟菌有 3 种，流感杆菌有 8 种，它们对不同 β-内酰胺类抗生素的亲和力不同。PBP 具有转肽酶、羧肽酶、肽链内切酶活性，是细菌细胞壁合成、维持细菌形态与生长繁殖的重要蛋白。β-内酰胺类抗生素与 PBP 结合，通过抑制 PBP 的转肽酶活性阻碍黏肽的合成，造成细菌细胞壁缺损，菌体失去渗透屏障而膨胀、变形和破裂。

2. 增加细菌细胞壁自溶酶的活性 β-内酰胺类抗生素可使细菌细胞壁自溶酶活性增加，以促进细菌膨胀、破裂溶解而死亡。

二、耐药机制

随着 β-内酰胺类抗生素的广泛应用，对其耐药的菌株逐渐增多，耐药机制主要包括以下几个方面。

1. 产生水解酶 β-内酰胺酶是耐 β-内酰胺类抗生素细菌产生的一类能使药物结构中的 β-内酰胺环水解裂开，失去抗菌活性的酶。不同细菌产生的 β-内酰胺酶特异性不同，可以水解不同的 β-内酰胺类抗生素。例如，青霉素型 β-内酰胺酶水解青霉素类抗生素，对头孢菌素类抗生素作用弱，故产生此酶的金黄色葡萄球菌对青霉素耐药而对头孢菌素类抗生素敏感。头孢菌素型 β-内酰胺酶可水解青霉素类和头孢菌素类抗生素，产生此酶的细菌对青霉素类和头孢菌素类抗生素出现交义耐药。细菌产生 β-内酰胺酶在细菌耐药性中具有重要作用，如果抑制此类酶，势必会提高 β-内酰胺类药物的疗效。克拉维酸等 β-内酰胺酶拮抗药已成功地应用于临床，使由细菌产生的 β-内酰胺酶参与的耐药

性得到部分改善。

2. β- 内酰胺酶的非水解机制 某些耐 β- 内酰胺酶的抗生素，如广谱青霉素和第二代、第三代头孢菌素等不易被 β- 内酰胺酶水解，而耐药性的产生是此类抗生素与耐药菌产生的 β- 内酰胺酶牢固结合成为无活力化合物，使药物停留在细胞膜外间隙中，不能到达作用靶位 PBP 发挥抗菌作用。此耐药性的非水解机制又称"牵制机制"或"陷阱机制"。

3. 改变 PBP 细菌体内存在多种 PBP，他们的结构和功能各不相同。PBP 结构改变或合成量增加或形成新的 PBP，导致 β- 内酰胺类抗生素与 PBP 的结合减少而失去抗菌作用。

4. 细菌外膜通透性改变 革兰氏阴性菌的外膜对某些 β- 内酰胺类抗生素不易透过，产生非特异性低水平耐药，青霉素不能透过革兰氏阴性杆菌外膜而发挥抗菌作用，属于固有耐药性。然而，许多 β- 内酰胺类抗生素可通过敏感革兰氏阴性菌由蛋白质在外膜形成的孔通道弥散进入菌体内。这种孔通道蛋白的组成以 OmpF 和 OmpC 通道为主，属于非特异性跨膜通道。在耐药的大肠埃希菌、鼠伤寒沙门菌等可见孔通道数量减少、孔径变小，导致 β- 内酰胺类抗生素进入菌体内大量减少而耐药。还有一种跨膜孔蛋白作为特异性通道存在于铜绿假单胞菌外膜，由 OprD 组成，只允许亚胺培南进入，对亚胺培南耐药的铜绿假单胞菌缺乏 OprD，使亚胺培南不能进入菌体内，形成特异性耐药。

5. 主动外排系统加强 在细菌的细胞膜上存在主动外排系统，它是一组跨膜蛋白。主动外排系统加强使药物的排出速度大于药物的内流速度，降低药物在菌体内的浓度，是固有耐药和多重耐药的重要机制之一。

6. 缺乏自溶酶 某些金黄色葡萄球菌缺少自溶酶，使 β- 内酰胺类抗生素只有抑菌而无杀菌作用。

三、β- 内酰胺类抗生素的分类

（一）青霉素类
青霉素类抗生素按来源、抗菌谱和耐药性分为如下几种。

1. 天然青霉素 以青霉素 G 为代表。

2. 半合成青霉素 分为以下 5 类。

（1）耐酸青霉素类：以青霉素 V 为代表。

（2）耐酶青霉素类：以苯唑西林、双氯西林为代表。

（3）广谱青霉素类：以氨苄西林、阿莫西林为代表。

（4）抗铜绿假单胞菌广谱青霉素类：以羧苄西林、哌拉西林为代表。

（5）抗革兰氏阴性杆菌青霉素类：以美西林、匹美西林为代表。

（二）头孢菌素类
头孢菌素类按抗菌谱、耐药性和肾毒性分为一、二、三、四、五代。

1. 第一代头孢菌素 以头孢氨苄、头孢拉定为代表。

2. 第二代头孢菌素 以头孢呋辛、头孢克洛为代表。

3. 第三代头孢菌素 以头孢曲松、头孢他啶为代表。

4. 第四代头孢菌素 以头孢吡肟、头孢匹罗为代表。

5. 第五代头孢菌素 以头孢洛林、头孢吡普为代表。

（三）其他 β- 内酰胺类抗生素
其他 β- 内酰胺类抗生素包括碳青霉烯类、头霉素类、氧头孢烯类和单环 β- 内酰胺类。

（四）β- 内酰胺酶抑制药及其复方制剂
β- 内酰胺酶抑制药包括克拉维酸和舒巴坦等。

第二节 青霉素类抗生素

青霉素在 1929 年由英国科学家亚历山大·弗莱明（Alexander Fleming）发现，自 20 世纪 40 年代投入临床使用以来，至今一直被广泛应用。

青霉素类抗生素包括天然青霉素和人工半合成青霉素。其基本结构由主核 6- 氨基青霉烷酸（6-aminopenicillanic acid，6-APA）和侧链（R—CO—）两部分组成（图 37-1）。主核由噻唑环（A）和 β- 内酰胺环（B）组成，β- 内酰胺环为抗菌活性所必需，如被破坏则抗菌活性消失，侧链上的 R 以不同基团取代，可形成多种半合成青霉素。由于结构变化，各类青霉素的抗菌谱、抗菌作用强度、对 β- 内酰胺酶的稳定性等均有不同程度的差别，故抗菌作用各有特色。它们均可抑制细菌细胞壁的合成，为繁殖期杀菌药。对人体毒性小，但可致变态反应，青霉素类药品之间有交叉变态反应。

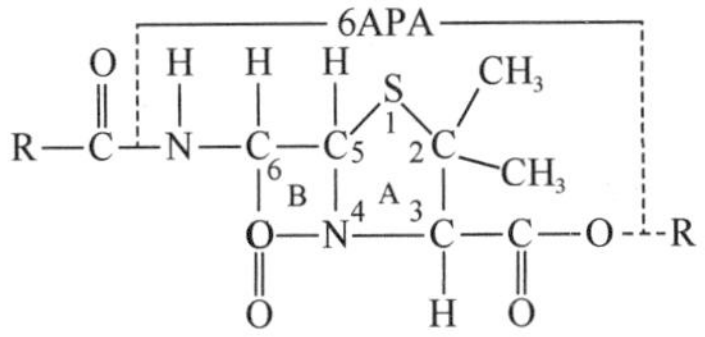

图 37-1　青霉素的基本结构：6-APA

A. 噻唑环；B. β-内酰胺环

一、天然青霉素

青霉素是由青霉菌培养液中提取得到的，有 F、G、X、K 和双氢 F 等多个品种，其中以青霉素 G 化学性质较稳定，抗菌作用强，毒性低，产量高，价格便宜，故临床常用。

青霉素（penicillin）的侧链为苄基，故又称苄青霉素（benzylpenicillin）。青霉素是一种有机酸，难溶于水，其钾盐或钠盐则易溶于水，临床主要用其钠盐。青霉素钠盐和钾盐的结晶粉末在室温下可保存数年仍有抗菌活性，但其水溶液极不稳定，易被酸、碱、醇、氧化剂、金属离子分解破坏，且不耐热，在室温下放置 24h，抗菌活性迅速下降，还可生成具有抗原性的降解产物，引起变态反应，严重者可致过敏性休克，故必须临用前现配。

青霉素剂量用国际单位 U 表示，理论效价：青霉素钠 1670U ≈ 1mg，青霉素钾 1598U ≈ 1mg。其他半合成青霉素均以毫克（mg）为剂量单位。

【体内过程】　青霉素不耐酸，口服后易被胃酸及消化酶破坏，吸收少且不规则，不宜口服。肌内注射吸收快且完全，注射后 0.5 ～ 1.0h 血药浓度达高峰。血浆 $t_{1/2}$ 为 0.5 ～ 1h，作用维持时间为 4.0 ～ 6.0h。吸收后迅速分布于肝、肺、肾、肠道、关节腔、淋巴液、中耳液等全身各部位。因其脂溶性低而难以进入细胞内，主要分布在细胞外液。脑脊液中浓度低，但在脑膜炎时，脑部微血管通透性增加，青霉素在脑脊液中可达到有效浓度。青霉素几乎全部以原形经尿迅速排泄，肾功能不全者 $t_{1/2}$ 可达 7 ～ 10h。

为了延长青霉素的作用时间，可采用难溶的混悬制剂，如普鲁卡因青霉素，成人肌内注射 80 万 U，有效血浓度维持 24h；油剂苄星青霉素（长效青霉素），肌内注射 120 万 U，血药浓度维持 0.01mg/L 水平可达 15 日。由于注射后在注射部位缓慢溶解吸收，这两种制剂的血药浓度均很低，仅适用于轻症患者或预防感染，不适用于急性或重症感染。

【抗菌谱】　青霉素对繁殖期敏感菌有强大杀灭作用。抗菌谱包括大多数革兰氏阳性菌（球菌和杆菌），如肺炎球菌、溶血性链球菌、草绿色链球菌、不产酶的金黄色葡萄球菌、白喉杆菌、破伤风杆菌、产气荚膜杆菌和炭疽杆菌等；革兰氏阴性球菌，如脑膜炎奈瑟菌、敏感淋病奈瑟菌等，淋病奈瑟菌对本药耐药较明显；各种螺旋体（梅毒、钩端螺旋体和回归热螺旋体）和放线杆菌（牛放线杆菌）对青霉素高度敏感。但对革兰氏阴性杆菌作用较弱，对肠球菌不敏感，对真菌、原虫、立克次体、病毒等无作用。属窄谱抗生素，对宿主无明显毒性。

【临床应用】　首选用于对青霉素敏感的革兰氏阳性球菌和杆菌、革兰氏阴性球菌及螺旋体感染。

1. 革兰氏阳性球菌感染　溶血性链球菌引起的咽炎、扁桃体炎、猩红热、蜂窝织炎、败血症等；草绿色链球菌引起的心内膜炎；肺炎链球菌引起的大叶性肺炎、脓胸、支气管肺炎等；敏感的金黄色葡萄球菌引起的疖、痈、败血症等。

2. 革兰氏阴性球菌感染　脑膜炎奈瑟菌感染引起的流行性脑脊髓膜炎，在脑膜出现炎症时，对青霉素的通透性增加，大剂量的青霉素治疗有效。对淋病奈瑟菌所致的生殖道淋病，由于耐药菌株的增多，应根据药敏实验确定是否应用。

3. 革兰氏阳性杆菌感染　青霉素可用于治疗白喉、破伤风、炭疽病、气性坏疽和流产后产气荚膜杆菌所致的败血症，但同时需加用相应的抗毒血清，因青霉素对细菌产生的外毒素无效。

4. 螺旋体感染　如梅毒、钩端螺旋体病、回归热等。治疗梅毒时，除早期轻症者外，应采用大剂量青霉素治疗。

5. 放线菌感染　治疗放线菌感染时，宜采用大剂量、长疗程用药。

【不良反应】

1. 变态反应　青霉素的变态反应居各种药物的首位，发生率占用药人数的 1% ～ 10%。变态反应包括过敏性休克、血清病样反应和各种皮疹。过敏性休克发生率为 0.004% ～ 0.015%，死亡率约为 0.001%。

（1）变态反应的发生机制：一般认为是青霉素本身及其降解产物青霉噻唑蛋白、青霉烯酸或 6-APA 高分子聚合物所致。机体接触青霉素后，可在 5 ～ 8 日内产生抗体，当再次接触时即可产生变态反应。多数用药者在接触药物后立即发生，也有少数患者可在数日后发生。

（2）变态反应的临床表现：用药者多在接触药物后立即发生，少数人可在数日后发生，出现麻疹、接触性皮炎、皮疹、药热、血管神经性水肿和血清病样反应。极少数患者在用药后数秒至 20min 内发生严重的过敏性休克。表现为胸闷、喉头阻塞感、呼吸困难、面色苍白、脉搏细速、出冷汗、血压下降、昏迷、惊厥、大小便失禁等，如不及时抢救则危及生命。

（3）变态反应的防治原则：详细询问病史，包括用药史、药物过敏史、家族过敏史。对青霉素有过敏史者禁用，对其他药物有过敏史者要慎用。做皮肤过敏试验，初次用药或停药 3 日以上再用药或更换批号时，均需做皮肤过敏试验，反应阳性者禁用。严格掌握适应证，药物应新鲜配制，避免局部用药及饥饿时使用。用药前应做好急救准备。一旦发生过敏性休克，应立即肌内注射 0.1% 肾上腺素 0.5 ～ 1mg，严重患者还可将肾上腺素稀释后缓慢静脉注射或使用肾上腺皮质激素或抗组胺药，同时采用其他急救措施。

2. 赫氏反应（Herxheimer reaction） 青霉素治疗梅毒、钩端螺旋体病、雅司病、鼠咬热或炭疽等感染时，可有患者症状突然加重现象，表现为全身不适、寒战、发热、咽痛、头痛、心动过速等症状，甚至危及生命。此反应可能是大量病原体被杀死后释放入体内的物质所致。

3. 其他反应 肌内注射可引起疼痛、红肿或硬结。大剂量的青霉素钠盐或钾盐静脉注射可引起水、电解质紊乱，尤其是肾功能低下的患者，可引起高钾血症或高钠血症。肾衰竭患者高剂量使用青霉素可造成惊厥。

二、半合成青霉素

天然青霉素虽然具有杀菌力强、毒性小、价廉等优点，但其抗菌谱较窄、不耐酸，不能口服，不耐酶，易被 β- 内酰胺酶破坏，且易引起变态反应，故其临床应用受到一定限制。为克服上述缺点，自 1959 年开始用酰胺酶水解青霉素的羰基侧链，得到主核 6-APA，再用化学方法向 6-APA 接上不同基团，先后获得了具有耐酸、耐酶、广谱、抗铜绿假单胞菌及主要作用于革兰氏阴性菌等特点的半合成青霉素。

（一）耐酸不耐酶青霉素

本类药物包括青霉素 V（phenoxymethylpenicillin，苯甲氧青霉素）、非奈西林（pheneticillin，苯氧乙基青霉素）等，其中青霉素 V 为常用代表药。本类青霉素的主要优点是耐酸、口服吸收好。

青霉素 V 的抗菌谱与青霉素相同，但抗菌活性较青霉素弱。主要用于革兰氏阳性球菌引起的轻度感染，如化脓性链球菌引起的咽炎、扁桃体炎等上呼吸道感染，也常用于风湿热的预防。不耐 β- 内酰胺酶，不宜用于耐药的金黄色葡萄球菌感染。

（二）耐酶青霉素

本类药物包括甲氧西林（methicillin）、苯唑西林（oxacillin）、氯唑西林（cloxacillin）、双氯西林（dicloxacillin）等。除甲氧西林对酸不稳定外，其余均耐酸，可口服和注射给药。由于本类药物化学结构中的侧链不同于青霉素 G，其空间位障作用保护了 β- 内酰胺环，使其不易被青霉素酶水解，对产青霉素酶耐药的金黄色葡萄球菌有强大杀菌作用，主要用于耐青霉素的金黄色葡萄球菌感染。该作用以双氯西林最强，依次为氯唑西林、苯唑西林、甲氧西林等。不良反应较少，除与青霉素有交叉变态反应外，少数患者口服后可有嗳气、恶心、腹胀、腹痛等胃肠道反应。

（三）广谱青霉素

本类药物主要为氨基青霉素类。本类药物的共同特点是耐酸、可口服，抗菌谱广，对革兰氏阳性菌和革兰氏阴性菌均有杀菌作用，但不耐青霉素酶，对耐药金黄色葡萄球菌感染无效。

氨苄西林（ampicillin）和阿莫西林（amoxicillin）是本类药物中的主要品种。

氨苄西林由青霉素苄基上的氢被氨基取代而得，可口服、肌内注射或静脉给药。其抗菌作用特点是对革兰氏阴性杆菌作用较强，对球菌、革兰氏阳性杆菌、螺旋体作用弱于青霉素，但对粪链球菌作用优于青霉素。对氨苄西林敏感的革兰氏阴性菌包括伤寒杆菌、副伤寒杆菌、百日咳鲍特菌、流感嗜血杆菌、大肠埃希菌、痢疾志贺菌、脑膜炎奈瑟菌和不产酶的淋病奈瑟菌等。临床主要用于敏感菌所致的呼吸道感染、伤寒、副伤寒、尿道感染、胃肠道感染、软组织感染、脑膜炎、败血症、心内膜炎等。严重病例应与氨基糖苷类抗生素合用，以增强疗效。

　　阿莫西林又称羟氨苄青霉素，抗菌谱、抗菌活性、耐药性与氨苄西林相似，但对肺炎球菌、肠球菌、沙门菌属、幽门螺杆菌的杀菌作用较氨苄西林强。主要用于敏感菌所致的呼吸道、尿路、胆道感染及伤寒的治疗。此外也可用于慢性活动性胃炎和消化性溃疡的治疗。

　　本类药物与青霉素有交叉变态反应，青霉素过敏者禁用。此外，还可引起轻微的消化道反应和二重感染。铜绿假单胞菌对广谱青霉素有天然屏障作用，使本类药物不能通过细胞外膜抵达靶位，形成固有耐药。

（四）抗铜绿假单胞菌广谱青霉素类

　　本类青霉素为广谱抗生素，代表药物有羧苄西林（carbenicillin）、替卡西林（ticarcillin）、磺苄西林（sulbenicillin）、哌拉西林（piperacillin）等。

　　本类药物的主要特点是对革兰氏阴性杆菌特别是对铜绿假单胞菌有强大的抗菌作用，对革兰氏阳性菌的作用不及青霉素；大部分不耐酸，需注射给药；不耐酶，对耐青霉素的金黄色葡萄球菌无效。本类青霉素的强大抗铜绿假单胞菌的作用基于以下几点：与铜绿假单胞菌生存必需的 PBP 形成多位点结合；对细菌细胞膜具有强大的穿透作用。羧苄西林常用于治疗烧伤继发铜绿假单胞菌感染，也可用于治疗铜绿假单胞菌、大肠埃希菌和变形杆菌引起的尿路感染。常与庆大霉素联合应用，产生协同的抗菌效果，但不能将二者置于同一容器中混用，以防相互作用导致药效降低。替卡西林对铜绿假单胞菌的作用较羧苄西林强 2～4 倍，已取代羧苄西林用于铜绿假单胞菌所致的严重感染。

（五）抗革兰氏阴性杆菌青霉素类

　　本类药物包括供注射用的美西林（mecillinam）、替莫西林（temocillin）和供口服用的匹美西林（pivmecillinam）。本类药物对革兰氏阴性杆菌作用强，对铜绿假单胞菌无效，对革兰氏阳性菌作用弱。抗菌作用靶位是 PBP_2，药物与其结合后，细菌变为圆形，代谢受到抑制，细菌并不死亡，因此，本类药物为抑菌药，与作用于其他 PBP 的抗菌药联合应用可提高疗效。匹美西林在体内水解为美西林才能发挥作用。不良反应主要是胃肠道反应和变态反应。

第三节　头孢菌素类抗生素

　　头孢菌素类（cephalosporins）抗生素是以从冠头孢菌培养液中提取的头孢菌素 C 为原料，水解得到母核 7-氨基头孢烷酸（7-aminocephalosporanic acid，7-ACA），用化学方法在 7-ACA 上接上不同的侧链而制成的半合成抗生素（图 37-2）。其活性基团也是 β-内酰胺环，与青霉素类有着相似的理化性质、作用机制、耐药机制和临床应用。该类抗生素具有抗菌谱广、杀菌力强、对 β-内酰胺酶稳定性高、变态反应较青霉素类少见及毒性小等特点。根据头孢菌素产生的年代、抗菌谱、抗菌强度、对 β-内酰胺酶的稳定性及对肾脏毒性和临床应用的差异，可将其分为五代。

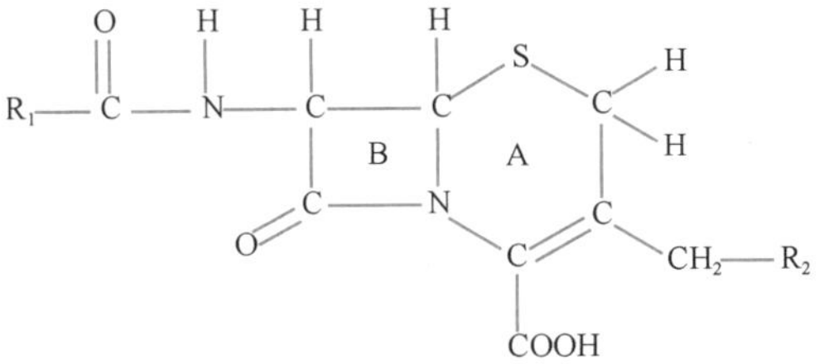

图 37-2　头孢菌素基本结构：7-ACA

A. 六元双氢噻嗪环；B. β-内酰胺环

　　第一代头孢菌素：供注射用的有头孢噻吩（cefalotin，先锋霉素 I）、头孢唑林（cefazolin，先锋霉素 V）、头孢匹林（cefapirin，先锋霉素Ⅷ）等。供口服用的有头孢氨苄（cefalexin，先锋霉素Ⅳ）、头孢羟氨苄（cefadroxil）等。供口服和注射用的有头孢拉定（cefradine，先锋霉素Ⅵ）。

　　第二代头孢菌素：供注射用的有头孢呋辛（ceftroxie）、头孢孟多（cefamandole）、头孢雷特（ceforanide）等。供口服用的有头孢呋辛酯（ccfuroximeaxetil）、头孢克洛（cefaclor）等。

　　第三代头孢菌素：供注射用的有头孢噻肟（cefotaxime）、头孢唑肟（ceftizoxime）、头孢曲松（centraxone）、头孢地秦（cefodizime）、头孢他啶（ceftazidime）、头孢哌酮（cefopcrazone）等；供口服用的有头孢克肟（cefixime）、头孢托仑匹酯（cefditoren pivoxil）等。

　　第四代头孢菌素：供注射用的有头孢匹罗（cefpirome）、头孢吡肟（cefepime）、头孢利定（cefolidine）等。

第五代头孢菌素：供注射用的头孢洛林（ceftaroline）、头孢吡普（ceftobiprole）等。

【体内过程】　头孢菌素类的口服制剂均耐酸，胃肠道吸收好，其他制剂均需注射给药。药物吸收后能透入各组织中，且易透过胎盘，在滑囊液、心包积液中均可达较高浓度。第二代头孢菌素中的头孢呋辛和第三代头孢菌素类可透过血脑屏障，在脑脊液中达有效浓度，并能分布于前列腺。第三代头孢菌素类还可透入房水，胆汁中浓度也较高，头孢哌酮在胆汁中浓度最高，其次是头孢曲松。头孢菌素类多经肾排泄，尿中浓度较高，凡能影响青霉素排泄的药物同样也能影响头孢菌素类的排泄。头孢哌酮、头孢曲松则主要经肝胆系统排泄。多数头孢菌素的 $t_{1/2}$ 较短（0.5～2.0h），有的可达 3h，但第三代中头孢曲松的 $t_{1/2}$ 较长，可达 8h。

【药理作用和临床应用】　头孢菌素类为杀菌药，抗菌原理与青霉素类相同，能与细菌细胞膜上的 PBP 结合，妨碍黏肽的形成，抑制细胞壁合成。细菌对头孢菌素可产生耐药性，并与青霉素类有部分交叉耐药。

第一代头孢菌素对金黄色葡萄球菌产生的 β- 内酰胺酶较第二代、第三代稳定，但可被许多革兰氏阴性菌产生的 β- 内酰胺酶破坏。对革兰氏阳性菌抗菌作用较第二代、第三代强，但对耐甲氧西林的金黄色葡萄球菌（MRSA）不敏感，对革兰氏阴性菌的作用弱于第二代、第三代。对铜绿假单胞菌、厌氧菌无效。脑脊液中浓度低，有一定的肾毒性。主要用于治疗敏感菌所致呼吸道和尿路感染、皮肤及软组织感染。

第二代头孢菌素对多种 β- 内酰胺酶比较稳定。对革兰氏阳性菌作用略弱于第一代，对革兰氏阴性菌如大肠埃希菌、痢疾志贺菌有明显作用，对厌氧菌有一定作用，对铜绿假单胞菌无效。可用于治疗敏感菌所致肺炎、胆道感染、菌血症、尿路感染和其他组织器官感染等。

第三代头孢菌素对多种 β- 内酰胺酶有较高的稳定性。对革兰氏阳性菌的作用不及第二代，对革兰氏阴性菌包括肠杆菌类、铜绿假单胞菌及厌氧菌有较强的作用，强于第一代、第二代。具有很强的组织穿透力，体内分布广，可在组织、体腔、体液中达到有效浓度。抗菌谱广，可用于危及生命的败血症、脑膜炎、肺炎、骨髓炎及尿路严重感染的治疗，能有效控制严重的铜绿假单胞菌感染。

第四代头孢菌素对 β- 内酰胺酶高度稳定，不仅对染色体介导的 β- 内酰胺酶稳定，而且对许多可使第三代头孢菌素失活的广谱 β- 内酰胺酶也很稳定。抗菌谱广，对革兰氏阳性菌、革兰氏阴性菌均有高效作用。其中对大肠埃希菌、铜绿假单胞菌、金黄色葡萄球菌抗菌效果好，对肠杆菌的作用强于第三代头孢菌素，主要用于治疗对第三代头孢菌素耐药的细菌引起的重症感染。

第五代头孢菌素对大部分 β- 内酰胺酶高度稳定，但可被大多数金属 β- 内酰胺酶和超广谱 β- 内酰胺酶水解。抗菌谱广，对革兰氏阳性菌的作用强于前四代，尤其对耐甲氧西林金黄色葡萄球菌、耐万古霉素金黄色葡萄球菌、耐甲氧西林的表皮葡萄球菌、耐青霉素的肺炎链球菌有效，对一些厌氧菌也有很好的抗菌作用，对革兰氏阴性菌的作用与第四代头孢菌素相似。第五代头孢菌素的作用靶点为 PBP_3，主要用于复杂性皮肤与软组织感染及革兰氏阴性菌引起的糖尿病足感染、社区获得性肺炎和医院获得性肺炎等。

【不良反应】　头孢菌素类药物毒性较低，不良反应较少，常见的是变态反应，多为皮疹、荨麻疹等，过敏性休克罕见，但与青霉素类有交叉过敏现象，对青霉素过敏者有 5%～10% 对头孢菌素类发生过敏。口服给药可发生胃肠道反应，静脉给药可发生静脉炎。第一代头孢菌素大剂量使用时可损害近曲小管细胞，造成肾脏毒性；第二代头孢菌素较之减轻；第三代头孢菌素对肾脏基本无毒，第四代头孢菌素则几无肾毒性。第三代、第四代头孢菌素偶见二重感染，头孢孟多、头孢哌酮可引起低凝血酶原症或血小板减少而导致严重出血。有报道称大剂量使用头孢菌素类可发生头痛、头晕及中毒性精神病等中枢神经系统反应。

【药物相互作用】　头孢菌素类与其他有肾毒性的药物合用可加重肾损伤，如氨基糖苷类、高效能利尿药。头孢孟多、头孢哌酮等可抑制乙醛脱氢酶，服用时饮酒可出现双硫仑样反应。故本类药物在治疗期间或停药 3 日内应忌酒。

案例 37-1 分析讨论

　　感冒是一种上呼吸道感染，主要由病毒引起，目前无针对病毒的特效药物，只能对症处理，让其逐渐自愈。应用只能杀灭细菌的抗生素对感冒不会起作用，而且盲目使用抗生素只能增加药物的不良反应和细菌的耐药性，有害无利。即使在患感冒的同时合并了细菌感染，需要使用抗生素，也必须由医生决定如何使用。

笔记栏

正常情况下，乙醇进入机体后，在肝脏内由乙醇脱氢酶催化生成乙醛，乙醛在乙醛脱氢酶的作用下氧化为乙酸，乙酸进一步代谢为二氧化碳和水排出体外。双硫仑（一种戒酒药）可抑制乙醛脱氢酶，使乙醛不能代谢为乙酸，致使乙醛在体内蓄积，即使喝少量的酒，身体也会产生严重不适，从而达到戒酒目的。许多药物具有与双硫仑相似的作用，用药后如果饮酒，可出现面部潮红、头晕、头痛、出汗、视物模糊、恶心、呕吐等，严重时出现呼吸困难、血压下降、心律失常、心力衰竭、心肌梗死、休克，甚至死亡。这些症状被称为双硫仑样反应或戒酒样反应。

具有双硫仑结构或作用机制相同的药物都可引起双硫仑样反应。这些药物包括头孢菌素类抗生素，如头孢哌酮、头孢唑林、头孢曲松、头孢氨苄、头孢噻肟、头孢呋辛、头孢西丁、头孢拉啶、头孢他啶、头孢克洛等；硝基咪唑类如甲硝唑、替硝唑等；降糖药如格列奇特、甲苯磺丁脲、胰岛素等；喹诺酮类如左氧氟沙星注射液、口服莫西沙星可致双硫仑样反应。此外，使用上述药物时，还应避免使用含乙醇的药物，避免外用乙醇和各种含乙醇的食物。

第四节　其他 β-内酰胺类抗生素

这类抗生素虽具有 β-内酰胺环，但无青霉素类或头孢菌素类的基本结构，故又称非典型 β-内酰胺类。包括碳青霉烯类、头霉素类、单环 β-内酰胺类及氧头孢烯类。

一、碳青霉烯类

碳青霉烯类抗菌谱广、抗菌作用强。对 β-内酰胺酶高度稳定（包括耐第三代头孢菌素的超广谱酶和Ⅰ类头孢菌素酶）。

本类药物已上市的有亚胺培南（imipenem）、美罗培南（meropenem）、帕尼培南（panipenem）。除对军团菌、沙眼衣原体和肺炎支原体无效外，对其他大多革兰氏阳性菌和革兰氏阴性菌都有效。对亚胺培南敏感的革兰氏阳性菌包括金黄色葡萄球菌、肺炎链球菌、化脓性链球菌、肠球菌、厌氧球菌、艰难梭菌等；革兰氏阴性球菌包括淋病奈瑟菌、脑膜炎双球菌、莫氏卡他球菌；革兰氏阴性杆菌包括大肠埃希菌、柠檬酸杆菌、不动杆菌、沙门菌、志贺菌、布氏杆菌、阴沟肠杆菌、产气肠杆菌、厌氧菌中的脆弱拟杆菌等，对厌氧菌有强效。

亚胺培南不能口服，在体内易被脱氢肽酶水解失活，临床所用的制剂是与脱氢肽酶拮抗药西司他汀按 1 : 1 配制的复方注射剂亚胺培南-西司他汀钠（imipenem/gilastatinsodium，泰能），仅供注射用。临床主要用于革兰氏阳性和革兰氏阴性需氧菌和厌氧菌及耐甲氧西林的金黄色葡萄球菌所致的各种严重感染，且对其他常用药物疗效不佳者，如呼吸道、尿路、皮肤软组织、腹腔、妇科感染，以及败血症、骨髓炎等。常见不良反应为恶心、呕吐、腹泻、药疹和静脉炎，一过性血清氨基转移酶升高。药量较大时可致惊厥、意识障碍等严重中枢神经系统反应及肾损伤等。

美罗培南（meropenem）抗菌作用与亚胺培南相似，但对肾脱氢肽酶稳定，不需要配伍肾脱氢肽酶抑制药，可单独应用。临床应用及不良反应同亚胺培南。因其不诱发癫痫，可用于脑膜炎及中枢神经系统感染。帕尼培南（panipenem）与一种氨基酸衍生物倍他米隆（betamipron）组成复方制剂供临床使用。

二、头霉素类

头霉素类是由链霉菌产生的头霉素 C 经半合成改造侧链而制得的，其化学结构与头孢菌素相似，仍以头孢命名，对 β-内酰胺酶的稳定性较头孢菌素强。头孢西丁（cefoxitin）、头孢美唑（cefmetazole）为该类的代表药。抗菌谱和抗菌活性均与第二代头孢菌素相同，最突出的特点是抗厌氧菌作用强于所有第三代头孢菌素。主要用于盆腔、腹腔和妇科的需氧和厌氧菌的混合感染。常见不良反应有皮疹、静脉炎、蛋白尿、嗜酸性粒细胞增多等。

三、单环 β-内酰胺类

单环 β-内酰胺类代表药为氨曲南（aztreonam）和卡芦莫南（carumonam）。本类药物的特点为对革兰氏阴性菌及铜绿假单胞菌有较强的抗菌作用，对革兰氏阳性菌、厌氧菌作用弱。对大多数 β-内酰胺酶高度稳定，体内分布广，与青霉素、头孢菌素无交叉变态反应。临床主要用于革兰氏阴性杆菌所致的下呼吸道、尿路、软组织感染及脑膜炎、败血症的治疗。不良反应少而轻，主要为皮疹、血清氨基转移酶升高、胃肠道不适等。

四、氧头孢烯类

氧头孢烯类的代表药为拉氧头孢（latamoxef），属广谱抗生素。对革兰氏阳性球菌和革兰氏阴性杆菌的作用同头孢拉定，对铜绿假单胞菌的作用不及头孢拉定，对厌氧菌尤其是脆弱拟杆菌的作用明显强于第三代头孢菌素。对 β- 内酰胺酶稳定，易通过血脑屏障，在脑脊液、痰液中浓度高。血药浓度维持较持久，$t_{1/2}$ 为 2.3 ～ 2.8h。临床主要用于呼吸道、尿路、妇科、胆道感染及脑膜炎、败血症的治疗。可引起皮疹，偶见凝血酶原减少或血小板功能障碍而致出血。

第五节　β- 内酰胺酶抑制药及其复方制剂

β- 内酰胺酶抑制药的代表药为克拉维酸（clavulanic acid）、舒巴坦（sulbactam）、他唑巴坦（tazobactam）。这类药物的化学结构中虽有 β- 内酰胺环，但本身没有或只有很弱的抗菌活性，它们是许多细菌产生的 β- 内酰胺酶抑制药，可保护 β- 内酰胺类抗生素免遭破坏，与 β- 内酰胺类抗生素合用或组成复方制剂，增强 β- 内酰胺类抗生素的抗菌作用。

这 3 种 β- 内酰胺酶抑制药对不同细菌产生的 β- 内酰胺酶有选择性。克拉维酸的抑菌谱较广，抑酶作用较强。对质粒介导的 β- 内酰胺酶（包括超广谱酶）的抑制作用优于舒巴坦，对染色体介导的酶抑制作用不及他唑巴坦。目前有几种不同的 β- 内酰胺类抗生素与 β- 内酰胺酶抑制药组成复方制剂在临床使用（表 37-1）。但必须注意，使用此类复方制剂仍要做皮试，以免发生变态反应。

表 37-1　β- 内酰胺类抗生素的复方制剂

药品名称	商品名	制剂	规格	给药途径
氨苄西林钠舒巴坦钠	欣安林	粉针剂	1.5g（氨苄西林钠 1.0g、舒巴坦钠 0.5g）	肌内注射、静脉给药
阿莫西林钠舒巴坦钠	威奇搭	粉针剂	1.5g（阿莫西林钠 1.0g、舒巴坦钠 0.5g）	肌内注射、静脉滴注
阿莫西林钠克拉维酸钾	阿西诺	粉针剂	1.2g（阿莫西林钠 1.0g、克拉维酸钾 0.2g）	静脉注射、静脉滴注
美洛西林钠舒巴坦钠	开林	粉针剂	1.25g（美洛西林钠 1.0g、舒巴坦钠 0.25g）	静脉滴注
哌拉西林钠舒巴坦钠	派纾	粉针剂	1.25g（哌拉西林钠 1.0g、舒巴坦钠 0.25g）	静脉滴注
哌拉西林钠他唑巴坦	凯伦	粉针剂	2.25g（哌拉西林钠 2.0g、他唑巴坦 0.25g）	静脉滴注
头孢哌酮舒巴坦钠	舒普深	粉针剂	1.5g（头孢哌酮钠 1.0g、舒巴坦钠 0.5g）	肌内注射、静脉滴注
头孢哌酮钠舒巴坦钠	立健舒	粉针剂	2.0g（头孢哌酮钠 1.0g、舒巴坦钠 1.0g）	静脉滴注

（付　惠）

第三十八章　大环内酯类、林可霉素类及其他抗生素

案例 38-1

患儿，男，10 岁。因天气转凉出现咳嗽、发热，体温最高 39.2℃。家人认为是"感冒"，曾使用头孢克洛和抗感冒药治疗 5 日，但咳嗽症状不仅没有改善，反而加重，故来医院就诊。查体：体温 37.5℃，呼吸 33 次/分，心率 98 次/分。咽部稍红，双侧颈部、颌下可触及多个轻度肿大淋巴结，活动度好，无触痛。右肺呼吸音减低，左肺呼吸音清晰，未闻及干、湿啰音。肺炎支原体 IgM 抗体（+）。胸片：肺门淋巴结肿大，肺门有阴影，右肺纹理增粗，模糊，可见散在片状阴影。诊断：肺炎支原体肺炎。治疗：静脉滴注阿奇霉素 10mg/kg，每日 1 次，给药 3 日后停用；给予阿奇霉素颗粒 10mg/kg，每日 1 次，口服 3 日，停 4 日后继续服用，连用 2 周，痊愈。

问题：

1. 使用头孢克洛，咳嗽症状为何没有改善？
2. 肺炎支原体肺炎可选用哪些药物治疗，其用药依据是什么？

第一节　大环内酯类

大环内酯类（macrolides）是一类具有 14 元、15 元和 16 元大环内酯环共同化学结构的抗生素。红霉素是第一代大环内酯类抗生素的典型代表药，在 1952 年首先应用于临床，后来又相继发现了乙酰螺旋霉素、麦迪霉素、吉他霉素、交沙霉素等第一代大环内酯类抗生素。第一代大环内酯类大多属于天然抗生素，其抗菌谱和青霉素相似但略宽，常用于革兰氏阳性菌、革兰氏阴性球菌、厌氧菌、支原体和衣原体等病原体感染的治疗，也用于对青霉素过敏的患者或耐药细菌感染。后因其抗菌谱窄、不良反应多及耐药性等问题，自 20 世纪 70 年代起又陆续发展了克拉霉素和阿奇霉素等第二代半合成大环内酯类抗生素。第二代大环内酯类不仅抗菌活性增强、不良反应减少、$t_{1/2}$ 延长、对酸稳定和口服吸收率增加，而且还有良好的抗生素后效应（post antibiotic effect，PAE），现已广泛用作治疗呼吸道感染的药物。然而，由于细菌对大环内酯类耐药性日益严重，促使人们加紧开发第三代大环内酯类抗生素，现已发现第一个不引起耐药的酮基大环内酯类抗生素，代表药有泰利霉素和喹红霉素。

大环内酯类抗生素按化学结构分为以下几类。

1. 14 元大环内酯类　包括红霉素（erythromycin）、竹桃霉素（oleandomycin）、克拉霉素（clarithromycin）、罗红霉素（roxithromycin）、地红霉素（dirithromycin）、泰利霉素（telithromycin，KETEK）和喹红霉素（cethromycin）等。

2. 15 元大环内酯类　包括阿奇霉素（azithromycin）。

3. 16 元大环内酯类　包括麦迪霉素（medecamycin）、乙酰麦迪霉素（acetylmidecamycin）、吉他霉素（kitasamycin）、乙酰吉他霉素（acetylkitasamycin）、交沙霉素（josamycin）、螺旋霉素（spiramycin）、乙酰螺旋霉素（acetylspiramycin）、罗他霉素（rokitamycin）等。

一、大环内酯类药物的共性

【体内过程】

1. 吸收　红霉素不耐酸，易被胃酸破坏，口服吸收少，故临床一般服用其酯化物或肠溶型制剂，但后者生物利用度较差。阿奇霉素、克拉霉素和罗红霉素等新大环内酯类不易被胃酸破坏，生物利用度提高，血药浓度和组织细胞内药物浓度均增加。食物干扰红霉素和阿奇霉素的吸收，但能增加克拉霉素的吸收。

2. 分布　大环内酯类能广泛分布到肝、肾、肺、脾等各种组织及胆汁、支气管分泌物等多种

体液中，且浓度均可高出同期血药浓度，但难以通过血脑屏障。红霉素能通过胎盘屏障，也能通过乳汁分泌，炎症可促进其组织渗透。阿奇霉素的血浆浓度较低，主要因其先集中在中性粒细胞、巨噬细胞、肺、前列腺、皮下组织及痰液、胆汁中，然后再从这些组织中缓慢释放，其组织 $t_{1/2}$ 可达 3 日。

3. 代谢　红霉素主要在肝脏代谢，并能通过与 P450 系统相互反应而抑制许多药物的氧化。克拉霉素主要代谢物是具有大环内酯类抗菌活性的 14- 羟基克拉霉素。阿奇霉素不在肝内代谢。

4. 排泄　红霉素和阿奇霉素主要经胆汁排泄，部分药物可经肝肠循环被重吸收。而克拉霉素及其代谢产物主要经肾脏排泄，肾功能不良患者应适当调整用药剂量。

【抗菌作用】　大环内酯类抗菌谱较窄，第一代药物主要对大多数革兰氏阳性菌、厌氧球菌和包括奈瑟菌、嗜血杆菌及白喉棒状杆菌在内的部分革兰氏阴性菌有强大抗菌活性，对嗜肺军团菌、弯曲菌、支原体、衣原体、弓形虫、非典型分枝杆菌等也具有良好作用。对产生 β- 内酰胺酶的葡萄球菌和 MRSA 有一定的抗菌活性。第二代药物扩大了抗菌范围，增加和提高了对革兰氏阴性菌的抗菌活性。大环内酯类通常只有抑菌作用，高浓度时亦可产生杀菌作用，碱性环境可增强其抗菌活性。另外，第二代大环内酯类抗生素除抗菌作用外，还具有免疫调节、抗炎等作用。

【药理作用】　大环内酯类抗生素能不可逆地结合到细菌核糖体 50S 亚基的靶位上，选择性抑制细菌蛋白质合成。其中 14 元大环内酯类可阻碍肽酰基 tRNA 移位、16 元大环内酯类则抑制肽酰基的转移反应。研究证明，有的大环内酯类能与 50S 亚基靶位上的 L_{27} 和 L_{22} 蛋白质结合，促使肽酰基 tRNA 从核糖体上解离，从而抑制蛋白质合成。细菌核糖体为 70S，由 50S 和 30S 亚基构成，而哺乳动物核糖体为 80S 亚基，由 60S 和 40S 亚基构成，因此，大环内酯类对哺乳动物核糖体几乎无影响。由于本类药物在细菌核糖体 50S 亚基上的结合点与林可霉素、克林霉素和氯霉素相同或相近，合用时可发生竞争性拮抗，也易使细菌产生耐药性。

随着大环内酯类抗生素在临床的广泛应用，耐药菌株逐渐增多，且本类药物间存在部分交叉耐药性。细菌对其产生耐药的机制主要有以下几种。

1. 靶位结构的改变　由于细菌可以针对大环内酯类抗生素产生耐药基因，该耐药基因可编码合成一种甲基化酶，使核糖体的药物结合部位甲基化，导致本类药物不能与细菌核糖体 50S 亚基结合而呈耐药性。此为细菌对大环内酯类抗生素产生耐药性的主要机制。

2. 产生灭活酶　从大环内酯类抗生素诱导的细菌中分离出了多种灭活酶，包括酯酶（esterase）、葡萄糖酶（glycosidase）、磷酸化酶（phosphorylase）、乙酰转移酶（acetyltransferase）和核苷转移酶（nucleotidetransferase），使大环内酯类抗生素水解、磷酸化、乙酰化或核苷化而失去抗菌活性。

3. 摄入减少　对大环内酯类抗生素产生耐药性的细菌可以使膜成分改变或出现新的成分，导致大环内酯类抗生素进入菌体内的量减少，但药物与核糖体的亲和力不变。例如，表皮葡萄球菌由 PNE24 质粒产生的一种膜 6kDa 蛋白可对 14 元大环内酯中的红霉素和竹桃霉素呈耐药性。

4. 外排增多　耐药基因编码的能量依赖性主动外排泵可将进入菌体内的大环内酯类泵出，使菌体内的药物浓度明显降低而引起耐药。例如，链球菌内的 Mef、葡萄球菌和粪肠球菌中的 Msr 均为能量依赖性的主动外排系统，使 14 元、15 元大环内酯类抗生素呈现耐药性。

二、常用大环内酯类抗生素

红 霉 素

红霉素（erythromycin）是从链霉菌培养液中提得的 14 元环白色碱性晶体抗生素，在中性水溶液中稳定，在酸性（pH < 5）溶液中不稳定，易分解，在碱性溶液中抗菌作用增强。红霉素抗菌谱和青霉素相似，对革兰氏阳性菌中的金黄色葡萄球菌（包括耐药菌）、表皮葡萄球菌、链球菌等抗菌作用强，对部分革兰氏阴性菌，如脑膜炎奈瑟菌、淋病奈瑟菌、流感杆菌、百日咳鲍特菌、布鲁斯菌、军团菌等高度敏感。对某些螺旋体、肺炎支原体、衣原体、立克次体和螺杆菌也有抗菌作用。对青霉素敏感的细菌，红霉素的抗菌效力不及青霉素，临床常用于治疗耐青霉素的金黄色葡萄球菌感染和青霉素过敏者，以及上述敏感菌所致的其他各种感染，也用于厌氧菌引起的口腔感染和肺炎支原体、肺炎衣原体等非典型病原体所致的呼吸道、泌尿生殖道感染。

不良反应主要为胃肠道反应，可出现恶心、呕吐、上腹不适及腹泻等症状，使许多患者因不能耐受而被迫停药。少数患者可有肝损伤，表现为氨基转移酶升高、肝大及胆汁淤积性黄疸等，一般于停药数日后可自行恢复。依托红霉素或琥乙红霉素引起的肝损伤较红霉素强。个别患者可有药疹、药热等变态反应，偶有耳鸣、暂时性耳聋等。琥乙红霉素能透过胎盘屏障，并能进入乳汁，孕妇和哺乳期妇女慎用。口服红霉素可造成肠道菌群失调，引起假膜性小肠结肠炎。静脉给药可导致血栓性静脉炎。

常用红霉素的其他剂型有以下几种。

依托红霉素（erythromycin estolate）：又称无味红霉素，耐酸，吸收好，口服后在体内释放出红霉素。胃肠道反应较红霉素轻，但肝损伤较红霉素强。

乳糖酸红霉素（erythromycin lactobionate）：主要用作静脉滴注给药，用 5% 葡萄糖稀释后缓慢滴注，pH 保持在中性。高浓度静脉滴注时可发生静脉炎。不可用盐溶液稀释，以免析出结晶。

硬脂酸红霉素（erythromycin stearate）：对胃酸稳定，口服后在十二指肠释放出红霉素。不良反应同红霉素。

琥乙红霉素（erythromycin ethylsuccinate）：无味，对胃酸稳定，口服后在体内释放出红霉素，能通过胎盘屏障，也能经乳汁分泌，肝损伤较依托红霉素轻，孕妇和哺乳期妇女慎用。

此外，红霉素还有眼膏制剂和外用制剂。

克拉霉素

克拉霉素（clarithromycin）由甲氧基取代红霉素内酯环 6 位羟基，以增加对酸的稳定性，也称甲红霉素，是 14 元环半合成大环内酯类抗生素。它对革兰氏阳性菌、嗜肺军团菌、肺炎衣原体的抑制作用最强，对沙眼衣原体、流感杆菌、厌氧菌的作用也明显强于红霉素。对胃酸稳定，口服吸收完全，且不受食物影响；分布广泛，且组织中的药物浓度明显高于血药浓度；对金黄色葡萄球菌和化脓性链球菌的 PAE 也比红霉素长 3 倍，而且不良反应发生率和对 P450 的影响均较红霉素低。但此药首过消除明显，生物利用度仅 55%。主要用于呼吸道、泌尿生殖道及皮肤软组织感染的治疗。由于克拉霉素可抑制幽门螺杆菌，其与质子泵抑制剂（如奥美拉唑）、甲硝唑或阿莫西林联合应用治疗幽门螺杆菌感染引起的胃及十二指肠溃疡。不良反应主要是胃肠道反应，偶可发生皮疹、皮肤瘙痒及头痛等。

阿奇霉素

阿奇霉素（azithromycin）是在红霉素内酯环中加入了一个甲基化的氮原子后得到的，是唯一用于临床的 15 元大环内酯类抗生素。主要特点是抗菌谱较红霉素广，对革兰氏阴性菌具有更高的抗菌活性。对某些细菌表现为快速杀菌作用，而其他大环内酯类为抑菌药。阿奇霉素不仅对肺炎支原体的作用为大环内酯类中最强者，而且对嗜肺军团菌、嗜血流感杆菌、包柔螺旋体、支原体、衣原体的作用也优于红霉素。但对各种葡萄球菌、链球菌、肺炎链球菌的抗菌作用比红霉素略弱。阿奇霉素对胃酸稳定，虽然口服生物利用度仅 37%，但组织分布广，血浆蛋白结合率低，细胞内游离药物浓度较同期血药浓度高 10 ~ 100 倍，$t_{1/2}$ 长达 35 ~ 48h，为大环内酯类中最长者，具有明显的 PAE，每日仅需给药一次。该药在肝脏代谢，主要以原形经粪便排泄，少部分经尿排泄。主要用于敏感菌所致的呼吸道、皮肤软组织感染，也用于泌尿生殖系统感染及其他性传播疾病。不良反应轻，绝大多数患者均能耐受，主要有胃肠道反应，如恶心、呕吐、腹泻等；变态反应，如皮疹，偶见肝功能异常。

案例 38-1 分析讨论

肺炎支原体属于细胞内病原菌，无细胞壁，对影响细胞壁合成的抗生素如 β- 内酰胺类不敏感，对影响蛋白质合成和 DNA 复制的抗生素敏感，临床上常选用大环内酯类、喹诺酮类和四环素类抗生素。儿童正处于生长发育阶段，喹诺酮类和四环素类抗生素在使用时受一定限制，故首选抗生素是大环内酯类药物，其中又以阿奇霉素为治疗首选。

罗红霉素

罗红霉素（roxithromycin）是 14 元环半合成的大环内酯类抗生素。对革兰氏阳性菌和厌氧菌的作用与红霉素相近，对肺炎支原体和衣原体作用较强，但对流感杆菌较红霉素弱。口服生物利用度高，组织分布广，$t_{1/2}$ 长达 8 ~ 16h。临床上用于呼吸道感染及皮肤软组织感染，也可用于非淋球菌性尿道炎。不良反应发生率较低，偶见皮疹、皮肤瘙痒、头痛、头晕等。

酮内酯类抗生素

酮内酯类抗生素（ketolides）是以红霉素 A 为原料，在不改变母核结构的情况下，将第 3 个碳原子（C₃）上的红霉糖替换为羰基，因而被称为酮内酯类抗生素。由于 3 位酮基的存在，该类抗生素不仅在酸性环境中具有很高的稳定性，还成功地去除了前两代大环内酯类抗生素的诱导耐药性，并且仍然具有良好的抗菌活性。其抗菌机制同红霉素，代表药有泰利霉素和喹红霉素。

泰利霉素口服吸收良好，生物利用度为 57%，血浆蛋白结合率为 66% ～ 89%，组织和细胞穿透力强，主要在肝脏代谢，可经胆道和尿道排泄，$t_{1/2}$ 为 9.8h。其抗菌谱同红霉素，抗菌作用则由于其酮内酯结构使得其对某些细菌核糖体的结合力大大提高，而强于阿奇霉素。不仅对肺炎链球菌、流感嗜血杆菌、黏膜炎莫拉菌、金黄色葡萄球菌等有强力活性，而且对副流感嗜血杆菌、化脓性球菌、衣原体、支原体和军团菌等具有较高的活性。此外，也因不易成为细菌耐药相关性主动外排泵的底物而对许多耐大环内酯类和耐青霉素的菌株及对大环内酯类 – 林可霉素类 – 链阳霉素 B（MLSB）耐药菌株有较高活性。泰利霉素在临床上主要用于治疗敏感菌引起的呼吸道感染，如社区获得性肺炎、急性上颌窦炎、慢性支气管炎急性加剧、喉炎和扁桃体炎等。泰利霉素最常见不良反应是腹泻、恶心、头晕和呕吐，也可引起一定程度的肝毒性反应。

喹红霉素（cethromycin，赛红霉素）是继泰利霉素之后又一个酮内酯类抗生素，对红霉素敏感葡萄球菌的活性较泰利霉素高 4 倍，对流感嗜血杆菌的活性较泰利霉素高 1 倍，对肠球菌的活性与泰利霉素相当，对肺炎链球菌、β- 溶血性链球菌和草绿色链球菌亦均有较好的抗菌活性，甚至对 MLSB 耐药菌株也有一定活性。喹红霉素在体内分布广泛，在肺中浓度最高，在大多数组织中的浓度高于血药浓度（除大脑外）。主要在肝、肺代谢，消除迅速，$t_{1/2}$ 为 3.6 ～ 6.7h。

第二节 林可霉素类抗生素

林可霉素类包括林可霉素（lincomycin，洁霉素）和克林霉素（clindamycin）。林可霉素由链丝菌产生，克林霉素是林可霉素分子中第 7 位的羟基以 Cl⁻ 取代的半合成品，又称氯林霉素或氯洁霉素。两药抗菌谱和抗菌机制相同，由于克林霉素的抗菌活性为林可霉素的 4 ～ 8 倍，胃肠道吸收更加完全，不良反应相对减少，故临床常用。

【体内过程】

1. 吸收 林可霉素口服吸收差，且易受食物影响，生物利用度为 20% ～ 35%。克林霉素口服吸收完全，受食物影响小，生物利用度为 87%。林可霉素的 T_{peak} 为 2 ～ 4h，$t_{1/2}$ 为 4 ～ 4.5h。克林霉素的 T_{peak} 为 1h，$t_{1/2}$ 为 2.5h。

2. 分布 能广泛分布到全身组织和体液中并达有效治疗浓度，在骨组织尤其是骨髓中可达更高浓度，能透过胎盘屏障，乳汁中的浓度与血中浓度相当。两药血浆蛋白结合率高达 90% 以上，均不易透过血脑屏障。

3. 代谢和排泄 两药主要在肝脏代谢，均可经胆汁和肾排泄。停药后，克林霉素在肠道中的抑菌作用一般可持续 5 日，对敏感菌可持续 2 周。

【抗菌作用】 两药的抗菌谱均与红霉素相似，克林霉素抗菌活性比林可霉素强。最主要的特点是对革兰氏阳性和革兰氏阴性厌氧菌有强大的杀菌作用。对革兰氏阳性需氧菌有显著活性，对部分需氧革兰氏阴性球菌、人型支原体和沙眼衣原体也有抑制作用，但肠球菌、革兰氏阴性杆菌、MRSA、肺炎支原体对本类药物不敏感。

【抗菌机制】 抗菌作用机制与大环内酯类相同，能不可逆性结合到细菌核糖体 50S 亚基上，抑制肽酰基转移酶，使肽链延伸受阻而抑制细菌蛋白质合成。易与革兰氏阳性菌的核糖体形成复合物，而难与革兰氏阴性杆菌的核糖体结合，故对革兰氏阴性杆菌几乎无作用。

【耐药性】 林可霉素类耐药机制与大环内酯类相同，因此与大环内酯类存在交叉耐药性；大多数细菌对林可霉素和克林霉素也存在完全交叉耐药性。

【临床应用】 可静脉滴注、肌内注射和口服给药。主要用于厌氧菌，包括脆弱拟杆菌、产气荚膜梭菌、放线杆菌等引起的口腔、腹腔和妇科感染。还用于敏感的革兰氏阳性需氧菌引起的呼吸道、骨及软组织、胆道感染及败血症、心内膜炎等。对金黄色葡萄球菌引起的急慢性骨髓炎及关节炎为首选药。

【不良反应】

1. 胃肠道反应 常见为恶心、呕吐、腹痛和腹泻等，林可霉素比克林霉素的发生率高，口服给药比注射给药多见。长期用药时，1%～2%的患者出现假膜性小肠结肠炎，是由艰难梭菌大量繁殖产生的坏死性毒素所致，可用万古霉素与甲硝唑治疗。

2. 变态反应 发生率约为10%，表现为轻度皮疹、瘙痒或药热，也可出现一过性中性粒细胞减少和血小板减少。

3. 其他 偶见肝损伤，主要表现为一过性碱性磷酸酶、氨基转移酶升高及黄疸等。

第三节　万古霉素类

万古霉素类属糖肽类抗生素，包括万古霉素（vancomycin）、去甲万古霉素（norvancomycin）和替考拉宁（teicoplanin）。万古霉素是从链霉菌培养液中分离获得的，去甲万古霉素是我国从诺卡菌属培养液中分离获得的，化学性质同万古霉素。替考拉宁是从放线菌属培养液中分离获得，脂溶性较万古霉素高50～100倍。三者化学性质稳定，化学结构相近，抗菌谱相似，抗菌机制相同，其中去甲万古霉素作用稍强于万古霉素，替考拉宁抗菌活性更强，且不良反应较少。自万古霉素类问世以来，尽管新型抗生素不断出现，但至今依然是临床治疗MRSA、耐甲氧西林表皮葡萄球菌（MRSE）和肠球菌重症感染的首选药物。

【体内过程】 口服难吸收，绝大部分经粪便排泄，肌内注射可致局部剧痛和组织坏死，故仅做静脉滴注给药。血浆蛋白结合率约50%，能迅速分布到各种体液中，可透过胎盘，但不易透过血脑屏障和血眼屏障，炎症时透入增多，可达有效浓度。90%以上由肾排泄，万古霉素和去甲万古霉素的 $t_{1/2}$ 约6h，替考拉宁长达47h。

【抗菌作用和机制】 万古霉素类可对革兰氏阳性菌产生强大杀菌作用，尤其是MRSA、MRSE和肠球菌所致的感染。抗菌作用机制是与细胞壁前体肽聚糖结合，抑制细胞壁合成，造成细胞壁缺损而杀灭细菌。其与β-内酰胺类抗菌药物通过抑制细胞膜上转肽酶活性、影响细菌细胞壁肽聚糖形成交联的抗菌方式不同，故杀菌速度较青霉素慢，且仅对正在分裂增殖的细菌呈现杀菌作用。

【耐药性】 随着万古霉素类的广泛应用，越来越多的万古霉素耐药菌不断出现。目前临床上主要发现两类：耐万古霉素肠球菌（vancomycin resistant enterococcus，VRE）和耐万古霉素金黄色葡萄球菌（vancomycin resistant staphylococcus aureus，VRSA）。耐药菌株可产生一种能修饰细胞壁前体肽聚糖的酶，使万古霉素类不能与肽聚糖结合而产生耐药性。

【临床应用】 适用于耐青霉素、耐头孢菌素的革兰氏阳性菌所致的严重感染，特别是MRSA、MRSE和肠球菌属所致感染，如败血症、心内膜炎、骨髓炎、呼吸道感染等。可用于对β-内酰胺类过敏的患者。口服用于治疗假膜性结肠炎和消化道感染。

【不良反应与注意事项】 万古霉素和去甲万古霉素毒性较大，替考拉宁毒性较小。

1. 耳毒性 应用常规剂量万古霉素类很少发生耳毒性。肾功能不全患者或服药剂量过大时可引起耳鸣、听力减退、甚至耳聋，及早停药可恢复正常，少数患者停药后仍有致聋危险，应避免与有耳毒性的药物同服。

2. 肾毒性 万古霉素较常见，发生率为14.3%，替考拉宁的肾毒性发生率只有2.7%。肾毒性主要表现为肾小管损伤，轻者为蛋白尿和管型尿，重者可出现少尿、血尿、氮质血症，甚至可致肾衰竭。应避免与其他有肾毒性的药物同服。

3. 变态反应 可引起斑块皮疹和过敏性休克，也可出现寒战及高热。快速静脉注射万古霉素时，可引起红人综合征（red man syndrome），典型表现为面、颈、躯干上部出现红斑样或荨麻疹样皮疹，伴有低血压和血管源性水肿，严重者可出现胸痛、呼吸困难、心动过速、心搏骤停、晕厥等。使用去甲万古霉素和替考拉宁发生变态反应的概率较低。

4. 其他 口服时可引起恶心、呕吐、金属异味感和眩晕，静脉注射时偶发疼痛和血栓性静脉炎。

（付　惠）

第三十九章　氨基糖苷类抗生素

案例 39-1

　　患者，男，15岁，1个月前因呼吸道疾病，经青霉素、链霉素注射治疗1周后，呼吸道疾病痊愈，但自觉听力明显减退。虽经服药治疗，听力却继续变弱。同时感头痛、耳胀不适，常闻沉闷雷声，口苦，夜寐多梦，小便不畅，来医院耳鼻喉科就诊。听力检查：双耳表试验均为 0.5/100cm，口语听力 4m，平均听阈左 25dB、右 30dB。初步诊断：药源性听力减退。

问题：

　　1. 为什么患者会出现听力损伤？氨基糖苷类抗生素有哪些主要不良反应？

　　2. 氨基糖苷类抗生素有哪些共同特点？

　　3. 链霉素、庆大霉素、妥布霉素、阿米卡星、奈替米星的主要用途有哪些？

　　氨基糖苷类（aminoglycosides）抗生素是临床上常用的一类抗生素，因其分子结构中均含有一个氨基醇环和一个或多个氨基糖分子，通过配糖键连接成苷而得名。氨基糖苷类抗生素主要抑制细菌蛋白质合成，是快速杀菌药，对静止期细菌有较强作用，可分为天然和人工半合成品两大类。天然的氨基糖苷类包括由链霉菌培养液中提取得到的链霉素（streptomycin）、卡那霉素（kanamycin）、妥布霉素（tobramycin）、大观霉素（spectinomycin）、新霉素（neomycin）等和由小单孢菌培养液中提取得到的庆大霉素（gentamicin）、西索米星（sisomicin）、小诺米星（micronomicin）、阿司米星（astromicin）等。半合成氨基糖苷类是对某些天然来源的氨基糖苷类进行结构改造而成，主要品种有卡那霉素 B（kanamycin B）、阿米卡星（amikacin）、依替米星（etimicin）、奈替米星（netilmicin）、地贝卡星（dibekacin）、阿贝卡星（arbekacin）、异帕米星（isepamicin）等。

　　本类药物均为有机碱，制剂为硫酸盐，除链霉素水溶液性质不稳定外，其他药物水溶液性质均稳定。与 β- 内酰胺类抗生素合用时不能混于同一容器，否则易使氨基糖苷类抗生素失活。

第一节　氨基糖苷类抗生素的共性

　　氨基糖苷类抗生素结构相似，因而在药理作用、体内过程、临床应用、不良反应等方面有许多共性。

【体内过程】

　　1. 吸收　氨基糖苷类极性高，解离度大，因此在胃肠道不吸收或很少吸收（＜1%），故可用于肠道感染和手术前胃肠道消毒。肌内注射时吸收迅速而完全，T_{max} 为 0.5～2h。为避免血药浓度过高而导致不良反应，通常不主张静脉注射给药。新霉素因其严重肾毒性，不能采用注射给药。

　　2. 分布　氨基糖苷类的血浆蛋白结合率均较低，除链霉素约为 35% 外，其他多在 10% 以下。氨基糖苷类可渗入大多数体液中，在肾皮质和内耳、外淋巴液高度浓集，且药物浓度下降缓慢，$t_{1/2}$ 长，因而容易引起肾毒性和耳毒性。氨基糖苷类不能渗入机体细胞，在大多数组织中浓度较低，其分布容积近似于细胞外液体积；也不能透过血脑屏障，甚至在脑膜炎时脑脊液也难以达到有效治疗浓度；可透过胎盘屏障并聚积在胎儿血浆和羊水中。

　　3. 代谢和排泄　氨基糖苷类在体内不被代谢，85%～95% 以原形通过肾小球滤过，除奈替米星外，在肾小管无再吸收过程，故尿药浓度高，为 C_{max} 的 25～100 倍，即使停药，尿药浓度仍可维持有效水平数天。$t_{1/2}$ 为 2～3h，但在肾衰竭患者可延长 20～30 倍而致药物蓄积，此时应减小剂量或延长服药间隔时间（表 39-1）。

表 39-1　常用氨基糖苷类抗生素的药动学参数

抗生素	蛋白结合率	成人 $t_{1/2}$（h）		药物治疗范围峰浓度（μg/ml）	药物潜在中毒浓度（μg/ml）	
		正常	少尿		峰浓度	谷浓度
庆大霉素	0～30%	1.7～2.3	48～72	4～10	＞10～12	＞2.0
妥布霉素	0～30%	2.0～2.8	56～60	4～10	＞10～12	＞2.0

续表

抗生素	蛋白结合率	成人 $t_{1/2}$（h）		药物治疗范围峰浓度（μg/ml）	药物潜在中毒浓度（μg/ml）	
		正常	少尿		峰浓度	谷浓度
阿米卡星	0～3.5%	2.2～2.5	56～150	16～32	＞32	＞10
奈替米星	0～30%	2.0～2.5	33	6～10	＞10～12	＞2.0

【抗菌作用和机制】　氨基糖苷类抗生素对各种需氧革兰氏阴性杆菌包括大肠埃希菌、铜绿假单胞菌、变形杆菌属、克雷伯菌属、肠杆菌属、志贺菌属、柠檬酸杆菌属均具有强大的抗菌活性；对沙雷菌属、沙门菌属、产碱杆菌属、不动杆菌属和嗜血杆菌属也有一定的抗菌作用；对淋球菌、脑膜炎球菌等革兰氏阴性球菌作用较差；对 MRSA 和 MRSE 也有较好的抗菌活性，对各组链球菌抗菌作用微弱。肠球菌和厌氧菌对氨基糖苷类不敏感。氨基糖苷类抗生素对革兰氏阴性杆菌和革兰氏阳性球菌均有明显的抗生素后效应；与 β- 内酰胺类抗生素合用，对肠球菌属、李斯特菌属、草绿色链球菌和铜绿假单胞菌可产生协同抗菌作用。

氨基糖苷类的抗菌作用机制主要是阻碍细菌蛋白质的合成。细菌蛋白质的合成过程与哺乳动物类似，核蛋白体循环是蛋白质合成的中心环节，可分为始动、肽链延长和终止 3 个阶段。

1. 始动阶段　mRNA 与 30S 核糖体亚单位结合形成 30S 始动复合物，后者再与 50S 核糖体亚单位结合形成 70S 始动复合物。

2. 肽链延长阶段　50S 亚基上有 A 位和 P 位，分别接受氨基酸和形成肽链。各 aa-tRNA 按照 mRNA 上核苷酸"三联密码"顺序依次接在 A 位上，此时 P 位上形成的肽链转移到 A 位。核糖体在 mRNA 上移位，将 A 位上的肽链移到 P 位，A 位继续接受下一个 aa-tRNA。如此循环使肽链延长。

3. 终止阶段　当 mRNA 分子的终止密码子（UAA、UAG、UGA）出现在核糖体的 A 位上时，由于没有相应的 aa-tRNA 与之结合，肽链合成终止。之后 70S 核糖体重新解离为 30S 与 50S 两个亚单位，进入新的肽链合成的核糖体循环。

氨基糖苷类抗生素抑制蛋白质合成的作用环节包括以下几个方面（图 39-1）。

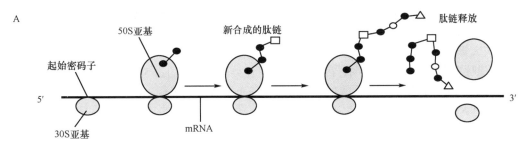

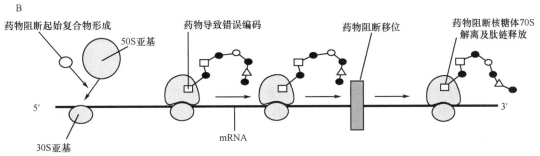

图 39-1　氨基糖苷类抗菌作用机制

A. 细菌正常蛋白质合成示意图；B. 氨基糖苷类药物作用示意图

（1）与核糖体 30S 亚基上的靶蛋白（P10）不可逆结合，抑制 30S 始动复合物的形成。

（2）阻止氨酰 tRNA 在 A 位的正确定位，尤其是妨碍甲硫氨酰 tRNA 的结合，进而干扰功能性核糖体的组装，抑制 70S 始动复合物的形成。

（3）诱导 tRNA 与 mRNA 密码三联体错误匹配，引起完整核糖体的 30S 亚基错读遗传密码，造成错误的氨基酸插入蛋白质结构，导致异常的、无功能的蛋白质合成。

（4）阻碍终止密码子与 A 位结合，使已合成的肽链不能释放，并阻止 70S 核糖体解离。

（5）阻碍核糖体的解聚和组装过程，可造成细菌体内的核糖体耗竭。

此外，氨基糖苷类抗生素还可能通过抑制细胞膜蛋白质合成影响细菌细胞膜屏障功能，因而药物更易于进入细胞质内而增强作用，最后膜结构破坏，导致细菌胞内成分外漏而死亡。

【耐药性】　病原菌对氨基糖苷类抗生素的耐药性迅速增加，且在不同抗生素之间还存在交叉耐药现象。其耐药机制有如下几条。

1. 产生修饰氨基糖苷类化学结构的钝化酶　是细菌产生耐药性的最常见机制。耐药菌株产生钝化酶的基因由质粒介导合成，常见的钝化酶包括乙酰化酶（acetylase）、腺苷化酶（adenylase）和磷酸化酶（phosphorylase），这些酶可将乙酰基、腺苷、磷酸连接到氨基糖苷类的氨基或羟基上，通过改变氨基糖苷类的结构阻断药物对蛋白质合成的抑制作用。不同类型的酶可灭活不同抗生素，但有些酶对多种抗生素均有灭活作用，因而氨基糖苷类抗生素之间存在交叉耐药性。

2. 膜通透性的改变　可能是由于菌体细胞外膜孔蛋白结构发生改变降低了细胞外膜对氨基糖苷类的通透性，也可能是由于改变了氧依赖性主动转运系统，抑制氨基糖苷类抗生素与细菌体内核糖体 30S 亚基结合，从而减少了药物被细菌细胞膜摄取。

3. 靶位蛋白的修饰　由于细菌核糖体 30S 亚基上 S_{12} 蛋白质中一个氨基酸被替代，形成一个不能结合氨基糖苷类（为链霉素特有）的靶蛋白，致使 rRNA 对链霉素的亲和力降低而不能形成复合体。

【临床应用】　氨基糖苷类抗生素主要用于敏感需氧革兰氏阴性杆菌所致的全身感染，如脑膜炎、呼吸道感染、泌尿道感染、皮肤软组织感染、胃肠道感染、烧伤或创伤感染及骨关节感染等。单独应用氨基糖苷类抗生素治疗败血症、肺炎、脑膜炎等革兰氏阴性杆菌引起的严重感染时可能失败，需联合应用其他抗革兰氏阴性杆菌的抗菌药，如半合成广谱青霉素、第三代头孢菌素及氟喹诺酮类等。利用该类药物口服不吸收的特点，可以治疗胃肠道感染、肝性脑病或作为肠道手术前准备用药，如新霉素。制成软膏或眼膏或冲洗液治疗局部感染。此外，链霉素、卡那霉素可作为结核病治疗药物。

【不良反应和注意事项】　氨基糖苷类抗生素的主要不良反应是肾毒性和耳毒性，儿童和老年人更易发生。毒性的产生与用药剂量和疗程有关，也随药物不同而异。有时在停药以后也可出现不可逆的毒性反应。发现毒性反应的早期症状应立即停药，以避免或减少严重毒性的发生。因此用药期间宜同时监测血药浓度，并据此调整用量。

1. 耳毒性　包括前庭功能损害和耳蜗听神经损害。前庭功能损害主要表现为眩晕并伴有头晕、视力减退、眼球震颤、恶心、呕吐和共济失调等，其发生率依次为新霉素＞卡那霉素＞链霉素＞西索米星＞庆大霉素＞妥布霉素＞奈替米星。听神经损害表现为耳鸣、听力减退和永久性耳聋，国内对 1039 例聋哑患者的调查结果表明，因应用氨基糖苷类药物引起的占 59.5%。其发生率依次为新霉素＞卡那霉素＞阿米卡星＞西索米星＞庆大霉素＞妥布霉素＞链霉素。氨基糖苷类抗生素均有不同程度的耳毒性，直接与其在内耳淋巴液中较高药物浓度有关，可损害内耳螺旋器内、外毛细胞的能量产生及利用，引起细胞膜上 Na^+,K^+-ATP 酶功能障碍，造成毛细胞损伤。氨基糖苷类与高效能利尿药或顺铂等耳毒性药物合用时，耳毒性明显增强。耳毒性的许多自觉症状并不明显，应定期做听力检查，儿童和老年人用药更要谨慎。

2. 肾毒性　8%～26% 的患者在用药几日后发生中度肾损伤，其中大多数属可逆性。肾毒性通常表现为蛋白尿、管型尿、血尿等，严重时可产生氮质血症和导致肾功能降低。肾功能减退可使氨基糖苷类血浆浓度升高，这又进一步加重肾损伤和耳毒性。该类药物经肾小球滤过，且与肾组织亲和力极高，可通过细胞膜吞饮作用使药物大量积聚在肾皮质和髓质，特别是在皮质近曲小管上皮细胞溶酶体内，溶酶体因肿胀而破裂，使大量溶酶体酶和聚积的氨基糖苷类释放。前者造成线粒体的损害，从而减少能量产生，后者与 Ca^{2+} 络合而干扰钙调节转运过程，轻则引起肾小管肿胀，重则导致急性坏死，但一般不损伤肾小球。各种氨基糖苷类抗生素的肾毒性取决于其在肾皮质中的聚积量和对肾小管的损伤能力。其发生率依次为新霉素＞卡那霉素＞庆大霉素＞妥布霉素＞阿米卡星＞奈替米星＞链霉素。年老、剂量过大，以及合用两性霉素 B、杆菌肽、头孢噻吩、多黏菌素 B 或万古霉素可增加肾毒性的发生率。

3. 神经肌肉接头的阻滞作用　这种作用可引起心肌抑制、血压下降、肢体瘫痪和呼吸衰竭。最常见于大剂量腹膜内或胸膜内应用后，也偶见于肌内或静脉注射后。肾功能减退、血钙过低及重症肌无力患者易发生。其原因可能是药物与 Ca^{2+} 络合，使体液内 Ca^{2+} 水平降低，也可能是药物与 Ca^{2+} 竞争，抑制突触前神经末梢释放 ACh 并降低突触后膜对 ACh 的敏感性，造成神经肌肉接头处传递阻断，引起神经肌肉麻痹。服用葡萄糖酸钙或静脉注射新斯的明能翻转这种阻断作用。不同氨基糖苷类抗生素引起神经肌肉麻痹严重程度的顺序依次为新霉素＞链霉素＞卡那霉素＞奈替米星＞阿米卡星＞庆大霉素＞妥布霉素。氨基糖苷类抗生素不主张静脉注射给药，以避免因血药浓度骤然升高，引起呼吸骤停而死亡。

4. 变态反应　氨基糖苷类抗生素发生变态反应会出现皮疹、发热、血管神经性水肿等常见症状，个别严重者可引起严重的过敏性休克，其发生率仅次于青霉素，防治措施同青霉素，另应静脉注射钙剂。接触性皮炎是局部应用新霉素最常见的反应。氨基糖苷类抗生素存在交叉变态反应，故用药前应询问患者有无其他氨基糖苷类药物过敏史。

5. 其他反应　偶见血清氨基转移酶升高，面部及口周围发麻，周围神经炎，血小板减少，中性粒细胞下降及贫血。

第二节　常用氨基糖苷类抗生素

链　霉　素

链霉素（streptomycin）是 1943 年由 Selman A Waksman 从链霉菌获得并用于临床的第一个氨基糖苷类抗生素，也是第一个用于治疗结核病的化疗药物。

【体内过程】　链霉素口服吸收极少，肌内注射吸收快，30 ～ 45min 可达血药峰浓度，血浆蛋白结合率为 35%。主要分布在细胞外液，容易渗入胸腔、腹腔，并达有效浓度。不易透过血脑屏障，只有在患脑膜炎时才能进入脑脊液。90% 链霉素可经肾小球滤过，从尿中排出体外，年老或肾功能不全者排泄减慢，如年轻患者的 $t_{1/2}$ 为 2 ～ 3h，在年龄超过 40 岁的患者延长至 9h，在肾衰竭的患者延长至 50 ～ 110h，故应根据患者具体情况调整用药剂量。

【药理作用】　链霉素的抗菌谱较广，包括结核分枝杆菌、肠杆菌属、克雷伯菌属、沙门菌属、志贺菌属、嗜血流感杆菌、布氏杆菌属、巴斯德菌属、奈瑟菌属等。革兰氏阳性球菌中除少数敏感金黄色葡萄球菌和表皮葡萄球菌外，各类链球菌均对链霉素耐药。除高度耐药肠球菌外，链霉素与青霉素联合对一般肠球菌感染有较好的协同治疗作用。链霉素是氨基糖苷类中对铜绿假单胞菌和其他革兰氏阴性杆菌抗菌活性最低的抗生素。

【临床应用】

（1）链霉素是治疗兔热病（土拉菌病）和鼠疫的首选药，特别是与四环素联合用药可产生协同作用，是目前治疗鼠疫的最有效手段。

（2）与青霉素联合可用于治疗溶血性链球菌、草绿色链球菌及肠球菌等引起的心内膜炎或肠球菌感染。

（3）与其他抗结核药联合应用，治疗多重耐药的结核病。

（4）也用于其他敏感菌感染性疾病，如与其他抗菌药联合用于治疗布鲁氏菌病等。

【不良反应】　链霉素常见的不良反应为耳毒性，其前庭反应较耳蜗反应出现早，且发生率较高；其次为神经肌肉阻滞作用；少见肾毒性，其发生率较其他氨基糖苷类抗生素低。链霉素也易引起眩晕、口周发麻和皮疹、发热、血管神经性水肿等变态反应，严重者可致过敏性休克，通常于注射链霉素后 10min 内突然发作，且死亡率比青霉素引起的过敏性休克更高。

庆　大　霉　素

庆大霉素（gentamicin）于 1969 年由小单孢菌的发酵液中提取获得并开始用于临床，其中含庆大霉素 C_1、庆大霉素 C_{1a} 和庆大霉素 C_2 等成分，通常用其硫酸盐。

【体内过程】　口服吸收很少，肌内注射吸收迅速而完全，血药浓度在 1h 内达高峰。主要分布于细胞外液，可透过胎盘进入胎儿体内。庆大霉素极少在体内代谢，24h 内 40% ～ 65% 以原形由肾脏排出，在肾皮质中的药物浓度比血浆浓度高 10 ～ 100 倍，停药 20 日后仍能在尿中检测到本品。

【药理作用】　抗菌范围广，对肠杆菌属、变形杆菌（吲哚阳性与阴性杆菌）、摩氏杆菌属、克雷伯菌属、沙雷菌属、柠檬酸杆菌属、铜绿假单胞菌、沙门菌属、志贺菌属、金黄色葡萄球菌等抗菌作用强大。氨基糖苷类对肺炎链球菌属包括肺炎链球菌、溶血性链球菌、草绿色链球菌等和肠球菌天然耐药，因而抗菌作用差。庆大霉素与 β- 内酰胺类合用对肠球菌具有协同抗菌作用。

【临床应用】　庆大霉素是治疗各种革兰氏阴性杆菌感染的主要抗菌药，尤其对沙雷菌属作用更强。由于疗效确实，价格便宜，在氨基糖苷类中为首选药。也与青霉素或其他合适的抗生素合用，治疗严重的肺炎球菌、铜绿假单胞菌、肠球菌、葡萄球菌或草绿色链球菌感染，亦可用于术前预防和术后感染，以及局部用于皮肤、黏膜表面感染和眼、耳、鼻部感染等。但需注意，由于β-内酰胺类能使庆大霉素的抗菌活性降低，应避免两药混合滴注。

【不良反应】 耳毒性是庆大霉素最重要的不良反应，其对前庭的损伤大于对耳蜗的损伤，通常为双侧受累，症状常表现为耳鸣、头晕、眩晕、麻木、共济失调等，多在用药1～2周内发生，亦可在停药数周后出现。偶有听力损害，但有时也可出现不可逆性耳聋。庆大霉素也易引起肾毒性，表现为多尿和蛋白尿，停药后可恢复；少尿和急性肾衰竭少见，可部分恢复，但极个别患者可导致尿毒症而死亡。该药亦可引起恶心、呕吐、食欲减退等胃肠道反应，局部应用可致光敏性皮炎。

妥 布 霉 素

妥布霉素（tobramycin）来自链丝菌培养液，亦可由卡那霉素B脱氧而成，临床制剂为其硫酸盐。

【体内过程】 口服难吸收，肌内注射吸收快，血药浓度可在30min内达高峰。主要分布于细胞外液，可渗入胸腔、腹腔、滑膜腔等并达有效治疗浓度。极少在体内代谢，主要经肾小球滤过，24h内有80%～85%以原形从肾脏排出。可在肾脏中大量积聚，在肾皮质中的$t_{1/2}$达74h。

【药理作用】 抗菌作用与庆大霉素相似，突出的是对克雷伯菌属、肠杆菌属和变形杆菌属的抑菌或杀菌作用分别较庆大霉素强4倍和2倍，对铜绿假单胞菌的作用是庆大霉素的2～5倍，即使是耐药菌株仍有效。但对沙雷菌属和沙门菌属的作用较差。体外抗菌试验证明妥布霉素与β-内酰胺类抗生素有协同作用。妥布霉素与青霉素联合对粪肠球菌有协同作用。

【临床应用】 临床应用与庆大霉素相近，主要用于治疗铜绿假单胞菌及其他敏感菌所致的各种感染，包括神经系统、呼吸道及泌尿系统感染，该药通常与抗铜绿假单胞菌的β-内酰胺类药物合用。妥布霉素也用于其他革兰氏阴性杆菌感染，但由于其抗菌活性不如庆大霉素，一般不作为首选药物。

【不良反应】 主要表现为耳毒性和肾毒性，但均较庆大霉素轻，亦可引起恶心、呕吐、血清氨基转移酶升高等，偶见神经肌肉接头阻滞和二重感染。

卡 那 霉 素

卡那霉素（kanamycin）是1957年从链霉菌培养液中分离获得的，含有卡那霉素A、卡那霉素B、卡那霉素C 3种成分，以卡那霉素A为主，临床用其硫酸盐。

【体内过程】 口服吸收极差，肌内注射易吸收，1h可达血药峰浓度。主要分布在细胞外液，在胸腔液和腹腔液中浓度较高。主要经肾小球滤过排泄，$t_{1/2}$约2h。

【药理作用】 对多种革兰氏阴性杆菌均有不同程度的抗菌作用，包括大肠埃希菌、克雷伯菌属、变形杆菌属、沙门菌属、志贺菌属等。对抗酸杆菌也有一定的抗菌作用。由于其毒性和耐药性多见，自20世纪70年代已逐渐被庆大霉素、妥布霉素等取代。现已少用，仅与其他抗结核病药物合用治疗对第一线药物产生耐药性的结核病患者。也可口服用于肝性脑病患者或腹部术前准备，以代替耳、肾毒性更大的新霉素。

【不良反应】 卡那霉素的常见不良反应为耳毒性，主要为耳蜗神经损害，前庭损害不多见。肾毒性仅次于新霉素。

阿 米 卡 星

阿米卡星（amikacin）又名丁胺卡那霉素，是由卡那霉素A的C_1位上氮原子酰化得到的半合成衍生物，临床所用制剂为其硫酸盐。

【体内过程】 肌内注射吸收迅速，血药浓度1h内达峰值，血浆蛋白结合率低于3.5%，主要分布于细胞外液，不易透过血脑屏障。经肾小球滤过，在给药后8h内有91.9%的药物以原形经尿排出，24h内可排出98%，$t_{1/2}$为2.2h，但当肾功能减退时可延长至56～150h。

【药理作用】 阿米卡星是抗菌谱最广的氨基糖苷类抗生素，对革兰氏阴性杆菌和金黄色葡萄球菌均有较强的抗菌活性，其他革兰氏阳性球菌对其不敏感，链球菌属对其耐药。对敏感细菌的作用与卡那霉素相似或略强，较庆大霉素弱。该药的优点是对肠道革兰氏阴性杆菌和铜绿假单胞菌所产生的多种钝化酶稳定，故对一些氨基糖苷类耐药菌株所致感染仍能有效控制，常作为治疗此类感染的首选药物。但对阿米卡星耐药者均对其他氨基糖苷类耐药。该药与β-内酰胺类抗生素具有协同作用，如与羧苄西林或哌拉西林合用对铜绿假单胞菌有协同作用，与头孢菌素合用对肺炎杆菌有协同作用，与阿洛西林或头孢噻唑合用对克雷伯菌属、大肠埃希菌和金黄色葡萄球菌均有协同作用；当粒细胞缺乏或其他免疫缺陷患者合并严重革兰氏阴性杆菌感染时，阿米卡星与β-内酰胺类联合用药比其单独使用疗效更佳。

【临床应用】　主要用于对庆大霉素等氨基糖苷类耐药的革兰氏阴性杆菌所致的下呼吸道、腹腔、泌尿系统、生殖系统、骨、关节和软组织等部位的感染及败血症等。

【不良反应】　阿米卡星的常见不良反应为耳毒性，主要为耳蜗神经损伤，发生率（13.9%）明显高于庆大霉素（8.3%）、妥布霉素（6.1%）和奈替米星（2.4%）；少数患者可出现前庭功能损害，发生率（3.2% ～ 3.7%）与庆大霉素和妥布霉素相近。肾毒性较庆大霉素和妥布霉素低。

奈 替 米 星

奈替米星（netilmicin，乙基西索霉素）是西索米星的 2- 脱氧链霉胺 1 位上的氨基发生甲基取代而生成的半合成衍生物，具有广谱抗菌作用，临床用其硫酸盐制剂。

【体内过程】　奈替米星肌内注射吸收迅速而完全，血药浓度达峰时间为 0.5 ～ 1h，血浆蛋白结合率极低，不易透过血脑屏障，主要分布于细胞外液，可渗入胸腔、腹腔、滑膜腔及胆汁中，极少在体内代谢，主要经肾小球滤过，$t_{1/2}$ 为 2.5h。由于在肾脏中大量积聚，末次给药后血中的药物可持续 1 周以上，终末 $t_{1/2}$ 可长达 198h。

【药理作用】　奈替米星对肠杆菌科大多数细菌均具强大抗菌活性，对葡萄球菌和其他革兰氏阳性球菌的作用则强于其他氨基糖苷类抗生素。显著特点是对多种氨基糖苷类钝化酶稳定，因而对 MRSA 及对庆大霉素、西索米星和妥布霉素耐药菌也有较好的抗菌活性。另外，奈替米星与 β- 内酰胺类联合用药对金黄色葡萄球菌、铜绿假单胞菌、肺炎杆菌和肠球菌属均有协同作用。

【临床应用】　奈替米星在临床主要用于治疗各种敏感菌引起的严重感染，也与 β- 内酰胺类联合用于儿童及成人粒细胞减少伴发热患者和病因未明发热患者的治疗。

【不良反应】　奈替米星的耳、肾毒性发生率较低，损伤程度较轻。如耳蜗毒性发生率仅为 2.4%，在常用氨基糖苷类中最低；肾毒性也仅表现为管型尿、血尿素氮和肌酐值升高等，症状大都轻微而可逆。但仍需注意用药安全，不能任意加大剂量或延长疗程，若每日剂量大于 6mg/kg 或疗程长于 15 日或血药峰浓度和谷浓度分别超过 10 ～ 12mg/L 和 2mg/L 时，则有可能发生耳、肾毒性。奈替米星还可偶然引起头痛、视物模糊、恶心、呕吐、皮疹、瘙痒及血清氨基转移酶、碱性磷酸酶、胆红素增高等变化。

常用氨基糖苷类抗生素异同点的比较见表 39-2。

表 39-2　常用氨基糖苷类抗生素异同点的比较

抗生素	主要作用特点	主要不良反应
链霉素	（1）对鼠疫杆菌、兔热病、弗朗西斯菌等作用明显，是治疗鼠疫和兔热病的首选药 （2）对结核分枝杆菌敏感，可与其他抗结核药联合应用，治疗多重耐药的结核病 （3）与青霉素合用于敏感链球菌及肠球菌等引起的感染 （4）氨基糖苷类中对铜绿假单胞菌和其他革兰氏阴性杆菌的抗菌活性最低的抗生素	（1）耳毒性常见，以前庭功能损害为主（+++） （2）肾毒性发生率较其他氨基糖苷类低 （3）可引起变态反应
庆大霉素	（1）是治疗各种革兰氏阴性杆菌感染的主要抗菌药 （2）对沙雷菌属作用强，在氨基糖苷类中为首选药 （3）与 β- 内酰胺类联合对肠球菌具有协同作用 （4）对支原体亦有作用	（1）耳毒性常见，以前庭功能损害为主（++） （2）肾毒性发生率较高
妥布霉素	（1）对铜绿假单胞菌、克雷伯菌属、肠杆菌属和变形杆菌的抗菌较庆大霉素强，即使耐药菌株仍有效 （2）对其他革兰氏阴性杆菌的抗菌活性不如庆大霉素	耳毒性和肾毒性均较轻
阿米卡星	（1）是抗菌谱最广的氨基糖苷类抗生素，对革兰氏阴性杆菌和金黄色葡萄球菌均有较强的抗菌活性 （2）对肠道革兰氏阴性杆菌和铜绿假单胞菌所产生的多种钝化酶稳定，常作为治疗此类感染的首选药物 （3）与 β- 内酰胺类联合具有协同作用	（1）耳毒性发生率高，以耳蜗神经损伤为主（+++），前庭功能损害与庆大霉素和妥布霉素接近 （2）肾毒性较低
奈替米星	（1）对肠杆菌科大多数细菌均具有强大抗菌活性，并对多种氨基糖苷类钝化酶稳定，对 MRSA 及对庆大霉素、西索米星和妥布霉素耐药菌也有较好的抗菌活性 （2）对葡萄球菌和其他革兰氏阳性球菌的作用则强于其他氨基糖苷类抗生素 （3）与 β- 内酰胺类联合有协同作用	（1）耳毒性在氨基糖苷类中最轻 （2）肾毒性轻微、可逆

案例 39-1 分析讨论

1. 患者出现听力损伤的原因是链霉素损害耳蜗听神经，造成听力下降。氨基糖苷类抗生素的主要不良反应如下所示。

（1）耳毒性：包括前庭功能损害和耳蜗听神经损害。前庭功能损害主要表现为眩晕并伴有头晕、视力减退、眼球震颤、恶心、呕吐和共济失调等；听神经损害表现为耳鸣、听力减退和永久性耳聋。

（2）肾毒性：通常表现为蛋白尿、管型尿、血尿等，严重时可产生氮质血症并导致肾功能降低。

（3）神经肌肉接头的阻滞作用：可引起心肌抑制、血压下降、肢体瘫痪和呼吸衰竭。

（4）过敏反应：氨基糖苷类抗生素发生变态反应会出现皮疹、发热、血管神经性水肿等常见症状，个别严重者可引起严重的过敏性休克。

2. 氨基糖苷类抗生素的共同点如下所示。

（1）药理作用：对各种革兰氏阴性需氧杆菌具有强大抗菌活性。

（2）作用机制：阻碍细菌蛋白质的合成。

（3）临床应用：用于敏感革兰氏阴性需氧杆菌所致的全身感染，如脑膜炎、呼吸道感染、泌尿系统感染、皮肤软组织感染、胃肠道感染、烧伤或创伤感染及骨关节感染等。

（4）不良反应：耳毒性、肾毒性、神经肌肉接头的阻滞作用、过敏反应。

（5）耐药性：易产生耐药性，且存在交叉耐药现象。耐药性的机制：①产生修饰氨基糖苷类化学结构的钝化酶；②膜通透性的改变；③靶位蛋白的修饰。

3. 链霉素、庆大霉素、妥布霉素、阿米卡星、奈替米星的主要用途如下所示。

（1）链霉素：首选用于治疗土拉菌病（兔热病）和鼠疫；与青霉素联合可用于治疗溶血性链球菌、草绿色链球菌及肠球菌等引起的心内膜炎或肠球菌感染；抗结核；其他敏感菌所致的感染。

（2）庆大霉素：是氨基糖苷类抗生素中治疗各种革兰氏阴性杆菌感染的主要抗菌药。

（3）妥布霉素：临床应用与庆大霉素相近，主要用于治疗铜绿假单胞菌及其他敏感菌所致的各种感染。

（4）阿米卡星：抗菌谱最广的氨基糖苷类抗生素，主要用于对庆大霉素等氨基糖苷类耐药的革兰氏阴性杆菌所致的感染及败血症等。

（5）奈替米星：对多种氨基糖苷类钝化酶稳定，临床主要用于治疗各种敏感菌引起的严重感染。

（闵　清）

第四十章 四环素类及氯霉素

案例 40-1
　　患者，女，23 岁。主诉：持续高热 10 日伴食欲减退，全身乏力。体检：高热病容，体温 39.7℃，脉搏 100 次/分，肝肋下 2cm，脾肋下 1cm，白细胞 4200/mm³，中性粒细胞 0.72，淋巴细胞 0.28，嗜酸性粒细胞直接计数为 0，肥达反应呈阳性，血培养呈阳性。诊断：伤寒。

问题：
　　1. 可以选择什么药物进行伤寒的治疗？如果疗效不好怎么办？
　　2. 在使用药物治疗的过程中可能会出现哪些不良反应？如何处理？

　　四环素类（tetracyclines）及氯霉素（chloramphenicol）是一类抗菌谱广泛的抗生素，对其敏感的病原微生物有需氧及某些厌氧的革兰氏阳性菌和革兰氏阴性菌、立克次体、衣原体、支原体、螺旋体等，四环素类甚至对原虫都有效。但四环素类的不良反应较多，且多数革兰氏阳性菌已经对其产生了耐药性，加之现有更好的替代抗生素，已少用。氯霉素可引起严重的骨髓造血系统毒性，使其应用受到极大的限制，应慎重选用。

第一节　四环素类药物

　　1948 年，Duggar 从链霉菌中提取出第一个四环素类药物——金霉素（chlortetracycline）并应用于临床，后相继发现土霉素（oxytetracycline）、四环素（tetracycline），1970～1980 年，经半合成改造，得到了一系列抗菌活性高、耐药菌株较少的四环素类新药。它们共同的化学结构特征是均含有氢化骈四苯母核（图 40-1），依其 5、6、7 位上的取代基不同，形成多个药物（表 40-1）。

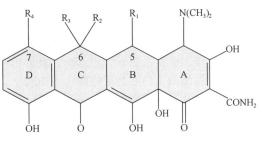

图 40-1　四环素类抗生素的基本化学结构

表 40-1　四环素类抗生素的不同取代基团及常用药动学参数

抗生素分类及名称	取代基团				$t_{1/2}$（h）	口服吸收率（%）	血浆蛋白结合率（%）
	R_1	R_2	R_3	R_4			
短效类							
四环素	—H	—CH₃	—OH	—H	6～12	77	65
土霉素	—OH	—CH₃	—OH	—H	9.6	58	35
中效类							
地美环素	—CH₃	—H	—OH	—Cl	12	66	91
美他环素	—OH	—H	=CH₂	—H	14	58	90
长效类							
多西环素	—OH	—CH₃	—H	—H	15～25	93	93
米诺环素	—H	—H	—H	—N(CH₃)₂	11～18	95	76

　　根据药物来源的不同，四环素类抗生素可分为天然品和半合成品两类。天然品有金霉素、四环素、土霉素、地美环素（demeclocycline）等，半合成品有多西环素（doxycycline）、米诺环素（minocycline）、美他环素（metacycline）等。根据药动学特点，四环素类抗生素可分为短效、中效和长效 3 类（表 40-1）。

　　我国曾长期广泛使用金霉素、土霉素、四环素等药物，致使很多微生物产生了相当程度的耐药性，故现今金霉素仅限于外用，土霉素基本不用，四环素已少用，取而代之使用的是多西环素或米诺环素。

一、四环素类抗生素的共性

【体内过程】　四环素类抗生素口服可以吸收，但不完全。口服吸收率以多西环素和米诺环素最高，四环素居中，金霉素最低（约30%）。四环素类药物能与 Mg^{2+}、Ca^{2+}、Al^{3+} 及 Fe^{3+} 等多价阳离子形成络合物而降低吸收，故吸收量受食物、药物、胃酸等因素影响较大。四环素类单剂口服后约2h达到血药峰浓度。

四环素类药物的血浆蛋白结合率差异较大，组织分布广泛，能沉积于牙、骨骼等钙化组织及含钙量高的肿瘤（胃癌）中，也能较多地渗透到大多数组织和体液中，易进入细胞内。但除了高脂溶性的米诺环素外，其他药物难以在脑脊液中达到有效治疗浓度。四环素类药物能透过胎盘屏障。

四环素类药物部分在肝脏代谢，可以原形和其代谢产物分泌到胆汁，其中绝大多数在小肠被重吸收形成肝肠循环，经肾小球滤过排泄，但多西环素约90%以代谢产物或络合物的形式经胆汁排出，对肠道细菌的影响很小。米诺环素与多西环素可治疗肾损伤者的肾外感染，无须调整剂量。

【抗菌作用】　四环素类药物属于广谱抑菌药，对革兰氏阳性与革兰氏阴性的需氧和厌氧菌均有抗菌作用，对某些能产生耐药性的微生物如立克次体、肺炎支原体、贝纳柯克斯体（coxiella burnetii）、衣原体、军团菌、某些非典型分枝杆菌及疟原虫属等也有效，但对真菌无效。金霉素、土霉素、四环素等药物曾长期广泛应用于临床，现因常见细菌已产生严重耐药且交叉耐药明显，故前两药已基本弃用，仅四环素还应用于临床非典型病原菌如立克次体、支原体、衣原体及部分原虫所致感染的治疗。半合成四环素类如多西环素、米诺环素等由于抗菌谱广、抗菌活性较强、耐药菌株较少，且对部分耐四环素的菌株有效，已逐步取代四环素应用于临床。

【抗菌机制】　四环素类药物的抑菌机制为抑制细菌蛋白质的合成。药物进入细胞后，能特异性地与核糖体30S亚基在A位点结合，阻断tRNA进入mRNA-核糖体复合物，从而抑制了肽链的延长，最终导致细菌蛋白质合成障碍（图40-2）。四环素类药物还能引起细菌胞膜通透性的增加，使胞内的核苷酸及其他重要物质外漏，从而导致细菌死亡。

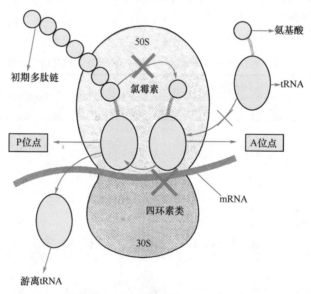

图 40-2　四环素类、氯霉素抑制细菌蛋白质合成示意图

四环素类与细菌核糖体30S亚基在A位点特异性结合，氯霉素与细菌核糖体的50S亚基结合，阻断了氨酰tRNA进入mRNA-核糖体复合物，从而抑制肽链延伸和蛋白质的合成

由于哺乳类动物细胞缺乏转运四环素类药物的主动转运系统，而且核糖体对其敏感性也很低，故四环素类药物对哺乳类动物细胞几乎无作用。

【耐药性】　细菌对四环素类耐药性的形成是渐进型的。近年来耐药菌株日益增多，而且四环素、土霉素、金霉素之间存在完全交叉耐药性，但是对天然四环素耐药的菌株对半合成品可能仍然敏感。细菌对四环素类产生耐药性的机制主要有以下3种：①药物促进了细菌对排出因子（泵蛋白）

的表达，促使药物排出细胞外，使四环素类难以在细菌体内聚集。②药物促进了细菌核糖体保护蛋白的表达，阻碍四环素类与核糖体的结合，保护了细菌的蛋白质合成过程。③细菌产生了灭活四环素类的酶类。

【临床应用】 四环素类药物可以治疗多种感染性疾病。由于其他一些活性高、疗效好、毒性低的药物不断出现，其临床地位有所下降，目前主要用于立克次体、支原体和衣原体引起的感染性疾病。

1. 立克次体感染 包括斑疹伤寒、鼠型斑疹伤寒、再燃性斑疹伤寒、洛基山斑疹热、恙虫病、立克次体痘及 Q 热等，四环素类均可作为首选药。

2. 衣原体和支原体感染 四环素类对治疗鹦鹉热衣原体引起的鹦鹉热，沙眼衣原体引起的非淋菌性尿道炎、子宫颈炎、性病淋巴肉芽肿、包涵体结膜炎和沙眼等，解脲支原体引起的非特异性尿道炎，肺炎衣原体引起的肺炎等，无论口服或局部应用均有较好疗效，多西环素可作为首选药。

3. 螺旋体感染 四环素类是治疗博氏疏螺旋体引起的慢性游走性红斑（莱姆病）和回归热螺旋体引起的回归热最有效的药物，多西环素为首选药。对雅司螺旋体引起的雅司病、梅毒螺旋体引起的梅毒和钩端螺旋体性脑膜炎等也有良好的疗效。

4. 细菌性感染 四环素类对治疗肉芽肿鞘杆菌引起的腹股沟肉芽肿、霍乱弧菌引起的霍乱及布鲁氏菌引起的布鲁氏菌病均具有突出疗效，可作为首选药。也可用于革兰氏阳性杆菌、革兰氏阴性球菌和杆菌感染及衣氏放线菌引起的颈面部、腹腔和胸腔感染，但多作为次选药选用。

【不良反应】

1. 胃肠道反应 四环素类药物可引起不同程度的胃肠道刺激症状，如恶心、呕吐、上腹部烧灼痛感、腹胀、腹泻等，口服易发生，刺激症状严重程度随用药剂量而加大，个别患者可导致食管和上消化性溃疡。减少用药量和小量多次服用可缓解症状。

2. 光敏反应 服用四环素类药物的患者受到紫外线照射可导致皮肤发生不同程度的光敏反应，如红斑、晒伤或类似晒伤的反应。多西环素较四环素、米诺环素多见。

3. 肝毒性 大剂量口服或静脉给药可造成肝损伤，临床表现类似于急性肝炎，有厌食、乏力、黄疸、氮质血症等表现，个别严重者可出现肝性脑病、出血倾向等。大多数严重病例发生于孕妇。土霉素和四环素的肝毒性作用相对较低。

4. 肾毒性 四环素类可通过抑制蛋白质合成，加快分解代谢，使原有肾脏疾病患者的尿毒症症状恶化。服用地美环素的患者可发生肾性尿崩症。多西环素的肾毒性在四环素类中最低。

5. 对牙齿及骨骼发育的影响 四环素类能在胚胎和婴幼儿的骨骼及牙齿中与沉积钙结合，从而导致牙釉质发育不全并出现黄色沉积，引起畸形或生长抑制。药物对乳牙危害的最严重时期为妊娠中期至出生后 4～6 个月，对恒牙危害的严重时期为 6 个月至 5 岁，最严重时期为 1 岁以内。四环素类也可抑制骨质生成和婴幼儿的骨骼生长，造成短暂性生长障碍。对此应予以高度重视。

6. 二重感染 长期大剂量应用四环素类药物（尤其是老幼及体弱患者）可引起二重感染，发生率为 2%～3%。这是因为四环素类抑制了正常寄生于口腔、鼻咽、肠道中的某些敏感菌，打破了菌群间的平衡共生，使非敏感菌（或耐药菌）乘机得以生长繁殖而造成新的感染。以肠道感染最为常见，也可见念珠菌性口腔炎、肺炎、尿路感染等。

7. 其他 成年患者可出现以头痛、蓝视为特征的非恶性颅内压升高，停药后可恢复，也可出现头晕、眼花、复视、视力减退、恶心、呕吐等。常发生于最初几次用药，停药 2 日内多可恢复，米诺环素相对易发生。长期应用可引起血常规改变。

【禁忌证】 除多西环素外，肾脏疾病患者禁用其他任何四环素类药物，以免加重氮质血症发生。孕妇、哺乳期妇女及 8 岁以下儿童禁用。

二、主要四环素类药物的特点及应用

四 环 素

四环素（tetracycline）最初是从金霉素催化加氢半合成而得，后来从特种链丝菌培养液中提取，归类为天然四环素类。

【抗菌特点】　对革兰氏阳性菌的抗菌活性较革兰氏阴性菌为高，但对革兰氏阳性菌的作用不如青霉素类和头孢菌素类，对革兰氏阴性菌的作用不如氨基糖苷类和氯霉素。极高浓度时可产生杀菌作用。对伤寒、副伤寒杆菌、铜绿假单胞菌、结核分枝杆菌、真菌和病毒无效。

【体内过程】　口服吸收但不完全，空腹吸收较好，$2 \sim 4h$ 血药浓度可达峰值，血浆蛋白结合率较低，组织分布广泛，能沉积于牙齿及骨骼组织中，也可进入乳汁和胎盘屏障，但不易透过血脑屏障。能在肝内积聚，通过胆汁经肠道排出，其胆汁浓度为血药浓度的 $5 \sim 20$ 倍，且能形成肝肠循环。口服给药主要以原形经肾脏排泄，$t_{1/2}$ 为 $6 \sim 9h$，尿中药物浓度较高，可达到治疗浓度。

【临床应用】　主要适用于立克次体感染、螺旋体病、支原体肺炎、衣原体感染，如性病性淋巴细胞肉芽肿、非淋病性尿道炎、子宫颈炎、输卵管炎等，在无多西环素时可作为首选药。也可用于百日咳，痢疾，肺炎杆菌性呼吸道、尿道、胆道感染，但只作为次选用药。

【不良反应】　四环素的不良反应较多，口服剂量超过每日 1g 时，可出现恶心、呕吐、腹胀、腹泻等胃肠道刺激症状，反应程度随剂量增大而加剧。长期应用易发生二重感染，以念珠菌性口腔炎、难辨梭状菌性假膜性小肠结肠炎多见，严重者可威胁生命，应口服万古霉素和甲硝唑治疗。孕妇、哺乳期妇女及 8 岁以下儿童服用可导致牙釉质黄色沉积和骨骼生长抑制，故禁止使用。大剂量口服或静脉注射可导致肝毒性。

美他环素

美他环素（metacycline）的抗菌作用、临床应用及不良反应等与四环素相似。抗菌活性较四环素强，口服吸收率约58%，蛋白结合率为 $80\% \sim 95\%$，口服剂量的 60% 以原形经肾排出，$t_{1/2}$ 为 14h，有效血药浓度维持时间较长。

多西环素

多西环素（doxycycline）又名强力霉素，易溶于水，遇光不稳定。

【体内过程】　口服吸收快而完全，较少受食物影响，吸收率可达 $90\% \sim 95\%$。口服 2h 血药浓度可达峰值，$t_{1/2}$ 为 $14 \sim 22h$，有效治疗浓度可维持24h以上，但与巴比妥类等 P450 诱导剂合用，$t_{1/2}$ 可缩短到 7h。血浆蛋白结合率为 $80\% \sim 95\%$，组织分布广泛，在组织中的浓度较同类药物高 $5 \sim 10$ 倍，在脑脊液中可达到有效浓度。口服后，90% 以络合物的无活性形式从粪便中排泄，故对肠道正常菌群影响小，肾功能不良者仍可使用。药物经肾脏和胆汁排泄时均存在重吸收。

【抗菌作用】　抗菌谱与四环素相似，其作用强度是四环素的 $2 \sim 10$ 倍。对四环素、土霉素耐药的金黄色葡萄球菌及脆弱拟杆菌亦有作用，与其他四环素类药物之间存在交叉耐药性。

【临床应用】　由于多西环素具有速效、强效和长效的特点，现已取代天然四环素类作为各种适应证的首选或次选药物，也是治疗肾功能不全患者肾外感染最安全的四环素类药物。

【不良反应】　常见胃肠道刺激反应，如恶心、呕吐、上腹部不适、口腔炎、舌炎等。静脉注射时可出现舌麻木和口内特殊气味等。易导致光敏反应。其他不良反应较四环素少。

米诺环素

米诺环素（minocycline）又名二甲胺四环素。

【体内过程】　口服吸收迅速而完全，且不受牛奶、食物等的影响，但能与抗酸药及含有铁、铝、钙等阳离子的药物形成络合物而降低吸收率。口服后 $2 \sim 3h$ 血药浓度达峰值，组织分布广，在组织中的浓度较同类药物高 $5 \sim 10$ 倍。在脑脊液中的浓度较其他四环素类高，胆汁及尿中浓度比血液中高 $10 \sim 20$ 倍。排泄缓慢，主要经肾排除，$t_{1/2}$ 为 $16 \sim 18h$，体内存留时间长，给药后 10 日在尿中仍可测出。

【抗菌作用】　抗菌谱与四环素相似，是抗菌作用最强的四环素类药物。对四环素耐药的金黄色葡萄球菌、链球菌和大肠埃希菌等仍对其敏感，但对耐药的肺炎球菌、变形杆菌、铜绿假单胞菌、克雷伯氏菌属和志贺氏菌无作用，是四环素类药物中唯一具有抗麻风分枝杆菌活性的药物。

【临床应用】　与多西环素基本相同。常作为四环素类中的首选药物用于治疗尿路感染、呼吸道感染如支气管炎、肺炎等，也用于胆道感染、骨髓炎、淋病及沙眼衣原体性疾病等。因米诺环素极易穿透皮肤，特别适于痤疮、酒渣鼻等的治疗。

【不良反应】　不良反应与四环素相似，但更多见，发生率约为76%。因能引起可逆性前庭反应而出现运动失调，影响其使用。

第二节　氯　霉　素

案例40-2

患者，女，63岁。因头痛、发热1日，被某诊所诊断为恙虫病，给予口服氯霉素（每片含氯霉素0.25g）2片治疗。次日晨起床时感到头晕、乏力、全身出汗、心悸、精神萎靡，表情淡漠，不能站立而由家属急送入院。入院后经询问患者既往无氯霉素接触史。体检：体温38.1℃，脉搏113次/分，呼吸26次/分，血压60/40mmHg，面色苍白，全身大汗，神志模糊，双眼结膜充血，咽部轻度充血，双肺呼吸音粗，未闻及啰音，心界不大，心率113次/分，律齐，各瓣膜区未闻杂音，腹软无压痛，肝脾未及，右侧腹股沟可触及2粒大小如花生米样淋巴结，质软，活动，轻度触痛。实验室检查：血常规红细胞系及血小板正常，白细胞1.8×10^9/L，中性粒细胞0.46，淋巴细胞0.48，单核细胞0.06，肝功能、肾功能、血糖正常。诊断：恙虫病、急性粒细胞减少症并伴有休克，考虑为氯霉素所致。

问题：

1. 为什么患者服用氯霉素后会引起急性粒细胞减少？
2. 氯霉素常见的不良反应还有哪些？如何防治这些不良反应？

氯霉素（chloramphenicol）于1947年由委内瑞拉链丝菌（streptomyces venezuelae）培养液中获取，化学上属对硝基苯氨类，分子中含有氯原子，在酸性和中性溶液中较稳定，遇碱易分解失效。因其结构简单，问世后的次年即能人工合成。1948年作为广谱抗生素广泛用于临床，但很快因其严重的毒性，特别是致死性再生障碍性贫血和灰婴综合征，限制了临床应用。20世纪70年代，由于一些耐青霉素菌株的出现，氯霉素在治疗需氧及厌氧菌混合感染、流感嗜血杆菌感染和细菌性脑膜炎方面重新受到重视。近年来，随着喹诺酮类和头孢菌素类抗生素的广泛应用，氯霉素的应用日渐减少，仅限于治疗某些严重感染。

【体内过程】　氯霉素有多种剂型，口服制剂有氯霉素和氯霉素棕榈酸酯，注射剂有琥珀酸氯霉素。后两者为前体药物，需在十二指肠经水解才能转化为活性药物。

氯霉素口服吸收迅速而完全，一次口服1g后2～3h达血药峰浓度，$t_{1/2}$约为2.5h。有效血药浓度可维持6～8h。肌内注射琥珀酸钠盐吸收缓慢，血药浓度较低，仅为等量口服液的50%～70%，且注射部位易形成硬结，故本品不宜肌内注射给药。氯霉素吸收后能广泛分布到全身组织和体液，易透过血脑屏障进入脑脊液和中枢神经系统，其药物浓度可达血药浓度的45%～99%。氯霉素亦能透过胎盘屏障而进入胎儿体内，也可分泌到乳汁，还能进入眼组织中，无论全身和局部给药均可达到有效浓度。约90%的药物在肝内与葡糖醛酸结合成无活性产物，经肾小管分泌排出，5%～10%的原形药物经肾脏排泄，可在尿中达到有效治疗浓度。

【抗菌作用】　氯霉素抗菌谱广，对革兰氏阴性及革兰氏阳性菌都有抑制或杀灭作用。低浓度能杀灭流感杆菌、脑膜炎奈瑟菌和淋病奈瑟菌，对其他细菌仅有抑制作用。一般而言，氯霉素对革兰氏阴性菌的作用较革兰氏阳性菌强，如对大多数肠杆菌科细菌有较强的抑制作用，对链球菌、白喉棒状杆菌、炭疽芽孢杆菌等革兰氏阳性菌也有作用。氯霉素对厌氧菌，如脆弱拟杆菌、梭形杆菌、产气荚膜梭菌、破伤风杆菌等作用强大，对支原体、衣原体及立克次体有效，但其对分枝杆菌、真菌、各种病毒和原虫无作用。

氯霉素可能通过易化扩散的方式渗透进入细菌细胞膜，与细菌70S核糖体的50S亚基可逆性结合，特异性地阻止tRNA进入受体（A位），抑制肽链延长，从而阻碍细菌蛋白质合成（图40-2）。由于人与哺乳动物某些细胞线粒体的70S核糖体与细菌70S的核糖体相似，其蛋白质合成功能也可被氯霉素抑制，因此产生骨髓抑制作用。由于氯霉素与细菌核糖体50S亚基的结合区域和红霉素、林可霉素的结合区域相连，故三者可因竞争性结合而产生拮抗作用或交叉耐药性。

各种细菌对氯霉素均可产生耐药性，其中以大肠埃希菌、痢疾杆菌、变形杆菌等较为多见。主要有以下3种机制：①由质粒介导（多为嗜菌M_1型），使细菌产生乙酰转移酶而产生耐药。在乙酰转移酶作用下，氯霉素转化为无抗菌活性的乙酰化衍生物。此种耐药性产生较缓慢。②由于细菌胞膜通透性降低，使氯霉素不能进入菌体而产生耐药性。较常见于铜绿假单胞菌、大肠埃希菌、痢疾杆菌等。③细菌可通过基因突变获得耐药性，伤寒杆菌耐药性的发生可能与此有关。

【临床应用】 由于氯霉素具有脂溶性高、组织穿透能力强、能透过血脑屏障和血眼屏障等特点，曾广泛应用于临床。但由于对造血系统的严重毒性作用，目前其临床应用已大大减少，仅用于治疗某些严重感染。

1. 伤寒、副伤寒 对于伤寒、副伤寒患者常口服给药，待体温降至正常后继续用药 10 日，可减少并发症，降低病死率。病例复发率可达 10% ~ 20%，但再用氯霉素仍有效。目前，伤寒、副伤寒患者首选快速、低毒、方便服药、复发率低的喹诺酮类和第三代头孢菌素类药物，氯霉素仅作为备选药物。

2. 细菌性脑膜炎和脑脓肿 氯霉素在脑脊液中的浓度对脑膜炎常见致病菌如流感嗜血杆菌、脑膜炎奈瑟菌、肺炎链球菌具有杀灭作用，但对肺炎球菌、脑膜炎双球菌、链球菌等所致的脑膜炎疗效不如青霉素和磺胺嘧啶。

3. 立克次体感染 用于洛基山斑疹热和 Q 热等立克次体感染，疗效与四环素类相当。

4. 其他 氯霉素为治疗眼科感染如敏感菌引起的眼内炎、全眼球炎及沙眼的有效药物，也用于治疗回归热、鼠疫、布鲁氏菌病、鹦鹉热等。

【不良反应】

1. 血液系统毒性 常见粒细胞降低，与用药剂量和疗程有关，用药剂量越大、疗程越长，血常规变化越明显，肝功能不全者更易诱发。此种毒性反应较常见，及时停药可恢复。大剂量氯霉素对骨髓造血细胞线粒体中的核糖体 70S 亚单位有抑制作用，可损害骨髓造血功能，产生不可逆性再生障碍性贫血。其发生与服用剂量和疗程无直接关系，虽发生率低，但死亡率高，且可发生于任何给药途径，应予以特别注意。患者有药物造血系统毒性既往史或家族史者不宜使用。

2. 灰婴综合征 新生儿与早产儿用药剂量过大，多在用药后 2 ~ 9 日发生循环衰竭、呕吐、呼吸急促、发绀、代谢性酸中毒等，称为灰婴综合征。40% 的患儿在症状出现后 2 ~ 3 日死亡。其原因是新生儿的肝脏发育不全，缺乏葡糖醛酸转移酶，对氯霉素的代谢、解毒功能受到限制，导致药物在体内蓄积中毒。因此，氯霉素禁用于新生儿及早产儿，妊娠后期及哺乳期妇女也应避免使用。

3. 其他 氯霉素还可引起二重感染、皮疹、血管神经性水肿等，偶见视神经炎、视力障碍、幻视、幻听、中毒性精神病等，可引起消化道反应，肝肾损伤等。

案例 40-1 分析讨论

1. 伤寒的治疗可采用氯霉素。若疗效不好，可采用喹诺酮类药物，如左氧氟沙星，环丙沙星，培氟沙星或第三代头孢菌素，如头孢噻肟、头孢哌酮、头孢曲松等。

2. 用药过程中可能会出现的主要不良反应有血液系统毒性，主要表现为粒细胞降低，若大剂量用药还可损害骨髓造血功能，产生不可逆性再生障碍性贫血。其他不良反应有二重感染、皮疹、血管神经性水肿等，偶见视神经炎、视力障碍、幻视、幻听、中毒性精神病等，可引起消化道反应，肝、肾功能损害等。

用药时要注意定期监测血象，患者有药物造血系统毒性既往史或家族史者不宜使用。肝肾功能损伤、葡萄糖-6-磷酸脱氢酶缺乏患者不宜使用。用药时出现早期症状要及时停药并进行针对性治疗。

【药物相互作用】 氯霉素抑制 P450，使苯妥英钠、双香豆素、磺丁脲、华法林等的代谢延缓，$t_{1/2}$ 延长，而苯巴比妥、利福平等因诱导 P450，使氯霉素的代谢加速。氯霉素与抗肿瘤药合用可增加抑制骨髓造血系统功能的作用。氯霉素与雌激素类避孕药合用可能造成避孕失败。

案例 40-2 分析讨论

1. 患者服用氯霉素后会引起急性粒细胞减少的原因：氯霉素抗菌作用机制为与细菌 70S 核蛋白体的 50S 亚基结合，阻碍细菌蛋白质合成。由于人与哺乳动物某些细胞线粒体的 70S 核蛋白体与细菌 70S 的核蛋白体相似，使用大剂量氯霉素对骨髓造血细胞线粒体中的核糖体 70S 亚单位有抑制作用，损害骨髓造血功能。

2. 氯霉素常见的不良反应：①血液系统毒性，主要表现为粒细胞减少，若大剂量用药还可损害骨髓造血功能，产生不可逆性再生障碍性贫血。②灰婴综合征，新生儿与早产儿用药剂量过大，会发生循环衰竭、呕吐、呼吸急促、发绀、代谢性酸中毒等，称为灰婴综合征。③其他不良反应，有二重感染、皮疹、血管神经性水肿等，偶见视神经炎、视力障碍、幻视、幻听、中毒性精神病等，可引起消化道反应，肝肾损伤等。

防治方法：患者有药物造血系统毒性既往史或家族史者不宜使用，用药时要注意定期监测血常规；新生儿及早产儿禁用，妊娠期及哺乳期妇女不宜使用；肝肾损伤、葡萄糖 -6- 磷酸脱氢酶缺乏患者不宜使用。用药时出现早期症状要及时停药并进行针对性治疗。

（闵　清）

第四十一章 人工合成抗菌药

案例 41-1

　　患者，男，52岁。因发热、咳嗽、咳浓痰6日入院。现病史：体温39.2℃，伴寒战。曾在门诊静脉滴注阿奇霉素、头孢呋辛酯及左氧氟沙星5日，症状仍无缓解入院。体检：体温38.5℃，双肺呼吸音粗，双下肺可闻散在湿啰音，以左肺明显。心率78次/分，律齐，未闻及杂音，血常规白细胞11.92×10⁹/L，中性粒细胞78.2%，红细胞沉降率89mm/h，痰涂片为革兰氏阳性球菌和革兰氏阴性杆菌，痰培养为肺炎克雷伯杆菌，胸部CT示左肺中下大片状模糊阴影。诊断：左肺中、下叶肺炎。治疗：入院后使用头孢哌酮他唑巴坦、阿奇霉素治疗3日，患者症状无明显改善，改用莫西沙星400mg，1次/日，2日后体温降至37.8℃，第4日体温恢复正常，临床症状明显好转，9日后复查胸片提示炎症吸收，痊愈出院。

问题：
　　1. 新型喹诺酮类药物有哪些作用特点？它们的作用机制是什么？
　　2. 该患者为什么使用头孢哌酮、他唑巴坦、阿奇霉素等治疗无效？

　　人工合成的抗菌药是一类对病原菌具有抑制和杀灭作用，能防治感染性疾病的化学合成药物。主要有喹诺酮类（quinolones）、磺胺类药（sulfonamides）、硝基咪唑类（nitroimidazoles）及硝基呋喃类（nitrofurans）。其中氟喹诺酮类药物发展最快，上市品种最多，也是临床应用最普遍的一类人工合成的抗菌药。

第一节　喹诺酮类药物

一、喹诺酮类药物概述

　　自1962年第一个喹诺酮类药物萘啶酸问世以来，喹诺酮类药物依据其发展史可分为四代。①第一代即萘啶酸，来自氯喹合成的副产品，对革兰氏阴性菌有抗菌作用，因口服吸收差、抗菌谱窄、不良反应多，现国内已弃用。②第二代为1973年合成的吡哌酸等，抗菌作用强于萘啶酸，对铜绿假单胞菌亦显示出较强的抗菌作用，口服吸收较好，因血药浓度低而尿液中浓度较高，临床上主要用于尿路感染或肠道感染，现较少使用。③第三代是20世纪70年代末～90年代中期开发的含氟的氟喹诺酮类药物（fluoroquinolones），代表产品为诺氟沙星（norfloxacin）、氧氟沙星（ofloxacin）、左氧氟沙星（levofloxacin）、依诺沙星（enoxacin）、环丙沙星（ciprofloxacin）等。因对大多数革兰氏阴性菌和革兰氏阳性球菌均有良好的抗菌作用、抗菌作用强、体内药动学性质优良、不良反应少等诸多优点，已成为广泛应用于抗感染治疗领域的一线药物。④第四代为20世纪90年代后期开始研制的产品，目前已有若干产品上市，如加替沙星（gatifloxacin）、莫西沙星（moxifloxacin）、吉米沙星（gemifloxacin）等。第四代喹诺酮类在结构上有较大的改进，安全性也有很大提高。其抗菌谱扩大到革兰氏阳性菌、衣原体、支原体、厌氧菌及细胞内致病菌，且对革兰氏阳性菌和厌氧菌的活性作用显著强于第三代，对多重耐药菌株也有较强的抗菌活性。目前临床上常用的喹诺酮类药物主要是氟喹诺酮类，氟喹诺酮类药物也是本节介绍的重点。

　　喹诺酮类药物是一类以4-喹诺酮母核为基本结构的人工合成抗菌药，其化学结构与药理学特性、不良反应密切相关。例如，C_6位的—H由氟取代能明显增加抗菌活性，扩大抗菌谱。而C_8位的—H被甲氧基取代可大大降低药物的光敏反应，提高安全性。其基本化学结构及构效关系见图41-1。

　　【体内过程】　多数喹诺酮类药物的口服吸收良好，食物一般不影响药物吸收，但可使达峰时间延迟，通常口服后1～2h即达到血药峰浓度，血药浓度相对较高。早期开发的药物血浆$t_{1/2}$一般在3～7h。近年研发的新药中$t_{1/2}$明显延长，如莫西沙星$t_{1/2}$为12～15.2h。血浆蛋白结合率低，很少超过40%（莫西沙星和加雷沙星可高达54%和80%）。氟喹诺酮类药物组织分布广，可分布于各种组织体液和器官，特别在肾、肝、肺及皮肤组织中分布良好，也可分泌于乳汁中。例如，左氧氟沙星具有很强的组织穿透性，在细胞内可达到有效抗菌浓度，培氟沙星等能通过正常或炎症脑膜进入脑脊液中并达到有效治疗浓度。大多数药物以原形经肾脏排泄，不同药物肾脏排泄差异较大。少数药物在肝脏代谢或由胆汁排泄。

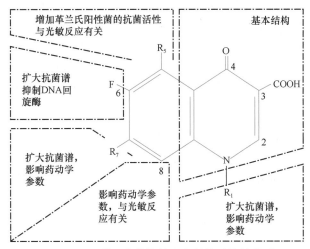

图 41-1　喹诺酮类药物的基本结构及构效关系

案例 41-1 分析讨论

　　从诊断结果和痰培养来看，患者为肺炎克雷伯杆菌导致的左肺中、下叶肺炎，使用头孢哌酮他唑巴坦和阿奇霉素后效果不佳，可能是病菌出现了耐药，改用抗菌活性更强的第四代喹诺酮类药物莫西沙星后患者明显好转。喹诺酮类药物的主要作用机制是抑制革兰氏阴性菌 DNA 回旋酶和抑制革兰氏阳性菌拓扑异构酶Ⅳ来发挥抗菌作用。新型喹诺酮类药物主要的特点就是进一步扩大抗菌谱，对多重耐药菌株也有较强的抗菌活性，且安全性也有很大的提高。

【抗菌作用机制】　喹诺酮类药物通过以下机制发挥抗菌作用。

1. 抑制 DNA 回旋酶　这是喹诺酮类药物抗革兰氏阴性菌的主要机制。通过抑制革兰氏阴性菌 DNA 回旋酶，阻碍 DNA 复制达到杀菌作用。大肠埃希菌 DNA 回旋酶的主要作用是将细菌 DNA 复制和转录过程中产生的正超螺旋 DNA 结构恢复为负超螺旋结构，它是由 2 个 α 亚基和 2 个 β 亚基构成的四聚体，α 亚基能将 DNA 链打开形成切口，β 亚基则结合 ATP，催化水解提供能量，然后在 α 亚基的参与下将切口重新连接形成 DNA 的负超螺旋结构。喹诺酮类药物通过作用于 DNA 回旋酶 α 亚基，形成药物–DNA–酶复合物，抑制 DNA 链的打开和闭合，阻碍细菌 DNA 合成，从而起到杀菌作用。哺乳类动物细胞内的拓扑异构酶Ⅱ（topoisomerase Ⅱ）在功能上类似于细菌 DNA 回旋酶，但一般治疗浓度的喹诺酮类药对此酶的作用不明显，故不影响机体细胞的正常生长代谢（图 41-2）。

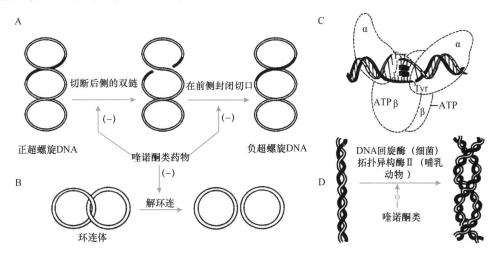

图 41-2　喹诺酮类药物抑制细菌 DNA 回旋酶作用示意图

A. DNA 回旋酶作用机制；B. 拓扑异构酶Ⅳ作用机制；C. α 和 β 为 DNA 回旋酶的两个亚基，长方形为药物分子，药物嵌入 DNA 双链中并与之配对碱基结合，阻碍 DNA 链的重新封接；D. 喹诺酮类药物抑制 DNA 形成负超螺旋结构

2. 抑制拓扑异构酶Ⅳ　这是喹诺酮类药物抗革兰氏阳性菌的主要机制。革兰氏阳性菌的拓扑异构酶Ⅳ也为四聚体，其中酶的 C 亚基负责 DNA 链的断裂和重接，E 亚基催化 ATP 水解和前链后移，在 DNA 复制后期姐妹染色体的分离过程中起重要作用，喹诺酮类药物通过抑制拓扑异构酶Ⅳ阻碍革兰氏阳性菌的 DNA 复制，从而达到杀菌作用。

3. 其他　喹诺酮类药物还可能通过使细菌产生新的肽聚糖水解酶或自溶酶，使糖肽降解而改变细菌胞壁肽聚糖的成分，造成细菌自身溶解；也可以通过诱导细菌 DNA 的 SOS 修复引起 DNA 错误复制，而使细菌基因突变，导致细菌死亡；高浓度药物抑制细菌 RNA 和蛋白质的合成等。

【耐药性】　细菌对喹诺酮类药物先天性耐药频率极低，但后天获得性耐药却发展很快，如耐药大肠埃希菌已由 1990 年的 30% 上升到目前的 70%。临床常见的耐药菌株有金黄色葡萄球菌、铜绿假单胞菌、肺炎链球菌、大肠埃希菌及肠球菌等。喹诺酮类药物之间有交叉耐药性，与其他抗菌药物之间无交叉耐药现象。细菌耐药性的出现主要有以下几方面机制：① DNA 回旋酶或拓扑异构酶Ⅳ发生变异，降低了酶对药物的亲和力。②细菌胞膜蛋白及多糖成分变异，通透性改变，药物难以进入菌体内。③某些金黄色葡萄球菌和大肠埃希菌能主动将药物泵出细胞外，导致菌体内药物浓度降低。④形成细菌生物被膜，以保护细菌逃避宿主免疫和抗菌药物的杀伤作用，而游离于细胞外的药物对处于被膜中的细菌无效。⑤也可由质粒介导，质粒编码的喹诺酮类药物耐药基因使细菌产生耐药。

【临床应用】　由于喹诺酮类药物具有广谱、高效、低毒、口服容易吸收、和其他类别抗菌药交叉耐药性较少等特点，在临床上得到了越来越广泛的应用，甚至有滥用的倾向。

1. 呼吸系统感染　如革兰氏阴性杆菌性肺炎、支原体肺炎、衣原体肺炎等，如病例中的莫西沙星就是某些严重肺部感染治疗的首选药物。此外，喹诺酮类药物还可以广泛应用于肺结核的预防、治疗和肺结核复发的再治疗，可替代大环内酯类用于支原体肺炎、衣原体肺炎、嗜肺军团菌引起的军团病。

2. 胃肠道感染　如细菌性肠炎、细菌性痢疾、胆道感染，也可有效治疗耐氯霉素的伤寒及其他沙门菌属感染。也可用于旅行性腹泻。

3. 泌尿生殖系统感染　对多种单纯性和复杂性泌尿系统感染、前列腺炎、宫颈炎、淋病和非淋病奈瑟菌性尿道炎等有明显疗效，如环丙沙星是铜绿假单胞菌性尿道炎的首选药。

4. 骨骼系统和皮肤软组织系统感染　如革兰氏阴性杆菌性骨髓炎、关节炎、糖尿病足部感染等。

5. 其他　如化脓性脑膜炎、耳鼻喉系统感染、败血症等。

【不良反应】　第三代、第四代喹诺酮类药物的不良反应发生率低，且程度较轻，主要有以下几种。

1. 胃肠道反应　最为常见（发生率 2% ~ 11%），主要表现为恶心、呕吐、腹痛、腹泻和其他症状，通常与使用剂量或与其他抗菌药物合用有关，一般不严重。

2. 中枢神经系统毒性　比较常见，通常与使用剂量过大有关。可出现头痛、头晕、疲劳、失眠和噩梦等。严重的神经毒性反应则可表现为幻觉、抑郁和癫痫发作等，但发生率极低（低于 0.5%），并且是可逆的。

3. 光敏反应　用药后可出现皮肤变态反应，如发热、红斑、皮疹、瘙痒等，严重者甚至会出现皮肤脱落现象，尤其在日光（紫外线）照射的皮肤处，故用药期间应避免暴露在阳光或人工紫外光源下，晚间服药可降低光敏反应。

4. 软骨损害　对多种幼龄动物负重关节的软骨有损伤作用，临床研究发现儿童用药后可出现关节痛和关节水肿。

5. 其他反应　少数患者可出现肝肾功能异常、关节痛、关节炎、跟腱炎、心脏毒性等，停药后可恢复。

【禁忌证】　18 岁以下未成年患者避免使用本类药物；不宜用于有癫痫或其他中枢神经系统基础疾病的患者；禁用于喹诺酮过敏者、孕妇和哺乳期妇女；肾功能减退患者应用本类药物时，需根据肾功能减退程度减量用药，以防发生由于药物在体内蓄积而引起的抽搐等中枢神经系统严重不良反应；加替沙星可引起血糖波动，用药期间应注意密切观察；应严格限制本类药物作为外科围术期预防用药。

【药物相互作用】　喹诺酮类药物与含金属离子的抗酸药合用可减少自身在肠道的吸收。此外，依诺沙星、环丙沙星可抑制咖啡因、茶碱、华法林的代谢，使这些药物的血药浓度升高，增加不良反应。

二、常用氟喹诺酮类药物的特点及应用

诺氟沙星

诺氟沙星（norfloxacin）口服吸收差，生物利用度仅为 35% ～ 45%，$t_{1/2}$ 为 3 ～ 4h，吸收后约 30% 以药物原形经肾排泄，故血药浓度低，但泌尿生殖系统、肠道内浓度高。对革兰氏阴性菌和革兰氏阳性球菌抗菌作用较好，对革兰氏阳性杆菌作用一般，对结核杆菌、支原体、衣原体无效。主要用于敏感菌引起的肠道和泌尿生殖系统感染。

环丙沙星

环丙沙星（ciprofloxacin，又称环丙氟哌酸）口服吸收快，生物利用度约为 70%，$t_{1/2}$ 为 3 ～ 4h，体内分布广泛，在胆汁中的浓度可超过血药浓度，用于脑膜炎时脑脊液中浓度可达血药浓度的 37%。主要以原形经肾排泄，少量由肝脏代谢。抗菌谱广，对革兰氏阳性、革兰氏阴性菌均有作用，为临床常用喹诺酮类体外抗菌活性最强的药物。对肠球菌、肺炎链球菌、耐药金黄色葡萄球菌、铜绿假单胞菌、嗜肺军团菌、淋病奈瑟菌有较强的活性。主要用于呼吸道、肠道、泌尿生殖系统感染，也用于口腔、皮肤及软组织感染的治疗。细菌对环丙沙星不易产生耐药性。

氧氟沙星和左氧氟沙星

氧氟沙星和左氧氟沙星口服吸收迅速而完全，生物利用度约为 89%，$t_{1/2}$ 为 5 ～ 7h。体内分布广泛，在组织中的浓度高于血药浓度，胆汁中的浓度是血药浓度的 7 倍左右，尿中浓度居喹诺酮类药物之首，在脑脊液中浓度也很高。主要以原形从肾脏排泄。抗菌作用强，抗菌谱广，除保留了环丙沙星的抗菌特点和其良好的抗耐药菌特性外，尚对结核分枝杆菌、沙眼衣原体和部分厌氧菌有效，对耐氨基糖苷类和耐 β- 内酰胺类抗生素的细菌均有效。氧氟沙星是第一个临床用于结核治疗的喹诺酮类药物，对结核病有肯定的疗效。左氧氟沙星是氧氟沙星的左旋光学异构体，口服生物利用度接近 100%。左氧氟沙星水溶性是氧氟沙星的 8 倍，抗菌活性是氧氟沙星的 2 倍，而临床用量是氧氟沙星的 1/2。左氧氟沙星的不良反应是已经上市的喹诺酮类药物中最小的，主要为胃肠道反应。

依诺沙星

依诺沙星（enoxacin）抗菌谱和活性与氧氟沙星相似，但对厌氧菌作用较差。口服吸收好，生物利用度为 80% ～ 90%，$t_{1/2}$ 为 3.3 ～ 5.8h，临床主要用于呼吸道、泌尿生殖系统、胃肠道、皮肤和骨组织感染。不良反应以胃肠道反应多见，偶见过敏和中枢神经系统毒性反应，孕妇及婴幼儿禁用。

莫西沙星

莫西沙星（moxifloxacin）是第四代喹诺酮类中抗菌活性最强的药物之一。口服生物利用度较高，$t_{1/2}$ 为 12 ～ 15.2h。莫西沙星分布广泛，组织渗透力强，抗菌谱广泛，对革兰氏阴性菌、革兰氏阳性菌、厌氧菌、结核杆菌、支原体、衣原体都有效，特别是对耐药金黄色葡萄球菌、肺炎球菌、厌氧菌、支原体和衣原体均有很强的抗菌作用。临床主要用于慢性支气管炎急性发作及慢性阻塞性肺疾病细菌感染，也可用于泌尿生殖系统、皮肤和软组织感染等。不良反应很少，无光敏反应。

吉米沙星

吉米沙星（gemifloxacin）对细菌拓扑异构酶Ⅳ有较强的亲和力，因此对革兰氏阳性菌的杀菌力更为显著，是目前对耐药肺炎链球菌活性最强的喹诺酮类口服药物，其杀菌作用优于莫西沙星。

常用喹诺酮类药物的比较见表 41-1。

表 41-1　常用喹诺酮类药物的比较

药名	抗革兰氏阴性菌的作用	抗革兰氏阳性菌的作用	给药方式	不良反应	相互作用
诺氟沙星（norfloxacin）	- ～ +	+	口服		
环丙沙星（ciprofloxacin）	++++	++	口服、静脉滴注		
氧氟沙星（ofloxacin）	+++	+++	口服、静脉滴注	较少	少
依诺沙星（enoxacin）	++ ～ +++	++	口服	稍多	

续表

药名	抗革兰氏阴性菌的作用	抗革兰氏阳性菌的作用	给药方式	不良反应	相互作用
培氟沙星（pefloxacin）	++～+++	++	口服	稍多	
莫西沙星（moxifloxacin）	+++++	++	口服、静脉滴注	很少	极少

第二节　磺胺类药物

【药物简史】　磺胺类药物是第一个应用于临床的治疗细菌感染的化疗药物。1932年，德国化学家杜马克（Domagk）在寻找抗菌药物的筛选工作中发现一种红色偶氮染料百浪多息（prontosil）有抗菌作用，后于1935年宣布百浪多息可使感染致死量溶血性链球菌的小鼠不死亡或存活时间延长，从此结束了全身性细菌感染无药可治的历史，此后开发出一系列用于防治全身感染性疾病的磺胺类药物。磺胺类药物不良反应较多，随着耐药菌株的不断产生，以及各种高效、低毒抗菌药物的相继出现，其临床应用逐渐被其他抗菌药物取代，但磺胺类药物对流行性脑脊髓膜炎、鼠疫等仍有良好的疗效，且性质稳定、价格低廉、服用方便，尤其是甲氧苄啶（trimethoprim，TMP）的出现及与其他磺胺类药物的协同作用，使其抗菌谱扩大，抗菌活性增强，故磺胺类药物在临床仍有用武之地。

一、磺胺类药物的共同特点

A

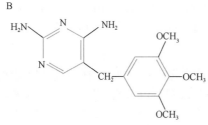

B

图 41-3　对氨基苯磺酰胺和甲氧苄啶的
化学结构
A. 对氨基苯磺酰胺；B. 甲氧苄啶

【药物分类与体内过程】　磺胺类是以对氨基苯磺酰胺为基本化学结构的人工合成抗菌药物（图41-3），依据口服吸收的难易和应用不同，分为以下3类。①用于全身性感染的磺胺类药物，依据血浆 $t_{1/2}$ 又可分为短效、中效和长效三类（表41-2）。短效类 $t_{1/2}$ 为2～8h，中效类 $t_{1/2}$ 为10～17h，长效类 $t_{1/2}$ 为30～48h。这类药物可广泛渗入全身组织及胸膜液、腹膜液、房水、汗液、尿液、胆汁等细胞外液，能透过血脑屏障，脑膜炎时脑脊液中的药物浓度可达血药浓度的80%～90%。也能进入乳汁和通过胎盘屏障，但不能进入细胞内液。磺胺类药物主要在肝脏经乙酰转移酶代谢生成为无抗菌活性的乙酰化产物。药物主要经肾排泄，在中性或酸性环境下，乙酰化代谢产物易沉淀形成结晶尿，导致肾损伤。②用于肠道感染的磺胺类药物，口服吸收少，如柳氮磺吡啶。③外用磺胺类药物，如磺胺嘧啶银（sliver sulfadiazine，SD-Ag）、磺胺醋酰钠（sulfacetamide sodium，SD-Na）等。

表 41-2　用于全身性感染的磺胺类药物分类与药动学参数

分类	药名	$t_{1/2}$（h）	药物浓度比（脑脊液／血液）	蛋白结合率（%）	乙酰化率（%） 血	乙酰化率（%） 尿	肾排泄率（%）
短效	磺胺异噁唑	5～8	30～50	85～90	30	30	95
	磺胺二甲嘧啶	1.5～4	30～80	80～90	20	60	73～85
中效	磺胺嘧啶	17	57	20～25	40	15～40	57
	磺胺甲噁唑	10～12	50～60	65	38	58	50～60
长效	磺胺间甲氧嘧啶	36～48	30	85～90	5	12	50～60
	磺胺对甲氧嘧啶	30	30	85～90	15	32	57
	磺胺多辛	175	—	95	60	30	—

【药物作用】　磺胺类药物为广谱抑菌药，对大多数革兰氏阳性菌和革兰氏阴性菌均有良好抗菌活性。以溶血性链球菌、肺炎链球菌、脑膜炎奈瑟菌、鼠疫耶氏菌、流感嗜血杆菌最为敏感，对大肠埃希菌、痢疾杆菌、沙眼衣原体、奇异变形杆菌、放线菌、卡氏肺孢菌等也有效，但对病毒、

支原体、立克次体及螺旋体无效。

磺胺类药物主要通过干扰叶酸的代谢发挥作用。由于叶酸不能直接透过细菌细胞膜，许多细菌不能直接利用周围环境中的叶酸，只能在二氢蝶酸合酶的催化下，利用PABA和二氢蝶啶合成二氢蝶酸，并进一步与谷氨酸生成二氢叶酸，再经二氢叶酸还原酶利用还原型辅酶Ⅱ（NADPH）还原二氢叶酸产生四氢叶酸。四氢叶酸的活性型是一碳单位的传递体，在细菌合成嘌呤、嘧啶核苷酸中起重要作用。磺胺类药物和PABA化学结构相似，竞争性与二氢叶酸合成酶结合，阻碍了二氢叶酸的合成，从而抑制细菌的生长和繁殖（图41-4）。而人类可直接从食物中摄取叶酸，故磺胺类药物对人体叶酸代谢的影响较小。凡是需要自身合成二氢叶酸的微生物，对磺胺类药物都敏感。

PABA与二氢蝶酸合酶的亲和力远大于磺胺类药物，因此磺胺类药物使用时必须有足够的剂量；脓液和坏死组织中含有大量的PABA，能使磺胺类药物的作用减弱；PABA的衍生物如普鲁卡因等能与磺胺类药物竞争二氢蝶酸合酶，应避免同时使用。

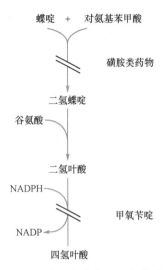

图41-4　磺胺类药物和甲氧苄啶作用机制示意图

随着磺胺类药物的广泛应用，耐药菌株尤其是耐药的奈瑟菌属和革兰氏阳性球菌日益增多，目前很少单独使用磺胺类药物，常与甲氧苄啶或四环素类抗生素合用。耐药性的产生有以下几方面原因：①细菌通过选择或突变而产生更多的PABA，导致磺胺类药物的竞争力下降。②细菌二氢蝶酸合酶经突变或质粒转导而发生改变，导致细菌对磺胺类药物的亲和力下降。③细菌改变叶酸的合成途径，直接利用外源性叶酸。④细菌灭活药物的能力增强，如乙酰转移酶活力增强。⑤某些细菌胞膜及胞壁对磺胺类药物的通透性降低。

磺胺类药物之间有交叉耐药性，但与甲氧苄啶或其他抗菌药间没有交叉耐药性，与甲氧苄啶合用可减少、延缓耐药性的产生。

【不良反应】　本类药物不良反应较严重，因而限制了其在临床的使用。①泌尿系统损害：磺胺类药物在体内主要经肾脏排出，磺胺类药物及其乙酰化代谢产物在酸性尿液中溶解度低，容易析出结晶，可产生尿道刺激和梗阻症状，如结晶尿、管型尿、血尿甚至无尿等，甚至造成肾损伤。为减少对泌尿系统的损害，在用药期间可同服等量碳酸氢钠碱化尿液，以增加磺胺药及其乙酰化物的溶解度。②变态反应：可引起皮疹、药热等，较轻微，易在局部给药时发生，一般停药后可自行消失。偶见引起剥脱性皮炎和多行性红斑，虽罕见，但后果严重。③血液系统反应：长期用药可抑制骨髓造血功能，少数患者可引起白细胞减少、血小板减少，甚至再生障碍性贫血，发生率极低但可致死。用药期间应定期检查血常规。④神经系统反应：少数患者会出现头晕、头痛、嗜睡等症状，用药期间应避免驾驶和高空作业。⑤其他：口服可引起恶心、呕吐、食欲缺乏，可引起肝损伤，也可发生周围神经炎。

【禁忌证】　磺胺类药物不宜用于新生儿或早产儿，因磺胺类药物可竞争血浆白蛋白而置换出胆红素，使新生儿或早产儿血中游离胆红素增加而导致黄疸，游离胆红素进入脑内致胆红素脑病。孕妇和哺乳期妇女不宜使用。对磺胺类药物过敏者禁用。

【药物相互作用】　与口服抗凝药香豆素类、抗肿瘤药氨甲蝶呤、磺酰脲类降血糖药合用时，需调整上述药物的剂量，因磺胺药与它们竞争结合血红蛋白，使上述药物游离血药浓度升高，导致作用增强或毒性增加。PABA会与磺胺类产生竞争拮抗作用，不宜合用，也不宜与PABA衍生物普鲁卡因、苯佐卡因、丁卡因等合用。

二、常用磺胺类药物

磺胺异噁唑

磺胺异噁唑（sulfafurazole，SIZ）抗菌谱广。口服吸收迅速，T_{max}为1～2h，排泄快，$t_{1/2}$为5～8h，蛋白结合率为85%～90%。主要经肝脏乙酰化代谢，乙酰化代谢物在尿中的溶解度比其他磺胺类药物高，故当从尿中高浓度排泄时，有利于泌尿道感染的治疗，也不易形成结晶而损害肾脏。临床主要用于敏感菌所致的尿路感染、前列腺炎、化脓性扁桃体炎等。不良反应较多，一般为胃部不适、恶心、呕吐，严重可导致肝肾损伤及胆红素脑病。适当增加饮水或碱化尿液可减少肾损伤。

磺胺甲噁唑

磺胺甲噁唑（sulfamethoxazole，SMZ，新诺明）抗菌作用与磺胺异噁唑相似，但吸收与排泄均较 SIZ 慢，血药浓度达峰时间为 2 ～ 4h，$t_{1/2}$ 为 10 ～ 12h，血浆蛋白结合率为 60% ～ 80%，组织分布广泛。主要经肝脏代谢而失活，60% 以乙酰化物形式，其余以葡糖醛酸结合物形式经肾排泄。主要用于急性单纯性泌尿系统感染，也可用于敏感菌所致的呼吸道感染、伤寒等。因乙酰化产物在尿中的溶解度较低，服用本药时应注意增加饮水量和碱化尿液。

磺 胺 嘧 啶

磺胺嘧啶（sulfadiazine，SD）的抗菌谱与磺胺异噁唑相似，敏感细菌有化脓性链球菌、脑膜炎奈瑟菌、肺炎链球菌及淋病奈瑟菌等。口服易吸收，3 ～ 6h 血药浓度达峰值，$t_{1/2}$ 为 10 ～ 13h，是磺胺类药物中血浆蛋白结合率最低和血脑屏障透过率最高的药物，因而是防治脑膜炎的首选药物之一，首剂应加倍。也可与乙胺嘧啶合用于弓形虫病的治疗。本药在尿中易结晶析出，故用药期间应多饮水，同时服等量碳酸氢钠，以碱化尿液。

柳氮磺吡啶和酞磺胺嘧啶

柳氮磺吡啶（sulfasalazine，SASP）和酞磺胺嘧啶（phthalylsulfathiazole，PST）口服几乎不吸收，本身并无抗菌作用，但在肠道细菌作用下，前者水解为磺胺吡啶和 5- 氨基水杨酸，后者分解为磺胺嘧啶而发挥抗菌活性。柳氮磺吡啶对肠组织亲和力高，用于治疗溃疡性结肠炎及直肠炎、肠道术前预防感染、早期类风湿关节炎。酞磺胺嘧啶主要用于治疗肠炎和细菌性痢疾。

磺胺嘧啶银和磺胺米隆

磺胺嘧啶银（SD-Ag）和磺胺米隆（sulfamylon，SML）对铜绿假单胞菌均有强大的抑制作用，磺胺嘧啶银中的 Ag^+ 还具有收敛、促进创面干燥、结痂与愈合的作用。磺胺米隆在血中迅速灭活，故仅供局部应用，能迅速渗入创面和焦痂。磺胺嘧啶银和磺胺米隆的抗菌活性几乎不受 PABA 的影响，均可用于外伤或烧伤创面的感染，促进愈合。局部应用磺胺嘧啶银存在一过性疼痛。磺胺米隆的不良反应有创伤疼痛及烧灼感。

磺胺醋酰钠

磺胺醋酰钠（sulfacetamide sodium，SD-Na）对引起眼科感染的细菌和沙眼衣原体有较强的抗菌活性，且水溶性大，穿透力强，能渗入晶状体。适用于眼科感染性疾病结膜炎、角膜炎、沙眼等的治疗。本药对黏膜刺激性小，不良反应少。

甲 氧 苄 啶

甲氧苄啶又称磺胺增效剂，可增加磺胺类药物的抗菌作用。通常与磺胺甲噁唑或磺胺异噁唑合用组成复方制剂，抗菌活性可提高数倍至数十倍，甚至呈现杀菌作用。甲氧苄啶和磺胺甲噁唑按照质量比 1：5 可做成复方新诺明，与磺胺嘧啶做成的复方制剂称复方磺胺嘧啶。复方制剂可用于治疗呼吸系统、泌尿系统、肠道、皮肤、软组织感染。

【体内过程】 口服吸收迅速而完全，血药浓度达峰时间为 1 ～ 2h，可迅速分布至全身组织和体液，$t_{1/2}$ 约为 11h。可透过血脑屏障，脑膜炎症时，脑脊液中药物浓度可达血药浓度的 50% ～ 100%。在磺胺甲噁唑存在时，血浆蛋白结合率约 40%。脱甲基化为其主要代谢方式，大部分经肾脏排泄，尿中药物浓度可达血药浓度的 100 倍。

【抗菌作用】 甲氧苄啶抗菌谱与磺胺类药物相似，大多数革兰氏阳性菌和革兰氏阴性菌对其敏感，抗菌作用较强。抗菌机制主要是通过抑制细菌二氢叶酸还原酶阻碍四氢叶酸的合成，从而干扰细菌核酸的合成。当甲氧苄啶和磺胺类药物合用时，具有以下几个特点：①分别作用于二氢叶酸还原酶与二氢叶酸合成酶，双重阻断细菌四氢叶酸的合成，从而干扰嘌呤和 DNA 的合成，使抗菌效果达十倍至数十倍，甚至出现杀菌作用。②减少耐药株的产生，对已经耐药的菌株可能仍有抑制作用。③药动学参数与磺胺甲噁唑接近，$t_{1/2}$ 均约 10h，吸收后药物可分布于全身，可在主要器官达到有效治疗浓度，这是临床应用复方新诺明（磺胺甲噁唑与甲氧苄啶）的药理学基础。④可以减少不良反应，两类药合用可减少各自用量，从而减少不良反应的发生。

【临床应用】 通常与磺胺甲噁唑合用，主要治疗敏感菌所致的呼吸道、肠道、泌尿生殖系统感染和脑膜炎等，也用于伤寒、痢疾、卡氏肺孢虫病等的治疗。与长效磺胺类药物合用可以防治耐药性恶性疟疾。

【不良反应】 少数人出现变态反应和胃肠道反应，一般均较轻。当患者体内缺乏叶酸时，无论单用或与磺胺甲噁唑合用，均可出现叶酸缺乏症，如血小板及粒细胞减少、巨幼细胞性贫血等。停药或补充叶酸后可恢复，必要时可注射四氢叶酸治疗。

【禁忌证】 妊娠期和哺乳期妇女禁用；婴幼儿、严重肝肾功能障碍、骨髓造血功能不全者禁用，对本品过敏者禁用。

第三节 硝基呋喃类和硝基咪唑类

一、硝基呋喃类

硝基呋喃（nitrofurans）类是以 5- 硝基呋喃为母核的一类人工合成抗菌药。这类药物抗菌谱广，不易引起耐药性，但从 20 世纪 60 年代起，就陆续发现硝基呋喃类化合物具有强弱不一的诱变性，根据侧链取代基团和体内代谢途径、代谢速度的不同，其诱变力也不同。同时也证实其中部分诱变力强的化合物（2 位上有噻唑环的 5- 硝基呋喃）可在实验动物中产生致癌和致畸作用。临床上常用药物有呋喃妥因和呋喃唑酮。

呋 喃 妥 因

【体内过程】 呋喃妥因（nitrofurantoin）又名呋喃坦啶（furadantin），口服吸收快且较完全，与食物同服可增加其吸收并减少胃肠道刺激。原形药物血浆浓度低，维持时间短，血浆 $t_{1/2}$ 为 30min。约 50% 药物在组织中破坏而失效，另一半以原形迅速经肾小球滤过，尿中浓度高，原形药排出率可达 40%。在大多数组织中难以达到有效治疗浓度，仅骨髓中浓度与尿液中浓度接近。

【药理作用】 呋喃妥因抗菌谱广，对多数革兰氏阳性菌和革兰氏阴性菌有效，包括大肠埃希菌、肠球菌、腐生葡萄球菌、肺炎克雷伯杆菌和淋病奈瑟菌等，但对变形杆菌、沙门菌属及铜绿假单胞菌无效。其抗菌作用机制尚不完全清楚，可能是敏感菌在体内将呋喃妥因分子中的硝基还原成活性产物，后者抑制细菌乙酰辅酶 A 等多种细菌酶，从而干扰细菌糖代谢或损伤 DNA 等，最终导致细菌死亡。在酸性尿中杀菌作用增强。

【临床应用】 临床主要用于治疗敏感菌引起的急性下尿路感染、慢性菌尿症及反复发作的慢性尿道感染。

【不良反应】 不良反应少，常见恶心、呕吐、厌食、腹泻及腹痛等胃肠道反应，与食物或牛奶同服可缓解这些症状。偶见皮疹等变态反应。长期大剂量应用或肾功能不全者可引起严重的周围神经炎。急性肺炎是其引起的严重并发症，长期应用可引起肺间质纤维化。G-6-PD 缺乏患者、新生儿及孕妇服用本药后可发生溶血性贫血，故禁用。

呋 喃 唑 酮

呋喃唑酮（furazolidone，痢特灵）对沙门菌属、志贺菌属、大肠埃希菌、霍乱弧菌和弯曲菌属均有抗菌作用。口服吸收约 5%，肠道内可保持较高的浓度。主要用于肠炎、菌痢及霍乱等肠道感染，对幽门螺杆菌所致胃窦炎也取得较好效果，也可用于治疗贾第鞭毛虫病等。不良反应与呋喃妥因相似，但轻而少见。另外，口服呋喃唑酮期间如果饮酒，可造成双硫仑样反应，表现为皮肤潮红、瘙痒、头痛、恶心、烦躁、胸闷等，故服药期间和停药后 5 日内禁止饮酒。呋喃唑酮还可用于酒精依赖的戒断治疗，即厌恶疗法。

二、硝基咪唑类

甲 硝 唑

甲硝唑（metronidazole，灭滴灵）为第一个人工合成的 5- 硝基咪唑类化合物，1963 年由美国 FDA 首次批准上市。

【体内过程】 口服吸收迅速而完全。血药浓度达峰时间为 1 ~ 3h，生物利用度在 95% 以上，$t_{1/2}$ 为 8 ~ 14h。在体内分布广泛，药物在胎盘、乳汁及胆汁中的浓度均可达到与血药浓度相仿的水平。脑膜无炎症时脑脊液药物浓度为同期血药浓度的 43%，脑膜炎症时，脑脊液药物浓度可达血药

笔记栏

浓度的 90% 以上。主要在肝脏代谢，其代谢物也有一定活性，代谢物与原形药主要由肾脏排泄，少量经粪排泄。

【药理作用及临床应用】

1. 抗厌氧菌作用　对革兰氏阳性厌氧芽孢杆菌、革兰氏阴性厌氧杆菌及其他所有的厌氧球菌，包括脆弱拟杆菌、多形类杆菌、难辨梭菌等均有较好的抗菌作用，较少引起耐药性。主要用于防治厌氧菌引起的全身或局部感染，对败血症、破伤风、心内膜炎、脑膜感染及使用抗生素引起的结膜炎也有效。

2. 抗滴虫作用　为阴道毛滴虫感染治疗的首选药。口服剂量即可杀死精液及尿液中的阴道毛滴虫，但不影响阴道内正常菌群的生长，对感染阴道毛滴虫的男女患者均有较高的治愈率。

3. 抗贾第鞭毛虫的作用　甲硝唑是目前治疗贾第鞭毛虫病最有效的药物，治愈率在 90% 以上。

4. 抗阿米巴作用　甲硝唑对阿米巴大滋养体有直接杀灭作用。治疗急性阿米巴痢疾和肠外阿米巴病效果最好。但对肠腔内阿米巴小滋养体和包囊无明显作用。

【作用机制】　甲硝唑的作用机制未明，可能该药的硝基可被厌氧菌还原产生细胞毒物质，抑制了敏感菌的 DNA 合成，使细菌死亡。

【不良反应】　一般较少而轻。最常见的有恶心和口腔的金属味，偶见呕吐、腹泻、腹痛，少数患者出现荨麻疹、红斑、瘙痒、白细胞暂时性减少等。极少数患者出现头晕、眩晕、共济失调、惊厥和肢体感觉异常等神经系统症状，由于严重的感觉障碍恢复慢且不完全，故一旦发生应立即停药。甲硝唑干扰乙醛代谢，故用药期间应禁酒。肝功能不良者应酌情减量。动物实验证明，长期大量口服有致癌和致突变作用，妊娠早期禁用。

替 硝 唑

替硝唑（tinidazole）的抗菌谱、抗菌机制与甲硝唑相似。但其穿透力较甲硝唑强，抗厌氧菌作用约为甲硝唑的 2 倍，抗原虫作用是甲硝唑的 8 倍。口服吸收良好，血药浓度达峰时间为 2h，血浆蛋白结合率为 12%，血浆 $t_{1/2}$ 为 12 ～ 14h。替硝唑分布广泛，各组织及体液中均可达到临床有效浓度，还可通过血脑屏障，其在脑脊液中浓度是血浆浓度的 88%，这与替硝唑的脂溶性较高有关。主要经肾排泄，临床应用与甲硝唑相似。不良反应发生率约 6%，显著低于甲硝唑，罕见变态反应。此外还可有中性粒细胞减少、双硫仑样反应及黑尿。高剂量时可引起癫痫发作和周围神经病变。

奥 硝 唑

奥硝唑（ornidazole）是一种继甲硝唑、替硝唑之后的第三代新型硝基咪唑类衍生物，具有良好的抗厌氧菌和抗滴虫作用。奥硝唑的原药和中间代谢物均有活性，作用于厌氧菌、阿米巴虫、贾第虫和毛滴虫细胞的 DNA，使其螺旋结构断裂或阻断其转录复制而致死亡。临床用于厌氧菌感染引起的多种疾病，手术前预防感染和手术后厌氧菌感染的治疗。奥硝唑是治疗细菌性阴道病最有效的药物之一，也用于治疗泌尿生殖道毛滴虫、贾第虫感染及治疗消化系统阿米巴虫病。本品通常具有良好的耐受性，服药期间会出现轻度胃部不适、胃痛、头痛及困倦，偶尔会出现眩晕、颤抖、四肢麻木、痉挛等反应。

（吕雄文）

第四十二章　抗真菌药及抗病毒药

第一节　抗真菌药

案例 42-1

　　患者，女，20岁。因"头晕、乏力1年，发热伴流脓血性涕、头痛2月余"入院。患者1年前无诱因出现头晕、乏力、黑矇、皮肤青斑，血常规检查诊断为重型再生障碍性贫血，先后给予泼尼松、环孢素、司坦唑醇、氨肽素、红细胞生成素等治疗无效。2个月前患者出现发热，体温最高达40℃，伴流脓血性涕及头痛，先后应用亚胺培南、万古霉素，但患者高热仍持续，体温高峰同前，故来院诊治。检查：鼻窦CT显示骨壁破坏累及鼻腔和多个鼻窦，血培养及痰培养均有耐甲氧西林金黄色葡萄球菌，对万古霉素敏感。病理切片可见鼻窦黏膜组织中有大量10～20μm宽的不规则直角分支的菌丝侵入。诊断：毛霉菌性侵袭性全鼻窦炎。治疗：经鼻内镜下鼻窦开窗引流术及两性霉素B鼻窦内灌洗1个月后痊愈。

问题：

　　1. 泼尼松、环孢素等药物为什么对本例患者无疗效？

　　2. 本例患者的治疗上还可选择哪些抗真菌药物？

　　真菌感染（fungal infection）一般依据感染人体的部位不同分为浅部真菌感染和深部真菌感染两类。浅部真菌感染常由各种癣菌引起，多侵犯皮肤、毛发、指（趾）甲、口腔或阴道黏膜等人体浅表部位，发病率高，临床常用治疗药物有灰黄霉素、咪康唑和克霉唑等。深部真菌感染常由白念珠菌、新型隐球菌、烟曲霉等引起，主要侵犯深部组织和内脏器官，发病率虽低但危害性大，甚至可危及生命，临床常用治疗药物有两性霉素B、制霉菌素和伊曲康唑等。近年来，由于广谱抗菌药、肾上腺皮质激素、抗恶性肿瘤药物和器官移植中免疫抑制剂的应用及获得性免疫缺陷综合征（AIDS，艾滋病）的流行，深部真菌感染的发生率日益增加。

　　抗真菌药物（antifungal agents）是指具有抑制真菌生长、繁殖或杀灭真菌功能的药物。根据化学结构的不同，抗真菌药物可分为抗生素类（antibiotics）、唑类（azoles）、丙烯胺类（allylamines）和嘧啶类（pyrimidines）。

一、抗生素类抗真菌药

　　抗生素类抗真菌药包括多烯类（polyenes）抗生素和非多烯类抗生素。前者包括两性霉素B、制霉菌素等抗生素，以两性霉素B抗真菌活性最强，是唯一可用于治疗深部和皮下真菌感染的多烯类药物。后者包括灰黄霉素等抗生素，只限于局部应用治疗浅表真菌感染。

两性霉素 B

　　两性霉素B（amphotericin B，庐山霉素）是结节链霉菌（streptomyces nodosus）的产物，属于多烯类抗深部真菌抗生素。

　　【体内过程】　口服、肌内注射均难吸收，且局部刺激性大，对全身性真菌感染必须静脉滴注。血浆蛋白结合率为90%～95%。不易透过血脑屏障，故真菌性脑膜炎时须鞘内注射。主要在肝脏代谢，经肾排泄，血浆 $t_{1/2}$ 约24h，停药数周后，仍可在尿中检出。

　　【药理作用】　两性霉素B几乎对所有的真菌均有抗菌活性，为广谱抗真菌药。对新型隐球菌、白念珠菌、芽生菌、荚膜组织胞浆菌、粗球孢子菌、孢子丝菌等有较强的抑菌作用，高浓度时有杀菌作用。

　　【作用机制】　本药可选择性与真菌细胞膜中的麦角固醇结合，从而改变膜通透性，导致细胞内重要物质如 K^+、氨基酸和核苷酸等外渗而致真菌死亡。由于细菌细胞膜不含固醇，故无抗细菌作用。哺乳动物的红细胞、肾小管上皮细胞的细胞膜含有固醇，故可致溶血、肾损伤等毒性反应，但由于本药与真菌细胞膜上麦角固醇的亲和力大于对哺乳动物细胞膜固醇的亲和力，故对哺乳动物细胞的毒性相对较低。真菌很少对本药产生耐药性，其耐药机制可能与真菌细胞膜中麦角固醇含量减少有关。

　　【临床应用】　两性霉素B是治疗各种严重真菌感染的首选药之一，治疗深部真菌感染时应静脉给药。真菌性脑膜炎时，除静脉滴注外，还需鞘内注射。口服仅用于肠道真菌感染。也可局部应用治疗皮肤、指甲及黏膜等表浅部真菌感染。但因毒性较大，限制了其广泛应用。在临床上，本药常用于导入疗法给药，即开始用本药治疗，接着用其他抗真菌药继续治疗慢性真菌感染或防止复发。本药的新剂型，如脂质体剂型、脂质体复合物、胶样分散剂型等可提高药物疗效，降低药物的不良反应。

【不良反应】 较多。静脉滴注可出现寒战、发热、头痛、恶心、呕吐、厌食、贫血、低血压、低钾血症、低镁血症、血栓性静脉炎、肝肾损伤等。为了减少药物急性毒性反应的发生，静脉滴注液应新鲜配制，滴注前预防性服用解热镇痛药和抗组胺药，并与小剂量氢化可的松或地塞米松合用。应定期进行血尿常规、肝肾功能和心电图等检查，并及时调整剂量。为减轻不良反应，已研制出两性霉素 B 脂质体用于临床。

制 霉 菌 素

制霉菌素（nystatin）也属多烯类抗生素，其抗真菌作用及机制基本同两性霉素 B，对念珠菌属的抗菌活性较高，且不易产生耐药性。因其毒性大，不宜作注射用药，主要局部给药以治疗皮肤、口腔和阴道念珠菌病。口服吸收很少，仅适用于治疗肠道白念珠菌感染。局部应用时不良反应少见，口服偶见胃肠反应。

灰 黄 霉 素

灰黄霉素（griseofulvin）是从灰黄青霉菌中提取的抗生素。

【体内过程】 口服易吸收，吸收后分布广泛，在皮肤、毛发、指甲、脂肪及肝脏等组织中含量较高。主要在肝脏代谢，代谢产物从尿中排泄。$t_{1/2}$ 约为 24h。本药不易透过皮肤角质层，因此外用无效。

【药理作用】 灰黄霉素能抑制或杀灭各种皮肤癣菌（表皮癣菌属、小芽孢菌属和毛癣菌属等），对引起深部感染的真菌无效。对生长旺盛的真菌具有杀灭作用，而对静止状态的真菌只有抑制作用。本药仅能使新生的毛发或指（趾）甲免受癣菌感染，因此必须连续用药至被感染的皮肤、毛发或指（趾）甲脱落方可痊愈。

【作用机制】 尚未完全确定，可能是灰黄霉素沉积在皮肤、毛发及指（趾）甲的角蛋白前体细胞中，干扰侵入这些部位的敏感真菌的微管蛋白聚合成微管，抑制其有丝分裂。此外，还可能作为鸟嘌呤的类似物，竞争性抑制鸟嘌呤进入 DNA 分子中，从而干扰真菌细胞 DNA 的合成。

【临床应用】 主要用于各种皮肤癣菌的治疗，对头癣疗效较好，对指（趾）甲癣疗效较差。病变痊愈有赖于角质的新生和受感染角质层的脱落，故治疗常需数周至数月。由于本药毒性反应较大，目前临床已多被伊曲康唑或特比萘芬取代。

【不良反应】 常见有变态反应和毒性反应，前者包括发热、荨麻疹、白细胞减少和血清病型反应等，后者表现为头痛、恶心、呕吐、腹泻、肝损伤、感光过敏和神经系统损害。对实验动物有致畸和致癌作用。

二、唑类抗真菌药

唑类为人工合成抗真菌药，分成咪唑类（imidazoles）和三唑类（triazoles）。咪唑类包括克霉唑、酮康唑、咪康唑、益康唑、联苯苄唑等，其中酮康唑是治疗浅部真菌感染的首选药。三唑类包括伊曲康唑、氟康唑、伏立康唑等，常用于治疗深部真菌感染。

唑类药的抗真菌作用机制与两性霉素 B 相似，通过干扰真菌细胞膜中麦角固醇的生物合成，使细胞膜缺损，通透性提高，细胞内重要物质外渗，抑制了真菌细胞的生长繁殖，导致真菌死亡。麦角固醇是真菌细胞膜的重要成分，其生物合成需要 P450 酶系统的参与。与咪唑类相比，三唑类对人体 P450 酶系统的亲和力较低，而对真菌 P450 酶系统亲和力较高，因此毒性较小，疗效较好。

酮 康 唑

酮康唑（ketoconazole）口服易吸收，但生物利用度个体差异较大，因其溶解和吸收均需要足够的胃酸，故与食品、抗酸药或抑制胃酸分泌的药物同服会降低生物利用度。血浆蛋白结合率为 90% ～ 95%，15% 与红细胞结合，约 1% 呈游离型，不易透过血脑屏障，$t_{1/2}$ 约 8h。酮康唑口服用药可有效治疗深部、皮下及浅表真菌感染，局部用药也可治疗浅表部真菌感染。不良反应较多，常见的有胃肠反应及皮疹、头晕、嗜睡、畏光等，偶见肝毒性，应用时需定期复查肝功能。可分泌至乳汁中，使新生儿胆红素脑病发生率增加，故哺乳期妇女应慎用。

咪 康 唑

咪康唑（miconazole）为广谱抗真菌药，口服时生物利用度很低。目前临床主要为局部应用，治疗阴道、皮肤或指甲的真菌感染。口服用于轻度食管真菌感染，静脉注射用于多种真菌感染，但静脉注射给药可引起发热、畏寒、心律不齐、血栓性静脉炎等不良反应。

氟 康 唑

氟康唑（fluconazole）为广谱抗真菌药。该药口服吸收良好，生物利用度约为95%，血浆蛋白结合率仅11%，组织分布广泛，易透过血脑屏障，脑脊液中药物含量较高。极少在肝脏代谢，$t_{1/2}$ 约为35h，80% 以上药物以原形随尿排出，肾功能不良时应减少用药剂量。

本药的抗菌谱与酮康唑相似，体内抗菌作用较酮康唑强 5～20 倍，可口服也可静脉滴注，主要用于念珠菌病、隐球菌病及真菌性脑膜炎等，是治疗艾滋病患者隐球菌性脑膜炎的首选药。不良反应的发生率较低，常见恶心、腹痛、腹泻、胃肠胀气、皮疹等。因氟康唑可能导致胎儿缺陷，故禁用于孕妇。

联 苯 苄 唑

联苯苄唑（bifonazole）可双重阻断麦角固醇的合成，抗菌活性明显强于其他咪唑类抗真菌药，具有广谱、高效抗真菌活性。本药在真皮内活性可持续48h，10～30min 后在细胞质中达有效浓度，且持续 100～120h。临床用于治疗皮肤癣菌感染。不良反应包括接触性皮炎、一过性轻度皮肤变红、烧灼感、瘙痒感、脱皮及龟裂。

伊 曲 康 唑

伊曲康唑（itraconazole）口服吸收良好，组织亲和力较高，在肺、脑和上皮组织中的浓度比血药浓度高，$t_{1/2}$ 为 17～24h。本药的抗菌谱较广，体内、外抗真菌活性较酮康唑强 5～100 倍，可有效治疗深部、皮下及浅表真菌感染，已成为治疗罕见的组织胞浆菌感染和芽生菌感染的首选药物。不良反应发生率低，主要为胃肠道反应、头痛、低血钾、高血压、水肿和皮肤瘙痒等，肝毒性明显低于酮康唑。

伏 立 康 唑

伏立康唑（voriconazole，UK-109496）可口服和静脉给药，口服生物利用度达90%，血浆蛋白结合率约60%，主要在肝脏代谢，仅有约1% 以原形从尿中排出。本药对多种条件性真菌和地方流行性真菌具有抗真菌活性，抗真菌活性为氟康唑的 10～500 倍，对于多种耐氟康唑、两性霉素 B 的深部真菌感染有显著治疗作用。不良反应主要为胃肠道反应，发生率较氟康唑低，患者更易耐受。

卡 泊 芬 净

卡泊芬净（caspofungin）有广谱抗真菌活性，对白念珠菌、热带念珠菌、光滑念珠菌、克柔念珠菌等有良好的抗菌活性，对烟曲霉、黄曲霉、土曲霉和黑曲霉及除曲菌以外的几种丝菌也有抗菌活性。临床上主要用于治疗念珠菌血症和其他念珠菌感染，如腹内脓肿、腹膜炎、胸膜腔感染等，食管念珠菌病，口咽念珠菌病。也用于感染侵袭性曲霉且对既往治疗无效或不能耐受的患者，以及粒细胞减少发热患者的经验治疗。

三、丙烯胺类抗真菌药

丙烯胺类抗真菌药包括萘替芬（naftifine）和特比萘芬（terbinafine），为鲨烯环氧酶（squalene epoxidase）的非竞争性、可逆性抑制药，使鲨烯不能转化为羊毛固醇，继而阻断羊毛固醇向麦角固醇的转化，影响真菌细胞膜的结构和功能。临床主要用于浅表部真菌感染。

特 比 萘 芬

特比萘芬（terbinafine）抗菌谱广，对曲霉菌、镰孢和其他丝状真菌有良好的抗菌活性。可以外用或口服治疗由皮肤癣菌引起的浅表部真菌感染，其作用优于灰黄霉素。对深部曲霉菌感染、念珠菌感染和肺隐球酵母菌感染并非很有效，但若与唑类药物或两性霉素 B 合用，可获良好结果。不良反应轻微，常见胃肠道反应。

四、嘧啶类抗真菌药

氟 胞 嘧 啶

氟胞嘧啶（flucytosin，5-FC，fluorocycosin）为人工合成的广谱抗真菌药。在真菌细胞内可转变为氟尿嘧啶，替代尿嘧啶干扰真菌 RNA 和 DNA 的合成，由于人体细胞中缺乏将本药转化为氟尿嘧啶的酶，故对人体细胞代谢的影响较小。本药口服吸收良好，生物利用度约为 82%。血浆蛋白结合率不到 5%，广泛分布于深部体液中，易透过血脑屏障，90% 通过肾小球滤过由尿中排出，$t_{1/2}$ 约为 3.5h。主要用于念珠菌、有色霉菌和隐球菌感染。真菌对其易产生耐药性，故常与两性霉素 B 合用。不良反应包括胃肠道反应、氨基转移酶升高、偶发生肝坏死及骨髓抑制等。对动物有致畸作用，孕妇和哺乳期妇女应慎用。

案例 42-1 分析讨论

1. 本例患者为毛霉菌性侵袭性全鼻窦炎，泼尼松、环孢素、司坦唑醇等均为针对重型再生障碍性贫血的治疗药物，无抗真菌感染效果，故无疗效。

2. 毛霉菌感染用药选择不多，目前临床一线用药仍以两性霉素 B 为主，也可使用泊沙康唑，辅以其他药物如卡泊芬净、米卡芬净、阿尼芬净、去铁斯若等。

第二节 抗病毒药

案例 42-2

据 WHO 的统计，2003～2012 年共有 584 例患者感染人感染高致病性禽流感病毒 A（H5N1），感染病例的死亡率高达 59%。H5N1 复制的靶细胞包括肺泡 II 型上皮细胞和巨噬细胞，导致患者出现典型的严重肺炎，并快速导致急性呼吸窘迫综合征。在感染 H5N1 患者的血浆水平中，可检测到巨噬细胞、中性粒细胞趋化因子、促炎性细胞因子和抗炎性细胞因子（IL-6、IL-2 和 IFN-γ）增多。

问题：

1. 对 H5N1 的治疗可以选用哪些药物联合用药？

2. 为什么病毒对抗病毒药物易产生耐药性，为什么临床上治疗病毒感染常推荐联合用药？

一、概　　述

在感染性疾病中，病毒性感染日趋增多，如在全球迅速蔓延的艾滋病及性病、区域性流感等。21 世纪初暴发的严重急性呼吸综合征（SARS）传染性强，病死率高，严重危害人类健康和生命。

病毒无完整的细胞结构，由 DNA 和 RNA 组成核心，外包蛋白外壳。按照核酸组成的不同，病毒分为 DNA 病毒、RNA 病毒、DNA 或 RNA 反转录病毒。病毒需寄生于宿主细胞内，利用宿主细胞代谢系统，以其基因组为模板，通过转录和（或）反转录、翻译等过程，合成蛋白质，然后装配成病毒颗粒，最终从细胞内释放出来。病毒在不断的复制过程中极易产生错误而形成变异。病毒的这些分子生物学特点使得理想的抗病毒药物发展速度相对缓慢，临床上确实有效且对宿主细胞无损害的抗病毒药物十分匮乏。

现有的抗病毒药物主要通过阻断或抑制病毒繁殖的不同阶段而发挥抗病毒作用（图 42-1），包括以下几方面：①与病毒竞争细胞表面受体，阻止病毒的吸附。②阻碍病毒穿入或脱壳。③抑制病毒核酸的复制和合成。④抑制病毒蛋白质合成。⑤抑制病毒的装配。⑥抑制病毒的释放。

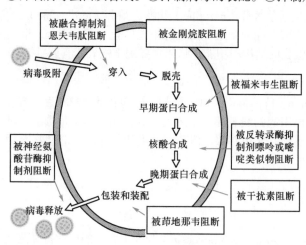

图 42-1 抗病毒药的作用靶点

　　抗病毒药物有多种分类方法。根据病毒的种类可分为广谱抗病毒药、抗脱氧核糖核酸（DNA）病毒药和抗核糖核酸（RNA）病毒药；根据抗病毒谱可分为抗 HIV 药、抗疱疹病毒药、抗巨细胞病毒药、抗流感病毒药、抗乙型肝炎病毒药、其他广谱抗病毒药和免疫增强剂等。根据抗病毒药物的化学结构可分为核苷类反转录酶抑制药、非核苷类反转录酶抑制药等。

二、常用抗病毒药

（一）抗 HIV 药

　　HIV 是一种反转录病毒（retrovirus），主要有 HIV-1 和 HIV-2 两型，其核心由两条系统的正链 RNA、反转录酶和蛋白质等构成。HIV 主要侵犯 CD_4^+ T 淋巴细胞、巨噬细胞和单核细胞等 CD_4^+ 受体细胞群。HIV 由损伤的皮肤或黏膜进入血液后，以 HIV RNA 作为模板，在 HIV 反转录酶（reverse transcriptase）催化下转录成为负链 DNA，再以负链 DNA 为模板合成正链 DNA，正链 DNA 进入宿主细胞基因组中形成前病毒。最后，病毒 DNA 被转录和翻译成多聚蛋白，再经 HIV 蛋白酶（protease）裂解成小分子功能蛋白，以芽生方式释放到细胞外。因此，目前体外筛选抗 HIV 药物的靶酶主要是 HIV 反转录酶和 HIV 蛋白酶。

　　现有的抗 HIV 药主要包括以下几种药物。

　　1. 核苷类反转录酶抑制剂（nucleoside reverse transcriptase inhibitor，NRTI）　需在细胞内被转化为有活性的三磷酸衍生物，以假底物的形式竞争性抑制 HIV-1 反转录酶，阻碍前病毒 DNA 的合成，并掺入到正在合成的 DNA 中，终止病毒 DNA 链的延长，抑制 HIV 复制。该类药物包括嘧啶衍生物如齐多夫定、司他夫定和拉米夫定等，以及嘌呤衍生物，如去羟肌苷和阿巴卡韦等，该类药物均为天然核苷类的人工合成品。

　　2. 非核苷类反转录酶抑制剂（non-nucleoside reverse transcriptase inhibitor，NNRTI）　不需要在细胞内转化为磷酸化衍生物，可直接与反转录酶结合并破坏其催化点，导致酶失活，从而抑制病毒复制。因易产生耐药性，一般不单独应用于 HIV 感染，多与核苷类反转录酶抑制药或蛋白酶抑制药合用治疗病情恶化的艾滋病患者。该类药物包括地拉韦定、奈韦拉平和依法韦仑等。

　　3. 蛋白酶抑制剂（protease inhibitor，PI）　HIV-1 蛋白酶是病毒复制的关键酶，PI 可选择性抑制此酶的活性，使未成熟的非感染性病毒颗粒堆积，进而产生抗病毒作用。本类药物与 NRTI 类或 NNRTI 类联合用药可显著减少艾滋病患者病毒量并减慢其临床发展。本类药物包括利托那韦（ritonavir）、奈非那韦（nelfinavir）、沙奎那韦（saquinavir）和茚地那韦（indinavir）等。由于口服生物利用度低，不良反应明显，易产生耐药性，单独应用效果不明显，且价格昂贵，目前应用较少。

　　4. 融合酶抑制剂（fusion inhibitors，FI）　FI 是一类新型抗 HIV 感染药物，主要作用在 HIV 感染的早期阶段，能够阻止 HIV 与靶细胞的融合。恩夫韦肽（enfuvirtide）是目前唯一一个经美国 FDA 批准上市的 FI。它通过阻止病毒与宿主细胞的接触、融合而阻止病毒进入细胞，达到抗病毒的目的。该药对已经产生耐药性的患者效果明显，但其长期作用还有待于在今后的临床应用中进行评估。最常见的不良反应为局部注射反应，其他还有胃肠道症状和外周神经病等。

齐 多 夫 定

　　齐多夫定（zidovudine）为脱氧胸苷衍生物，是 1987 年上市的第一个用于治疗 HIV 感染的药物。本药口服吸收良好，生物利用度为 52%～75%，血浆蛋白结合率约 35%，能通过血脑屏障和胎盘屏障，在肝脏与葡糖醛酸结合后，主要经肾脏排泄，$t_{1/2}$ 约 1h。

　　齐多夫定是治疗 HIV 感染的首选药，有抗 HIV-1 活性，也有抗 HIV-2 活性。可降低 HIV 感染患者的发病率，延长其存活期，显著减少 HIV 从感染孕妇到胎儿的子宫转移发生率。为增强疗效，防止耐药性产生，本药常与拉米夫定或去羟肌苷合用。最常见的不良反应是骨髓抑制，表现为贫血、中性粒细胞减少等，多发生于连续用药 6～8 周。有一定的骨骼肌毒性和心脏毒性，停药可恢复，也可引起胃肠道反应，头痛、焦虑、精神错乱和震颤等中枢症状及变态反应。肝功能不全患者更易发生毒性反应。使用本药应定期检查血常规和心电图。

拉 米 夫 定

　　拉米夫定（lamivudine）为胞嘧啶衍生物，抗病毒作用与齐多夫定相似。在体内外均具显著抗 HIV-1 活性，常与司他夫定或齐多夫定合用治疗 HIV 感染。也能抑制乙型肝炎病毒（HBV）的复制，有效治疗慢性 HBV 感染，是目前治疗 HBV 感染最有效的药物之一。不良反应主要为头痛、失眠、疲劳和胃肠道不适等。

去 羟 肌 苷

去羟肌苷（didanosine）为脱氧腺苷衍生物，常与其他药物合用治疗对齐多夫定耐药或严重的晚期 HIV 感染患者。不良反应发生率较高，有外周神经炎、胰腺炎、肝炎、腹泻、皮疹、头痛、恶心等。有胰腺炎病史或嗜酒者慎用。

奈 韦 拉 平

奈韦拉平（nevirapine）为特异性抑制 HIV-1 的反转录酶，对 HIV-2 的反转录酶及其核细胞 DNA 聚合酶无抑制作用。因诱导产生耐药株的速度很快，具有交叉耐药性，一般与其他抗反转录病毒药物联合使用，治疗病情恶化的艾滋病患者。还可单独用于 HIV 感染的临产孕妇及其新生儿，防止母亲将 HIV 传染给新生儿。最常见不良反应为皮疹，严重的肝脏毒性罕见。其他不良反应包括发热、恶心、头痛和嗜睡等。

（二）抗疱疹病毒药

疱疹病毒分为单纯疱疹病毒（herpes simplex virus，HSV）和水痘 – 带状疱疹病毒（varicella-zoster virus，VZV）。目前的抗疱疹病毒药主要是核苷类药物，该类药物在体内经过病毒胸苷激酶磷酸化，生成三磷酸衍生物，后者与内源性三磷酸脱氧核苷竞争，抑制病毒 DNA 多聚酶，也可掺入病毒 DNA 中，与 DNA 末端连接，终止病毒 DNA 合成，从而发挥抗病毒作用。

阿 昔 洛 韦

阿昔洛韦（aciclovir，无环鸟苷）属于人工合成的嘌呤核苷类衍生物。口服生物利用度低，为 15% ～ 20%，血浆蛋白结合率也较低，组织分布广泛，部分在肝脏代谢，$t_{1/2}$ 为 2 ～ 4h，主要以原形经肾脏排泄。口服易进入眼内，也可进入胎盘和乳汁。

本药是广谱、高效的抗病毒药。首选用于 HSV 感染，对水痘 – 带状疱疹病毒、EB 病毒（Epstein-Barr virus，EBV）、HBV 等感染也有效。主要用于 HSV 和带状疱疹病毒等所致的皮肤感染、单纯疱疹性角膜炎、单纯疱疹性脑炎及严重免疫缺陷患者 HSV 感染的预防等。也可与免疫调节剂联合应用治疗乙型肝炎。不良反应较少，滴眼及外用可有局部轻微疼痛，静脉滴注偶见血尿素氮及肌酐水平升高，静脉滴注外漏可引起溃疡，静脉注射后部分患者可发生静脉炎。孕妇及哺乳期妇女需慎用。

伐 昔 洛 韦

伐昔洛韦（valacyclovir）为阿昔洛韦的二异戊酰胺酯，口服后可在体内迅速转化为阿昔洛韦，所达血药浓度为口服阿昔洛韦后的 5 倍。本药因用量少、起效快、毒性小，可以提高患者的依从性，现已取代阿昔洛韦成为治疗带状疱疹和生殖器疱疹的一线药物。肾功能障碍患者在服用此药时需调节剂量。

碘 苷

碘苷（idoxuridine，疱疹净）为脱氧碘化胸苷嘧啶核苷，在体内磷酸化后，可竞争性抑制胸苷酸合成酶，使 DNA 合成受阻，故能抑制 DNA 病毒（如 HSV 和牛痘病毒）的生长，对 RNA 病毒无效。本药全身应用毒性大，临床仅局部应用治疗眼部或皮肤 HSV 感染及牛痘疹病毒和牛痘病毒感染。局部应用时可引起瘙痒、疼痛、水肿、结膜炎等。

（三）抗巨细胞病毒药

更 昔 洛 韦

更昔洛韦（ganciclovir）是治疗巨细胞病毒（cytomegalovirus，CMV）感染的首选药物，对 CMV 有较强的抑制作用，对 HSV 和 VZV 的抑制作用与阿昔洛韦相似。本药毒性大，可抑制骨髓并有潜在的致癌作用，故仅用于危及生命或视觉的严重 CMV 感染。

（四）抗流感病毒药

金刚烷胺和金刚乙胺

金刚烷胺（amantadine）为对称的三环癸烷，金刚乙胺（rimantadine）是金刚烷胺的 α- 甲基衍生物。

【体内过程】 金刚烷胺和金刚乙胺口服易吸收，生物利用度分别为 75% 和 90%，体内分布广泛，鼻部分泌物及唾液中药物浓度接近于血药浓度。金刚烷胺的血浆 $t_{1/2}$ 为 $12\sim18h$，90% 以原形经肾排泄。金刚乙胺的血浆 $t_{1/2}$ 为 $24\sim36h$，80% 以代谢物形式经肾排泄。

【作用机制】　通过抑制甲型流感病毒（influenza A virus）的 M_2 蛋白离子通道，干扰病毒穿入细胞后的脱壳和早期的转录阶段，也可通过影响血凝素（hemagglutinin）而干扰病毒的组装，从而发挥特异性抑制甲型流感病毒的作用。金刚乙胺抗甲型流感病毒的作用优于金刚烷胺，抗病毒谱也较广。

【临床应用】　用于甲型流感预防和治疗。发病后 $21\sim48h$ 内服用可减轻症状，缩短病程。对乙型流感病毒无效，因其不携带 M_2 蛋白。

【不良反应】　常见有中枢神经系统症状和胃肠道反应，包括焦虑、头晕、眩晕、思维不集中、失眠、食欲缺乏和恶心等，停药后多消失。肾功能减退者慎用。金刚乙胺的脂溶性较低，不能通过血脑屏障，故中枢神经系统不良反应较少。

奥司他韦

磷酸奥司他韦是奥司他韦（oseltamivir）活性代谢产物的药物前体。其活性代谢产物奥司他韦羧酸盐是强效的选择性流感病毒神经氨酸酶抑制剂，可特异性抑制甲型和乙型流感病毒的神经氨酸酶，阻止病毒从被感染的细胞中释放，切断病毒的扩散链，从而减少甲型或乙型流感病毒的传播。在发病早期使用能对神经氨酸酶活性起到有效的抑制作用，从而达到缩短患者治疗时间和降低并发症发生率的目的。奥司他韦是目前治疗流感的常用药物之一，也是抗禽流感甲型 H1N1 病毒安全有效的药物之一。常见的不良反应是消化道不适，包括恶心、呕吐、腹泻等，还有头晕、疲劳、鼻塞、咽痛和咳嗽等。

扎 那 米 韦

扎那米韦（zanamivir）为治疗甲型、乙型流感病毒的新药。其抗病毒机制为抑制病毒神经氨酸酶（neuraminidase）活性，使病毒难以从感染细胞释放出来。本药对金刚烷胺和金刚乙胺耐药的病毒仍有抑制作用。临床一般采用鼻内给药或干粉吸入给药，也可静脉注射给药。用于流感的治疗和预防，早期治疗使病程缩短 $1\sim3$ 日。不良反应较少，有报道称可引起哮喘、痉挛。

（五）抗 HBV 药

病毒性肝炎是由多种肝炎病毒引起的以肝脏病变为主的一种常见传染病。已被公认的肝炎病毒主要有甲、乙、丙、丁、戊 5 种类型，我国主要流行乙型病毒性肝炎。抗 HBV 药包括拉米夫定、泛昔洛韦、阿得福韦、喷昔洛韦、干扰素等。

拉 米 夫 定

拉米夫定（lamivudine）为胞嘧啶衍生物，其抗病毒作用及机制与齐多夫定相似，与其他核苷类反转录酶抑制药有协同作用，通常与齐多夫定或司他夫定合用治疗 HIV 感染。也能抑制 HBV 病毒的复制，是目前治疗慢性 HBV 感染的有效药物之一。不良反应主要为头痛、失眠、疲劳和胃肠不适等。因本药主要以原形经肾脏排泄，肾功能不良患者应减少服用剂量。

（六）其他广谱抗病毒药

利 巴 韦 林

利巴韦林（ribavirin，virazole，三唑核苷，病毒唑）属于人工合成的鸟嘌呤类似物。

【体内过程】　口服吸收良好，$1\sim1.5h$ 后血药浓度达到峰值，生物利用度约45%，$t_{1/2}$ 为 $27\sim36h$，主要经肾脏排泄。

【药理作用】　利巴韦林为广谱抗病毒药，对多种 RNA 和 DNA 病毒有效，包括甲型肝炎病毒（hepatitis A virus，HAV）和丙型肝炎病毒（hepatitis C virus，HCV）、甲型和乙型流感病毒、腺病毒、疱疹病毒和呼吸道合胞病毒等。利巴韦林进入细胞后，80% 磷酸化为单磷酸利巴韦林，竞争性抑制肌苷 5′- 单磷酸脱氢酶，使细胞和病毒复制所必需的鸟嘌呤核苷在细胞中减少，从而抑制多种 RNA、DNA 病毒复制，也可抑制病毒 mRNA 的合成。本药对宿主细胞的核酸合成也有一定影响，选择性不强。

【临床应用】　主要用于治疗幼儿呼吸道合胞病毒肺炎和支气管炎、甲型和乙型流感、副流感病毒感染、小儿腺病毒性肺炎、流行性出血热和拉萨热、甲型及丙型肝炎、皮肤单纯疱疹病毒感染、麻疹、上呼吸道病毒感染、流行性结膜炎、鼻炎、咽峡炎、带状疱疹和生殖器疱疹等。

【不良反应】　口服或静脉给药时，部分患者可出现头痛、腹泻、乏力和血清胆红素增加等不良反应。长期大量应用可致贫血、白细胞减少。动物实验有致畸作用，故妊娠初期妇女应禁用。

干　扰　素

干扰素（interferon，IFN）是在病毒感染机体细胞后产生的一类抗病毒的糖蛋白，有 α、β、γ 3 种。目前临床常用的是利用基因重组技术生产的干扰素。

【体内过程】　本药口服无效，需要注射给药。

【作用机制】　干扰素具有广谱抗病毒作用，对病毒穿过细胞膜、脱壳、mRNA 合成、蛋白翻译、病毒颗粒的组装和释放均能产生抑制作用。对不同病毒的作用环节不同，导致不同病毒对干扰素的敏感性差异较大。此外，干扰素的免疫调节作用较强，也能抑制和杀伤肿瘤细胞。

【临床应用】　主要用于急性病毒感染性疾病如流感、乙型肝炎、丙型肝炎、病毒性角膜炎、慢性宫颈炎、流行性腮腺炎、新生儿病毒性脑炎等，对于慢性丙型肝炎，干扰素 -α 注射剂与利巴韦林口服剂联合应用是目前的标准疗法。

【不良反应】　首次使用可产生短暂的发热、寒战、全身不适、肌肉疼痛、头痛等症状，称为流感样综合征，一般不影响治疗，多次用药后症状减轻或消失。大剂量应用可引起嗜睡，也可发生骨髓暂时性抑制、低血压、胃肠道反应等。

阿糖腺苷

阿糖腺苷（vidarabine，Ara-A）为腺嘌呤核苷类衍生物，通过在细胞内转变成有活性的三磷酸阿糖腺苷，抑制 DNA 聚合酶而干扰 DNA 复制。对 HSV、水痘 – 带状疱疹病毒、HBV 等均有抑制作用，但对巨细胞病毒无效。临床主要用于静脉滴注治疗 HSV 性脑炎、局部外用治疗疱疹病毒性角膜炎。不良反应较严重，主要为神经毒性，静脉滴注可出现消化道反应及血栓性静脉炎，偶见血清氨基转移酶升高。由于疗效差、毒性大，现已较少应用。

（七）免疫增强剂

聚　肌　胞

聚肌胞（polyinosinic polycytidylic acid，聚肌胞苷酸）为一种合成的双链 RNA，是一种高效干扰素诱导剂，能诱导机体产生内源性干扰素，从而发挥抗病毒和免疫调节作用。主要用于治疗慢性乙肝、流行性出血热、流行性乙型脑炎、病毒性角膜炎、带状疱疹、各种呼吸道感染等。不良反应少，注射给药可引起发热，个别有头痛、眩晕等现象，偶见变态反应。

> **案例 42-2 分析讨论**
>
> 1. 对 H5N1 禽流感的治疗可以选用奥司他韦、利巴韦林、金刚烷胺抗病毒，并联合其他抗菌药物防治继发感染。
>
> 2. 因为病毒本身结构简单，容易突变，一旦突变就可能导致对原来敏感药物的耐药，所以易产生耐药性。临床上治疗病毒感染往往没有特效药，多采用联合用药，主要有两个目的：一是多个抗病毒药物合用能加强对病毒的抑制效果，减少耐药产生；二是抗病毒药物与其他抗菌药物合用可以防治继发的细菌或真菌感染。

（张　琦）

第四十三章　抗结核病药及抗麻风病药

第一节　抗结核病药

案例 43-1

　　患者，男，36 岁。主诉：反复咳嗽、咳痰 3 个月，近 1 周加重，出现痰中带血，伴乏力、消瘦，偶有盗汗、气促。曾接受头孢菌素类抗生素和氧氟沙星等药物抗感染治疗 3 周，但症状未见改善。遂入院就诊。体检：体温 37.6℃，左锁骨上下叩诊稍浊，听诊呼吸音稍粗，咳嗽后闻及湿啰音。血常规：白细胞 8.1×10^9/L，中性粒细胞 0.72，红细胞沉降率增快达 40mm/h。痰涂片抗酸杆菌阳性（+++）。X 线胸片示：左上肺野可见小斑片状模糊阴影，密度不均，边缘不清。诊断：浸润型肺结核。

问题：

　　1. 治疗结核病的一线药物有哪些？用药原则是什么？

　　2. 该患者宜采用何种化疗方案治疗？为什么？

一、概　　述

　　结核病是由结核分枝杆菌（mycobacterium tuberculosis）引起的人畜共患慢性传染病，临床常见有肺结核、骨结核、淋巴结核、肾结核及结核性脑膜炎等，其中肺结核最常见。结核病曾在全球广泛流行，夺去了数亿人的生命，被称为白色瘟疫。经过几十年的有效预防和治疗，结核病得到了很好的控制，但近年来许多国家和地区的结核发病率又逐年增加，结核病疫情再呈蔓延趋势。据 WHO 报道，2018 年全球新发生结核患者约 1000 万例，约 157 万人死于结核病。由于部分患者治疗不规律，对抗结核药物耐药的菌株明显增多，特别是多重耐药菌株（multiple drug resistance-TB，MDR-TB）的出现，有可能使结核病再度成为不治之症。

　　目前用于临床的抗结核病药种类较多，一般分为如下几类：①一线抗结核病药，包括异烟肼、利福平、乙胺丁醇、吡嗪酰胺和链霉素等，其特点是疗效高、不良反应较少、患者较易耐受。②二线抗结核病药，包括对氨基水杨酸、丙硫异烟胺、卡那霉素、氨硫脲等，其特点是毒性较大、疗效较差，主要用于对一线抗结核病药耐药者或与一线抗结核病药配伍使用。近年来又开发出一些疗效较好、毒副作用相对较小的新一代的抗结核病药，如利福喷丁、利福定和司帕沙星等。

二、一线抗结核药

异　烟　肼

　　异烟肼（isoniazid，INH）又名雷米封（rimifon），是异烟酸的肼类衍生物，性质稳定。由于其抗结核分枝杆菌作用强、疗效高、毒性小、价廉和口服方便等特点，是目前最常用的抗结核药物之一。

　　【体内过程】　口服或注射均易吸收。吸收后广泛分布于全身组织、细胞和体液中，在脑脊液、胸腔积液、腹水中的浓度相当高。穿透力强，易透过细胞膜而进入细胞内，可作用于已被吞噬的结核分枝杆菌，也可渗透到纤维化或干酪样病灶及淋巴结中。

　　异烟肼在体内主要经肝脏乙酰转移酶水解为无效的乙酰异烟肼和异烟酸。由于不同机体乙酰基转移酶活性的差异，异烟肼乙酰化率存在着明显的个体差异。人群据此可分为快代谢型和慢代谢型，前者乙酰基转移酶活性高，异烟肼 $t_{1/2}$ 平均为 70min；后者肝中乙酰基转移酶少，$t_{1/2}$ 为 3.6h，异烟肼血药浓度高，尿中游离异烟肼较多。中国人中快代谢型者占 49.3%，慢代谢型者占 25.6%。据报道，若每日服药，异烟肼对这两型患者的疗效和毒性无明显差异。但若采用间隙给药方法，特别是每周一次给药时，异烟肼对快代谢型者的疗效较差，而慢代谢型者的不良反应较多。

　　口服异烟肼后，24h 内 75%～95% 的药物从尿中排出，大部分为代谢产物，少量为原形，其肾脏清除率与肾功能关系不大，因此肾功能不全时无须调整剂量。但慢代谢型患者若肾功能不全，则可能会引起蓄积中毒。此外，本药为肝药酶抑制剂，可使其他经 P450 代谢的药物血药浓度增高，需注意药物相互作用。

【抗菌作用】 异烟肼对繁殖期结核分枝杆菌有很强的杀灭作用，对静止期结核分枝杆菌有抑制作用。体外 MIC 为 0.025 ～ 0.05mg/L。异烟肼对细胞内、外结核分枝杆菌都有作用。结核分枝杆菌对异烟肼易产生耐药性，但停用一段时间后可恢复其敏感性，同时致病力也降低。因与其他抗结核病药物之间无交叉耐药性，故常与其他抗结核病药合用，以增强疗效，延缓耐药性的发生。

【作用机制】 本药抗结核分枝杆菌的作用机制至今尚未完全阐明。分枝菌酸为分枝杆菌细胞壁特有的成分，异烟肼可能是通过抑制分枝菌酸的生物合成，使细胞壁合成受阻而导致细菌死亡。因此，本药对分枝杆菌具有高度选择性，而对其他细菌无作用。

【临床应用】 异烟肼可用于治疗各种类型的结核病。除早期轻症肺结核或预防结核病时可单用外，常需与其他抗结核药合用，以延缓结核分枝杆菌耐药性的发生。案例 43-1 中的患者为浸润型肺结核，宜首选异烟肼治疗，为了增强疗效，延缓耐药性的发生，还应与利福平合用。这是目前治疗结核病标准 6 个月方案的最佳组合。对急性粟粒型结核和结核性脑膜炎应加大剂量，延长疗程，必要时注射用药。异烟肼也用于与患有活动性肺结核患者密切接触人群的预防用药。

【不良反应】 发生率与严重程度取决于剂量和疗程，一般剂量时不良反应少而轻。

1. 神经系统毒性 慢代谢型患者比较容易出现。最常见的是周围神经炎，表现为手或脚麻木、震颤，随后可出现肌肉萎缩。中枢神经系统毒性可见头晕、失眠、反应迟钝、共济失调、神经兴奋等，甚至引起惊厥、多种精神异常。产生原因可能是异烟肼结构与维生素 B_6 相似，二者能竞争同一酶系，增加维生素 B_6 排泄，造成维生素 B_6 缺乏，临床表现与维生素 B_6 缺乏症类似。此时中枢抑制性递质 GABA 生成减少。用维生素 B_6 可治疗及预防周围神经炎和中枢神经系统毒性发生。有癫痫和精神病史者慎用。

2. 肝脏毒性 单用异烟肼预防的患者约 15% 在用药后 1 ～ 2 个月出现氨基转移酶升高，多数患者无自觉症状，极少数人发生黄疸，严重者可引起死亡。若肝功能不全症状出现以后仍继续服药者，易加重肝损伤，故用药期间应定期检查肝脏功能，肝病患者慎用。饮酒或与利福平合用可加重异烟肼的肝毒性。肝脏毒性机制目前尚不清楚，因多见于快代谢型者，因此有人推测肝毒性可能与代谢产物乙酰异烟肼有关。

3. 其他 偶见变态反应，表现为口干、消化道反应、耳鸣、各种皮疹、药热等，G-6-PD 缺乏者可出现溶血性贫血。

利 福 平

利福平（rifampicin，甲哌利福霉素，RFP）是半合成利福霉素的衍生物，为橘红色结晶粉末，无臭、无味，易溶于氯仿，需避光保存。具有高效低毒、口服方便等优点，为目前最有效的抗结核病药物之一。

【体内过程】 口服吸收迅速而完全，1 ～ 2h 血药浓度达峰值，$t_{1/2}$ 约 4h，有效血药浓度可维持 8 ～ 12h，生物利用度为 90% ～ 95%。食物及对氨基水杨酸能影响其吸收，故应空腹服药。本药穿透力强，能渗透进入各种组织、细胞和体液中，而以肝、胆、肾、肺等组织器官中浓度较高。在有炎症发生时，胸腔渗出液、腹水、脑脊液也能达到有效浓度。主要在肝脏逐步被脱乙酰化，形成脱乙酰基利福平，脱乙酰基利福平具有与母药相同的抗菌谱，但抗菌活性仅为其的 1/10 ～ 1/8，毒性降低。本药能诱导药物代谢酶活性，加快自身及其他药物代谢，连续用药 1 ～ 2 周，利福平的 $t_{1/2}$ 可降至 2h，血药浓度也逐渐下降。肝损伤时，血药浓度升高，$t_{1/2}$ 也相应延长，故肝功能不良者慎用。主要经胆汁排泄，其原形药可经肠道再吸收形成肝肠循环。利福平及其代谢物为橘红色，患者尿、粪、泪液、痰液和汗液等均可染成橘红色，应事先告诉患者。

【抗菌作用】 利福平为广谱抗生素，对结核分枝杆菌有强大的抗菌作用，对金黄色葡萄球菌、麻风分枝杆菌及部分革兰氏阴性杆菌也有抑制作用，高浓度时对衣原体和某些病毒也有作用。利福平的抗结核作用与异烟肼相似，低浓度抑菌，高浓度杀菌，对静止期和繁殖期细菌均有效，尤以对繁殖期结核分枝杆菌作用最强。能渗透进入细胞内，对细胞内、外结核分枝杆菌都有杀灭作用。单独使用易产生耐药性，常与异烟肼、乙胺丁醇合用，既可产生协同作用，又能延缓耐药性的发生。

【作用机制】 利福平能特异性地与病原体依赖 DNA 的 RNA 多聚酶（DNA-dependent RNA polymerase，转录酶，transcriptase）的 β 亚单位结合，抑制该酶的活性，从而抑制病原体 RNA 合成时 RNA 链的起始形成（但并不抑制 RNA 链的延伸），产生杀菌作用。利福平对人和动物细胞的 RNA 多聚酶影响较小，故治疗量较少对人体造成损害。

【临床应用】 利福平是治疗结核病联合用药中的主要药物，对各型结核病包括初治和复治病例均有良好效果。也用于耐药金黄色葡萄球菌及其他敏感细菌所致感染，如严重胆道感染等。还可用于治疗麻风病，对氨苯砜敏感或耐药的麻风患者均有显著的疗效。也可用于治疗沙眼等。

【不良反应】 患者对利福平耐受良好，不良反应发生率低。常见有恶心、厌食、呕吐、腹泻等胃肠道反应，一般不影响继续用药；少数患者可出现药热、皮疹；较严重者出现肝损伤，如黄疸、氨基转移酶升高、肝大等。慢性肝病、嗜酒、老年患者或与异烟肼合用者肝损伤发生率增加。大剂量间歇疗法偶见流感综合征，表现为发热、寒战、头痛、肌肉酸痛等。

【药物相互作用】 本药为 P450 诱导剂，能加速口服抗凝血药、口服避孕药、磺酰脲类口服降血糖药、美沙酮、普萘洛尔、奎尼丁、地高辛、洋地黄毒苷、巴比妥类、氟烷和茶碱等药物的代谢，使这些药物的 $t_{1/2}$ 缩短，血药浓度降低，疗效减弱。

利福喷丁和利福定

利福喷丁（rifapentine）和利福定（rifandin）均为我国首先用于临床的半合成利福霉素衍生物。口服吸收迅速，$t_{1/2}$ 分别是 30h 和 6h。抗菌谱、抗菌原理同利福平，对结核分枝杆菌、麻风分枝杆菌都有很强的抗菌作用。与抗结核病药如异烟肼、乙胺丁醇、链霉素、对氨基水杨酸合用有协同作用。此外，它们对革兰氏阳性球菌（如金黄色葡萄球菌）和革兰氏阴性杆菌（如大肠埃希菌）也有较强的抗菌作用。临床应用同利福平，因利福喷丁 $t_{1/2}$ 较长，更适用于短程疗法。不良反应与利福平相同，但少而轻。二者与利福平有交叉耐药，不适用于利福平治疗无效的病例。目前临床对利福定疗效评价差异较大，尚需进一步研究评价。

乙 胺 丁 醇

乙胺丁醇（ethambutol）为人工合成的乙二胺衍生物，水溶性好，且遇热稳定。因治疗结核疗效高，不良反应发生率低，现作为一线抗结核药应用。

【体内过程】 口服吸收良好，服药后 2 ～ 4h 即达血药浓度高峰，吸收后广泛分布于全身组织和体液中，$t_{1/2}$ 为 3 ～ 4h。本药易进入红细胞，红细胞中浓度为血浆浓度的 1 ～ 2 倍，然后从红细胞内缓慢释放入血浆。不易进入脑脊液，但脑膜炎时，脑脊液浓度可达血浓度的 15% ～ 50%。约有 75% 的药物以原形从尿液中排出，肾功能减退时有引起蓄积中毒的危险，故禁用或慎用。

【药理作用】 本药对细胞内、外结核分枝杆菌均有较强的杀灭作用，在 pH 中性环境时作用最强，对异烟肼或链霉素耐药的结核分枝杆菌也有效。单用时可产生耐药性，但较缓慢，与其他抗结核药物间无交叉耐药性。

抗菌作用机制可能是与菌体内二价金属离子 Mg^{2+} 络合，干扰多胺及金属离子的功能，从而抑制细菌 RNA 的合成，产生杀菌作用。

【临床应用】 乙胺丁醇用于治疗各种类型的结核。较少单独应用，目前临床上多取代对氨基水杨酸与异烟肼或利福平合用。

【不良反应】 口服常用剂量不良反应少见，且轻微。严重的毒性反应是球后视神经炎，表现为视野缩小或视物模糊、弱视、红绿色盲或分辨能力减退等，发生率常与剂量大小、疗程长短有关。治疗期间应定期检查视力和视野。此外，偶见胃肠道反应、过敏皮疹、血小板减少症及高尿酸血症等。

吡 嗪 酰 胺

吡嗪酰胺（pyrazinamide，PZA）为人工合成的烟酰胺的吡嗪衍生物。口服易吸收，2h 后血药浓度达峰值，$t_{1/2}$ 为 9 ～ 10h，分布广泛，能渗入细胞内，也能进入脑脊液，脑脊液中的药物浓度与血药浓度相近。

吡嗪酰胺主要用于对异烟肼、链霉素、对氨基水杨酸耐药或不能耐受其他抗结核药的复治患者。与其他抗结核药无交叉耐药现象，现作为一线低剂量、短疗程的三联或四联强化治疗方案中的组合用药。治疗结核病标准的 6 个月治疗方案最初 2 个月是采用异烟肼、利福平和吡嗪酰胺三个药物联合应用，既可产生明显协同作用，又能延缓耐药性的发生。

长期大量使用后严重和最常见的毒性反应是肝损伤，可出现氨基转移酶升高、黄疸，偶因肝坏死造成死亡，应定期检查肝脏功能，如有明显的肝损伤时应立即停药。此外，尚因抑制尿酸盐排泄可引起高尿酸血症和诱发痛风。

链　霉　素

链霉素（streptomycin）是 1943 年从链霉菌中获得并用于临床的第一个有效抗结核病药，在体内仅有抑菌作用，疗效不及异烟肼和利福平。穿透力弱，不易渗入细胞、纤维化、干酪化及厚壁空洞病灶。由于链霉素需要注射给药，对第Ⅷ对脑神经有损害，结核分枝杆菌对其易产生耐药性，加之其他高效抗结核药物的不断问世，临床使用链霉素治疗结核病的情况大为减少。目前，链霉素是一线药中应用最少的药物，可在必要时作为联合用药方案中的一种使用。

三、二线抗结核病药

对氨基水杨酸

对氨基水杨酸（para-aminosalicylic acid，PAS）常用其钠盐，水溶性好，在微碱性溶液环境下很少分解。见光易分解失效，水溶液需避光使用。本药吸收迅速而完全，广泛分布于全身组织、器官和体液中，体内药物浓度以肾最高，其次为肝、血、肺与肌肉。组织及干酪坏死灶内浓度可接近血清浓度。脑脊液中浓度低，但在脑膜发炎时可达到治疗浓度。主要经肝脏代谢，原形药及乙酰化代谢产物经肾排泄，肝、肾功能不全者慎用。

对氨基水杨酸抗菌谱窄，仅对细胞外的结核分枝杆菌有抑制作用。细菌对其产生耐药性较链霉素、异烟肼缓慢，且无交叉耐药，与后二者联合应用能产生协同抗菌作用，并能延缓耐药菌的产生。对氨基水杨酸化学结构与 PABA 相似，抗菌机制可能与其竞争性抑制二氢叶酸合成酶，影响二氢叶酸合成，使结核分枝杆菌不能增殖有关。

不良反应较多。最常见为胃肠道反应，饭后服药可减轻。其次为变态反应，表现为药热、皮疹、全身不适、关节疼痛和过敏性肺炎等，常于用药后 3～4 周发生。其他不良反应有白细胞减少症、粒细胞缺乏症、嗜酸性粒细胞增多症、淋巴细胞增多症等。

其他二线抗结核病药

氨硫脲（thioacetazone，TB-1）、乙硫异烟胺（ethionamide）、丙硫异烟胺（protionamide）、对氨基水杨酸异烟肼（isoniazid aminosalicylate）、卷曲霉素（capreomycin）、环丝氨酸（cycloserine）、司帕沙星（sparfloxacin）等也可用于结核病的联合治疗。

四、抗结核病药的应用原则

结核分枝杆菌生长缓慢，病理变化复杂，病程较长，应用化疗药物必须遵循以下几条原则。

1. 早期用药　对任何疾病都强调早诊断、早治疗。由于早期病变以炎症细胞浸润、渗出为主，病灶局部血液循环无明显障碍，有利于药物渗入病灶内，同时早期病灶内结核分枝杆菌增殖旺盛，体内吞噬细胞活跃，机体防御功能好，抗结核病药能发挥较好的疗效。

2. 联合用药　单用一种药物时，结核分枝杆菌极易产生耐药性。无论初治还是复治患者均需要联合用药，临床上治疗失败的原因之一是用药单一。联合用药可以延缓耐药性的产生、提高疗效、降低毒性。一般多在异烟肼的基础上加用 1～2 种其他抗结核病药，两药联合时常加用利福平或利福定，严重结核病如粟粒性结核和结核性脑膜炎则应三药或四药联合应用。

3. 规律用药　结核分枝杆菌是一种分裂周期长、生长增殖缓慢、杀灭困难大的顽固细菌，在治疗上必须规律用药。时用时停或症状缓解就停用必然导致细菌耐药的发生，造成治疗失败。坚持全程规律用药、不过早停药是化疗成功的关键。

4. 适量用药　用药剂量过大，不良反应多而严重。而剂量过小难以获得疗效，且易使细菌产生耐药性，导致治疗失败。应根据病情和患者综合情况实施个体化治疗。

5. 适宜的疗程

（1）短程疗法：结核病的疗程已由过去的 18～24 个月缩短为 6～9 个月（短程疗法）。利福平抗结核作用强，与现有的抗结核病药之间无交叉耐药性，且与异烟肼具有不同抗菌机制，因此两药合用成为治疗结核病的最佳联合。大多用于单纯结核的初治。如病变广泛，病情严重（脑膜炎、肾结核等），则应采用三联甚至四联用药。除利福平、异烟肼外，还需选用链霉素、乙胺丁醇或吡嗪酰胺等。目前常用的短程治疗方案如下：最初 2 个月每日给予异烟肼、利福平与吡嗪酰胺，以后 4 个月每日给予异烟肼和利福平（2HRZ/4HR 方案）。该方案的优点是疗效好、毒性小、患者用药量低。

（2）长程疗法或间歇疗法：传统治疗方案先以链霉素、异烟肼和 PAS 组合治疗 6～9 个月，待临床症状消失、空洞关闭、结核分枝杆菌培养阴性后，继续用药 1 年，总疗程为 18～21 个月。由于疗程时间长、不良反应多、费用高，病员常难以坚持。因此，目前多主张在强化治疗阶段每日用药，而巩固阶段改用间歇疗法。间歇给药的依据是结核分枝杆菌接触药物后，其生长期延缓，有一段休眠期。采用间歇疗法，用药次数减少，却能达到与长程疗法相同的效果。

> **案例 43-1 分析讨论**
>
> 1. 治疗结核病的一线药物有异烟肼、利福平、乙胺丁醇、吡嗪酰胺、链霉素等。用药原则是早期用药、联合用药、规律用药、适量用药、适宜的疗程。
>
> 2. 考虑该患者为浸润型肺结核，可采用异烟肼（H）、利福平（R）及吡嗪酰胺（Z）组合为基础的 6 个月短程化疗方案。例如，前 2 个月强化期用链霉素（S）[或乙胺丁醇（E）]、异烟肼、利福平及吡嗪酰胺，每日 1 次；后 4 个月继续用异烟肼及利福平，每日 1 次，以 2S（E）HRZ/4HR 表示。

第二节 抗麻风病药

麻风病（lepriasis）又称为汉森病（Hensen disease），由麻风分枝杆菌感染所致。主要侵犯人体皮肤和神经，如果不治疗可引起皮肤、神经、四肢和眼的进行性和永久性损害。砜类化合物是目前最重要的抗麻风病药，包括氨苯砜（dapsone，DDS）、苯丙砜（solasulfone）和醋苯丙砜（acedapsone）等。

氨 苯 砜

氨苯砜（dapsone，DDS）属砜类化合物，在 20 世纪 70 年代之前是治疗麻风病的首选药物。由于耐药性严重，现常与其他药物联合应用。

【体内过程】 口服吸收迅速而完全，生物利用度为 95%，2～8h 达血药浓度峰值，$t_{1/2}$ 为 20～30h。可分布于全身组织和体液中，皮肤、肌肉、肝和肾浓度较高，病变皮肤部位药物浓度高于正常皮肤。主要经肝脏代谢，肾脏排泄。部分药物可经胆汁排泄，形成肝肠循环，宜周期性间歇给药，以免蓄积中毒。

【抗菌作用】 对麻风分枝杆菌有较强的抑制作用，对革兰氏阳性菌和革兰氏阴性菌无抗菌活性。抗菌作用机制与磺胺类药物相似，作用于细菌的二氢叶酸合成酶，干扰叶酸的合成。如长期单用，麻风分枝杆菌易对其耐药。

【临床应用】 氨苯砜是治疗各型麻风病的首选药，常与其他药物联合用于麻风病的治疗。患者服用 3～6 个月后，症状即可改善，黏膜病变好转，皮肤及神经损害逐渐恢复。瘤型患者细菌消失则需要治疗较长时间，多需终身服药。

【不良反应】 较常见的是溶血性贫血与发绀，G-6-PD 缺乏者尤易出现。也可出现食欲缺乏、恶心、呕吐等胃肠道反应。偶见头痛、失眠、感觉异常、药热等，剂量过大可致肝损伤和剥脱性皮炎。治疗早期或剂量增加过快可发生瘤型麻风病症状加重反应，表现为发热、全身不适、结节性红斑、多发性红斑、淋巴结肿大和贫血等，称为急性麻风反应。一旦出现应立即停药，可用沙利度胺或糖皮质激素类药物治疗。用药期间应定期检查血常规及肝、肾功能。严重贫血、G-6-PD 缺乏者及肝、肾功能减退者禁用。

其他抗麻风病药物见表 43-1。

表 43-1　其他抗麻风病药物

药名	抗菌作用	临床应用	不良反应
氯法齐明（clofazimine）	杀菌作用弱，有抗炎作用	对氨苯砜过敏或耐药患者、抗麻风反应	胃肠道反应、皮肤瘙痒、皮肤红染
利福平（rifampicin）	杀菌作用	对氨苯砜过敏或耐药患者	毒性低
巯苯咪唑（mercaptophenylimidazole，麻风宁）	抗麻风作用强	对氨苯砜过敏或耐药患者	毒性低
培氟沙星（pefloxacin）氧氟沙星（ofloxacin）司帕沙星（sparfloxacin）	杀菌作用	各型麻风病	胃肠道反应、皮疹头痛、眩晕、失眠
克拉霉素（clarithromycin）罗红霉素（roixithromycin）	抗麻风作用强	各型麻风病	胃肠道反应

（张　琦）

第四十四章　抗寄生虫药

案例 44-1

2018 年 2 月 26 日，舟山市检验检疫部门接报，在舟山港进行买卖交接的一艘外轮上，一名印度籍船员出现发热症状，检验检疫部门立即启动最小作战单元，赶赴现场开展调查处置。流行病学调查显示：该船员曾于 1 月 5 日入境印度尼西亚，有被蚊虫叮咬史；1 月 28 日随船入境江苏泰州，2 月 16 日抵达舟山；2 月 24 日出现身体不适，隔日发热，自测体温 39.5℃，自述无明显寒战、畏寒等症状。检疫人员对其进行体检，未发现皮疹等可疑症状和体征。据初步调查结果，怀疑虫媒传染病可能性较大。在经患病船员同意后，工作人员采集了静脉血样送实验室检测，经快速筛查和 PCR 检测，最终确诊为间日疟。鉴于同行船员有相同的旅行史和接触史，检验检疫部门对其余 22 名船员进行了体温监测，未发现异常。

问题：

1. 对间日疟应选用何药治疗？为什么？
2. 如何预防疟疾？

寄生虫病是寄生虫侵入人体而引起的疾病。由于虫种和寄生部位不同，引起的病理变化和临床表现各异。本类疾病广泛分布于世界各地，以贫穷落后、卫生条件差的地区多见，尤其是热带和亚热带地区更多，易感人群主要是接触疫源较多的劳动人民及免疫力较低的儿童。抗寄生虫药是指能选择性地杀灭、抑制或排出寄生虫，用于预防和治疗寄生虫病的药物。抗寄生虫药不仅在治疗个体患者方面发挥重要作用，而且可与公共卫生防控措施相结合，作为减少寄生虫感染及传播的重要手段。

第一节　抗　疟　药

疟疾是经按蚊叮咬或输入带疟原虫者的血液而感染疟原虫所引起的虫媒传染病。寄生于人体的疟原虫有间日疟原虫、三日疟原虫、恶性疟原虫和卵形疟原虫 4 种，分别引起间日疟、三日疟、恶性疟及卵形疟，在我国主要有间日疟和恶性疟。疟疾的主要临床表现为周期性寒战、发热、出汗退热，长期多次发作后可出现贫血和脾大。间日疟、卵形疟可复发，恶性疟发病急且症状严重，可短时间内出现贫血和多器官损害。应用抗疟药是防治疟疾的重要手段。抗疟药通过作用于疟原虫生活史的不同环节而发挥防治疟疾的疗效。

一、疟原虫的生活史及抗疟药的作用环节

（一）人体内的无性生殖阶段

1. 原发性红细胞外期　当受感染的雌性按蚊叮咬人体时，按蚊唾液中的子孢子可侵入人体血液，随血流到达肝细胞并发育成裂殖体，后者分裂形成裂殖子并释放入血液。此期为疟疾的潜伏期，一般为 10 ～ 14 日，无临床症状。乙胺嘧啶可抑制此期疟原虫的发育增殖，发挥病因性预防作用。

2. 继发性红细胞外期　间日疟原虫和卵形疟原虫的子孢子有速发型和迟发型两种遗传类型。按蚊叮咬人体时，两种子孢子均进入血流和肝细胞，速发型子孢子在较短时期内发育增殖成裂殖体，称为短潜伏期；迟发型子孢子（又称休眠子）则经过数月至数年的休眠期之后才发育成裂殖体，称为长潜伏期。迟发型子孢子是疟疾远期复发的根源。三日疟和恶性疟没有迟发型子孢子，故不引起复发。伯氨喹可杀灭肝细胞中的休眠子，控制疟疾的远期复发。

3. 红细胞内期　肝细胞破裂释放出的裂殖子进入血液后可侵入红细胞，发育成滋养体、裂殖体，破坏红细胞，释放裂殖子、疟色素和其他代谢产物，引起人体寒战、高热等症状，即疟疾发作。释放出的裂殖子可再次侵入其他正常红细胞，如此反复循环，造成疟疾症状反复发作。红细胞内的部分裂殖体可发育成雌、雄配子体，当患者再次被按蚊叮咬时可造成疟疾的传播。氯喹、奎宁、青蒿素等药物可杀灭红细胞内期的裂殖体，控制症状或预防性控制发作。伯氨喹可杀灭各型疟原虫的配子体，控制疟疾的传播（图 44-1）。

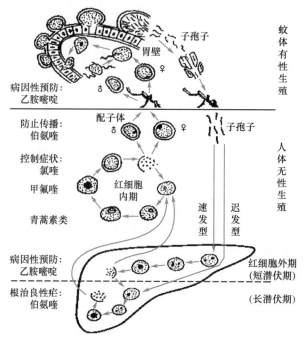

图 44-1 疟原虫生活史及抗疟药的作用环节

（二）蚊体内的有性生殖阶段

雌性按蚊在刺吸疟原虫感染者的血液时，红细胞内的疟原虫随血液进入蚊体内，雌、雄配子体在蚊体内结合成合子，进一步发育成子孢子，移行于唾液腺，成为感染人的直接传染源。乙胺嘧啶能抑制雌、雄配子体在蚊体内发育，阻止疟疾传播。

二、抗疟药的分类

1. 主要用于控制疟疾症状的药物 如氯喹、奎宁、青蒿素等，能杀灭红细胞内期裂殖体，控制症状发作和预防性控制疟疾症状发作。

2. 主要用于控制疟疾远期复发与传播的药物 如伯氨喹，能杀灭肝细胞中的休眠子和红细胞内的雌、雄配子体，控制疟疾远期复发并阻止传播。

3. 主要用于病因性预防的药物 如乙胺嘧啶，能抑制原发性红细胞外期疟原虫的发育增殖，发挥病因性预防作用。

三、常用的抗疟药

（一）主要用于控制疟疾症状的药物

氯 喹

氯喹（chloroquine）是人工合成的 4- 氨基喹啉类衍生物。

【体内过程】 口服吸收快而完全，$1 \sim 2h$ 血药浓度达峰，与血浆蛋白结合率约为 55%，血药浓度维持较久，$t_{1/2}$ 为 $2.5 \sim 10$ 日。体内分布广泛，在红细胞内的浓度是血浆中浓度的 $10 \sim 20$ 倍，受疟原虫感染的红细胞中氯喹的浓度比正常红细胞高约 25 倍；在肝、脾、肾、肺中的浓度为血中浓度的 $200 \sim 700$ 倍；在脑和脊髓中的浓度为血浆浓度的 $10 \sim 30$ 倍。主要在肝脏代谢，代谢产物去乙基氯喹仍有抗疟作用。10% $\sim$ 15% 以原形经肾排泄，酸化尿液可加速其排泄，碱化尿液则排泄减慢。约 8% 随粪排泄，也可随乳汁少量排出。

【药理作用与临床应用】

1. 抗疟疾 氯喹对各种疟原虫的红细胞内期裂殖体有较强的杀灭作用，能迅速、有效地控制疟疾的临床发作，通常在用药后 $24 \sim 48h$ 症状消退，$48 \sim 72h$ 血中疟原虫消失。氯喹在红细胞尤其是疟原虫感染的红细胞中的浓集特点有利于杀灭疟原虫，可作为控制疟疾症状的首选药。因氯喹大量分布于内脏组织，且停药后缓慢释放入血，加之在体内代谢与排泄缓慢，因而作用持久，可预防性控制疟疾症状发作，在进入疫区前 1 周和离开疫区后 4 周期间，每周服药一次即可。氯喹对子孢子、休眠子和恶性疟的配子体无作用，不能根治良性疟，不能控制远期复发，也不能用于病因性预防或阻止传播。

目前认为，氯喹的抗疟作用机制可能有以下几方面：①疟原虫摄取宿主血红蛋白，在酸性食物泡内被蛋白酶消化，释放出氨基酸供虫体利用。氯喹呈弱碱性，可浓集于疟原虫体内，使食物泡内pH升高，影响蛋白酶的活性，从而抑制疟原虫对血红蛋白的消化及对氨基酸的利用。②疟原虫在消化血红蛋白时释放血红素，后者对疟原虫具有膜溶解作用，但疟原虫的血红素聚合酶可催化血红素转变为对人体有害的疟色素。氯喹可抑制该酶活性，导致血红素堆积，从而使疟原虫细胞膜溶解破裂而死亡。③氯喹可插入疟原虫 DNA 双螺旋结构中，形成稳固的 DNA- 氯喹复合物，干扰 DNA 复制和 RNA 转录，从而抑制疟原虫的发育增殖。

敏感恶性疟原虫体内氯喹浓度高，而耐药恶性疟原虫体内氯喹浓度低。疟原虫对氯喹耐药的机制可能与药物从虫体排出增多或浓集减少有关。研究表明，氯喹敏感株与耐药株疟原虫体内药物的积聚速度相同，但耐药虫株的药物排泄速度是敏感虫株的 40 ～ 50 倍。

2. 抗肠外阿米巴病　氯喹在肝和肺中的浓度较血药浓度高 200 ～ 700 倍，能杀灭肝和肺中的阿米巴滋养体，可用于治疗肠外阿米巴病，如阿米巴肝脓肿、肺脓肿等，对肠阿米巴病无效。

3. 免疫抑制　大剂量氯喹能抑制免疫反应，可用于治疗类风湿关节炎、系统性红斑狼疮等结缔组织病。

【不良反应】　治疗疟疾时不良反应较轻，有头晕、头痛、耳鸣、恶心、呕吐、腹痛、腹泻、皮疹等。长期大剂量应用治疗结缔组织疾病时可引起角膜浸润和视网膜病变，应定期做眼科检查。偶见窦房结抑制，引起心律失常、休克，严重时可发生阿 – 斯综合征，甚至死亡；也可引起药物性精神病、神经肌肉痛、紫癜、脱毛、溶血、白细胞和血小板减少等。妊娠期妇女应用可引起胎儿畸形，故孕妇禁用。

奎　宁

奎宁（quinine）是从金鸡纳树皮中提取的一种生物碱，为奎尼丁的左旋体。

【体内过程】　口服吸收迅速，T_{max} 约 3h。主要在肝脏氧化分解而失活，其代谢物及原形可迅速经肾排泄，无蓄积性，$t_{1/2}$ 约 11h。严重疟疾患者血中 α- 糖蛋白水平增高，奎宁与蛋白结合率增加，消除减慢，$t_{1/2}$ 可延长。

【药理作用与临床应用】　对各种疟原虫的红细胞内期裂殖体有杀灭作用，能迅速控制临床症状，对红细胞外期疟原虫无影响。抗疟作用机制与氯喹相似，与抑制血红素聚合酶有关，但在疟原虫体内浓集程度不及氯喹。因疗效较氯喹差且毒性大，一般不作为首选药，主要用于耐氯喹或耐多药的恶性疟，尤其是脑型疟，危急病例可先给予负荷量静脉滴注，之后改口服维持血药浓度。此外，奎宁还可抑制心肌收缩力、减慢传导、延长不应期、兴奋子宫平滑肌和抑制中枢神经系统，并有微弱的解热镇痛作用。

【不良反应】

1. 金鸡纳反应（cinchonism）　表现为恶心、呕吐、腹痛、腹泻、耳鸣、头痛、视力和听力减退等，多见于重复给药时，停药后一般可恢复。个别对奎宁高敏性的患者小剂量单用也可引起此反应。

2. 心血管反应　过量或静脉滴注过快可致严重低血压和致死性心律失常，故应注意减慢滴速，并密切观察患者心电图和血压变化。

3. 特异质反应　少数恶性疟患者尤其是缺乏 G-6-PD 的患者应用很小剂量也可引起急性溶血，表现为寒战、高热、背痛、血红蛋白尿和急性肾衰竭，甚至死亡。

4. 其他　可引起皮疹、瘙痒、哮喘等变态反应；刺激胰岛 B 细胞，引起高胰岛素血症和低血糖。对妊娠子宫有兴奋作用，故孕妇禁用。

青　蒿　素

青蒿素（artemisinin）是从黄花蒿和大头黄花蒿中提取的一种倍半萜内酯类过氧化物，我国中医药学家屠呦呦在青蒿素的发现中起了重要作用，并于 2015 年获诺贝尔生理学或医学奖。青蒿素具有高效、速效、低毒的抗疟特点，对耐药疟原虫感染也有效，因此受到国内外广泛重视。

【体内过程】　口服、肌内注射及直肠给药吸收快，口服 1h 后血药浓度达峰，体内分布广泛，肝、肠及肾组织中浓度较高。脂溶性高，易透过血脑屏障。在体内代谢快，主要经肠道和肾排泄，$t_{1/2}$ 为 4 ～ 11h。

【药理作用与临床应用】 能快速杀灭各种疟原虫红细胞内期裂殖体,48h 内血中疟原虫消失;对红细胞外期疟原虫无作用。抗疟作用机制可能是血红素或二价铁催化青蒿素形成自由基,破坏疟原虫表膜和线粒体结构,导致疟原虫死亡;青蒿素还能使疟原虫对异亮氨酸的摄入量明显减少,从而抑制虫体蛋白质合成。主要用于间日疟、恶性疟的症状控制及耐氯喹虫株的治疗,也可用于治疗凶险型恶性疟,如脑型、黄疸型等。与伯氨喹合用根治间日疟;与甲氧苄啶合用有增效作用,并可减少近期复燃或复发。

【不良反应】 不良反应少,少数患者有轻度恶心、呕吐、腹泻等胃肠症状,偶有一过性氨基转移酶升高及轻度皮疹。妊娠早期妇女慎用。

蒿甲醚和青蒿琥酯

蒿甲醚(artemether)和青蒿琥酯(artesunate)分别为青蒿素的脂溶性和水溶性衍生物,前者可制成油针剂注射或油丸口服给药,后者可经口服、静脉、肌内、直肠等多途径给药。能杀灭红细胞内期裂殖体,具有速效、高效、低毒等特点。抗疟作用强于青蒿素,作用机制同青蒿素,与伯氨喹合用可降低复发率。主要用于耐氯喹的恶性疟和危重病例的抢救。

双氢青蒿素

双氢青蒿素(dihydroarteannuin)为青蒿素及其衍生物的有效代谢产物,对红细胞内期疟原虫有强大且快速的杀灭作用,能迅速控制临床发作及症状。抗疟作用机制同青蒿素。适用于各种类型疟疾的症状控制,尤其是对耐氯喹恶性疟及凶险型疟疾疗效较好。不良反应少,少数病例出现皮疹、一过性网织红细胞减少等。

哌 喹

哌喹(piperaquine)的抗疟作用及作用机制与氯喹相似,能杀灭各种疟原虫红细胞内期的裂殖体,作用缓慢而持久。哌喹与氯喹之间无交叉耐药性,用于治疗耐氯喹和耐多药的恶性疟。不良反应较少,偶见头痛、胃肠道不适。严重肝、肾或心脏疾病患者禁用。

咯萘啶

咯萘啶(malaridine)对疟原虫红细胞内期裂殖体有杀灭作用。与氯喹无交叉抗药性,用于治疗抗氯喹株恶性疟和抢救脑型疟等凶险型疟疾。与伯氨喹合用对间日疟的根治率达 98%。不良反应少而轻,主要有胃部不适、稀便,偶有恶心、呕吐、头晕、头痛等,偶致窦性心动过缓。严重的心、肝、肾脏疾病者慎用。

(二)主要用于控制远期复发和传播的药物

伯 氨 喹

伯氨喹(primaquine)是人工合成的 8- 氨基喹啉类衍生物。口服吸收快而完全,1～2h 血药浓度达高峰。主要分布于肝脏,其次为肺、脑、心脏。大部分在体内代谢成为无活性代谢产物,经肾排泄。$t_{1/2}$ 为 3.7～7.4h。代谢及排泄较快,有效血药浓度维持时间短,故需每日给药。

【药理作用与临床应用】 对间日疟和卵形疟继发性红细胞外期迟发型子孢子(休眠子)有杀灭作用,可阻止间日疟复发。与作用于红细胞内期的抗疟药合用可根治间日疟和卵形疟,并能减少耐药性的产生;也能杀灭各种疟原虫的配子体,阻止疟疾的传播。对红细胞内期的疟原虫无作用,故不能控制症状的发作。抗疟作用机制可能与干扰疟原虫 DNA 合成及抑制线粒体的氧化作用等有关。主要用于根治间日疟和控制疟疾传播,常与氯喹或乙胺嘧啶合用。

【不良反应】 毒性较大。治疗量可引起头晕、恶心、呕吐、腹痛等,少数人可出现药热、粒细胞减少等,停药后可恢复。大剂量(60～240mg/d)时上述症状加重。G-6-PD 缺乏者服用本药可引起急性溶血性贫血,一旦发生应停药并进行对症治疗,若发生高铁血红蛋白症,静脉注射亚甲蓝(1～2mg/kg)能迅速改善症状。G-6-PD 缺乏、系统性红斑狼疮及类风湿关节炎患者、有蚕豆病史及家族史者禁用,孕妇禁用。

(三)主要用于病因性预防的抗疟药

乙胺嘧啶

乙胺嘧啶(pyrimethamine)是目前用于疟疾病因性预防的首选药。

【体内过程】　口服后吸收较慢但完全，6h内血药浓度达峰。主要分布于红细胞、白细胞及肺、肝、肾、脾等器官。可通过胎盘，主要经肾缓慢排泄，也可经乳汁排泄，少量随粪排出。血浆$t_{1/2}$为80～95h，服药一次有效血药浓度可维持约2周。

【药理作用与临床应用】　乙胺嘧啶对某些恶性疟及间日疟原虫原发性红细胞外期有抑制作用，对红细胞内期疟原虫仅抑制未成熟裂殖体，故不能有效控制症状发作。常在用药后的第二个增殖周期才起作用，故起效慢。一次服药25mg，作用可持续2周以上。每周服药一次即可起到病因预防作用。不能直接杀灭配子体，但含药血液随配子体被按蚊吸食后，能阻止疟原虫在蚊虫体内的发育，起到阻断传播的作用。

乙胺嘧啶为二氢叶酸还原酶抑制剂，能阻止二氢叶酸还原为四氢叶酸，进而影响嘌呤和嘧啶核苷酸的生物合成，最终使核酸合成减少，从而使细胞核分裂和疟原虫繁殖受到抑制。疟原虫的DNA合成主要在滋养体阶段，在裂殖体期合成甚少，故乙胺嘧啶主要作用于进行裂体增殖的疟原虫，对已发育完成的裂殖体则无作用。与磺胺类或砜类药物合用可双重阻断疟原虫的叶酸代谢，产生协同作用。

【不良反应】　治疗量毒性小，偶致皮疹。长期大剂量服用可引起人体叶酸缺乏症，表现为消化道症状、巨幼红细胞贫血或粒细胞减少，及时停药或应用甲酰四氢叶酸治疗可恢复。长期用药时应定期检查血常规。过量可引起急性中毒，表现为恶心、呕吐、发热、发绀、惊厥甚至死亡。严重肝、肾功能不全患者慎用。动物实验证实有致畸作用，孕妇禁用。可由乳汁排出，干扰婴儿叶酸代谢，故哺乳期妇女禁用。

案例44-1分析讨论

1. 该患者被诊断为间日疟。对间日疟的病原学治疗目的是既要杀灭红细胞内期的疟原虫以控制发作，又要杀灭红细胞外期的疟原虫以防止复发，还要杀灭配子体以防止传播。

控制疟疾发作：宜首选氯喹，因该药能杀灭红细胞内期裂殖体，能迅速、有效地控制疟疾发作。其他药物如奎宁、青蒿素、蒿甲醚和青蒿琥酯、双氢青蒿素等均可控制疟疾发作。

防止复发与传播：宜选用伯氨喹，因该药能杀灭肝细胞中的休眠子和红细胞内的雌、雄配子体，控制疟疾远期复发并阻止传播。

预防发作和阻止传播：宜选用乙胺嘧啶，因该药能抑制原发性红细胞外期疟原虫的发育增殖，发挥病因性预防作用；并且能阻止疟原虫在蚊体内的发育，起到阻断传播的作用。

现有的抗疟药尚无一种对疟原虫生活史的各个环节都有杀灭作用，因此宜联合用药。发作期宜选用氯喹与伯氨喹联合治疗，既能控制症状，又能防止复发与传播；休止期宜选用伯氨喹与乙胺嘧啶联合治疗，既可防止复发，又可阻止传播。

2. 预防疟疾的措施有蚊媒防制和预防用药，前者包括灭蚊和使用驱蚊剂。预防服药是保护易感人群的重要措施之一。常用的预防性抗疟药为氯喹，对抗氯喹的恶性疟可用哌喹或哌喹加乙胺嘧啶或乙胺嘧啶加伯氨喹，预防用药不宜超过半年。氯喹能预防性控制症状发作，在进入疫区前1周和离开疫区后4周期间，每周服药1次即可。

第二节　抗阿米巴病药和抗滴虫病药

一、抗阿米巴病药

阿米巴病是由溶组织内阿米巴原虫感染所致。溶组织内阿米巴原虫在体内有滋养体和包囊两种形式，前者为虫体的侵袭形式，后者为传播形式。人体感染途径主要是经口感染，阿米巴包囊经口进入小肠，在小肠下段脱囊形成能活动的滋养体，在结肠内与肠道菌群共生。当机体抵抗力低下时，滋养体可侵入结肠黏膜下层，产生溶组织作用，导致肠黏膜坏死和溃疡，引起肠阿米巴病，表现为阿米巴痢疾或肠炎；亦可血行播散到肝、肺、脑等组织，引起肠外阿米巴病，如肝脓肿、肺脓肿等。若机体抵抗力强，滋养体可在肠道形成包囊，随粪便排出体外，此时被感染者无症状，称为无症状排包囊者，是传播的根源。常用的抗阿米巴病药主要有甲硝唑、二氯尼特等。

甲　硝　唑

甲硝唑（metronidazole）为人工合成的5-硝基咪唑类化合物，又称灭滴灵。

【体内过程】　口服吸收迅速，血浆蛋白结合率为20%。广泛分布于全身组织和体液，包括阴道分泌物、精液、唾液和乳汁；可透过胎盘和血脑屏障，在脑脊液中也可达有效浓度。主要在肝脏代谢，代谢物与原形药经肾排泄，亦可经乳汁排泄。$t_{1/2}$ 为 8 ～ 10h。

【药理作用与临床应用】

1. 抗阿米巴　对肠内、肠外阿米巴滋养体有强大杀灭作用，是治疗急性阿米巴痢疾和肠外阿米巴病的首选药。因在肠腔内浓度偏低，对肠内小滋养体及包囊无明显作用，对无症状的包囊携带者无效。甲硝唑能被阿米巴原虫吸收，在铁氧化还原蛋白的作用下生成还原型细胞毒性化合物，后者作用于阿米巴原虫细胞中大分子物质（DNA、蛋白质或膜结构），抑制 DNA 合成，促进 DNA 降解，从而干扰原虫的生长、繁殖，最终导致原虫死亡。

2. 抗厌氧菌　对革兰氏阳性和革兰氏阴性厌氧杆菌、球菌均有较强的抗菌作用，对脆弱拟杆菌属尤为敏感。常用于治疗厌氧菌引起的产后盆腔炎、败血症和骨髓炎等，也可与其他抗菌药合用预防妇科手术、胃肠手术时的厌氧菌感染。对口腔、盆腔和腹腔内厌氧菌感染及由此引起的败血症和气性坏疽等也有良好疗效。

3. 抗滴虫　口服吸收后可分布于阴道分泌物、精液和尿液中，对阴道毛滴虫有直接杀灭作用，且不影响阴道正常菌群，对男女感染患者均有良效，是治疗阴道毛滴虫感染的首选药。

4. 抗贾第鞭毛虫　甲硝唑是目前治疗贾第鞭毛虫病最有效的药物，治愈率达 90%。

【不良反应】　消化道反应最为常见，表现为恶心、呕吐、腹部绞痛，一般不影响治疗；神经系统症状有头痛、眩晕，偶有感觉异常、肢体麻木、共济失调、多发性神经炎等，大剂量可致抽搐；少数病例发生荨麻疹、潮红、瘙痒、膀胱炎、排尿困难、黑尿、口中金属味及白细胞减少等，停药后自行恢复。本药可抑制乙醇代谢，饮酒后可能出现腹痛、呕吐、头痛等症状，故用药期间应忌酒。中枢神经系统疾病、血液病及对本药过敏者禁用，肝、肾疾病患者应酌情减量。孕妇及哺乳期妇女禁用。

同类药物有替硝唑（tinidazole）、奥硝唑（ornidazole）、尼莫唑（nimorazole）和塞克硝唑（secnidazole），药理作用与甲硝唑相似，但 $t_{1/2}$ 和有效血药浓度维持时间较长，疗效优于甲硝唑，且不良反应相对较少。

依米丁和去氢依米丁

依米丁（emetine，吐根碱）为茜草科吐根属植物提取的异喹啉生物碱。去氢依米丁（dehydroemetine）为其衍生物，药理作用相似，毒性略低。二者口服可引起强烈恶心、呕吐，只能深部肌内注射。主要分布于肝、肾、脾和肺，以肝内浓度最高。经肾缓慢排泄，停药 1 ～ 2 个月后尿中仍可检出，连续用药可引起蓄积中毒。

【药理作用及临床应用】　对溶组织内阿米巴滋养体有直接杀灭作用，可用于治疗急性阿米巴痢疾和阿米巴肝脓肿，能迅速控制临床症状。因毒性大，主要用于甲硝唑或氯喹无效或禁用的患者。对肠腔内阿米巴滋养体无作用，不适用于症状轻微的慢性阿米巴痢疾及无症状的阿米巴包囊携带者。抗阿米巴作用机制为抑制肽酰基 tRNA 的移位，从而阻止肽链延伸，抑制蛋白质合成，干扰滋养体的分裂与繁殖。

【不良反应】　两药的选择性均低，也能抑制真核细胞蛋白质的合成，且易蓄积，毒性大。①局部反应：注射部位可有疼痛、坏死、蜂窝织炎，甚至脓肿。②胃肠道反应：如恶心、呕吐、腹泻等。③神经肌肉反应：表现为有肌肉疼痛、肌无力，以四肢和颈部最明显，严重者出现全身无力和呼吸困难。④心脏毒性：常表现为低血压、心前区疼痛、心动过速和心律失常，心电图 T 波低平或倒置、Q-T 间期延长。用药期间应尽量卧床休息，在注射本药前后 2h 必须卧床休息、测血压和脉搏，血压过低或心率超过 110 次/分时暂停注射。用药过程中若出现心电图异常改变应立即停药。心脏和肾脏疾病患者及孕妇禁用。

二 氯 尼 特

二氯尼特（diloxanide）为二氯乙酰胺类衍生物，通常用其糠酸酯（diloxanide furoate），是目前最有效的肃清包囊药。口服吸收迅速，1h 血药浓度达峰，体内分布广泛。本药可直接杀灭阿米巴小滋养体，从而间接肃清包囊，对包囊无直接杀灭作用。对肠道和肠外阿米巴病均有效，可与依米丁或氯喹合用；单用对无症状排包囊者有良好疗效，为治疗无症状的阿米巴包囊携带者的首选药；也可用于治疗慢性阿米巴痢疾；单独应用二氯尼特治疗急性阿米巴痢疾疗效差，先用甲硝唑控制症状后，再用本药可肃清肠腔内包囊，有效防止复发。对中、重度肠阿米巴病或肠外阿米巴病常与其他药物联合应用，如与甲硝唑合用治疗阿米巴肝脓肿。单独应用对肠外阿米巴病无效。不良反应轻，以腹胀常见，偶有恶心、呕吐、腹痛、腹泻、食管炎、皮疹、蛋白尿等，停药后可消失。孕妇大剂量应用可致流产，孕妇及2岁以下小儿不宜服用。

巴龙霉素

巴龙霉素（paromomycin）为氨基糖苷类抗生素，口服吸收少，肠道中浓度高。通过抑制蛋白质合成，直接杀灭阿米巴滋养体；也可通过抑制肠内阿米巴共生菌，间接抑制肠道阿米巴的生存与繁殖。临床用于治疗急性阿米巴痢疾。

氯 喹

氯喹（chloroquine）口服吸收快而完全，在肝和肺中的浓度远高于血浆药物浓度，肠壁中浓度低，可杀灭肝和肺等肠外组织中的阿米巴滋养体，对肠内阿米巴原虫无作用。仅用于治疗甲硝唑无效或禁忌的阿米巴肝脓肿及肺阿米巴病等，常与肠内抗阿米巴病药合用，以防止复发。

二、抗滴虫病药

阴道毛滴虫主要寄居于女性阴道和泌尿道，引起滴虫性阴道炎和泌尿道炎症，也可寄居于男性泌尿道和生殖系统，造成相应部位的炎症病变。由阴道毛滴虫感染引起的疾病为性传播疾病，故应夫妇同时治疗，并注意个人卫生。抗滴虫病药用于治疗阴道毛滴虫所引起的阴道炎、尿道炎和前列腺炎。甲硝唑是目前最常用、最有效的抗滴虫药，且应用简便、安全、经济。替硝唑也是高效低毒的抗滴虫药。

乙酰胂胺（acetarsol）为五价砷剂，可直接杀灭滴虫。对于耐甲硝唑的虫株感染，可考虑局部应用乙酰胂胺，夫妇应同时治疗，以保证疗效。本药有轻度局部刺激作用，可使阴道分泌物增多。月经期间禁用，用药期间禁止性交。

第三节 抗血吸虫病药和抗丝虫病药

一、抗血吸虫病药

血吸虫病是继疟疾之后的全球第二大寄生虫病，全球至少有76个国家发现了血吸虫，主要分布于亚洲、非洲和拉丁美洲，寄生于人体的血吸虫有日本血吸虫、曼氏血吸虫和埃及血吸虫等，在我国流行的是日本血吸虫病。本病主要通过皮肤接触含尾蚴的疫水而感染，其传染源是感染血吸虫的患者和病畜。抗血吸虫病药可杀灭血吸虫成虫，杜绝虫卵的产生，消除传染源。吡喹酮具有高效、低毒、疗程短、口服有效等优点，是目前治疗血吸虫病的首选药物。

吡 喹 酮

吡喹酮（praziquantel）为人工合成的吡嗪异喹啉衍生物，是广谱抗吸虫药和驱绦虫药。

【体内过程】 口服后吸收迅速，生物利用度约80%，约2h血药浓度达峰。主要在肝脏迅速代谢生成羟基化代谢物，极少量原形进入体循环。门静脉血中浓度可较周围静脉血药浓度高10倍以上。脑脊液中浓度为血药浓度的15%～20%，哺乳期患者服药后乳汁中药物浓度约为血液中的25%。主要分布于肝脏，其次为肾、肺、胰腺、肾上腺、脑垂体、唾液腺等。$t_{1/2}$为0.8～1.5h，其代谢物的$t_{1/2}$为4～5h。主要以代谢物形式经肾排泄，72%于24h内排出，80%于4日内排出。

【药理作用与临床应用】 对各种血吸虫成虫具有快速而强大的杀灭作用，对幼虫作用弱；对其他吸虫如华支睾吸虫、肺吸虫、姜片吸虫等有显著杀灭作用；对各种绦虫感染及其幼虫引起的囊虫症、包虫病有不同程度的疗效。适用于治疗各种血吸虫病、华支睾吸虫病、肺吸虫病、姜片虫病、绦虫病及囊虫病。

吡喹酮对虫体的主要作用有以下几方面：①使虫体肌肉强直性收缩而导致痉挛性麻痹。血吸虫接触低浓度吡喹酮后仅20s即出现虫体张力增高，药物浓度达1mg/L以上时，虫体瞬即强烈挛缩。虫体肌肉收缩可能与吡喹酮增加虫体细胞膜的通透性，使细胞内Ca^{2+}丧失有关。②虫体皮层损害与宿主免疫功能参与。吡喹酮对虫体皮层有迅速而明显的损伤作用，引起合胞体外皮肿胀，出现空泡，形成大疱并突出体表，最终表皮糜烂溃破，分泌体几乎全部消失，环肌和纵肌亦迅速溶解。在宿主体内，服药后15min即可见虫体外皮空泡变性。皮层破坏后，影响虫体吸收与排泄功能，更重要的是其体表抗原暴露，从而易遭受宿主的免疫攻击，大量嗜酸性粒细胞附着于皮损处并侵入，促使虫体死亡。此外，吡喹酮还能引起继发性变化，使虫体表膜去极化，皮层碱性磷酸酶活性明显降低，抑制对葡萄糖的摄取，使内源性糖原耗竭；还可抑制虫体核酸与蛋白质的合成。吡喹酮的作用有高度选择性，对哺乳动物细胞膜无上述作用。

【不良反应】 不良反应较少且短暂。常见的有头晕、头痛、恶心、腹痛、腹泻、乏力等，服药期间和停药后 24h 内不宜从事驾驶、机械操作等工作；偶见发热、瘙痒、荨麻疹、关节和肌肉酸痛等，与虫体被杀灭后释放的异体蛋白有关；少数病例出现胸闷、心慌、心律失常、一过性氨基转移酶升高；偶致精神失常或消化道出血。眼囊虫病患者禁用；严重心、肝、肾疾病患者及有精神病史者慎用，哺乳期妇女服药期间和停药后 72h 内不宜哺乳；未发现该药有致突变、致畸和致癌作用，但大鼠大剂量应用可使流产率增加，故孕妇应禁用。

硝硫氰胺

硝硫氰胺（amoscanate）为二苯胺异硫氰酯类化合物。口服吸收快，2h 后血药浓度达峰值，72h 仍维持较高浓度。主要在肝内代谢，原药及其代谢产物可通过血脑屏障。主要由胃肠道排出，24h 粪中排出量为摄入量的 65.6%。尿中排出量甚微，主要为葡糖醛酸结合物。

本药对血吸虫成虫有杀灭作用，可麻痹虫体吸盘和体肌，给药后第 2 日可见虫体全部肝移，可能机制为干扰虫体三羧酸循环，致虫体能量供应缺乏，在肝内逐渐死亡。对童虫的作用较成虫弱，较大剂量才能阻止其发育为成虫。对成熟虫卵无抑制或杀灭作用。适用于治疗各型血吸虫病包括脑型血吸虫病。

毒副作用较大，以神经系统和消化系统反应为主，反应轻重与剂量、疗程、年龄、性别有关。神经系统反应表现为神经衰弱、共济失调、自主神经功能紊乱等，多见于开始治疗的第 2～3 日，持续 3～7 日消失，一般不影响治疗；消化系统反应有恶心、呕吐、腹胀、腹泻、肝区疼痛、氨基转移酶升高、偶见黄疸，多见于用药后 7～15 日。伴有发热、活动性肝炎、肝功能异常、严重神经精神疾病、心功能不全等患者及孕妇和哺乳期妇女禁用。

二、抗丝虫病药

寄生于人体的丝虫有 8 种，在我国流行的为班氏丝虫和马来丝虫两种。丝虫病是由丝虫寄生于人体淋巴系统引起的一系列病变，早期主要表现为淋巴管炎和淋巴结炎，晚期出现淋巴管阻塞的症状。乙胺嗪为目前治疗丝虫病的首选药。

乙 胺 嗪

乙胺嗪（diethylcarbamazine）为哌嗪衍生物，其柠檬酸盐称海群生（hetrazan）。

【体内过程】 口服吸收迅速，1～2h 血药浓度达峰值。在体内均匀分布于除脂肪以外的组织。大部分在体内氧化失活，以原形和代谢产物（70% 以上）形式经肾排泄，$t_{1/2}$ 为 8h。多次反复给药无蓄积性，酸化尿液可促进其排泄。

【药理作用与临床应用】 对马来丝虫和班氏丝虫均有杀灭作用，对马来丝虫的作用强于班氏丝虫，对微丝蚴的作用强于成虫。具有哌嗪样超极化作用，使微丝蚴的肌组织超极化，产生弛缓性麻痹而脱离寄生部位，迅速"肝移"，并易被网状内皮系统捕获；也可破坏微丝蚴表膜的完整性，使抗原暴露，从而易被宿主防御机制清除。用于治疗班氏丝虫、马来丝虫和罗阿丝虫感染，也用于盘尾丝虫病。对前 3 种丝虫病具有根治作用，但不能杀死盘尾丝虫成虫，故不能根治盘尾丝虫病。

【不良反应】 乙胺嗪本身的毒性很低，偶致恶心、呕吐、头晕、头痛、乏力、失眠等。但因微丝蚴和成虫被杀灭后释放大量异体蛋白引起的变态反应较为明显，表现为皮疹、发热、淋巴结肿大、血管神经性水肿、哮喘、心率加快及胃肠功能紊乱等，应用地塞米松可缓解症状。

呋喃嘧酮

呋喃嘧酮（furapyrimidone，M-170）为近年来我国研制的一种抗丝虫化学合成新药，对班氏和马来丝虫的微丝蚴和成虫均有杀灭作用，对成虫的作用优于微丝蚴。适用于治疗班氏丝虫病，对马来丝虫病也有确切的疗效，且疗效优于乙胺嗪。口服吸收迅速，30min 血药浓度达峰值，$t_{1/2}$ 约为 1h。吸收后分布于各组织，代谢迅速，代谢产物随尿排泄，无蓄积作用。不良反应与乙胺嗪相似。

第四节 驱肠虫药

寄生于人体肠道的蠕虫有线虫、绦虫和吸虫。我国肠蠕虫病以线虫（如蛔虫、蛲虫、钩虫、鞭虫）感染最普遍。驱肠虫药是指能驱除或杀灭肠道蠕虫的药物。近年来，高效、低毒、广谱的驱肠虫药不断问世，使多数肠蠕虫病得以有效治疗和控制。

甲苯达唑

甲苯达唑（mebendazole）为苯并咪唑类衍生物。为广谱驱肠虫药，对于蛲虫、蛔虫、鞭虫、钩虫、粪类圆线虫、绦虫、包虫和旋毛虫感染均有效。本药影响虫体多种生化代谢途径，与虫体微管蛋白结合抑制微管聚集，抑制虫体对葡萄糖的摄取，导致糖原耗竭；抑制虫体线粒体延胡索酸还原酶系统，使 ATP 生成减少，干扰虫体生存及繁殖而死亡；还对虫卵及幼虫有杀灭和抑制发育作用。用于治疗上述肠蠕虫单独感染或混合感染，显效缓慢，给药后数日才能将虫排尽。

本药口服吸收少、排泄快，故不良反应少。可引起轻度而短暂的头晕、头痛。大剂量长期口服偶致恶心、腹痛、腹泻等胃肠刺激症状；偶见乏力、皮疹、剥脱性皮炎、血清氨基转移酶和尿素氮升高、粒细胞减少、脑炎综合征等。严重的不良反应多发生于剂量过大、用药时间过长、给药间隔过短或合用糖皮质激素的病例。在治疗包虫病时，囊壁破坏后囊液外流可致变态反应。孕妇、哺乳期妇女及 2 岁以下小儿禁用。

阿苯达唑

阿苯达唑（albendazole，丙硫咪唑）为甲苯达唑的同类物，是高效低毒的广谱驱肠虫药。能杀灭多种肠道线虫、绦虫和吸虫的成虫及虫卵，抗虫机制同甲苯达唑，用于蛔虫、蛲虫、绦虫、鞭虫、钩虫、粪圆线虫单独或混合感染，对钩虫病的疗效优于甲苯达唑。口服吸收后血药浓度比甲苯达唑高100 倍，肝、肺等组织中均可达到相当高的浓度，并能进入棘球蚴囊内，因此对肠道外寄生虫病，如棘球蚴病、囊虫病、旋毛虫病、华支睾吸虫病、肺吸虫病等也有较好疗效，此为甲苯达唑所不及。对脑囊虫病的治疗作用缓和，比吡喹酮较少引起颅内压升高和癫痫发作等强烈反应。

本药短期治疗肠蠕虫病时不良反应很少，可有恶心、呕吐、腹泻、口干、乏力、发热或头痛，停药后可自行消失；也可引起脑炎综合征；少数患者可出现药疹、剥脱性皮炎、白细胞和血小板减少等。治疗猪囊尾蚴病时用药剂量较大且疗程较长，可引起头痛、发热、皮疹、肌肉酸痛、癫痫发作等，多在服药后 2～7 日出现，这些症状与囊虫死亡释放异体蛋白有关，应采取相应治疗措施（如应用糖皮质激素、降颅压、抗癫痫等）。过敏体质、对本品有过敏史及家族过敏史者禁用。孕妇、哺乳期妇女、2 岁以下小儿及肝、肾功能不全者禁用。

哌 嗪

哌嗪（piperazine）为常用的驱蛔虫药，其柠檬酸盐称为驱蛔灵。对蛔虫、蛲虫具有较强的驱虫作用，对钩虫、鞭虫作用不明显。驱虫作用机制是通过改变虫体肌细胞膜对离子的通透性，引起膜超极化，抑制神经肌肉传导，导致虫体弛缓性麻痹而随粪便排出。主要用于驱除肠道蛔虫，治疗蛔虫所致的不完全性肠梗阻和早期胆道蛔虫。亦可用于驱蛲虫，但需连续服用 7～10 日。不良反应轻，大剂量时可引起胃肠反应和神经系统反应（如嗜睡、眩晕、眼球震颤、共济失调、肌肉痉挛等）。动物实验有致畸作用，故孕妇禁用。有肝、肾功能不全和神经系统疾病者禁用。

左旋咪唑

左旋咪唑（levamisole，驱钩蛔）为四咪唑的左旋体，对多种线虫有杀灭作用，其中对蛔虫作用较强。驱虫机制为抑制虫体琥珀酸脱氢酶活性，使延胡索酸不能还原为琥珀酸，从而干扰虫体肌肉的无氧代谢，减少能量生成。对蛔虫、钩虫、蛲虫和粪类圆线虫病疗效较好，因使用单剂量有效率较高，故适于集体治疗。对班氏丝虫、马来丝虫和盘尾丝虫成虫及微丝蚴的活性比乙胺嗪高，但远期疗效较差。治疗剂量偶有恶心、呕吐、腹痛、头晕等，大剂量或多次用药可导致粒细胞减少、肝功能损伤。肝、肾功能不全，肝炎活动期，妊娠早期或原有血吸虫病者禁用。

噻 嘧 啶

噻嘧啶（pyrantel）为人工合成四氢嘧啶衍生物，其柠檬酸盐称为抗虫灵，为广谱高效驱肠虫药。对蛔虫、蛲虫或钩虫感染均有效，对鞭虫感染也有一定疗效，用于蛔虫（虫卵阴转率90%～95%）、钩虫、蛲虫（虫卵阴转率达 90% 以上）单独或混合感染。驱虫机制是通过抑制虫体胆碱酯酶，使神经肌肉接头处 ACh 堆积，神经肌肉兴奋性增强，虫体肌张力增高而发生痉挛性麻痹，不能附壁而被排出体外。由于口服后很少吸收，故全身毒性很低。口服后可有轻度恶心、眩晕、腹痛，偶有呕吐、腹泻、畏寒等，一般无需处理。孕妇及 2 岁以下小儿禁用。不宜与哌嗪合用，以免产生拮抗作用。

恩波吡维铵

恩波吡维铵（pyrvinium embonate，扑蛲灵）为氰胺染料类化合物，口服几乎不吸收，胃肠道内药物浓度高，服药后 1 ～ 2 日内可使粪便、呕吐物等染成红色。杀蛲虫作用显著，为治疗蛲虫病的首选药，也可用于治疗粪类圆线虫病。抗虫机制为选择性干扰虫体呼吸酶系统，抑制氧摄取及需氧代谢，并阻止虫体对葡萄糖的吸收，导致虫体逐渐衰弱死亡。不良反应少，可有恶心、呕吐、腹胀、腹泻和肌肉痉挛，偶有荨麻疹和光敏反应。服药后粪便呈红色，需事先告知患者。

氯 硝 柳 胺

氯硝柳胺（niclosamide，灭绦灵）为水杨酰胺类衍生物。口服不易吸收，在肠中保持高浓度，对多种绦虫成虫具有杀灭作用，对牛肉绦虫、猪肉绦虫、短膜壳绦虫、阔节裂头绦虫感染均有效。抗虫机制为抑制虫体细胞内线粒体氧化磷酸化过程，高浓度时可抑制虫体呼吸及对葡萄糖的摄取，杀死虫体头节和体节前段，使虫体脱离肠壁而随粪便排出体外（排出时部分被消化而不易辨认）。对虫卵无作用。死亡节片易被肠道蛋白酶消化分解，释放出虫卵，有致囊虫症的危险，故在服用氯硝柳胺之前，应先服用止吐药，服用本药 2h 后再服用硫酸镁导泻，以促进虫卵排泄。不良反应少，可有轻微头晕、胸闷、腹部不适或腹痛、发热、瘙痒等。

吡 喹 酮

吡喹酮为广谱抗吸虫病药和驱绦虫药，不仅对多种吸虫有强大的杀灭作用，对绦虫感染和囊虫症也有良好疗效，是治疗各种绦虫病的首选药。治疗脑型囊虫症时，杀虫作用迅速，可因虫体死亡后的炎症反应引起脑水肿、颅内压升高，因此宜同时应用脱水药和糖皮质激素治疗。

（王垣芳）

第四十五章 抗恶性肿瘤药

案例 45-1

患者，女，35 岁。主诉：偶有咳嗽 2 个月，1 周来，咳嗽较频，痰中少量血丝。现病史：患者于 2 个月前偶有咳嗽，无痰，无气急、气促。2 个月前 CT 检查提示左肺部单发结节。近 1 周来，咳嗽有所加重，痰中偶有血丝。CT 复查左肺部 3 个毛玻璃结节，内部有血管征，且较 2 月前增大，提示有转移病灶。既往史：1 年前因乳腺癌行左侧乳腺癌改良根治术，术后一直给予 AC-T 化疗方案（多柔比星 40mg×2 天，环磷酰胺 1.0g×1 天，多烯紫杉醇 120mg×1 天），未放疗，化疗期间无不适。2 个月前 CT 检查提示左肺部单发结节，1 周前 CT 复查，提示左肺部有转移病灶。体格检查：体温 36.8℃，脉搏 70 次/分，呼吸 22 次/分，血压 134/80mmHg，神志清，查体合作。胸部检查左侧乳腺癌根治术后，气管居中，下颌下可触及淋巴结，左肺呼吸粗糙，干、湿啰音及摩擦音未闻及。腹部软，无压痛及反跳痛。肝脾肋下未触及，双下肢无水肿。神经系统体格检查无明显异常。诊断：左乳腺癌术后，肺部转移？

问题：

1. 试分析该患者左侧乳腺癌术后肺部结节发生原因。
2. 请评价患者的术后化疗方案。
3. 此次发病，如采取保守治疗，尝试给出化疗方案，并说明理由。

恶性肿瘤已经成为常见病、多发病，恶性肿瘤死亡率居各类疾病病死率的第二位，肿瘤防治是我国医疗卫生工作的战略重点之一。目前肿瘤以手术治疗、放射治疗、化疗、免疫治疗等综合治疗措施为主。经综合治疗后，肿瘤患者 5 年生存率超过 50%。

影响肿瘤细胞分裂、增殖，抑制肿瘤生长的药物称为抗肿瘤药（antineoplastics）。化疗是恶性肿瘤治疗的 3 大传统方法之一，目前仍然是我国临床治疗肿瘤的主要手段。肿瘤化疗自 1946 年发现氮芥可以治疗恶性淋巴瘤后，逐渐成为肿瘤治疗的重要手段。随着肿瘤分子生物学和肿瘤药理学及各种组学的不断发展，作用于肿瘤发生和转移的不同环节和靶点被发现。抗肿瘤药物由传统的细胞毒药物向选择性作用于肿瘤发生过程的多环节方向发展，出现了一些新型的抗肿瘤药物，包括血管生成抑制药、多种细胞因子、单克隆抗体、基因治疗和免疫治疗等肿瘤生物学治疗药物。

第一节 抗恶性肿瘤药的药理学基础

一、抗肿瘤药分类

抗恶性肿瘤药物分类较为复杂，根据药物的来源与化学结构、药物抗肿瘤的生化机制、药物作用周期特异性等分类标准，可将目前临床上常用药物分为以下几类。

（一）根据药物来源与化学结构分类

根据药物来源，可分为天然来源和人工合成及半合成两大类。

1. 天然来源药物 ①抗肿瘤抗生素：丝裂霉素（mitomycin）、博来霉素（bleomycin）、放线菌素 D（dactinomycin）等。②抗肿瘤植物药：长春碱类、喜树碱类、紫杉醇类、三尖杉生物碱类、鬼臼毒素衍生物类等。

2. 人工合成及半合成药物 ①烷化剂（alkylating agent）：氮芥类、乙烯亚胺类、亚硝脲类、甲烷磺酸酯类等。②抗代谢药：叶酸、嘧啶、嘌呤类似物。③激素：肾上腺皮质激素、雌激素、雄激素等激素，激素拮抗药。④铂类：顺铂、卡铂等。

（二）根据药物作用的生化机制分类

1. 干扰核酸生物合成类药物
2. 直接影响 DNA 结构与功能类药物
3. 干扰转录过程和阻止 RNA 合成类药物
4. 干扰蛋白质合成和功能类药物
5. 影响激素平衡类药物

6. 其他

（三）根据药物作用的周期特异性分类

1. 细胞周期特异性药物（cellcycle specific agents，CCSA） 如长春碱类药物、抗代谢药物等。

2. 细胞周期非特异性药物（cellcycle non-specific agents，CCNSA） 如烷化剂、抗肿瘤抗生素、铂类药物等。

二、抗肿瘤药作用机制

（一）抗肿瘤作用的细胞生物学机制

细胞从一次分裂结束到下一次分裂结束的过程称细胞周期。在细胞周期内，细胞发生一系列变化，按 DNA 含量的变化可分为 M 期、G_1 期、S 期、G_2 期 4 期。在 G_1/S 期、S/G_2 期、G_2/M 期的交界时段存在细胞周期时相的控制点。细胞动力学是研究细胞生长、繁殖、分化、死亡等细胞运动变化规律的学科，了解细胞动力学有助于理解抗肿瘤药物的作用机制，也为抗肿瘤药物治疗方案的制订提供理论依据。

肿瘤细胞群包括增殖细胞群、无增殖细胞群、静止期细胞群（G_0 细胞）。增殖细胞群是增殖周期中的细胞，按指数分裂繁殖，是肿瘤快速生长的细胞基础。增殖细胞群细胞占全部肿瘤细胞群的比例，称为生长比率（growth fraction，GF）。根据 GF 大小，可将增殖细胞分为快速增长的肿瘤增殖细胞和缓慢增长的肿瘤增殖细胞。快速增长的肿瘤增殖细胞的 GF 接近 1，此类细胞对抗肿瘤药物敏感，药物的量效关系明显，如霍奇金病、急性白血病等。缓慢增长的肿瘤增殖细胞的 GF 为 0.01～0.5，此类细胞对抗肿瘤药物不敏感，如许多实体瘤、慢性白血病等。无增殖细胞群细胞不进行分裂，通过分化、老化，至死亡，此类细胞一般不进入增殖周期。静止期细胞（G_0 细胞）具有增殖能力，暂时处于静止状态，当肿瘤生长受到内外因素的影响，如肿瘤细胞被抗肿瘤药物杀灭时，进入增殖周期，成为增殖细胞，这是肿瘤复发的根源。此类细胞对药物不敏感，用药达一定时间后起效，量效关系不明显。

抗肿瘤药物通过影响肿瘤细胞周期的生化过程或调控机制而发挥抗肿瘤作用。DNA 复制和细胞分裂是细胞周期中的关键环节，能影响 DNA 合成的药物主要通过抑制 S 期的细胞发挥抗肿瘤作用；能影响 RNA 和蛋白质合成的药物主要抑制 G_1 期细胞，也可抑制 S 期和 G_2 期细胞。

细胞周期特异性药物的作用特点：只作用于细胞增殖周期的某一个时相，在一定的时间内发挥其杀伤作用，使用时宜采用缓慢或持续静脉注射、肌内注射、口服等方式，会发挥更大作用。此类药物主要包括抗代谢类及植物类药物，如作用于 G_1 期的药物门冬酰胺酶等，作用于 S 期的药物氟尿嘧啶、氨甲蝶呤等，作用于 G_2 期的药物平阳霉素、亚硝脲类等，作用于 M 期的药物长春碱类、紫杉类、喜树碱类等。

细胞周期非特异性药物无选择地作用于细胞增殖周期的各个时相，且作用较强，可迅速杀伤肿瘤细胞，其剂量与疗效呈正相关，以一次静脉注射为宜。此类药物包括烷化剂、铂类及抗肿瘤抗生素类等，如氮芥、环磷酰胺、美法仑、顺铂、卡铂、奥沙利铂、多柔比星、放线菌素 D 等。

（二）抗肿瘤药物的生化机制

1. 干扰核酸生物合成 干扰核酸生物合成的药物在不同环节上阻止 DNA 的生物合成，属抗代谢药物。

2. 直接影响 DNA 结构与功能 药物可抑制拓扑异构酶活性或破坏 DNA 结构，影响 DNA 复制和修复，从而发挥抗肿瘤作用。

3. 干扰转录过程和阻止 RNA 合成 药物可嵌入 DNA 碱基对之间，干扰转录过程并阻止 mRNA 的合成，如多柔比星等。

4. 干扰蛋白质合成与功能 药物通过干扰微管蛋白聚合功能、核糖体功能或影响氨基酸供给，干扰蛋白质合成与功能，从而发挥抗肿瘤作用。

5. 影响激素平衡 药物通过影响体内某些激素的平衡而抑制相关激素依赖性肿瘤，如肾上腺糖皮质激素类药、雄激素、雌激素或其拮抗药。

6. 影响细胞分化、肿瘤血管生成等

三、抗肿瘤药的耐药机制

肿瘤细胞对抗肿瘤药物不敏感的现象称耐药性，是肿瘤化疗疗效不佳或失败的重要原因之一，也是当前肿瘤化疗中急需解决的问题。

肿瘤细胞的耐药性包括固有耐药性（natural resistance）和获得耐药性（acquired resistance）。固有耐药性也称天然耐药性，是肿瘤细胞固有的、在用药初始即表现出的耐药现象，如处于 G_0 期的细胞通常对抗肿瘤药物不敏感。获得耐药性是在化疗过程中逐渐产生的，与用药次数、时间、剂量等有关。在获得耐药性中，表现最为突出、常见的是多药耐药性，也称为多向耐药性，是指肿瘤细胞与某一抗肿瘤药物接触后，不但对该药耐药，而且对其他多种与之化学结构不同、作用机制迥异的抗肿瘤药物的敏感性降低，表现出的交叉耐药现象。多药耐药性的产生常见于植物来源抗肿瘤药物、抗肿瘤抗生素的化疗过程中，包括丝裂霉素、放线菌素类、长春碱类、紫杉醇类、鬼臼毒素及衍生物类等。

肿瘤细胞产生耐药性的原因很复杂，不同药物与不同细胞之间的耐药机制有较大差异。肿瘤细胞增殖过程中可发生基因突变，突变的基因和肿瘤细胞异质性是肿瘤逃避细胞死亡发生耐药的根本原因。耐药性产生的生化机制包括药物不能到达靶细胞、细胞提高药物靶蛋白浓度、药物不能够进入肿瘤细胞或较快被肿瘤细胞排出、靶蛋白发生变化或缺失，其中涉及的关键分子有 P 糖蛋白和多药抗性相关蛋白等。

第二节　常用抗肿瘤药

一、干扰核酸生物合成类药物

（一）二氢叶酸还原酶抑制药

氨甲蝶呤

氨甲蝶呤（methotrexate，MTX）口服吸收与剂量有关，存在饱和现象，大剂量给药吸收不完全。血浆蛋白结合率约为 50%，主要以原形经肾脏排泄。氨甲蝶呤化学结构与叶酸相似，是叶酸拮抗剂，能阻止二氢叶酸还原为四氢叶酸，导致胸腺嘧啶及嘌呤合成过程中的一碳单位转移障碍，影响脱氧胸苷酸合成，从而阻碍 DNA 和 RNA 的生物合成。此外亦阻碍嘌呤核苷酸合成，干扰蛋白质的合成，使肿瘤细胞不能分裂、繁殖。MTX 主要作用于 S 期，属周期特异性药物。肿瘤细胞对 MTX 易产生耐药性。主要用于儿童白血病的治疗，疗效较好。也可用于绒毛膜上皮癌、恶性葡萄胎、卵巢癌、头颈部及消化道肿瘤等的治疗。

该药骨髓抑制作用明显，表现为白细胞、血小板减少、严重者全血常规下降，也可损伤口腔及消化道黏膜引起口腔炎、胃炎、腹泻、便血等。妊娠早期使用可致畸胎、死胎，长期应用可致肝、肾损伤。妊娠期禁用或慎用，严重肝、肾功能不全者慎用。磺胺类药物、阿司匹林可促进 MTX 与血浆蛋白分离，使其血药浓度升高，毒性增加。

（二）嘌呤核苷酸互变抑制药

巯嘌呤

巯嘌呤（mercaptopurine，6-MP）口服吸收不完全，吸收后广泛分布于各组织，脑脊液中药物浓度很低，血浆蛋白结合率约为 20%。药物在体内代谢为 6- 硫代尿酸、甲基化及去硫的化合物。24h 内约 50% 从尿中排泄，尿中原形药物不足 5%。

巯嘌呤的化学结构与次黄嘌呤相似，为嘌呤核苷酸合成抑制药。在体内转变为伪核苷酸 -6- 硫代肌苷酸后，阻止肌苷酸转变为腺苷酸和鸟苷酸，干扰嘌呤代谢，阻碍 DNA 合成，从而影响肿瘤细胞的增殖，肿瘤细胞对本药可产生耐药性。适用于绒毛膜上皮癌、恶性葡萄胎、急性淋巴细胞白血病及急性非淋巴细胞白血病、慢性粒细胞性白血病的急变期。

较常见的不良反应为骨髓抑制，可有白细胞及血小板减少；可致肝损伤，引起胆汁淤积性黄疸；消化系统反应表现为恶心、呕吐、食欲减退、腹泻和口腔炎，但较少发生，可见于服药量过大的患者；高尿酸血症：多见于白血病治疗初期，严重的可发生尿酸性肾病；间质性肺炎及肺纤维化少见。

（三）胸苷酸合成酶抑制药

氟尿嘧啶

氟尿嘧啶（fluorouracil，5-FU）口服吸收不规则，需静脉给药，较易进入脑脊液。大部分在肝内代谢，转变为尿素和 CO_2，主要经肺和肾排泄。氟尿嘧啶在细胞内转变为氟尿嘧啶脱氧核苷酸

（5F-dUMP）后发挥作用。

5F-dUMP 能抑制脱氧胸苷酸合成酶活性，使脱氧尿苷酸不能转化为脱氧胸苷酸，影响 DNA 合成。此外，氟尿嘧啶在体内转化成氟尿嘧啶核苷，可掺入 RNA 中干扰蛋白质的合成。氟尿嘧啶主要杀伤 S 期细胞，对其他各期细胞都有一定作用，属周期非特异性药物。主要用于食管癌、胃癌、结肠癌、胰腺癌及肝癌，也可用于子宫癌、卵巢癌、膀胱癌和前列腺癌。临床上亦将本药与其他抗肿瘤药物联合应用，是肿瘤联合化疗常用药物之一。外用制剂可用于表浅基底细胞癌和恶变前皮肤角化，但不可用于浸润性皮肤癌。

消化道不良反应最早出现。用药第二周后出现骨髓毒性，表现为血小板减少。约有 5% 的患者出现小脑共济失调（急性小脑综合征）。也可有皮肤色素沉着、皮疹、口腔黏膜炎等。

（四）DNA 多聚酶抑制药

阿 糖 胞 苷

阿糖胞苷（cytarabine，Ara-C）口服吸收极少，易在消化道内脱氨失活。静脉注射后快速从血中消失，$t_{1/2}$ 短。可透过血脑屏障，脑脊液中药物浓度为血药浓度的 40%，脑内脱氨酶含量低，故 $t_{1/2}$ 长，在体内主要经肝脏腺苷脱氨酶代谢为无活性的阿糖尿苷，主要经肾脏排泄。

阿糖胞苷在细胞质内经脱氧胞苷激酶、磷酸嘧啶核苷酸激酶或二磷酸嘧啶核苷酸激酶催化形成二或磷酸胞苷三磷酸胞苷等代谢物，代谢物可抑制 DNA 多聚酶活性，影响 DNA 合成，也可干扰和抑制与 DNA 修复有关的 DNA 多聚酶。阿糖胞苷作用于 S 期，属周期特异性药，对 G_1/S 及 S/G_2 转换期也有作用。本药可使肿瘤细胞部分同步化，主要用于治疗急性非淋巴细胞性白血病，对恶性淋巴瘤及淋巴细胞白血病也有一定的疗效，但需要与柔红霉素等其他抗肿瘤药联合应用。鞘内注射用于治疗脑膜白血病及淋巴瘤，与氨甲蝶呤交替使用疗效更佳。

不良反应主要为胃肠道反应和骨髓抑制，表现为巨幼细胞贫血、发热、呕吐、腹痛、胃肠道出血等。少数患者可有肝功能异常、高尿酸血症。鞘内注射偶见蛛网膜炎或神经系统毒性。肝、肾功能不全者禁用。

（五）核苷酸还原酶抑制药

羟 基 脲

羟基脲（hydroxycarbamide，HU）口服吸收良好。口服或静脉给药均在 1 ～ 2h 内达血药峰浓度。在肝、肾中代谢为尿素，经肾脏从尿中排泄。羟基脲可抑制核苷二磷酸还原酶，阻止胞核苷酸转化为脱氧胞核苷酸，并可直接损伤 DNA，抑制肿瘤细胞的生长、分裂。选择性地作用于 S 期，属周期特异性药，可使部分细胞阻滞于 G_1/S 期边缘，致肿瘤细胞部分同步化，有利于提高癌细胞对某些化疗药物及放射的敏感性。主要用于治疗黑色素细胞瘤和慢性粒细胞白血病，对白消安无效的白血病仍有效。与放射治疗配合，可治疗头颈部癌和卵巢癌。

主要不良反应为骨髓抑制和胃肠道反应。骨髓抑制表现为白细胞、血小板、血红蛋白减少，一般发生于用药 10 日左右，停药 1 ～ 2 周后可恢复。胃肠道反应表现为恶心、呕吐等。尚有皮疹、脱发、高尿酸血症，偶见头痛、头晕、惊厥等。妊娠期禁用。

二、直接影响 DNA 结构与功能类药物

（一）烷化剂

烷化剂（alkylating agents）具有 1 个或 2 个烷化功能基团，是一类高度活泼的化合物。烷化剂的特点有以下几条：①药物与细胞的 DNA、RNA 或蛋白质中亲核基团起烷化作用，可形成交叉联结或引起脱嘌呤，使 DNA 链断裂，在 DNA 下次复制时出现碱基配对错码，造成 DNA 结构和功能的损害。②属细胞周期非特异性药物，对增殖周期中各期细胞均有作用。③选择性低，对正常组织细胞有损伤，对骨髓的作用更为明显。④治疗效果与毒性反应呈正相关。

氮 芥

氮芥（chlormethine，nitrogen mustard）需注射给药，入血后迅速水解并与细胞的某些成分结合。血中存在时间短，90% 的药物于 1min 内在血中消失。24h 内 50% 以代谢物排出体外。G_1 期和 M 期细胞最敏感，可延迟细胞由 G_1 期进入 S 期。大剂量时对各细胞周期的增殖和非增殖细胞均有杀伤作用。主要用于恶性淋巴瘤及癌性胸膜、心包及腹水，尤其适于纵隔压迫症状明显的恶性淋巴瘤患者。

不良反应有消化道反应、骨髓抑制、脱发、注射外漏时可引起溃疡、耳鸣、眩晕、黄疸、月经不调、男性乳房发育等。

环 磷 酰 胺

环磷酰胺（cyclophosphamide，CTX）的口服生物度与剂量有关，小剂量口服生物利用度为97%，大剂量则为74%。不易透过血脑屏障。主要在肝内转化，经肾脏排泄，肾功能减退时 $t_{1/2}$ 延长至10h以上。

环磷酰胺为细胞周期非特异性药，在体外无效，进入体内后，在肝微粒体酶的作用下产生的中间产物具有抑制肿瘤细胞生长繁殖的作用。此外，可抑制T淋巴细胞、B淋巴细胞功能，有明显的免疫抑制作用。适用于多种肿瘤的化疗，对恶性淋巴瘤疗效显著，对多发性骨髓瘤、急性淋巴细胞白血病、儿童神经母细胞瘤疗效良好，对卵巢癌、乳腺癌、肺癌等有一定疗效；也可作为免疫抑制剂用于某些自身免疫性疾病，预防和治疗器官移植引起的排斥反应。

骨髓抑制明显，可降低粒细胞。代谢物丙烯醛刺激膀胱可引起出血性膀胱炎，表现为尿频、尿急、血尿、蛋白尿等，可通过多饮水或给予美司钠可减轻、预防。引起脱发的发生率为30%～60%。

白 消 安

白消安（busulfan，马利兰）口服吸收良好，迅速分布于各组织。在体内代谢为甲烷磺酸，从尿中缓慢排泄，反复用药可蓄积。属细胞周期非特异性药，主要作用于 G_1 和 G_0 期细胞，对非增殖细胞也有效。主要用于治疗慢性粒细胞白血病，缓解率为80%～90%。对真性红细胞增多症、原发性血小板增多症也有一定疗效。可引起骨髓造血功能障碍，白细胞、血小板减少，大剂量可致再生障碍性贫血。可有消化道反应、肺纤维化、皮肤色素沉着、性功能减退、高尿酸血症、头晕、妇女无月经、男性乳腺发育或睾丸萎缩等。可能致畸胎。白内障、多形红斑、结节性多动脉炎少见。

（二）破坏DNA的铂类配合物

顺 铂

顺铂（cisplatin）应静脉注射给药。血浆蛋白结合率约90%，在肾脏浓度最高，肝、肾上腺、肺、骨骼、皮肤等次之，以原形经肾脏缓慢排泄。顺铂进入体内解离出结构中的氯后，与DNA链上的碱基形成交叉联结，破坏DNA结构。属细胞周期非特异性药物，对乏氧肿瘤细胞有效。为联合化疗常用药物，主要用于非精原细胞性睾丸癌、卵巢癌、膀胱癌、头颈部鳞癌、前列腺癌、恶性淋巴瘤、肺癌等的治疗。不良反应与剂量有关，有胃肠道反应、肾毒性、造血功能低下、听力减退等。

卡 铂

卡铂（carboplatin）为第二代铂类抗肿瘤药，作用与顺铂相似，但胃肠道、肾、耳毒性较低。主要用于小细胞及非小细胞肺癌、卵巢癌、睾丸癌及头颈部肿瘤的化疗。主要不良反应是骨髓抑制，4～6周后可恢复。

丝 裂 霉 素

丝裂霉素（mitomycin C，MMC）口服有效，体内分布广泛，肌肉、心肺组织中浓度较高，不易透过血脑屏障。在肝内代谢，主要经肾脏排泄。丝裂霉素与DNA链中的碱基产生交叉联结，干扰DNA的模板作用；也通过脂质过氧化作用破坏细胞膜结构，并引起DNA断裂。属细胞周期非特异性药物，对各期细胞均有杀伤作用，对 G_1 晚期、S早期细胞最敏感。另外本药还具有放射增敏及免疫抑制作用。临床上常与氟尿嘧啶、多柔比星、阿糖胞苷、长春碱等联合用于胃癌、肝癌、结肠癌、胰腺癌、乳腺癌、宫颈癌等的治疗。

骨髓抑制表现有白细胞、血小板显著降低等。胃肠道反应有恶性、呕吐、腹泻、口腔炎等，有皮疹、药物热等。肾脏、心脏毒性的发生率较低。动物实验表明有致畸作用。妊娠期妇女禁用。

博 来 霉 素

博来霉素（bleomycin，BLM）口服吸收差，须注射给药。体内分布广泛，在皮肤、肺、淋巴组织中的浓度较高。博来霉素与 Cu^{2+} 或 Fe^{3+} 络合，使氧分子转变为氧自由基，使DNA单链断裂，阻止DNA复制。属细胞周期非特异性药物，但对 G_2 期细胞作用较强。主要用于头颈部、口腔、食管、阴茎、外阴、宫颈等鳞癌的治疗，也可用于淋巴瘤的联合治疗。

不良反应以肺毒性最为严重，可引起间质性肺炎或肺纤维化，可能与肺内细胞缺乏博来霉素灭活酶有关。也可有发热、脱发等。

（三）拓扑异构酶抑制药

喜 树 碱

喜树碱（camptothecin，CPT）静脉注射后，绝大部分药物与血浆蛋白结合，给药 1 次，血浆中药物可存在 6 日以上，主要以原形经肾脏排泄。喜树碱能特异性地抑制 DNA 拓扑异构酶 I，干扰 DNA 功能，甚至引起 DNA 断裂。属周期特异性药物，对 S 期细胞作用强，对 G_2 期细胞也有作用。对免疫功能有一定的抑制作用。与其他抗肿瘤药物之间无交叉耐药性。主要用于胃癌、结肠癌、膀胱癌、肝癌、绒毛膜上皮癌、头颈部癌、急慢性淋巴细胞白血病等的治疗。

不良反应主要有胃肠道反应和骨髓抑制作用，最严重的是膀胱毒性，表现为尿频、尿痛、血尿等。少数患者有脱发和皮疹。

依 托 泊 苷

依托泊苷（etoposide）口服生物利用度为 54%。血浆蛋白结合率为 74% ～ 90%，主要经肾脏排泄，$t_{1/2}$ 为 5 ～ 7h。干扰 DNA 拓扑异构酶 II 功能，阻止 DNA 开链及重新联结反应，使 DNA 断裂，也可致染色体畸变。其属细胞周期特异性药物，主要作用于 S 期，也作用于 G_1 期。主要与顺铂或博来霉素联合治疗晚期睾丸癌，单独或与顺铂联合治疗小细胞肺癌，与多柔比星、顺铂联合治疗晚期胃癌。对食管癌、神经母细胞瘤、肾母细胞瘤、淋巴细胞白血病也有一定的疗效。常见不良反应有食欲减退、恶心、呕吐、腹泻等胃肠道反应，白细胞减少、贫血等骨髓抑制反应。变态反应、神经炎少见，偶有肝功能异常。

三、干扰转录过程和阻止 RNA 合成类药物

放线菌素 D

放线菌素 D（dactinomycin，DACT）静脉注射给药，迅速分布于组织中，肝、肾、脾、颌下腺中浓度较高。在体内很少被代谢，原形经胆汁和肾脏排泄。药物能嵌入 DNA 双链中，在 G-C 碱基对间形成非共价键，使 RNA 合成受阻，抑制蛋白合成。属周期特异性药物，对 G_1 期细胞作用强，可提高肿瘤细胞对放射线的敏感性。主要用于实体瘤，如肾母细胞瘤、横纹肌瘤、神经母细胞瘤等，常与长春碱等合用；治疗睾丸癌需与氟尿嘧啶合用；也可用于恶性葡萄胎、霍奇金病、耐氨甲蝶呤的绒毛膜上皮癌等。消化道反应如恶心、呕吐、腹泻、腹痛、口腔炎等常见；骨髓抑制先表现为血小板减少，后出现全血细胞减少。少数患者可出现脱发、皮炎。妊娠期使用可致畸胎，注射外漏可致局部组织损伤，此外尚有免疫抑制作用。

多 柔 比 星

多柔比星（doxorubicin，ADM，阿霉素）口服无效，需静脉注射。主要分布于肝、心、肾、脾、肺组织中，主要在肝脏代谢，部分代谢物仍有活性，甲基化代谢物与葡糖醛酸、硫酸结合后，对心脏有较明显的毒性。肝功能不全者，$t_{1/2}$ 延长，约 40% 的药物经胆汁排泄，肾功能不全对药物的排泄影响不大。

多柔比星直接作用于 DNA，与碱基对广泛结合；可与 DNA 中的磷酸根形成稳定的复合物，改变 DNA 模板性质，干扰 DNA 聚合酶活性；可抑制拓扑异构酶的活性；影响线粒体功能，从而达到抑制肿瘤细胞生长分裂的作用。属周期特异性药物，对 S 期细胞作用强，并能延缓 G_1 期、G_2 ～ M 期进程。具有免疫抑制作用，对体液免疫作用强。小剂量时可增强巨噬细胞的吞噬杀瘤作用，促进 IL-1、IL-2 的分泌而增强免疫功能。主要用于急慢性白血病、恶性淋巴瘤、胃癌、肺癌、睾丸癌、膀胱癌、甲状腺癌、宫颈癌、黑色素细胞瘤的治疗。

最严重的不良反应为心脏毒性，急性毒性发生率为 17% ～ 27%，多于用药数小时或数日内发生，表现为心电图异常，偶见心动过速而死亡；迟发毒性与剂量有关，表现为渐进性心肌病变，也可出现心力衰竭。一旦发生心力衰竭，强心药物疗效不佳，早期给予维生素 B_6、辅酶 Q_{10} 可预防心脏毒性，而不影响抗肿瘤作用。骨髓抑制表现为白细胞和血小板减少，但恢复较快。也可引起脱发、口腔炎、皮疹、药物热等反应。

四、抑制蛋白质合成和功能类药物

（一）微管蛋白活性抑制药

长春新碱

长春新碱（vincristine，VCR）口服吸收不完全，多需静脉注射给药。血浆蛋白结合率为80%，主要经胆汁排泄。长春新碱能与纺锤线微管蛋白上的受体部位结合并使之变性，影响微管装配和纺锤线的形成，抑制肿瘤细胞的有丝分裂，使细胞停滞于早中期。属周期特异性药物，主要杀伤 M 期细胞，大剂量时对 S 期细胞也有影响。长春新碱对小儿急性淋巴细胞白血病疗效好，起效快，常与泼尼松龙合用作为诱导缓解药；也可用于急性白血病、霍奇金病、绒毛膜上皮细胞癌、头颈部癌、肾母细胞瘤等的治疗，与其他抗肿瘤药物合用可减少毒性的发生。

不良反应以神经系统毒性常见，表现为手指和足趾麻木、感觉异常、腱反射迟钝或消失、外周神经炎、麻痹性肠梗阻、复视、眼睑下垂等。骨髓抑制和消化道反应较轻。胃肠道反应表现为恶心、呕吐、腹泻、腹痛、便秘等。也可有脱发、头晕、失眠等。药物外漏可致局部组织坏死。

紫杉醇

紫杉醇（paclitaxel，PTX）静脉注射给药，血浆蛋白结合率为89%～98%，主要经肝脏代谢，随胆汁进入肠道，经粪便排泄。紫杉醇可特异性地结合到微管蛋白上，导致微管聚合，并抑制其解聚，影响纺锤体功能，抑制肿瘤细胞的有丝分裂。属周期特性药物，使细胞停止于对放射敏感的 G_2 期和 M 期，对耐药的肿瘤仍有效。主要用于非小细胞肺癌、乳腺癌、卵巢癌、头颈部癌、恶性淋巴瘤、胃癌、食管癌、膀胱癌、恶性黑色素细胞瘤等的治疗。

本药不良反应较常见。变态反应表现为支气管痉挛性呼吸困难、低血压、血管神经性水肿、荨麻疹，通常发生于给药 10min 内，是非剂量依赖性毒性。骨髓抑制是剂量限制性毒性，主要表现为中性粒细胞减少，血小板减少较少见。神经系统毒性表现为手指、足趾麻木，感觉异常，骨关节、肌肉疼痛等。心血管毒性表现为低血压、心动过缓及心电图异常等。胃肠道反应表现为恶心、呕吐、腹泻、黏膜炎等。肝毒性与剂量有关，表现为胆红素增高、碱性磷酸酶增高。也可有脱发，静脉给药外漏可引起局部炎症反应。严重骨髓抑制、感染、曾对聚氧乙基配制的药物过敏者禁用，给药前须给予肾上腺糖皮质激素、抗组胺药预防变态反应。

（二）干扰核糖体功能的药物

高三尖杉酯碱

高三尖杉酯碱（homoharringtonine）静脉给药后，分布于肾、肝、骨髓、心、胃肠等组织。药物在骨髓中消除缓慢，主要经肾脏、胆汁排泄。主要通过抑制蛋白质合成的起始阶段并使核糖体分解，抑制肿瘤细胞的有丝分裂，使核 DNA 及细胞质 RNA 减少，但不阻止 mRNA 与氨酰 tRNA 与核糖体的结合。主要用于急性粒细胞白血病和急性非淋巴细胞白血病，常与阿糖胞苷、长春新碱、泼尼松龙等联合应用。不良反应有白细胞下降，多数患者可恢复。也可引起恶心、呕吐、口干等消化道反应；特殊不良反应有心脏毒性，表现为心动过速、心肌缺血、心肌受损等。心律失常、器质性心脏病、肝肾功能不全者慎用。

（三）干扰氨基酸供给的药物

L-门冬酰胺酶

L-门冬酰胺酶（L-asparaginase，L-ASP）口服易被破坏，静脉注射吸收较肌内注射血药浓度高 10 倍。淋巴组织中药物浓度较高，不易透过血脑屏障。少数药物经肾脏排泄。L-门冬酰胺酶可水解血清中的 L-门冬酰胺，导致肿瘤细胞从外界获取的 L-门冬酰胺减少，影响蛋白质合成，抑制肿瘤细胞生长分裂。与其他抗肿瘤药物有所不同，本药对快速增殖细胞几乎无毒性，也不引起骨髓抑制。主要用于急性淋巴细胞白血病的治疗，但缓解期不长，易产生耐药性，常与长春新碱合用，以减少耐药性的产生并提高疗效。

不良反应主要为变态反应，轻者出现皮疹、荨麻疹，重者可发生过敏性休克，使用前须做皮试过敏试验。肝损伤表现有氨基转移酶增高，血浆蛋白降低；凝血功能障碍表现为凝血因子Ⅶ、凝血因子Ⅷ、凝血因子Ⅸ下降，凝血酶原及纤维蛋白原下降。偶有意识障碍、脱发、胃肠道反应等。

五、调节体内激素平衡的药物

某些内分泌腺体和生殖器官肿瘤与相应的激素平衡失调有关。某些激素或其拮抗药可通过改变内环境，恢复内分泌平衡，从而抑制肿瘤生长。

糖皮质激素类药物

临床常用的有泼尼松龙、泼尼松、地塞米松等。本类药物可抑制淋巴组织，使淋巴组织溶解，适用于治疗急性淋巴细胞性白血病和恶性淋巴瘤，疗效较好，但持续时间短，易产生耐药性。与抗嘌呤、抗叶酸药物之间无交叉耐药性，与此类药物合用可增强疗效、减少药物剂量，也可达到缓解某些特殊症状的作用，如发热、毒血症等。因本类药物具有免疫抑制作用，停用后有促进原肿瘤扩散的可能性，故需慎重应用。

雌 激 素

己烯雌酚、雌二醇等可对抗雄激素促进前列腺癌组织生长的作用，抑制下丘脑及垂体释放促间质细胞激素的分泌，减少来源于睾丸间质细胞与肾上腺皮质网状带的雄激素。主要用于男性前列腺癌的治疗，也可用于晚期、停经5年后的绝经期乳腺癌及骨髓转移者的治疗。

抗雌激素类药，如氯米芬、他莫昔芬等，为人工合成的雌激素部分受体激素药，可抑制雌激素依赖性肿瘤细胞的生长，主要用于乳腺癌的治疗，疗效与雄激素相当，但不引起雄性第二性征。

雄 激 素

丙酸睾酮、甲睾酮等雄激素可抑制腺垂体分泌促卵泡素，使卵巢释放雌激素减少，也可对抗雌激素。主要用于晚期乳腺癌尤其是骨髓转移者和男性乳腺癌的治疗。雄激素可促进蛋白质合成，有利于改善肿瘤晚期患者的一般状况。

抗雄激素药，如氟他胺、尼鲁米特等，为非甾体类抗雄激素药，具有阻断前列腺细胞上的二氢睾酮受体、拮抗睾酮刺激前列腺生长的作用。主要用于前列腺癌的治疗，对各期疗效均好。

孕激素类药有甲羟孕酮、甲地孕酮等，为黄体酮衍生物，作用与黄体酮相似，主要用于子宫内膜癌、乳腺癌、肾癌等的治疗。可增强患者食欲，改善全身状况。

氨 鲁 米 特

氨鲁米特（aminoglutethimide）属于芳香酶抑制药（aromatase inhibitor），能抑制肾上腺皮质激素的合成，也能通过阻断芳香化酶而抑制雌激素的合成，并可刺激肝脏混合功能氧化酶系，促进雌激素的体内代谢，加速雌激素在血浆中的清除，减少雌激素对乳腺癌的促进作用，起到抑制肿瘤生长的作用。口服给药，该药具诱导P450的作用，可加速自身代谢及地塞米松、茶碱、地高辛等药物的代谢。主要用于治疗皮质醇增多症、晚期乳腺癌（绝经期后及雌激素受体阳性患者疗效好）、卵巢癌、前列腺癌和肾上腺皮质癌。不良反应有胃肠道反应、短暂的中枢神经系统功能障碍和斑丘疹等。

六、其他抗肿瘤药物

非直接杀灭肿瘤细胞的药物也有一定的预防和治疗肿瘤的作用。目前非直接杀灭肿瘤细胞的抗肿瘤药物有癌化学预防药，如维胺酯、维胺酸等；肿瘤细胞诱导分化药，如维A酸、三氧化二砷等；生物反应调节药，如白细胞介素2、干扰素等；抑制血管生长因子的药物等。

三氧化二砷

我国学者在20世纪70年代首次将三氧化二砷（arsenic trioxide）用于急性早幼粒细胞白血病，取得显著疗效。现已证明，三氧化二砷可促进细胞分化，诱导肿瘤细胞凋亡。其不仅对白血病有效，而且对包括实体在内的多数肿瘤也有抑制作用。不良反应主要有皮疹、心电图异常、消化道反应、氨基转移酶增高、皮肤色素沉着等。此外，本药为剧毒药，应用不当可引起砷中毒，须在医生指导下应用。

第三节 抗肿瘤药物的合理应用

抗肿瘤药物种类较多，作用机制不尽相同，毒性反应大，易出现耐药性，目前临床疗效尚不尽满意。应强调抗肿瘤药物的合理应用，以提高临床疗效，降低不良反应。

一、抗肿瘤药物的临床应用原则

1. 根据细胞增殖动力学规律，选择作用于不同细胞周期的药物　将细胞周期非特异性药物和细胞周期特异性药物序贯使用，驱动更多 G_0 期细胞进入增殖周期，从而将其杀灭。一般来说，对增长缓慢的实体瘤，可以先用细胞周期非特异性药物杀灭增殖期及部分 G_0 期细胞，使瘤体缩小而驱动 G_0 期细胞进入增殖周期，继而用细胞周期特异性药物将其杀灭；对增殖较快的肿瘤细胞，应该先用细胞周期特异性的药物，使大量处于增殖周期的细胞被杀灭，再接着使用细胞周期非特异性药物进行杀伤。

2. 根据药物的作用机制考虑联合应用　一般分为序贯阻断、同时阻断和互补性阻断。序贯阻断为阻断同一代谢物合成的不同阶段，如甲氨蝶呤和巯嘌呤联合抑制核酸生成；同时阻断产生某一代谢物的不同途径，如阿糖胞苷和巯嘌呤合用；互补性阻断为直接损伤 DNA、RNA 或蛋白质的药物与抑制核苷酸生成的药物合用，如烷化剂和阿糖胞苷联用。

3. 根据药物的抗瘤谱选择药物　有些药物会对特异来源的肿瘤效果较好，如胃肠道腺癌宜用氟尿嘧啶、塞替派、环磷酰胺等。鳞癌可用博来霉素、甲氨蝶呤等。

4. 根据抗肿瘤药物毒性反应选择药物　选择毒性较低、疗效较好的药物，以降低药物毒性反应，减少毒性重叠。

二、抗肿瘤药物的临床应用方法

1. 序贯用药　按预定给药方案依次给药的疗法。对于增长缓慢的实体瘤，可先用细胞周期非特异性药物如烷化剂，大量杀灭增殖细胞和部分 G_0 期细胞，使 G_0 期细胞进入增殖周期，此即"招募作用"。后用细胞周期特异性药物杀灭 S 期或 M 期细胞，反复数个疗程可达到较为理想的疗效。对于增长迅速的肿瘤，如急性白血病等，则可先用细胞周期特异性药物，后用细胞周期非特异性药物，也能达到同样的效果。应用细胞周期特异性药物使肿瘤细胞滞留于某一期，停药后肿瘤细胞同步进入下一期，此即"同步化作用"。再用选择性作用于下一期的细胞周期特异性药物，也可取得较为满意的疗效。

2. 联合用药　在患者可以耐受的情况下，同时使用几种不同类型的抗肿瘤药物可提高疗效。常用的药物联合方案有以下几条：①作用于不同细胞周期的药物联合使用，分别杀伤不同期的细胞，以增强疗效。②不同作用机制的药物联合，可产生协同作用。③主要毒性不同的药物联合，可达到减毒增效的作用。

3. 大剂量间歇用药　多数抗肿瘤药物的大剂量间歇疗法比小剂量连续疗法的效果好。大剂量间歇给药所杀灭的肿瘤细胞远超过同一药物小剂量连续给药所杀灭肿瘤细胞的总和，疗效往往倍增。同时，大量增殖期肿瘤细胞被杀灭后，G_0 期细胞进入细胞周期，有利于抗肿瘤药物作用的发挥。此外，大剂量间歇给药时，一段时间的停药利于机体状况改善和健康恢复，也可减少或延缓小剂量连续给药诱导耐药性的产生。对于早期、健康状况较好的患者，通常用机体最大耐受剂量给药。

4. 同步化作用给药　先用细胞周期特异性药物将肿瘤细胞阻滞于某个周期时相，将药物撤去后肿瘤细胞即进入下一时相，此时使用作用于此时相的药物对肿瘤细胞进行杀伤。

三、抗恶性肿瘤药物的毒性反应

目前临床应用的多数抗恶性肿瘤药物的选择性低，在对肿瘤细胞产生杀伤作用的同时，对正常细胞也有一定程度的损伤作用。近年来，抗肿瘤靶向药物研发取得长足进展，部分靶向药物已应用于临床。抗肿瘤药物的毒性作用是限制药物应用剂量的重要原因，也影响着接受化疗患者的生活质量。根据抗肿瘤药物毒性反应发生的时间，可将药物的毒性反应分为近期毒性反应和远期毒性反应两类，根据毒性反应的特点可将近期毒性反应分为共有毒性反应和特殊毒性反应。

（一）近期毒性反应

1. 共有毒性反应

（1）骨髓抑制：大多数抗恶性肿瘤药物均有骨髓抑制作用，表现为白细胞、血小板减少，甚至粒细胞、红细胞及全血细胞减少。导致贫血、易感染、出血倾向等。

（2）胃肠道反应：抗肿瘤药物的胃肠道毒性反应不因静脉给药而减少，受给药途径影响小，一般与剂量有关，呈剂量依赖性。表现为恶心、呕吐、腹痛、腹泻、口腔炎、咽喉炎、黏膜水肿等，严重者可致消化道出血。

（3）皮肤及毛发损害：皮肤出现红斑、水肿等，博来霉素多见。氟尿嘧啶、环磷酰胺等药物可沉积于皮下组织，可有皮肤色素沉着。应用烷化剂等可致脱发。

2. 特殊毒性反应

（1）肺毒性：可有肺间质纤维蛋白渗出、纤维化、咳嗽等，以博来霉素、环磷酰胺等多见。

（2）心脏毒性：高三尖杉酯碱可致心率加快、心肌缺血性损害。柔红霉素、多柔比星、丝裂霉素也可有类似的心脏损害。

（3）神经系统毒性：L-门冬氨酰胺酶可致大脑功能异常，出现精神错乱等。长春新碱可引起神经功能紊乱、反应迟钝等。

（4）肝、肾、膀胱毒性：氨甲蝶呤、巯嘌呤等可致肝大、黄疸、肝功能降低。环磷酰胺等可引起膀胱炎，L-门冬氨酰胺酶、顺铂等可致肾小管坏死，引起血尿、蛋白尿等。

（5）其他：多数药物可有药热，博来霉素可诱发内源性热原释放。注射药物局部外渗可致组织坏死等。

（二）远期毒性反应

1. 不育或致畸　多数抗恶性肿瘤药物，特别是烷化剂长期应用可使部分患者出现生殖功能障碍，甚至出现不育症，与药物影响生殖细胞及内分泌有关。抗肿瘤药物的致畸作用与遗传基因突变有关。

2. 第二原发性恶性肿瘤　抗肿瘤药物可致突变，特别是烷化剂。抗肿瘤药物有不同程度的免疫抑制作用。长期接受化疗可能诱发第二原发恶性肿瘤。

案例 45-1 分析讨论

1. 结合患者病史、体格做检查、辅助检查结果，患者乳腺癌术后肺部结节，有乳腺癌术后肺转移可能，第二原发肿瘤是抗肿瘤药物的不良反应之一，故不排除化疗引起肺部癌变。

2. 本化疗方案从细胞增殖动力学、药物作用机制、抗瘤谱等方面综合考量，适于患者。

3. 如拟采取保守治疗，患者肺部肿物病理学检查结果既是确认的重要依据，也是化疗方案制订的依据。

（李睿明）

第八篇 其他治疗药物

第四十六章 作用于免疫系统的药物

案例 46-1

患者，男，43 岁。主诉：因患慢性肾功能不全，于 2009 年 7 月 16 日进行同种异体肾移植术，术后恢复良好，应用环孢素、霉酚酸酯和泼尼松三联免疫抑制方案。2009 年 10 月 18 日开始出现咳嗽、呼吸困难，遂入院治疗。检查：胸片显示双肺感染；检测环孢素血药浓度峰值为 1600ng/ml。诊断：肺部感染。治疗：停用霉酚酸酯，改为低剂量环孢素联合雷帕霉素治疗，后检测环孢素血药浓度峰值为 1300ng/ml，给予亚胺培南、氟康唑和更昔洛韦三联抗感染治疗，持续吸氧维持血氧饱和度在 95% ～ 99%，停用全部免疫抑制药后肺部感染仍未控制，患者数日后死亡。肺部感染期间，患者血肌酐一直在 60 ～ 100μmol/L。

问题：

1. 该病例发生肺部感染的原因何在？应如何处理？
2. 应用环孢素等免疫抑制药应注意什么问题？

第一节 概 述

机体免疫系统是由参与免疫反应的各组织器官，如胸腺、骨髓、淋巴结、脾脏、扁桃体及分布在全身组织中的淋巴细胞、浆细胞等共同构成。免疫系统具有 3 种功能，即免疫防御（immunological defence）、免疫稳定（immunological home-ostasis）和免疫监视（immunological surveillance）。免疫系统的组分及其正常功能是机体免疫功能的基础，任何因素的异常都可能导致免疫功能障碍。

一、免疫应答

免疫应答（immune response）是指机体免疫系统在抗原刺激下所发生的一系列变化，可分为 3 期，即感应期、增殖分化期和效应期。感应期是指巨噬细胞和免疫活性细胞对抗原的处理和识别阶段；增殖分化期是指免疫活性细胞被抗原激活后分化增殖并产生免疫活性物质的阶段；效应期是指淋巴细胞或抗体与相应靶细胞或抗原接触而发生细胞免疫或体液免疫的过程。

二、免疫病理反应

正常的免疫应答在抗感染、抗肿瘤及抗器官移植排斥方面具有重要意义，免疫系统中任何环节发生异常都会导致免疫病理反应，包括变态反应、自身免疫性疾病、免疫缺陷疾病、肿瘤及移植排斥反应等。作用于免疫系统的药物通过影响免疫系统的一个或多个环节而发挥免疫抑制或免疫增强作用，从而达到防治免疫功能异常所致疾病的目的。

第二节 免疫抑制药

免疫抑制药（immunosuppressants）是一类具有免疫抑制作用的药物，临床主要用于器官移植的排斥反应和自身免疫性疾病，但只能缓解症状，无根治作用，且长期应用可诱发感染、恶性肿瘤或发生致畸作用。免疫抑制药大致分为以下几类：①钙调磷酸酶抑制药，如环孢素、他克莫司等。②肾上腺皮质激素类，如泼尼松、泼尼松龙等。③抗增殖与抗代谢类，如硫唑嘌呤、环磷酰胺等。④抗体类，如抗胸腺细胞球蛋白、抗人 T 细胞 CD3 鼠单抗等。

一、钙调磷酸酶抑制药

环 孢 素

环孢素（cyclosporin），又名环孢菌素 A（cyclosporin A，CsA），是从真菌的代谢产物中分离得到的含 11 个基酸的中性环多肽，现已能人工合成。

【体内过程】 环孢素可口服和静脉注射给药。口服吸收慢且不完全，生物利用度为 20% ～ 50%，首过效应可达27%，单次口服后3～4h血药浓度达峰值。在血液中约50%被红细胞摄取，4%～9%与淋巴细胞结合，约30%与血红蛋白结合，血浆中游离药物仅占5%左右，主要在肝脏代谢，自胆汁排出，有明显的肝肠循环，0.1%药物以原形经尿排出，$t_{1/2}$为24h。

【药理作用】 选择性抑制细胞免疫和胸腺依赖性抗原的体液免疫。主要作用于以下环节：选择性抑制T细胞活化，使Th细胞数量明显减少，但对Ts细胞影响小；对B细胞的抑制作用弱，可部分抑制T细胞依赖的B细胞反应；对巨噬细胞和自然杀伤（NK）细胞的抑制作用不明显，但可通过γ干扰素（interferon-γ，IFN-γ）的产生间接影响NK细胞的活力。

【作用机制】 当抗原与Th细胞表面受体结合时，引起细胞内Ca^{2+}浓度增加，Ca^{2+}与钙调蛋白结合，从而激活钙调磷酸酶，进而活化相关因子，调节IL-2、IL-3、IL-4、IFN-γ和TNF-α等细胞因子的基因转录。环孢素进入淋巴细胞内与环孢素结合蛋白结合，进而与钙调磷酸酶结合形成复合体，抑制钙调磷酸酶的活性，从而抑制T细胞活化及相关基因的表达。此外，环孢素还可增加T细胞内转化生长因子-β（transforming growth factor-β，TGF-β）的表达，TGF-β对IL-2诱导的T细胞增殖有强大的抑制作用，并抑制抗原特异性细胞毒性T细胞的产生。

【临床应用】 环孢素主要用于器官移植排异反应和某些自身免疫性疾病。

1. 器官移植 近年来主要用于肾、肝、心、肺、角膜、皮肤及骨髓移植，以防止排异反应，常单独应用。新的治疗方案主张环孢素与小剂量糖皮质激素联合应用。

2. 自身免疫性疾病 适用于其他药物无效的难治性自身免疫性疾病，如类风湿关节炎、系统性红斑狼疮、银屑病、皮肌炎等。

3. 其他 治疗血吸虫病，还可防治某些植物病害，如苹果腐烂病等。

【不良反应及注意事项】 环孢素的不良反应发生率较高，其严重程度与用药剂量、用药时间及血药浓度有关。

1. 肾毒性 是该药最常见的严重不良反应，发生率70%～100%。用药时应控制剂量，并密切监测肾脏功能，若血清肌酐水平超过用药前30%，应减量或停用。避免与有肾毒性的药物合用，如氨基糖苷类抗生素、两性霉素B等。用药期间应避免食用高钾食物、高钾药品及保钾利尿药。严重肾损伤、未控制高血压者禁用或慎用。

2. 肝毒性 多见于用药早期，表现为高胆红素血症，氨基转移酶、乳酸脱氢酶、碱性磷酸酶升高。大部分肝毒性病例在减少剂量后可缓解。应用时注意定期检查肝功能，严重肝功能障碍者禁用或慎用。

3. 神经系统毒性 长期应用可引起震颤、惊厥、癫痫发作、神经痛、瘫痪、精神错乱、共济失调、昏迷等，减量或停用后可缓解。

4. 诱发肿瘤 有报道长期应用环孢素的患者肿瘤发生率约为一般人群的30倍，以淋巴瘤和皮肤瘤多见，故应用时应注意定期体检，恶性肿瘤患者禁用。

5. 继发感染 长期用药可引起病毒感染、肺孢子虫属感染或真菌感染，病死率高。治疗中如出现上述感染应及时停药，并进行有效的抗感染治疗。感染未控制患者禁用。

6. 其他 如胃肠道反应、嗜睡、乏力、震颤、变态反应、齿龈增生、多毛症、闭经等。对本品过敏者、孕妇和哺乳期妇女禁用。

【药物相互作用】 下列药物可影响本品血药浓度，应尽量避免联合应用，必须合用时则应严密监测环孢素血药浓度并调整其剂量。

可增加环孢素血药浓度的药物：大环内酯类抗生素、多西环素、酮康唑、口服避孕药、钙通道阻滞药、大剂量甲泼尼龙等。

可降低环孢素血药浓度的药物：苯巴比妥、苯妥英、安乃近、利福平、异烟肼、卡马西平、二氧萘青霉素、甲氧苄啶及静脉给药的磺胺异二甲嘧啶等。

案例46-1 分析讨论

1. 案例中该病例发生肺部感染，应考虑肺孢子虫属感染或真菌感染，此时应减量或停用环孢素，并进行抗感染治疗。

2. 应用环孢素时须注意密切监测患者血药浓度，因为其不良反应众多且发生率较高，包括肾毒性、肝毒性、神经毒性等。环孢素为免疫抑制药，长期使用易引起继发感染。环孢素与多种药物可产生相互作用，如大环内酯类抗生素等可增加其血药浓度，而苯巴比妥等则降低其血药浓度，应尽量避免与此类药物联合用药，密切关注患者的血药浓度并及时调整剂量。

他克莫司

他克莫司（tacrolimus），又名 FK-506，是日本学者于 1984 年从筑波山土壤链霉菌属分离而得，其化学结构属于 23 元大环内酯类。

【体内过程】　可口服或静脉注射给药。口服吸收快，生物利用度约 25%，达峰时间 1～2h，$t_{1/2}$ 为 5～8h，99% 经肝脏代谢后排出体外。

【药理作用】　作用与环孢素相似，通过与细胞内结合蛋白（FK506 binding protein，FKBP）结合形成复合物而抑制 IL-2 基因转录，产生强大的免疫抑制作用。

【临床应用】　用于防治器官移植排异反应，其存活率及抗排异时间优于环孢素；也可用于治疗自身免疫性疾病，对类风湿关节炎、肾病综合征等有一定疗效。

【不良反应】　与环孢素大致相似。肾毒性及神经毒性发生率更高，而多毛症的发生率较低，也可引起胃肠道反应、高血糖、高脂血症等，大剂量可对生殖系统产生毒性。

二、肾上腺皮质激素类

常用的肾上腺皮质激素类免疫抑制药有泼尼松、泼尼松龙和地塞米松等，其作用广泛而复杂，本章从免疫抑制药的角度予以介绍。

【药理作用】　作用于免疫反应的各期，抑制免疫反应的多个环节。与环孢素相似，肾上腺皮质激素主要通过抑制 IL-2 基因转录而抑制 T 细胞的克隆增殖发挥作用；还可抑制 AP-1 等转录因子的活性，抑制免疫反应诱导及效应期 IFN-γ、TNF-α、IL-1 等多种细胞因子基因表达。

现已证明，糖皮质激素对各种免疫因子的抑制作用源于许多组织细胞的细胞质中含有与糖皮质激素特异性结合的受体。这些受体是可溶性单链多肽组成的磷蛋白，糖皮质激素与受体结合后引起受体活化，形成的糖皮质激素 – 受体复合物迅速进入细胞核内，后者与糖皮质激素反应成分或负性糖皮质激素反应成分（negative glucocorticoid response element，nGRE）结合，再通过与其他转录因子相互作用，影响靶基因的表达，改变靶组织蛋白合成。

【临床应用】　20 世纪 60 年代，肾上腺皮质激素类药物是治疗器官移植排异反应的主要免疫抑制药。目前，糖皮质激素类药物作为综合治疗的药物之一，用于器官移植排异反应、自身免疫疾病和过敏性疾病，但只能缓解症状，且停药后易复发。

1. 防治器官移植的排异反应　糖皮质激素用于肾、肝、心、肺、角膜和骨髓等组织器官的移植手术，以防止排异反应。糖皮质激素用于抗慢性排异反应时，常将泼尼松与环孢素、硫唑嘌呤等其他免疫抑制药合用，于器官移植前 1～2 日开始给药。用于抗急性排异反应时，多采用甲泼尼松龙大剂量给药。若与环孢素等免疫抑制药合用，疗效更好，并可减少二者的剂量。

2. 治疗自身免疫性疾病　糖皮质激素类药物是治疗多发性皮肌炎、重症系统性红斑狼疮的首选药，对严重风湿热、风湿性心肌炎、结节性动脉周围炎、风湿性关节炎及类风湿关节炎、自身免疫性贫血和肾病综合征等，一般采用综合疗法，若单独应用易引起毒性反应。

3. 治疗过敏性疾病　对于血清病、过敏性鼻炎、哮喘、荨麻疹、过敏性休克、湿疹、输血反应、血管神经性水肿和过敏性血小板减少性紫癜等，主要应用抗组胺药和肾上腺素受体激动药。对严重病例或其他药物无效时，可用肾上腺皮质激素辅助治疗，以抑制抗原 – 抗体反应引起的组织损害性炎症反应。

【不良反应】　肾上腺皮质激素作为免疫抑制药，其主要不良反应是诱发感染，也可引起糖尿病、消化性溃疡、类肾上腺皮质功能亢进症和医源性肾上腺皮质萎缩等。

三、抗增殖与抗代谢类

雷帕霉素

雷帕霉素（rapamycin，Rapa）又称西罗莫司（sirolimus），是从复活节岛土壤吸水链霉菌中分离出来的一种抗真菌抗生素，其结构属于 31 元大环内酯类，呈白色结晶状，熔点为 183～185℃，难溶于水。1988 年发现西罗莫司具有免疫抑制作用，单独或与环孢素合用能延长移植物的存活时间。

【体内过程】　口服给药吸收迅速，T_{max} 约 1h，生物利用度约 15%，高脂饮食可减少吸收。血浆蛋白结合率约 40%，经 CYP3A4 代谢，由粪便和尿液排泄。对于肾移植后肾功能稳定的患者，多次给药后血浆 $t_{1/2}$ 为 62h。

【药理作用】　与细胞质内 FKBP 结合形成复合物，抑制 T 细胞和 B 细胞活化。还可抑制 IL-2

和 IFN-γ 的生成，并抑制膜抗原的表达，抑制 IL-2 和 IL-4 及生长因子诱导的成纤维细胞、内皮细胞、肝细胞和平滑肌细胞等增殖，阻断 IL-2 与 IL-2 受体结合后的信号转导。

【临床应用】 用于多种器官和皮肤移植引起的排异反应，尤其对慢性排异反应疗效更佳。与环孢素合用有协同作用，能延长移植物的存活时间，并减轻环孢素的肾毒性。由于与他克莫司作用的路径不同，故二者合用有协同作用。

【不良反应】 可引起厌食、呕吐、腹泻，严重者可出现消化性溃疡、间质性肺炎和脉管炎。联合用药和监测血药浓度是减少不良反应并发挥最大免疫抑制作用的有效措施。

吗替麦考酚酯

吗替麦考酚酯（mycophenolate mofetil，MMF）又名霉酚酸酯，是一种真菌抗生素的半合成衍生物，具有独特的免疫抑制作用和较高的安全性。

【体内过程】 口服易吸收，生物利用度约 94%，达峰时间约 1h，在体内迅速水解为活性代谢产物麦考霉酚酸（mycophenolic acid，MPA），MPA 的血浆蛋白结合率高达 98%，只有少量游离型 MPA 发挥生物学活性。MPA 经肝脏葡糖醛酸转移酶转化为无活性的 MPAG 葡糖醛酸酐，绝大部分经胆汁排入肠道，在小肠细菌作用下重新转化为 MPA 后再次被吸收，形成肝肠循环，10 ～ 12h 出现第二次血药浓度高峰，$t_{1/2}$ 为 16 ～ 17h，MMF 代谢后主要经肾排泄。

【药理作用】 MMF 口服后在体内迅速水解为活性代谢产物 MPA，MPA 通过可逆性地抑制肌苷 - 磷酸脱氢酶（inosine monophosphate dehydrogenase，IMPDH）的活性而阻止鸟嘌呤核苷酸的合成，从而发挥免疫抑制作用。其主要作用包括以下几方面：①抑制 T 细胞和 B 细胞的增殖和抗体生成，抑制细胞毒性 T 细胞的产生。②能快速抑制单核巨噬细胞增殖，减轻炎症反应。③减少细胞黏附分子，抑制血管平滑肌细胞增生。

【临床应用】 主要用于肾脏和心脏移植，对银屑病、类风湿关节炎、系统性红斑狼疮和血管炎等也有一定疗效。此外，尚用于预防肺孢子菌肺炎。

【不良反应及注意事项】 MMF 最大的优点是无明显的肾脏和肝脏毒性，其常见的副作用为胃肠道症状、血液系统损伤、机会感染和诱发肿瘤。胃肠道症状，如恶心、呕吐、腹泻等，通过减少剂量可以缓解；血液系统损伤包括贫血和白细胞减少，通常发生在用药 30 ～ 120 日，多为轻度，停药后大多可以缓解；动物试验表明 MMF 有致畸作用。

【药物相互作用】 含氢氧化铝或氢氧化镁的抗酸药可影响 MMF 吸收，降低其生物利用度；大剂量呋塞米和阿司匹林可使血浆游离型 MPA 水平升高；考来烯胺及其他改变肠肝循环的药物可降低 MPA 的血浆浓度；肾移植患者 MMF 与磺吡酮合用可增加 MPA 的毒性，应予注意。建议不与硫唑嘌呤合用。

环 磷 酰 胺

环磷酰胺是一种常用的烷化剂，为氮芥和磷酸胺基结合而成的化合物。

【药理作用】 环磷酰胺的免疫抑制作用强而持久。不仅杀伤增殖期淋巴细胞，而且影响某些静止细胞，使循环中的淋巴细胞数目减少；选择性作用于 B 淋巴细胞，对 T 细胞作用较弱；明显降低 NK 细胞活性，从而抑制初次和再次体液与细胞免疫反应。但在免疫抑制剂量下不影响已活化的巨噬细胞。

【临床应用】 用于防止移植排异反应与移植物抗宿主反应和长期应用糖皮质激素不能缓解的多种自身免疫性疾病，也常用于治疗恶性淋巴瘤等恶性肿瘤。此外，还可用于治疗流行性出血热，以减少抗体产生，减轻免疫复合物引起的病理损伤，从而阻止病情发展。

【不良反应】 常见的不良反应有骨髓抑制、恶心、呕吐、脱发等。大剂量应用可引起出血性膀胱炎，偶见肝损伤。

硫唑嘌呤和氨甲蝶呤

硫唑嘌呤（azathioprine，AZP）、氨甲蝶呤为抗代谢药，其中硫唑嘌呤最常用。二者通过干扰嘌呤代谢的各个环节，抑制嘌呤核苷酸合成，进而抑制细胞 DNA、RNA 及蛋白质合成，发挥抑制 T 淋巴细胞、B 淋巴细胞及 NK 细胞的效应，因而能同时抑制细胞免疫和体液免疫反应，但对巨噬细胞的吞噬功能无影响。主要用于肾移植排异反应和类风湿关节炎、系统性红斑狼疮等多种自身免疫性疾病的治疗。最主要的不良反应为骨髓抑制，也可引起恶心、呕吐、口腔食管溃疡、肝损伤等毒性反应，用药时应注意监测血常规和肝功能。

来氟米特

来氟米特（leflunomide）是一种具有抗增殖活性的异噁唑类免疫抑制药。口服吸收后，在肠道和肝脏迅速转化成活性代谢产物抑制二氢乳酸脱氢酶，阻断嘧啶的从头合成途径，从而影响 DNA 和 RNA 的合成。其作用主要包括以下几方面：①选择性抑制活化的 T 细胞功能；②阻断活化的 B 细胞增殖，减少抗体生成；③还有明显的抗炎作用。其 $t_{1/2}$ 较长，约 9 日，血药浓度稳定，生物利用度较高。临床主要用于治疗类风湿关节炎、器官移植排异反应及其他自身免疫性疾病。不良反应较少，主要有腹泻、可逆性氨基转移酶升高、皮疹等。

四、抗 体 类

抗胸腺细胞球蛋白

抗胸腺细胞球蛋白（antithymocyte globulin，ATG）是用人的胸腺细胞免疫动物得到的制品。

【药理作用】　ATG 含有细胞毒性抗体，能与人 T 淋巴细胞结合，在血清补体的参与下，使外周淋巴细胞裂解，对 T 细胞、B 细胞均有破坏作用，但对 T 细胞的作用较强或封闭淋巴细胞表面受体，使受体失去识别抗原的能力。能非特异性抑制细胞免疫反应（如迟发型变态反应、移植排异反应等），也可抑制抗体产生（限于胸腺依赖性抗原）。能有效抑制各种抗原引起的初次免疫应答，对再次免疫应答作用较弱。在抗原刺激前给药作用较强。

【临床应用】　临床用于防治器官移植的排异反应，与硫唑嘌呤或肾上腺皮质激素等合用预防肾移植排异反应，可延缓排异反应，减少皮质激素用量，提高器官存活率。临床还试用该药治疗白血病、多发性硬化、重症肌无力、溃疡性结肠炎、类风湿关节炎、系统性红斑狼疮等疾病。

【不良反应及注意事项】　常见的不良反应有寒战、发热、血小板减少、关节疼痛和血栓性静脉炎等，静脉注射可引起血清病及过敏性休克，还可引起血尿、蛋白尿，停药后消失。如重复肌内注射，肌内注射部位可发生剧烈疼痛，采用少量多次深部肌内注射可减少该副作用，或者加用局麻药，也可用理疗、超声波按摩等加速该药的分布并缓解疼痛。长期应用可使机体的免疫监视功能降低。注射前须做皮肤过敏试验，过敏体质或过敏性疾病者禁用，有急性感染者慎用。

抗人 T 细胞 CD3 鼠单抗

抗人 T 细胞 CD3 鼠单抗（mouse monoclonal antibody against human CD3 antigen of T lymphocyte，莫罗单抗 -CD3 Muromonab-CD3，ORTHOCLONE，OKT3）是鼠单克隆抗体，其免疫抑制作用强于多克隆抗体（如抗胸腺细胞球蛋白）。

【药理作用】　通过与 T 细胞表面的 CD3 糖蛋白结合，并阻断抗原与抗原识别物结合或活化 T 细胞，诱导细胞因子释放，从而抑制 T 细胞参与的免疫反应，抑制器官移植排异反应。

【临床应用】　主要用于防止肝、肾、心脏移植时的排异反应，特别是急性排异反应；也可用于骨髓移植前从供体骨髓中清除 T 细胞。可与环孢素、肾上腺皮质激素类合用。

【不良反应】　常见不良反应有细胞因子释放综合征、类变态反应、中枢神经毒性和因免疫抑制引起的副作用。细胞因子释放综合征常在初始剂量时产生，临床症状可从感冒样症状直至休克样反应，用药前预先应用大剂量的皮质激素可以减轻；类变态反应的发生与细胞因子释放有关，多发生于给药后 1～4h；中枢神经毒性表现为癫痫、脑病、脑水肿、无菌性脑膜炎、头痛等；其免疫抑制的副作用为诱发感染（多为病毒感染）和肿瘤（常见淋巴细胞增殖性病变和皮肤癌）。

第三节　免疫增强药

免疫增强药（immunopotentiating agents）是一类能增强机体免疫应答的药物，主要用于免疫缺陷病、慢性感染和肿瘤的辅助治疗。免疫增强药种类繁多，主要包括以下几类：①增强巨噬细胞功能的药物，如卡介苗等。②增强细胞免疫功能的药物，如左旋咪唑、转移因子及其他免疫核糖核酸、胸腺素等。③增强体液免疫功能的药物，如人免疫球蛋白等。

卡 介 苗

卡介苗（bacillus calmette-guerin vaccine，BCG，结合菌苗）是牛结核杆菌的减毒活菌苗，为非特异性免疫调节药。

【药理作用】　卡介苗具有免疫佐剂作用，能增强与之合用的各种抗原的免疫原性，加速诱导免疫应答，提高机体细胞和体液免疫功能。其作用环节包括增强巨噬细胞的吞噬功能，促进 IL-1 产生，促进 T 细胞增殖，增强抗体反应和抗体依赖性淋巴细胞介导的细胞毒性，增强 NK 细胞的活性。给动物预先或早期应用卡介苗，可阻止自发、诱发或移植肿瘤的生长，使部分肿瘤消退，瘤内注射或向引流的淋巴结内注射效果较好，其抗肿瘤机制尚未阐明。

【临床应用】 除用于预防结核病外，主要用于肿瘤的辅助治疗，常用于恶性黑色素瘤、白血病及肺癌，也用于治疗乳腺癌、消化道肿瘤，可延长患者的存活期。近年来，也用于膀胱癌术后灌洗，可预防肿瘤复发。

【不良反应】 接种部位红肿、溃疡，亦可引起寒战、高热、全身不适等；瘤内注射偶致过敏性休克或肉芽肿性肝炎；严重免疫功能低下的患者可出现播散性 BCG 感染；剂量过大可降低免疫功能，甚至促进肿瘤生长。

左 旋 咪 唑

左旋咪唑（levamisole，LMS）是一种口服有效的免疫调节药。

【体内过程】 口服易吸收，主要在肝脏代谢，原形经肾脏排泄的比例不到口服量的 5%。该药及其代谢产物的 $t_{1/2}$ 分别为 4h 和 16h，但单剂的免疫调节作用往往可持续 5 ～ 7 日，故临床常采用每周一次的治疗方案。

【药理作用】 对免疫功能正常的人或动物几乎不影响抗体的产生，但对体液免疫功能低下者，可促进抗体的生成；能使低下的细胞免疫功能恢复正常，如增强或恢复免疫功能低下或缺陷者的迟发型皮肤变态反应，促进植物血凝素（phytohemagglutinin，PHA）诱导的淋巴细胞增殖反应等；增强巨噬细胞和中性多形核粒细胞的趋化和吞噬功能。其机制可能与降低淋巴细胞和巨噬细胞内 cAMP 水平、提高 cGMP 水平有关。

【临床应用】 主要用于免疫功能低下或缺陷患者，以增强机体抗病能力；也用于恶性肿瘤的辅助治疗，可提高疗效，减少复发或转移，延长缓解期；还可用于改善自身免疫性疾病，如类风湿关节炎、系统性红斑狼疮等免疫功能异常症状。

【不良反应】 发生率较低（＜5%），主要有消化道、神经系统反应（如头晕、失眠）和变态反应（如荨麻疹）。长期连续用药时可出现粒细胞减少症，停药后可恢复。偶见肝功能异常。肝炎活动期患者禁用。

重组人白介素 -2

白细胞介素 -2 又称 T 细胞生长因子（interleukin-2，IL-2），是 Th 细胞产生的细胞因子，现已能应用基因工程生产，称为重组人白介素 -2。

【药理作用】 与相应细胞的 IL-2 受体结合后，诱导 Th、Tc 细胞增殖；激活 B 细胞产生抗体，活化巨噬细胞；增强 NK 细胞和淋巴因子活化的杀伤细胞活性，诱导干扰素的产生。

【临床应用】 主要用于治疗黑色素瘤、肾细胞癌、霍奇金淋巴瘤等，可控制肿瘤发展，缩小瘤体及延长生存时间。试用于治疗免疫缺陷病、自身免疫性疾病及抗衰老。

【不良反应】 较为常见。全身性反应，如发热、寒战；胃肠道反应，如厌食、恶心、呕吐等；神经系统症状，如幻觉、妄想、定向障碍等；皮肤反应，如弥漫性红斑等。

干 扰 素

干扰素（interferon，IFN）是一族可诱导的分泌糖蛋白，主要分为 α、β、γ 3 类，是免疫系统产生的细胞因子。各种哺乳动物的细胞（包括淋巴细胞、巨噬细胞或成纤维细胞）均可因病毒感染或其他刺激而产生 IFN。现已可采用 DNA 重组技术生产重组人干扰素。

【体内过程】 口服不吸收，常肌内或皮下注射。IFN-α 吸收率约 80% 以上，IFN-β 及 IFN-γ 的吸收率较低。一般在注射 4 ～ 8h 后血药浓度达峰值。IFN-γ 吸收不稳定，全身给药后可分布至脑脊液、脑、眼和呼吸道分泌物，IFN-α 不能透过血脑屏障；IFN-α、IFN-β 和 IFN-γ 的血浆 $t_{1/2}$ 分别为 2h、1h 和 0.5h，主要在肝脏和肾脏代谢。

【药理作用】 IFN 具有抗病毒、抗肿瘤和免疫调节作用。IFN-α 和 IFN-β 的抗病毒作用强于 IFN-γ，其作用环节可能是蛋白质合成阶段。IFN-γ 具有免疫调节作用，可调节抗体生成，增加或激活单核巨噬细胞的功能、特异性细胞毒作用和 NK 细胞的杀伤作用等。IFN 对免疫应答的总效应与用药剂量和时间有关，小剂量增强细胞和体液免疫，大剂量则具有抑制作用。IFN 的抗肿瘤作用在于其既可直接抑制肿瘤细胞的生长，又可通过免疫调节发挥作用。

【临床应用】 用于预防病毒感染性疾病，如呼吸道病毒感染、乙型肝炎、带状疱疹和病毒性角膜炎等；已试用于治疗肿瘤，对成骨肉瘤疗效较好，对多发性骨髓瘤、乳腺癌、肝癌及各种白血病有一定的辅助疗效，可改善患者的血常规和全身症状。

【不良反应】 主要有发热、流感样症状、神经系统症状（如嗜睡、精神错乱）、皮疹及肝功能异常等。大剂量可致可逆性血细胞减少，以白细胞和血小板减少为主。注射局部可出现疼痛、红肿等。过敏体质、严重肝肾功能不全、白细胞及血小板减少者慎用。

转 移 因 子

转移因子（transfer factor，TF）是从健康人的淋巴细胞或脾、扁桃体等淋巴组织提取的一种多核苷酸肽，不被 RNA 酶、DNA 酶及胰酶破坏，无抗原性。可将供体的细胞免疫信息转移给未致敏受体，使之获得供体样的特异性和非特异性的细胞免疫功能，还可促进干扰素释放，其作用可持续 6 个月。但不转移体液免疫，不起抗体作用。

主要用于先天性和获得性细胞免疫缺陷病、免疫性血小板减少性紫癜、难治性病毒或真菌感染及肿瘤的辅助治疗，但对原发性淋巴细胞障碍、胸腺发育不全或 T 细胞活性完全缺失的患者单用无效。先天性低人免疫球蛋白血症患者经 TF 治疗后，IgG 的生成能得到改善。

TF 不良反应较少，注射局部有酸、胀、痛感，个别病例出现风疹性皮疹、皮肤瘙痒，少数人有短暂发热。慢性活动性肝炎患者用药后可出现肝损伤加重，然后逐渐恢复。

胸 腺 素

胸腺素（thymosin）是从胸腺分离得到的一组活性多肽，少数已提纯，现已成功采用基因工程技术合成。能促使 T 淋巴细胞分化成熟，还可调节成熟 T 细胞的多种功能，从而调节胸腺依赖性免疫应答反应。主要用于治疗胸腺依赖性免疫缺陷病如艾滋病及某些自身免疫性疾病和肿瘤。少数人可出现变态反应。

异 丙 肌 苷

异丙肌苷（inosine pranobex）为肌苷与乙酰基苯甲酸和二甲胺基异丙醇酯以 1 ∶ 3 ∶ 3 组成的复合物。具有免疫增强作用，可诱导 T 细胞分化成熟，并增强其功能；增强单核巨噬细胞和 NK 细胞活性，促进 IL-1、IL-2 和干扰素的产生，恢复低下的免疫功能；对 B 细胞无直接作用，但可增加 T 细胞依赖性抗原的抗体产生。此外，还有抗病毒作用。用于治疗病毒性感染，如急性病毒性脑炎和带状疱疹等，疗效较佳；也用于治疗类风湿关节炎，可迅速缓解症状；还可用于肿瘤的辅助治疗及改善艾滋病患者的免疫功能。不良反应少，安全范围较大。

依 他 西 脱

依他西脱（etanercept）是由肿瘤坏死因子（tumor necrosis factor，TNF）受体的 P75 的膜外区与人 IgG 的 Fc 段融合形成的二聚体。可皮下注射，血浆 $t_{1/2}$ 为 115h。依他西脱通过与血清中可溶性的 TNF-α 和 TNF-β 结合，而阻断 TNF-α 和 TNF-β 与细胞表面的 TNF 受体结合，抑制由 TNF 受体介导的异常免疫反应及炎症过程。主要用于治疗类风湿关节炎。不良反应主要是局部注射的刺激反应，其他仍有待于进一步观察。

免 疫 核 糖 核 酸

免疫核糖核酸（immun RNA，iRNA）是动物经抗原免疫后从其免疫活性细胞（如脾细胞、淋巴结细胞）中提取的核糖核酸，作用类似转移因子，可以传递对某抗原的特异免疫活力，使未致敏的淋巴细胞转化为免疫活性细胞，传递细胞免疫和体液免疫。临床应用与转移因子相似，主要用于恶性肿瘤的辅助治疗，试用于治疗乙型脑炎和病毒性肝炎。

（吕雄文）

第四十七章 影响自体活性物质的药物

通常将前列腺素、组胺、5-羟色胺、白三烯和血管活性肽类（P物质、激肽类、血管紧张素、钠尿肽、血管活性肠肽、降钙素基因相关肽、神经肽Y和内皮素等）及一氧化氮、腺苷等称为自体活性物质（autacoids）。这些不同种类的物质具有不同的生理和药理活性，都不同程度地参与各种生理和病理反应过程，并成为一些重要生理和病理现象的重要组成部分，这为药物治疗提供了合理依据，它们的存在为使用药物拟似或拮抗其作用或干预其合成或代谢提供了治疗干预的各种各样的可能性。这些物质作用时间短暂，仅在其合成部位附近发挥作用，常称之为局部激素（local hormones）。它广泛存在于体内多种组织中，由非特定内分泌腺产生而不进入血液循环。本章药物包括天然和人工合成的自体活性物质及抑制某些自体活性物质或干扰其与受体相互作用的自体活性物质拮抗药。

第一节 组胺和抗组胺药

一、组胺及组胺受体激动药

组 胺

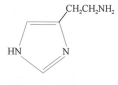

图 47-1 组胺的结构

组胺（histamine）是由组氨酸经特异性的组氨酸脱羧酶脱羧产生，广泛分布于体内的具有多种生理活性的非常重要的自体活性物质（图47-1）。天然组胺以无活性形式（结合型）存在，在组织损伤、炎症、神经刺激、某些药物或一些抗原、抗体反应条件下，以活性（游离）形式释放。在大多数组织中，肥大细胞是组胺的主要储存部位。组胺本身无治疗用途，但其拮抗剂却被广泛用于临床。

【药理作用】 组胺一旦释放，与靶细胞膜的组胺受体结合产生生物效应，能对平滑肌和腺体起局部或播散的作用。组胺使许多平滑肌收缩，如支气管和肠平滑肌，但强有力地使另一些平滑肌松弛，其中包括细小血管的平滑肌。它对胃酸生成也是很强的刺激物。还有许多其他的作用，如形成水肿和刺激感觉神经末梢。

目前已发现组胺受体有 H_1R、H_2R、H_3R 和 H_4R 4种亚型。1966年，Schild 等将能被传统抗组胺药所阻断的豚鼠平滑肌上的组胺受体称为 H_1R，而不被其阻断的大鼠子宫和胃泌酸细胞上的组胺受体称为 H_2R。1983年，Arrang 等将存在地突触前膜的组胺受体命名为 H_3R，2000年，Oda 等对基因库内 G 蛋白耦联受体进行筛选时，首次克隆出了一条表达于白细胞且与组胺 H_3 受体有较高同源性的基因，证实其为组胺 H_4 受体。

1. 对心血管系统的作用 组胺对心血管系统的作用有剂量依赖性，而且种属差异性较大。组胺对较细血管产生特征性的扩张作用，结果引起潮红，总外周阻力降低和全身血压下降。此外，组胺有助于增加毛细血管通透性。

（1）对血管的影响：组胺激动血管平滑肌细胞 H_1R、H_2R，均能使血管扩张，回心血量减少。不同血管对组胺的敏感性、作用持续时间及作用机制存在差别。激动 H_1R 可使毛细血管扩张、通透性增加，引起局部水肿和全身血液浓缩。人类冠状动脉血管也有 H_1R、H_2R，二者功能平衡障碍可致冠状动脉痉挛。

注射大剂量组胺可发生强而持久的降压，甚至发生休克。皮内注射小量组胺可出现三重反应：毛细血管扩张出现红斑；毛细血管通透性增加，在红斑上形成丘疹；最后，通过轴索反射致小动脉扩张，丘疹周围形成红晕。

（2）对心肌收缩性的影响：在人体及某些种属动物，组胺直接作用于心脏，影响收缩力和心电活动。组胺通过 H_2R 直接作用于腺苷酸环化酶，增加心肌 cAMP 水平，从而产生正性肌力作用；但在豚鼠则表现为 H_1R 介导的负性肌力作用。近年研究还发现豚鼠心脏交感神经末梢上存在 H_3R，可能与反馈调节心交感神经末梢去甲肾上腺素的释放有关。

2. 对腺体的作用 组胺作用于胃壁细胞的 H_2R，激活腺苷酸环化酶，使细胞内 cAMP 水平增加，

笔记栏

经过一系列生化反应最终激活 H^+,K^+-ATP 酶,使胃壁细胞分泌胃液显著增加。组胺是强力的胃酸分泌刺激剂,在尚不能引起心血管反应的小剂量下便足以刺激胃腺分泌大量胃酸。同时 H_2R 的兴奋还可引起唾液、泪液、肠液和支气管腺体等分泌增加,但作用较弱。

3. 对血管以外平滑肌的作用　组胺使多种平滑肌表现兴奋收缩,很少有松弛作用。收缩是由于激活 H_1 受体,而大部分松弛是由于激活 H_2 受体。组胺激动支气管平滑肌细胞 H_1R,使平滑肌收缩,引起呼吸困难,哮喘者对此尤为敏感,健康人的支气管敏感性较低。对多种动物胃肠道平滑肌都有兴奋作用,豚鼠回肠最为敏感,可作为组胺生物鉴定的标本。子宫平滑肌由于动物的种属不同而敏感性各异,如人子宫不敏感,而豚鼠子宫收缩,大鼠子宫则松弛。

【临床应用】　组胺的实际应用限于用作诊断药物。组胺(磷酸组胺)被用于评价哮喘病的非特异性支气管过敏性和在变应性皮肤试验期间用作阳性对照注射。

【不良反应】　常见不良反应有头痛、直立性低血压、颜面潮红等。

【禁忌证】　哮喘患者禁用。

倍 他 司 汀

倍他司汀(betahistine,抗眩定)是组胺 H_1 受体激动药,具有扩张血管作用,可促进脑干和迷路的血液循环,纠正内耳血管痉挛,减轻膜迷路积水;还有抗血小板聚集及抗血栓形成作用。临床上用于以下几方面:①内耳眩晕病,能减除眩晕、耳鸣、恶心及头痛等症状,近期治愈率较高。②多种原因引起的头痛。③慢性缺血性脑血管病。不良反应较少,偶有恶心、头晕等症状。溃疡病患者慎用,哮喘患者禁用。

(*R*)α- 甲基组胺

(*R*)α- 甲基组胺[(*R*)α-methylhistamine]是组胺 H_3 受体激动药,有明显的立体结构选择性。对脑肥大细胞释放组胺有显著的抑制作用,但不影响大脑中的肥大细胞和神经元中 5-HT 的分泌。

二、抗组胺药

案例 47-1

　　患者,女,36 岁。主诉:全身风团伴瘙痒 3 日,入院。现病史:患者食花蛤、鳝鱼后,次日右上肢开始出现一红色丘疹,伴瘙痒,搔抓后皮疹增大呈风团样,并逐渐增多,扩散至全身,风团时隐时现,遂入院求治。体检:神清,疲倦,全身泛发红色风团,以头面部及臀部为多,部分散在,部分融合成大片状,边界清楚,压之褪色,触之有灼热感,皮肤划痕征(+)。辅助检查:总 IgE 升高,过敏原测试(+)。诊断:急性荨麻疹。

问题:

　　1. 该疾病主要与哪些细胞和炎症介质有关?

　　2. 患者可以使用哪类药物治疗?

　　3. 组胺受体拮抗药对该疾病治疗的药理学机制是什么?

1920 年,人们首次发现组胺是过敏性疾病的病理介质,1937 年发现组胺受体并由 Bovet 首先发现经典的抗组胺药(H_2 受体拮抗药)。迄今,已有第一代抗组胺药、第二代抗组胺药两代 50 余种 H_1 受体拮抗药供临床应用。自从第一个 H_2 受体拮抗药西咪替丁面市以来,相继开发了一批疗效高、副作用小的 H_2 受体拮抗药,如雷尼替丁、法莫替丁、尼扎替丁、罗沙替丁等,临床用于治疗消化性溃疡获得明显的疗效。

▎(一)H_1 受体拮抗药

所有 H_1 受体拮抗药都是可逆地竞争组胺与 H_1 受体相互作用的抑制剂。组胺为乙基伯胺,而 H_1 受体阻断药则具有与组胺分子类似的乙基叔胺结构,这是与组胺竞争结合受体的必需结构。常用的第一代药物如苯海拉明、异丙嗪、曲吡那敏(tripelennamine,扑敏宁)、氯苯那敏(chlorphenamine,扑尔敏)等,因对中枢活性强、受体特异性差,故可引起明显的镇静和抗胆碱作用,表现出"(困)倦、耐(药)、(作用时间)短、(口鼻眼)干"的缺点。为克服这些不足,产生了第二代药物,如西替利嗪(cetirizine,仙特敏)、左卡巴斯汀(levocabastine,立复汀)及咪唑斯汀(mizolastine)等,具有大多长效,无嗜睡作用,对喷嚏、清涕和鼻痒效果好,而对鼻塞效果较差的特点。第一代、第二代 H_1 受体拮抗药的药理作用和临床应用基本相似,常用 H_1 受体拮抗药的比较见表 47-1。

表 47-1 常用 H_1 受体拮抗药的比较

药物	持续（h）	镇静催眠	防晕止吐	主要应用	单次剂量
乙醇胺类					
苯海拉明	4～6	+++	++	皮肤黏膜过敏、晕动病	25～50mg
茶苯海明	4～6	+++	+++	晕动病	25～50mg
吩噻嗪类					
异丙嗪	6～12	+++	++	皮肤黏膜过敏、晕动病	12.5～50mg
乙二胺类					
曲吡那敏	4～6	++		皮肤黏膜过敏	25～50mg
烷基胺类					
氯苯那敏	4～6	+		皮肤黏膜过敏	4mg
哌嗪类					
西替利嗪	7～10	+		皮肤黏膜过敏	10mg
哌啶类					
阿司咪唑	10（d）	—	—	皮肤黏膜过敏	10mg
其他					
阿伐斯汀	1.5	—	—	皮肤黏膜过敏	8～16mg
左卡巴斯汀	12	—	—	皮肤黏膜过敏	50μg 喷雾剂
咪唑斯汀	＞24	—	—	皮肤黏膜过敏、鼻塞	10mg

【体内过程】　H_1 受体拮抗药口服或注射均易吸收，大部分在肝内代谢，代谢物从肾排出，药物以原形经肾排泄的甚少。口服后多数在 15～30min 起效，1～2h 作用达高峰，一般持续 4～6h，咪唑斯汀的 $t_{1/2}$ 长于 24h。阿司咪唑口服后 T_{max} 为 2～4h，排泄缓慢，且由于其去甲基代谢物仍具有 H_1 受体拮抗活性，存在肠肝循环，故其 $t_{1/2}$ 可长达 10 日以上。有关这些药物在皮肤和黏膜中所达到的浓度的信息现尚缺乏。然而，在使用某些长效 H_1 受体拮抗药后的 36h 甚至更长的时间里，显著抑制皮内注射组胺或变应原引起的反应，甚至当药物在血浆中的浓度降到很低时仍有作用。

【药理作用】

1. 平滑肌作用　H_1 受体拮抗药抑制平滑肌对组胺的多数反应。对抗组胺对呼吸道平滑肌的收缩作用是容易用在体或离体实验证明的。例如，在豚鼠，很小量的组胺就可使它窒息死亡；但若给予 H_1 受体拮抗药，即使给予百倍于致死量的组胺，动物仍可存活下来。在血管平滑肌方面，H_1 受体拮抗药既可抑制组胺的血管收缩作用，又在一定程度上抑制由内皮细胞上 H_1 受体介导的较快的血管扩张作用。组胺拮抗剂对组胺诱导的全身血压变化的影响与这些血管作用平行。H_1 受体拮抗药有力地拮抗组胺，可产生增加毛细血管通透性和形成水肿、风团的作用。

2. 中枢抑制作用　此类药物多数可通过血脑屏障，可有不同程度的中枢抑制作用，尤以第一代药物苯海拉明和异丙嗪为甚，表现有镇静、嗜睡。中枢抑制作用产生的原因可能是中枢 H_1 受体被阻断，拮抗了脑内源性组胺介导的觉醒反应。第二代药物阿司咪唑不易透过血脑屏蔽，故无中枢抑制作用；阿伐斯汀、左卡巴斯汀、咪唑斯汀等均无镇静、嗜睡的副作用。

3. 其他作用　苯海拉明、异丙嗪等具有阿托品样抗 M 受体作用，止吐和防晕动作用较强，第二代 H_1 受体拮抗药对 M 受体毫无作用。此外，咪唑斯汀对鼻塞尚具有显著疗效。

【临床应用】

1. 皮肤黏膜变态反应性疾病　H_1 受体拮抗药对荨麻疹、过敏性鼻炎等疗效较好，可作为首选药物，现多用第二代 H_1 受体拮抗药。对昆虫叮咬所致的皮肤瘙痒和水肿亦有良效。对血清病、药疹和接触性皮炎也有一定疗效。对哮喘效果疗效差，对过敏性休克无效。

2. 晕动病、眩晕　H_1 受体拮抗药常用于较轻的病例，抗晕动病应在乘车、乘船前 1h 服用。也用于放射病等引起的呕吐，常用药为苯海拉明和异丙嗪。

3. 镇静　某些具有明显镇静作用的 H_1 受体拮抗药，如异丙嗪，可以与其他药物如平喘药氨茶碱配伍使用，用于对抗氨茶碱所引起的中枢兴奋、失眠等不良反应。苯海拉明的镇静和轻微抗焦虑活性已使其成为弱抗焦虑药物。

> **案例 47-1 分析讨论**
> 1. 主要与组胺释放有关，组胺激动 H_1R 可使毛细血管扩张、通透性增加，引起局部水肿、瘙痒。
> 2. 可以使用 H_1 受体拮抗药治疗。
> 3. H_1 受体拮抗药抑制 H_1 受体介导的血管扩张作用，拮抗组胺增加毛细血管通透性和形成水肿、风团的作用。

【不良反应】

1. 中枢神经系统反应　第一代药物多见镇静、嗜睡、乏力等中枢抑制现象，以苯海拉明和异丙嗪最为明显，驾驶员或高空作业者工作期间不宜使用。第二代 H_1 受体拮抗药多数无中枢抑制作用。

2. 消化道反应　食欲缺乏、恶心、呕吐、上腹部痛及便秘或腹泻等。

3. 其他反应　变态反应，口服较少，多见于局部给药；偶见粒细胞减少及溶血性贫血。

（二）H_2 受体拮抗药

H_2 受体拮抗药的问世进一步证明了内源性组胺在调节胃液分泌上的重要性。这类药物主要用于消化性溃疡的治疗，目前临床常用的有西咪替丁、雷尼替丁、法莫替丁、尼扎替丁和罗沙替丁等，详见作用于消化系统的药物（详见第三十章）。

（三）H_3、H_4 受体拮抗药

H_3 受体是一种新型组胺受体，广泛分布于中枢和外周神经末梢。它是一种突触前受体，在突触后也有分布，既能调节组胺的合成与释放，又能调节其他神经递质的释放，进而调节中枢和外周器官的活动。鉴于 H_3 受体与 AD、注意力缺陷多动症、PD 等神经行为失调有关，H_3 受体激动药能够损害大鼠的目标认识能力及被动避免反应能力，而 H_3 受体拮抗药则能改善大鼠的学习与记忆能力的研究发现，使得 H_3 受体拮抗药的应用前景被看好。

H_4 受体是新发现的组胺受体，主要在炎症反应相关的组织和造血细胞中表达。研究者认为 H_4 受体可能是一种重要的炎症性受体，参与粒细胞的分化、肥大细胞和嗜酸性粒细胞的趋化等，提示 H_4 受体拮抗药可能作为炎症和过敏的治疗药物。

第二节　5- 羟色胺类药物和抗 5- 羟色胺药

5- 羟色胺

5- 羟色胺（5-hydroxytryptamine，5-HT），又名血清素（serotonin），既是中枢神经系统中的一种神经递质，也是调节血小板、心血管平滑肌和胃肠道平滑肌功能的调质（图 47-2）。作为自体活性物质，约 90% 合成和分布于肠嗜铬细胞，通常与 ATP 等物质一起储存于细胞颗粒内。在刺激因素作用下，5-HT 从颗粒内释放、弥散到血液中，并被血小板摄取和储存，储存量约占全身的 8%。5-HT 作为神经递质，主要分布于松果体和下丘脑，可能参与痛觉、睡眠、体温等生理功能的调节。精神病、偏头痛等多种疾病的发病可能与中枢神经系统 5-HT 含量及功能异常有关。

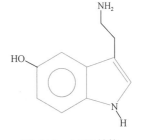

图 47-2　5-HT 结构

5-HT 必须通过相应受体的介导方能产生作用。5-HT 受体分型复杂，已发现 7 种 5-HT 受体亚型，大部分是 G 蛋白耦联受体，仅 5-HT$_3$ 受体与配体门控性离子通道相关。但迄今对 5-HT$_{5\sim7}$ 受体亚型的特异性结合配体的认识尚不一致。5-HT 通过激动不同的 5-HT 受体亚型，可具有不同的药理作用（表 47-2）。

表 47-2　5-HT 受体亚型

亚型	分布	主要效应	选择性激动药	选择性拮抗药
5-HT$_{1A}$	海马、中缝核	行为变化，降低血压	8-OH-DPAT	WAY100635
5-HT$_{1B}$	黑质、基底神经节	抑制递质释放	CP-93129	CR55562

笔记栏

亚型	分布	主要效应	选择性激动药	选择性拮抗药
5-HT$_{1D}$	皮质、脑动脉	收缩脑血管，感觉	舒马普坦	—
5-HT$_{1E}$	皮质、纹状体	抑制腺苷酸环化酶	—	—
5-HT$_{1F}$	皮质、海马	抑制腺苷酸环化酶	LY334370	—
5-HT$_{2A}$	外周血管、血小板、中枢神经系统	血管收缩，血小板聚集	α- 甲基 5-HT	酮色林
5-HT$_{2B}$	胃底	肌肉收缩	α- 甲基 5-HT	SB204741
5-HT$_{2C}$	脉络膜丛、黑质	激活磷脂酶 C	α- 甲基 5-HT	美舒麦角
5-HT$_3$	极后区、孤束核	痛觉，呕吐反射	m- 氯苯双胍	昂丹司琼
5-HT$_4$	上、下丘脑，海马	胃肠分泌，蠕动	BIMU 8	GR113808

注：—表示尚缺乏。

5-HT 的主要作用是调节胃肠运动，它在肠嗜铬细胞和血小板中储存和分泌。尽管体内 5-HT 大部分储存在外周，但它也是中枢神经系统的一种神经递质。

1. 平滑肌　食物或高渗盐等引起的机械扩张可增加小肠 5-HT 的基础释放，传出迷走神经刺激，也可引起 5-HT 基础释放的增加。刺激性冲动通过肠肌丛时，5-HT 可能起着不同的作用，引起兴奋性。5-HT 激动胃肠道平滑肌 5-HT$_2$ 受体、激动肠壁内神经节细胞 5-HT$_4$ 受体均可引起胃肠道平滑肌收缩，使胃肠道张力增加，肠蠕动加快；5-HT 尚可兴奋支气管平滑肌，哮喘患者对其特别敏感，但对正常人影响甚小。

2. 心血管系统　5-HT 作用于血管的典型反应是收缩血管，特别是内脏、肾、肺、脑血管。5-HT 导致多种受体亚型的激活，从而引起心脏多种反应：自律活动的兴奋或抑制或占优势的 5-HT 引起的反射活动。因此，5-HT 对心脏的正性肌力和负性频率作用被同时产生的压力感受器和化学感受器的传入神经的兴奋活动减弱。5-HT 作用于迷走神经末梢引起贝－亚（Bezold-Jarisch）反射，导致严重的心动过缓和低血压。5-HT 局部抑制动脉，它是 EDRF 和前列腺素的释放及交感神经释放拮抗药去甲肾上腺素共同作用的结果。5-HT 协同去甲肾上腺素、血管肾张素、组胺引起的血管收缩，从而增强自身止血作用。

3. 神经系统　中枢神经系统的多种功能，如睡眠、认知、感觉、运动活动（motor activity）、压力调节、痛觉、欲望、性行为、激素分泌，都受 5-HT 影响。动物侧脑室注射 5-HT 后，可引起镇静、嗜睡和一系列行为反应，并影响体温调节和运动功能。虫咬和某些植物的刺可刺激 5-HT 释放，作用于感觉神经末梢，引起痒、痛。

5-HT 本身尚无临床应用价值。

常见 5-HT 受体激动药与拮抗药

直接作用于 5-HT 受体的激动药的化学结构存在极大差异，具有多种药理学特性（表 47-3）。5-HT$_{1A}$ 受体选择性激动药有助于阐明受体在脑中的功能，由此促使了一系列新型抗焦虑药的产生，如丁螺环酮。5-HT$_{1D}$ 受体选择性激动药，如舒马普坦（sumatriptan）具有独特的收缩脑内血管的作用。舒马普坦是第一个用于治疗偏头痛的 5-HT 受体激动药。同类药还有佐米曲普坦（zolmitriptan，ZOMIG）、那拉曲坦（naratriptan，AMERGE）及雷扎曲坦（rizatriptan，MAXALT），都选择性作用于 5-HT$_{1D}$ 和 5-HT$_{1B}$ 受体。一大类 5-HT$_4$ 受体选择性激动药已经被开发或正被开发为治疗胃肠功能紊乱的药物。

表 47-3　5-HT 类药物的主要作用和临床应用

受体	作用	药物	临床应用
5-HT$_{1A}$	部分激动	丁螺环酮、伊沙匹隆	焦虑症、抑郁症
5-HT$_{1D}$	激动	舒马普坦	偏头痛
5-HT$_{2A/2C}$	拮抗	二甲麦角新碱（methysergide）、曲唑酮（trazodone）、利培酮（risperidone，利培酮）、酮色林（ketanserin）	偏头痛、抑郁症、精神分裂症
5-HT$_3$	拮抗	昂丹司琼（ondansetron）	化疗引起的呕吐

续表

受体	作用	药物	临床应用
5-HT₄	激动	西沙必利（cisapride）	胃肠功能紊乱
5-HT 载体	抑制	氟西汀（fluoxetine）、舍曲林（sertraline）	抑郁症、强迫观念与行为紊乱、恐慌、社会恐惧症、创伤后应激反应

第三节　廿碳烯酸类药物

磷脂膜可衍生两大类自体活性物质：一类是廿碳烯酸类（eicosanoids），来源于多不饱和脂肪酸（主要是花生四烯酸，AA），包括前列腺素类（PGs）、前列环素（PGI₂）、血栓素 A₂（TXA₂）和白三烯类（LTs）；另一类是修饰后的磷脂，目前主要以血小板活化因子（platelet activating factor，PAF）为代表，具有广泛、高效的生物活性，构成了庞大的化合物家族。

一、花生四烯酸的生物转化

PGs、LTs 统称为二十碳烯酸是因为它们的前体物质都是含有 3 个、4 个或 5 个双键的 20 碳必需脂肪酸。其中在人体内含量最丰富的是 AA，AA 是人体的一种必需脂肪酸。该脂肪酸含有 20 个碳原子，4 个双键，故属于 n6 系列的多不饱和脂肪酸（图 47-3）。它直接来自食物或由食物中的亚油酸（9,12- 十八碳二烯酸）转变而来。二十碳烯酸的生物合成主要取决于可利用的 AA 的量。AA 主要在酰基水解酶，如磷脂酶 A₂ 和人血小板中二酰基甘油酯酶的作用下从细胞脂质库中释放出来。各种物理、化学和内源性刺激物都能增加二十碳烯酸的生物合成。

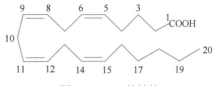

图 47-3　AA 的结构

细胞受到刺激时，细胞膜磷脂在磷脂酶 A₂（PLA₂）作用下释放出 AA 和 PAF，游离 AA 经以下两条途径被转化：① COX 途径，AA 被催化生成 PGs 和血栓素类（TXs）。②脂氧酶（lipoxygenase，LOX）途径，生成过氧化氢甘碳四烯酸、LTs、羟化甘碳四烯酸和脂氧素（lipoxins，LXs）。其中 PGs 和 LTs 具有广泛的生物活性，参与了炎症、血栓形成和速发型变态反应等多种病理过程，与心脑血管疾病、哮喘和休克等的发病有密切关系。AA 的生物合成和降解途径见图 47-4。

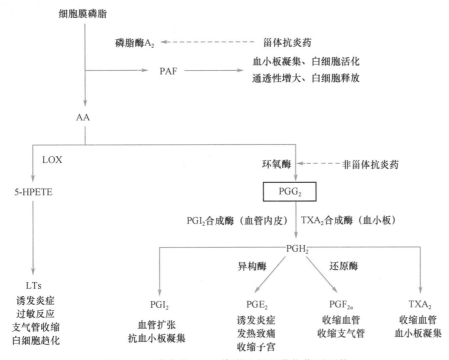

图 47-4　膜磷脂、AA 代谢途径及药物作用环节

1. COX 产物　PGE 和 PGD 系列是羟基酮类，而 PGFα 是 1,3- 二醇类。它们是 PG 环内过氧化

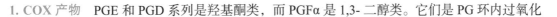

物 PGG 和 PGH 的代谢产物。PGA、PGB 和 PGC 等不饱和酮类是在提取过程中由 PGE 经过非酶途径转变而来的，它们都不是天然的生物产物。PGI$_2$ 含有双环结构。TXs 含有一个六元环氧乙烷环代替 PG 中的五元环。PGI$_2$ 和 TXs 也都是 PGG 和 PGH 的代谢产物。根据侧链上的双键数可以再进一步分类，并可用下标 1、2 或 3 来表示其双键数或其前体物的类型。

PG 生成的各步都是在微粒体酶参与下完成的。合成途径中的第一个酶是 COX。该酶有两个异构体——环氧酶 -1 和环氧酶 -2，可简写成 COX-1 和 COX-2。COX-1 在多数细胞里一直存在，而 COX-2 在正常情况下是不表达的，有些血清因子、细胞因子和生长因子能诱导其表达，而糖皮质激素，如地塞米松则能抑制这些因子的诱导表达作用。

2. LOX 途径 5-LOX、12-LOX 和 15-LOX 3 种脂氧酶催化生成不同的代谢产物，其中最重要的是 5-LOX 途径，可产生各种 LTs。5-LOX 在体内分布较局限，主要存在于白细胞、肺和气管等组织。LTs 是一类具有 3 个共轭双键的无环碳羟酸，因其化学结构不同而分为 LT$_A$、LT$_B$、LT$_C$、LT$_D$ 及 LT$_E$ 等类。

二、PG 和血栓素

【药理作用】 PG 和血栓素的作用复杂多样，对血管、呼吸道、消化道和生殖器官平滑肌均有明显作用，对血小板、单核细胞、传出神经和中枢神经系统也有显著影响。

1. 心血管系统 PGEs 具有扩张血管作用，包括小动脉、毛细血管前括约肌和毛细血管后小静脉，但大静脉不受 PGEs 的影响，在某些特定的部位也发现有血管收缩作用。PGD$_2$ 兼有血管扩张作用和血管收缩作用，但在多数血管床包括肠系膜血管、冠状血管和肾脏血管，低浓度的 PGD$_2$ 主要表现为血管扩张作用。肺血管例外，PGD$_2$ 只能引起血管收缩作用。PGF$_{2\alpha}$ 是有效的血管收缩剂。

PGEs 通常能使整体动脉血压下降，多数器官的血流量包括心脏、肠系膜和肾脏都有所增加，对某些高血压患者，上述效果更明显。PGEs 和 PGFs 一般能使心排血量增加。静脉注射 PGI$_2$ 能引起显著的血压下降，它的作用强度比 PGE$_2$ 的强 5 倍，血压下降伴随着反射性的心率加快。

TXA$_2$ 是强效血管收缩剂，在体外能收缩血管平滑肌。它对整体动物和离体血管床都有血管收缩作用。

2. 内脏平滑肌 PGFs 和 PGD$_2$ 收缩气管和支气管平滑肌，而 PGEs 则起松弛作用。TXA$_2$ 对支气管平滑肌起收缩作用。PGI$_2$ 可在大多数物种中引起支气管舒张，人的支气管组织对其尤为敏感。人未孕子宫肌条能在 PGFs 和 TXA$_2$ 的作用下收缩，在 PGEs 的作用下舒张，收缩反应在月经前最强，而舒张反应则在月经周期的中段最强。给孕妇静脉注射 PGE$_2$ 或 PGF$_{2\alpha}$ 可导致剂量依赖性子宫肌张力增强，并增加节律性收缩的频率和收缩力。PGs 引起的子宫收缩反应随着妊娠进程越来越强，但远比催产素引起的收缩反应弱。PGEs 和 PGFs 能使从胃到结肠的纵行肌收缩，PGFs 还能使环行肌收缩，但 PGEs 可使环行肌舒张。TXA$_2$ 和 PGI$_2$ 能使胃肠道平滑肌收缩，但其作用弱于 PGEs 和 PGFs。

3. 血小板 PGI$_2$ 和 PGE$_1$ 能抑制人血小板聚集。PGI$_2$ 主要在血管内皮层产生，在体内能控制血小板聚集并起血管内抗血栓形成的作用。TXA$_2$ 是血小板聚集和血小板释放反应的强效诱导剂和生理介质。依赖于 TXA$_2$ 生成的血小板聚集反应对阿司匹林的抑制作用敏感。

4. 中枢和外周神经系统 致热原使 IL-1 释放，IL-1 又可促进 PGE$_2$ 的合成和释放。PGE$_1$ 和 PGE$_2$ 能使体温升高，特别是脑室给药。多种动物，包括灵长类，脑室注入 PGD$_2$ 可产生自然睡眠。PGE 能促进生长激素、催乳素、TSH、ACTH、促卵泡激素和黄体生成素（LH）的释放。

【临床应用】 PGs 具有合成难、代谢快、作用广泛、易致不良反应等特点，部分合成 PGs 已用于治疗心血管系统、消化系统和生殖系统疾病。

（一）作用于心血管的 PGs

前 列 地 尔

前列地尔（alprostadil，PGE$_1$）具有直接扩张血管作用和抑制血小板聚集作用，可增加血流量，改善微循环。后经肺循环迅速被代谢，经肾脏排泄，血浆 $t_{1/2}$ 为 5～10min。PGE$_1$ 与抗高血压药和血小板聚集抑制药有协同作用。阴茎注射用于诊断和治疗阳痿。不良反应有头痛、食欲减退、腹泻、低血压、心动过速、可逆性骨质增生和注射局部红肿热痛等。禁用于妊娠期和哺乳期妇女。

依前列醇与依洛前列素

依前列醇（epoprostenol，PGI$_2$）具有明显的舒张血管和抑制血小板聚集作用，是最强的抗凝血药。PGI$_2$ 的 $t_{1/2}$ 为 2～3min，经肺循环时不被代谢。静脉滴注抗凝作用可持续到停止滴入后数分钟，较高剂量〔20μg/（kg·min）〕可使聚集的血小板解聚。可替代肝素，用于体外循环和肾透析时防止血栓形成；尚可用于缺血性心脏病、多器官衰竭、外周血管病和肺动脉高压。依洛前列素（iloprost）是 PGI_2 的衍生物，作用和应用与 PGI_2 相同，但性质稳定。

（二）抗消化性溃疡的 PGs

PGs 在整个消化道均有分布，特别是胃和十二指肠含量较为丰富。人患溃疡病时，黏膜 PGs（主要是 PGE）含量或合成能力显著下降，特别在溃疡急性期，胃体及胃窦黏膜及胃液中 PGE 较正常显著减少，而在溃疡愈合时则升高。PGE 对胃有良好的保护作用，但作用时间短，副作用多。目前多用其结构类似物。

米索前列醇

米索前列醇（misoprostol）为 PGE_1 衍生物，能抑制基础胃酸分泌和组胺、五肽胃泌素等刺激引起的胃酸分泌。口服吸收迅速。用于治疗十二指肠溃疡和胃溃疡，治愈率与 H_2 受体拮抗药近似，对 H_2 受体拮抗药无效者也有效。对促进吸烟者的溃疡愈合有良好疗效。它不升高血清胃泌素水平，对防止溃疡复发较其他抗溃疡药更佳（参见第三十章）。

（三）PGs 类生殖系统药物

PGE_2 和 $PGF_{2\alpha}$ 药物及其衍生物可用于催产、引产和人工流产。地诺前列酮作为阴道栓剂催产药被批准应用于妊娠 2～3 个月的流产。卡前列素（carboprost，15-甲基 $-PGF_{2\alpha}$）活性较 $PGF_{2\alpha}$ 高 10 倍，作用时间长、副作用小、安全简便，终止妊娠后能很快恢复月经和生育功能，对下丘脑－垂体－卵巢轴几乎无影响，主要用于终止妊娠和宫缩无力导致的产后顽固性出血。

三、白三烯及其拮抗药

白 三 烯

早在 1938 年，研究者用眼镜蛇毒素灌注豚鼠肺组织时发现了一类可引起支气管收缩的物质，由于这类物质的作用缓慢而持久，故称之为过敏性慢反应物质（slow reacting substances-anaphylaxis，SRS-A），此后的一系列实验证实，所谓的 SRS-A 就是各种 LT 与半胱氨酸结合形成的混合物（硫肽白三烯），包括 LTC_4、LTD_4、LTE_4、LTF_4。近年来，LT 被公认为体内的重要炎症介质，在人体的多种疾病中起作用。

1. 呼吸系统　LT 可引起支气管收缩、黏液分泌增加和肺水肿。LTC_4、LTD_4、LTE_4 对呼吸道都有强大的收缩作用，它们主要收缩小气道平滑肌，作用强度在体内和体外均为组胺的 1000 倍，且持续时间较长；LTA_4 和 LTB_4 则作用很弱。哮喘患者的哮喘症状严重程度与血浆中 LT 含量成正比。

2. 心血管系统　LTC_4 和 LTD_4 都能使人体血压下降，这一作用主要是循环血容量下降和心肌收缩力减弱的结果。心肌收缩力减弱主要与 LT 引起的冠状动脉血流量显著下降有关。LTC_4 和 LTD_4 对多数大动脉和大静脉没有明显的影响，但它们在纳摩尔浓度下就能引起冠状动脉和远端肺动脉的收缩反应。LT 对微循环血管有显著的影响，LTC_4 和 LTD_4 能作用于毛细血管后静脉的内皮层，引起血浆渗出，它们的这一作用比组胺强 1000 多倍。

3. 炎症与变态反应　LTB_4 对单核细胞和巨噬细胞具有趋化作用，可促进白细胞向炎症部位游走、聚集，产生炎性介质，释放溶酶体酶，在炎症反应中具有重要作用。LTC_4 和 LTD_4 可使小动脉收缩，减低血流速度，减少肾小球滤过；可使小静脉扩张，微血管通透性增加，并与 PGs 有协同作用。因而 LT 参与了多种炎性疾病的病理过程，与风湿性关节炎、肾小球肾炎、哮喘、缺血性心血管疾病、痛风、溃疡性膀胱炎发病有密切关系。

白三烯拮抗药

LT 受体组织分布广泛，但种属间差异较大，在许多组织和细胞中发现有 LTB_4 和半胱氨酰 LTC_4、LTD_4 受体。半胱氨酰的 LT 受体至少有两类，称为 $cysLT_1$ 和 $cysLT_2$。LT 受体与 G 蛋白耦联，激活该受体能增加细胞内 Ca^{2+} 浓度。

这些药物的研究大多数尚处于初始阶段，已发现的 LT 拮抗药有以下几种。

1. LT 受体拮抗剂　扎鲁司特和孟鲁司特是一类高选择性高亲和力的 $cysLT_1$ 受体拮抗剂，普鲁司特是另一种 $cysLT_1$ 受体拮抗剂，均主要用于哮喘的治疗。不良反应较少，极少患者出现嗜酸性粒细胞增多症。扎鲁司特可使凝血酶原时间增加（参见第二十九章）。

2.LT合成抑制药 LT的生成取决于花生四烯酸被5-脂氧合酶的脂氧化作用；齐留通（zileuton）属 Fe^{3+} 干扰型5-脂氧酶（5-LOX）抑制药，预先口服齐留通600～800mg，4次/日，可预防或减轻哮喘患者的发作，使严重患者的皮质激素用量明显减少。本药可减少茶碱稳态清除，使茶碱血药浓度升高。

第四节 一氧化氮及其供体与抑制药

一氧化氮（nitric oxide，NO）是近年来发现的一种新的细胞信使，其结构简单、$t_{1/2}$ 短、化学性质活泼，广泛存在于生物体内各组织器官，由血管内皮细胞产生并释放，参与机体内多种生理及病理过程。

一、NO 的合成

L-精氨酸（L-Arg）是合成NO的前体，一氧化氮合酶（nitric oxide synthase，NOS）是合成NO的关键酶。体内生物合成的反应式为

$$L\text{-}Arg + O_2 \xrightarrow{NOS} NO + 胍氨酸$$

在体内，NO在L-Arg经NOS催化转变成L胍氨酸的过程中产生，此过程由NADPH提供电子，由黄素腺嘌呤二核苷酸、四氢生物蝶呤、黄素单核苷酸及 Fe^{2+} 传递电子。NOS有多种异构体，根据酶的理化特性分为以下几种：①诱生型（inducible NOS，iNOS），是一种NADPH依赖性酶，不依赖 Ca^{2+}/调钙蛋白，主要分布在巨噬细胞、肥大细胞、中性粒细胞、成纤维细胞、肝细胞、胰细胞、胃肠黏膜、血管内皮细胞和平滑肌细胞。iNOS正常情况下不表达，当细胞受刺激时开始表达，催化L-Arg，引起NO大量、长时间释放，不仅能杀灭病原微生物和肿瘤细胞，还具有细胞毒作用，可造成组织细胞损伤。②结构型（constitutive NOS，cNOS）又分为内皮型（endothelial NOS，eNOS）和神经元型（neuronal NOS，nNOS），是NADPH依赖型酶，但它依赖于 Ca^{2+}/调钙蛋白，eNOS主要分布在血管内皮和心肌内膜、血小板等组织中，nNOS主要存在于脑、脊髓等组织中。

内源性NO是一种含不成对电子的气体，具有高度脂溶性，易扩散通过细胞膜。其性质活泼、极不稳定，在有氧和水的环境中仅能存在数秒。NO与亚铁血红素有很强的亲和力，因此在血液中，NO与血红蛋白结合形成亚硝酸盐，使血红蛋白失活。生理条件下NO与谷胱甘肽结合生成稳定的亚硝基谷胱甘肽，作为内源性NO载体；病理条件下（糖尿病、动脉硬化）血管内谷胱甘肽减少，内源性NO载体减少。某些药物可作为NO供体，如硝普钠、硝酸甘油、有机硝酸盐和亚硝酸盐等，可释放出NO。

精氨酸/NO通路可被L-精氨酸拟似物及其他化合物抑制，最常用的NOS抑制剂为 N^{ω}-单甲基-L-精氨酸（N^{ω}-monomethyl-L-arginine，L-NMMA）。

二、NO 的作用和应用

NO与受体结合后，可激活鸟苷酸环化酶，催化GTP生成cGMP，后者为第二信使分子，进一步刺激cGMP激酶，导致细胞内 Ca^{2+} 浓度下降，从而使血管平滑肌松弛、血管扩张、血压下降。

1.舒张血管平滑肌 NO与内皮素保持动态平衡，共同调节血管张力，对维持正常血流与血压起重要作用。血管内皮细胞释放的NO通过弥散作用于平滑肌细胞而产生血管平滑肌舒张；NO具有内皮细胞保护作用，可对抗缺血再灌注对血管内皮的损伤。研究表明，妊娠高血压或先兆子痫患者的内皮细胞功能失调，血管内NO的含量降低。通过补充营养和提高L-精氨酸的水平来增加NO有一定疗效。NO能抑制血管内皮细胞合成胶原蛋白，抑制血管平滑肌细胞的增殖，有抑制血管损伤初期的血管平滑肌过度增生的作用。

2.神经系统 在中枢神经系统，NO作为神经递质或调质发挥作用，但NO的作用部位和性质尚不清楚。有资料表明，突触后释放的NO使突触前兴奋性谷氨酸释放，可能对脑发育和学习记忆发挥短时程或长里程的增强效应。高浓度的NO也可引起神经元退化。NO还参与一些行为调节并维持与强化痛觉。在外周神经系统中，NO有调节胃肠道、呼吸道等功能。在外周神经元释放的NO可使阴茎海绵体血管平滑肌舒张，引起阴茎勃起，NOS抑制剂可抑制勃起反应。某些NO供体在治疗阳痿时有一定价值。

3.其他 NO可抑制血小板黏附和聚集，减少 TXA_2 和生长因子的释放；抑制中性粒细胞与内皮

细胞的黏附和血管平滑肌细胞增殖；另外，NO 还可作为抗氧化剂，抑制低密度脂蛋白的氧化；从而防止泡沫细胞的产生与动脉硬化形成。NO 可降低肺动脉压和扩张支气管平滑肌，吸入 NO 可对新生儿的肺动脉高压和呼吸窘迫综合征进行治疗，对成年呼吸窘迫综合征也有疗效。NO 的不良反应还有待评价。

第五节　血小板活化因子

血小板活化因子（PAF）化学名称为 1-*O*- 烷基 -2- 乙酰基 -*S*- 甘油 -3- 磷酸胆碱，是一种强效生物活性磷脂，由白细胞、血小板、内皮细胞、肺、肝和肾多种细胞和组织产生。由于首先发现具有血小板聚集作用而命名。PAF 的前体物质是 1-*O*- 烷基 -2- 酰基 - 甘油磷酸胆碱，这是一种以高浓度存在于多种细胞膜上的脂类，底物首先在磷脂酶 A_2 的作用下生成 1-*O*- 烷基 -2- 溶血甘油磷酸胆碱（溶血 PAF）和游离脂肪酸（通常是 AA）。游离 AA 进一步代谢生成 PGs 和 LTs，在溶血 PAF 乙酰转移酶和乙酰辅酶 A 的共同作用下，溶血 PAF 乙酰化生成 PAF，这是一步限速反应。抗原 - 抗体反应及其他许多物质包括趋化因子、凝血酶、胶原、其他自体活性物质等都能刺激 PAF 的产生，PAF 本身也能促进其自身的合成。PAF 通过与靶细胞膜上的 PAF 受体结合而发挥作用，该受体属 G 蛋白耦联受体家族，含 342 个氨基酸，有 7 个疏水的跨膜片段。其作用机制是通过激活磷脂酰肌醇、钙信使系统及相关蛋白激酶，使某些蛋白质发生磷酸化并产生广泛的生物学效应。

1. PAF 的生物效应　PAF 是由多种细胞在一定刺激下分泌出的一种磷脂，参与了临床多种疾病的病理生理过程。PAF 在动脉粥样硬化、血栓形成、缺血性心脑血管疾病、哮喘、中毒性休克、肾脏疾病、变态反应、消化性溃疡等疾病的发病过程中具有重要作用。PAF 是强效血管扩张剂，静脉注射能降低外周血管阻力和整体动脉血压；是体外血小板聚集的强效诱导剂，能同时促进 TXA_2 的释放和血小板内颗粒的堆积。PAF 能刺激多形核白细胞聚集，释放 LTs 和溶酶体酶，产生超氧化物。PAF 是嗜酸性粒细胞、中性粒细胞和单核细胞的趋化因子，能促进白细胞黏附于血管内皮细胞和血细胞渗出。PAF 通过其直接和间接作用能收缩胃肠道、尿道和肺平滑肌，增加自发性子宫收缩幅度，缩短静息平滑肌收缩期。PAF 还是已知的最强效的致溃疡剂。

2. PAF 拮抗药　PAF 通过与细胞膜受体结合发挥作用，PAF 受体拮抗药能阻止 PAF 与受体结合，因此对与 PAF 过量生成有关的疾病，如哮喘、败血性休克等具有治疗意义。目前根据其来源，可分为天然和合成两大类，合成 PAF 受体拮抗剂的化学结构类型繁多，主要是天然化合物的衍生物、含有季铵盐的 PAF 结构类似物和含氮杂环化合物三种；天然 PAF 受体拮抗药主要是一些萜类、木质素类等。银杏苦内酯 B（BN52021）是从银杏叶中提取出的一种萜内酯，临床研究表明，BN52021 对烧伤、顺铂诱导的肾毒性、多发性硬化症、关节炎等具有治疗作用，对败血性休克效果尤其好。天然化合物衍生的 PAF 受体拮抗药：以木脂素类化合物外拉樟桂脂素（veraguensin）为先导物，合成了一系列二芳基四氢呋喃类 PAF 受体拮抗药，其中最引人注目的是 MK287，它是一种强效的、特异性的且口服有效的 PAF 受体拮抗药。

第六节　多 肽 类

一、血管紧张素

肾素 - 血管紧张素系统（RAS）不仅是一个循环内分泌系统，而且在心脏、血管壁和肾上腺等组织中以旁分泌、自分泌或胞内分泌的方式发挥重要作用。

肾素（renin）是一种天冬氨酰或酸性丝氨酸蛋白水解酶，血浆中肾素主要来自肾脏。血管紧张素原（angiotensinogen）为肾素的底物，主要在肝脏合成，由 14 个氨基酸组成：Asp-Arg-Val-Tyr-Ile-His-Pro-Phe-His-Leu-Leu-Val-Tyl-Ser。血管紧张素原经肾素水解形成 Ang Ⅰ。Ang Ⅰ 在 ACE 等酶作用下，代谢为 Ang Ⅱ，Ang Ⅱ 由 8 个氨基酸组成：Asp-Arg-Val-Tyr-Ile-His-Pro-Phe，具有收缩血管、引起心血管病理性重构等广泛生物学作用。

ACEI 及 Ang Ⅱ 受体拮抗药已在治疗充血性心力衰竭和高血压等方面得到了广泛应用（参见第二十四章、第二十五章）。

二、激 肽 类

1. 激肽（kinin）　分为缓激肽（bradykinin）和胰激肽（kallidin）两种。包括组织损伤、变态反应、病毒感染和其他炎症事件在内的各种因素可激发一系列蛋白裂解反应，在组织内产生缓激肽和胰激肽。这些肽类是自体活性物质，可作用于局部，产生疼痛，扩张血管，增加血管渗透性和合成PG。缓激肽是一种九肽（Arg-Pro-Pro-Gly-Phe-Ser-Pro-Phe-Arg）。胰激肽在氨基端位置上有一个加上的赖氨酸残基（Lys-Arg-Pro-Pro-Gly-Phe-Ser-Pro-Phe-Arg），两种激肽都由激肽原的 α_2 球蛋白裂解而来。激肽原在激肽释放酶作用下生成激肽。缓激肽由血浆中高分子量激肽原（high molecular weight kininogen，HMW）经血浆激肽释放酶催化裂解而成。主要存在于血浆中，胰激肽由组织中低分子量的激肽原（low molecular weight kininogen，LMW）经组织激肽释放酶催化裂解而成。主要存在于组织、腺体。激肽生成后很快被组织或血浆中的激肽酶降解失活。激肽酶分为激肽酶 I 和激肽酶 II 两型，其中激肽酶 I 存在于血浆中，激肽酶 II（ACE）同时存在于血和组织中。因此，激肽酶既可使激肽（血管扩张剂）失活，又可激活血管紧张素（血管收缩剂）。

缓激肽和胰激肽具有类似的生物学作用。激肽是强致痛剂。当用于暴露的水泡底层时，可引起强烈的、烧灼性疼痛。缓激肽激发第一级感觉神经元，使 P 物质、神经激肽 A 和调钙蛋白基因相关肽等神经肽类释放。激肽能扩张血管、收缩平滑肌和提高毛细血管通透性。其扩张心、肾、肠、骨骼肌和肝内血管的作用比组胺高 10 倍。激肽可引起呼吸道平滑肌、子宫平滑肌和大多数胃肠平滑肌收缩，因此激肽是引起哮喘的因素之一。激肽还可促进白细胞的游走和聚集，为重要炎症介质之一。

激肽通过靶细胞膜表面的激肽受体 B_1 和受体 B_2 结合产生作用，其机制可能与激活 PLA_2、释出 AA、产生 PGs 及对靶组织的直接作用有关。

2. 影响激肽释放酶 – 激肽系统的药物

（1）激肽释放酶抑制剂：抑肽酶（aprotinin）是一种提取自牛肺的由 58 个氨基酸组成的天然蛋白酶抑制剂，使激肽原不能形成激肽。此外，对胰蛋白酶、糜蛋白酶等蛋白水解酶也有抑制作用。还可抑制许多炎症反应、纤维蛋白溶解和心肺旁路手术后凝血酶产生过程的介质，包括激肽释放酶和胞质素。临床用于治疗急性胰腺炎、中毒性休克、心肺旁路手术。

（2）激肽受体拮抗药：艾替班特（icatibant）通过阻断 B_2 受体治疗哮喘，已进入 II 期临床试验，但尚无药物上市。NPC17731 也是一种选择性 B_2 受体拮抗药，主要用于镇痛研究。

三、利尿钠肽

利尿钠肽可分为心房钠尿肽（atrial natriuretic peptide，ANP）、脑钠肽（brain natriuretic peptide，BNP）和 C 型利尿钠肽（C-type natriuretic peptide，CNP），具有排钠利尿、舒张血管等作用。其中，ANP 可使肾小球滤过率增加，近曲小管 Na^+ 重吸收减少，具有很强的排钠利尿、舒张血管、降低血压的作用，并能抑制肾素、加压素和醛固酮的分泌。其机制与作用于 ANP 受体有关。ANP 与 ANP 受体结合，可兴奋鸟苷酸环化酶，使 cGMP 增加而产生作用。

四、P 物 质

P 物质是一种由 11 个氨基酸组成的多肽，作用广泛。P 物质具有强大的血管舒张作用，特别是对小动脉，从而产生显著的降压作用。与其他血管舒张药不同，P 物质可收缩静脉血管；P 物质具有强烈的内脏平滑肌兴奋作用，可引起支气管平滑肌强烈收缩和胃肠道及子宫平滑肌的节律性收缩；P 物质可刺激唾液分泌和排钠利尿；P 物质可刺激肥大细胞脱颗粒，以及巨噬细胞合成、释放溶酶、LTC_4、PGD_2、TXB 等 AA 代谢物。

五、内 皮 素

内皮素（ETs）是由内皮细胞释放的 21 个氨基酸多肽，有 3 种异型体，分别称为 ET_1、ET_2、ET_3。ET_1 主要在内皮细胞表达；ET_2 主要在肾脏表达；ET_3 则多在神经系统和肾小管上皮细胞表达。ET 是至今发现的最强的缩血管物质，在体内外均可产生强而持久的血管收缩作用。

1. ET 的合成与受体　前内皮素原（prepro-ET）在内皮细胞合成后，在内肽酶作用下生成大内皮肽，然后再在内皮肽转化酶（endothelin-converting enzyme，ECE）作用下生成 ET。某些化学（凝血酶、肾上腺素）和机械（血流）因素通过影响 ET 的合成过程来促进 ET 的释放，ET 的释放不是通过脱颗粒过程实现的。

ET 受体分为两种亚型：ET_A 受体、ET_B 受体。心肌和血管平滑肌（动脉、静脉）以 ETA 受体为主；在肝、肾、子宫和脑以 ET_B 受体为主；肺和胎盘两种受体亚型表达都很高。ET 通过与 ET 受体作用产生广泛的生物学效应。

2. ET 的生物学作用　①收缩血管作用：静脉 ET_1 先出现短暂降压，然后是持续的升压。ET_1 对冠状血管有极强的收缩力，给动物注入 ET_1 常导致心律失常死亡。在重度原发性高血压、妊娠高血压、肺动脉高血压动物模型均发现血浆 ET 浓度的升高，因此 ET 可能与高血压的产生和维持有关。ET 的收缩血管作用可能还与其他心血管（心肌缺血、心肌梗死）、脑血管（脑缺血、脑卒中）及肾衰竭等疾病有关。②促进平滑肌细胞分裂：ET 可促进血管平滑肌细胞 DNA 的合成，促进有丝分裂，增加血管平滑肌的增生，从而促进动脉粥样硬化。研究发现，血浆 ET 浓度的高低与动脉粥样硬化灶的数目和动脉硬化患者的症状呈正相关。③收缩内脏平滑肌：ET 与哮喘有密切关系。④正性肌力作用：增强心脏（心房肌、心室肌）收缩力作用强大持久，使心肌耗氧量增加，加重心肌缺血。

3. ET 相关药

（1）ET 受体拮抗药：可分为肽类及非肽类内皮素受体拮抗药两种。①肽类 ET 受体拮抗药：对 ET_1 的构效关系研究结果表明，ET_1 1～15 肽片段为非活性部分，而 ET_1 16～21 肽片段对受体结合和生物学效应都具有重要的意义。以此为模板合成了肽类皮素受体拮抗药，包括线性六肽类，如 PD156252、TTA386，环肽类，如 BE1827A、BQ162、TAKO44 及线性三肽类，如 BQ788、BQ928、FR139371 等，因在体内代谢快、口服生物利用度低，多作为工具药使用。②大量肽类皮素受体拮抗药：基本克服了口服生物利用度低、代谢快的缺点，包括羟丁内酯类 ET 受体拮抗药，如 PD156707，磺酰胺 ET 受体拮抗药，如 RO470203、BMS182874，芳基茚羧酸类 ET 受体拮抗药，如 SB217242 及其他结构 ET 受体拮抗药，如 CGS27830 等，正在进行临床试验，尚未上市。

（2）ET 转化酶抑制药（ECE inhibitor，ECEI）：被认为是一类具有良好开发前景的心血管类药物，正在研究之中。

六、其　　他

降钙素基因相关肽广泛存在于外周和中枢神经系统，作用于中枢产生抑制食欲和血压升高效应，作用于外周产生强大的血管舒张作用。NPY 分布在外周和中枢神经系统，经常与 NA 一起存在于去甲肾上腺素能神经元。作用于突触前可减少 NA 的释放；作用于突触后引起血管收缩。

第七节　腺苷与药理性预适应

缺血预适应作用（ischemic preconditioning）最初指心脏对缺血性损伤（ischemia injury，IR）的短暂的适性反应，这种适性反应表现在随后的长时间持续性缺血中细胞死亡的减轻，源于有报道认为反复短暂阻断冠状动脉可减小随后长时间缺血所致的心肌梗死面积。尽管诱发缺血性预适应的方法（反复阻断冠状动脉血流）很难应用于临床治疗，但缺血预适应的发生机制却蕴含着重要的临床意义。药理性预适应是在缺血预适应的基础上发展起来的，通过药物激发或模拟机体自身内源性保护物质而呈现的保护组织作用。它经过了"缺血预适应—缺血预适应机制分析—药理性预适应"的发展过程。其中，腺苷 / 腺苷受体机制最为深入，被认为十分重要。

腺苷是一种局部的内分泌激素，广泛存在于身体和各部。对心血管系统、神经系统及内分泌系统有调节作用。

腺苷通过腺苷受体发挥作用，腺苷受体可分为 A_1、A_{2A}、A_{2B} 和 A_3 4 种亚型，其中 A_1 受体、A_2 受体与"预适应"关系最为密切。一般认为，A_1 介导的作用与其心脏保护作用有关。A_2 介导的作用则与冠状动脉血流的增加有关。

1. A_1 受体　腺苷对心脏的作用主要是通过激动 A_1 受体发挥的。A_1 受体参与激活 K_{ATP}，K^+ 内流增加使膜电位超极化，抑制 L 型钙通道的开放，自律性降低，发挥抗心律失常和对缺血再灌注损伤的保护作用，其作用机制可能与下列几个因素有关：①激活百日咳毒素敏感性 G 蛋白（G_i），使与 G_i 耦联的 K_{ATP} 开放。②激活蛋白激酶 C。

2. A_2 受体　腺苷经 A_2 受体介导对多数血管如冠脉血管的扩张作用，增加冠状动脉流量；其机制为激活腺苷酸环化酶，调节 NO 信号及血管平滑肌细胞 K_{ATP}。此外，A_2 受体还参与调节以下几种效应：①抑制 ET 释放，抑制血小板聚集。②抑制中性粒细胞激活。③减少超氧阴离子生成。

腺苷"预适应"的心肌保护机制目前认为主要是以下几方面：①因 K_{ATP} 拮抗药格列本脲可取消腺苷诱导的"预适应"效应，故腺苷 /K_{ATP} 被认为是重要机制之一。②因腺苷受体激动药（甲氧明）可使 5′- 核苷酸酶活性增加，发挥"预适应"效应；而 5′- 核苷酸酶抑制药可取消甲氧明的心肌保护作用，因此认为腺苷的释放和 5′- 核苷酸酶的活性是"预适应"的机制之一。③用利血平耗竭递质后，腺苷的"预适应"效应消失，因此认为 NA 的释放及共对心肌细胞 $α_1$ 受体的激动是腺苷发挥"预适应"作用的重要途径。其他研究显示 ACh 也介导了"预适应"效应。由此可见，机制是复杂的、多方面的。

应激、缺血缺氧等刺激诱导的预处理性保护作用也可用外源性的药物来诱导，这些药物包括与缺血性预处理产生相关的 K_{ATP} 受体激动剂、腺苷受体激动剂、NO 供体、ACh 等。而一些与缺血性预适应机制无关的物质，甚至一些毒物也能通过激发与缺血性预处理形成相关的因素来诱导缺血性预处理的形成。从而对心脏起保护作用。单磷酸酯 A（monophosphoryl lipid A，MLA）是一种内毒素的衍生物，其结构中含有内毒素的有效结构，研究表明，MLA 有较强的心脏保护作用，其机制可能与 K_{ATP} 通道开放有关。3- 硝基丙酸（3-nitropropionic acid，3-NPA）是一种由自然界植物和菌类产生的自然毒物。3-NPA 不仅能诱导心脏预适应的形成，而且能诱导脑预适应的形成，其机制可能与自由基产生及蛋白合成有关。

（宛 蕾）

第四十八章 治疗良性前列腺增生及男性勃起功能障碍的药物

第一节 治疗良性前列腺增生的药物

案例 48-1

患者，男，68岁。主诉：进行性排尿困难8年，小便不能自解3日。现病史：患者近8年无明显诱因开始出现排尿困难，排尿等待，尿线变细，尿末滴沥，有尿不尽感，伴有尿频、尿急，夜尿2～3次/日。2个月前排尿困难逐渐加重，夜尿3～4次/日，自行口服前列康等药物治疗，效果不佳。近3日出现小便不能正常自解，排尿困难，下腹部胀痛，遂来医院求治。体格检查：体温36.6℃，脉搏74次/分，呼吸18次/分，血压138/87mmHg。发育正常，营养中等，神志清楚，精神尚可，自主体位，查体合作，全身皮肤巩膜无黄染，浅表淋巴结未触及肿大，头颅无畸形，五官端正，心肺腹未见阳性体征。专科情况：双侧肋脊角平坦，无压痛及叩击痛，双侧输尿管走行区无压痛，耻骨上膀胱区无充盈及压痛，阴茎成人型，包皮不长，尿道口无红肿及狭窄，阴囊无红肿，双侧睾丸附睾大小形态正常，双精索无增粗，双侧输精管无串珠样改变。前列腺指诊：前列腺Ⅲ度增大、变硬、压痛（+），中央沟消失。实验室检查结果如下。前列腺液常规提示：白细胞+++、卵磷脂+++；前列腺特异性抗原1.9ng/ml；B超：前列腺5.2cm×4.0cm×4.2cm，且向膀胱内突出，残余尿80ml。诊断：①良性前列腺增生；②慢性前列腺炎。

问题：治疗良性前列腺增生的药物有哪些种类？

良性前列腺增生（benign prostatic hyperplasia，BPH）简称前列腺增生，亦称良性前列腺肥大（benign prostatic enlargement，BPE），是以前列腺中叶增生为实质改变而引起的一组综合征，是50岁及以上中老年男性的常见疾病。随着前列腺组织的增生，前列腺体积增大，压迫包绕在前列腺组织中的尿道，引起膀胱出口梗阻（bladder outlet obstruction，BOO）（图48-1），从而产生尿频、尿急为代表的储尿期症状 [或称为下尿路症状（lower urinary tract symptoms，LUTS）]，以及以排尿踌躇、尿线变细、尿不尽为代表的排尿期症状，严重者甚至出现上尿路损害而危及生命。其症状主要与以下3个方面的因素有关：①逼尿肌病变。②前列腺、前列腺包膜及膀胱颈部的平滑肌收缩张力增加引起的动力性梗阻。③前列腺体积增大引起的静力性梗阻。药物治疗可改善前列腺动力及静力性梗阻，能够有效控制病情、缓解症状、改善预后，从而达到治疗BPH的目的。药物治疗是BPH的一线治疗方法，也是轻、中度BPH患者的首选治疗方式。

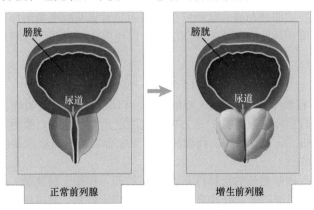

图 48-1 正常前列腺与前列腺增生

目前治疗药物有4种类型：① α_1 受体拮抗药。② 5α- 还原酶抑制药（5α-reductase inhibitor）。③ M 受体拮抗药。④中药和植物制剂。

一、α₁ 受体拮抗药

自从 20 世纪 80 年代中期，α 受体拮抗药就因能阻断交感神经活性，松弛前列腺平滑肌，改善 BPH 的症状，而广泛用于治疗 BPH。

根据受体选择性，可将 α 受体拮抗药分为非选择性 α₁、α₂ 受体拮抗药，如酚苄明；选择性 α₁ 受体拮抗药，如多沙唑嗪、阿夫唑嗪（alfuzosin）、特拉唑嗪；高选择性 α₁ 受体拮抗药，如坦洛新（tamsulosin）、萘哌地尔（naftopidil）、赛洛多辛（silodosin）。

第一类非选择性 α₁、α₂ 受体拮抗药，由于该类药物会同时阻滞突触后 α₁ 受体和突触前 α₂ 受体，导致血管扩张相关的副作用明显（如直立性低血压、头痛等），目前不推荐用于治疗 BPH。与第一类药物相比较，第二类选择性 α₁ 受体拮抗药血管扩张相关的副作用明显减少，偶见直立性低血压、头晕、无力等副作用。但其不足之处是缺乏亚型选择性和组织选择性。第三类高选择性 α₁ 受体拮抗药，其对 α₁ 受体亚型的选择性增强，可选择性作用于前列腺和膀胱平滑肌细胞的 α₁ 受体，从而快速缓解 BPH 引起的尿路梗阻症状；对其他部位的 α₁ 受体亚型影响较小，已成为治疗 BPH 的一线临床药物。因此，推荐选择性 α₁ 和（或）高选择性 α₁ 受体拮抗药适用于有下尿路症状的 BPH 患者。因不良反应多，不推荐哌唑嗪及非选择性 α 受体拮抗药治疗 BPH。

坦 洛 新

【体内过程】 坦洛新 0.2mg 口服后，3.7h 后血浆药物浓度达峰值，8h 后血药浓度仍维持在较高水平。药物原形自尿中排泄率为 12% ～ 14%，在体内无蓄积性。

【药理作用】 坦洛新为选择性 α₁ 受体拮抗药，其对 α₁ 受体的亲和力较 α₂ 受体高 5400 ～ 24 000 倍。对于 α₁ 受体亚型的选择性而言，坦洛新是 α₁ₐ 受体拮抗药，对 α₁ 各种亚型亲和力的大小顺序为 $\alpha_{1A} > \alpha_{1D} > \alpha_{1B}$，其与 α₁ₐ 受体选择性是与 α₁ᵦ 受体的 20 倍，因此可以超选择性地阻断尿道、膀胱颈及前列腺平滑肌 α₁ₐ、α₁ᴅ 受体，降低平滑肌张力，减少下尿路阻力，改善排尿状态，以达到改善 BPH 症状的目的。实践证明坦洛新抑制尿道内压上升的能力是抑制血管舒张压上升能力的 13 倍，因此服用坦洛新后发生直立性低血压的概率较低。

【临床应用】 用于治疗 BPH 所致的异常排尿症状，如尿频、夜尿增多、排尿困难等。由于坦洛新是通过改善尿道、膀胱颈及前列腺部位平滑肌功能而达到治疗目的，并非缩小增生腺体，故适用于轻、中度患者及未导致严重排尿障碍者，如已发生严重尿潴留，则不应单独服用。

【不良反应】 发生率低，在进行安全评估的 551 例中，有 15 例出现不良反应。偶见头晕、血压下降、心率加快等；偶尔出现恶心呕吐、胃部不适、腹痛、食欲缺乏等消化道症状及血天冬氨酸转氨酶（aspartate aminotransferase，AST）、ALT、乳糖脱氢酶（lactate dehydrogenase，LDH）升高及鼻塞、水肿、吞咽困难、乏力等症状。罕见过敏者，出现皮疹时应停止服药。

【注意事项】 ①本品主要针对尿道、膀胱颈及前列腺平滑肌，并无缩小前列腺体积的作用，如前列腺体积过大，梗阻症状明显时，需与 5α- 还原酶抑制药同时服用 3 ～ 6 个月，待前列腺体积明显缩小后，再根据症状决定服药与否。②治疗效果不明显时宜及时更换治疗方案。③直立性低血压患者慎用。④同时服用降压药时，须注意血压变化，以免发生低血压。⑤对坦洛新有过敏史及肾功能不全者禁用。

特 拉 唑 嗪

【体内过程】 特拉唑嗪（terazosin）溶解度好，口服后基本完全吸收。特拉唑嗪首次经肝代谢很少，几乎以原形进行循环。服药后 1 ～ 1.7h 血浆浓度达到峰值，口服后生物利用度大于 90%，药物作用持续时间约 18h，$t_{1/2}$ 约为 12h。药物原形自尿中排出约占口服剂量的 19%，大便排出约占 20%，其余以代谢物排出。

【药理作用】 特拉唑嗪是长效选择性 α₁ 受体拮抗药，作用于膀胱颈、前列腺和尿道平滑肌，使其松弛，而不影响逼尿肌的功能，故其能改善 BPH 的临床症状。其也作用于血管平滑肌，扩张阻力血管，从而降低体循环血管阻力，使立、卧位收缩压和舒张压均降低。

【临床应用】 治疗轻、中度及未导致严重排尿障碍的 BPH 引起的排尿障碍；亦适用于高血压。

【不良反应】 临床上不良反应发生率为 10% 左右。在规定剂量范围内，不良反应有头晕、嗜睡、乏力、鼻塞、心悸、恶心及直立性低血压等，这些反应通常轻微，继续治疗多可自行消失，必要时可减量。

【注意事项】 ①晕厥：可引起直立性低血压，并可致晕厥。须注意，首次剂量应从 1mg 开始，并在睡前服用，剂量应逐步缓慢增加。②高血压伴有 BPH 应用特拉唑嗪时，应注意调整用药剂量，防止发生明显的低血压。③因服用特拉唑嗪偶有嗜睡，驾驶员及高空作业人员慎用。④特拉唑嗪对妊娠的安全性及胎儿的影响缺乏研究，故对妊娠期及哺乳期妇女不推荐使用。

阿夫唑嗪

【体内过程】 阿夫唑嗪（alfuzosin）$t_{1/2}$ 为 5h，口服后约 1.5h 血浆浓度达高峰，生物利用度为 64%，药物 90% 与血浆蛋白结合。

【药理作用】 对 α_1 受体的亲和力较对 α_2 受体的亲和力强 1000 倍，对于前列腺、膀胱三角区和尿道部位的 α_{1A} 受体有特异性选择作用，可降低尿道压力，因而改善排尿症状，明显减少残余尿量；对性功能没有危害。

【临床应用】 用于轻、中度患者及未导致严重排尿障碍的 BPH 引起的排尿障碍。

【不良反应】 常见有直立性低血压、胃肠道反应、头晕、头痛等。

【注意事项】 ①对本品过敏、有直立性低血压且服用其他 α 受体拮抗药者禁忌使用。②为了避免或减少引起直立性低血压，首次剂量应从小剂量开始，逐渐增加剂量。③对冠心病患者不应单独使用阿夫唑嗪。

萘哌地尔

【体内过程】 萘哌地尔（naftopidil）口服吸收好，T_{max} 分别为 0.75h，血清蛋白结合率可达 98.5%，给药后 21h 内，尿中累积药物排泄率都在 0.01% 以下。

【药理作用】 萘哌地尔具有 α_1 受体阻断作用（$\alpha_{1D} > \alpha_{1A}$），能够缓解该受体兴奋所致的前列腺和尿道的交感神经性紧张，降低尿道内压，改善 BPH 所致的排尿障碍等症状。

【临床应用】 适用于轻、中度患者及未导致严重排尿障碍的 BPH 引起的排尿障碍及高血压的治疗。

【不良反应】 偶见头晕、直立性眩晕、头晕、头痛、耳鸣、便秘、胃部不适、水肿、寒战、AST 升高和 ALT 升高。

【注意事项】 ①肝损伤者慎用，重症心脑血管疾病患者初次使用本品时应慎重。②本品服用初期及用量剧增时能引起直立性低血压，导致头晕、直立性眩晕，故高空作业及机动车驾驶员应慎用。③服用期间应注意血压变化，发现血压降低时应酌情减量或停止使用。

赛洛多辛

【体内过程】 赛洛多辛（salodoxin）4mg 单次给药后，$t_{1/2}$ 为 5.4h，口服后约 2.0h 血浆浓度达高峰，药物 95.6% 与血浆蛋白结合。

【药理作用】 赛洛多辛是一种选择性 α_{1A} 受体拮抗药，通过阻断前列腺、膀胱、输尿管中的 α_{1A} 受体而松弛平滑肌，减轻 BHP 相关症状。赛洛多辛对位于前列腺和膀胱颈的 α_{1A} 受体有高度选择性，而对 α_{1B} 受体和 α_{1D} 受体的亲和力不明显。它阻滞前列腺和膀胱颈部位的 α_{1A} 受体，松弛平滑肌，改善 BPH 症状。赛洛多辛对 α_{1A} 受体的选择性结合较对心血管相关的 α_{1B} 受体的选择性大，从而使对目标器官的作用最大化，而对血压的潜在影响最小化。

【临床应用】 适用于轻、中度患者及未导致严重排尿障碍的 BPH 引起的排尿障碍。

【不良反应】 最常见不良反应包括逆行性射精、直立性低血压、头晕、腹泻、口渴、鼻塞和头痛。

【禁忌证】 ①重度肾损伤患者（CCr ＜ 30ml/min）禁用。②服用强效 P4503A4（CYP3A4）抑制剂（如酮康唑、克拉霉素、伊曲康唑、利托那韦）患者禁用。③对本品成分有既往过敏史的患者禁用。

二、5α- 还原酶抑制药

BPH 的发生必须具备两个条件：①老年；②正常功能的睾丸。前列腺为雄激素依赖器官，它的成长、发育、解剖结构与功能的维持都需要睾丸供给适当水平的雄激素。血液中的雄激素以睾酮为主，睾酮是由睾丸（约占 90%）和肾上腺（约占 10%）分泌，经过前列腺、肝、皮肤的 5α- 还原酶作用转化为双氢睾酮（dihydrotestosterone，DHT），DHT 的生理活性强，大于前者数倍，见图 48-2。前列腺组织中的睾酮以 DHT 为主。随着年龄的增加，血液中的睾酮水平下降，而前列腺的 DHT 维持在正常水平。

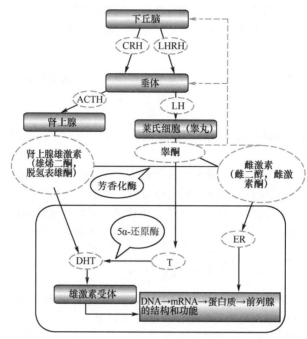

图 48-2 睾酮转变为 DHT 的过程及相关药物的作用部位示意图

CRH：促肾上腺皮质激素释放激素；LHRH：黄体生成素释放激素；ACTH：促肾上腺皮质激素；LH：黄体生成素；T：睾酮；

DHT：双氢睾酮；ER：雌激素受体

人体中的 5α- 还原酶分为 I 型、II 型两种，I 型 5α- 还原酶分布于皮肤、肝脏，II 型 5α- 还原酶主要分布在附睾、前列腺、精囊和肝脏。5α- 还原酶抑制剂与还原型辅酶 NADPH 结合，能阻断睾酮还原为 DHT，促进前列腺上皮细胞凋亡，达到缩小前列腺体积、改善排尿困难的治疗目的，同时也降低了急性尿潴留的风险，因此减少了手术干预的需要。但起效较慢，一般要 3 ～ 6 个月才见效。其长期使用的安全性经研究证实伴有性欲减退、阳痿和射精功能障碍的副作用。目前国际上常用的5α- 还原酶抑制药包括非那雄胺、依立雄胺和度他雄胺。

非 那 雄 胺

【体内过程】 非那雄胺（finasteride）口服生物利用度 63%，不受食物影响。2h 达血浆最高浓度，6 ～ 8h 完全吸收。药物 $t_{1/2}$ 为 6h，蛋白结合率 93%，血浆清除率 165ml/min。

【药理作用】 非那雄胺是一种合成的甾体化合物，是细胞内 II 型 5α- 还原酶的特异性抑制剂。对该酶的抑制能阻碍外周组织中 T 向 DHT 的转化，使血清及组织中 DHT 浓度显著下降，非那雄胺给药后 24h 内就能使血清中 DHT 浓度显著下降。BPH 患者口服非那雄胺 5mg/d，共 12 个月，可减少血循环中 DHT 浓度 70%，伴有前列腺体积缩小约 20%，前列腺特异抗原（prostate specific antigen，PSA）降低 50%。

【临床应用】 治疗 BPH，使增大的前列腺缩小，改善排尿，使最大尿流率增加。

【不良反应】 非那雄胺具有良好的耐受性，不良反应多轻微、短暂。常见不良反应主要有如下几方面：①主要为性欲减退、阳痿、射精量减少，发生率略多于安慰剂。这种不良反应随着疗程延长而减少，半数以上性功能受影响者于继续治疗时不良反应逐渐消失。②偶见变态反应、口唇肿胀和皮疹、乳房增大和压痛。

【禁忌证】 妊娠、可能妊娠及哺乳期妇女、儿童和对本品过敏者禁用。当妊娠妇女服用后，可引起男性胎儿外生殖器异常。由于存在吸收非那雄胺后，对男性胎儿产生危险的可能性，当妊娠或可能妊娠时，不应触摸本药的碎片和裂片，避免接触其活性成分，孕妇须避免与服本品者的精液接触。

【注意事项】 ①必须在较长时间治疗后方可见效，因此不适用于 BPH 症状较重，尿流率严重下降和有多量残余尿量者。②可以降低血清 PSA 水平，长期服药者下降 50% 左右，有怀疑前列腺癌的患者不宜服用，以免影响对疾病的判断。

依 立 雄 胺

【体内过程】 依立雄胺（epristeride）吸收迅速较完全，绝对生物利用度为 90%～93%，血浆药物浓度达峰时间为 3～4h。在体内分布广泛，呈二室模型分布，血浆蛋白结合率 95%～97%，在体内主要通过肝脏代谢。

【药理作用】 依立雄胺为高选择性和非竞争性 5α- 还原酶抑制剂，抑制睾酮向 DHT 转化。依立雄胺可选择性和专一性地抑制 Ⅱ 型 5α- 还原酶，对 Ⅰ 型 5α- 还原酶作用微弱，因而仅作用于前列腺，使其 DHT 含量下降，而对循环血液中睾酮和 DHT 的影响不大。长期服用可使前列腺体积缩小，从而减轻膀胱流出道梗阻以提高尿流率，减少残余尿量，改善症状。同时也减少大鼠精子的数量，但不影响其生育能力。

【临床应用】 用于治疗和控制 BPH 的症状。

【不良反应】 常见有性欲降低、阴茎勃起功能障碍、精液量减少等症状；偶见有过敏、皮疹、耳鸣、恶心、呕吐、食欲缺乏、失眠、髋关节疼痛、口唇肿胀等变态反应。且伴随着疗程而渐少，半数性欲和勃起功能障碍者的反应可逐渐消失。

【禁忌证】 妊娠妇女服用后可引起男性胎儿的外生殖器官异常，儿童、妊娠或可能妊娠的妇女禁用。

【注意事项】 依立雄胺起效较慢，对 BPH 症状严重者、尿流率严重减慢者、残余尿量较多者不宜选用。

度 他 雄 胺

【体内过程】 度他雄胺（dutasteride）口服吸收迅速，生物利用度约 60%，口服 0.5mg，2～3h 血药浓度达峰值，与食物同服，C_{max} 降低 10%～15%。V_d 为 300～500L，血浆蛋白结合率高达 99%，α1 酸性糖蛋白结合率为 96.6%。

【药理作用】 度他雄胺是 Ⅰ 型及 Ⅱ 型 5α- 还原酶的竞争性抑制剂，能降低血浆及前列腺内的 DHT 水平。其对 Ⅰ 型 5α- 还原酶的抑制作用是非那雄胺的 60 倍，对 Ⅱ 型 5α- 还原酶的抑制作用也很强。

【临床应用】 主要用于 BPH 的治疗，能长久改善 BPH 症状；还能降低前列腺癌的发病率。

【不良反应】 长期治疗副作用率低，最常见不良反应为男子女性型乳腺发育（包括乳房增大、乳房触痛）、勃起功能障碍、射精障碍及性欲降低。心脏疾病患者慎用。本品主要经肝脏代谢，肝损伤者慎用。

【禁忌证】 ①既往对本品及其他 5α- 还原酶抑制剂有过敏史的患者禁用。②尚不能确定的 BPH 患者（有癌变可能）禁用。③本品生殖毒性为 X 级，孕妇禁用。

【注意事项】 ①停用本品 6 个月内不得献血。②本品无特效解毒剂，出现药物过量后应采取支持治疗。③服用本品的患者在使用血清 PSA 指标检测前列腺癌时，应提醒医生充分考虑患者服用本品而导致血清 PSA 下降的重要因素。

三、M 受体拮抗药

M 受体拮抗药通过选择性作用于膀胱，阻断 ACh 与介导逼尿肌收缩的 M 受体结合，抑制逼尿肌的不自主收缩，从而改善膀胱储尿功能。目前，已知人体有 5 种 M 受体亚型（M_1～M_5），其中 M_2 和 M_3 受体亚型主要在逼尿肌表达，尽管 M_3 受体在膀胱中仅占 20% 左右，但其是目前已知的唯一直接参与膀胱收缩的重要受体。因此，M 受体拮抗药对 M_3 受体的选择性作用尤为重要。BPH/LUTS 患者以尿急、尿频等储尿期症状为主时，M 受体拮抗剂可以单独应用，建议从小剂量开始，根据疗效和不良反应的发生情况决定增加或减少药物剂量。在治疗过程中，由于存在可能出现急性尿潴留的风险，应严密随访残余尿量的变化。一项用于男性膀胱过度活动症（overactive bladder，OAB）患者治疗的临床研究结果表明，M 受体拮抗药能显著改善患者的尿急、尿失禁次数和排尿次数等。

M 受体拮抗药分为非选择性和选择性两种。其中非选择性 M 受体拮抗药主要包括托特罗定、奥昔布宁；选择性 M_3 受体拮抗药主要是索利那新。目前，在国内常用的 M 受体拮抗药主要有托特罗定和索利那新。

托 特 罗 定

【体内过程】　托特罗定（tolterodine）口服后吸收迅速，用于治疗尿失禁 1h 可起效，持续时间约 5h。口服即释剂的达峰时间为 1～3h，口服缓释剂的 T_{max} 为 2～6h。托特罗定口服生物利用度为 77%，因首过效应显著，绝对生物利用度为 30%～40%（范围为 10%～74%）。进食对托特罗定吸收的影响较小。托特罗定 $t_{1/2}$ 为 2～3h。给药 24h 内大部分药物自排泄器官排出，重复给药无蓄积性。

【药理作用】　本药为竞争性 M 受体拮抗药，对 M 受体有高度特异性，对其他神经递质的受体和潜在细胞靶点（如钙通道）的作用或亲和力较弱。有试验表明：本药对膀胱的选择性高于唾液腺。

【临床应用】　临床上用于膀胱过度兴奋引起的尿频、尿急或紧迫性尿失禁等。

【不良反应】　本品的副作用一般可以耐受，停药后即可消失。本品可引起轻、中度抗胆碱能作用，如口干、消化不良和泪液减少。常见（>1%）：口干、消化不良、便秘、腹痛、胀气、呕吐、头痛、眼干燥症、皮肤干燥、思睡、神经质、感觉异常；不很常见（<1%）：调节失调、胸痛；少见（0.1%）：变态反应、尿潴留、精神错乱。急性尿潴留高风险患者［残余尿量>50ml 和（或）Q_{max}<10ml/s］慎用。

【禁忌证】　①对托特罗定过敏者。②尿潴留者。③胃动力不足者。④未经控制的闭角型青光眼患者。⑤重症肌无力患者。⑥严重溃疡性结肠炎患者。⑦中毒性巨结肠患者。

索 利 那 新

【体内过程】　索利那新（solifenacin）口服后 2 周起效，T_{max} 为 3～8h。药物主要与 α_1 酸性糖蛋白结合，血浆蛋白结合率为 98%。3%～6% 的药物随尿液排泄，22.5% 从粪便排出。总体清除率为 9.4L/h。严重肾损伤者可延长 1.6 倍。

【药理作用】　索利那新为选择性 M_3 受体拮抗药。对尿道膀胱 M_3 受体有潜在选择性，可收缩膀胱平滑肌，同时刺激唾液分泌。与传统抗胆碱药（如托特罗定）相比，本药的不良反应（如口干、便秘、视物模糊等）减少，耐受性较好。

【临床应用】　主要用于治疗伴有尿急、尿频、急迫性尿失禁的膀胱过度活动症。

【禁忌证】　①对本药过敏者。②胃潴留患者。③尿潴留患者。④未控制的闭角性青光眼患者。⑤重度肝损伤者不推荐使用。

四、中药和植物制剂

常用的中药和植物制剂有如下几种。①前列康：为花粉制剂，含有多种生物活性酶、微量元素和氨基酸等，通过调节性激素代谢缩小前列腺体积和改善有关症状。②舍尼通（普适泰）：为裸麦花粉提取物，可抑制 DHT 与其受体的结合。舍尼通在缓解前列腺相关下尿路症状方面获得了一定的临床疗效，在国内外取得了较广泛的临床应用。③伯泌松：可同时抑制 5α- 还原酶和磷脂酶 A_2，可缩小前列腺体积，可抗炎抗水肿。④通尿灵：为非洲臀果木提取物，是成纤维细胞及其生长因子抑制药。通尿灵具有同时作用于前列腺和膀胱的双重功效。既能有效抑制前列腺中纤维组织的增生，又能抑制膀胱壁纤维化，改善膀胱壁弹性，实现对膀胱功能的保护，因此有着特殊的临床价值。

鉴于中药和植物制剂的成分复杂，具体生物学作用机制尚未清晰阐明，因此积极开展对包括中药在内各种药物的基础研究有利于进一步巩固中药和植物制剂的国际地位。同时，以循证医学原理为基础的大规模随机对照研究对进一步推动中药和植物制剂在 BPH 治疗中的临床应用有着积极的意义。

> **案例 48-1 分析讨论**
> 　　目前治疗前列腺增生的药物有 4 类：①α_1 受体拮抗药。②5α- 还原酶抑制药。③M 受体拮抗药。④中药和植物制剂。

五、联 合 用 药

联合用药是指联合应用 α_1 受体拮抗药和 5α- 还原酶抑制药治疗 BPH。联合治疗适用于前列腺体积增大、有下尿路症状的 BPH 患者。具有临床进展高危性的 BPH 患者更加适合。临床进展高危性的内容包括以下几个方面：①年龄≥ 62 岁。②血清 PSA ≥ 1.6ng/ml。③前列腺体积≥ 30ml。④最大尿流率≥ 10.6ml/s。⑤残余尿量≥ 39ml。⑥症状评分，国际前列腺症状评分法（IPSS）> 7 分的 BPH 患者发生急性尿潴留的风险是 IPSS < 7 分者的 4 倍等。

目前的研究结果证实了联合治疗的长期临床疗效，药物治疗前列腺症状（medical therapy of prostate symptoms，MTOPS）的研究结果显示前列腺体积> 25ml 时联合治疗（非那雄胺＋多沙唑嗪）优于多沙唑嗪或非那雄胺单药治疗。由于 MTOPS 研究涉及患者的平均前列腺体积为 31ml，其中前列腺体积小于 40ml 的患者占 69%，因此进一步分析不同前列腺体积患者的治疗效果与临床进展的风险有助于 BPH 的治疗选择。采用联合治疗前应充分考虑具体患者 BPH 临床进展的危险性、患者的意愿、经济状况、联合治疗带来的费用增长等。

第二节　治疗勃起功能障碍的药物

案例 48-2

患者，男，28 岁，已婚，工人。主诉：勃起无力 2 年。现病史：患者于 2 年前结婚，婚后同居，性生活不和谐，同房前戏时阴茎可勃起，但硬度不够，持续时间不长，插入阴道困难或勉强插入后便射精，心理压力较大，自觉有晨勃现象，但硬度不够。婚前有手淫史（一周 1 ～ 2 次），病程中无尿频、尿急、尿痛、尿后滴白病史。睡眠、饮食均正常。无手术及外伤病史。体格检查：一般情况可，第二性征发育明显。专科体检：外生殖器发育正常，双侧睾丸体积约 20ml，质地正常，双侧附睾、输精管未及异常。肛诊：前列腺中央沟变浅，质韧、光滑，无结节，触压痛不明显。特殊检查：①阴茎海绵体注射（ICI）：注射 PGE_1 10μg，10min 后阴茎胀大明显，血流峰值 30cm/s，勃起角度大于 90°，20min 后阴茎仍胀大，血流峰值 37cm/s，勃起角度 90°，30min 后阴茎硬度可，血流峰值 31cm/s，勃起角度 90°，提示心因性勃起功能障碍。②夜间阴茎勃起试验（NPT）：连续 3 晚 NPT 检查显示，最大张力值 240g，最长持续时间 1814s，平均张力值 100g，平均持续时间 481s，提示心因性勃起功能障碍。③性激素水平：FSH 8.6mU/ml（参考值 1.27 ～ 19.26mU/ml），LH 4.2mU/ml（参考值 1.21 ～ 8.62mU/ml），Prol 18.4ng/ml（参考值 2.60 ～ 13.13ng/ml），E_2 23pg/ml（参考值 20.0 ～ 75.0pg/ml），T 4.13ng/ml（参考值 3.50 ～ 10.70ng/ml）；血清泌乳素水平稍高，2 周后再次复查，FSH 7.9mU/ml（参考值 1.27 ～ 19.26mU/ml），LH 5.1mU/ml（参考值 1.21 ～ 8.62mU/ml），Prol 13.0ng/ml（参考值 2.60 ～ 13.13ng/ml），E_2 28pg/ml（参考值 20.0 ～ 75.0pg/ml），T 1.09ng/ml（参考值 3.50 ～ 10.70ng/ml）。前列腺液常规：卵磷脂小体 +++，白细胞 +。⑤血糖、血脂、肝功能、肾功能、血压均未见异常。

问题：
1. 治疗勃起功能障碍的药物分类是什么？
2. 选择性磷酸二酯酶 5 抑制药治疗勃起功能障碍的作用机制是什么？

勃起功能障碍（erectile dysfunction，ED）是指过去 3 个月中，阴茎持续不能达到和维持足够的勃起以进行满意的性交。ED 是男性最常见性功能障碍之一。尽管 ED 不是一种危及生命的疾病，但与患者的生活质量、性伴侣关系、家庭稳定密切相关，也是许多躯体疾病的早期预警信号。

阴茎的正常勃起功能需要血管、神经、心理、激素及海绵体等因素的协调。其中任一因素的异常均可导致 ED。既往人们多认为 ED 主要由心理因素引起，越来越多的近代研究资料显示 50% 以上的 ED 是器质性因素（血管、神经、激素等）所致。我国由于受传统观念的影响，ED 患者多混杂有心理因素。除心理治疗外，目前 ED 的一线治疗多采用口服药物。口服药物的优点是使用方便、安全、有效、易被多数患者接受。依据药物的作用机制及其发挥生物学效应的作用部位，ED 的口服治疗药物主要有以下几种。

一、选择性磷酸二酯酶 5 型抑制药

阴茎勃起的分子生物学机制（图48-3）如下：各种性刺激作用于阴茎海绵体中非肾上腺素能，非胆碱能（non-adrenergic，non-cholinergic，NANC）神经的神经元型一氧化氮合酶（nitric oxide synthase， nNOS）及血管内皮细胞的内皮型一氧化氮合酶（endothelial nitric oxide synthase，eNOS），后者分解 L- 精氨酸生成 NO。NO 弥散进入海绵体及血管平滑肌细胞内，激活鸟苷酸环化酶，后者催化三磷酸鸟苷生成第二信使环磷酸鸟苷（cGMP）。而 cGMP 可活化蛋白激酶（cGMP dependent protein kinase，PKG），使钾通道、钙通道磷酸化并超极化，细胞质内 Ca^{2+} 浓度降低，从而使肌原蛋白与肌动蛋白解离，平滑肌舒张。

除 NO-cGMP 通路外，其他数种神经递质（如血管活性肠多肽 VIP）和药物（如前列地尔）与膜受体竞争结合，并激活 cAMP 通路，后者也能使离子通道磷酸化，平滑肌舒张，使海绵体充血。相反，去甲肾上腺素、肾上腺素和内皮素似乎能活化激酶 C，生成三磷酸肌醇和二酰甘油，使细胞质内 Ca^{2+} 浓度增加，平滑肌收缩，降低海绵体血供。

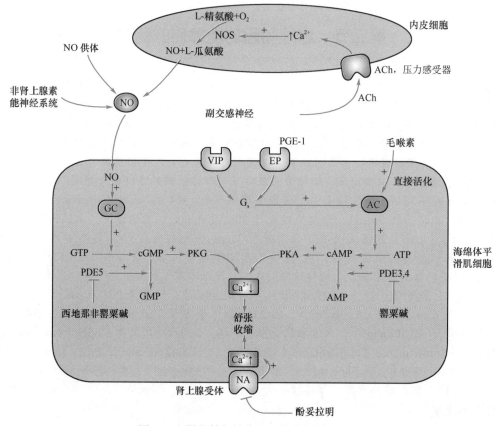

图 48-3 阴茎勃起的分子生物学机制示意图

勃起的消退有赖于 cGMP 和 cAMP 分别被特异性 PDE 水解，变为无活性的 GMP 和 AMP。截至目前，已有 11 型被确认。阴茎富含 cGMP 特异性的 5 型磷酸二酯酶（PDE5），因而 PDE 特异性抑制药可以改善 ED 患者的阴茎勃起功能。目前临床主要应用的 PDE 抑制药有西地那非、伐地那非和他达拉非。

大量的临床研究证明，PDE5 抑制药治疗 ED 安全有效，是目前治疗 ED 的第一线药物。3 种 PDE5 抑制药药理作用机制相同，口服后有足够性刺激才能增强勃起功能，对 ED 患者总体有效率为 80% 左右。一种 PDE5 抑制药药物治疗无效，可尝试另一种 PDE5 抑制药治疗；一次治疗无效，继续治疗也可能会有效；PDE5 抑制药无效者可改用其他治疗或联合其他药物或方法治疗。由于 PDE5 抑制药对周围血管具有轻度扩张作用，因此服用硝酸酯类药物者禁忌使用；伴有心血管危险因素的 ED 患者限制使用 PDE5 抑制药。

西 地 那 非

西地那非（sildenafil）对不同年龄、不同病因及不同严重程度的 ED 患者都有效，尤其对心理性 ED 患者的疗效最佳，对前列腺癌根治术后 ED 患者的疗效稍差。西地那非一般口服剂量为 50mg，于性交前 1h 服用，基于药效和耐受性的差异，剂量可降至 25mg 或增至 100mg，总有效率高达 82%。对 ED 病史较长且合并多种疾病，如糖尿病及高血压的患者，西地那非的疗效较差或无效，这可能是由于该类患者内源性一氧化氮减少或缺乏。值得注意的是，高脂饮食可降低西地那非的吸收，导致其疗效下降或作用延迟。其不良反应有头痛、潮红及胃肠道反应等症状，但以上不良反应的强度可随时间的延长而下降，较易耐受。需强调的是，西地那非有降压作用，禁忌与硝酸酯类药物合用，否则可发生严重低血压，此外冠状动脉粥样硬化性心脏病、充血性心力衰竭患者也不宜使用西地那非。

伐地那非

伐地那非（vardenafil）为另一种新型选择性 PDE5 抑制药，其结构与西地那非结构有轻微差异，增强了对 PDE5 活性的抑制作用，临床总体疗效和西地那非类似，但其起效时间较西地那非快。口服伐地那非在性刺激下，10min 起效，50% 以上的人服用 25min 内起效，药效最长达 12h。伐地那非 5mg、10mg 和 20mg 的有效率分别为 66%、76% 和 80%。伐地那非临床推荐起始剂量为 10mg，应根据疗效与不良反应调整剂量。其与食物或乙醇的相互作用极少，不良反应均较轻微而短暂，因此患者的耐受性较好。

他达拉非

他达拉非（tadalafil）与西地那非的作用机制、疗效、不良反应类似，但其不良反应比西地那非轻，$t_{1/2}$ 长达 17.5h，可在服药后 30min ~ 36h 进行性生活，令患者在一定时间内能实现按自己意愿享受性愉悦的最初治疗愿望，缓解了患者感到性活动时间由药物操控的压力。无论是患者心理还是伴侣心理，以及性活动行为本身都更接近自然。他达拉非适用于不同种族的人群，口服剂量一般为 10mg 或 20mg，耐受性好，不受饮食影响，但需避免与治疗其他疾病的药物同服，饮食对药效影响不大。服用他达拉非 10mg 和 20mg 的患者，临床有效率分别为 67% 和 81%。

> **案例 48-2 分析讨论**
> 　选择性磷酸二酯酶 5 抑制剂治疗勃起功能障碍的分子生物学机制：通过选择性抑制降解 cGMP（环鸟苷酸）的 5 型磷酸二酯酶活性而增高细胞内 cGMP 浓度，导致平滑肌松弛，使阴茎海绵体内动脉血流增加，产生勃起。

二、睾 酮

雄激素对阴茎组织的生长、发育和维持勃起功能都有重要作用。雄激素缺乏可引起阴茎发育不良、性兴趣丧失，也可使阴茎夜间勃起的频率、幅度和持续时间减少。前列腺癌和 BPH 经药物、手术去势或抗雄激素治疗之后的勃起功能丧失。动物实验研究结果发现，睾酮缺乏可损害勃起组织的解剖结构及其生理功能。阴茎海绵体内压、α 受体表达、nNOS 活性和 PDE5 的功能均是雄激素依赖性的。人阴茎海绵体平滑肌和内皮 PDE5 对雄激素的依赖性已被证实，性腺功能低下使阴茎海绵体 PDE5 基因和蛋白质的表达均下降，而睾酮替代治疗可逆转上述变化。雄激素替代治疗可改善性腺功能低下患者的性功能和夜间勃起功能，还能改善初次对 PDE5 抑制药无反应患者的勃起功能，还可以使睾酮水平低下老年男性的心境、体力和性功能得到改善。雄激素替代治疗是伴 ED 的性腺功能低下患者的一线用药。但对于前列腺癌或怀疑前列腺癌的患者，禁忌应用雄激素补充疗法。因此，在补充雄激素前，应常规进行前列腺直肠指检（digital rectal examination，DRE）和 PSA 测定，以及肝功能检测。接受睾酮替代治疗的患者应定期进行肝脏功能、前列腺癌指标的检测。

三、α 受体拮抗药

酚妥拉明

酚妥拉明为 α_1 受体拮抗药，是周围促进型药物。主要通过抑制肾上腺素和 NA 的作用令血管平滑肌舒张，促进或增强勃起功能，对性中枢和外周均有作用。口服有效率为 40% ~ 60%，主要不良反应为鼻塞。酚妥拉明对 BPH 并发下尿路症状及 ED 的患者有双重疗效，多与其他类型药物（如 PDE5 抑制药）联合应用以加强疗效，单独应用的适应证不多。

育 亨 宾

育亨宾（yohimbine）是从西非洲植物 Corynante Yohimbe 的树皮中提取的生物碱，系双向性 α_2

受体拮抗药。本品可选择性阻断神经节突触前 α_2 受体，使血管平滑肌舒张，增强外周副交感神经张力，降低交感神经张力，因此扩张阴茎动脉，增加阴茎海绵窦血流量，致使阴茎勃起；同时，由于可选择性阻断神经节突触前膜 α_2 受体，却不干扰突触后膜 α_1 受体，可使阴茎海绵体神经末梢释放更多的 NA，减少阴茎静脉回流，利于阴茎勃起。本品副作用较少，偶见心悸、尿频、消化不良等。口服本品治疗心因性 ED 的有效率为 46%，安慰剂组为 16%；治疗器质性 ED 的有效率为 25%，安慰剂组为 11%。本品常与曲拉唑酮合用，但患者的总体满意度较低。

四、DA 受体激动药

阿扑吗啡

阿扑吗啡（apomorphine hydrochloride，去水吗啡）属于 DA 的 D_2 受体激动药，为吗啡衍生物，是中枢启动型药物。主要作用于下丘脑的性活动中枢，通过增加 NO-cGMP 信号通路的活性而增强阴茎勃起功能。用法为 2～3mg 舌下含服，起效快，19min 左右即起效，有效率为 28.5%～55%。临床研究表明其疗效低于西地那非。目前认为其最佳适应证为轻度到中度 ED 及精神因素导致的 ED。常见不良反应为恶心、呕吐、嗜睡及头痛。

溴隐亭

溴隐亭（bromocriptine，溴麦角隐亭）是人工合成的麦角生物碱溴代衍生物，为强效 DA 受体激动剂。本品适用于血清在正常范围内的高催乳素症伴 ED 者。本品常用剂量为 2.5～7.5mg/d，副作用有呕吐、恶心和低血压等。

左旋多巴

左旋多巴（levodopa，L-dopy）是 DA 的直接前体，是中枢性调节剂。口服后可透入血脑屏障而脱羧为 DA 与 NA。1960 年，左旋多巴被广泛用于 PD 治疗时，发现其具有性欲激发作用（the aphrodisiac effects）而引人注目。本品常用剂量为 250～500mg/d，主要不良反应有呕吐、恶心和精神行动异常等。

五、5-HT 受体拮抗药

曲唑酮

曲唑酮（trazodone，氯呱三唑酮）是 5-HT 受体拮抗药，既能阻滞中枢的 5-HT 受体，又能阻断外周突触前 5-HT 的再摄取；还是 α_2 受体拮抗药，使阴茎疲软的交感神经管制受阻，是中枢启动性药物。本品常用剂量为 100～200mg/d，睡前口服。口服本品治疗 ED 的有效率为 65%，安慰剂组为 13.6%。主要不良反应为异常勃起和嗜睡等，与育亨宾联用有协同作用。精神类药物曲唑酮可引起阴茎异常勃起，但是不多见，临床应用须谨慎。

六、中药制剂

目前国内市场上有多种中药制剂用于治疗 ED，但由于这类药物所含成分复杂，现代医学实验方法难于验证其作用机制，临床应用可参照国家中医药管理部门相关规定，并按照循证医学原理不断总结，规范用药。

（谭　艳）

第四十九章　治疗骨质疏松的药物

案例 49-1

患者，女，68 岁，因腰背和髋部隐隐作痛近 6 年，走路不慎扭脚致左髋关节剧痛，活动受限 2h 入院。左侧髋部轻微肿胀，左下肢出现屈曲，内收，短缩畸形。患者 45 岁停经，一直以来户外活动较少。实验室检查：β-crossl（E）1.02ng/ml（↑），骨钙素骨钙蛋白（R）1.02ng/ml（↓），晨尿 / 肌酐比 0.53mmol/L（↑），血清钙、磷均在正常范围。骨密度测量结果：前臂 0.452g/cm²，腰椎 0.518g/cm²，右侧股骨 0.469g/cm²。X 线测量结果：左侧股骨颈骨折。CT 扫描：左侧股骨颈骨折。无其他代谢性疾病，无激素等药物使用史。诊断：原发性骨质疏松症，左股骨颈骨折。治疗措施：补充钙制剂，选择应用促进骨形成药物和抑制骨吸收药物或中药进行治疗。

问题：

1. 本患者为何被诊断为原发性骨质疏松症，主要依据是什么？

2. 应当采取什么样的治疗措施？为什么？

3. 为什么要补充钙制剂？

WHO 将骨质疏松症（osteoporosis）定义为一种以骨量减少、骨组织微结构破坏、骨脆性增加为特征的，并因此导致骨折危险性增加的一种系统性、全身性骨骼疾病。临床表现和体征主要是骨骼疼痛，其次为身长缩短、驼背、脆性骨折及呼吸系统障碍。随着老龄人口的增加，骨质疏松症及骨质疏松性骨折的发生率逐年上升。骨质疏松症有两大类别，第一类为原发性骨质疏松症，又将其分为绝经后骨质疏松症（一般发生在自然绝经后 5～10 年）、老年性骨质疏松症（一般发生在老年人 70 岁之后）、特发性骨质疏松症（主要发生在青少年阶段，多半与遗传家族史有关）；第二类为继发性骨质疏松症，一般是由内分泌失调、营养缺乏、失用性等原因引起的全身性骨质疏松。骨质疏松症常见的诱发因素有很多，一般归于以下几个因素。①年龄因素：多发生在绝经后女性及老年男性，绝经后女性主要是指 50 岁以上绝经后的女性及 40 岁以下过早绝经后的女性。②性别因素：男女均可发生，以女性居多。③体质因素：低体重和缺钙人群较易发生。④饮食因素：长期吸烟，大量饮酒、咖啡及碳酸饮料的人群较易发生。⑤生活因素：缺乏体力劳动者。⑥家族因素：家族中有髋部等部位骨折遗传病史时易发生。⑦疾病因素：患类风湿关节炎、甲状腺功能亢进等疾病时易发生。⑧药物因素：长期大量服用 T_4、抗癫痫药、糖皮质激素等药物易导致骨质疏松症。随着老龄人口的增加，骨质疏松症及骨质疏松性骨折的发生率逐年上升。2018 年流行病学调查结果显示，我国 50 岁以上人群骨质疏松症患病率为 19.2%，女性患病率为 32.1%，65 岁以上女性患病率更高达 51.6%。据 2013 年国际骨质疏松基金会报告，全球每 3s 有 1 例骨质疏松性骨折发生，约 50% 的女性和 20% 的男性在 50 岁之后会遭遇初次骨质疏松性骨折，50% 初次骨质疏松性骨折患者可能会发生再次骨质疏松性骨折；女性骨质疏松性椎体骨折再骨折风险是未发生椎体骨折的 4 倍。骨质疏松性骨折可造成疼痛和重度伤残，髋部和椎体发生骨质疏松性骨折可降低患者预期寿命，长期卧床者的致死率可达 20%，永久性致残率可达 50%，因此加强防治骨质疏松症具有重要意义。

第一节　骨质疏松症的病理机制

骨质疏松症发病机制复杂，目前主要认为是成骨细胞（osteoblast）与破骨细胞（osteoclast）二者功能失调，引起成骨细胞数量相对不足，使得其不能正常填充被破骨细胞侵蚀的表面而造成骨质疏松症。

成骨细胞是骨形成的主要功能细胞，负责骨基质的合成、分泌和矿化。成骨细胞主要由内外骨膜和骨髓中基质内的间充质始祖细胞分化而来，能特异性分泌多种生物活性物质，调节并影响骨的形成和重建过程。成骨细胞在骨形成过程中要经历成骨细胞增殖、细胞外基质成熟、细胞外基质矿化和成骨细胞凋亡 4 个阶段。在不同成熟时期，成骨细胞在体内表现为 4 种不同形态，即前成骨细胞、成骨细胞、骨细胞和队形细胞。前成骨细胞是成骨细胞的前体，由基质干细胞分化，沿着成骨细胞谱系发育而成，位于覆盖骨形成表面的成骨细胞的外侧。成熟的成骨细胞是位于骨表面的单层细胞，承担着合成骨基质的重要功能。骨细胞是在成骨细胞系谱中成熟和终极的分化细胞。骨细胞包埋于矿化骨组织中，浅表骨细胞仍然保留部分成骨细胞结构。队形细胞是排列于成体大部分骨表面的一层形态扁平或呈长方形的细胞。活跃的成骨细胞为梭形、锥形或立方形，细胞质嗜碱性。细胞核位于细胞的一端，核仁明显，表面有短的突起与相邻细胞连接。电镜下细胞质内具有典型的蛋白合成结构——丰富的粗面内质网及核糖体，高尔基体较发达。在生物化学和组织化学上，成骨细胞富含碱性磷酸酶，并有糖原存在。成骨细胞可被不同种类的激素（如甲状旁腺激素和前列腺素）及生长因子（如胰岛素样生长因子、TGF-β、骨形态发生蛋白）激活，提高细胞质 cAMP 的水平，刺激 DNA 和胶原的合成。

破骨细胞是骨吸收的主要功能细胞，在骨发育、生长、修复、重建中具有重要的作用。破骨细胞是由骨髓中的髓系祖细胞分化而成的单核巨噬细胞相互融合所形成的多核巨细胞。早期未成熟的增殖性单核吞噬细胞被称为破骨细胞前体，在化学因子的作用下进入血液循环，再在基底多细胞单位所释放的信号因子的作用下进入骨结构腔体，在各种化学因子、转录因子、细胞因子等信号因子的刺激下融合为多核细胞并最终活化为破骨细胞。在破骨细胞吸收骨基质的有机物和矿物质的过程中，造成基质表面不规则，形成近似细胞形状的陷窝，在陷窝内对着骨质的一面，细胞伸出许多毛样突起，很像上皮细胞表面的纵纹缘和刷毛缘。电镜下，贴近骨质的一侧有许多不规则的微绒毛，即细胞突起，称为皱褶缘。在皱褶缘区的周缘有一环形的胞质区，含多量微丝，但缺乏其他细胞器，称为亮区，此处的细胞膜平整并紧贴在骨质的表面。亮区犹如一道以细胞质构成的围墙，将所包围的区域形成一个微环境。破骨细胞向局部释放乳酸及柠檬酸等，在酸性条件下，骨内无机矿物质自皱褶缘吞饮，于皱褶缘基质内形成一些吞饮泡或吞噬泡。在破骨细胞内，无机质被降解，以 Ca^{2+} 的形式排入血流中。无机质的丢失使骨基质内的胶原纤维裸露，破骨细胞分泌多种溶酶体酶，特别是组织蛋白酶 K 和胶原溶解组织蛋白酶。

人类骨组织不断地进行重建，骨重建过程包括骨的分解吸收与新骨的形成。破骨细胞负责骨分解与吸收，而成骨细胞负责新骨形成。破骨细胞贴附在旧骨区域，分泌酸性物质溶解矿物质，分泌蛋白酶消化骨基质，形成骨吸收陷窝；其后，成骨细胞移行至被吸收部位，分泌骨基质，骨基质矿化而形成新骨。破骨与成骨过程的平衡是维持正常骨量的关键。

第二节　防治骨质疏松症的药物

骨质疏松症的防治可以通过促进骨形成、抑制骨吸收，使骨增加矿化，达到增加骨量，缓解骨疼痛，降低畸形、骨折的发生率（图 49-1）。通常来说，预防比治疗效果更佳，早期治疗比晚期治疗更好。目前防治骨质疏松症的药物主要分为促进骨形成药物、抑制骨吸收药物、既促进骨形成又抑制骨吸收的药物和促进骨矿化药物。促进骨形成药物主要有甲状旁腺激素及其类似物、氟化物等，抑制骨吸收药物有雌激素、孕激素、双膦酸盐类等，既促进骨形成又抑制骨吸收的药物有锶制剂、他汀类、中药等，促进骨矿化的药物有钙制剂、维生素 D 及其活性代谢物等。传统中医药在骨质疏松症的防治中也发挥了重要作用，淫羊藿、杜仲、补骨脂等单味中药，二仙汤、六味地黄丸等中药复方均广泛应用。随着科学进步，人们对骨质疏松症进行深入研究，不断发现新的理论，寻找新的药物作用靶点，为骨质疏松症的防治提供新的思路。

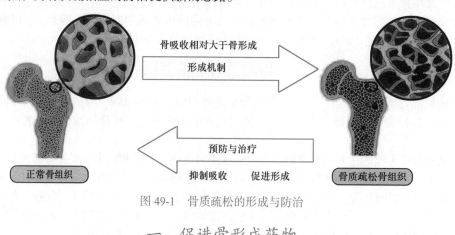

骨吸收相对大于骨形成
形成机制
预防与治疗
抑制吸收　促进形成
正常骨组织　　骨质疏松骨组织

图 49-1　骨质疏松的形成与防治

一、促进骨形成药物

促进骨形成药物指能促进成骨细胞数量和功能、增强骨基质形成的药物。促进骨形成药大多能诱导成骨前体细胞转为成骨细胞，增加成骨细胞数量，增强成骨细胞的活性，减少成骨细胞的凋亡，从而促进骨形成，增加骨量。

（一）甲状旁腺激素及其类似物

甲状旁腺激素（PTH）由 84 个氨基酸组成的钙调节激素，由甲状旁腺释放主要作用于肾脏和骨组织，是公认的显著促进骨的药物。它具有双重作用，小剂量可以促进骨形成，大剂量时可促使破骨细胞前体细胞和间质细胞向破骨细胞转化，活化破骨细胞，促进骨基质和骨盐溶解。PTH 是骨质疏松症临床治疗药物中相对特殊的一种，主要在肾小管发挥作用，促进钙质的再吸收，既能够使破骨细胞活性降低，保持骨密度，又能够促进新生骨的形成。特立帕肽（teriparatide，rh PTH1-34）为人 PTH1-34 的重组体，是一种 PTH 的同化剂，它可以刺激成骨细胞增殖、分化，继而增加骨量。该药物于 2002 年经 FDA 批准在美国上市，也是首个经 FDA 批准的促进骨形成药物。

【药理作用】 内生 PTH 在机体骨和肾脏的钙磷代谢中起着关键作用，其生物学作用包括通过直接影响成骨细胞功能刺激骨形成、促进肾小管对钙的重吸收和磷的排泄，以及通过影响 1,25- 羟基维生素 D 的水平促进消化系统对钙的吸收。在体外，特立帕肽可促进人骨髓基质干细胞（human marrow stroma stem cell，hMSC）增殖和向成骨细胞分化，从而使碱性磷酸酶（alkaline phosphatase，ALP）活性显著升高。经皮下注射后很快被人体广泛吸收，30min 达到血药浓度高峰，具有 95% 的完全生物学活性。特立帕肽可促进骨质疏松患者体内成骨细胞前体细胞成熟。作用机制可能为 PTH 与位于成骨细胞和肾小管细胞膜表面、G 蛋白依赖的高亲和性受体结合后，激活蛋白激酶 1/ 环磷酸腺苷、PKC 信号转导通路，导致活性成骨细胞数量增加、凋亡减少，并可能促进骨祖细胞和新形成成骨细胞的募集，最终引起骨强度、骨量、骨直径增加，并保持骨结构完整性。

【临床应用】 适用于患骨质疏松症、有高度骨折危险的绝经期妇女，亦适用于有高度骨折危险的原发性或性腺功能减退性骨质疏松症男性患者。但因使用特立帕肽治疗骨质疏松症，所需费用较高，临床使用率不是很高。

（二）氟化物

氟（fluorin，F）是人体必需微量元素之一，是维持骨骼、牙齿生长发育所必需的微量元素。氟对人体健康的影响主要取决于摄取氟化物的浓度和量。一般来说，人体对氟化物的用量每日为 1.5 ～ 4mg，低于该剂量易引起儿童生长发育迟缓、患龋齿等，成人则出现骨密度降低，易患骨质疏松症。而高于该剂量又可引起急性和慢性氟中毒，特别是对骨组织和牙齿的毒性。氟化物对骨有高度亲和性，对骨组织具有较强的刺激作用，临床上常用低剂量的氟化物治疗骨质疏松症，如氟化钠（sodium fluoride）、一氟磷酸二钠（sodium monofluorophosphate）等。

【药理作用】 氟对骨有高度亲和性，可取代羟磷灰石形成氟磷灰石，而氟磷灰石不易被破骨细胞溶解吸收，从而增加骨强度。氟是一种有效的促成骨细胞分裂剂，可刺激成骨细胞有丝分裂，增加成骨细胞数量和活性，促进骨形成。低剂量（< 30mg/d）的氟化物能促进骨形成及成骨细胞有丝分裂，提高骨密度；但较高剂量的氟化物对成骨细胞有毒性作用，会导致骨的矿化延迟，甚至骨软化症。低剂量或缓释氟同时加服钙剂可以降低骨质疏松椎骨骨折的发生率。并且氟化物与双膦酸盐类或雷诺昔芬联合应用可升高骨密度，减少骨折发生率，明显优于单独使用。

【临床应用】 应用这类药物时必须补充足量的钙和适量的活性维生素 D_3。其代表药物是氟磷酸谷酰胺 - 葡萄糖酸钙 - 柠檬酸钙（glutamine fluorophosphate-calcium gluconate-calcium citrate）。

（三）人类成骨蛋白单克隆抗体

【药理作用】 成骨蛋白（osteogenin）几乎只在成骨细胞中表达，是一种由骨细胞分泌的成骨细胞活性抑制因子，故而成为抗骨质疏松的首选靶标。romosozumab 是一种靶向抑制骨形成信号通路的单抗药物，可抑制成骨蛋白的活性，从而加速骨形成，同时可减少骨吸收。目前该药还在临床阶段。

（四）雄激素

【药理作用】 雄激素具有促进成骨细胞的增生、加速骨蛋白质合成和骨矿化、增加骨小梁的体积和骨量的作用。

【临床应用】 适用于衰老、运动减少、服用糖皮质激素导致的骨质疏松症。适用于男性骨质疏松患者，女性骨质疏松患者应慎用。

（五）胰岛素样生长因子

【药理作用】 胰岛素样生长因子是一类既具有促进细胞分化和增殖活性，又具有胰岛素样作用的多肽，主要包括 IGF-1 和 IGF-2 两种，其作用是促进成骨细胞增生、胶原合成和骨矿化的速度，并能抑制内生胶原酶的产生而抑制胶原降解，从而保护骨基质。IGF-1 是包括成骨细胞在内的多种细胞的促有丝分裂剂，而且破骨细胞的增殖和分化也需要 IGF-1 的参与，IGF-1 还可通过不依赖促有丝分裂的途径促进骨基质的合成和矿化，它以自分泌和旁分泌的形式调节骨骼细胞的功能，影响骨代谢。

【不良反应】 组织、器官体积增大，包括内脏器官，IGF-1 对有丝分裂的影响可增加肿瘤的发生。

二、抑制骨吸收药物

（一）雌激素

一直以来，雌激素替代治疗（estrogen replacement therapy，ERT）被用作防治女性骨质疏松症的主要药物。大量临床和实验研究证明，雌激素缺乏是导致绝经妇女骨质疏松症（postmenopausal osteoporosis，PMOP）的主要病因。雌激素缺乏引起骨质吸收增加，特别是小梁骨吸收加速，超过骨形成的增长，使骨形成和吸收间的平衡被打破，导致骨质减少，骨小梁微小结构的完整性被破坏，骨骼不能承受正常压力，易产生骨折。通常来说补充雌激素可明显抑制骨高转换，降低骨重建的激活速度，减少骨量丢失。现已证实，雌激素治疗绝经妇女骨质疏松症主要是雌激素能抑制妇女绝经后出现的骨转换加快，抑制破骨细胞数量和活性。常用于治疗骨质疏松的雌激素制剂有己烯雌酚，为人工合成的非甾体雌激素。尼尔雌醇（nilestriol）又称戊炔雌醇，为长效雌激素。替勃龙（tibolone），又名利维爱（livial），是新型甾体化合物，针对不同的靶组织器官分别具有雌激素、孕激素、雄激素 3 种激素样活性。普瑞马林（premarin），商品名倍美力，又名结合雌激素（conjugated estrogen），是从妊娠马的尿中提取的一种水溶性天然妊马雌酮，含有雌酮硫酸钠与马烯雌酮硫酸钠。

替 勃 龙

【体内过程】 替勃龙（tibolone）口服吸收迅速完成，30min 后就能测到血浆水平，1.5～4h 内即可达到血浆峰值，$t_{1/2}$ 约为 45h，其羟基代谢物的 $t_{1/2}$ 要短得多（约 6h）。大部分替勃龙（96.3%）与蛋白质结合，主要与较小的蛋白质结合，如白蛋白。替勃龙及其代谢物对性激素结合球蛋白的亲和力比睾酮低得多，不足 2.5%。替勃龙有较高的首过效应，在肝脏内广泛代谢。口服以后，大部分替勃龙及其代谢产物（60%～65%）经粪便排泄。

【药理作用】

（1）弱雌激素、雄激素和孕激素的活性。

（2）替勃龙可以改善绝经后症状、提高性功能、调脂、增加骨密度。

（3）抑制破骨细胞活动，减缓骨吸收，减低骨转换率，可引起继发性的骨形成减少，可抑制骨吸收。

【临床应用】 临床上主要用于自然或外科手术引起的绝经和绝经后骨质疏松症。

【不良反应】 替勃龙有较好的耐受性，治疗过程中副作用发生率极低。偶然会发生一些副作用，如体重变化、眩晕、皮脂分泌过多、皮肤病、阴道出血、头痛、肠胃不适、肝功能指标变化、面部毛发生长增加、胫骨前水肿等。

（二）选择性雌激素受体调节剂

选择性雌激素受体调节剂（selective estrogen receptor modulator，SERM）是人工合成的一种非激素类化合物。选择性雌激素受体调节剂能与雌激素受体结合，同时具有雌激素受体激动剂和拮抗药的双重作用，这种作用主要取决于作用的靶组织和受体亚型，也与体内的雌激素水平有关。选择性雌激素受体调节剂可与不同组织的雌激素受体选择性结合，分别产生类雌激素作用（如心脏、骨骼）或抗雌激素作用（如子宫、乳腺），作用于骨骼则可保护绝经后妇女骨质量并提高骨量，通常不容易引起子宫、乳腺等器官肿瘤的发生。他莫昔芬（tamoxifen，三苯氧胺，TAM）属于雌激素受体拮抗药，曾用于乳腺癌的辅助治疗，现发现其具有抗骨质疏松症的作用，能抑制骨吸收，减少骨丢失，同时还能降低血清 TC 浓度。不良反应主要是刺激子宫内膜，使绝经后妇女子宫内膜癌发生率增加，从而限制了长期使用。同类药物有雷洛昔芬（raloxifene）、屈洛昔（droloxifene）、吲哚昔酚（idoxifene）、左美洛昔芬（levormeloxifene）等，具有明显的骨量保持作用，同时还可降低血脂，对心血管系统具有保护作用，而不具有雌激素样的副作用。

雷 洛 昔 芬

【药理作用】 雷洛昔芬（raloxifene），也称易维特（Evista）。在骨组织中表现出雌激素样作用，可预防和治疗绝经后骨质疏松症。在乳腺组织和子宫内膜中又表现出抗雌激素样作用，用于绝经妇女骨质疏松症的治疗，近期临床研究还发现能预防浸润性乳腺癌。

【临床应用】 预防或治疗绝经妇女骨质疏松症通常是每日一次 60mg/ 片口服，不受时间、饮食的限制。如果饮食中钙或维生素 D 摄入不足，则应适当补充，也可与雷洛昔芬同时服用。

【不良反应】 雷洛昔芬常见的不良反应：表现出流感样症状、外周水肿、潮热、小腿痉挛、宫腔积液及胆囊疾病等。冠心病患者长期应用雷洛昔芬，突发事件危险无显著影响，也不会增加患子宫内膜癌的风险。严重的不良反应有静脉血栓栓塞和致死性脑卒中。深静脉栓塞、肺栓塞和视网膜静脉栓塞等活动性或陈旧性静脉血栓性的患者禁用。

（三）组织蛋白酶 K 抑制剂

组织蛋白酶 K（cathepsin K，Cat K）是一种半胱氨酸蛋白酶，属溶酶体半胱氨酸蛋白酶中番木瓜蛋白酶超家族成员。主要表达于破骨细胞，广泛存在于骨吸收表面、胞转囊泡和细胞溶酶体内。溶酶体半胱氨酸蛋白酶中番木瓜蛋白酶与底物的结合具有高度选择特异性，主要的选择性位点包括 P1、P2 及 P1'。组织蛋白酶 K 主要裂解 P2 位短小或分枝状疏水性侧链、P1 位短小或分枝状的亲水侧链及 P1' 位分枝状疏水性侧链、酪氨酸或甘氨酸等。而其中组织蛋白酶 K 裂解 P1' 位甘氨酸的特性在降解胶原螺旋结构域中发挥了核心作用。目前研究认为，组织蛋白酶 K 主要降解骨组织中的 I 型胶原。除可直接降解胶原端肽区外，还通过与硫酸软骨素形成复合物于多个位点解离胶原的三螺旋结构，使其更易被明胶酶降解。此外有研究发现，组织蛋白酶 K 对骨组织中非胶原蛋白，如骨钙素、骨桥蛋白、骨粘连蛋白、蛋白多糖及相关生长因子等，也有促进其失活和加速其降解的作用。组织蛋白酶 K 功能正常与否对骨骼正常生理结构及功能的维持有重要意义。

根据组织蛋白酶 K 的结构和功能特征，针对其主要的 3 个位点（P1、P2 及 P1'），英国葛兰素史克（Glaxo Smith Kline）、美国 Med Chem Express（MCE）、日本小野制药公司（Ono Pharmaceutical CO.）等相继研发出了一系列组织蛋白酶 K 抑制剂（cathepsin K inhibitor）。而奥达卡替（odanacatib，ODN）因其作用效果显著而成为组织蛋白酶 K 抑制剂的代表性药物。奥达卡替可以有效抑制组织蛋白酶 K，可以降低骨吸收情况，而且疗效不会受食物影响，不能在患者空腹时使用，因此相比双膦酸盐药物，奥达卡替用药更加方便，且还可以维持腰椎与髋部骨强度。在药动学和口服生物利用度方面，奥达卡替也具有较大的优势。奥达卡替具有无特殊不良反应、适合口服、生物利用度高、$t_{1/2}$ 长等特点。

临床试验发现奥达卡替可明显增加骨质疏松患者脊柱及髋部的骨密度，有效降低骨吸收标记物（I 型胶原交联氨基末端肽、I 型胶原交联羧基末端肽）而不影响骨形成标记物（骨血清碱性磷酸酶、I 型前胶原 N 端前肽），患者对奥达卡替能够很好地耐受。但也有一些副作用信号，最严重的是脑卒中，相对风险增加 28%，心房颤动也有增加。

奥 达 卡 替

【药理作用】 奥达卡替是目前最新的一种组织蛋白酶 K 抑制剂，属可逆性非肽联芳组织蛋白酶 K 抑制剂，该药物 P2 ~ P3 位连接形成苯环，对组织蛋白酶 K 具有高度选择特异性，同时通过 P2 位的 4- 氟亮氨酸与口袋状 S2 间的相互作用，发挥出强大的负性调控作用。奥达卡替的作用特点为诱导破骨细胞产生浅表陷窝，致吸收面积减少，降低骨吸收；致 Cat K、抗酒石酸酸性磷酸酶及分解的基质蛋白蓄积细胞内囊泡，阻碍囊泡的正常转运，从而进一步抑制骨吸收。而且，奥达卡替在抑制骨吸收的同时，并不影响破骨细胞的活性及存活状态。

【临床应用】 临床主要用于绝经后骨质疏松症。因为奥达卡替不会持续存在于骨组织结构中，所以一旦中断治疗，之前持续治疗时升高的骨密度会下降，这与激素替代疗法、狄诺单抗和特立帕肽疗法中断治疗后的效应相似。因此，还需要大样本量及长周期的临床试验来进一步证实奥达卡替的治疗效果、安全性及耐受性。

【不良反应】 有增加心房颤动和脑卒中的风险。

（四）Src 激酶抑制剂

Src 激酶（Src kinase）是一种膜相关蛋白，能够活化破骨细胞，并且对成骨细胞活化进行负性调控。Src 激酶在骨稳态中起关键作用，其介导的信号通路与骨质疏松症的发生、发展关系密切。因此，Src 激酶抑制剂（Src kinase inhibitor）已成为治疗骨质疏松症的研究方向之一。塞卡替尼（saracatinib）是一种 Src 激酶抑制剂，可使破骨细胞活性受到抑制。汉农（Hannon）等的研究探讨了应用塞卡替尼（saracatinib）治疗骨质疏松症的效果，结果表明，应用塞卡替尼可以显著降低骨吸收标志物水平，同时塞卡替尼对于骨形成标志物无显著作用，在药物不良反应上同服用安慰剂的差异不大，不良反应表现包括头痛、皮疹、腹泻等，一般在停药后不良反应即可消失。目前尚无塞卡替尼用于治疗骨质疏松症的新进展。

（五）双膦酸盐类

双膦酸盐类包括伊班膦酸钠、唑来膦酸等，唑来膦酸是在帕米膦酸二钠之后的第三代二膦酸药物。

唑 来 膦 酸

【药理作用】　唑来膦酸（zoledronic acid）能通过循环系统优先被转运到骨代谢活跃的部位，沉积到骨表面，阻滞矿物质骨和软骨的再吸收。唑来膦酸通过直接抑制破骨细胞的活化和增生来抑制骨吸收，减少骨基质生长因子的释放。同时唑来膦酸还可通过抑制甲羟戊酸途径、阻滞细胞周期来诱导破骨细胞和单核细胞前体细胞的凋亡，提高抑制骨吸收的效果。骨质疏松症是由于骨形成 - 吸收的失衡，而破骨细胞的活性是导致骨吸收的主要因素。唑来膦酸通过抑制破骨细胞活性抑制骨吸收，使其向骨形成方向发展。

【药代动力学】　唑来膦酸的药动学不受年龄、性别、体重和种族的影响，其血药浓度变化符合三相过程。体外试验表明，唑来膦酸与血细胞成分的亲和力很弱，与血浆蛋白的结合率也较低，在初始 24h 内，给药量的 44%±18% 排泄到尿中，其余的主要滞留在骨组织中，随后缓慢释放进入全身循环再经肾脏消除。其 $t_{1/2}$ 至少为 167h。全身的清除率是（5.6±2.5）L/h。唑来膦酸与血细胞没有亲和性，与血浆蛋白的结合性也较低，而且不依赖于唑来膦酸的浓度。

【临床应用】　广泛应用于临床，多为注射用，可以用于恶性肿瘤引起的骨转移、骨质疏松症、高钙血症等的治疗，具有给药剂量小、给药方便、依从性好等优点。

【不良反应】

1. 肾脏毒性　与其他双膦酸盐相似，唑来膦酸具有一定的肾脏毒性，并可导致肌酐升高，这与其快速肾脏排泄有关，尤其是伴有恶性肿瘤和肾功能障碍者，因为他们需要接受大剂量的静脉给药。如果单剂量给予 8mg 的唑来膦酸，患者出现肾功能减退甚至肾衰竭的危险会比给药 4mg 时明显增加。在临床研究中，大约有 10% 的患者在唑来膦酸（4mg，15min）的治疗过程中出现肾损伤。

2. 颌骨坏死　近年来有报道患者使用唑来膦酸后可能会出现颌骨坏死的现象，但是却没有证实是唑来膦酸所致。

3. 其他　常见的不良反应有呼吸困难、味觉倒错、头痛、恶心、乏力、贫血等。唑来膦酸的胃肠道反应与其他二磷酸盐药物相比，轻微且时间短。

（六）骨保护素

【药理作用】　骨保护素（osteoprotegerin，OPG）通过与细胞核因子 kβ 受体活化因子（receptor activator of NF-κB，RANK）配体（receptor activator of NF-κB ligand，RANKL）结合，抑制 RANK/RANKL 对破骨细胞信号转导的活化，发挥抗骨质疏松作用。骨保护素是分泌型糖蛋白和缺乏跨膜结构域的 TNF 类物质，骨髓细胞合成骨保护素的能力随年龄增长而下降，外援性补充骨保护素可有效防治骨质疏松症。

（七）依降钙素

【药理作用】　降钙素（calcitonin）是一种将鳗鱼降钙素化学结构中的键换为 C—C 键的新型多肽降钙素衍生物，可抑制骨吸收，抑制破骨细胞的活性和数量，减少骨钙释放，并可能刺激骨形成，具有中枢镇痛作用，能快速和良好的缓解骨质疏松症的腰背和四肢疼痛。

【临床应用】　缓解骨质疏松症的腰背和四肢疼痛。

【不良反应】　主要是头痛、恶心、脸或手潮红和发热感，可以自行缓解或减轻。哮喘、过敏体质患者慎重用药。

三、既促进骨形成又抑制骨吸收的药物

（一）锶制剂

【药理作用】　改变骨的微结构，增加骨密度和骨强度，具有安全、耐受的特点。雷奈酸锶（strontium ranelate）是一个新型抗骨质疏松制剂，其对骨代谢具有双重作用。在组织和细胞培养中，雷奈酸锶可以促进前成骨细胞的增殖和分化，促进骨基质的合成，同时还抑制破骨细胞分化和破骨细胞活性并刺激破骨细胞凋亡。在体内，其可使骨形成增强和骨吸收降低，并可改善骨的微细结构。在保持高水平骨形成的同时抑制骨吸收，增加骨量和骨的强度。在临床试验中，雷奈酸锶不仅可以增加血清碱性磷酸酶（骨的形成指标）的水平，而且可降低血清 C- 交联端 I 型胶原（骨的吸收指标）

的水平。它可以使成骨细胞的表面和骨的矿物质沉积增加，而骨吸收的参数下降；也可以降低椎骨及非椎骨新发骨折的危险性。

【临床作用】 主要用于治疗和预防绝经妇女骨质疏松，显著降低椎骨骨折及髋骨骨折发生的危险。

（二）他汀类

【药理作用】 他汀类药物在骨质疏松症的治疗中也有所应用，其可通过激活骨形成蛋白 -2 受体（bone morphogenetic protein-2 receptor，BMP-2 R）的活性，促进骨形成，同时，还可对破骨细胞的活性进行抑制，有利于减少骨量丢失。主要代表药物有辛伐他汀、洛伐他汀等。

【临床应用】 他汀类药物作用于骨代谢的生物分子机制尚未明确，口服后药物主要作用部位为肝脏，在骨骼中分布相对较少，故多被用于伴有心脑血管疾病的骨质疏松症患者。

（三）中药

中药临床上多用于骨质疏松症的防治。骨质疏松症在祖国传统医学中属于"骨痿""骨痹""腰痛"等证的范畴，肾虚是其发病的基本病理机制，多以补肾益精为主，多用到淫羊藿、骨碎补、杜仲等。临床医生依据辨证论治，多以二仙汤、六味地黄丸等为基础临证组方。

淫羊藿等中药多有植物雌激素（phytoestrogen）。植物雌激素的结构与雌激素相似，主要包括 3 类化合物：异黄酮类（isoflavone）、香豆素类（coumarins）和木脂素类（lignans）。因异黄酮类化合物为植物雌激素主要组成成分，不仅能抑制骨吸收，还能促进骨形成，如依普黄酮（ipriflavone）。

四、促进骨矿化的药物

促进骨矿化的药物主要包括维生素 D 和钙制剂，二者是人体钙磷代谢的重要物质。钙是构成人体矿物质的重要元素，是骨矿的主要组成分，而维生素 D 是调节钙吸收和代谢的必要激素。二者在预防和治疗骨质疏松症时主要是补充骨矿物质的作用，并促进骨矿物质沉积，这些作用有利于骨的形成。维生素 D 在体内经代谢生成活性维生素 D_3。维生素 D_3 能增加小肠吸收饮食中的钙和磷，维持钙磷平衡。在骨重建过程中，维生素 D_3 可增加成骨细胞活性。足量钙和维生素 D 的摄入能补充矿物质，预防骨量丢失并减少骨折的发生。但单纯补钙和维生素 D 只是作为一种与不同的促骨形成药物或抗骨吸收药物合用的基础治疗。对已确诊的骨质疏松症，仅通过单纯补钙无法纠正骨骼对钙的利用障碍。钙制剂和维生素 D 有蓄积作用，长期服用可导致高钙血症及高尿症，需定期测量血钙和及时调节药量。

（一）钙制剂

钙是人体不可或缺的矿物质元素，正常成年人摄入钙量日平均须在 500mg 以上，儿童、孕妇、哺乳期妇女的需求相对更多。针对人体对钙摄取量的要求，许多国家卫生部门建议每日食物供给元素钙不少于 1000mg，对青少年、孕妇、哺乳期妇女、骨质疏松症高危人群则要求增加到每日摄入 1500mg。目前，临床应用的钙制剂比较多，如氯化钙、硫酸钙、丙酸钙等。各种制剂所含元素钙的量也参差不齐，因此，补充钙应强调每日所摄入的钙元素的量。

（二）维生素 D_3

【药理作用】 维生素 D_3 在体内骨骼组织的矿质化过程中有十分重要的作用。其可提高机体对钙、磷的吸收，使血浆钙和血浆磷的水平达到饱和程度。促进生长和骨骼钙化，促进牙齿健全；通过肠壁增加磷的吸收，并通过肾小管增加磷的再吸收；维持血液中柠檬酸盐的正常水平；防止氨基酸通过肾脏损失。但维生素 D_3 并不能直接发挥作用，必须先经代谢转化成为具有活性的形式——1,25- 二羟维生素 D_3——才能发挥生理作用。活性维生素 D_3 能够促进小肠内钙的吸收，降低已增多的 PTH 浓度，促进骨形成和减轻疼痛。

【临床应用】 用于预防和治疗维生素 D 缺乏症，如佝偻病、骨软化症及婴儿手足搐搦症。

【不良反应】 长期每日给予 10 万～ 15 万 U，可引起高血钙、食欲缺乏、呕吐、腹泻。若肾功能受损，可出现多尿、蛋白尿、肾功能减退等。

案例 49-1 分析讨论

从实验室检查结果可知骨转换率增高，尽管血清钙在正常范围，仍存在钙丢失。因此，治疗首先需补充钙制剂。其次骨密度降低，宜选择促进骨形成和抑制骨吸收的药物，促进钙沉积，增加骨密度。

（刘 波）

第五十章　基因治疗的药物

案例 50-1

患儿，女，4岁，患有先天性腺苷脱氨酶（adenosine deaminase，ADA）缺陷导致的重度联合免疫缺陷病（severe combined immunodeficiency diease，SCID），经过基因治疗技术导入正常的 ADA 基因，患儿的免疫力提高，症状明显好转。

问题：

1. 为什么此患儿要采用基因治疗方法？

2. 为什么症状能够明显好转？

基因治疗（gene therapy）是指采用分子生物学的方法和原理将正常或有治疗价值的目的基因或核酸分子（DNA 或 RNA）导入靶细胞，从而在基因水平干预疾病的发生、发展和进程来达到治疗疾病的一种方法。例如，通过纠正功能上的突变基因抑制异常基因表达等。随着基因治疗相关研究的深入，基因治疗的概念已扩展到反义核苷酸、RNA 干扰、微小 RNA 和基因编程等技术。可以说基因治疗是从根本上治疗疾病的一种手段，因此基因治疗又被称为"分子外科"。有人将这种能在人体内产生特定的功能，携带目的基因或核酸分子的载体或是遗传物质的体细胞称为基因药物（gene medicine）。因为基因治疗虽然不同于基因工程药物治疗，但从基因治疗的实际效果看，它是通过转入体内的基因产生特定的功能分子（如细胞因子、蛋白质等）而起作用，这相当于向人体导入一个具有治疗作用的给药系统，因此可将导入的基因看作广义的基因药物。而基因工程药物（gene engineering drug）则是指将有治疗价值的目的基因导入宿主细胞（如细菌、酵母或哺乳动物细胞或转基因动植物细胞）进行表达，并经分离和纯化获得蛋白质产物（包括活性蛋白质和多肽药物、重组疫苗及单克隆抗体等）。目前基因治疗已从对单基因缺陷性遗传病的基因替代治疗拓展至对致病基因的修正和基因增强治疗，以及采用外源调理性细胞因子基因、核酶类及反义核酸类等基因药物进行治疗。

基因治疗是近 30 年来随着现代分子生物学技术的发展而诞生的新的生物医学治疗技术。1968年，美国科学家迈克尔·布莱泽首次在医学界提出了基因治疗的概念。1990 年 9 月，美国科学家安德森（Anderson）等对一例腺苷脱氨酶缺乏所致的 SCID 患者进行了基因治疗，获得了初步成功。这是首例真正意义上的基因治疗临床试验。1991 年我国首例基因治疗 B 型血友病也获得成功。近年来，基因治疗在基础研究和临床试验方面取得了显著进展，其适应证也从最初的遗传病扩展至肿瘤、传染病、血管疾病、神经系统疾病和代谢病等多种疾病。基因治疗技术是一种全新的治疗手段，是当今生物医学发展中的重大突破，尽管在有效性、安全性和可操作性等方面仍存在诸多问题，但人类基因组计划（human genome project，HGP）的完成和后基因组研究的开展，以及新的先进的分子生物学技术的发现和应用都大大加速了将基因治疗从实验研究转向临床应用的步伐。基因治疗有望取得突破性进展，并为人类健康做出巨大的贡献。

第一节　基因治疗的策略

基因治疗是在 DNA 和 RNA 水平上的改变，根据患者发病机制的不同，基因治疗所采用的治疗策略也不同，但主要的思路是通过各种方法纠正基因突变、替换致病基因、上调低表达基因和下调高表达基因等。目前应用于基因治疗的方法主要有基因置换（gene replacement）、基因矫正（gene correction）、基因增补（gene augmentation）、基因失活（gene inactivation）和基因编辑（geno editing）等。

1. 基因置换　指用正常基因通过同源重组即基因打靶（gene targeting）技术，原位替换致病基因，使细胞内的 DNA 完全恢复正常状态。此法为单基因遗传病达到治愈的最佳疗法。这一方法虽然理想，但由于同源重组频率太低，目前的技术很难满足基因治疗中基因置换技术的要求，因此，基因置换尚不能用于临床治疗人类的遗传病；并且此方法如在生殖细胞中进行，会涉及一系列伦理道德问题。

2. 基因矫正 也称原位修复和基因修正，通过同源基因重组技术将外源正常的基因在特定的部位进行重组，使缺陷基因在原位特异性修复，恢复正常功能，而正常序列部分予以保留，不涉及基因组的其他任何改变。这是一种理想而直接的基因疗法，但目前尚无基因修正的有力措施。

3. 基因增补 此方法又称基因添加疗法或基因修饰，是指将目的基因导入病变细胞或其他细胞，目的基因的表达产物可以补偿缺陷细胞的功能或使原有的功能得到加强。目前基因治疗多采用这种方式，如1990年美国对ADA缺乏症的基因治疗、1991年我国对B型血友病的基因治疗及利用抑癌基因对癌症的基因治疗等。基因修饰是目前较为成熟的方法，但异常的致病基因本身并未得到改变，仍保留在细胞中，此法导入的基因并非原位导入，因此，表达水平和调控难以取得理想的结果。

4. 基因失活 又称为基因封闭，是应用核酶、反义RNA、核酸或肽核酸等反义技术、RNA干扰技术和微小核糖核酸（micro RNA，miRNA）等特异性地抑制某些有害基因表达，从而达到治疗疾病的目的。例如，利用反义癌基因对恶性肿瘤的治疗或应用小干扰核糖核酸（small interfering RNA，siRNA）使癌基因沉默，从而调节特定蛋白功能。

5. 基因编辑 是以特异性改变遗传物质靶向序列为目标的技术。可在基因组水平上进行基因敲除（knock out）、基因敲入（knock in）和基因修复与替换，对基因组进行精确修饰和定向编辑的一种技术。即基因编辑技术可使基因组中突变的基因失活或者纠正突变的基因，将致病基因改造为正常基因，实现治疗疾病的目的。基因编辑技术主要包括以下3种：①Flp/FRT、Cre/loxP和细菌人工染色体载体等系统介导对靶基因的定点修饰。Cre-LoxP技术重组效率高，但实验周期长，操作对象主要为胚胎干细胞，限制了其应用范围。②RNA干扰（RNA interference，RNAi）技术，实验周期较短，成本低，但该技术对细胞毒害作用较大，定向编辑效率较低。③人工内切核酸酶技术，主要包括锌指核酸酶（zinc-finger nucleases，ZFNs）技术、转录激活因子样效应物核酸酶（transcription activator-like effector nucleases，TALENs）技术、规律成簇的间隔短回文重复（regular clustering of short palindrome repeats，CRISPR）和单碱基编辑（base editing，BE）技术。与前两种类型相比，人工内切核酸酶技术摆脱了依赖胚胎干细胞的限制，应用更加广泛，且定向编辑效率较高。但ZFNs和TALENs都依靠蛋白质与DNA相结合的特点，它们通过束缚核酸内切酶的催化区域调节DNA结合蛋白，引起特定位点的靶向双链DNA断链，这两种人工内切核酸酶的识别位点有限，操作复杂，成本较高。然而，CRISPR技术通过一小段与靶向DNA碱基互补配对的RNAs及其引导Cas蛋白，引起DNA位点特异性靶向双链DNA断裂，产生靶基因修饰。CRISPR/Cas9基因组编辑系统迅速发展成为应用最为广泛的基因组编辑工具。这项技术便于设计，切割效率更高，成本较低，应用范围广，在高等生物细胞中可实现单基因和多基因编辑或敲除；CRISPR/Cas9系统也可直接用于体细胞定向基因编辑，将细胞在体外进行定向编辑，再输入患者体内，达到治疗作用。基因编辑技术是通过人为操作引起特定基因的插入、缺失或替换等，基因编辑存在两个问题，即细胞毒性和脱靶效应。CRISP/Cas9系统得到广泛应用后，上述问题也渐渐出现，这可能导致细胞死亡甚至癌变，尤其是在基因治疗领域，这种潜在安全性风险严重阻碍了该技术的应用。

第二节 基因治疗的条件

案例50-2

患者，男，18岁，患有先天性鸟氨酸氨甲酰基转移酶缺乏症。于1999年9月在宾夕法尼亚大学人体基因研究所施行基因治疗，4日后死亡，尸检和实验室检查结果表明，门静脉大剂量注射重组腺病毒激发了该例患者机体致命的免疫反应，导致多器官衰竭而死亡。

问题：

1. 为什么基因治疗会引起患者死亡？

2. 应用基因治疗方法应注意哪些事项？

基因治疗通过外源性物质（目的基因）导入人体靶细胞，并使之在靶细胞中适时适量表达，从而达到治疗疾病的目的。因此，目的基因的选择和制备、靶细胞的选择及基因治疗的途径是基因治疗的先决条件。

一、目的基因的选择和制备

基因治疗首先必须获得目的基因，根据基因治疗不同需要，基因治疗中选择的目的基因可以来自染色体基因组（genomic DNA），也可以选择互补 DNA（complementary DNA，cDNA）；可以是人体正常的基因，也可以是人体基因组所不存在的野生型基因。选择用于基因治疗的目的基因必须是引起疾病发生根源的异常基因；并且基因已被克隆，一级结构和表达调控机制较为清楚；可在体外操作，而且安全有效；必须保持结构及功能的完整性，稳定地整合并能适时适量表达功能性蛋白质。例如，四环素（tetracycline，Tet）调控系统是目前应用最广的控制基因表达的工具，已经应用于构建慢病毒、腺病毒和反转录病毒等的基因治疗载体，并能有效地调控基因表达。同时，为了监测体内转导细胞的位置、寿命、功能以区别体内自身细胞，除目的基因以外，一般还选用一个标记基因（marker gene，reporter gene），如核素报告基因等。

二、靶细胞的选择

与基因转移的靶细胞不同，基因治疗的靶细胞可分为两大类：体细胞（somatic cell）和生殖细胞（germ cell）。将遗传物质导入人的体细胞进行基因治疗的方法称为体细胞基因治疗（somatic cell gene therapy）；以生殖细胞为对象的基因治疗称为生殖细胞基因治疗（germ cell gene therapy）。生殖细胞基因治疗以精子、卵子和早期胚胎细胞作为治疗对象。由于生殖细胞基因治疗涉及一系列伦理学问题，如人权问题、阻碍人类多样性的问题及基因歧视等，因此生殖细胞基因治疗仍属禁区。体细胞基因治疗是指将正常基因转移到体细胞，使之表达基因产物，以达到治疗目的。该治疗不必矫正所有的体细胞，只涉及体细胞的遗传改变并不影响下一代，在现代伦理道德上是可行的，故已被广泛用于严重疾病的治疗。方法上易于施行，而且已取得了可喜的成果。

用作基因治疗的载体细胞应具备以下条件：取材方便，含量丰富；易于在体外培养增殖和传代；能高效稳定表达外源基因及具有较长的存活期；能被冷冻保存；易于回输体内；能在体内自我更新转导的基因，并能在体内终生存在且长期或永久地表达以纠正基因缺陷。靶细胞可以是表现疾病的细胞，也可以是在此疾病的发生、发展中起主要调控作用的细胞，如免疫细胞等。目前基因治疗常用的细胞有干细胞、淋巴细胞、上皮细胞、内皮细胞、角质细胞、成纤维细胞、肝细胞、肿瘤细胞等。对于某些遗传病，要求对特定细胞的功能缺陷进行纠正，它对靶细胞的要求较高。还有不少疾病对靶细胞的依赖性并不强，只要求基因转移到细胞中，能够产生外源蛋白，通过血液循环到达全身即可。总体上讲，根据疾病的性质、基因治疗的策略，可以选择不同的靶细胞。

干细胞作为转基因载体，具有很多优点：干细胞的来源丰富且具有低免疫原性，如果用自体干细胞移植，可避免产生免疫排斥反应；干细胞还可以在体外进行培养和操作，对基因的改造和修饰具有很大的可操作性，在体外培养筛选等完成之后再导入体内可以有效地避免由基因插入而导致细胞失常的问题；干细胞即使经过转染外源基因仍能在体外培养时稳定地增殖传代，因为其具有自我复制更新能力，植入体内后，干细胞能整合于宿主组织，能长期、稳定地表达外源基因；干细胞具有多向分化潜能，能分化为成熟细胞修复受损组织；干细胞具有迁移能力，能迁移到病变部位，如果将细胞因子等通过转基因技术导入干细胞内，移植后使其在移植部位表达，可改善局部微环境。另外还可通过基因修饰，使移植的干细胞产生某种类似药物的特殊蛋白，达到治疗疾病的目的。因此，干细胞生物工程已成为基因工程的一个极其重要的组成部分，是基因治疗较为理想的靶细胞。

三、基因治疗的途径

基因治疗主要有两种途径：回体基因治疗（ex vivo）和体内基因治疗（in vivo）。两种途径可根据不同疾病和导入基因的不同性质来选择。目前研究和应用较多的是回体基因治疗。

1. ex vivo 途径　也称为体外细胞介导法、体外基因疗法或间接体内疗法，是一种间接的基因转移与治疗途径，即先在体外将含目的基因的表达载体转染至载体细胞，然后将基因转染后的细胞回输给受者，使携有外源基因的载体细胞在体内表达治疗产物，以达到治疗目的。通常把通过移植携带靶基因的细胞称为基因修饰细胞或工程细胞。因为人体细胞尤其是自体细胞，一般来说，易于解决安全性问题，因此这种方法易操作、安全、效果较为可靠，故在临床试验中较常使用。例如，1990 年转移 ADA 基因和现在的大部分基因治疗临床试验都属于 ex vivo。缺点是这种途径在把细胞植入机体之前，可能发生细胞的遗传性改变，大部分在体内不能长期生存等。并且此种途径存在操作步骤多、技术复杂、难度极大，若采用人类胚胎细胞则涉及伦理学问题，故不易推广。在 ex vivo 途径中，靶细胞的筛选是至关重要的，既要易于获得、容易转染及稳定表达，又要避免发生免疫反应和转化为肿瘤细胞。一般用于 *ex vivo* 转基因的表达载体是真核表达质粒和反转录病毒。

2. *in vivo* **途径**　即体内直接转染法或体内疗法，此法不需要细胞移植，直接把遗传物质（外源基因）装配于特定的真核细胞表达载体，导入受体体内有关的器官组织和细胞内，以达到治疗目的，是基因治疗的直接途径。*in vivo* 可以是原位（*in situ*）基因转移，也可以是全身性基因转移，其中原位基因转移是将遗传物质直接导入人体局部区域；全身性基因转移时，基因传递的部位可能与某种形式的靶位无关，只需要治疗分子最终到达作用部位。*in vivo* 载体的导入可以是非病毒介导途径，即通过物理法、化学法或融合法直接将目的基因导入体内；也可以通过病毒载体介导途径。*in vivo* 途径因不需要特殊细胞培养设施；并可通过物理方法实现靶向性转移（如基因枪等），并且没有 *ex vivo* 可能造成的致病性，一般较为安全。但由于 *in vivo* 难以接近靶组织，基因转染率较低，直接导入的 DNA 通常难以整合入基因组，注入 DNA 的稳定整合水平也较低，因此基因表达存在不稳定性、疗效持续时间短、免疫排斥及安全性等一系列问题，使其应用受到限制。但它是基因转移的方向，只有 *in vivo* 基因转移途径成熟了，基因治疗才能真正走向临床，同时意味着基因药物时代的全面到来。

第三节　基因转移及导入技术

基因转移技术是利用载体将外源基因（包括 DNA、mRNA、siRNA 和 miRNA 等）导入细胞内，并使之在细菌或细胞内实现转入基因的扩增和表达。它是重组 DNA 技术和基因治疗的关键步骤之一。然而外源基因引入细胞的过程中，DNA 会被体内的核酸酶降解成小分子核苷酸，失去治疗作用。因此，在基因治疗过程中就要求选择恰当的转移方法或载体，这种运载或携带治疗性遗传物质的工具称为载体（vector）。载体的选择直接关系到基因治疗的成败。基因治疗载体系统主要由两部分组成，即载体和基因。理想的基因治疗载体应具备以下条件：不破坏基因的活性；能被高效导入靶细胞；载体带有合适的调控序列，可以有效地转导、调节目的基因在特定细胞或组织有规律的、充分的及持续的表达；载体成分在导入后不激活宿主的免疫反应；整个过程应安全无毒性，对人体及环境无危害；有效并具有选择性；载体对导入的遗传物质的大小没有限制；载体能感染分裂和未分裂细胞；并具有高度稳定、容易制备、可浓缩和纯化、易于大量生产的特点。然而到目前为止还没有一种载体具备上述所有的条件。

目前，基因载体主要有病毒载体（viral vector）和非病毒载体（non-viral vector）。对于非病毒载体，其基因传递方法又可分为物理法（carrier-free gene delivery）和化学法（synthetic gene delivery）。病毒载体主要包括反转录病毒、腺病毒、腺相关病毒、慢病毒和痘苗病毒等；非病毒载体主要包括裸 DNA/质粒 DNA、脂质体载体及阳离子多聚物载体等。不同类型的载体具有不同特点，病毒载体比非病毒载体具有更高的转染效率，在体内外均有很高表达，然而病毒载体目的基因容量小，病毒滴度不易提高，制备复杂，成本高，不能反复使用；靶向性差，并具有免疫原性、细胞毒性、基因突变和潜在的致瘤性等。尽管基因治疗临床项目中约有 85% 采用病毒载体，这些由病毒载体带来的问题限制了病毒载体在人类基因治疗中的广泛应用。而非病毒载体的生物安全性较好，具有低毒性、无传染性、低免疫反应、靶向性好、外源基因随机整合率低、目的基因容量大、不受基因插入片段大小的限制，以及使用简单、制备方便、便于保存和检测等优点而被广泛研究和应用，已成为基因治疗中的热点和当前药学研究的前沿课题。在表达质粒、反义寡核苷酸或反义表达质粒真核细胞的靶向转移中有着病毒载体不可替代的作用。非病毒载体的本质是将基因治疗中的基因看作药物，然后从药剂和药理学的角度将基因导入靶细胞或组织、器官中并进行表达。此类载体被一些特异性配基修饰后，可使它具有一定亲嗜性，并提高稳定性和转染率，可成为一种较为理想的基因载体。尽管非病毒载体具有相当的优势，但其缺点也不容忽视，非病毒载体介导的基因转移存在外源基因转移率低、稳定性差、表达时间短及对某些载体的物理化学性质和转染机制不十分清楚等问题。目前常用的非病毒载体基因转染的方法有 DNA 磷酸钙共沉淀、电穿孔、显微注射、脂质体或受体介导转移、DNA 直接注射、基因枪等。在实际基因治疗研究和应用中，可根据不同的靶细胞和转移系统的特点来选择不同的转移方法，如处于分裂相的肿瘤细胞可用反转录病毒载体转移系统；肌肉组织可用于裸 DNA 直接注射法等。随着生物学、化学、物理学等学科的高速发展，以及它们之间的交叉渗透，设计和研制新的理想载体成为可能。

一、基因治疗病毒载体

病毒介导基因转移通过转换方式完成基因转移，即以病毒为载体，将外源目的基因通过基因重组技术组装于病毒上，让这种重组病毒去感染受体宿主细胞，这种病毒称为病毒载体。这种方法具有很高的转移效率，在目前的基因治疗中占有重要地位。

1. 反转录病毒载体　反转录病毒（retrovirus，RV）也称逆转录病毒，为 RNA 病毒，感染细胞后 RNA 反转录为 DNA 并整合至细胞染色体中，再经转录、翻译生成结构蛋白。RV 基因组的最大特点是基因排列顺序是固定不变的，即 5′-gag-pol-env-3′。RV 载体即将结构基因去掉换成外源基因，在体外的包装细胞内组装成含有目的基因的重组 RV，该重组 RV 不具致病性，这类载体感染细胞后能够有效整合至宿主基因组中，其基因组不会发生重排，因此所携带的外源基因也不会改变，感染细胞不产生病变，可建立细胞系长期持续表达外源基因；其引起的机体免疫反应较低；对细胞的感染率高，可高达 100%；宿主转染范围广，能够感染包括胶质细胞、神经前体细胞、骨髓淋巴细胞、肝细胞、血管内皮细胞等各种分裂细胞。在目前批准临床前研究的数百种基因治疗方案中，约 80% 是运用的 RV 载体。世界上第一例基因治疗的病例中，用于治疗由 ADA 缺陷导致的 SCID 的女孩所使用的载体就是 RV 载体。

但其在应用中仍存在一些令人担忧的问题，RV 的 DNA 复制中间体在整合入细胞染色体中时为随机整合，则外源基因也会随机插入细胞染色体中，其表达会受插入位点两侧的 DNA 序列影响，并有可能导致插入突变和激活癌基因的可能，从而引起癌变；载体在辅助细胞中有可能发生同源重组，产生具有致瘤性的野生型病毒；由于包装产生的病毒子非常容易失活，不能经受浓缩过程；RV 载体只感染分裂细胞，不能感染非分裂的细胞。所以它不适于作为肺细胞、肌肉细胞、神经元等细胞的基因导入载体。并且其可插入的外源基因较小，只能容纳 8～10kb 的外源基因片段，由于包装产生的病毒子非常容易失活，不能纯化，病毒滴度低，因此在临床实践应用中受到了限制，不能直接用于 *in vivo* 过程。目前在基础与临床研究中多适用于 *ex vivo* 基因治疗，特别是肿瘤的基因治疗。

2. 腺病毒载体　腺病毒（adenovirus，AV）为一 DNA 双链无包膜病毒，在自然界分布广泛，基因组长 30～50kb。人类是 AV 的自然宿主，AV 与宿主细胞细胞膜上的特异受体结合，经内吞作用进入细胞，最后腺病毒 DNA 则进入细胞核。在细胞核中 AV 并不整合到宿主细胞染色体上，而是以染色体外成分存在，因此，它所介导的基因只能短暂表达，潜在的致癌危险小，对人类比较安全；感染效率高，可高效地转导不同类型的人组织细胞；靶细胞范围广，不仅能感染复制分裂细胞，而且能感染非分裂细胞，AV 对上皮细胞、角膜和消化道上皮细胞具有一种天然的嗜向性，可经静脉注射、口服、喷雾、气管内滴注等不同途径进入不同组织治疗，可进行原位感染；该载体没有包膜，不易被其补体灭活，可直接在体内应用；插入外源基因容量大，可插入大片段外源基因，最多可达 35kb；病毒繁殖滴度高，在体外稳定，可抵抗物理操作，易于制备与纯化；AV 载体可以被浓缩并可被冻存相当一段时间。此外，AV 载体还可以采用特异启动子（包括肿瘤特异或组织特异启动子等）来启动插入的目的基因的表达。由于具有以上特点，AV 载体成为继反转录病毒载体之后广泛应用的载体系统，尤其在 *in vivo* 基因治疗和研究方面更为突出。近年来 AV 载体主要用于肿瘤基因治疗，并已成为肿瘤临床基因治疗试验中最常用的载体。

但是 AV 载体也具有自己的缺点：AV 宿主范围广泛，几乎可以感染所有的细胞，因此缺乏靶向性；AV 基因组为 DNA，复制过程中不整合至细胞基因组，因此这类载体转染宿主细胞为一过性的，不能使外源基因在体内长期有效地表达，若要得到理想的治疗效果，必须反复给药；单次大剂量应用会激发抗病毒中和抗体产生，降低使用效率。缺陷病毒可通过与宿主基因组或其他病毒的重组产生野生型病毒，甚至更危险的新病毒。由于其免疫原性强，机体的免疫反应对 AV 载体有清除作用，故外源基因不能在体内长期表达。由于受体免疫系统的记忆效应，再次应用相同 AV 载体时可导致更为强烈的炎症反应，这也阻碍了对 AV 载体的重复应用。该载体具有较大的细胞毒性，高滴度可将细胞致死。这些缺陷限制了这类载体的使用。

AV 基因组上分布着 4 个承担调节功能的早期转录元（E1、E2、E3、E4），和 1 个负责结构蛋白编码的晚期转录元。已开发的 AV 载体一共有 4 代，第一代 AV 载体为 E1 或 E3 基因缺失，此型载体具有包装能力较低、表达外源基因的时间短、免疫原性较强和高滴度时有明显的细胞毒性等缺点。第二代 AV 载体在第一代的基础上，E2 或 E4 基因缺失，产生较弱的免疫反应，在载体容量和安全性方面亦有较大改进。第三代 AV 载体（即所谓空壳载体）缺失了全部的或大部分腺病毒基因（微型腺病毒载体），仅保留反向末端重复区和包装信号序列，最多可插入 35kb 的基因，病毒蛋白表达引起的细胞免疫反应进一步减少，外源基因可长期表达，并增加了载体的稳定性。第四代 AV 载体删除了所有的病毒基因，载体容量可达到 37kb，进一步降低了免疫反应，被称为"高容量"载体。

3. 腺相关病毒（adeno-associated virus，AAV）载体　AAV 是从缺陷型非致病性人类细小病毒中分离出来的无包膜线型单链 DNA 病毒，属于细小病毒家族；是目前发现的最小、结构最简单的 DNA 病毒；免疫原性低，不存在插入突变或致癌的危险。AAV 能感染的细胞类型范围较广，能感染分裂和未分裂细胞，特别是能感染神经元和神经胶质细胞；转染效率高；野生型 AAV 能选择性整合到人类 19 号染色体的特定部位，建立溶源性感染，外源基因表达长期稳定，减少了插入突变的可能性；AAV 是一种无包膜病毒，对各种理化处理稳定，易于分离纯化；可以向同一细胞引入两种不同的基因或对同一细胞反复感染，是目前安全性最高的病毒载体。这类病毒已在肿瘤基因治疗中得到应用并有逐步取代腺病毒载体之势。已被广泛用于治疗帕金森病、癫痫、肌肉萎缩症等中枢神经系统疾病。

AAV 的主要缺点是其包装容量相对较小，仅 5kb；AAV 是天然的复制缺陷病毒，它缺乏病原性和潜伏性，不能单独复制，只有在辅助病毒如 AV、HSV 等存在的情况下，才能进行最佳复制，产生新的病毒颗粒，制备滴度低，难以大量生产，包装体系不成熟，可能会污染；所以进行体内基因治疗必须先将 AAV 进行纯化去除辅助病毒，以避免腺病毒产生的免疫反应和细胞毒性；此外，AAV 具有基因表达明显的"滞后性"；并且在构建的载体实际应用时很难达到定向整合。因此 AAV 的使用受到一定限制。

4. HSV 载体　HSV 是一种长约 152kb 的双链有包膜的 DNA 病毒，具有嗜神经性，可逆轴突传递，可在神经元内呈潜伏感染状态。它的基因组以附加体的形式位于细胞核内，且不被人体免疫系统所识别，潜伏期可持续至终生。经某些刺激，可以再度激活并进入裂解细胞周期，这一特性特别适合用于脑和神经系统的肿瘤基因治疗。HSV 容量大，是各种病毒载体之最，可容纳高达 30～50kb 的外源 DNA，因此可以同时装载多个目的基因，达到联合治疗的目的；HSV 载体除可感染神经细胞外，还可以感染多种细胞（包括非分裂细胞和分裂细胞）；有较高的滴度；病毒免疫原性低。但病毒不整合至细胞基因组中，安全性高，不会引起被感染细胞插入突变的可能性；因此表达短暂，外源基因表达不稳定。并且 HSV 载体具有神经细胞毒性作用和免疫反应，可引起较明显的局部炎症和坏死，能够从潜伏状态激活，所以目前仅限于某些神经系统恶性肿瘤的临床治疗试验。癌症基因治疗主要是将 HSV 改造为溶瘤病毒载体。

5. 慢病毒载体　慢病毒（lentivirus，LV）属反转录病毒亚属，是一类非鼠源性反转录病毒，LV 包括灵长类慢病毒，如 HIV 和猴免疫缺损病毒（simian immunodeficiency virus，SIV），以及非灵长类慢病毒，如猫免疫缺陷病毒（feline immunodeficiency virus，FIV）、牛免疫缺陷病毒（bovine immunodeficiency virus，BIV）、马传染性贫血病毒（equine infectious anemia virus，EIAV）等。目前研究最多的为 HIV 病毒载体。

与其他载体相比，LV 可以携带长度达 10kb 左右的基因片段，大多数目的基因都可以被导入；LV 感染能力强、转染效率高，宿主范围广泛，对分裂细胞及非分裂细胞均具有感染能力。LV 基因组经反转录后能整合在宿主 DNA 上，目的基因可在宿主细胞内持久和稳定地表达，表达量高，能够连续传代；LV 可兼容多个转录启动子，转录多个目的基因片段。无明显免疫反应。LV 现已广泛用于基因治疗、转基因动物等研究中，在医学科研中充当着越来越重要的角色。尤其是 LV 载体介导的 RNAi 技术，其具有高效、稳定、特异性强的特点，能在多种细胞中实现最佳的 RNAi。LV 载体有非特异性整合人染色体的缺点，因此对于 LV 来说，最关心的是它是否会发生重组野生型病毒的问题。虽然使用缺陷型病毒时靶细胞不表达病毒蛋白，然而人们对其安全性还是存有一定疑虑。如果能够在不影响病毒转染功能的前提下尽可能地删除病毒序列，这种更加安全的 LV 载体必将得到更为广泛的应用。

如上所述，各种病毒载体，不论是 RV、AV、AAV、HSV，还是 LV，都有各自的优点和缺点。从目前来看，病毒载体系统在基因治疗中占有绝对优势，其作用不可替代。因此我们有理由相信通过科学家的不懈努力，原有的病毒载体将不断得到改进，并且更多、更安全、更高效的新病毒载体也会不断被发现。

二、基因治疗非病毒载体

1. 裸 DNA/ 质粒 DNA　是将目的基因连接在表达质粒或噬菌体中直接注射而不依赖其他物质介导的非病毒载体系统，也是非病毒载体中最常用的载体。裸 DNA 能够转染大多数细胞，具有制备简便、廉价且安全性较高等优点。然而，裸 DNA 转染效率低且基因表达短暂，需要较大剂量的DNA。传统的质粒 DNA 一般不整合到基因组，而且不随细胞增殖而复制，在细胞复制增殖中很容易丢失。它极易被组织清除，难以全身转运，因此在临床应用上受到较大的限制。质粒载体要求不仅包含哺乳动物细胞表达的调控元件，而且要包含在细胞内包装并能进行复制和表达的元件，又称穿梭载体（shuttle vector）。将质粒直接导入动物组织，诱导动物的免疫系统对所表达的蛋白质产生体液免疫或细胞免疫，即基因疫苗。裸 DNA/ 质粒载体一般采用物理法、化学法及融合法导入靶细胞，但裸 DNA 转染效率低，基因表达时间短，易被组织清除，靶向性差，因而应用较少。电穿孔（electroporation）技术和微粒子轰击法（microparticle bombardment，基因枪）的出现大大提高了裸DNA 的转染效率，而且可使 DNA 直接到达细胞核，避免了各种酶对 DNA 的降解。除了在 DNA 导入技术上的改进外，裸 DNA/ 质粒 DNA 本身的构造也有了一些进展。虽然将裸 DNA 直接用于病变组织是可行的基因转移策略，但是，对于解剖学上不能进入的部位，如器官里的实体瘤，显然给予裸 DNA 是无效的。裸 DNA/ 质粒 DNA 主要用于一些浅表部位肿瘤，如黑色素瘤、头颈部肿瘤及其他能局部给药的肿瘤（如通过腹腔注射可用于膀胱癌和卵巢癌），也可用于体内表达某些细胞因子，提高机体对肿瘤的免疫性。

2. 阳离子聚合物（cationic polymer）载体　是可以利用带正电荷的多聚阳离子通过电荷之间的相互作用，与 DNA 形成稳定的多聚复合物，浓缩 DNA 使得 DNA 不易被核酸酶降解，再通过静电作用结合细胞膜或通过导向配体与细胞受体结合，并可以与细胞表面带负电荷的受体结合，从而有效地被内吞摄入介导基因转移。将目的基因从细胞质转入细胞核，从而表达目的基因。

阳离子聚合物具有易合成、无免疫原性、能与 DNA 紧密结合、保护 DNA 免受核酸酶的降解、便于进行靶向性及生物适用性改性等诸多优点。为了提高基因转染率，许多可用于体内实验的新型阳离子多聚物载体相继问世，常见的有聚乙烯亚胺（polyethyleneimine，PEI）、多聚赖氨酸（poly-L-lysine，PLL）、壳聚糖（chitosan）及树状高分子、纳米粒等。

（1）PEI：是首个用于组织培养和体内试验的阳离子聚合物。PEI 最显著的特点是具有较高的正电荷密度，其结构中的氨基可结合 DNA，不仅能够很好地包装 DNA，而且可以促进 DNA 从内吞小体释放，氮原子质子化后有很强的缓冲作用，能保护 DNA 在细胞溶酶体中不被核酸酶降解，从而进入细胞核；PEI 在体内外均有较高的转染效率，PEI 是一种非常有效的基因转移载体，PEI 已用于不同给药途径的基因转移，如吸入、肾动脉内给药、脑内注射和静脉注射等。但其基因表达较短暂，给药后 14 日已不能检出，并且许多因素，如分子量、离子强度、溶解能力和分支情况等均对 PEI 的转染效率有影响。因 PEI 不易被细胞内的酶代谢，易在核内聚集，引起细胞毒性。如果在此聚合物耦联上靶向配体，将会增强其转染能力。PEG 包衣能使其在肺外组织、肝的基因表达增加，而且还能调节 PEI 的毒性，但是体外摄取有所降低。不论是静脉注射，还是气管内给药，线形 PEI 的基因表达量皆优于阳离子脂质体。

（2）PLL：PLL 及其衍生物是广泛用于基因传递的阳离子多肽，是最早用于基因转运系统的聚合物之一。PLL 为线性分子聚合物，其中含有赖氨酸重复单位，使其能够被生物降解。因 PLL 转染效率较低，为了获得较高的转染率，可经聚乙烯乙二醇修饰使其转染效率提高，且可延长在体内的$t_{1/2}$。PLL 的细胞摄取和基因转染在有或无靶向配体的情况下，皆依赖于聚合复合物正电性的存在。虽然 PLL 像脂质体一样能阻止血清中核酶对 DNA 的降解，但是，若经静脉注射，聚合物与血浆蛋白结合后仍将迅速从血浆中清除。

（3）壳聚糖：是来源于甲壳类动物的生物可降解性多糖，与结构复杂的合成非病毒基因传递载体（PEI、PLL）不同，壳聚糖是仅含有少量多聚阳离子的天然物质，它是自然界中广泛存在的甲壳类动物中的甲壳质（chitin）进行脱乙酰化后得到的多糖类物质，有良好的组织相容性，并带有正电荷，可通过静电吸引与 DNA 结合，为天然的阳离子型基因治疗载体。可形成稳定的纳米颗粒，在体内或体外皆可以将 DNA 有效地导入细胞内或者体内组织。作为一种新的基因导入平台，它最大的特点是安全性好、无毒、来源丰富，现已广泛用于制药、化妆品、食品等行业，但其导入效率尚有待提高。

（4）树状高分子载体：是一类新型高分子聚合物。树状高分子介导外源基因入胞机制与一些非病毒基因载体，如脂质体、脂精胺、聚氯丙啶的机制相似。树状大分子由于表面正电荷密度高，利用静电相互作用可以有效地压缩基因治疗药物。常用的树状大分子主要包括聚酰胺树枝状聚合物（polyamide dendrimer）、聚丙烯亚胺树枝状聚合物（polyacrylamine dendrimer）及聚赖氨酸树枝状聚合物（polylysine dendrimer）等。将复合物中 DNA 或树状高分子进行放射性标记后分析，证实细胞摄取该复合物的主要机制为胞吞。由于树状高分子含有大量的氨基基团，在内涵体中具有极强的质子缓冲能力，促进了基因治疗药物的内涵体逃逸，所以树状高分子具有很高的基因转染效率。树状高分子在有血清存在时仍保持较高的转染活性，且在干燥后仍有转染能力。常规使用的转染浓度无细胞毒性作用，但浓度增大，有较强的细胞毒性。

（5）纳米粒：由于它的超微小体积能穿透组织间隙，具有良好的细胞摄取效果而将 DNA 导入到细胞质内；能控制 DNA 的释放而延长其体内、外的作用。因此，纳米粒作为基因转移载体得到了广泛的关注和研究。结果表明，随着寡核苷酸含量的增大，所形成的纳米粒先变得不稳定，后趋于稳定。这是由纳米粒的极性造成的，而当纳米粒达到电中性时，凝固作用也达到最大。另外，研究还表明，转基因纳米粒对靶细胞的转染效果与细胞类型、纳米粒的粒径大小、细胞孵育的时间及纳米粒的浓度有关。

3. 阳离子脂质体　脂质体是基因治疗常用的非病毒载体，是具有双层膜的封闭式粒子。它可通过被宿主细胞融合、内吞等方式将其所携带的核酸分子送入细胞。脂质体载体根据包裹 DNA 的方式将脂质体分为阳离子脂质体、阴离子脂质体、pH 敏感脂质体及融合脂质体等。阳离子脂质体是目前最常用的脂质体，它带正电荷，通过静电作用与 DNA 形成复合物，并且可以在脂质体上接上特定靶向性基团，使其具有靶向性。具有以下特点：操作简单快速、重复性好、无免疫原性、可被细胞生物膜利用、转运能力强、可运载不同大小的基因片段、可直接应用于病变部位。此外，通过脂质体的修饰及改进，可提高其转染能力，还可运载质粒 DNA、不受宿主限制，能将基因引入动物细胞、植物细胞和细菌，脂质与细胞膜融合后，重组基因导入细胞，脂质体被降解，对细胞无毒副作用，可反复给药，脂质体易于制备，具有很高的生物相容性并能负载多种药物，如 DNA 和诊断药物等。它作为药物载体，具有靶向、缓释、降低药物毒性、保护药物免受体内生物酶降解等优点。脂质体作为基因转移载体，在所有已用于临床试验的方法中仅次于病毒载体而居第二位，是最有发展前景的非病毒载体，现在已被美国癌症协会批准为临床基因治疗的第一方案。将阳性脂质体与阴性质粒 DNA 通过电荷作用形成复合物，可使裸 DNA 的转染效率提高 100～1000 倍；当前研究的重点是将抗体或配体与脂质体结合，以增加靶细胞的特异性。

第四节　基因治疗临床应用

疾病是影响人类健康的大敌，特别是随着生物医学技术研究的不断提高，遗传病及恶性肿瘤的致病机制研究的进展，基因治疗的应用成为现实。研究表明，人类的各种疾病都直接或间接与基因有关。人类疾病可分为单基因病、多基因病和获得性基因病，如 ADA 缺陷症等疾病是由一个基因缺陷引起；多基因病如糖尿病、高血压等疾病，这类疾病的病因比较复杂，不但涉及多个基因病变，而且还与环境因素有关。获得性基因病，如艾滋病、乙型肝炎等则是由病原微生物入侵所致。因此，从理论上讲，人类所有的疾病都可采用基因治疗。

基因治疗研究的发展和基因治疗安全性、高效性、靶向性和调控性的研究进展，以及疾病相关基因的克隆和功能基因组研究的不断深入极大地推动了基因治疗应用。基因治疗对象和范围不再只局限于遗传缺陷病，还扩展到肿瘤和病毒性传染病、心血管疾病、血液病、中枢神经系统疾病、内分泌疾病等。

一、遗传病的基因治疗

遗传病是遗传物质（DNA）发生变化而引起的疾病，现已发现的遗传病有六七千种，绝大多数缺乏有效治疗手段。单基因缺陷所造成的遗传病，其缺损的基因已经明确，而且其致病基因的结构、功能（如定位、测序、调控）和蛋白质产物等都有了较深入的研究和认识，因此单基因遗传病成为基因治疗的首选对象，因为只要纠正缺陷的基因就可以改善症状。遗传病基因治疗临床试验在以下疾病中取得了重要进展：1990 年，美国科学家 Anderson 等首次对因 ADA 基因缺陷而导致 SCID 的女孩进行了基因治疗，获得了令人满意的结果；1991 年，血友病（hemophilia）成为世界上第二个进入遗传病基因治疗临床试验的病种；2003 年，薛京伦等又研制成功重组 AAV-2 人凝血因子IX注射液，可将 AAV 载体介导的IX因子基因直接肌内注射到体内，方法简单，易于推广。2003 年，美国进行了囊性纤维化（cystic fibrosis，CF）基因治疗的临床试验，结果表明试验中没有任何显著的不良反应，患者对治疗具有很好的耐受性；将患者肝脏进行体外肝细胞培养，然后向这些体外培养的肝细胞中导入细胞表面低密度脂蛋白受体（LDLR）基因，再将已经被导入基因的肝细胞植回到家族性高胆固醇血症患者（familial hypercholesterolemia，FH）体内，患者的症状明显好转。其他疾病，如次黄嘌呤磷酸核糖转移酶（HPRT）缺乏所致自毁综合征［莱施·奈恩综合征（Lesch-Nyhan syndrome）］、编码葡糖脑苷脂酶（glucocerebrosidase，GC）的基因突变所致戈谢病（Gaucher disease）和地中海贫血（珠蛋白生成障碍性贫血，thalassemia）等相关的基因治疗在临床上也取得了一定的疗效。

> **案例 50-1 分析讨论**
>
> 　　对于单基因遗传性疾病，基因治疗是最有效的方法。ADA 是单基因缺陷所造成的遗传病，因对其缺损的基因结构、功能和蛋白质产物已经明确，因此只要纠正缺陷的基因就可以改善患者的症状。因此，在本案例中，因 ADA 基因缺陷而导致 SCID 的女孩，科学家通过置换新的野生型 ADA 基因纠正其突变的 ADA 基因后，患儿的免疫能力提高，症状明显好转。这也是世界上第一例真正意义上的基因治疗病例。

二、肿瘤的基因治疗

　　从临床角度和肿瘤发病机制来看，理想的肿瘤基因治疗模式无非是将有突变的基因修复或用正常的基因替换即病因性基因治疗。目前治疗癌症的基因疗法种类颇多，如抑癌基因治疗、癌基因治疗、自杀基因治疗、多药耐药基因治疗、免疫性基因治疗、肿瘤血管基因治疗、溶瘤腺病毒基因治疗和辅助性基因治疗等。但是，目前的技术手段实际上尚难以实现肿瘤的治愈。在过去的 10 年里，随着细胞生物学和分子生物学理论及技术的飞速发展，肿瘤的基因治疗已取得初步的成果。尽管目前还没有哪一种肿瘤基因治疗方法的作用是比较理想的，但都显示出良好的应用前景。

　　1. 免疫性基因治疗　是通过增强免疫反应而获得有效的抗肿瘤效应。可通过导入细胞因子、肿瘤相关抗原和其刺激分子来实现。免疫基因治疗常用方法有以下几种。

　　（1）细胞因子基因治疗：是将某些细胞因子的基因转染到机体免疫细胞中，使其在肿瘤局部少量缓慢释放或用细胞因子制剂直接瘤内注射以增加疗效，来提高机体免疫系统对肿瘤细胞的识别和反应能力。自 20 世纪 80 年代基因工程技术可以大量生产细胞因子以来，已有多种细胞因子（如 IL-2、TNF 等）基因经不同载体转染到机体免疫细胞［如淋巴因子激活的杀伤细胞（lymphokine-activated killer cell，LAK）及细胞毒淋巴细胞］中，这些细胞因子的基因治疗在一定程度上克服了细胞因子注射疗法需反复多次应用、副作用严重等缺点，疗效也有提高。肿瘤免疫细胞因子基因治疗因简单、有效、安全，已成为肿瘤免疫基因治疗研究的最常用方法，但因步骤多、技术复杂、难度大，不容易推广。

　　（2）肿瘤抗原基因免疫治疗：由于肿瘤细胞本身的免疫性不强或抗原递呈细胞不能提供足够的共刺激信号或机体免疫因子分泌不足等，使肿瘤的发生发展过程中存在着机体免疫系统对肿瘤细胞的免疫耐受状态。因此可以将某些肿瘤抗原基因，如 MHC 基因等转染肿瘤细胞或一些与免疫识别有关的基因（如 HLA、B7 等）转染到体外培养的肿瘤细胞，经钴照射灭活其致瘤性后再植入肿瘤患者体内；还可以将表达 HLA-B7 的病毒载体或质粒 DNA 与脂质体复合物直接注射到瘤体内，增强肿瘤细胞免疫原性，诱导宿主的免疫反应。

　　（3）肿瘤 DNA 瘤苗：即将编码特异抗原的基因直接注入人体，通过其在机体内的表达激发机体对编码抗原的免疫反应。例如，应用癌胚抗原制备的肿瘤 DNA 瘤苗接种后可明显降低肿瘤的复发和转移率，延长生存期，对其他常规治疗方法无效的患者仍可收到较好的治疗效果。

　　（4）树突状细胞（dendrite cell）：是由美国学者斯坦曼（Steinman）于 1973 年发现的，是目前所知的功能最强的抗原提呈细胞，因其成熟时伸出许多树突样或伪足样突起而得名。树突状细胞具有极强的捕获和提呈抗原的能力，广泛分布于除脑以外的全身各脏器，能提取、加工抗原，表达高水平 MHC 分子、共刺激分子、黏附分子。基因治疗技术可应用于树突状细胞疫苗，将遗传物质引入树突状细胞可为抗原的递呈提供重新合成抗原的原料。用肿瘤抗原编码基因修饰树突状细胞、肿瘤 mRNA 刺激树突状细胞、细胞因子修饰树突状细胞等方法增强树突状细胞的抗原提呈能力是近年来肿瘤免疫基因治疗研究的热点。

2. 肿瘤的基因治疗　肿瘤的发生与某些原癌基因的激活、抑癌基因的失活及凋亡相关基因的改变有关。恶性肿瘤本质是一种基因病，肿瘤的发生、发展与复发均与基因的改变密切相关，因此基因治疗针对的是肿瘤发生的根源——在基因水平上对肿瘤进行根治。肿瘤的基因治疗是根据肿瘤发生的遗传学背景，将外源基因引入肿瘤细胞或其他细胞以纠正过度活化基因或补偿缺陷的基因，病因性基因治疗的策略是抑制、阻断癌基因的表达或替代、恢复抑癌基因功能，从而达到治疗目的。

（1）针对癌基因（oncogene）治疗：癌基因是指细胞基因组中具有能够使正常细胞发生恶性转化的一类基因，这种基因在人的正常细胞中就已存在。在绝大部分情况下，这类潜在的癌基因处于不表达状态或其表达水平不足或野生型蛋白的表达不具有恶性转化作用。肿瘤发生是由原癌基因的异常活化所致，如 Ras、Myc、Src 等基因。采用反义寡核苷酸、核酶和 siRNA 抑制原癌基因的转录、翻译及干扰转运有可能使肿瘤的基因调控恢复到正常并使细胞重新分化或者诱发凋亡。因此抑制癌基因过表达是抑制肿瘤的一种策略。

（2）针对抑癌基因（tumor suppressor gene）治疗：抑癌基因又称抗癌基因（antioncogene），研究表明，抑癌基因的丢失或突变将导致细胞发生恶变，抑癌基因治疗就是将正常的野生型的抑癌基因导入肿瘤细胞去替代或恢复由于缺失或突变而丢失的抑癌基因，从而抑制肿瘤的生长，达到治疗肿瘤的目的。p53 基因是目前研究最广泛和深入的抑癌基因。肿瘤抑制基因治疗这方面研究最多的也是野生型 p53 基因疗法。重组腺病毒 p53 抗癌注射液（今又生）已在我国被批准用于头颈部肿瘤等的治疗，能使肿瘤缩小，与放疗和化疗联合应用产生协同作用。在达到相同疗效的前提下还能降低腺病毒或药物的使用量，减少化疗药物等引起的毒性反应。常用于基因治疗的抑癌基因有 p53、p21、p16、APC 等。在体内由于肿瘤体积较大、内环境又十分复杂及基因转移效率的限制，其确切疗效尚有待进一步观察。

（3）溶瘤病毒：属肿瘤裂解性病毒。理论上是基于一些病毒在细胞内复制增殖需要某些仅在肿瘤细胞表达的基因，而这些基因在正常细胞内不表达。溶瘤病毒由于只能在肿瘤细胞中复制增殖且导致肿瘤细胞裂解，从而感染周边的肿瘤细胞形成一个杀伤肿瘤细胞的连锁反应，溶瘤病毒具有复制性，病毒颗粒小，作用的范围较广，可产生溶瘤和抗肿瘤免疫反应，正常细胞却可以免于受损等特点。溶瘤病毒包括溶瘤腺病毒、溶瘤单纯疱疹病毒Ⅰ型（oncolytic HSV-Ⅰ）、溶瘤呼肠孤病毒（oncolytic reovirus）、溶瘤痘病毒（oncolytic poxvirus）、水疱性口炎病毒（vesicular stomatitis virus，VSV）、麻疹病毒（measles virus）等。溶瘤腺病毒能够复制，故存在不安全因素。近年来对腺病毒生物学的研究取得突破性的进展，目前已研究出能够选择性地在肿瘤细胞中专一复制的溶瘤腺病毒。

（4）自杀基因治疗：其原理是将前体药物转换基因直接或间接导入肿瘤细胞中，利用在肿瘤细胞内产生的酶将原先对哺乳动物细胞无毒或毒性极低的前药转换成毒性产物，影响肿瘤细胞的DNA 合成或增加肿瘤细胞对放射治疗、化疗的敏感性，从而杀伤肿瘤细胞。这类基因称为自杀基因（suicide gene）或药物敏感基因，这种治疗方式又称为自杀基因治疗（suicide gene therapy）。因为常以病毒作为载体进行基因转导，故也称为病毒介导的酶解药物前体治疗。由于当前对肿瘤形成的分子机制尚未完全阐明，很难发现特异性的肿瘤靶基因和设计肿瘤细胞特异性自杀基因治疗方案。

1）酶和前体药物（pro-drug）：由质粒介导，将一些编码前体药物转换酶的基因定向导入肿瘤细胞，再给予相应的非病毒前体药物，上述酶可把前体药物转换成为对细胞有毒性的物质，进而杀伤肿瘤细胞。酶 / 前体药物基因治疗的关键就是寻找有疗效的转换酶 / 前体药物组合。纯疱疹病毒胸腺激酶基因 / 丙氧鸟苷系统（HSVtk/GCV）是应用最为广泛的自杀基因 / 前体药物系统。这些转换酶可以是哺乳动物酶或非哺乳动物酶。目前大多采用非哺乳动物酶，机体正常组织没有相应的转换酶，因而不会受到药物作用。

2）自杀基因的特异性控制：自杀基因的载体在肿瘤基因治疗中发生的高效及特异表达是肿瘤自杀基因疗法的应用首先解决的问题。自杀基因必须局限于肿瘤细胞，以选择性杀伤肿瘤细胞或对肿瘤细胞和正常细胞的细胞周期具有差别，或在自杀基因的上游安插特异的转录调节系统，则可实现自杀基因的特异性表达，从而克服传统化疗药物非选择性问题。例如，利用免疫脂质体、受体介导法等进行定向基因转移或直接瘤内注射可能解决肿瘤基因治疗的特异性问题。

3）旁观者效应（bystander effort）：自杀基因治疗肿瘤过程中，不仅转导自杀基因的肿瘤细胞可被杀灭，而且未转染细胞也可被杀灭，这种现象称为旁观者效应。例如，将外源性自杀基因 HSV-TK 基因转染肿瘤细胞后，然后全身给予 GCV，肿瘤出现明显消退，且部分（10% ～ 70%）

肿瘤细胞带有这个基因肿瘤仍可被完全抑制，此效应称为旁观者效应。目前 TK/GCV 系统的旁观者效应比较明显和确定，旁观者效应为自杀基因疗法提供了一个新思路，此效应很有可能基于机体的免疫机制。但还需进一步阐明。

（5）抗血管生成基因治疗方法：促血管生成因子和抑制血管生成因子形成一种开关效应，抑制效应大于促进效应时，血管生成遭到抑制。由于肿瘤新生血管已成为抗肿瘤靶点，破坏或抑制肿瘤血管生成将成为非常有潜力的控制肿瘤生长的治疗方法。抗血管生成基因治疗的研究主要包括针对血管形成生长因子及其受体、血管形成抑制因子、肿瘤血管内皮细胞的自杀基因治疗等。肿瘤新生血管生成抑制剂（tumor angiogenesis inhibitors，TAI）不易产生耐药性，且毒性较低，但对大型肿瘤或晚期癌症患者治疗效果较差，因此，TAI 基本上是与化疗药物联合应用，能够预防肿瘤的复发和远处转移。

（6）其他辅助性基因治疗：在治疗中可联合应用其他的一些反义 RNA 技术和基因过表达技术，如 RNAi 技术或反义核酸技术抑制异常活化的 P 糖蛋白（MDR，MPR）基因，从而达到逆转肿瘤细胞化疗耐药的作用或利用基因过表达技术如使干细胞等过表达抑癌基因，然后将这些细胞输入到体内，达到抑制肿瘤的目的。

三、其他疾病的基因治疗

基因治疗技术的发展同时也为其他疾病的治疗提供了新的思路。感染性疾病如艾滋病的基因治疗研究已受到广泛重视，将艾滋病毒抗原基因导入靶细胞，激活机体的免疫系统提高对 HIV 病毒的免疫能力或利用在靶细胞内表达反义核酸或者核酶，从而直接阻断 HIV 的复制增殖或破坏 HIV 基因组。帕金森病（Parkinson disease，PD）是一种多发生于中老年的神经系统退行性疾病，PD 主要发生机制是黑质致密区 DA 能神经元变性，导致纹状体系统 DA 含量降低，患者出现一系列症状。对于 PD 的常规治疗多采用药物治疗，但药物长期疗效不理想，目前 PD 尚无有效的药物，但 PD 病变和发病机制明确，因此基因治疗是 PD 治疗未来最有前途的治疗方法，如将 *TH* 基因或胶质细胞源性神经营养因子（glial cell-derived neurotrophic factor，GDNF）导入脑细胞内，可预防 DA 能神经元病变或使病变的 DA 能神经元结构和功能得到恢复。但目前对 PD 的各种基因方法还都处于动物试验阶段。此外，在组织修复（如半月板的修复）、心血管疾病、脑缺血、肝纤维化、肝硬化和青光眼等疾病的治疗中也已开展了广泛的基因治疗研究。基因治疗的有效性已在动物实验和部分临床试验取得了证实。但是基因治疗作为一种新的治疗手段，还有许多问题有待解决。

四、基因治疗的其他方面

1. 基因治疗药物研制　重组腺病毒 p53 抗癌注射液是我国和世界上第一个基因治疗药物，其能够杀灭癌细胞，可与放疗、化疗等合用产生协同作用，具有抑制肿瘤血管形成、激活患者免疫功能的作用。

2. 基因疫苗研制　基因疫苗被称为第 3 代疫苗，是指将编码外源性抗原的基因插入到质粒上，然后将重组质粒直接导入宿主细胞中，使其表达抗原蛋白，进而诱导机体产生免疫反应。与传统的疫苗相比，基因疫苗抗原基因在体内持续表达产生抗原，不断刺激机体免疫系统产生长程免疫，从而达到防病的目的，作用可靠；同时基因疫苗的一个质粒可插入多个抗原基因，即可以组成多价基因疫苗，从而使得一种基因疫苗可免疫多种疾病；基因疫苗的质粒无免疫原性，不会引发自身免疫反应。另外，基因疫苗还具有制备简单、容易大量生产、成本低、质粒稳定、易于储存和运输、使用方便、不需免疫佐剂等多种优点。

第五节　基因治疗问题和前景

基因治疗这一全新的医学治疗方法自从问世以来，研究进展非常迅速，在很短的时间内就从实验室过渡到临床。但要实现真正意义上的基因治疗，仍面临着许多的问题。

1. 目的基因　基因治疗是导入外源性目的基因以达到治疗疾病的新型医学方法。目前，可用于临床试验的治疗基因主要集中在少数基因，可用于治疗的基因太少。主要因为许多基因缺陷病的早期诊断还有困难，所以对大部分疾病，如恶性肿瘤、高血压、糖尿病、冠心病、神经退行性疾病等致病基因有待阐明。

2. 基因转移载体　一个理想的基因转移载体需要有高效的基因转移率，能将外源性基因定向导入靶细胞。目前基因治疗载体转移基因的效率低，导入的基因缺乏可控性，目的基因在体内不能持续表达和表达水平不高，技术还不成熟，使基因治疗效果受到很大的影响。因此构建转移效率高和表达水平高的载体是目前基因治疗必须解决的问题。

3. 基因治疗的靶向和表达调控　要使外源基因能按需表达，进行精准的基因治疗，最理想的方法是使导入的外源基因在人体特异组织和细胞中进行长期有效的表达，并能受生理信号的调控。安全可靠的基因可调控的表达系统是基因治疗技术中的重要环节，目前基因治疗导入的基因表达缺乏可控性，有一定的随机性，因此基因在体内表达的时间、空间和表达水平的调控是基因治疗应用中的关键问题。近年来，有关基因调控方面已发现四环素调控、西罗莫司（雷帕霉素）调控等，miRNA的转录后调控可应用到基因的时序表达设计中。

4. 基因治疗的简便性　无论任何疾病治疗方法都要求简便性和可行性，基因治疗也不例外。但目前基因治疗都很复杂，如 *ex vivo* 法，在临床应用中必须把患者的靶细胞取出，在离体情况下进行遗传加工，然后输回患者体内。因此基因治疗临床应用的可行性和简便性也是目前急需解决的问题。

5. 基因治疗的安全性　作为一种全新的生物医学手段，和任何其他现代生物高新技术一样，基因治疗的兴起及其应用也必然存在着两面性，即所谓的"双刃剑效应"。对于基因治疗而言，目前最大的问题仍然是安全性问题。因为人类目前还没有完全解释人类基因组的运转机制、基因调控机制及疾病的分子机制。基因治疗仍处于不成熟的研究和临床试验阶段，在技术上尚存在一定的高风险性，基因治疗的安全性主要表现载体的安全性和基因表达产物的安全性。此外，基因干预与其他疗法不同，操作者难以确切地预测导入基因在染色体上的位置，无意中增加了干扰或改变其他基因的可能性。例如，病毒在体内回复突变或复制与活化、生殖细胞被侵染、癌基因被激活、抑癌基因被抑制及免疫反应等。目前用于导入基因治疗的载体一般为病毒载体，然而病毒通常不只是感染一种细胞；而且当基因被加入 DNA 中时，存在新基因加错地方的可能，因而可导致癌症或其他损害的危险。例如，法国几名儿童因采用反转录病毒载体进行治疗而患上白血病；2008 年 12 月，Avigen 公司发现在一项基因治疗血友病的临床试验中，基因的病毒载体出现在患者的精液中，这种生殖细胞的改变意味着有可能将外源基因传给下一代，因此基因治疗的安全性是基因治疗用于临床治疗疾病的关键。

案例 50-2 分析讨论

　　对于基因治疗而言，最大的障碍就是克服其免疫原性。腺病毒载体（AV）是所有病毒载体中免疫原性最强，可诱导多种免疫反应。1999 年 9 月，宾夕法尼亚大学基因治疗研究所的研究者们对患有遗传性鸟氨酸氨甲酰基转移酶缺陷症的美国青年杰辛格进行基因治疗，他们采用重组 AV 介导的基因转移策略，希望外源基因的表达可校正鸟氨酸氨甲酰基转移酶缺陷。但是杰辛格在基因治疗 4 日后，突然出现高热等迅速且无法控制的异常反应，并最终死亡。几乎可以认定，杰辛格在基因治疗后所发生的意外是由 AV 载体所引起的免疫反应导致的。

6. 伦理学问题　人体基因治疗作为一种医疗手段，存在着普遍意义上的伦理学问题，如基因取舍、基因歧视、基因隐私、基因设计、基因改造等。基因治疗对基因组的改变、补充、修复等直接关系到人的健康，同时人类对基因结构及其变化规律的复杂性的认识还有待深化。作为改变人体遗传物质的非常规医疗手段，基因治疗存在着特殊的伦理学问题。因此，基因治疗一定要遵循以下几个原则。①安全性原则：是基因治疗的首要原则，保证生命安全、尊重生命尊严是基因治疗顺利发展的基础。②不伤害原则：尽力避免风险和伤害。③选择性原则和知情同意原则：尊重患者的知情同意权，让患者自主决定，自愿接受治疗。这不仅是对患者个人，更重要的是对人类物种负责。④利益协调原则：按照社会公正的原则享受公平分配的有限资源，协调利益、共享利益。平等的基因治疗机会在基因技术研究中既要尊重自然，也要维护人类的权益。⑤追踪监测原则：其中"不伤害"是最根本的一条原则，而"知情同意"则是患者不受到伤害的最重要的保障。⑥最后选择原则：即某种疾病在所有治疗都无效或仅有微效力时，才考虑使用基因治疗。同时要建立审查机制和基因治疗数据库，规范基因的临床试验与治疗，健全基因治疗的法律法规。第一，在法律上确认基因隐私权。第二，在法律上确保基因专利权。第三，应该在法律上禁止基因歧视行为。第四，在法律上处罚基因滥用行为。此外，要建立基因治疗的准入与审批机制；提高从业人员的道德意识等。

（包金凤）

参 考 文 献

"百万药师关爱工程"系列教材编委会 . 2011. 临床药理学 . 北京 : 北京科学技术出版社

陈建国 . 2016. 药理学 . 第 4 版 . 北京 : 科学出版社

耿洪业 . 2003. 实用治疗药物学 . 第 2 版 . 北京 : 人民卫生出版社

古德曼,金有豫 (译). 2005. 治疗学的药理学基础 . 第 11 版 . 北京 : 人民卫生出版社

顾键人 . 2002. 基因治疗 . 北京 : 科学出版社

何仅 . 2000. 神经病学 . 北京 : 中国中医药出版社

江明性 . 2003. 新编实用药物学 . 第 3 版 . 北京 : 科学出版社

金有豫 . 2005. 药理学 . 第 5 版 . 北京 : 人民卫生出版社

李端 . 2008. 药理学 . 第 6 版 . 北京 : 人民卫生出版社

李士通 . 2008. 局部麻醉药 . 北京 : 世界图书出版公司

廖二元 . 2003. 代谢性骨病学 . 北京 : 人民卫生出版社

林志彬 . 2008. 医用药理学基础 . 第 6 版 . 北京 : 世界图书出版公司

刘耕陶 . 2008. 当代药理学 . 北京 : 中国协和医科大学出版社

刘俊田 . 2004. 药理学 . 郑州 : 郑州大学出版社

刘忠厚 . 2006. 骨矿与临床 . 北京 : 中国科学技术出版社

潘家祐 . 2001. 生化药理学 . 上海 : 复旦大学出版社

潘启超 . 2000. 肿瘤药理与化学治疗学 . 郑州 : 郑州大学出版社

沈渔邨 . 2001. 神经病学 . 北京 : 人民卫生出版社

王怀良 . 2007. 临床药理 . 北京 : 人民卫生出版社

王学铭 . 2002. 精神与精神病的生物化学 . 北京 : 人民卫生出版社

王肇炎 . 2008. 肿瘤药物治疗探索 . 北京 : 军事医学科学出版社

吴铁 . 2017. 药理学 . 第 2 版 . 北京 : 科学出版社

吴新民 . 2009. 麻醉学 - 前沿与争论 . 北京 : 人民卫生出版社

向继洲 . 2002. 药理学 . 北京 : 科学出版社

谢惠民 . 2008. 合理用药 . 第 5 版 . 北京 : 人民卫生出版社

颜光美 . 2004. 药理学 . 北京 : 高等教育出版社

杨宝峰 . 2003. 药理学 . 北京 : 北京大学医学出版社

杨宝峰 . 2009. 药理学 . 第 7 版 . 北京 : 人民卫生出版社

杨吉成 . 2008. 现代肿瘤基因治疗实验研究方略 . 北京 : 化学工业出版社

杨藻宸 . 2005. 医用药理学 . 第 4 版 . 北京 : 人民卫生出版社

周宏灏 . 2003. 药理学 . 北京 : 科学出版社

邹仲之 . 2002. 组织学与胚胎学 . 北京 : 人民卫生出版社

Aartsma-Rus A,den Dunnen JT, van Ommen GJ. 2010. New insights in gene-derived therapy:the example of Duchenne muscular dystro phy. Ann N Y Acad Sci. 1214:199-212

Antonini A,Barone P,Ceravolo R et al. 2010. Role of pramipexole in the management of Parkinson's disease. CNS Drugs,24:829-841

Bertram G. Katzung. 2009. Basic and clinical Pharmacology. 11th edition. New York:The McGraw-Hill Companies

Bertram GK. 2001. 基础与临床药理学 . 北京 : 人民卫生出版社

Brugada P. 2000. Magnesium:an antiarrhythmic drug,but only against very specific arrhythmias. Eur Heart J. 21:1116

Cars O,Hedin A,Heddini A. 2011. The global need for effective antibiotics-Moving towards conerted action. Drug Resist Updat. 14:68-69

Conti JB,Belardinelli L,Utterback DB,et al. 1995. Endogenous adenosine is an antiarrhythmic agent. Circulation,91:1761-1767

de Jesus Perez V,Kudelko K,Snook S,et al. 2011. Drugs and toxins-associated pulmonary arterial hypertension:lessons learned and challenges ahead. Int J Clin Pract Suppl,169:8-10

Dhingra N,Bhagwat D. 2011. Benign prostatic hyperplasia:An overview of existing treatment. Indian J P harmacol,43:6-12

Frishman WH. 2003. Cardiovascular pharmacotherapeutics. New York:McGraw-Hill Professional

Fusco F，Razzoli E，1mbimbo C，et al. 2010. A new era in the treatment of erectile dysfunction:chronic phosphodiesterase type 5 inhibition. BJU Int.，105:1634-1639

Hardman JG，Limbird LE. 2006. Goodman & Gliman's the Pharmacological basis of Therapeutics. 11th edition. New York:The McGraw-Hill Companies

Hurdle JG，O'Neill AJ，Chopra I，et al. 2011. Targeting bacterial membrane function:an underexploited mechanism for treating persistent infections. Nat Rev Microbiol，9:62-75

Lönnqvist PA. 2010. Regional anaesthesia and analgesia in the neonate. Best Pract Res Clin Anaesthesiol，24:309-321

Lauterbach EC，Victoroff J，Coburn KL. 2010. Psychopharmacological neuroprotection in neurodegenerative disease:assessing the preclinical data. J Neuropsychiatry Clin Neurosci，22:8-18

Li GR，Dong MQ. 2010. Pharmacology of cardiac potassium channels. Adv Pharmacol，59:93-134

Mathew SJ，Manji HK，Charney DS. 2008. Novel drugs and therapeutic targets for severe mood disorders. Neuropsychopharmacology，33:2080

McGwin G Jr. 2010. Phosphodiesterase type 5 inhibitor use and hearing impairment. Arch Otolaryngol Head Neck Surg，136:488-492

Morales AM，Casillas M，Turbi C. 2011. Patients'preference in the treatment of erectile dysfunction:a critical review of the literature. Int J Impot Res，23:1-8

Nantel P，Renéde Cotret P．The evolution of angiotensin blockade in the management of cardiovascular disease. Can J Cardiol. 2010 Dec;26 Suppl E:7E-13E

Park K，Hwang EC，Kim SO. 2011. Prevalence and medical management of erectile dysfunction in Asia. Asian J Androl，13:543-549

Parsons BA，Hashim H. 2011. Emerging Treatment Options for Benign Prostatic Obstruction. Curr Urol Rep. 12:247-254

Parsons JK. 2010. Benign Prostatic Hyperplasia and Male Lower Urinary Tract Symptoms:Epidemiology and Risk Factors. Curr Bladder Dysfunct Rep，5:212-218

Patricia K. Sonsalla. 2004. Drugs Used in Neurodegenerative Disorders. Sixth Edition. Philadelphia:Lippincott Williams & Wilkins.

Poewe W，Antonini A，Zijlmans JC，et al. 2010. Levodopa in the treatment of Parkinson's disease:an old drug still going strong. Clin In-terv Aging.，5:29-38

Pommier Y，Leo E，Zhang H，et al. 2010. DNA topoisomerases and their poisoning by anticancer and antibacterial drugs. Chem Biol. 17:421-433

Potter PE. 2010. Investigational medications for treatment of patients with Alzheimer disease. J Am Osteopath Assoc. 110:S27-S36

Simola N，Pinna A，Fenu S. 2010. Pharmacological therapy of Parkinson's disease:current options and new avenues. Recent Pat CNS Drug Discov. 5:221-238

Stieger K，Lorenz B. 2010. Gene therapy for vision loss—recent developments. Discov Med. 10:425-433

Vieta E，Sanchez-Moreno J. 2008. Acute and long-term treatment of mania. Dialogues Clin Neurosci，10:165

Weiss JN，Nivala M，Garfinkel A，et al. 2011. Alternans and arrhythmias:from cell to heart. Circ Res.，108:98-112

Zhang A，Neumeyer JL，Baldessarini RJ. 2007. Recent progress in development of dopamine receptor subtype-selective agents:Potential therapeutics for neurological and psychiatric disorders. Chem Rev，107:274

笔记栏

中英文名词对照索引

笔记栏